RECLUS. KIRMISSON. PEYROT. BOUILLY

MANUEL

DE

PATHOLOGIE EXTERNE

I

Maladies communes à tous les tissus
Maladies des tissus

PAR

PAUL RECLUS

Professeur agrégé de la Faculté de Médecine
Chirurgien des hôpitaux
Membre de la Société de chirurgie

PARIS

G. MASSON, ÉDITEUR

LIBRAIRE DE L'ACADÉMIE DE MÉDECINE

BOULEVARD SAINT-GERMAIN, 120

M DCCC LXXXV

MANUEL

DE

PATHOLOGIE EXTERNE

DIVISION DE L'OUVRAGE

Chaque volume est vendu séparément.

PRÉFACE

Le temps n'est plus où l'on pouvait condenser la pathologie externe en un volume écrit en quelques mois : il
faut aujourd'hui de longues années pour préparer un
Manuel de chirurgie, fût-il élémentaire, et avant que
l'auteur ait achevé son œuvre, d'autres travaux ont déjà
ébranlé les premières assises ou même abattu quelques
pans du modeste édifice.

Aussi quatre agrégés, chargés du cours auxiliaire de
chirurgie, ont-ils eu l'idée de se partager la tâche et de
réunir leurs efforts pour la composition rapide et simultanée d'un précis en quatre volumes. Il espèrent ainsi
ne pas être trop vite distancés par les jeunes théories et
les découvertes nouvelles. — Et voilà ce qui les décide à
ajouter leur Manuel à tant d'autres, dont un, au moins,
est excellent.

Élèves des mêmes maîtres, imbus des mêmes doctrines,
ils espèrent avoir écrit un livre homogène. Mais si,
seulement, leur Manuel était ce qu'il veut être, non un

aide-mémoire que l'étudiant feuillette la veille d'un examen pour essayer de voiler son ignorance à ses juges,
mais un précis sobre et clair, mettant en relief les traits
essentiels de chaque maladie, les contours exacts du tableau clinique, leur œuvre ne serait pas inutile : ils auraient rendu service à l'enseignement.

MANUEL

DE

PATHOLOGIE EXTERNE

PREMIÈRE PARTIE

MALADIES COMMUNES A TOUS LES TISSUS

CHAPITRE PREMIER

INFLAMMATION.

On dit qu'un tissu est enflammé lorsqu'il est rouge, chaud, tuméfié et douloureux. *Douleur, tuméfaction, chaleur* et *rougeur* sont, en effet, les quatre termes que la clinique a invoqués de tout temps pour définir l'*inflammation*. Mais on ne se contente plus de ces signes extérieurs : les recherches microscopiques de Kuss et de Virchow démontrèrent que toute inflammation s'accuse par une prolifération exagérée des cellules des tissus enflammés : les éléments du pus auraient cette prolifération pour origine; on apprit aussi que, dans ces cas, les petits vaisseaux se dilatent, le courant sanguin se ralentit, les globules blancs traînent le long de la membrane interne et semblent y adhérer.

Conheim vint alors : il prouva que ces globules ne restent pas dans le réseau capillaire; ils en traversent les parois et s'accu-

mulent dans les mailles conjonctives en amas plus ou moins considérables; à l'encontre de ce que pense Virchow, la prolifération
des cellules ne fournit donc qu'un appoint négligeable à la collection
purulente due presque tout entière à l'issue hors du vaisseau, à la
« diapédèse » des leucocytes.

Maintenant intervient un nouveau facteur : on admet la diapédèse de Conheim, mais on la subordonne à la pénétration dans les
vaisseaux de micro-organismes, de germes, de schyzophytes qui provoqueront l'issue des globules blancs. Cette théorie, adoptée par
Pasteur, Strauss et Cornil, en France, n'est pas absolument démontrée.
On peut invoquer en sa faveur le mode de guérison des traumatismes sous-cutanés; l'os d'un membre se brise, par exemple; si la
peau est intacte, la réparation se fait sans réaction inflammatoire;
mais qu'une déchirure des téguments permette l'arrivée de l'air jusqu'au foyer de la fracture, les tissus se tuméfient, s'échauffent, rougissent, et du pus s'amasse dans la plaie. Or ce n'est point l'oxygène,
l'azote ou le mélange de ces deux gaz qu'il faut incriminer : la plaie
évolue sans inflammation sous les pansements de Lister et de Guérin
qui suppriment, non l'air, mais les germes renfermés par l'atmosphère.

Le pus examiné au microscope est rempli de microbes; on a bien
dit que leur apparition était postérieure à celle du pus à la genèse
duquel ils ne contribuaient en rien, mais les expérimentateurs répondent que les traumatismes, le contact des substances les plus irritantes, acides, alcalis, l'application du fer rouge sont incapables
de produire la suppuration si l'accès des tissus irrités est interdit
aux germes. Strauss, dans ses recherches récentes, a prouvé que
lorsqu'on injecte de l'essence de térébenthine, de l'huile de croton,
du mercure dans le tissu cellulaire d'un animal, il ne se forme pas
de foyer purulent si la peau de l'animal, les instruments, les
liquides injectés eux-mêmes ont été suffisamment purifiés; l'abcès
est fatal, au contraire, si l'on ne s'est pas mis à l'abri du contact des
germes.

D'ailleurs, des expériences directes montrent l'influence de ces
germes : on savait depuis longtemps que les injections de pus dans
le tissu cellulaire provoquent des abcès, mais cette action « phlogogène » est-elle due à tous les éléments réunis du liquide ou à une
seule de ses parties, sérum, leucocytes ou micro-organismes? On a,

par des cultures successives, selon la méthode de Pasteur, isolé les
germes et quand du pus primitif il ne reste plus qu'eux, on les
injecte dans le tissu cellulaire : au point de pénétration, un abcès se
collecte. Voilà sur quelles constatations et sur quelles expériences se
base la théorie nouvelle que nous allons brièvement exposer :

Lorsqu'une plaie est exposée ou mal protégée par son pansement,
les germes tombent sur elle avec les poussières de l'air. Ceux qui
provoquent les phénomènes inflammatoires sont des éléments à la
fois *aërobies* et *anaërobies*, de moins de 1 μ et associés deux par deux ;
mais ces diplococcus peuvent se réunir et former de courtes chaî-
nettes ou des masses de zooglœes. Leurs mouvements sont des plus
vifs, aussi arrivent-ils facilement jusqu'aux petites veines et jusqu'au
réseau capillaire qu'ils pénètrent par les lacunes existant entre
les cellules endothéliales. Dès ce moment on pourrait constater au
microscope la dilatation irrégulière des vaisseaux du foyer traumatique.

Cette dilatation aurait pour cause, d'après Huëter, la destruction
par les microbes des fibres musculaires lisses des parois vasculaires ;
d'après Cornil, il s'agirait de thromboses ou d'oblitérations par des
emboles. Les micrococcus, nous dit-il, ont provoqué dans les vaisseaux des coagulations fibrineuses dont les unes restent sur place,
tandis que les autres, entraînées par le courant sanguin, vont ob-
struer quelques réseaux ; ces obstacles développent nécessairement la
circulation collatérale. Les canaux se dilatent, le courant devient
irrégulier, se ralentit et les globules blancs, déjà envahis par les
germes, adhèrent aux parois. Grâce à leurs mouvements amiboïdes,
ils sortent par les interstices que laissent entre elles les cellules
endothéliales mal juxtaposées. Cette diapédèse est considérable et les
leucocytes forment de véritables amas qui étoufferont bientôt les
réseaux vasculaires, les ramuscules nerveux et les fibrilles du tissu
conjonctif.

Les globules purulents ne sont donc pas, comme on l'a prétendu,
semblables aux leucocytes qui, à l'état normal, circulent dans les
vaisseaux ; ils en diffèrent par la présence des microbes au milieu
de leur protoplasma qui, d'ailleurs, a changé lui-même d'aspect :
il était presque homogène, à fines granulations grisâtres, peu
distinctes ; il présente maintenant des corpuscules sombres, isolés,
à contours nets. C'est bien un élément nouveau, il est désormais

capable d'engendrer la fièvre, et cette action « pyrogène », il l'exerce par ceux des globules infectés de microbes qui n'ont pas obéi à la diapédèse et qui sont restés dans les vaisseaux. Le courant sanguin les entraîne dans la circulation générale et c'est là qu'ils allument la fièvre inflammatoire.

Les globules de pus s'amassent en si grande abondance que leur nutrition en est compromise; la quantité de sucs qu'ils reçoivent n'est plus suffisante, ils se mortifient et se désagrègent, et cette sorte de gangrène moléculaire entraîne dans sa destruction les fibrilles du tissu conjonctif, les fibres élastiques, le réseau capillaire et les petits nerfs. Aussi le foyer enflammé est constitué désormais par les vestiges des leucocytes et par les débris des tissus infiltrés en suspension dans le sérum. C'est là ce qu'on nomme le *pus*; il contient bien des microbes, mais comme Koch l'a démontré, on ne les aperçoit qu'assez difficilement; ils se colorent mal, ce sont plutôt des cadavres; si on veut les trouver abondants et actifs, c'est dans la paroi de l'abcès qu'il faut les chercher, aux points où le processus inflammatoire n'est pas encore éteint.

Ces phénomènes n'ont qu'un temps : la pénétration des microbes dans les petits vaisseaux, la diapédèse intense que les micro-organismes y provoquent, et la fièvre qu'ils allument par leur passage dans la circulation générale cessent lorsque se sont formés les bourgeons charnus. Aux limites de la zone enflammée, les cellules fixes des tissus conjonctifs prolifèrent, et avec les globules blancs que n'ont pas contaminés les germes, elles constituent une couche molle, embryonnaire que vont bientôt parcourir des anses de formation nouvelle, des diverticules en doigt de gant, émanation des réseaux capillaires.

Cette membrane granuleuse est un obstacle qui s'oppose à la pénétration des microbes; aussi, du quatrième au huitième jour, lorsque cette barrière est constituée, la suppuration se limite, la fièvre inflammatoire cesse et les germes qui tombent à la surface de la plaie deviennent innocents : les complications des plaies, la fièvre traumatique, toutes les septicémies, l'infection purulente, l'érysipèle, ne sont plus à craindre, à moins toutefois qu'une cause quelconque ne vienne entamer la couche granuleuse et ouvrir de nouveau la porte à l'absorption.

On voit en quoi diffère de la conception ancienne la théorie actuelle. Il y a une dizaine d'années on considérait l'inflammation comme l'exagération des phénomènes physiologiques de la nutrition des organes. Sous une influence irritante, les éléments cellulaires se formaient en plus grande abondance, la diapédèse qui s'observe normalement, s'activait outre mesure. Entre l'inflammation et la rénovation moléculaire, il n'y avait donc qu'une question de degré. Maintenant un élément nouveau s'ajoute, qui fait de l'inflammation un phénomène essentiellement spécifique ; la pénétration des microbes dans les vaisseaux et dans les leucocytes ; le globule de pus n'est plus le globule blanc, la cellule lymphatique ou embryonnaire banale ; il renferme un micro-organisme ; sa nature et ses fonctions sont changées.

Il nous reste un point à examiner : puisque la peau est une cuirasse qui préserve les foyers traumatiques profonds de l'atteinte des germes, comment expliquer l'existence des abcès sous-cutanés? Les collections purulentes ont aussi leurs microbes et Ogston, sur 70 cas d'abcès aigus, a trouvé dans tous des micrococcus en grand nombre. Pour beaucoup de ces dépôts purulents, on dépiste bien vite l'excoriation superficielle, la piqûre légère de la peau ou des muqueuses qui a ouvert la porte aux micro-organismes ; souvent cette solution de continuité est fort éloignée du lieu où pointe l'abcès, mais le trajet connu des lymphatiques nous révèle la voie qu'a suivie l'agent infectieux. Il est des cas, cependant, où l'on cherche en vain le point de pénétration ; ne faut-il pas admettre alors que les germes déposés sur la muqueuse digestive ou respiratoire ont pu, grâce à quelque desquamation, arriver jusque dans le sang qui les a versés, par diapédèse ou par rupture du vaisseau, à l'endroit où l'abcès se développe?

I

PHLEGMON CIRCONSCRIT ET ABCÈS CHAUD.

L'inflammation peut atteindre tous les tissus et se développer dans tous les organes, mais elle frappe plus fréquemment le tissu cellulaire où elle prend le nom de *phlegmon; phlegmon circonscrit,* lorsque l'amas de pus se limite par une sorte de membrane ;

phlegmon *diffus*, lorsque du foyer primitif partent des décollements étendus et des fusées purulentes. Mais il ne s'agit plus déjà d'une inflammation simple ; un élément septique s'y mêle sans doute et nous ne parlerons du phlegmon diffus que dans un autre chapitre de ce livre.

Anatomie pathologique. — Au début des phénomènes inflammatoires, une incision précoce de la peau permettrait de constater l'existence d'un œdème gélatiniforme qui infiltre les mailles du tissu cellulaire : c'est une substance semi-fluide, molle, semblable à de la pulpe d'orange et constituée par de la fibrine qui retient dans son réticulum des leucocytes, des hématies, des éléments sphériques à un ou plusieurs noyaux et déjà granuleux ; ce sont des cellules plates conjonctives ainsi transformées par l'irritation.

Mais bientôt les vaisseaux dilatés et gorgés de sang s'entourent d'un véritable manchon de globules qui migrent au loin, s'insinuent partout et voilent sous leur masse blanche l'œdème aigu fibrineux de la première période. Nous savons déjà ce qu'il advient de cette agglomération : cellules et fibrilles, réseaux capillaires et terminaisons nerveuses se mortifient, se désagrègent et se transforment en un liquide épais qui tient en suspension des éléments figurés. Ce n'est plus d'un phlegmon qu'il s'agit, mais d'un *abcès* que l'on peut définir une collection purulente dans une cavité de formation nouvelle. Nous allons en étudier le *contenu* et la *paroi*.

Le *contenu* est un liquide crémeux, homogène, jaune ou jaune verdâtre, parfois strié de sang ; il est sans odeur et on l'appelle pus de bonne nature, louable ou phlegmoneux ; au microscope, on aperçoit, au milieu de débris méconnaissables, des globules blancs et des globules rouges presque intacts, des globules de pus et de grandes cellules à granulations graisseuses. Les microbes abondent ; on les distingue des fragments cellulaires par leur volume uniforme, leur homogénéité, leur réfringeance et surtout leur association deux par deux. On en rencontre bien dans le sérum du pus, mais ils infiltrent de préférence les éléments figurés, cellules fixes du tissu conjonctif, protoplasma des cellules adipeuses, leucocytes, la surface des travées fibreuses et les thromboses ou les embolies fibrineuses qui oblitèrent le vaisseau.

La *paroi* inégale et anfractueuse est formée par les faisceaux du tissu conjonctif ramolli, refoulé par l'accumulation des globules blancs, tassés par la pression du pus et unis par une couche de fibrine. Cette sorte de « membrane pyogénique », comme on l'appelait autrefois, n'est pas organisée au sens propre du mot. Au-dessus, les tissus qui ont perdu leur souplesse sont légèrement œdémateux; on y trouve encore des leucocytes et des cellules fixes proliférées, mais au fur et à mesure qu'on s'éloigne de la collection purulente, ces signes d'irritation disparaissent. Ici encore, les microbes abondent; on les rencontre même dans les points où s'ulcérera la peau, mais où il n'y a pas encore trace d'exsudation fibrineuse et de diapédèse; aussi peut-on en conclure avec Cornil que la migration des bactéries est la cause et non l'effet de l'inflammation.

Le pus des abcès chauds n'exerce que peu d'action sur les différents tissus au contact desquels il se trouve. Sans doute il décolle les traînées conjonctives où pénètrent les fusées purulentes, mais il respecte longtemps les aponévroses, les tendons et les muscles. Dans l'immense majorité des cas, les vaisseaux et les nerfs demeurent intacts. Nous ne parlons pas évidemment du réseau capillaire ou des ramuscules nerveux, qui se désagrègent avec les amas de leucocytes, mais des gros troncs seulement.

Monod cependant a recueilli un certain nombre de cas où des artères et des veines ont été ouvertes dans un foyer d'abcès chaud, surtout au cou et au creux poplité. Les séreuses en rapport avec les abcès s'épaississent et des néo-membranes forment une barrière que le pus ne peut guère franchir : dans certains cas même, les deux feuillets s'enflamment et oblitèrent la cavité. C'est ainsi que des abcès du testicule, du foie et du poumon se sont évacués au dehors sans pénétrer dans la vaginale, le péritoine ou la plèvre. Il est vrai qu'on cite, comme exception à cette règle, le cas du fils de J.-L. Petit, chez lequel un abcès de l'aisselle se serait ouvert dans la cavité thoracique.

Étiologie. — Les phlegmons et les abcès qui leur succèdent peuvent apparaître sans causes appréciables, on les nomme alors phlegmons et abcès *idiopathiques;* mais il est probable qu'un léger traumatisme, une contusion ignorée auront provoqué quelques déchirures dans les tissus et le développement de phénomènes inflammatoires. Le plus souvent en effet, c'est à la suite d'une violence extérieure, de la pénétration dans les chairs d'un corps étranger, écharde, projectile, éclat de pierre, que la suppuration se produit; elle succède aussi à certaines ruptures vasculaires, aux épanchements de sang et de sérosité, à l'infiltration de l'urine dans le périnée, de matières fécales sous la muqueuse de la marge de l'anus; au développement de parasites, kystes hydatiques et lombrics, au dépôt de calculs.

L'inflammation primitive d'un ganglion lymphatique, d'une articulation, d'un os, détermine parfois aux environs l'apparition d'une collection purulente : abcès *circonvoisin* ou *de voisinage*. Ajoutons qu'au cours d'une maladie infectieuse, fièvre typhoïde, scarlatine, variole, pyohémie, on observe des abcès dont l'évolution est souvent très rapide, et que l'on attribue d'ordinaire à la rupture de fibres musculaires altérées, à l'échauffement d'un foyer hémorrhagique circonscrit, et surtout à quelque embolie infectieuse partie d'une ulcération superficielle ou profonde. Pendant la convalescence de ces mêmes maladies infectieuses, apparaissent aussi des abcès *critiques* caractérisés d'ordinaire par leur peu de réaction locale ou générale. Enfin Delpech a décrit, surtout chez les surmenés et les débilités, des abcès *soudains* dont le pronostic serait très grave; ils s'accompagnent d'une fièvre vive, d'un dévoiement fétide et d'une profonde altération des traits.

Symptômes. — Lorsque le phlegmon est *superficiel*, il présente les quatre caractères qui servaient à définir l'inflammation : tuméfaction, rougeur, chaleur et douleur. Au début, la tuméfaction est peu saillante, à base arrondie, d'une consistance plus grande, d'une moindre souplesse que celle des tissus qui l'entourent. La peau, plus chaude, est rose d'abord, puis d'un rouge vif que la pression du doigt ne fait pas disparaître. Elle est le siège d'une douleur vive, lancinante, parfois sourde et gravative, de battements en rapport avec les pulsations artérielles, et qui disparaissent ou s'atténuent lorsqu'on donne à la partie atteinte une position élevée qui diminue l'afflux du sang.

Lorsque le phlegmon est *profond*, il y a bien la même douleur, les mêmes battements, mais la tuméfaction est moins nette, plus étalée; la rougeur fait défaut et la chaleur s'accuse à peine; les parties sont lourdes, gênées; les mouvements sont inhabiles; mais bientôt, lorsque le pus se forme, la collection marche vers l'extérieur, soulève et détruit les aponévroses, arrive sous la peau, et les phénomènes ultérieurs sont alors les mêmes dans les deux variétés de phlegmons. Les symptômes généraux sont nuls d'ordinaire; cependant on cite quelques cas où un peu de fièvre s'allume : le sommeil est troublé, la soif est vive, la langue saburrale et la perte d'appétit plus ou moins complète; puis, lorsque le pus s'accumule, le malade éprouve parfois quelques légers frissons irréguliers.

La suppuration n'est pas absolument fatale et le phlegmon peut se terminer encore par résolution et par induration. La *résolution* est très rare; mais, dans les inflammations commençantes, une bonne thérapeutique amène parfois la disparition de la tuméfaction et de la douleur. Sans doute la diapédèse s'arrête; les globules de pus extravasés sont absorbés, dans les mailles conjonctives, par les origines des vaisseaux lymphatiques, et les tissus reprennent leur souplesse. L'*induration* n'est pas moins exceptionnelle; tuméfaction, chaleur, rougeur et douleur diminuent alors sans disparaître complètement; mais il faut un temps souvent fort long avant que se résorbent les leucocytes infiltrés, les cellules fixes proliférées, le réticulum fibrineux qui entoure ces éléments et qui font ressembler la trame du phlegmon induré au tissu du sarcome.

Lorsque la *suppuration* va se faire, la tuméfaction progresse, la rougeur devient sombre et violette; le doigt, si la douleur ne s'oppose pas à cette exploration, laisse son empreinte sur la peau œdématiée. Cette infiltration des téguments est très importante et peut, à elle seule, révéler dans certains cas la présence du pus. La douleur s'accuse encore, — sans doute parce que la tension augmente dans la cavité de l'abcès, — et s'accroît jusqu'à ce que la collection s'évacue. Il en est du moins toujours ainsi dans les abcès profonds, bridés par les aponévroses inextensibles. Mais il est des cas, au contraire, où l'inflammation s'apaise dès que le pus est collecté et s'étale sous une peau élastique et peu résistante. Peu à peu, les couches profondes du derme se désorganisent par le processus inflammatoire, les fibres de sa trame se désagrègent, et il ne reste plus que les couches superficielles, — l'épiderme, — qui se rompent à leur tour; le pus s'écoule au dehors.

Lorsque la cavité est peu étendue, le pus, après une première et abondante évacuation, suinte encore au niveau de l'orifice pendant deux ou trois jours; puis la sécrétion se tarit, les parois se rapprochent et s'unissent, et l'ouverture se ferme par une cicatrice à peine visible. Mais si la collection est profonde et anfractueuse, s'il existe quelques fusées, si la peau décollée, bleuâtre et amincie, vient à se sphacéler, il faut un temps plus long avant que les bourgeons charnus comblent les clapiers, et il reste souvent, comme vestige, une cicatrice fort apparente; il est même des cas où les parois, maintenues écartées par des plans aponévrotiques et des os, ne peuvent produire assez de bourgeons charnus pour remplir la cavité; il se forme une fistule, et c'est ainsi que se terminent certains abcès du sac lacrymal et de la fosse ischio-rectale.

On s'est beaucoup demandé par quel mécanisme le pus des collections profondes arrive jusqu'aux téguments. D'abord la loi n'en est pas formelle, et combien d'abcès ont décollé de vastes étendues avant qu'une ouverture fortuite de la peau permette enfin l'écoulement du liquide! Il est cependant possible que les contractions musculaires et les battements artériels poussent le pus vers la superficie. En tout cas il est incontestable que les fusées obéissent à la pesanteur et pénètrent dans les points où la résistance est la moindre. C'est ainsi que les collections migrent dans les parties les plus déclives, surtout lorsque quelques traînées celluleuses facilement décollées leur ouvrent un libre passage.

Diagnostic. — Un abcès n'est pas toujours facile à reconnaître; cependant une douleur vive et bien limitée, cet œdème spécial que nous avons déjà signalé sur le point culminant de la tuméfaction, et surtout une sensation particulière désignée trop vaguement sous le nom de *fluctuation*, permettent le plus souvent d'affirmer l'existence d'une collection purulente.

La fluctuation mérite qu'on s'y arrête, non seulement parce qu'elle est pathognomonique d'une collection liquide, mais surtout parce qu'il faut savoir se reconnaître au milieu des sensations multiples que l'on a groupées sous ce nom. La fluctuation proprement dite, la sensation de *flot* n'existe guère dans les abcès; il faudrait une poche bien large et très peu distendue pour qu'on perçût, sous la main qui explore, le passage d'une onde; le plus souvent, pour savoir si le pus est collecté, on place l'indicateur d'une main sur un point de la tuméfaction que l'on presse avec l'indicateur de l'autre main; le premier doigt est alors soulevé; il y a, d'un doigt à l'autre, transmission intégrale de la pression.

Lorsque la collection est trop petite, ou lorsqu'elle est située dans des régions trop profondes, — pharynx, vagin, extrémité inférieure du rectum, — pour qu'on puisse l'explorer avec les deux doigts, un seul y suffit ; pour cela, il faut exercer une pression brusque sur le sommet de la tumeur : le liquide refoulé va frapper la paroi opposée et revient sous la pulpe du doigt. Cette sorte de choc en retour s'appelle encore fluctuation. Dans d'autres cas, la présence du pus est signalée simplement par une dépressibilité particulière de la peau amincie, qui cède en un point limité et semble fuir sous le doigt, tandis que, sur le pourtour, les téguments restent rigides. Enfin, lorsque la collection est profonde, étalée sous des aponévroses résistantes et des muscles épais, comme dans certains phlegmons de la cuisse, on applique à plat les deux mains au niveau de la tuméfaction et l'on refoule directement par l'une d'elles tout ce qui se trouve au-dessous. S'il existe du liquide, il fuit et va distendre les portions non comprimées de la poche qui soulève la main passive.

Quelques-unes de ces sensations, le soulèvement du doigt et de la main, le choc en retour, la transmission de pression, peuvent être simulées par des tumeurs solides. C'est ainsi qu'on a confondu, avec des collections liquides, des sarcomes ramollis, des amas de fongosités, des lipomes et même certains tissus normaux, des masses musculaires dans des gaines aponévrotiques épaisses et comprimées sur des plans osseux sous-jacents ; surtout les muscles de la cuisse et le muscle pédieux ont prêté à cette confusion. On comprendra combien une recherche attentive de tous les signes concomitants et l'histoire de la maladie seront utiles à consulter. En dernière analyse, une ponction exploratrice, avec les appareils aspirateurs connus, montrerait bientôt si, oui ou non, il y a collection purulente.

Traitement. — Des phlegmons à leur début ont été parfois arrêtés dans leur évolution ; les bains antiseptiques tièdes, continus ou longtemps prolongés, une compression méthodique, l'élévation des parties pour empêcher l'afflux du sang, quelques sangsues, des ponctions avec une lame étroite et pratiquées sur plusieurs points de la surface enflammée, les onctions d'onguent napolitain, tels sont les moyens les plus fréquemment employés et qui ont donné de bons résultats.

Lorsque le pus s'est collecté, doit-on lui frayer un passage ou attendre son évacuation naturelle ? Si la poche est bien limitée, sans tendance à la diffusion, si les douleurs ne sont pas vives, si l'abcès est superficiel, on peut attendre l'ouverture spontanée ; mais dans les cas contraires, surtout lorsque des fusées menacent de décoller au loin les tissus, il faut hardiment aller à la recherche de la collection ; l'intervention, même prématurée, a l'avantage de faire cesser la douleur, ou du moins de l'apaiser et d'empêcher la destruction étendue des lames cellulaires que provoque parfois l'étranglement des tissus enflammés.

Nous n'entrerons pas dans l'étude des moyens sans nombre qui ont été proposés pour pratiquer l'ouverture de la collection : fer rouge, thermocautère et la plupart des caustiques chimiques préférés autrefois, lorsqu'on croyait le bistouri capable de provoquer des lymphangites et des érysipèles. C'est à lui maintenant qu'on a recours dans l'immense majorité des cas ; on incise au point le plus déclive et juste assez pour permettre la libre évacuation du pus, quand il s'agit de parties naturellement découvertes où la cicatrice serait trop visible ; mais on ne redoute pas les sections plus larges dans les régions cachées par les vêtements. On se gardera d'ailleurs d'enfoncer les doigts dans la cavité et de déchirer les vaisseaux et les nerfs qui peuvent y exister encore ; un écoulement sanguin et une douleur inutiles seront ainsi évitées, car vaisseaux et nerfs aideront aux phénomènes cicatriciels ultérieurs.

Lorsque l'écoulement de pus se fera difficilement par une ouverture indirecte ou trop étroite, on pratiquera une contre-ouverture. Si l'on redoute de voir les lèvres de l'incision se réunir et par conséquent refermer la cavité, le drain de Chassaignac sera maintenu dans la plaie jusqu'à ce que la suppuration soit tarie. On exercera d'ailleurs une légère compression sur les parois opposées pour essayer de les mettre au contact et d'amener leur adhésion plus rapide. Les parties sont recouvertes de tarlatane imbibée d'une solution antiseptique dont une toile imperméable, Mackintosh, taffetas gommé, gutta-percha laminée, empêchera l'évaporation ; les tissus seront maintenus ainsi dans une sorte de bain permanent.

II

ABCÈS FROIDS.

Ce sont des collections purulentes « qui se développent lentement, sans réaction inflammatoire appréciable, sans douleur, et qui, nous dit Follin, ne sont en rapport ni avec une affection tuberculeuse, ni avec une altération des os. » Rien n'est moins connu que cette classe d'abcès et, depuis quelques années seulement, on essaie de la séparer des dépôts caséeux ramollis. Ceux-ci faisaient la plus grosse part des anciens abcès froids dont la description, dans nos livres classiques, n'est autre, au demeurant, que celle des gommes scrofuleuses. Aussi est-ce à propos du tubercule que nous devrons étudier ces fausses collections purulentes.

Nous croyons bien qu'il existe de véritables abcès froids qui évolueraient avec un minimum de chaleur, de rougeur, de tuméfaction et de douleur. Nepveu et Ogston nous donnent même leur pathogénie ; du plus ou moins grand nombre de microbes dépendent les diffé-rences entre les abcès chauds et les abcès froids. Ces deux sortes de suppuration sont de même sorte, nous dit Dandois, et ce qui le prouve, c'est que la même collection peut passer d'un état à l'autre. Seulement, l'abcès chaud est une suppuration en progrès, l'abcès froid un processus stationnaire ou terminé ; il ne progresse plus, soit que les tissus lui résistent, soit qu'il n'ait par lui-même aucune qualité envahissante ; dans cette hypothèse, comme dans l'autre, les micrococcus sont sans énergie, ou dégénérés, ou morts. » A ces affir-mations, nous préférerions une description clinique sérieuse qui reste encore à faire.

Nous croyons d'ailleurs qu'il serait excessif de considérer toujours le contenu des gommes scrofuleuses, nos anciens abcès froids, comme constitué seulement par des dépôts caséeux ramollis, par de la ma-tière puriforme ; celle-ci formera, si l'on veut, le centre de la collec-tion, mais, sur le pourtour, une inflammation véritable se développe parfois qui donne du véritable pus. Nous croyons que ces abcès tu-berculeux échauffés se rencontrent très fréquemment, et si l'étude didactique doit très nettement séparer les deux processus, il faut que la clinique sache reconnaître l'abcès mixte qu'engendre l'inflam-mation pérituberculeuse.

CHAPITRE II

LÉSIONS TRAUMATIQUES.

Les lésions traumatiques résultent d'un conflit entre un corps en mouvement, corps vulnérant, et nos tissus qui lui résistent et constituent le corps vulnéré. D'ordinaire, le corps vulnérant nous est extérieur : c'est le projectile d'une arme à feu, le tranchant d'un couteau, une pierre, un bâton, une roue de voiture ; mais parfois il fait partie de l'organisme lui-même : un muscle qui se contracte avec énergie peut amener la rupture d'un os ; un os fracturé ou non, qui se déplace d'une manière exagérée, déchire les chairs qui l'enveloppent. Aussi dirons-nous que les lésions traumatiques « succèdent aux violences venues du dehors ou du dedans. »

Ces lésions, circonscrites et primitivement locales, consistent en une destruction, une séparation violente et instantanée, un changement de rapport des éléments anatomiques et des tissus atteints par le corps vulnérant. Elles se caractérisent par une douleur plus ou moins vive due à la déchirure des nerfs et un épanchement sanguin plus ou moins abondant, provoqué par l'ouverture des vaisseaux. Les éléments anatomiques mortifiés, les caillots hématiques, le choc lui-même suscitent rapidement une irritation, tantôt très modérée et qui dépasse à peine les limites du foyer traumatique, tantôt très intense, véritable inflammation qui peut se propager au loin et retentir sur l'organisme tout entier.

Le siège du foyer joue, sous ce rapport, un rôle de premier ordre. Aussi Verneuil propose-t-il de diviser les lésions traumatiques en trois grandes catégories : les lésions *externes* ou *exposées*, en rapport avec l'air atmosphérique et les germes qu'il contient et par conséquent facilement irritées ; les lésions *internes* ou *cavitaires* ouvertes dans les cavités normales ou accidentelles du corps, les séreuses, le tube digestif, les voies aériennes, voire la poche d'un abcès, toutes cavités qui, elles aussi, peuvent contenir des principes plus ou moins infectieux ; enfin les lésions *interstitielles*, protégées en dehors par la peau, en dedans par les muqueuses, et qui d'habitude, guérissent sans encombre.

Il est souvent difficile au chirurgien de déterminer l'étendue réelle de la lésion, ce que l'on appelle la *zone traumatique*. Certes, lorsqu'il existe une coupure nette, une simple piqûre, les bords eux-mêmes de la plaie dessinent les limites du mal. Mais, dans les contusions, il n'en est plus ainsi, et, au delà des tissus broyés qui forment la zone *mortifiée*, s'étend la zone *stupéfiée* qui n'est point gangrenée encore, mais dont les éléments anatomiques, en partie désorganisés, vivent d'une vie très précaire que la moindre inflammation peut compromettre. La détermination de cette zone est cependant fort nécessaire, car, si l'on ampute, le couteau doit arriver jusqu'aux tissus sains, sous peine de voir se sphacéler tout ou partie du lambeau.

Nous n'énumérerons pas ici les phénomènes locaux ou généraux que provoque le traumatisme. Ces phénomènes varient trop suivant la nature et la profondeur des lésions, le nombre et l'importance des organes atteints pour qu'une étude générale ne soit absolument vague. Mais nous devons rappeler, avec Verneuil, que pour déterminer l'évolution probable d'un traumatisme, il faut considérer non seulement la blessure en elle-même, sa forme, son siège et son étendue, mais encore l'état constitutionnel du blessé et le milieu où il se trouve. En effet, chez un individu surmené, un diabétique, un ivrogne, le « terrain », comme on dit couramment, est mauvais; la gangrène et les septicémies sont à craindre. Ne sait-on pas aussi que la violence extérieure peut « rappeler » quelque manifestation d'une diathèse assoupie : une attaque de rhumatisme chez le rhumatisant, un accès de fièvre intermittente chez le paludique, une infiltration caséeuse chez un tuberculeux et chez un syphilitique une gomme? Le « milieu » ne doit pas être plus négligé que le « terrain » et c'est ainsi que dans un hôpital encombré, mal aéré, sale, un blessé a des chances de voir survenir quelques graves complications, un érysipèle ou une infection purulente.

Les lésions traumatiques sont nombreuses, et nous les diviserons en plusieurs groupes. Nous traiterons d'abord des *plaies* qui comprennent elles-mêmes de nombreuses variétés. Puis nous verrons quelles complications compromettent parfois la marche naturelle vers la guérison : les hémorrhagies, l'érysipèle, le tétanos, la pour-

riture d'hôpital et toutes les septicémies. Nous rapprocherons enfin
des affections traumatiques, les brûlures, les froidures et les accidents de la foudre, toutes lésions produites par des agents extérieurs.

SECTION I

DES PLAIES.

On nomme *plaie* toute solution de continuité des téguments et
des parties molles sous-jacentes, produite instantanément par une
violence presque toujours extérieure.

Nous disons « téguments » et non peau, car la muqueuse des
lèvres ou des narines, de la langue, de la bouche ou du voile du
palais, celle du pharynx et de la région anale peuvent être atteintes,
et leur solution de continuité prend aussi le nom de plaie. Nous
disons encore « presque toujours », car, dans certaines plaies du
sourcil, on considère la section comme produite de dedans en dehors
par l'arcade osseuse, et surtout parce qu'il n'est pas rare de voir
des blessures des membres faites par un fragment osseux qui a perforé les chairs, au travers desquelles il s'est frayé un passage jusqu'à
l'extérieur.

Les plaies sont *simples* lorsque les bords en sont nets, qu'ils se
juxtaposent sans peine et que rien ne s'oppose à l'affrontement et à
la réunion primitive. La plaie est *composée* lorsque, outre la peau,
le tissu cellulaire et même une partie des muscles, ou quelque organe
important, un tendon, un nerf, de gros vaisseaux sont coupés, qui
nécessitent une intervention opératoire distincte. Enfin la plaie est
compliquée lorsqu'elle s'accompagne d'accidents locaux ou généraux,
primitifs ou consécutifs, qui impriment au traumatisme une évolution
particulière.

Il est encore d'autres dénominations dont il faut connaître le sens :
une plaie est dite *à lambeau* lorsqu'une solution de continuité courbe,
ou formée de plusieurs segments qui se rencontrent, isole une portion plus ou moins étendue de la peau ou des tissus sous-jacents
rattachés aux autres tissus par une base plus ou moins large. Une
plaie est *pénétrante* lorsqu'elle se fraye un chemin jusque dans les
cavités naturelles de l'organisme, l'arachnoïde, la plèvre, le péri-

carde, le péritoine, lorsqu'elle ouvre une séreuse articulaire. Enfin, on oppose au mot *diérèse*, qui signifie division, solution de continuité simple, celui d'*exérèse*, qui s'applique aux plaies avec perte de substance.

La classification des plaies que l'on adopte d'ordinaire prête le flanc à la critique, et la pathologie générale ne s'en accommode guère. Nous l'acceptons cependant, d'abord parce qu'elle est consacrée par l'usage, et puis qu'elle nous offre, pour la description, de plus grandes facilités qu'une division moins conventionnelle. Aussi, nous étudierons les plaies *par instruments tranchants*, les plaies *par instruments piquants*, les plaies *par arrachement*, les plaies *empoisonnées* et *virulentes*. Quant aux plaies *par instruments contondants*, elles méritent une place un peu à part, et nous en traiterons à la fin de cet article, avec les *contusions*. Les instruments contondants, en effet, produisent une série de lésions dont nous ne voulons pas scinder l'étude et dans lesquelles le traumatisme ne provoque pas toujours la déchirure de la peau, c'est-à-dire la plaie.

I

PLAIES PAR INSTRUMENTS TRANCHANTS

Ces plaies, que l'on nomme aussi *coupures*, sont produites par des objets en forme de lames aiguisées qui incisent nos tissus en les pressant et en glissant sur eux. Elles sont plus ou moins allongées, et leurs lèvres saignantes, écartées vers leur milieu, ont leurs extrémités réunies à angle aigu.

Les coupures sont *superficielles* lorsqu'elles n'intéressent que les téguments, et *profondes* quand elles divisent en même temps le tissu cellulaire et les couches sous-jacentes. La plaie est *longitudinale* ou *transversale* selon qu'elle est parallèle ou perpendiculaire à l'axe du corps ou du membre; elle est *oblique* lorsqu'elle affecte une position intermédiaire. On comprend les renseignements que peut fournir, en médecine légale, l'étude de la profondeur, de l'étendue, de la direction et de la forme d'une coupure.

Au moment où se produit la coupure, on peut noter trois phénomènes : 1° le blessé ressent de la douleur ; 2° du sang s'écoule ; 3° les bords de la plaie s'écartent ; ce sont là ce qu'on appelle les phénomènes *primitifs*.

La *douleur* est d'ordinaire très vive ; elle est provoquée par la section des nerfs, et lorsqu'on se rappelle le nombre de ramuscules qui viennent se terminer dans les papilles du derme, on comprend combien sont douloureuses les coupures de la peau, principalement dans certaines régions très riches en nerfs, la face, la langue, les doigts et l'anus. La diérèse du tissu cellulaire, des tendons, des aponévroses et des muscles est relativement insensible, sauf lorsque l'instrument divise les troncs qui vont s'épanouir dans les téguments. D'ailleurs la douleur est un phénomène d'intensité variable : nulle à la suite de certaines paralysies, après l'application prolongée du froid, les pulvérisations d'éther, pendant la crise d'épilepsie, l'ivresse, la syncope, l'anesthésie chloroformique, elle s'exalte dans les tissus enflammés, dans certains états nerveux, et diffère suivant le sexe, la race, et même, dit-on, la culture intellectuelle. Ajoutons enfin que la douleur est passagère, qu'elle diminue peu à peu et qu'elle est calmée d'habitude une ou deux heures après la blessure. L'*algostase* survient, comme dit Verneuil.

L'*écoulement du sang* est dû à la section des vaisseaux qui nourrissent les couches divisées. Le sang n'est, en général, ni noir ni rouge rutilant, mais d'un rouge un peu foncé, car il provient de capillaires, d'artérioles et de veinules ouverts en nombre à peu près égal. Son abondance varie selon l'étendue et la profondeur de la plaie et l'irrigation plus ou moins abondante des tissus atteints ; certaines régions, la langue, le col utérin, l'anus, le cou, la face, sont très vasculaires ; il est des points où des veines et des artères de gros calibre rampent sous la peau, à la merci d'une blessure presque superficielle. Puis certains états pathologiques, l'inflammation, par exemple, dilatent les vaisseaux et activent la circulation. Aussi le chirurgien doit-il toujours surveiller les incisions des tissus phlogosés. Enfin, chez certains individus, le sang jaillit au moindre prétexte, et la persistance de l'écoulement prend les allures d'une hémorrhagie véritable. Mais ces hémophiles sont rares, et presque toujours on voit l'écoulement se modérer peu à peu pour se tarir définitivement.

L'*écartement des lèvres de la plaie* tient à plusieurs causes dont les unes sont temporaires et n'ont qu'une médiocre importance :

c'est ainsi qu'aux membres et au cou l'extension éloigne les bords de la blessure et la flexion les rapproche ; c'est ainsi encore qu'une contraction volontaire ou réflexe sépare les deux moignons d'un muscle divisé ; mais cette contraction est passagère. La cause permanente de l'écartement est l'élasticité des tissus, et comme cette élasticité n'est pas la même pour la peau, le tissu cellulaire sous-cutané, les aponévroses et les muscles, la béance de la plaie varie suivant les diverses couches. Le tégument externe avec ses fibres élastiques et musculaires lisses s'écarte plus que le tissu cellulaire ; les vaisseaux sont aussi plus rétractiles que les ligaments, les tendons, les nerfs et les aponévroses. De là, pour les coupures, cette forme de cône à base périphérique, si favorable à l'écoulement des liquides sécrétés par les surfaces cruentées.

Mais déjà l'on observe la série des phénomènes *consécutifs ;* l'irritation que le traumatisme provoque se traduit par des modifications de texture qui doivent aboutir à la cicatrisation des lèvres de la plaie, et cela suivant deux modes qu'il nous faudra décrire : dans le premier cas, les bords de la diérèse, artificiellement ou naturellement rapprochés, adhèrent sans suppuration, et l'on obtient alors la *réunion immédiate ;* dans le second, les lèvres ne peuvent s'accoler, les surfaces divisées se recouvrent de bourgeons baignés de pus et l'on a la réunion *médiate.*

La réunion *immédiate* « est l'adhésion primitive et sans suppuration des lèvres d'une plaie mises au contact ». Elle exige plusieurs conditions essentielles : la coupure doit être nette, sans perte de substance, sans exérèse assez abondante pour s'opposer au facile rapprochement de ses bords ; toutes ses couches doivent se juxtaposer sans qu'il reste, dans la profondeur, une cavité quelconque, un diverticule où s'accumuleraient des substances irritantes, corps étrangers, caillots sanguins, sérosité ou pus. Nous savons enfin qu'une bonne nutrition, un organisme sans manifestations diathésiques importantes et sans décrépitude précoce, sont nécessaires. Aussi le chirurgien prudent ne recherchera pas la réunion immédiate chez les enfants athrepsiés ; chez des diabétiques, des albuminuriques ou des ivrognes débilités ; enfin lorsque la blessure aura été produite au cours de fièvres graves.

La réunion primitive a été observée dans des circonstances bien singulières; on l'a vue survenir dans des cas où une portion de tissu ou d'organe, séparée du corps par un traumatisme, avait été immédiatement réappliquée. On connaît la triste aventure de Garengeot, accusé de mensonge pour avoir affirmé que le nez d'un soldat coupé d'un coup de dents, avait été replanté avec succès. Le chirurgien du dix-huitième siècle a été réhabilité depuis par de nombreuses observations, base solide de toute une méthode thérapeutique, renouvelée d'ailleurs de la pratique hindoue; non seulement on ne compté plus les cas où des nez, des oreilles, des doigts ont été sauvés par cette manœuvre, mais on taille maintenant des lambeaux que l'on transporte en un autre point du corps, aux paupières par exemple, pour faire disparaître une difformité ou combler une perte de substance.

Voici ce que le microscope permet de constater lorsque la réunion primitive se réalise : une sérosité glutineuse s'exhale des capillaires voisins et peut-être des lymphatiques dès que l'écoulement sanguin est tari; elle s'insinue entre les lèvres de la plaie, qu'elle accole; elle s'épaissit peu à peu et on la trouve remplie d'éléments jeunes, globules blancs sortis des vaisseaux et probablement aussi cellules proliférées du tissu conjonctif. Ces éléments, de plus en plus nombreux, forment une sorte de tissu embryonnaire mou et encore sans résistance, que vont maintenant parcourir des anses émanées des vaisseaux. En effet, dans les capillaires les plus rapprochés de la coupure, les cellules endothéliales aplaties et soudées par leurs bords qui constituent la paroi, se gonflent, deviennent sphériques, se segmentent et donnent naissance à des bourgeons, à des diverticules en doigt de gant qui, partis chacun d'une lèvre, s'avancent vers la ligne de section, se rencontrent, s'anastomosent avec ceux de la lèvre opposée, et rétablissent ainsi la circulation d'un bord à l'autre de la plaie.

Ces vaisseaux jeunes sont d'abord très abondants, et l'on comprend la facilité avec laquelle se glissent et s'insinuent, au travers des cellules non soudées de leurs parois molles, les globules blancs du sang, cellules migratrices à mouvements amiboïdes qui, avec les cellules proliférées du tissu conjonctif, constituent les éléments embryonnaires dont l'évolution aboutira à la formation du tissu cicatriciel. En effet, les cellules jeunes des anses vasculaires perdent leur forme arrondie; elles s'aplatissent, se soudent par leur bord et

constituent bientôt un véritable endothélium. Quant aux cellules migratrices qui entourent les vaisseaux, elles revêtent peu à peu l'aspect de cellules connectives adultes, tandis que la substance qui les
entoure et les relie, se résout en fibrilles, et c'est ainsi que se reconstituent les tissus dermiques et tégumentaires. En moins de
quarante-huit heures les anses vasculaires sont déjà anastomosées;
en sept ou huit jours, la ligne de cicatrices est aussi solide que
les tissus environnants.

La réunion *médiate, secondaire* ou par *suppuration*, la *cicatrisation à l'air libre*, comme on dit encore, s'obtient lorsqu'il existe
une large perte de substance, que la plaie est anfractueuse, que les
lèvres ne peuvent en être rapprochées ou qu'une des causes nombreuses que nous avons énumérées déjà, a fait échouer la réunion
primitive. La surface de section rouge, ecchymotique, parsemée de
caillots et de débris de tissus divisés, exhale un liquide séro-sanguinolent, puis franchement séreux. Bientôt ce liquide se sèche
et, au-dessous de la couche qu'il forme, l'irritation, tout comme
dans le mode précédent, provoque une prolifération du tissu conjonctif dont les cellules se gonflent, se segmentent et donnent naissance à des éléments embryonnaires auxquels s'ajoutent les globules
blancs issus des capillaires. Car ici encore les vaisseaux se désagrègent et les leucocytes migrent au travers des éléments jeunes et
sans soudures des parois ramollies. Enfin nous voyons des anses
parcourues par le sang s'élever en forme de papilles, de houppes
vasculaires qui hérissent la surface de la plaie de bourgeons charnus.
Ils se pressent les uns contre les autres, puis se fusionnent et s'organisent en une membrane rose, végétante, qui remplace les détritus
mortifiés et les caillots sanguins. C'est vers le huitième jour que la
plaie est ainsi *détergée* et *granuleuse*.

Lorsque la perte de substance est comblée et que les bourgeons
charnus affleurent les téguments voisins, on voit s'avancer, de la
périphérie de la plaie vers le centre, un liséré bleuâtre dont la sécheresse contraste avec l'enduit purulent des bourgeons. Le liséré de
cellules épidermiques gagne de plus en plus et finit par recouvrir
la membrane granuleuse. Parfois, au milieu des bourgeons on aperçoit de petits îlots épidermiques qui s'agrandissent et diminuent
d'autant la surface à cicatriser. Ces îlots auraient pour origine, suivant les uns, quelques cellules du corps muqueux de Malpighi sau-

vées du traumatisme ; pour d'autres il y aurait transformation directe des cellules embryonnaires en cellules cornées. Quoi qu'il en soit, la cicatrice se complète, puis elle se modifie ; d'abord étalée et rose, elle se resserre de plus en plus et devient blanche par rétraction du tissu embryonnaire et étouffement d'un grand nombre des anses des vaisseaux. Sa coloration particulière, sa minceur, ses adhérences, ses dépressions fréquentes, l'absence de follicules pileux et de glandes sudorifères font de la cicatrice un stigmate indélébile.

La réunion secondaire présente quelques variétés : Il y a *réunion secondaire par première intention* lorsque les deux lèvres d'une plaie bourgeonnante, et qui doit cicatriser par envahissement du liséré épidermique, sont rapprochées par le chirurgien et appliquées l'une contre l'autre, comme on pourrait le faire pour une coupure récente. Les deux membranes granuleuses se fusionnent alors. C'est à ce moyen que l'on a recours pour le traitement de quelques périnéorrhaphies et de certaines fistules vésico-vaginales. Leurs bords, préalablement cautérisés, et devenus bourgeonnants au bout de quelques jours, sont juxtaposés par une suture. — Il y a *cicatrisation sous-crustacée* lorsqu'il se forme une couche brunâtre due à la dessiccation du sang, de la lymphe et du pus qui sourdent de la plaie. Au-dessous de cette épaisse cuirasse, les surfaces granulent à l'abri du contact de l'air. La première croûte se détache parfois, mais une seconde se durcit bientôt et, lorsqu'elle tombe, la pellicule cicatricielle est d'habitude constituée. Terrier nous fait remarquer, dans son Manuel, que chez le bœuf, ce mode de cicatrisation est le plus ordinaire.

Traitement. — Nous ne dirons qu'un mot du traitement général qui, du reste, est à peu près le même pour tous les traumatismes de quelque importance. Le plus grand repos intellectuel, moral et physique doit être imposé au blessé ; on prescrira le lit ; l'appartement sera aéré ; la température y sera uniforme et un peu élevée ; car une des complications les plus redoutables des plaies, — le tétanos, — est fort souvent provoquée par le froid. L'ancienne saignée préventive et la diète ont absolument disparu de nos habitudes thérapeutiques ; loin de spolier le blessé, on le nourrit au contraire pour lui permettre de faire les frais d'une rapide réparation. On n'oubliera pas d'ailleurs les précautions hygiéniques élémentaires, et l'on maintiendra le ventre libre. Nous ajouterons que, dès qu'on soup-

çonne l'alcoolisme, on administre les boissons spiritueuses et l'opium
à dose suffisante pour éviter une attaque de *delirium tremens*, dans
ces cas, toujours à redouter.

Le traitement local varie suivant les plaies. Lorsque la coupure et
le blessé lui-même remplissent toutes les conditions locales et générales
qui permettent d'espérer la réunion immédiate, le chirurgien devra
rapprocher et mettre au contact les lèvres de la plaie; parfois la
position peut y suffire, aidée d'une *compression* plus ou moins énergique; parfois on aura recours aux *bandages unissants*, parfois
encore aux *agglutinatifs;* dans certaines régions où la peau est très
fine, à la paupière, au prépuce, on se servira des *serre-fines* de Vidal
de Cassis. Mais surtout on pratiquera la *suture*.

Lors donc que les surfaces sectionnées auront été soigneusement
débarrassées du sang, des détritus organiques qui les recouvrent, des
corps étrangers qui peuvent les souiller, on juxtaposera les lèvres de
la plaie, autant que possible de manière que les tissus de même
nature se correspondent, muscle contre muscle et peau contre peau.
C'est alors qu'on fera les points de suture sans trop les serrer pour
ne pas sectionner les téguments et pour ne pas étrangler les tissus
qui probablement vont un peu se tuméfier. Ces points, au fil d'argent ou de soie, seront placés à intervalles égaux et assez rapprochés pour que les bords de la plaie soient étroitement maintenus au
contact. Ils devront être enfoncés assez profondément pour ne pas
laisser au-dessous d'eux une cavité où s'accumulerait le pus. En
tout cas, si on soupçonnait l'existence d'un pareil diverticule, il faudrait le drainer avec un tube de Chassaignac ou des crins de Florence qui amèneraient au dehors la sérosité et le sang. La surface de
la suture devra être protégée par un pansement antiseptique.

Lorsqu'on ne veut pas tenter la réunion immédiate ou lorsque la
plaie s'est désunie et suppure, le chirurgien peut choisir dans la
foule des pansements celui qui convient le mieux au cas particulier,
pansement de Lister, eau-de-vie camphrée, iodoformé, cuirasse de
diachylon. Pour peu qu'il y ait inflammation et trace de lymphangite, les grands bains antiseptiques de Verneuil pour le membre
supérieur, les pulvérisations phéniquées pour le membre inférieur
et le tronc, rendent de grands services. Nous appliquons d'ordinaire
sur la plaie, une ou deux compresses de tarlatane imbibées d'acide
phénique à 2 pour 100, où de liqueur de Van Swieten, et nous les

recouvrons d'une toile imperméable, d'une feuille de gutta-percha laminée, pour éviter l'évaporation. La plaie est ainsi maintenue dans une atmosphère humide, chaude et fermenticide. Nous ne saurions d'ailleurs entrer dans de plus amples détails sans empiéter sur le domaine de la petite chirurgie.

II

PLAIES PAR INSTRUMENTS PIQUANTS.

Les *piqûres* sont des plaies étroites et profondes produites par un objet pointu, tantôt lisse tel qu'un fleuret, un canif, une baïonnette; tantôt irrégulier comme un clou rouillé, une écharde. Les uns sortent immédiatement de la blessure qu'ils ont faite; les autres peuvent s'y briser et y demeurer; il en est souvent ainsi pour les morceaux de verre, les épines, les aiguillons de certains insectes.

Tous les intermédiaires se rencontrent entre une piqûre type et une coupure ou même une plaie contuse. On comprend en effet comment un bistouri, par exemple, peut faire une diérèse qui tienne à la fois des plaies par instruments piquants et des plaies par instruments tranchants. Une fourche à pointe émoussée, un coup de corne percent et contusionnent en même temps. Aussi l'aspect clinique varie presque à l'infini et il est parfois difficile de classer une blessure qui est aussi bien une piqûre qu'une coupure ou qu'une plaie contuse.

La piqûre proprement dite est étroite et profonde : grâce à leur élasticité, les tissus traversés reprennent leur position première et l'orifice cutané s'efface presque complètement; on trouve alors, à la surface de la peau, une fente ecchymotique nette ou déchiquetée, droite, courbe ou étoilée selon la forme du corps vulnérant; d'ordinaire, il n'y a pas d'hémorrhagie; le peu de sang qui s'écoule des capillaires divisés se coagule et oblitère bientôt le trajet qu'a foré le passage de l'instrument; même lorsque de gros vaisseaux ont été traversés, l'hémorrhagie fait souvent défaut; les parois artérielles ou veineuses sont revenues sur elles-mêmes, le mince trajet s'est cicatrisé par un tissu capable d'arrêter le sang, mais qui, peut-être, favorisera plus tard la production d'un anévrysme. La douleur est presque

nulle, ce qui s'explique par le petit nombre de filets nerveux atteints
par l'instrument piquant. Elle est si peu sensible que des patients
ont pu ignorer la pénétration d'aiguilles dans leurs tissus. Donc,
écartement négligeable des lèvres de la plaie, hémorrhagie nulle,
douleurs insignifiantes, voilà les phénomènes primitifs des piqûres.

Au niveau du thorax et de l'abdomen, au voisinage des jointures,
la piqûre peut être *pénétrante* et s'ouvrir jusque dans la plèvre, le
péricarde, le péritoine ou la séreuse articulaire. La blessure est alors
des plus graves pour peu qu'elle soit large, que l'instrument se
soit brisé dans la plaie ou ait entraîné avec lui quelque corps
étranger ou quelque substance septique : des accidents inflammatoires sont à redouter. Sans atteindre une cavité, les plaies entraînent un certain danger lorsque les bords en sont contus, et l'on sait
la triste réputation qu'ont acquise, surtout dans les pays chauds,
les blessures des membres produites par du fer oxydé, des morceaux
d'os et des fragments de bois. Le tétanos et le phlegmon diffus en
sont souvent la conséquence.

Mais, en général, les piqûres guérissent rapidement; les tissus,
d'abord écartés par l'instrument, se remettent au contact et la plaie
se trouve dans les conditions d'une petite coupure dont on a réuni
les bords. Exsudation de lymphe plastique, prolifération des cellules
conjonctives fixes, migration des leucocytes, bourgeonnement des
anses vasculaires, tous les phénomènes qui caractérisent la réunion
immédiate se déroulent jusqu'à complète cicatrisation. Cette innocuité
presque absolue des piqûres étroites, ne l'observe-on pas chaque fois
que l'on a recours à la seringue de Pravaz et aux appareils aspirateurs
de Dieulafoy ou de Potain? Le processus de la guérison est si simple
que le chirurgien fait de propos délibéré des plaies qui ont avec les
piqûres la plus grande analogie : dans les myotomies et dans les
ténotomies sous-cutanées, on introduit sous les téguments une lame
étroite qui opère des sections très étendues et cependant de guérison rapide.

Des blessures aussi différentes et où se rencontrent tous les intermédiaires entre une piqûre d'aiguille et une plaie pénétrante ne
sauraient avoir une thérapeutique uniforme. Lorsqu'il s'agit d'une
plaie étroite, nette, sans contusion, on doit en mettre le trajet à
l'abri des germes atmosphériques, et en oblitérer l'orifice par du
diachylon, du taffetas, de l'ouate, un linge ou de la baudruche

collodionnés. On n'hésitera même pas lorsque la piqûre sera pénétrante et que la plèvre, le péritoine ou les séreuses articulaires seront ouvertes. Cette simple pratique évitera de redoutables accidents. L'extrême gravité de ces plaies tenait surtout à l'intervention coupable des chirurgiens qui sondaient le trajet au risque d'irriter ou d'infecter les parties explorées, de rompre une adhérence, de détacher un caillot et de provoquer une hémorrhagie.

Maintenant on ne sonde plus et la thérapeutique est devenue des plus expectantes, même lorsqu'il s'agit de corps étrangers brisés dans les tissus : autrefois on les enlevait coûte que coûte, et ces minutieuses recherches, le passage incessant du stylet et des pinces, le délabrement et la contusion des tissus déterminaient souvent des accidents inflammatoires ou septiques. Aujourd'hui l'on s'abstient pour peu que le corps étranger ne soit pas à fleur de peau ; il est laissé dans la plaie, où il s'enkyste ; s'il provoque de la suppuration, il sort le plus souvent lorsque l'abcès s'évacue. Ce phlegmon local est moins redoutable que d'intempestives manœuvres.

La plus grande immobilité est nécessaire pour conjurer l'inflammation consécutive. Celle-ci est fort grave lorsque la piqûre est profonde. Les tissus, bridés par les aponévroses, s'étranglent ; la douleur est alors excessive et des sphacèles étendus sont souvent observés. Si pareils accidents étaient à craindre, un large débridement serait nécessaire ; mais le plus souvent on arrête l'inflammation et la gangrène par des bains tièdes antiseptiques, prolongés pendant plusieurs heures. Au premier indice de douleur, de tension, de battement, on plongera les parties blessées dans une solution phéniquée très étendue, et il n'est pas rare de voir, en peu d'instants, tous les phénomènes s'apaiser.

III

PLAIES EMPOISONNÉES.

Elles se rapprochent des piqûres, car c'est un instrument à pointe acérée qui, d'habitude, introduit dans l'organisme la substance toxique. Il faut convenir d'ailleurs que la blessure en elle-même « est sans importance et n'influe en rien sur les accidents graves et souvent mortels qui vont se produire. »

On doit en distinguer plusieurs variétés : 1° Les *plaies enve-nimées*, qui empruntent leur physionomie particulière au dépôt, fait par la dent ou le dard de l'animal vulnérant, d'une sécrétion spéciale appelée venin. — 2° Les *plaies virulentes*, dont l'importance grandit tous les jours et qui ont pour caractère la pénétration, à travers la peau divisée, d'une sorte de ferment appelé virus, élaboré par les animaux ou par l'homme. — 3° Les *plaies empoisonnées* proprement dites, dont l'étude n'a pas sa place ici, d'abord parce que nous n'observons jamais, dans nos pays, les blessures de flèches imprégnées des préparations dont le curare est le type le mieux connu ; ensuite, parce que les accidents provoqués par l'absorption, à travers la peau dénudée, des sels de strychnine et de morphine, sont surtout du ressort de la pathologie interne ; enfin, parce que les phénomènes locaux et généraux qui succèdent aux piqûres anatomiques appartiennent, il nous semble, au groupe des plaies virulentes, et devront être distraits des plaies empoisonnées.

Les plaies envenimées sont surtout fréquentes et dangereuses dans les climats intertropicaux ; les animaux à venin y abondent, et leur venin y est plus actif. En France, les accidents qu'elles produisent sont rarement graves ; on n'en a guère observé qu'à la suite de la morsure des vipères, qui, avec le scorpion, les abeilles, les frelons et les guêpes, sont seules munies à la fois de glandes pour sécréter un liquide nettement délétère et de dents ou d'aiguillons capables de percer nos tissus et d'y déposer ce liquide.

Les *Abeilles*, les *Frelons*, les *Guêpes* possèdent ces aiguillons, dont le canal est formé par la juxtaposition de deux demi-cylindres. C'est lui qui verse dans la plaie le venin que renferme une vésicule contractile située à la base du dard. Les piqûres sont sans gravité ; elles produisent une douleur très vive ; puis survient de la rougeur, de la tuméfaction, parfois, mais rarement, une inflammation véritable, et l'on a signalé des phlegmons et des points gangréneux dont l'aiguillon, resté dans la plaie, paraissait être le centre. Ce sont là les accidents les plus redoutables. Cependant, si un grand nombre d'insectes se sont jetés sur le même individu, la mort peut être la conséquence de la multiplicité des piqûres, et çà et là, dans les recueils, on en cite quelques exemples authentiques. Le traitement consiste à enlever délicatement l'aiguillon s'il est encore fiché dans les chairs, tout en ayant soin de ne pas comprimer la poche à venin, parfois encore adhérente au dard, et qui pourrait se vider dans la plaie; puis on lotionne avec de l'eau froide, de l'alcool étendu et de l'ammoniaque.

Le *Scorpion*, qui se rencontre assez abondamment dans le midi de la France, surtout en Provence, possède, à son extrémité caudale, un dard canaliculé, à la base duquel on trouve des glandules à venin. Pour atteindre son ennemi, l'animal relève la queue, la replie au-dessus de sa tête et frappe en avant. Chez nous, du moins, sa piqûre ne détermine que des accidents locaux, et les phénomènes généraux que l'on note parfois sont plutôt provoqués par la terreur. Un pré-jugé veut que, pour éviter tout danger, on écrase sur la morsure la tête du scorpion; la réussite constante de ce moyen bizarre nous prouve le peu d'énergie du venin, dont on combattra cependant les effets par quelques lotions alcooliques ou ammoniacales.

La *Vipère*, qu'il faut savoir reconnaître à sa tête déprimée et triangulaire, à son corps trapu, cylindrique, évasé vers sa partie moyenne, à sa queue courte et subitement atténuée vers la pointe, possède un appareil composé de poches à venin situées à la base de deux crochets courbes et mobiles qui se redressent lorsque l'animal ouvre la bouche. Ils pénètrent perpendiculairement dans les tissus qu'ils mordent; la poche, comprimée par les muscles masticateurs, déverse dans la plaie son contenu qui, après avoir traversé un ca-naliculé creusé dans le crochet, s'échappe par une fente ouverte vers la pointe.

Aussitôt après la piqûre, le blessé ressent une douleur cuisante qui s'irradie au loin le long des membres et retentit jusque dans la ré-gion épigastrique; les deux petits points rouges, empreintes des deux crochets, deviennent ecchymotiques, se gonflent, et la tuméfaction gagne de proche en proche, parsemée çà et là de phlyctènes remplies d'une sérosité roussâtre. Peu à peu la douleur s'apaise; la tension inflammatoire fait place à un empâtement œdémateux; la région s'engourdit; les téguments se refroidissent, ils se marbrent de taches violacées, livides ou noirâtres, et des plaques de gangrène appa-raissent.

Déjà les accidents généraux graves ont éclaté, une angoisse ex-trême, une grande faiblesse, de la dyspnée, des syncopes; le pouls faiblit et devient inégal; il y a des nausées et des vomissements, une diarrhée profuse; le corps se recouvre de sueur froide; les urines sont supprimées et la peau devient ictérique. Enfin, dit Follin, chez quelques malades la soif est dévorante, la langue sort de la bouche et grossit; des hémorrhagies se font par les muqueuses nasale et intestinale, la vue se trouble, la raison s'égare, et la mort arrive au bout d'un ou deux jours.

Mais ces cas malheureux sont exceptionnels; ils n'ont été observés que chez de très jeunes enfants ou des gens déjà fort affaiblis, lorsque la piqûre a pour siège certaines régions particulièrement dangereuses, la face ou la poitrine, et lorsque la vipère elle-même réunit certaines conditions : la gravité de la blessure dépend de la quantité du venin qui l'imprègne; or, au fort de l'été, époque de leur plus grande activité physiologique, les vipères vieilles, irritées, n'ayant pas mordu depuis longtemps, sont surtout redoutables : leur réservoir à venin est alors plus distendu, et se vide plus complètement.

Le *traitement* consiste à placer sur le membre, au-dessus de la plaie, une énergique ligature qui s'oppose à la circulation du sang, condition nécessaire de l'absorption. On lave la blessure, on la comprime pour enlever et chasser la plus grande quantité possible de venin; si l'orifice, trop étroit, s'oppose à l'écoulement du liquide, on le débride légèrement. Une ventouse attirerait encore la substance délétère hors de la piqûre; à son défaut, on pratiquera la succion, sans danger du reste, pourvu qu'il n'existe pas d'érosion sur les lèvres et dans la bouche. Des observations très anciennes et des expériences très nombreuses ont prouvé que la peau et les muqueuses intactes n'absorbent pas les venins; pour pénétrer dans les vaisseaux, ils doivent être déposés sous l'épiderme ou sous l'épithélium.

La ligature temporaire du membre, les lavages, la compression et la succion de la plaie ne dispenseront pas de la cautérisation, qui détruira les premières couches des tissus déjà imprégnées de venin. On aura recours au fer rouge, au couteau du thermocautère, à la potasse, à l'acide azotique, au chlorure d'antimoine, bien plus énergiques que l'ammoniaque, l'acide phénique et la teinture d'iode, préconisés par plusieurs chirurgiens. — On prescrira en même temps des infusions excitantes, quelques sudorifiques; le blessé sera mis dans un lit bien chaud et soutenu par des aliments de digestion facile, dès que son estomac pourra les tolérer.

Les plaies virulentes diffèrent des plaies envenimées en ce que le *venin* de celles-ci s'épuise dans l'organisme où il a produit ses effets délétères, tandis que le *virus* de celles-là se reproduit indéfiniment. Les travaux de Pasteur ont prouvé qu'il faut assimiler les virus aux ferments, êtres microscopiques, germes, parasites, microbes, dont, les innombrables générations se succèdent et s'accumulent dès qu'elles trouvent un sol où se nourrir.

Le cadre des maladies virulentes s'agrandit chaque jour. Il y a quinze ans à peine on n'y mettait guère que la rage, la morve, la syphilis et le charbon. Maintenant on y fait entrer une foule de maladies, entre autres la tuberculose, l'érysipèle, le furoncle et les diverses formes de la septicémie. La piqûre des tissus et l'insertion sous la peau des microbes particuliers à chacune de ces affections sont les conditions sans lesquelles septicémies, érysipèle, tuberculose ne sauraient se développer; encore faut-il que le terrain n'ait pas été rendu infertile par quelque cause souvent indéterminée. L'organisme atteint devient lui-même un foyer d'infection, et c'est ainsi que se perpétuent les maladies virulentes incapables d'une apparition spontanée.

Nous ne les étudierons point à cette place : les unes, telles que la rage, sont considérées comme du domaine de la pathologie interne; les autres, telles que le charbon, la morve, l'érysipèle, certaines manifestations de la tuberculose et de la syphilis, la septicémie, seront décrites ailleurs. Nous ne dirons qu'un seul mot sur les *plaies anatomiques*.

On a décrit, sous ce nom, plusieurs accidents locaux et généraux. Les accidents généraux proviennent de l'inoculation de germes qui vont infecter l'économie; l'intoxication a souvent au début les allures d'une lymphangite; celle-ci prend bientôt un aspect particulier qui la rattache, nous l'avons déjà dit, à l'histoire des septicémies; nous l'étudierons à propos des complications des plaies. Les accidents locaux consistent en des inflammations circonscrites, de petits abcès qui, au niveau des doigts, rappellent certaines formes de panaris. Pour éviter ces phénomènes, graves ou légers, de simples précautions suffisent : lorsqu'on dissèque ou lorsqu'on fait une autopsie, on recouvrira d'un corps isolant, collodion, diachylon, taffetas gommé, les écorchures ou les érosions que l'on peut avoir sur les mains. Si l'on se pique avec le scalpel, on lavera soigneusement la plaie, on la sucera au besoin, et le danger sera conjuré.

On rattache aux accidents locaux les *tubercules anatomiques*, productions bizarres, sortes d'hypertrophies indolentes développées sur quelque érosion de la peau ou en un point piqué par le scalpel au cours d'une dissection ou d'une autopsie; le volume de ces tumeurs ne dépasse guère un pois; elles semblent dues à l'épaississement du derme, violacé, rugueux, irrégulier comme au sommet d'une verrue. Parfois à sa' surface « se dressent une multitude d'élevures papillaires au centre desquelles existe un espace vide duquel on peut souvent faire sourdre une gouttelette de pus ». Leur siège de prédilection est à la face dorsale des mains, surtout au niveau des articulations métacarpo-phalangiennes. Il n'est pas rare de voir de petits tubercules secondaires se grouper autour du tubercule primitif. On ne sait pas grand'chose de leur nature. Vidal pense qu'ils sont le produit de l'inoculation de la tuberculose. En tous cas la rugination et l'ignipuncture sont nécessaires pour détruire ces tumeurs rebelles à toute intervention moins active.

IV

PLAIES CONTUSES ET CONTUSIONS.

Lorsqu'un corps mousse vient peser lourdement sur nos tissus ou les frapper avec force, il provoque, dans la peau et dans les couches sous-jacentes, une attrition plus ou moins grave. Si les téguments ont été rompus comme les tissus qu'ils recouvrent, on dit qu'il y a plaie *contuse*, et *contusion* lorsque la peau, à peu près intacte, s'étend sur le foyer traumatique. L'élasticité particulière de la peau nous explique comment, dans un très grand nombre de cas, elle fuit devant le choc et l'élude, tandis que les tissus, plus rigides, sont écrasés. Verneuil propose une définition qui s'applique aux deux variétés de lésions; et, pour lui, contusion et plaie contuse sont des traumatismes dans lesquels « la diérèse est produite par pression et s'accompagne d'attrition au point lésé ».

1° CONTUSION.

La *contusion* peut donc être définie : une lésion traumatique

consécutive à une pression et caractérisée par une meurtrissure ou
un écrasement des couches sous-cutanées, sans solution de continuité
de la peau. — Son étude, bien mise en œuvre en 1810 par Pelletan,
a été surtout faite par Velpeau, en 1854, dans sa thèse de concours :
De la contusion dans tous les organes; nous signalerons en outre
l'article de Verneuil et Marchand dans le *Dictionnaire encyclopédique.*

Étiologie. — Pour qu'il y ait contusion, deux conditions sont
nécessaires : il faut, d'une part, une pression sur nos tissus et,
d'autre part, un point d'appui qui empêche les tissus de se soustraire à la pression. Ces deux facteurs, du reste, se combinent de
bien des manières. En général la pression est extérieure : c'est une
pierre, un bâton, une roue de voiture, — l'énumération pour être
complète, comprendrait la presque totalité des corps bruts ou
animés qui nous entourent, — et le point d'appui est intérieur :
c'est une aponévrose, un muscle contracté, une partie quelconque
du squelette surtout. La pression peut être intérieure, produite par
une extrémité articulaire luxée et le point d'appui extérieur, le sol,
par exemple. Le point d'appui et la pression sont intérieurs dans la
contusion de la hanche à la suite d'une chute sur les pieds, puisque
la pression s'exerce par la tête fémorale, tandis que l'os iliaque
résiste. La pression et le point d'appui peuvent être extérieurs : une
roue de voiture écrase un membre sur le sol qui sert de point
d'appui. Enfin le même objet peut à la fois exercer la pression et
être point d'appui : les deux mâchoires qui, en se resserrant, mordent et écrasent les tissus, ne remplissent-elles pas chacune cette
double condition?

Lorsque la pression s'exerce perpendiculairement, son action est
très énergique; mais lorsqu'elle est oblique, les tissus fuient jusqu'à un certain point devant elle, et les lésions que l'on observe sont
dues au refoulement des tissus et à leur traction; il y a contusion
et déchirure. Parfois même, lorsque la pression est presque parallèle au point d'appui, il y a surtout décollement, arrachement et
presque pas de contusion. L'inégale résistance des tissus peut encore
augmenter l'étendue du foyer traumatique; un muscle, une aponévrose, un os sont plus fragiles en certains points qu'en d'autres :
qu'une pression lente s'exerce, une rupture pourra se faire non pas
au lieu d'application du corps vulnérant, mais à une distance sou-

vent très grande : de là ces désordres lointains et inattendus que le chirurgien doit rechercher et prévoir.

Suivant qu'elle est plus ou moins grave, on dit de la contusion qu'elle est au *premier*, au *deuxième*, au *troisième* ou au *quatrième* degré; mais entre ces divisions fort conventionnelles existent tous les intermédiaires et toutes les combinaisons. Dans le *premier degré*, il y a rupture des capillaires de la peau ou des couches sous-jacentes et apparition d'une *ecchymose*. Dans le *deuxième degré*, de plus gros vaisseaux sont ouverts; le sang se collecte et forme les *bosses sanguines*. Dans le *troisième*, la destruction est encore plus profonde : les éléments anatomiques sont détruits et la gangrène est à redouter : on rattache assez arbitrairement à ce degré les *épanchements primitifs de sérosité et d'huile*. Enfin dans le *quatrième degré*, les vaisseaux, les nerfs, les muscles sont écrasés jusqu'à l'os, lui-même souvent broyé.

Contusion au premier degré. — Elle se caractérise par une douleur sourde et cuisante au point lésé, une sensation de brûlure et d'engourdissement, qui d'ordinaire ne dure pas. Il survient une vive rougeur due à la paralysie vaso-motrice; mais elle disparaît bientôt pour faire place à une congestion inflammatoire qu'accompagne parfois un léger œdème. Les phénomènes sont d'ailleurs de peu d'importance; il n'en est pas de même de l'ecchymose qui constitue, pour ainsi dire, toute l'histoire de la contusion au premier degré.

L'*ecchymose* est due à la rupture des capillaires : elle apparaît immédiatement après le traumatisme quand la contusion a pour siège la peau. Mais lorsque le sang s'épanche dans le tissu cellulaire ou sous les aponévroses, ce n'est qu'au bout de trois jours et plus que les téguments se colorent. On observe une tache marbrée, d'un noir d'encre au début surtout aux endroits où le derme est mince et privé de pannicule graisseux : paupières, scrotum, marge de l'anus; la tache s'agrandit peu à peu et les teintes foncées s'éclaircissent, notamment à la périphérie. Elles passent d'abord du noir au violet, puis au vert, au jaune brun, au jaune paille et finissent par disparaître. Lorsque de simples couches épithéliales séparent, comme à la conjonctive, le sang épanché de l'air atmosphérique, l'ecchymose, grâce sans doute à l'oxygène qui la pénètre, reste d'un rouge vif contrastant avec la coloration ardoisée des paupières.

Les ecchymoses des couches sous-cutanées ne se montrent pas toujours au niveau des téguments qui recouvrent directement le foyer traumatique. Le sang doit contourner des barrières qu'il ne peut franchir; il s'arrête aux aponévroses, suit les traînées conjonctives et obéit à la pesanteur. De là des migrations souvent très étendues de globules, et l'apparition de taches bien loin des vaisseaux déchirés. Les diverses colorations de la peau ne traduisent pas exactement les teintes de l'épanchement profond; le sang infiltré dans un muscle est noir, cramoisi ou jaunâtre, mais on n'y trouve jamais les bleus, les olivâtres et les verts qui se succèdent sur les téguments. L'air doit jouer un rôle dans la production de ces teintes superficielles, car les diverses métamorphoses que subit l'hématine pour se transformer définitivement en cristaux d'hématoïdine ne rendent pas compte de ces nuances successives.

Les ecchymoses fournissent de précieux renseignements à la médecine légale. Leur forme reflète jusqu'à un certain point celle des instruments qui les ont produites; leur nombre, leur étendue, leur siège peuvent fournir des indices révélateurs. On sait d'ailleurs qu'elles ne se forment pas sur un cadavre, du moins quand il est froid. Il ne faut pas oublier, d'autre part, que la succion détermine des épanchements sanguins analogues, et qu'on reconnaît à leur forme spéciale; que le moindre choc amène des ruptures capillaires chez certaines femmes à peau blanche et grasse et chez les hémophiles; qu'enfin il y a des ecchymoses spontanées ou provoquées par un effort plus ou moins violent.

Contusion au deuxième degré. — Elle se caractérise par une douleur plus vive, un gonflement plus grand, une gêne, un engourdissement plus marqué et surtout par un épanchement de sang plus considérable. Outre les capillaires, des vaisseaux d'un plus gros calibre se rompent et versent dans les mailles du tissu conjonctif, leur contenu qui se collecte souvent pour former des tumeurs circonscrites : *bosses, poches sanguines, dépôts sanguins.* Ces expressions ne sont pas absolument synonymes; les poches seraient plus étendues que les bosses dont la base reposerait d'habitude sur un plan osseux, le crâne par exemple.

L'épanchement du sang est rapide, aussi l'apparition de la tumeur est-elle presque soudaine; la peau est soulevée par un gonllement fluctuant vers le centre, mais qui se durcit bientôt à la circonférence. On sent alors, à la périphérie, comme un cercle résistant dû sans doute à la coagulation de la fibrine, et surtout à l'infiltration plastique des tissus irrités. Lorsque le dépôt repose sur un plan osseux, la dépressibilité centrale et la résistance du pourtour peuvent simuler un enfoncement de l'os. Mais on reconnaîtra la bosse à la sensation spéciale que donne au doigt l'écrasement des caillots; on perçoit une crépitation molle qui n'a pas la rudesse de la crépitation des fractures, et qui s'épuise bientôt pour reparaître lorsqu'une nouvelle coagulation s'est faite. Quant à l'ecchymose, elle est immédiate lorsqu'il existe simultanément une contusion de la peau, mais lorsque les vaisseaux du tissu cellulaire sont seuls ouverts, la matière colorante met deux, trois jours et plus avant de teinter les téguments.

L'épanchement, avons-nous vu, refoule les tissus qu'il irrite; une sorte de néo-membrane se forme, dont la surface se tapisse de coagulations fibrineuses. Rien n'est plus variable d'ailleurs que l'évolution de la poche : tantôt des caillots se déposent sur les parois; le sérum se résorbe, laissant des masses d'abord poisseuses comme du raisiné, mais qui se concrètent plus tard en strates dures prises parfois pour des tumeurs fibreuses ou des exostoses. Tantôt, au contraire, la portion séreuse se conserve, les hématies se dissolvent et la matière colorante passe successivement au brun foncé, au brun clair, au jaune verdâtre, au jaune paille; lorsque le traumatisme remonte à plusieurs années, l'origine de ces kystes peut être méconnu. Tantôt enfin le liquide, même après un long temps, conserve l'apparence du sang fraîchement sorti des vaisseaux; à peine le microscope révèle-t-il la crénelure des globules. Ces divers processus peuvent être troublés par une inflammation vive : un abcès sanguin, un véritable phlegmon diffus se développe, et ces accidents, aujourd'hui moins redoutables qu'avant la découverte des pansements antiseptiques, éclatent chez ceux qui exposent leur contusion à de nouveaux heurts ; chez les débilités, les cachectiques, ceux qu'affaiblit un état constitutionnel grave, l'alcoölisme, le diabète ou l'albuminurie.

Contusion au troisième degré. — La peau, du moins lorsqu'elle n'a pu fuir devant le choc, est livide, violacée, engourdie;

presque froide; les éléments anatomiques ne sont pas morts encore, ils sont sur la limite de la vie, *stupéfiés* comme on dit. Bientôt l'épiderme se ride et se dessèche; les téguments prennent une teinte brune ou noire comme dans les brûlures, et l'on a une eschare en retrait sur les tissus qui l'environnent. La chaleur et la sensibilité tendent parfois à se rétablir, mais la moindre réaction inflammatoire peut tout compromettre, et la gangrène se déclare qui détruit la zone mortifiée et souvent la zone stupéfiée elle-même.

Les *épanchements primitifs de sérosité* que l'on rattache au troisième degré de la contusion, ont été vus dès le commencement du siècle, et Pelletan en donne deux exemples bien nets; Velpeau ajoute de nouveaux faits que, en 1853, Morel-Lavallée réunit à des observations personnelles pour tracer une bonne description de cette lésion particulière. Pour la produire, il est indispensable qu'une pression, obliquement exercée, fasse glisser la peau sur un plan aponévrotique résistant; les tractus celluleux qui unissent les téguments à la membrane fibreuse se déchirent; un décollement se produit et forme une sorte de cavité où la sérosité s'accumule. La roue d'une voiture qui prend une cuisse en écharpe et refoule les téguments au-dessus du fascia lata réalise ces conditions. On comprend pourquoi la jambe, surtout en arrière, la cuisse en dehors, les fesses et les lombes, la paroi abdominale sont le lieu d'élection des épanchements primitifs de sérosités; il y a là une peau mobile sur un plan aponévrotique résistant. Ces épanchements sont en général sous-cutanés, mais on en a signalé de profonds, et nous en avons observé un sous l'aponévrose du grand oblique.

Le contenu de ces cavités anfractueuses et déchiquetées au début, mais qu'égalise bientôt l'irritation plastique, est citrin, jaunâtre, assez limpide; pourtant, au repos il donne deux couches, l'une, superficielle, à peu près transparente, tenant en suspension quelques globules de graisse, l'autre inférieure, opaque, où l'on trouve des hématies et des leucocytes. La densité de ce liquide est de 1020 à 1030. Son origine est assez obscure : pour Morel-Lavallée, les vaisseaux les plus fins, déchirés, étirés comme un tube de verre à la lampe ne laissent passer que la partie séreuse du sang; Grynfeld croit qu'il s'agit d'une exhalation du tissu cellulaire, et compare la tumeur à un hygroma aigu; enfin Verneuil se demande si les lymphatiques ouverts ne contribuent pas à augmenter l'épanchement dont les sources seraient multiples, et qu'il faudrait assimiler à « la lymphe plastique » dont la nature est fort mal connue.

L'épanchement primitif commence à se produire immédiatement après le traumatisme, mais est trop peu abondant pour remplir sa vaste poche irrégulière. Aussi la peau mal tendue « flotte et tremble à l'œil » et une pression en un point la fait onduler sous le passage du liquide. A la limite du décollement il existe un bourrelet résistant, moins épais que dans les dépôts sanguins et où l'on ne perçoit pas la crépitation particulière des caillots écrasés. La tumeur, en général plus gênante que douloureuse, augmente peu à peu et atteint parfois les dimensions d'une tête de fœtus ; elle reste bientôt stationnaire ou diminue, mais d'habitude fort lentement. Verneuil a vu pourtant un cas où en quarante-huit heures la résorption fut complète. On cite des faits malheureux où a éclaté une inflammation vive, un véritable phlegmon diffus.

Les *épanchements huileux* vus d'abord par Gosselin, ont été étudiés plus tard par B. Anger, Broca et Casteignau dans sa thèse de 1875. Ils se produisent par un mécanisme analogue à celui qui provoque les tumeurs séreuses ; leur siège est aussi le même; ils sont constitués par un liquide jaune, filant, semblable à de l'huile, qui tache le papier comme elle, et où le microscope révèle des cristaux de margarine. D'après Gosselin et Casteignau, cette substance aurait pour origine « l'extravasation des principes gras du sang mêlés à la graisse du tissu cellulaire. »

Contusion au quatrième degré. — Ici un segment de membre ou un membre tout entier est broyé par la violence extérieure ; la peau, froide, insensible, livide, marbrée, mais dont la trame n'est pas rompue, est soulevée par l'extravasation des liquides qui, avec les chairs broyées, constituent une sorte de bouillie donnant aux parties la forme et la consistance d'une outre distendue. Le squelette est brisé et l'on sent, en plusieurs points, la crépitation abondante d'esquilles osseuses très multipliées. Les désordres sont, en général, plus considérables encore qu'on ne le suppose et, sans parler des contusions viscérales qui coexistent parfois, les muscles, les tendons et les nerfs peuvent être meurtris ou déchirés à des hauteurs que les lésions de la peau ne font pas soupçonner; malgré l'écrasement d'artères volumineuses les hémorrhagies sont rares, car, le plus

souvent, la lumière des vaisseaux est oblitérée d'après un mécanisme que nous étudierons en son lieu.

Les phénomènes généraux sont graves : le blessé est souvent en état
de « choc ». Il est alors insensible, presque sans mouvement et sans
parole ; il ne répond que par monosyllabes lents aux questions
qu'on lui pose et les explorations du chirurgien lui arrachent à peine
une plainte. La face est pâle, le corps couvert d'une sueur visqueuse ; le pouls est petit, filiforme ;. la température s'abaisse et la
mort arrive, au bout de quelques heures, au milieu de cette torpeur
et de cet anéantissement. La réaction, il est vrai, peut se faire, le
pouls se relever, la chaleur revenir, la sensibilité s'accuser aux limites
des zones mortifiées, mais de nouveaux dangers surgissent : une inflammation trop intense, une gangrène qui se généralise et tous les accidents d'une septicémie.

Les contusions au premier degré guérissent à peu près seules et
le repos, l'application de liquides astringents suffisent en général.
Lorsqu'elles atteignent le deuxième degré, l'intervention doit être plus
active ; une réaction inflammatoire trop vive mortifierait la zone stupéfiée ; il faut diminuer l'afflux du sang dans les parties, soit par des
compresses trempées dans l'eau froide, soit par la position élevée si
le siège du traumatisme le permet, soit par des massages prudents,
soit enfin par une compression méthodique qui a le double avantage
de modérer l'inflammation et de hâter la résorption de l'épanchement. Aussi est-ce à la compression que l'on aura recours pour les
poches et les bosses dont le sang refoulé dans le tissu cellulaire ambiant pourra se résorber.

Mais s'il s'agit d'hématomes déjà organisés dont les parois résistent, et si le liquide n'a plus de tendance à la résorption spontanée,
on essaierait, selon la méthode de Champion de Bar-le-Duc, de rompre brusquement la tumeur par une pression énergique qui chas-
serait le sang dans les mailles conjonctives voisines. Nous préférerions
cependant l'aspiration par l'appareil Potain ou Dieulafoy ; si les
caillots ne pouvaient s'évacuer par la canule, une incision serait
faite qui, sous les pansements antiseptiques, ne présente plus aucun
des anciens dangers. Les épanchements séreux et huileux seront justiciables du même traitement : repos, compression méthodique pour
activer la résorption spontanée, aspiration sous-cutanée et injection

iodée, quand le foyer persiste ; enfin incision et lavage phéniqué si cette dernière ne réussit pas.

Pour les contusions au troisième et au quatrième degrés, il faut, autant que possible, modérer la réaction inflammatoire qui, trop vive, mortifierait la zone stupéfiée ; le repos absolu des parties blessées, des lavages antiseptiques, de grands bains locaux, des pulvérisations phéniquées seront d'un grand secours. Lorsque le broiement est complet, la question de l'amputation du membre doit être agitée. Si le chirurgien s'y résigne, il n'oubliera pas combien le foyer traumatique est souvent plus étendu qu'on ne le suppose ; quand le blessé est en état de choc, des révulsifs énergiques, des frictions chaudes, des boissons excitantes, une ou plusieurs injections sous-cutanées d'éther peuvent le sortir de sa torpeur.

2° PLAIES CONTUSES.

On nomme ainsi les solutions de continuité de la peau produites par un corps mousse. Les plaies que font les projectiles lancés par les armes à feu sont donc des plaies contuses, mais leur importance est telle qu'on les étudiera dans un chapitre spécial.

Les plaies contuses se caractérisent par leurs lèvres mâchées, déchiquetées, irrégulières, leurs bords frangés par rupture de la trame du derme en des hauteurs différentes ; parfois il existe des décollements étendus, et de véritables lambeaux de peau reposent sur les plans sous-jacents plus ou moins meurtris. Dans les régions où les téguments sont pauvres en vaisseaux, ces lambeaux ont une grande tendance à se sphacéler pour peu qu'ils soient froissés et que leur pédicule soit étroit ; mais à la tête, où la table osseuse du crâne rend les décollements étendus et fréquents, l'abondance des artères et des veines conjure la gangrène du cuir chevelu. La douleur est en général moins vive dans les plaies contuses que dans les coupures et l'écoulement sanguin dure peu.

Les accidents locaux et généraux dépendent beaucoup de l'étendue des désordres ; parfois il existe, autour et au-dessous de la plaie contuse, tous les degrés de contusion qui entraînent avec eux leur pronostic particulier. Mais lorsque la solution de continuité est peu étendue et que les couches sous-jacentes sont intactes, les complications sont rares ; l'on note, tout au plus, le sphacèle de quelque lanière cutanée mal nourrie. Parfois du reste, les lèvres de la plaie sont nettes et semblables à celles que produirait une lame tranchante. Ainsi une chute sur la face peut amener une incision régulière de la peau du front, coupée de dedans en dehors par l'arête vive de l'arcade sourcilière.

Les plaies contuses ne se réunissent guère par première intention. Cependant si la zone mortifiée est mince, s'il n'existe pas de corps étrangers, si l'inflammation ne s'allume pas, les anses vasculaires qui bourgeonnent sur les lèvres opposées, traversent facilement l'étroite couche des éléments détruits, s'anastomosent et forment des mailles qui absorbent la petite lamelle des tissus sphacélés. Donc, lorsque les bords ne sont pas trop mâchés et que la peau est très vasculaire, comme au crâne et à la face, le chirurgien lave la plaie, la débarrasse des corps étrangers, ébarbe même les franges dont la vitalité paraît douteuse et tente d'autant plus la réunion immédiate qu'en ces régions une cicatrice irrégulière présente de graves inconvénients.

Mais s'il y a des décollements étendus, des lambeaux mal nourris, si les contusions voisines compromettent encore la vitalité des tissus, si les couches sous-jacentes sont atteintes, surtout quand les vaisseaux sont peu abondants et qu'il existe quelque manifestation diathésique ou un mauvais état constitutionnel, chercher la réunion immédiate serait un jeu fort dangereux. On aura recours au pansement antiseptique ouvert avec l'acide phénique, la liqueur de Van Swieten, l'acide borique, le chloral, l'iodoforme. Modérer l'inflammation et limiter la gangrène, voilà ce que le chirurgien doit tout d'abord rechercher.

V

PLAIES PAR ARMES A FEU.

L'irrégularité de leurs bords meurtris et déchiquetés, un écoulement sanguin primitif très modéré, la stupeur des zones voisines du foyer traumatique, une grande tendance à la gangrène, aux inflammations diffuses, à la septicémie font des plaies par armes à feu des plaies contuses au premier chef.

Cependant leur étiologie leur imprime un caractère particulier et on les a toujours étudiées à part. Leur histoire est des mieux connues et chaque guerre nouvelle apporte un contingent de faits nouveaux. Grâce aux campagnes de la République et de l'Empire, aux expéditions de Crimée et d'Italie, à la guerre de Sécession et à la guerre Franco-Allemande, grâce aussi à nos révolutions, les médecins militaires et les médecins civils ont accumulé sur la matière des travaux trop nombreux pour être cités.

La blessure n'est pas toujours le fait du projectile et la *déflagration de la poudre* peut, à elle seule, produire des accidents variés. Si le coup part à bout portant, les grains qui ont échappé à la combustion pénètrent dans la peau où leur piqueté noir transparaît sous les lames épidermiques. Si l'explosion a lieu dans une cavité close, la bouche, par exemple, lors de certaines tentatives de suicide, la pression considérable due à l'énorme développement des gaz déchire parfois les joues, les lèvres et le voile du palais. Enfin, si la poudre déflagre à l'air libre, les désordres qu'elle provoque sont en rapport avec sa quantité, et l'on ne saurait comparer les brûlures des petites fusées d'enfant aux désastres déterminés par une poudrière qui saute.

Les projectiles sont de formes et de volumes pour ainsi dire innombrables. On les distingue cependant en deux grandes catégories : les petits projectiles lancés par des armes portatives, et les gros projectiles des canons et des obusiers de tous modèles. Mais il faut bien savoir que le corps vulnérant ne sort pas toujours de l'arme à feu; il est souvent détaché par un projectile qui lui donne son impulsion. « C'est ainsi que dans les batailles navales, les morceaux de bois et de fer arrachés à la muraille des bâtiments causent autant de ravages que les boulets eux-mêmes, et dans les sièges, les combats d'artillerie, les hommes qui se tiennent près des pièces sont souvent atteints par des cailloux que les obus font voler dans toutes les directions. »

Ces boulets, ces obus, ces balles de divers calibres, ces grains de mitraille et de plomb ne percent pas toujours la peau. Un projectile mort peut déchirer et meurtrir les tissus placés entre lui et le plan résistant des os sans trouer les téguments qu'il refoule. On comprend quels doivent être les désordres ainsi provoqués par un boulet, un obus arrivés à la fin de leur course : un membre tout entier est

réduit en une bouillie de muscles, de nerfs, de vaisseaux et d'os
écrasés, enfermés dans les téguments comme dans une outre distendue. Sous les parois thoraciques et abdominales, intactes en apparence, les poumons, le cœur, le foie, la rate, les reins, la vessie, les
anses intestinales peuvent être contus ou broyés. Ces graves lésions
étaient attribuées autrefois au *vent du boulet;* nous savons maintenant ce que vaut cette hypothèse.

Lorsque les *gros projectiles* frappent en plein la tête ou le tronc,
la mutilation est mortelle, le chirurgien n'a pas à intervenir. Mais
quand ces régions sont prises de côté, elles peuvent être labourées
plus ou moins profondément sans que les cavités crânienne, thoracique ou abdominale soient ouvertes : ces plaies sont déchiquetées,
anfractueuses; on y voit des lambeaux de téguments et de muscles
déchirés. Lorsqu'un membre a été emporté, la surface de son moignon est noire, ecchymotique, recouverte de tractus fibreux, de
bouts de tendons et d'aponévroses, de nerfs et d'esquilles osseuses;
parfois le membre tient encore au tronc par quelques lanières de
peau ou de muscles; parfois, enfin, le boulet s'est creusé, dans
les tissus pris en écharpe, une gouttière plus ou moins profonde
dont les lèvres, renversées en dehors, sont grises ou noires, irrégulières et dilacérées.

Des projectiles de pareilles dimensions ne restent guère dans la
blessure; ils passent au travers des tissus qu'ils emportent. Cependant on cite des cas où des boulets de 3, de 6 et même de 9 livres
ont pu se dissimuler pendant quelque temps dans la fesse, à la racine de la cuisse ou du bras. Tel est le fait que rapporte J. Rochard,
d'après Larrey : « Le général Auger reçut dans l'aisselle, à la
bataille de Solférino, un boulet de 6 dont on ne reconnut la présence que le lendemain matin, lorsqu'on pratiqua la désarticulation
de l'épaule. » Des corps étrangers autres que les projectiles, mais
entraînés par eux, restent souvent dans la blessure, des fragments
de bois et surtout des lambeaux de vêtements.

Ces mutilations s'accompagnent d'un état général inquiétant : le
blessé est dans une sorte de stupeur et d'hébétude dont on ne le
retire qu'avec peine et où il retombe aussitôt; il est pâle et couvert
d'une sueur froide; sa température s'abaisse de deux et même trois
degrés. Le pouls est petit et lent, la respiration rare et profonde; on

observe des nausées, des vomissements, quelques mouvements convulsifs ; la mort survient sans qu'aucune tendance à la réaction se manifeste. Dans des cas moins graves, le pouls se relève peu à peu, la chaleur se rétablit, la somnolence se dissipe. Mais la normale est souvent dépassée ; il faut craindre alors une fièvre traumatique très intense, des suppurations diffuses ou quelque complication redoutable.

Les *petits projectiles* déterminent de moindres désordres, et l'on peut établir que, toutes choses égales d'ailleurs, dans les mêmes régions et les mêmes organes, la gravité de la blessure est en raison directe du volume et de la force d'impulsion du corps vulnérant. Une nouvelle division serait nécessaire, et l'on devrait distinguer les projectiles de guerre des petites balles et des grains de plomb que lancent les fusils de chasse et les revolvers. Tous les projectiles des fusils de guerre se ressemblent maintenant : ce sont des balles oblongues « qui se forcent, par le fait de l'explosion, contre les rayures du canon, et acquièrent, en suivant la spire décrite par celles-ci, un mouvement de rotation sur leur axe, une impulsion considérable et une portée six fois plus grande que celle des anciennes balles sphériques. » Aussi leurs blessures sont-elles d'ordinaire graves et profondes ; la peau, les parties sous-jacentes sont traversées d'outre en outre, et téguments, muscles, tendons, aponévroses, nerfs et vaisseaux, os eux-mêmes sont déchirés et brisés au passage.

On a longtemps discuté sur les caractères que présentent les solutions de continuité de la peau. Le contour du foyer traumatique prend une teinte noire violette, non qu'il soit brûlé par la poudre comme on l'affirmait autrefois, mais par suite d'une infiltration sanguine. Dupuytren affirme que l'orifice d'entrée du projectile est rond, à bords nets comme à l'emporte-pièce et un peu retroussés en dedans, qu'il est de diamètre moindre que l'orifice de sortie, irrégulier, à lèvres frangées et renversées en dehors. Cette question, fort importante pour la médecine légale, préoccupe beaucoup moins maintenant ; on sait que la loi de Dupuytren est souvent renversée ; rien n'est plus variable que l'aspect et les dimensions relatives des orifices modifiés par la forme de la balle, son angle de pénétration, la densité des parties qu'elle traverse, les obstacles qu'elle rencontre et les corps étrangers qu'elle entraîne avec elle.

Même irrégularité pour le trajet : tantôt le projectile traverse les tissus en ligne droite, brise les obstacles qu'il rencontre et passe outre; tantôt il se dévie sur un os, sur un tendon, même sur une aponévrose résistante, et l'on a vu des balles, arrêtées par le crâne, les côtes, les membranes aponévrotiques de l'abdomen et des membres, les contourner, suivre leurs courbures, rester par conséquent sous-cutanées, et parcourir des arcs dont un trajet direct eût été la corde. Très fréquentes avec les balles sphériques des anciens fusils et des revolvers, de telles déviations sont exceptionnelles avec les balles coniques des armes de guerre actuelles.

L'action des projectiles sur les vaisseaux est loin d'être toujours identique. Souvent les artères et les veines, élastiques, mobiles dans leur gaine, se laissent refouler par la balle et s'écartent assez de leur chemin pour demeurer indemnes; d'autres fois elles ne peuvent fuir; leur paroi est contusionnée, et bien que les parois en paraissent intactes, une eschare se forme qui tombe au bout de quelques jours, et l'on a une hémorrhagie secondaire; d'ailleurs encore, elles sont écrasées et rompues, mais la tunique moyenne recroquevillée en dedans, la tunique externe étirée en obturent la lumière et le sang ne s'écoule pas. Quoique fréquente, cette hémostase naturelle manque parfois. Verneuil a disséqué des pièces nombreuses où les tuniques étaient divisées nettement et au même niveau, sans doute par une balle animée d'une grande vitesse ou par un éclat d'obus à bords tranchants. Pendant la campagne de Crimée, 18 pour 100 des décès causés par le feu de l'ennemi ont été le fait d'hémorrhagies primitives.

Les os, surtout les os plats, sont parfois traversés d'outre en outre et présentent un trou de la largeur du projectile, net, sans éclats, comme à l'emporte-pièce; parfois, la table externe est refoulée; elle forme comme une cupule à surface craquelée, enfoncée dans le tissu spongieux, et la table interne est brisée; souvent l'os est cassé; il a éclaté en fragments nombreux; du foyer de la fracture partent des fentes qui peuvent s'irradier fort loin et atteindre les cavités articulaires. Enfin, le projectile franchit le tissu compact, pénètre dans la cavité médullaire, et son poids l'entraîne alors jusqu'à la partie inférieure du canal. On donne, depuis Dupuytren, le nom d'esquilles *primitives*, aux fragments séparés de l'os et du périoste par le projectile; d'esquilles *secondaires*, à ceux qui adhéraient encore au périoste; mais qui en ont été séparés par l'inflammation ; d'esquilles *tertiaires*, à des portions d'os d'abord attenantes à la diaphyse, mais qui, privées de leur membrane nourricière, se nécrosent et finissent par se séparer du vif.

Sur l'existence de deux orifices, on admet que le projectile n'est pas resté dans les tissus qu'il a simplement traversés. Cette conclusion est vraie d'ordinaire, mais il ne faut pas oublier que si une balle, arrêtée net par un os, ne saurait, comme on l'a prétendu, se fondre en lingots plus petits grâce à la chaleur développée, elle peut, du moins, sans être « explosible, » se diviser en plusieurs fragments qui parcourent isolément leur route, et dont les uns sortent parfois tandis que les autres demeurent. Un seul orifice indique que le projectile est dans la plaie; mais ici encore se rencontrent des exceptions, et une balle qui a refoulé devant elle, sans le traverser, un lambeau de vêtement, pénètre avec lui dans les chairs, et en est retirée par lui lorsqu'on déshabille le blessé. Pour savoir s'il y a vraiment dans le trajet un projectile ou un corps étranger entraîné par le projectile, une exploration avec le doigt ou avec les divers instruments imaginés à cet usage, — sonde de Nélaton, stylet électrique de Trouvé, — serait souvent nécessaire. Mais ces recherches peuvent ouvrir une cavité, déchirer un vaisseau, déplacer un caillot sanguin, inoculer une matière septique et l'on doit en être fort avare.

Nous connaissons les signes locaux de ces plaies, les variétés que présentent les orifices et le trajet, l'écoulement sanguin peu abondant d'ordinaire, la stupeur des parties atteintes ; nous avons énuméré les phénomènes généraux qui peuvent survenir, l'ébranlement nerveux du blessé, son hébétude ; nous n'insisterons pas sur la marche de ces traumatismes et sur leurs terminaisons qui varient selon l'importance des organes lésés. Une plaie en séton du tissu cellulaire ou des muscles, n'est pas comparable aux plaies avec fracture comminutive des os, rupture des gros vaisseaux et des gros nerfs, pénétration dans une cavité articulaire, — sans parler des viscères dont le fonctionnement est indispensable à la vie, le cerveau, le cœur, les poumons et presque tous les organes abdominaux. Nous dirons seulement que chez les soldats surmenés, mal nourris, alcooliques parfois, entassés dans de mauvaises ambulances, les accidents les plus redoutables sont à craindre : inflammations diffuses, gangrènes, hémorrhagies consécutives, infection purulente, tétanos, pourriture d'hôpital, toutes complications dont l'importance est telle qu'il faudra faire de chacune une étude particulière.

Traitement. — Beaucoup de ces plaies sont au-dessus de nos ressources, et la mort survient dès la première heure. Mais si aucun des organes essentiels à la vie n'est atteint, il faut agir, quelle que puisse être l'étendue du traumatisme; on doit d'abord essayer de relever le blessé de son état de stupeur par des boissons stimulantes, des frictions avec des linges chauds, des injections sous-cutanées d'éther; puis on s'occupe de la lésion et lorsqu'elle siège au membre, la question de l'amputation doit être, par malheur, souvent agitée.

Elle peut être commandée par une large *destruction de la peau* et des parties molles sous-jacentes, car la cicatrice qui, dans les conditions les plus favorables, remplacerait à la longue les téguments enlevés, aurait la plus grande tendance aux ulcérations indéfinies; par les *altérations de l'os*, une fracture comminutive de toute la diaphyse, avec fragments très nombreux, décollement du périoste, irradiation de fissures jusque dans les cavités articulaires; par l'*écrasement des vaisseaux principaux et des nerfs*. Chacune de ces lésions peut suffire, lorsqu'elle est considérable; mais même à un degré moindre, elles se combinent parfois de telle sorte que l'amputation devient encore nécessaire.

Lorsqu'on s'y décide, devra-t-elle être pratiquée immédiatement? Les amputations *primitives* ont donné de meilleurs résultats que les amputations retardées, dites *secondaires* ou *consécutives*, faites lorsque déjà la fièvre s'est allumée; on les préférera donc. Mais on attendra si le moindre doute existe sur l'absolue nécessité d'une mutilation pareille; grâce aux méthodes nouvelles, au repos du membre, aux bains tièdes continus, aux pulvérisations phéniquées, la réaction inflammatoire est moins vive. Le blessé pourra donc profiter des quelques chances de conservation qu'il peut encore avoir; le danger n'en sera guère augmenté si décidément il faut intervenir, car avec les antiseptiques, les amputations secondaires sont devenues moins graves. On aura de plus l'avantage de mieux connaître alors l'étendue des altérations, et l'on ne sera pas exposé, comme dans l'ablation primitive, à laisser, dans les lambeaux, des tissus où la gangrène est imminente.

Lorsque le projectile a lésé l'os dans une grande étendue de sa diaphyse, lorsque l'une des épiphyses est atteinte et qu'il y a plaie pénétrante articulaire, la résection est souvent indiquée. Les résections *primitives* dans la continuité de l'os ou dans la jointure, ont été beaucoup pratiquées dans les dernières guerres ; leurs résultats laissent fort à désirer. Aussi vaudra-t-il mieux, tout en prenant les plus grandes précautions pour modérer la réaction inflammatoire, ne faire que des résections *consécutives :* le périoste irrité se décolle plus facilement et l'on peut espérer une reproduction plus complète de l'os et des surfaces articulaires. Lorsqu'une artère importante est divisée, on tarira l'hémorrhagie, autant que possible en liant dans la plaie les deux bouts du vaisseau, selon la méthode de Guthrie ; si l'on ne pouvait y parvenir, il faudrait, comme le conseillait Dupuytren, lier l'artère en un point plus ou moins éloigné du foyer traumatique.

La présence de corps étrangers, projectiles, morceaux de bois ou de pierre, bourre de fusil, lambeaux de vêtements, est une source de complications et prédispose aux suppurations diffuses. Il faut donc les retirer si on le peut, mais en ce point, la pratique actuelle diffère beaucoup de l'ancienne. Autrefois on extrayait la balle « quand même » ; on sondait à outrance, on élargissait, on débridait, et ces manœuvres étaient certainement pour beaucoup dans l'effrayante mortalité qui sévissait alors sur les blessés. On est plus réservé maintenant ; on sonde peu, on use moins du tire-balle, des élévatoires et des nombreux modèles de pinces ; on abandonne dans les tissus les projectiles dont l'extraction présente quelque difficulté, car, ou ils provoqueront une suppuration qui pourra les entraîner au dehors et, du moins, montrera le chemin qu'il faut suivre pour arriver jusqu'à eux, ou bien ils s'enkysteront sans grand dommage pour les tissus qui les enveloppent. On peut espérer dès antiseptiques qu'ils modéreront assez l'inflammation pour qu'on n'aie pas recours aux débridements aponévrotiques préventifs tant préconisés par les vieux chirurgiens militaires.

VI

PLAIES PAR MORSURES.

Les morsures peuvent, elles aussi, revêtir la forme de plaies contuses ou de contusions : tantôt les dents déchirent les tissus sous-cutanés sans diviser la peau, tantôt la peau elle-même est rompue et ouvre le foyer traumatique.

Les morsures les plus fréquentes, chez nous, sont celles du chien, du cheval et de l'homme. Dans les morsures du chien, incisives et canines des deux mâchoires pénètrent dans les chairs, se rapprochent et l'animal tire à lui ; aussi, pour peu qu'il soit de forte taille et morde vigoureusement, il y a à la fois piqûre, coupure et déchirure. Dans les morsures du cheval, les incisives saisissent les tissus, les pincent, les écrasent, mais sans les mâcher et les tirailler ; il y a contusion et broiement plus ou moins profonds ; dans les morsures de l'homme, incisives, canines et souvent premières molaires, s'enfoncent dans la peau qu'elles mâchent et tirent ; il y a coupure et arrachement comme par le chien, broiement comme par le cheval.

Ces plaies et ces contusions ont un aspect particulier et fort différent selon l'animal qui les a produites ; elles sont faciles à reconnaître en médecine légale ; elles forment une ellipse plus ou moins allongée qui dessine les arcades dentaires vulnérantes. Ces morsures comme les coups de bec de certains oiseaux, coqs, perroquets, oies et canards, passent pour fort dangereuses et il n'est pas rare de voir survenir de graves complications, phlegmons diffus, gangrènes, lymphangites, érysipèle et tétanos. On attribuait ces accidents redoutables à des principes toxiques contenus dans la salive et, de fait, les recherches contemporaines ont démontré la présence, dans le liquide buccal, de microbes qui, après cultures successives, auraient provoqué certaines infections chez quelques animaux.

Ces morsures, celles du cheval entre autres, sont parfois assez graves, en dehors des complications qui peuvent toujours survenir, pour qu'on agite la question d'amputation primitive du membre : on a vu les os broyés, les nerfs coupés, les vaisseaux rompus. Celles de moindre importance seront surveillées avec la plus minu-

tieuse attention; les bains antiseptiques locaux, les pulvérisations
phéniquées empêcheront d'ordinaire le développement d'une inflammation trop intense. Les morsures de chien et de chat se réunissent
souvent par première intention. Ces dernières ont pu être suivies,
écrit Terrier, d'inflammation chronique du tissu cellulaire des parties
atteintes, affection caractérisée par un œdème dur, peu douloureux
et très persistant.

◦ VII

PLAIES PAR ARRACHEMENT.

On appelle ainsi les *exérèses* produites par une traction violente :
les courroies et les engrenages des machines à mouvements rapides,
la bride enroulée autour des doigts ou du poignet du cavalier lorsque
le cheval fait un brusque écart, la roue tournante d'une voiture
entre les rayons de laquelle s'engage la jambe, le nœud coulant d'une
corde, les puissants appareils pour la réduction d'une luxation ancienne sont les causes les plus ordinaires des plaies par arrachement.
Au membre supérieur, les doigts surtout, puis le poignet en sont le
siège habituel; on cite trois observations où la disjonction eut lieu à
l'épaule, une au coude. Au membre inférieur, les orteils, puis les
pieds ont été détachés le plus souvent. J. Rochard, dans ses relevés,
n'a trouvé qu'un fait d'avulsion de la jambe.

Lorsque ces tractions excessives s'exercent, les tissus ne résistent
pas également : les ligaments articulaires et les tendons cèdent
d'abord, viennent ensuite les muscles et les nerfs; les vaisseaux et
les téguments, dont l'élasticité est très grande, sont les derniers à se
rompre. Les déchirures, d'ailleurs, ne se font pas au même niveau
et les tissus se séparent à des hauteurs différentes. Ainsi les tendons
se disjoignent de leurs muscles très loin du foyer traumatique principal et le segment arraché du membre en entraîne avec lui de longs
bouts qui peuvent mesurer jusqu'à trente centimètres. Il en est de
même des nerfs, qui se rompent souvent au-dessus du plan général
de section.

Les artères s'élongent d'abord, puis les tuniques internes et
moyennes se déchirent et se recroquevillent en dedans, tandis que la

tunique externe s'étire encore comme un tube de verre à la lampe
de l'émailleur ; elle finit par se rompre, mais après avoir oblitéré la
lumière du vaisseau. Les os, dit-on, ne se fractureraient pas et c'est
au niveau de l'article que la séparation se ferait, par rupture des
ligaments ; Rochard nous prouve que, le plus souvent, il y a à la
fois disjonction et fracture par arrachement de quelque condyle.
Quant à la peau, ses bords amincis et frangés ou enroulés sur leur
surface saignante, tantôt recouvrent en partie la surface du moignon
et tantôt se rétractent, laissant à découvert une plus ou moins grande
étendue de chairs déchirées.

On comprend combien doit être irrégulière la surface d'une pareille
plaie : du côté du tronçon, saillie des artères, des nerfs et surtout
des tendons, qui s'allongent comme des rubans moirés ; du côté du
moignon, saillie des muscles et des os, retrait des artères dans le
fond de leur gaine. Il n'y a pas d'écoulement sanguin, grâce à la
façon particulière dont les vaisseaux s'oblitèrent en se rompant.
Enfin il faut noter l'absence presque totale de douleur dans ces graves
mutilations ; un enfant cité par Benomont et dont la jambe avait
été arrachée par la roue d'une voiture, ne songeait qu'à la correction
qui pouvait l'attendre chez ses parents pour avoir laissé son membre
avulsé traîner sur la route.

Bien que ces plaies soient exposées à toutes les complications,
surtout aux suppurations diffuses, elles guériraient, nous dit-on,
plus vite que les amputations pratiquées au même niveau ; les déchirures des tissus profonds se réunissent par première intention.
Quant aux parties superficielles, les lambeaux mortifiés s'éliminent,
la surface granule et une cicatrice plus ou moins régulière recouvre
le moignon. Lorsque la peau rétractée n'enveloppe pas les chairs,
il faut exciser à une hauteur suffisante les portions de muscle saillantes et les bouts d'os dénudés. Le pansement sera des plus simples : on se contentera de quelques compresses imbibées d'une solution antiseptique et recouverte d'une toile imperméable.

SECTION II

ACCIDENTS DES PLAIES.

Les plaies ne marchent pas toujours vers une cicatrisation régulière : des troubles locaux surviennent parfois qui s'opposent à la réunion immédiate ; des accidents généraux peuvent éclater et, non seulement retentir sur la blessure, mais compromettre souvent l'existence.

De ces complications, il en est de *primitives*, comme certaines hémorrhagies ; la plupart sont *consécutives :* la fièvre traumatique, le délire nerveux, le tétanos, les hémorrhagies secondaires, la pourriture d'hôpital et les septicémies. Une doctrine de plus en plus envahissante veut que les plus nombreux de ces accidents soient le fait de germes qui, tombés avec les poussières de l'air ou apportés par les doigts et les instruments du chirurgien, inoculeraient la plaie et pénétreraient dans le sang pour y provoquer de véritables intoxications.

I

HÉMORRHAGIE.

Lorsque, dans un foyer traumatique, l'écoulement sanguin habituel « dépasse, par sa quantité et par sa durée, les limites ordinaires », on dit qu'il y a hémorrhagie. — Peu de complications des plaies ont été plus étudiées ; nous ne citerons cependant qu'une thèse de concours de Sanson, en 1836, le cours de Verneuil, en 1872, et la thèse de son élève Cauchois, publiée l'année suivante, sur *les Hémorrhagies traumatiques secondaires.*

Variétés. — L'hémorrhagie traumatique est *primitive* lorsque le sang jaillit dès que la blessure est faite : un vaisseau est ouvert et l'écoulement persiste jusqu'à ce que l'art ou la nature le tarisse. L'hémorrhagie est *secondaire* lorsque le sang fait irruption pour la première fois, — ou reparaît, — un temps plus ou moins long après l'accident. Mais alors deux cas se présentent : ou bien le vaisseau n'est encore oblitéré que par un caillot récent, mou et friable qu'ont détaché ou détruit un froissement de la plaie, un dérangement de l'appareil, un mouvement intempestif, un effort de toux, un éternuement même, une émotion morale qui se sera traduite par une impulsion plus vive de l'ondée sanguine : il n'y avait qu'hémostase *provisoire* et l'hémorrhagie qui survient est une hémorrhagie secondaire *précoce*. — Ou bien le caillot s'est déjà solidifié, il est dur, les lèvres de l'orifice vasculaire se sont unies par première intention et l'hémostase est *permanente*; si, dans ces conditions, une ulcération des parois ou du caillot permet au sang de s'écouler, on aura une hémorrhagie secondaire *tardive*. On peut donc définir les hémorrhagies secondaires : celles qui arrivent après l'hémostase provisoire ou permanente et sans intervention d'une diérèse nouvelle.

Étiologie. — Ces écoulements précoces ou tardifs sont souvent sous la dépendance d'un état constitutionnel parfois mal défini. On connaît ces *hémophiles*, chez qui la moindre plaie est prétexte à perte de sang; on arrête l'hémorrhagie, elle repart avec une telle persistance et une abondance telle que la mort peut en résulter. Cette prédisposition est souvent héréditaire et se transmet surtout de mâle en mâle. Parmi une multitude d'exemples, nous ne rappellerons que le fait rapporté par Sanson, de cet homme qui, à la suite d'une blessure futile, mourut d'hémorrhagie; cinq de ses dix-sept petits-enfants et arrière-petits-enfants périrent d'écoulement sanguin et tous les autres furent sujets à des hémorrhagies qui causèrent encore la mort de quelques-uns d'entre eux.

Certaines cachexies, l'extrême jeunesse et la grande vieillesse prédisposent aux hémorrhagies; il en est de même des fièvres graves, comme le typhus, des altérations du foie, et l'on sait combien Monneret insistait sur ce point, confirmé par les observations de Verneuil : le scorbut, la leucémie, l'infection purulente, dont le premier symptôme est parfois une exsudation sanguine de la plaie, ont la même influence, ainsi que l'impaludisme; celui-ci peut même se révéler par une hémorrhagie qui prend un type intermittent et que guérit fort bien le sulfate de quinine. Ces hémorrhagies constitutionnelles et diathésiques se produisent surtout au niveau des bourgeons charnus dans les vaisseaux de formation nouvelle, dont les parois embryonnaires cèdent au moindre effort. Ce sont là les hémorrhagies *néocapillaires* du professeur Verneuil.

Les hémorrhagies secondaires des gros vaisseaux s'observent surtout dans les plaies par armes à feu ; tantôt il y a eu contusion des parois qui se sphacèlent en un point, et le sang ne s'écoule qu'à la chute de l'eschare ; tantôt un corps étranger entretient la suppuration profonde ; le caillot qui oblitère l'orifice se ramollit dans ce foyer enflammé et cède à l'ondée sanguine ; tantôt c'est la paroi qui s'ulcère ; un fil à ligature malpropre peut être la cause de ces graves désordres si fréquemment observés avant l'emploi des méthodes antiseptiques. Ces hémorrhagies secondaires sont aujourd'hui fort rares, et on ne les rencontre guère plus que dans les lésions où l'aseptie est difficile à obtenir, au périnée et dans la cavité buccale, où malheureusement encore elles restent presque la règle, à la suite des amputations de la langue.

Symptômes. — Les hémorrhagies primitives ou secondaires diffèrent beaucoup, selon qu'elles proviennent de l'ouverture d'artères, de veines ou de réseaux capillaires.

Les *hémorrhagies artérielles*, dont l'abondance varie suivant le volume du vaisseau divisé, se caractérisent par la couleur du sang, qui est d'un rouge vif, et par un écoulement saccadé dont chaque jet, isochrone à la systole cardiaque, s'arrête lorsqu'on comprime le vaisseau entre le cœur et la plaie. Cependant il n'en est plus ainsi lorsque de larges anastomoses existent entre les artères, et, par exemple, dans une plaie de la radiale qui, au niveau de la main, s'abouche à plein canal avec la cubitale, la compression ou une ligature entre le cœur et la plaie arrêtera bien le flot du bout supérieur, mais ne tarira pas l'hémorrhagie, car le sang, apporté par la cubitale, jaillira du bout inférieur. Dans ce cas, et dans ceux où il ne s'écoule par l'orifice étroit de la blessure qu'une partie du sang que roule le vaisseau, la pulsation artérielle, bien qu'affaiblie, pourra se percevoir encore au dessous de la solution de continuité.

Lorsque le foyer traumatique est profond et ne communique avec l'extérieur que par une ouverture étroite de la peau, le jet saccadé ne se distingue plus et le sang coule en nappe. Si même l'orifice est très petit, si le trajet de la blessure est sinueux, un épanchement se collecte qui pénètre plus ou moins loin dans les traînées celluleuses ; il distend les parois qu'il se crée par refoulement des tissus, jusqu'à ce que la pression devienne assez forte pour arrêter l'écoulement. On trouve alors une tumeur tendue, fluctuante et animée d'un mouvement d'expansion isochrone à la systole cardiaque. C'est un *anévrysme diffus*, que nous étudierons plus tard avec les maladies des artères.

Les *hémorrhagies veineuses* se distinguent par la couleur foncée du sang, qui est d'un rouge noirâtre; il s'écoule en nappe, et le flot s'arrête lorsqu'on comprime le vaisseau entre les capillaires et la plaie; son volume s'accroît, au contraire, lorsqu'on le comprime entre le cœur et la plaie, car tout le sang doit alors passer par la blessure. Il n'y a point de jet, de saccade; à peine pourrait-on percevoir un faux battement lorsque la veine ouverte est soulevée par une artère voisine comme l'est, au pli du coude, la basilique par l'humérale. Quand les bords de la plaie cutanée ne correspondent pas directement à la plaie vasculaire, le sang s'accumule sous la peau et forme un amas cruorique désigné sous le nom de *thrombus*.

Dans les *hémorrhagies capillaires* le sang s'écoule en nappe; il est d'un rouge moins vif que le sang artériel et moins foncé que le sang veineux. Son abondance est en général assez médiocre, sauf lorsque la blessure porte sur des tissus enflammés, comme dans certains cas de phlegmons, sur des organes très vasculaires, le col utérin et la langue, par exemple, ou lorsque les vaso-moteurs sont paralysés, comme après l'application de la bande d'Esmarch. Aussi, quand en dehors de ces conditions, l'hémorrhagie capillaire ne tarit pas, il est probable qu'elle est commandée par un état constitutionnel tel que l'hémophilie, ou le scorbut, la leucémie, l'infection purulente, la fièvre typhoïde, l'impaludisme; nous avons dit qu'alors l'écoulement se fait au niveau des bourgeons charnus; l'hémorrhagie est *néocapillaire*.

Ces diverses hémorrhagies, dès qu'elles deviennent abondantes, se traduisent par des phénomènes généraux graves. Si, au début, et lorsque le malade n'est pas épouvanté par la vue du sang, il peut éprouver une sorte de soulagement, une sensation de bien être; bientôt surviennent une grande faiblesse, une tendance à la syncope, des nausées et des vomissements, des frissons; les mouvements respiratoires sont courts et précipités, le pouls faiblit, la température s'abaisse, une sueur froide recouvre le front, la poitrine et la paume des mains; la peau se décolore; le blessé éprouve des vertiges, des tintements d'oreilles, des éblouissements; des convulsions éclatent parfois, et le malade pâle et froid, peut succomber dans une syncope, dans le coma et dans le délire. A ces symptômes, et sans écoulement sanguin apparent, on pourra reconnaitre les hémorrhagies *internes*.

Traitement. — Les hémorrhagies capillaires ne sauraient être traitées comme celles des gros troncs artériels et veineux. Souvent de simples irrigations d'eau froide, ou d'eau très chaude, à la température de 50 à 60 degrés, des lavages avec des liquides astringents tels que l'alcool, l'eau de Rabel, l'eau de Pagliari, suffiront pour tarir l'écoulement. Le perchlorure de fer et les cautérisations au fer rouge, certainement fort efficaces, ne seront appliqués qu'après l'échec de procédés moins énergiques, car leur emploi n'est pas sans quelques dangers. La compression sur la plaie par des lanières d'amadou, des éponges soigneusement désinfectées, de l'ouate, maintenues par quelques tours de bandes, est le plus simple et le meilleur des hémostatiques. Si ces moyens ne réussissent pas, c'est que le sang, altéré par quelque état constitutionnel, aura perdu sa plasticité. Il faudra songer alors au traitement général, et l'on se rappellera que certaines hémorrhagies périodiques se guérissent par le sulfate de quinine.

Lorsqu'un gros vaisseau est ouvert, la plupart des moyens dont nous avons parlé deviennent inutiles; on peut cependant obtenir beaucoup avec la compression, tantôt exercée directement sur la plaie que l'on remplit d'ouate ou d'amadou tassés par de solides tours de bande, tantôt faite sur le trajet du vaisseau, en un point plus ou moins éloigné de la blessure; le doigt, la pelote d'un compresseur, les divers modèles de garrot et de tourniquet servent à cet usage. La position que l'on donne au membre peut beaucoup aider à l'hémostase, et dans les plaies de la main et de l'avant-bras, du pied et de la jambe, on a souvent arrêté le sang en élevant ces organes et en les rapprochant le plus possible de la verticale.

Mais le moyen par excellence reste toujours la ligature : on devra, selon la méthode de Guthrie, saisir au fond de la plaie les deux bouts de l'artère et les lier séparément, car n'étreindre que le bout supérieur serait s'exposer aux hémorrhagies récurrentes, dues aux anastomoses. Cette recherche des deux bouts de l'artère est souvent laborieuse, mais la bande d'Esmarch peut la faciliter beaucoup et, au milieu des tissus exsangues, on reconnaîtra plus aisément le vaisseau coupé. Si l'on échouait, on se résignerait à lier l'artère, comme le faisait Dupuytren, au-dessus de la solution de continuité. Mais il ne

faut pas oublier qu'on n'est plus aussi sûr de tarir l'écoulement, et
l'on sait l'histoire lamentable de ce malheureux sur qui, pour une
plaie de la main, un chirurgien pratiqua successivement la ligature
de la cubitale, de la radiale, de l'humérale, et aboutit, en fin de
compte, à la désarticulation de l'épaule.

II

DÉLIRE NERVEUX.

Cette complication, bien étudiée par Dupuytren, est exceptionnelle.
Ceux qui la croient fréquente la confondent sans doute avec le *deli-*
rium tremens. Pour A. Fournier, ces deux affections n'en constitueraient qu'une seule : il n'y aurait que le *delirium tremens* et point
de délire nerveux.

Quelques heures après le traumatisme, le plus souvent pendant la
nuit, le blessé s'agite, parle, élève la voix; sa loquacité est extrême,
sa parole brève, impérative; il s'adresse à des personnes absentes,
qu'il croit voir autour de lui, il gourmande les animaux domestiques
avec lesquels son métier le met d'ordinaire en contact. Il passe d'un
sujet à un autre et ses idées ne s'enchaînent plus, mais il revient avec
insistance sur les faits qui ont trait à ses occupations habituelles.
Il n'éprouve aucune douleur, quelle que soit la gravité des désordres :
il veut quitter son lit, arrache les pièces de son pansement, marche
avec une jambe fracturée, se sert d'une main en lambeaux; on en
a vu qui, après l'opération de la hernie étranglée, dévidaient leurs
anses intestinales. D'ailleurs, pas de fièvre appréciable, la température est normale, le pouls tranquille. Lorsque cette excitation
persiste à un haut degré, elle a pu se terminer par la mort; d'ordinaire, la fatigue abat le malade, le sommeil survient et, après deux
ou trois accès nouveaux, le délire disparaît.

On ne pourrait confondre le délire nerveux qu'avec le *delirium*
tremens, en admettant d'ailleurs que ces deux affections ne soient pas
identiques. L'absence d'habitudes alcooliques, de titubation, de tremblement des lèvres et des mains permettrait d'établir le diagnostic.
En tous cas le traitement est le même; l'extrait thébaïque, à la
dose fractionnée de 5 à 10 centigrammes dans les vingt-quatre heu-

res, 5 à 10 gouttes de laudanum en lavement si le blessé rejette les boissons qu'on lui donne, et des potions contenant de 20 à 60 grammes de rhum ou de cognac apaiseraient bientôt le délire.

III

FIÈVRE TRAUMATIQUE.

On l'a définie « la fièvre qui survient après le traumatisme et qui coïncide avec le début des phénomènes de réparation de la plaie. » Signalée de tout temps, bien décrite par les auteurs du commencement du siècle, Richerand, Dupuytren, Fournier et Vaidy, ce n'est qu'à notre époque que Weber, Bergmann, Gosselin, Billroth, Verneuil et beaucoup d'autres encore, ont cherché à pénétrer sa nature. Parmi les travaux qu'il faut lire, nous citerons la thèse de Lucas-Championnière en 1872, les discussions de l'Académie de médecine, de 1869 à 1871, la remarquable étude de Gabriel Maunoury en 1876, et la note de Verneuil dans le quatrième volume de ses *Mémoires de chirurgie*.

Symptômes. — Après les phénomènes qui peuvent suivre immédiatement le traumatisme, sidération, choc, délire nerveux, on voit, vers la fin du deuxième jour ou au commencement du troisième, survenir un mouvement fébrile qui ne débute que fort rarement par un frisson. Le pouls est rapide, large et plein, la température s'élève de 1, 2 et même 3 degrés, et en vingt-quatre heures elle atteint son maximum, puis elle s'abaisse, et la longueur totale de la courbe entre les deux normales ne dépasse guère sept à huit jours. Le blessé est d'ailleurs mal en train, il a de la courbature, de la céphalalgie, une soif vive ; l'appétit est nul, la langue saburrale ; les urines, rares et colorées, contiennent de l'urée en plus grande abondance et la dénutrition générale est plus active. On constate en même temps quelques modifications du côté de la plaie : le foyer traumatique se tuméfie, la zone mortifiée commence à s'éliminer et la suppuration s'établit.

Tel est le type léger ; mais on observe des formes plus graves, surtout, nous dit Billroth, lorsque le foyer traumatique est vaste, car la fièvre serait en raison directe de l'étendue de la plaie. Certes, il faut tenir compte de cet élément, mais il n'est pas le seul, et les différences individuelles, l'irritabilité plus grande de quelques organismes, leur réaction plus intense, jouent aussi un rôle important. D'une manière générale, on constate que la fièvre est plus vive dans les plaies contuses, dans les blessures par armes à feu, lorsque le choc a été considérable, la douleur forte, la perte de sang abondante; chez les faibles, les surmenés, les cachectiques et ceux qui sont sous l'influence d'un état constitutionnel grave. Enfin le pansement lui-même est un facteur important, et depuis l'introduction de la méthode antiseptique, la fièvre qui succède au traumatisme est devenue beaucoup plus rare.

Les tracés de la température n'ont rien de caractéristique; cependant, voici d'après Lucas-Championnière, la courbe le plus souvent observée : au deuxième jour, ascension de la ligne, qui au troisième jour, atteint son maximum, 39, 39 1/2 et même 40 degrés; elle redescend directement ou par étapes jusqu'au niveau normal : le cycle a duré de deux à six ou sept jours. Mais parfois la haute température se maintient, ou bien il se produit une ascension rapide suivie d'une défervescence brusque ou de grandes oscillations. Qu'on se défie alors; ce n'est plus la fièvre traumatique bénigne, mais une complication infectieuse, l'érysipèle, la lymphangite ou les diverses formes de la septicémie.

Pathogénie. — D'ardentes controverses ont été soulevées au sujet de la nature de la fièvre traumatique, mais il est établi maintenant que les fièvres chirurgicales ont toutes une commune origine : l'introduction dans le sang, par la plaie, d'une substance septique, de germes, de microbes dont l'abondance ou l'activité plus ou moins grande se traduit par une fièvre plus ou moins intense. Lorsque l'élévation de température n'est pas considérable, lorsque la courbe est brève, on a une fièvre traumatique *légère*; elle est dite *forte* lorsque l'hyperthermie est plus durable; si la température se maintient plusieurs jours autour de 40 degrés, on prononce le mot de *septicémie* et celui de *pyohémie* quand le tracé indique de grandes oscillations et se compose de brisures irrégulières. Verneuil a souvent comparé ces diverses fièvres chirurgicales « aux formes bénignes, graves et très graves de la fièvre typhoïde, septicémie médicale par excellence. »

Mais Maunoury a établi rigoureusement que bien des fièvres survenues après les traumatismes ne procédaient qu'indirectement de ces traumatismes, et il a montré qu'à côté de la fièvre traumatique proprement dite il y avait : 1° des fièvres dues à une phlegmasie intercurrente, angine, amygdalite après opération, ou blessure de la cavité buccale; arthrite lors de violences aux alentours des jointures; adénite, pneumonie, vaginalite, péritonite, pleurésie; 2° des fièvres qui traduisent le rappel d'une maladie fébrile antérieure; on sait, en effet, depuis les recherches de Verneuil, qu'un traumatisme peut provoquer chez un rhumatisant ou un goutteux une attaque de rhumatisme ou de goutte, un accès intermittent chez un paludique; 3° des fièvres dites inflammatoires suscitées par l'inflammation simple de l'organe blessé.

Verneuil donne à ces trois genres de fièvres le nom d'*épitraumatiques* pour montrer qu'elles accompagnent la blessure, mais qu'elles ne procèdent pas d'elle. Aussi faut-il admettre maintenant : 1° les fièvres épitraumatiques par phlegmasie intercurrente ou par affection rappelée; 2° les fièvres inflammatoires, et 3° les fièvres traumatiques par pénétration dans le sang de germes infectieux. La définition que nous avions donnée au début du chapitre avait le seul mérite de ne rien préjuger de la nature de l'affection, mais nous sommes actuellement en mesure de la modifier : *la fièvre traumatique est celle que provoque l'absorption d'un poison septique par le foyer d'une blessure.*

Grâce à ce qui précède, on s'explique maintenant pourquoi la fièvre traumatique manque le plus souvent après l'emploi du pansement de Guérin ou de Lister; pourquoi elle est plus fréquente et plus vive lorsque la plaie, par son étendue, offre une plus large surface à l'absorption, lorsque des corps étrangers la souillent et que ses anfractuosités empêchent le libre écoulement du pus contaminé; pourquoi, comme l'ont établi Maunoury et Verneuil, la température s'élève presque immédiatement, dès le premier jour, même dès les premières heures, lorsque la blessure porte sur des tissus déjà malades et habités par des microbes, sur des tumeurs ramollies, sur un séquestre, un clapier, une fistule, une vieille collection purulente. Pour éviter que la fièvre n'éclate, il faut, avant toute intervention chirurgicale, nettoyer et désinfecter les parties avec une rare persistance.

Le *diagnostic* et le *traitement* découlent des développements qui précèdent. Verneuil insiste sur les difficultés qu'il y a de distinguer

les fièvres traumatiques des fièvres épitraumatiques. Le tracé de la
température est insuffisant pour établir le diagnostic étiologique, et
il est nécessaire de lui adjoindre l'analyse minutieuse de toutes les
conditions présentes et passées; on n'oubliera pas, d'ailleurs, que la
nature de la fièvre peut changer plusieurs fois, la même forme reparaître à diverses reprises et que chacune des variations thermo-
métriques qui traduisent ces substitutions nécessite un diagnostic
nouveau. Une excessive propreté de la plaie, des pièces de pansement, du chirurgien et de ses aides, sera la meilleure sauvegarde
contre la fièvre traumatique, qui n'exige d'ailleurs aucune thérapeutique particulière.

IV

ÉRYSIPÈLE.

On nomme *érysipèle* une maladie fébrile que caractérisent des
plaques rouges limitées par un relief assez sensible de la peau et
produite, dit-on, par un agent infectieux qui s'introduit dans l'organisme, à l'occasion d'une plaie ou d'une excoriation épidermique.
En effet, on a trouvé des micrococcus particuliers dans le pus et
dans l'urine de beaucoup d'érysipélateux; ces schyzophytes ont été
cultivés et Fehleisen, par leur inoculation, « a reproduit un érysipèle
avec cycle fébrile, chez une femme de cinquante-huit ans, atteinte
de sarcomes multiples de la peau. »
L'érysipèle a été connu de tout temps, mais dans notre siècle on
l'a nettement séparé des affections qui le simulent, on a prouvé sa
nature contagieuse, on a étudié les lésions anatomiques qui l'accompagnent et montré qu'il peut atteindre non seulement la peau, mais
encore les muqueuses. Les bonnes descriptions n'en sont pas rares
et nous citerons entre autres l'article de Follin et Duplay, celui de
M. Raynaud et celui de Gosselin, tous deux dans le dictionnaire de
Jaccoud.
Anatomie pathologique. — Elle n'est sortie que depuis peu du
champ des hypothèses. Ribes et Cruveilhier croyaient à une inflammation du réseau veineux des téguments; pour Blandin, les
lésions atteignaient en même temps la trame de la peau et les lym-

phatiques qui en émanent; il y avait à la fois cutite et lymphangite. Les recherches de Vulpian en 1868, celles de Wolkmann, de Steudener en 1869, les travaux de Cadiat et surtout ceux du professeur J. Renaut, confirment cette assertion : on constate d'abord une stase dans les vaisseaux sanguins, dont les globules blancs traversent les parois, qu'ils entourent bientôt comme d'un véritable manchon. Les leucocytes migrent, remplissent les interstices des fibrilles, gagnent les lacunes, origines des lymphatiques, puis les troncs des vaisseaux blancs qui, distendus par eux, peuvent se dessiner sous la peau et donner, au toucher, la sensation de petites cordes.

D'autre part, les cellules plates qui tapissent les faisceaux fibrillaires de la trame conjonctive du derme, prolifèrent; elles donnent naissance à de nouveaux éléments; les cellules graisseuses elles-mêmes rajeunissent et concourent à la genèse des cellules qui vont grossir l'amas des leucocytes migrateurs. Lorsque les symptômes aigus de l'érysipèle déclinent, la diapédèse cesse, il y a régression et absorption rapide des globules extravasés. Mais si les phénomènes persistent, si des poussées successives se font, comme on en observe quelquefois, l'issue des globules blancs à travers la paroi du vaisseau et la prolifération des cellules fixes continuent; de là, comme l'a si bien montré J. Renaut dans sa thèse, l'épaississement de la peau, son œdème chronique et, en fin de compte, toutes les lésions de l'éléphantiasis.

L'érysipèle peut retentir au loin et provoquer des lésions dans d'autres tissus. En 1864, O. Larcher a reconnu l'existence possible d'ulcérations de la muqueuse du duodénum, fort analogues à celles qu'on observe parfois sur cette portion de l'intestin à la suite des brûlures de la peau. Verneuil a insisté sur la stéatose rapide des viscères; on a noté la splénisation du poumon et le ramollissement de la rate. Borsieri a signalé la fluidité du sang et Després la formation de caillots mous dans les oreillettes et les ventricules. Sur plus de soixante cas examinés par lui, Norton Whitney a toujours trouvé une diminution de près d'un dixième du diamètre des globules rouges, qui adhèrent entre eux, mais qui n'affectent plus la disposition en piles; ils sont ramollis, crénelés et la proportion des globules blancs augmente beaucoup, ainsi que celle des hématoblastes. Hayem a trouvé souvent une dégénérescence des fibres musculaires du cœur, et Gosselin a vu que certains érysipèles pouvaient s'ac-

compagner des lésions de l'infection purulente. Enfin Lordereau et
Cadiat ont décrit soigneusement les inflammations diffuses du tissu
cellulaire et les gangrènes des érysipèles phlegmoneux.

Étiologie. — Une solution de continuité des téguments semble
nécessaire pour la pénétration de l'agent infectieux, et l'on est à peu
près d'accord maintenant pour considérer comme exceptionnels les
érysipèles *spontanés* ou *médicaux*. Il est vrai qu'un léger soulèvement de l'épiderme, une simple excoriation suffit à l'accès des germes.
Les plaies contuses et irrégulières, les blessures par armes à feu sont
cependant les plus atteintes. Mais les incisions nettes, les diérèses
chirurgicales, en particulier celles de la face ou du cuir chevelu, ne
sont pas à l'abri, surtout lorsqu'on a inutilement tenté la réunion
immédiate, et les érysipèles *opératoires* ont parfois une gravité d'autant plus grande, nous dit Gosselin, qu'ils sont plus *précoces* et se
développent avant l'apparition d'une suppuration franche. Sur un
même nombre de blessés, plus de femmes seraient frappées. L'humidité, la chaleur humide en favorisent l'invasion ; on l'observerait
plus fréquemment dans les mois de mars, de février et de mai que
dans ceux de septembre, de novembre, d'octobre et de décembre.

L'érysipèle est contagieux : avant les recherches expérimentales
contemporaines, les observations cliniques de Trousseau, Martin,
Gosselin, Blin, Fenestre l'avaient nettement démontré ; dans des salles
d'hôpital on a souvent constaté que le transport de l'érysipèle d'un
patient à l'autre suivait l'ordre d'après lequel les pansements étaient
renouvelés ; Neudorfer dit l'avoir inoculé plusieurs fois involontaire-
ment avec une seringue de Pravaz dont il s'était servi pour injecter
une solution phéniquée dans une plaque érysipélateuse ; Huëter,
Koenig citent des cas où la contagion s'était faite par des pièces de
literie.

Si la contagion est prouvée, on n'a pas encore démontré avec toute
la rigueur nécessaire que le contage est un microbe. Huëter a signalé
le premier, en 1868, l'existence d'innombrables micrococcus dans
le sang tiré des plaques érysipélateuses ; Nepveu a retrouvé ces
germes en 1872 et depuis, Wilde, Luckomsky, Orth, d'autres encore
les ont observés ; mais Tillmanns n'a pu établir que trois fois sur
huit, par le microscope et les cultures, la présence des bactéries,
que Billroth a vues dans la moitié des cas seulement. Comme,
d'ailleurs, l'érysipèle des animaux n'est pas encore prouvé, l'expé-

rimentation est à peu près sans enseignement et l'on n'a pu encore
que très rarement, selon la méthode de Pasteur, isoler les microbes
par des cultures successives et reproduire la maladie par l'inoculation de ces seuls microbes. Nous avons cependant déjà cité l'expérience positive de Fehleisen : les bactéries injectées étaient « à la
quatrième génération de culture ».

En somme, d'un ensemble de présomptions sur lesquelles nous
ne pouvons insister, il ressort que l'érysipèle est provoqué par la
pénétration dans la trame du derme d'un ferment organisé venu du
dehors. Peut-être celui-ci ne serait-il pas spécial à cette affection et
aurait-il la plus étroite parenté avec le microbe des septicémies. On
sait, en effet, depuis les recherches de Graves, de Trousseau, de
Pihan-Dufeuillay, qu'il y a relation intime entre l'érysipèle et la fièvre
puerpérale ; l'épidémie de l'une provoque mainte fois l'épidémie de
l'autre et la fièvre puerpérale de la mère se traduit souvent par
l'érysipèle de l'ombilic du nouveau-né. En terminant, notons qu'un
premier érysipèle ne s'oppose pas à l'invasion d'un second : loin
d'être stérilisé, l'organisme deviendrait même plus apte à être de
nouveau infecté.

Symptômes. — Certains auteurs ont noté des prodromes : malaises, agitation, anorexie, mais s'ils existent, ils passent le plus souvent inaperçus et l'érysipèle *légitime* éclate tout à coup par un frisson
violent comme celui de la fièvre urineuse ou d'un accès paludique ;
il se caractérise par une vive sensation de froid, des claquements de
dents, puis la chaleur devient intense, la température monte et
atteint bientôt 39, 40 et même 41 degrés ; cette ascension thermo-
métrique, brusque chez un blessé, doit faire immédiatement songer
à l'invasion d'un érysipèle. Le malade est courbaturé, il souffre de
la tête, il a de l'insomnie et souvent du délire, puis surviennent des
nausées et des vomissements alimentaires bilieux ; la bouche est
amère, la langue saburrale, la soif grande.

En même temps la plaie se modifie, les bords en sont tuméfiés ;
les bourgeons charnus, jusqu'alors rouges et humides, se sèchent et
s'affaissent ; la suppuration se tarit et les ganglions où pénètrent
les lymphatiques qui émanent de la blessure sont engorgés et douloureux. Enfin, au bout de dix à quinze heures, apparaît une bande
rouge, un arc de cercle d'un à deux centimètres de large, sorte de
tache dont la coloration vive peut disparaître sous la pression du

doigt pour reparaître aussitôt; en ce point existe une cuisson intense, une chaleur âcre et mordicante très désagréable.

La rougeur augmente; tantôt elle recouvre un large espace d'une teinte uniforme, et à ses limites on trouve une sorte de relief, un bourrelet plus sensible au toucher qu'à la vue; chez les individus à peau fine, il devient très apparent et forme comme un feston d'un rouge jaune au delà duquel les téguments paraissent normaux. Tantôt plusieurs taches se succèdent, dont les unes pâlissent lorsque les autres apparaissent, et on oppose cette variété, dite *ambulante*, à l'érysipèle *fixe*, qui s'éteint après une durée de sept à dix jours; tantôt plusieurs plaques se développent et, par leur confluence, recouvrent bientôt une grande étendue; c'est l'érysipèle *serpigineux* de Velpeau. Parfois la coloration est peu intense, surtout chez les cachectiques; parfois on trouve à leur surface des bulles, des phlyctènes plus ou moins abondantes qui s'ouvrent et se recouvrent d'une croûte brunâtre. En général, il n'y a pas d'œdème, sauf dans les régions où le tissu cellulaire est très lâche, au scrotum, au pénis et aux paupières. Chez les vieillards affaiblis on note de l'infiltration autour des érysipèles des membres inférieurs, et quelquefois des taches de purpura.

Dans cette deuxième période, caractérisée par la formation des plaques érysipélateuses, les phénomènes généraux persistent, la fièvre est encore vive, la température oscille entre 39 et 40 degrés et ne présente, le matin, qu'une légère rémission. Puis la céphalalgie se modère et les vomissements s'arrêtent; mais l'anorexie est encore complète, le sommeil est troublé par des rêves fatigants; si le malade ne dort pas, les idées s'enchaînent mal et il y a souvent du délire, surtout chez les alcooliques. — A ce moment, les phénomènes graves peuvent tourner court : la fièvre s'apaise, l'appétit revient et la convalescence s'affirme. Mais lorsque l'issue doit être fatale, l'adynamie se prononce, les lèvres et les dents se recouvrent d'un enduit noirâtre, la langue se sèche, une diarrhée rebelle s'établit, le ventre se ballonne, la peau prend une teinte subictérique, des eschares apparaissent au sacrum, le malade tombe dans le coma et la mort survient au milieu de ces phénomènes typhoïdes.

On a décrit de nombreuses variétés d'érysipèles : nous en avons déjà signalé quelques-unes qui tiennent à de simples modifications d'aspect : érysipèles *serpigineux, ambulants, fixes, œdémateux,*

ecchymotiques, phlycténoïdes. D'autres nécessitent une mention particulière : tels sont l'érysipèle *phlegmoneux* et l'érysipèle *gangreneux.* L'érysipèle phlegmoneux est tantôt diffus et tantôt circonscrit;
dans le premier cas, c'est un véritable phlegmon diffus, avec tendance
à la mortification, aux envahissements lointains et l'érysipèle n'est
qu'un épiphénomène sans importance; il domine dans le second cas,
bien que quelques abcès se collectent dans le tissu cellulaire sous-
cutané.

L'érysipèle *gangreneux* se présente, lui aussi, sous deux formes :
dans l'une apparaît, du cinquième au sixième jour, une eschare centrale, noire et que soulèvent çà et là quelques phlyctènes sanguinolentes; le sphacèle s'étend et, le plus souvent, le malade succombe
au progrès de l'adynamie. Dans l'autre, qui s'observe surtout aux
paupières et au scrotum, la gangrène envahit primitivement la peau
et l'escharre s'entoure d'une zone érysipélateuse; la mort est ici
moins à craindre. Gosselin a signalé un érysipèle *de retour* caractérisé
par son extension rapide au niveau même où avaient apparu les
premières plaques, par sa prompte disparition et sa bénignité.
Terminons enfin en disant que l'érysipèle peut se compliquer de
pleurésie, d'*arthrite suppurée,* de *lymphangite,* d'*infection purulente.*

Pronostic. — L'érysipèle traumatique est grave, surtout celui
qui se développe autour des grandes plaies, par exemple, dans les
amputations du sein chez la femme. D'après Gosselin, nous l'avons
vu, il serait plus dangereux dans les premiers jours de l'intervention que lorsque la suppuration est bien établie. L'âge, l'état
constitutionnel du blessé, ses diathèses, doivent entrer en ligne de
compte, et chez les alcooliques, les albuminuriques, les diabétiques,
plus grandes sont les chances de léthalité. Par contre, il ne faut pas
oublier que certaines maladies cutanées, certains ulcères phagédé-
niques, des eczémas, des cancroïdes, ont été guéris par un érysipèle;
aussi a-t-on proposé de provoquer des érysipèles *curateurs,* soit,
comme le demande Després, par des pansements irritants et secs,
soit plutôt, comme le dit Gosselin, en exposant à la contagion par
un entourage d'érysipélateux, les malades atteints de dermatoses
rebelles.

Traitement. — Le nombre même des remèdes que l'on préconise
est une preuve de leur inefficacité. On a proposé les vésicatoires

volants, la pierre infernale, l'onguent mercuriel, le sublimé corrosif, le calomel, le fer rouge, le collodion riciné, l'huile de térébenthine, les scarifications, l'eau froide, certains traitements généraux, les émissions sanguines, la méthode évacuante, les toniques, les stimulants, surtout l'extrait mou de quinquina et les potions alcooliques. L'échec réitéré de toutes ces méthodes a conduit la plupart des chirurgiens à pratiquer l'expectation ; tout au plus se contente-t-on d'une thérapeutique de symptômes, et l'on tâche d'atténuer la fièvre, d'apaiser le délire, de combattre les troubles gastriques ou intestinaux, de soutenir les forces.

Depuis les progrès de la doctrine microbienne, on a essayé des antiseptiques. Lorsque Tillmanns eut prouvé que l'acide phénique, dans la proportion de 2 à 4 pour 100, fait échouer les inoculations du liquide érysipélateux, Huëter a eu recours à des injections locales de solutions phéniquées et, d'après lui, cette médication coupe net le processus infectieux. Ces faits nécessitent un contrôle ; mais une chose est certaine : la méthode antiseptique, dont l'emploi est maintenant général, a diminué dans des proportions considérables le nombre des érysipèles opératoires.

V

SEPTICÉMIE.

On appelle *septicémie* une fièvre continue à type rémittent que provoque l'introduction, ordinairement par une solution de continuité de la peau, d'un microbe spécifique qui pullule et envahit l'organisme.

C'est la fièvre des blessés et on l'a [observée de tout temps, mais elle n'est connue, dans son essence, que depuis une dizaine d'années. Ce sera, sans doute, une des grandes conquêtes de notre époque et, pour la mener à bien, il a fallu les découvertes de Pasteur contrôlées par les recherches des vétérinaires et des physiologistes et par les observations des chirurgiens. Maurice Jeannel, dans l'*Encyclopédie internationale*, nous a donné des septicémies une description remarquable dont nous nous sommes beaucoup servi au cours de ce tarticle.

Divisions et pathogénie. — Sous le titre de septicémie, on réunit des formes cliniques fort différentes : la première, la moins grave est la *fièvre traumatique*, qui éclate dès le deuxième ou le troisième jour de la blessure : les liquides contaminés par les microbes sont absorbés et la fièvre s'allume ; du quatrième au huitième jour, la plaie s'organise, des bourgeons charnus opposent une barrière aux germes infectieux et la fièvre s'éteint ; mais, que par une cause quelconque cet obstacle ne se forme pas, les vibrions continueront à pénétrer dans les tissus : la fièvre persistante et aggravée sera la *septicémie* proprement dite et, selon sa marche, *aiguë*, *suraiguë* ou *chronique*. Elle deviendra la *pyohémie* dans certaines conditions assez importantes pour que cette variété nouvelle mérite une description spéciale.

On le voit, nous acceptons comme démontrés la théorie des germes et le rôle du vibrion septique découvert par Pasteur. Nous croyons que la présence de celui-ci est nécessaire au développement de la septicémie. Certes, bien des objections se dressent encore, mais cette doctrine est la plus probable ; l'existence si souvent constatée des bactériens dans le pus et dans le sang des malades, les accidents en tout semblables à la septicémie humaine provoqués chez les animaux à qui l'on injecte des vibrions isolés par des cultures successives, les admirables succès opératoires dus aux pansements qui tuent les microbes ou empêchent leur accès dans la plaie sont des preuves que, jusqu'à plus ample informé, nous tenons pour suffisantes.

Seulement, la clinique démontre de plus en plus que les germes sont la condition nécessaire mais non toujours suffisante de la septicémie ; il faut que le terrain organique soit apte à leur culture : or, la fertilité de nos tissus peut varier à l'infini ; tantôt ils sont tout à fait stériles et l'infection n'a pas lieu malgré un ensemencement incontestable de microbes ; tantôt ils ne permettent qu'une végétation peu abondante ; tantôt, au contraire, ils offrent un sol des plus favorables. L'observation établit que les plaies ouvertes, plates, sans anfractuosités et d'où le pus s'écoule facilement, restent ingrates aux vibrions de Pasteur qui sont *anaérobies* et meurent au contact de l'oxygène atmosphérique. Il n'en est pas de même pour les plaies par armes à feu, profondes et déchiquetées, les larges contusions, les écrasements de tout un membre ; les germes y prospèrent et si, à ces convenances locales, s'ajoutent certains états diathésiques ou constitutionnels qui prédisposent à la mortification, — diabète, alcoolisme; albuminurie, — les formes les plus graves, les septicémies gangréneuses peuvent éclater. D'après les recherches de Chauveau une première septicémie rend l'organisme réfractaire à l'atteinte d'une seconde.

Symptômes. — La septicémie *suraiguë, foudroyante, gangreneuse*, l'*érysipèle bronzé*, l'*infection putride aiguë*, tous synonymes de cette redoutable maladie, ne s'observe d'ordinaire que dans les larges écrasements; on ne l'a vue qu'exceptionnellement se développer sur une plaie opératoire. Le foyer traumatique devient le siège d'une tension extrême, d'une douleur excessive; il gonfle rapidement et l'on constate un œdème dur qui gagne le membre tout entier tendu, luisant et sillonné par des traînées brunâtres qui dessinent le trajet des veines; la peau, déjà insensible, est marbrée de taches d'une coloration particulière qui, lorsqu'elles sont confluentes, constituent l'érysipèle bronzé de Velpeau.

Ces taches deviennent noires, se dépriment et se recouvrent de phlyctènes remplies d'un liquide ichoreux; elles se sphacèlent bientôt leur centre et au-dessous; la pression du doigt détermine une crépitation due à des gaz qui s'étendent, remontent le long des troncs veineux thrombosés et forment de véritables poches autour des ganglions de la racine du membre. La plaie, d'où suinte une sérosité sanguinolente infecte, montre des lambeaux de muscles grisâtres, des aponévroses blafardes et des os dénudés. Cet œdème progressif, cet emphysème envahissant et ce sphacèle terminal caractérisent la forme foudroyante. La putréfaction et la gangrène se sont montrées parfois en des points éloignés du foyer traumatique.

Les symptômes généraux sont ceux d'une profonde adynamie. Le blessé est insensible, indifférent; ses traits s'altèrent, ses yeux se creusent, sa peau devient ictérique; il a de la dyspnée, des vomissements bilieux, une diarrhée fétide; sa langue est sèche, fendillée, ses lèvres et ses dents se recouvrent d'un enduit fuligineux; les urines sont rares, les sueurs abondantes, mais froides et visqueuses; le pouls est irrégulier et rapide; la température s'élève à 40, 41, même 42 degrés, mais aux approches de la mort, elle baisse souvent et peut descendre jusqu'à 34 et 35 degrés. La terminaison fatale survient en quinze, vingt, trente heures, malgré les traitements les plus vigoureux. Le blessé ne survit que dans des cas exceptionnels. Le cadavre est si promptement putréfié qu'on peut à peine constater, à l'autopsie, la présence de gaz putrides dans les vaisseaux, l'état du sang noir et poisseux, la congestion, le ramollissement et la stéatose commençante des viscères.

La *septicémie aiguë*, fièvre traumatique prolongée et aggravée, se déclare surtout dans les plaies profondes et anfractueuses, lorsque les os y sont brisés, que des réseaux veineux abondants sont ouverts; sans doute parce que l'absorption des germes infectieux est alors plus rapide; elle succède aux piqûres anatomiques; Richet a signalé sa fréquence dans les fractures du maxillaire inférieur dont le foyer communique avec la cavité buccale. Cette grave complication débute en général du deuxième au cinquième jour de la blessure et s'annonce par des modifications de la plaie qui devient grisâtre; elle ne se déterge pas ou, si les bourgeons charnus existent, ils s'affaissent, se sèchent et, au lieu de pus franc, il s'écoule un liquide sanieux d'odeur fétide. Les hémorrhagies néo-capillaires de Verneuil ne sont pas rares.

Un frisson violent n'ouvre presque jamais la scène, mais souvent le malade éprouve des sensations de froid répétées; la température, déjà à 38 et 39 degrés, grâce à la fièvre traumatique, monte jusqu'à 40 et 41 degrés le soir; le matin, elle s'abaisse sans toutefois descendre jusqu'à l'apyrexie complète : l'écart habituel entre l'ascension vespérale et la chute du matin est de 1 degré et demi à 2 degrés. Cette fièvre rémittente dure huit, dix, quinze jours, et si les symptômes ne s'amendent pas, la mort survient, comme dans la septicémie foudroyante, tantôt en hyperthermie, 41 et 42 degrés, tantôt en hypothermie, 35, 34 degrés.

Ici encore les phénomènes généraux sont ceux d'une intoxication qui rappelle celle de la fièvre typhoïde. Le blessé ne se plaint guère que d'une céphalalgie vive; il est indifférent, somnolent, tranquille, et ne sort de sa torpeur que si on lui adresse une question pressante et impérative; son délire est monotone. La langue est sèche, comme rôtie, les dents et les lèvres se recouvrent d'un enduit fuligineux; il y a quelquefois des vomissements, de la constipation d'abord, puis de la diarrhée profuse et les selles peuvent être sanguinolentes. La soif est très vive; les urines, où Billroth a souvent trouvé de l'albumine, sont rares; la dyspnée s'accuse, la peau, sèche et terreuse, se recouvre quelquefois d'éruptions singulières, d'érysipèles bâtards ou de pustules dont le pronostic est des plus alarmants. L'autopsie révèle des lésions que nous connaissons déjà : sang noir et poisseux semblable à du goudron, congestions viscérales intenses et stéatose aiguë du foie, cause probable des troubles digestifs et des hémorrhagies néocapillaires et intestinales.

La septicémie chronique se confondrait, pour beaucoup d'auteurs, avec la *fièvre hectique;* sa pathogénie ne serait pas absolument celle des septicémies ordinaires et le ferment organisé, le vibrion de Pasteur, jouerait dans l'intoxication un rôle moins considérable que les principes solubles du pus fétide et putréfié, sortes de ptomaïnes absorbées par le foyer traumatique. On l'observe lorsqu'il existe de vieux clapiers, des fistules à trajets multiples, de vastes poches d'abcès froids ouverts, des foyers de nécrose, des tumeurs blanches suppurées, de gros polypes utérins à la période où surviennent le ramollissement et la fonte putride, tous cas où les liquides n'ont qu'un écoulement imparfait ou nul.

La fièvre, nous disent les auteurs du Compendium, s'annonce par un léger amaigrissement, un peu de fréquence dans le pouls, une élévation de la température après le repas et dans la soirée. Bientôt les paroxysmes se rapprochent et deviennent irréguliers ; le teint est animé, la chaleur surtout marquée à la paume des mains et à la plante des pieds. Dans la matinée la fièvre s'apaise. La faiblesse et la maigreur augmentent; il y a des alternatives de constipation et de dévoiement; le malade est tourmenté par la soif; ses joues se colorent après qu'il a mangé, le reste de la face devenant pâle; la respiration s'active par les causes les plus légères. Le sommeil, troublé par des songes, entrecoupé par des insomnies, cesse d'être réparateur. Puis surviennent des sueurs nocturnes abondantes surtout au front, à la tête, dans les régions épigastrique et sternale. Les tempes se cavent, les yeux s'enfoncent dans les orbites. Les extrémités et le tronc lui-même s'infiltrent; la peau, terne, bistrée, plombée, se couvre d'une sorte de poussière adhérente et le malade s'éteint dans le marasme. Les stéatoses viscérales sont alors très avancées et le foie est déjà complètement graisseux.

VI

INFECTION PURULENTE.

On nomme *pyohémie* ou bien encore *infection, fièvre, diathèse, absorption* et *résorption purulentes* une maladie produite par l'introduction dans le sang d'un pus contaminé et caractérisée par l'apparition d'abcès multiples dans la plupart des viscères et spécialement dans les poumons.

Depuis le commencement du siècle elle a provoqué les discussions les plus vives, et l'on trouve, à chaque ligne de son histoire, les noms des chirurgiens marquants de tous les pays. Jusqu'en 1871, n'était-elle pas en effet la plus meurtrière et la plus fréquente complication des plaies? Elle emportait les deux tiers de nos grands blessés et de nos grands opérés. Malgré de si sérieuses recherches, les obscurités sont encore grandes, et Verneuil confesse être moins fixé sur sa pathogénie aujourd'hui qu'il y a dix ans. La doctrine des germes n'a pu, comme pour la septicémie, suffire à éclairer tous les points douteux.

Symptômes. — Le plus souvent l'infection purulente se déclare chez un blessé en puissance déjà d'une fièvre traumatique ou d'une septicémie; mais elle peut éclater soudainement. Dans les deux cas un frisson violent, semblable à celui des fièvres paludéennes, est le premier symptôme; les dents claquent, les membres se rétractent, la peau s'horripile; au bout de quinze à trente minutes survient le stade de chaleur; la température monte sans désemparer jusqu'à 40 et même 41 degrés, mais pour redescendre bientôt, et au bout d'une heure ou deux, l'accès a disparu, laissant, comme vestiges, de la courbature, une sensation extrême de fatigue, une altération profonde des traits et des troubles du côté de la plaie dont les bourgeons s'affaissent; mais ces altérations, — décollement des bords, surface granuleuse, désorganisée et parfois saignante, suintement d'une sérosité louche d'odeur particulière et qui remplace la suppuration tarie, — précèdent souvent le premier frisson et pour beaucoup d'auteurs sont des phénomènes prodromiques.

Quelques heures après, la nuit suivante ou le lendemain, un

deuxième frisson secoue le malade; un troisième, un quatrième
éclatent à des intervalles irréguliers. La courbe de température qu'ils
constituent est caractéristique. Ces, ascensions énormes et brusques,
ces descentes immédiates jusqu'à l'apyrexie complète n'ont d'analogue
que les accès intermittents; mais ceux-ci sont réguliers et ceux de
la pyohémie ne le sont pas. Après chacun d'eux l'état général s'aggrave; le malade maigrit, l'anorexie est complète; la peau rugueuse
se recouvre d'un enduit pulvérulent; elle est bistrée, plombée, feuille
morte d'abord, puis subictérique; le nez se pince, les narines sont
sèches, la langue est grillée, la muqueuse buccale fuligineuse, et
l'haleine prend une odeur fade que les uns comparent à celle du foin
humide, les autres à celle du pus, et qui pour Bérard était caractéristique de l'infection purulente.

Le blessé ne souffre pas; il se trouve même bien et sa quiétude
est parfaite; peu à peu sa parole s'embarrasse, ses idées s'enchaînent mal et il ne répond guère aux questions qu'on lui adresse;
la nuit, survient un délire tranquille; parfois cependant il s'agite, il
veut sortir de son lit et retourner à ses travaux; on a même observé
un délire violent, — peut-être alors s'est-il formé quelque infarctus
dans les centres nerveux; c'est à des lésions semblables du poumon
qu'on attribue les troubles dyspnéiques; de quinze à vingt par mi-
nute, les mouvements respiratoires montent à trente, quarante, cinquante même; il y a de la toux, une expectoration parfois sanguinolente, et l'examen attentif du thorax révèle l'invasion d'une pneumonie
ou surtout, d'une pleurésie purulente d'emblée.

Le foie est souvent douloureux, congestionné; il déborde les
fausses côtes; les reins et la rate sont aussi tuméfiés et douloureux. Les séreuses ne sont pas épargnées; nous avons parlé de pleurésie purulente; la péricardite s'observe encore, et surtout les arthrites.
Une jointure se tuméfie, rougit; on y constate de la fluctuation. Les
phlébites sont presque de règle, et nous verrons le rôle qu'on a fait
jouer à cette inflammation des veines; les troncs qui émanent de la
plaie sont durs, et sur le trajet connu des vaisseaux on sent un cordon qui roule sous le doigt; des abcès se développent dans la
parotide, la cavité orbitaire, même dans le globe de l'œil, dans les
traînées celluleuses, les muscles; il n'est pas un tissu, un organe
qui n'ait été, une fois ou l'autre, le siège d'un infarctus.

L'adynamie s'accuse; des eschares apparaissent au sacrum; le malade tombe dans le coma et meurt de dix à quinze jours après le premier frisson : car la marche est rapide et la terminaison fatale, si nous en croyons quelques auteurs. Cependant les observations de Sédillot, de Bonnet, de Follin, de Guérin, de Trélat prouvent qu'on peut guérir, et nous avons vu, dans le service de Broca, un palefrenier qui, à la suite d'une morsure de cheval, eut vingt et un grands frissons, le tracé type de la pyohémie, des troubles respiratoires, une arthrite purulente du coude.....; il en réchappa. Qu'on n'invoque pas les erreurs de diagnostic, car il n'est guère de maladie avec laquelle on puisse confondre l'infection purulente. On pourrait tout au plus, au premier frisson, prendre pour une pyohémie, un érysipèle, une lymphangite, ou même une fièvre intermittente « rappelée » par le traumatisme, mais dès le deuxième ou le troisième jour la courbe de température ne saurait laisser le moindre doute.

Anatomie pathologique. — Le foyer traumatique est, comme dans les septicémies, le siège de désordres profonds. La couche granuleuse qui, vers le huitième jour, a nivelé et réuni les tissus divisés s'est fondue ; les muscles grisâtres et violacés baignent dans un liquide fétide ; ils sont décollés ; des fusées sanieuses séparent leurs lambeaux, pénètrent dans toutes les traînées conjonctives et séparent toutes les aponévroses ; les os sont dénudés, d'un blanc mat ou recouverts d'un enduit noirâtre ; les veines sont érodées et béantes dans les clapiers putrides ; leurs tuniques souvent enflammées et leurs cavités distendues par des caillots d'âges différents : les uns, rouges ou noirs, sont de date récente ; les autres, gris ou jaunes, ont un centre ramolli et transformé en une bouillie puriforme. Parfois les coagulations remontent fort loin. Les phlébites et les thromboses ont joué un grand rôle dans l'histoire de la pyohémie, mais les lésions vraiment caractéristiques sont les *collections purulentes des séreuses* et les *abcès métastiques*.

Nous savons déjà que les séreuses, plèvres, péricarde, péritoine, renferment souvent des collections purulentes que l'on rencontre encore dans les synoviales articulaires, les bourses muqueuses sous-cutanées et les gaines des tendons. On a remarqué que les jointures les plus mobiles et les plus actives sont le plus souvent atteintes, poignet, épaule, coude, genou, articulation temporo-maxillaire, comme si les mouvements les prédisposaient à la suppuration. Le liquide qu'elles contiennent est en général abondant ; il est d'ailleurs mal lié et strié de traînées sanguinolentes. De fausses membranes tapissent parfois la séreuse.

Quant à l'infarctus, au futur abcès métastatique, il se rencontre dans tous les points du corps, mais pas avec une égale fréquence. Le poumon en renferme presque toujours, 90 fois sur 100, nous dit Billroth, 99 affirme Sédillot ; puis vient la rate, atteinte 20 fois sur 100, d'après la statistique de Billroth, et 30 d'après celle de Braidwood ; le foie ne le cède guère à la rate ; le rein, le cœur, le cerveau, la parotide, les muscles, le tissu cellulaire sous-cutané, l'estomac, l'intestin, la prostate n'entrent que pour une faible part dans le total général des abcès métastatiques.

L'infarctus, premier degré de l'abcès métastatique, débute par une ecchymose qui peut être microscopique, mais dont le diamètre ordinaire varie de celui d'une lentille à celui d'une pièce de deux francs. Elle est vermeille sur ses bords et rouge foncé au centre. On constate, à la coupe, que son tissu résiste ; il ne contient à ce moment qu'une accumulation de globules rouges dans les capillaires et un peu de suffusion sanguine ; mais bientôt on trouve en son milieu un point jaunâtre, ramolli, une gouttelette de pus qui croît rapidement ; une collection se forme qui refoule et désorganise les parois dont la dégénérescence caséeuse constitue en peu de temps un volumineux abcès. Sa forme est d'abord pyramidale, mais il devient sphérique sous la pression du liquide. Plusieurs dépôts voisins peuvent se réunir, et c'est ainsi qu'on a observé des abcès métastatiques aussi gros qu'une poire.

Les abcès métastatiques présentent quelques différences selon les tissus où ils se développent. Au poumon, où ils sont d'habitude fort nombreux et presque toujours sous-pleuraux, ils apparaissent d'abord comme un point circonscrit de pneumonie catarrhale ; puis la partie centrale se liquéfie ; une collection se forme et s'ouvre très rarement dans la plèvre. A la rate, même point ecchymotique qui grossit ; au milieu des tissus indurés une cavité se creuse, remplie d'un pus brunâtre ou noirâtre ; au foie, déjà hyperémié et stéatosé, on trouve un piqueté d'un rose jaunâtre, puis de petites taches en saillie ; elles se tuméfient, blanchissent ; plusieurs des collections voisines se réunissent, et l'abcès commun est rempli d'un pus jaune à grumeaux bruns et rouges. Au cerveau, le pus des abcès,

d'ailleurs° rares et peu volumineux, est épais, crémeux et verdâtre.

Étiologie. — Le *milieu* joue un grand rôle dans la production
de l'infection purulente ; elle éclate surtout dans les points où l'on
accumule les blessés ; elle a été longtemps endémique dans nos services hospitaliers de Paris, et en 1869 nous avons vu les moindres
lésions, un furoncle, un ongle incarné, provoquer une pyohémie
mortelle ; en 1871, pendant la Commune, dans un des services de
clinique, cette complication emporta tous les opérés, sauf un désar-
ticulé de l'épaule. Le *blessé* et ses états constitutionnels jouent un
rôle aussi important que le milieu ; les surmenés, les alcooliques,
les diabétiques et tous ceux dont le moral est déprimé, comme les
soldats en déroute, sont une proie facile de la pyohémie.

Enfin la *blessure* doit entrer en ligne de compte et les plaies à
grands fracas, anfractueuses et dont le pus s'écoule mal, celles qui.
atteignent les tissus riches en réseaux veineux comme l'utérus, la
prostate et le rectum, ou qui déchirent les vaisseaux du périoste et de
la moelle osseuse, ont de tout temps passé pour plus dangereuses
que les autres. On affirme qu'une solution de continuité des téguments · n'est pas indispensable pour qu'une infection purulente se
produise et l'on en a vu survenir à la suite des ostéomyélites, par
exemple. Il paraît prouvé que des phlébites et des endocardites ulcéreuses l'ont aussi provoquée sans foyer ouvert.

Pathogénie. — Nous ne discuterons aucune des innombrables
hypothèses émises, depuis Ambroise Paré, sur l'infection purulente ;
nous exposerons simplement celle qui semble s'accorder le mieux
avec les découvertes actuelles sur la suppuration ; d'ailleurs les recherches contemporaines n'ont fait que confirmer l'opinion la plus
ancienne et la plus soutenue, celle qui attribue la pyohémie au passage du pus dans le sang.

Nous avons déjà vu, en étudiant l'inflammation, que la suppuration a pour cause la pénétration, dans les vaisseaux, de microbes particuliers dont le plus important serait une bactérie globulaire. La
diapédèse est provoquée par ces germes qui s'insinuent dans les leucocytes et traversent avec eux les parois des capillaires ; les recherches multipliées de Klebs, de Birch-Hirschfeld, de Bouloumié, de Cornil, pour n'en citer que quelques-uns, ont démontré l'existence constante dans le pus de ces proto-organismes. Mais en sortant des vaisseaux,

ils n'ont pas perdu leur puissance ; ils sont encore « phlogogènes » et peuvent déterminer la formation de pus nouveau. Si la surface de la plaie est bien protégée par des bourgeons charnus, les microbes contenus dans les globules ou la sérosité s'en iront avec les pièces du pansement ; quand la membrane granuleuse disparaît, ils peuvent entrer dans les vaisseaux, et si l'absorption est active, les accidents de la pyohémie éclatent.

La disparition de la couche des bourgeons charnus est parfois traumatique : Verneuil a montré qu'une exploration intempestive, un pansement mal fait, pouvaient déchirer la membrane granuleuse ; quelques heures après on constatait le premier frisson de la pyohémie. Mais d'ordinaire cette destruction est spontanée ; les bourgeons s'affaissent, et se fondent sous l'influence de causes encore mal connues ; la barrière qui s'opposait à l'absorption est levée. Le pus et les microbes qu'il contient pénètrent alors jusqu'aux viscères, selon trois modes différents. D'après le premier, mis surtout en lumière par Virchow, le caillot des veines thrombosées miné par le flot sanguin qui vient le battre, est entraîné par le courant ; il arrive dans l'oreillette droite, puis dans le ventricule qui le lance dans les poumons, où le débris s'arrête dès que son diamètre dépasse celui des vaisseaux qu'il parcourt. Ce mécanisme explique bien les gros infarctus des poumons, mais on ne comprend plus les abcès métastatiques du foie, de la rate et d'autres viscères. Comment l'embolie aurait-elle pu franchir, pour arriver au cœur gauche et dans la grande circulation, les capillaires si fins des réseaux pulmonaires ?

Le deuxième mode de pénétration a été surtout étudié par Wagner et Gosselin. Dans les fractures des os, lorsque la cavité médullaire est atteinte, des corpuscules de graisse, devenus libres par la déchirure, sont absorbés par les veines et arrivent jusqu'aux poumons où ils forment des embolies ; le fait n'est plus contesté. Les gouttelettes huileuses sont même assez fines pour traverser les capillaires, et cette théorie ne se heurte donc plus aux difficultés de la précédente. Elle n'a qu'un tort, c'est de ne s'appliquer qu'aux pyohémies consécutives à des lésions profondes de l'os. D'ailleurs, dans le premier comme dans le second mode, qu'il s'agisse de débris de caillots ou d'embolies graisseuses, les uns et les autres ne sont que des véhicules ; ils entraînent avec eux les leucocytes gorgés de microbes puisés dans la plaie, et c'est en définitive la bactérie globulaire et non le sang ou la graisse, corps indifférents par eux-mêmes, qui provoquent la pyohémie.

Aussi pourrait-on à la rigueur ne parler ni d'embolie graisseuse, ni d'embolie sanguine, et ne s'occuper que du troisième mode de pénétration, de beaucoup le plus fréquent. Les leucocytes devenus globules de pus depuis leur infiltration par les microbes, rentrent dans les vaisseaux après la désorganisation de la membrane granuleuse; grâce aux mouvements amiboïdes qu'ils conservent encore, ils traversent les parois des veinules et des lymphatiques; ils arrivent au cœur et sont projetés dans les poumons; là, comme Hayem l'a montré, ces globules moins actifs, moins souples que les vrais leucocytes, circulent plus difficilement, s'arrêtent dans les capillaires fins, les obstruent par leur agglomération; leur puissance phlogogène s'y exerce; les bactéries pullulent, envahissent les vaisseaux voisins; les globules blancs s'accumulent et forment un abcès métastatique, tant est exact le vieil aphorisme : le pus appelle le pus.

Cette théorie nous explique la plus grande fréquence des infarctus dans les poumons; mais nous comprenons aussi le passage des leucocytes infectieux jusque dans le cœur gauche et la grande circulation. Comme le pus est « pyrogène », sa pénétration dans le sang provoque un frisson, et comme cette pénétration n'est pas continue, les frissons sont irréguliers. Nous pouvons, avec elle, accepter les observations de pyohémie sans foyer traumatique ouvert; une phlébite suppurée, une endocardite ulcéreuse, une ostéomyélite diffuse peuvent en effet verser dans la circulation des leucocytes nécessairement contaminés par les bactéries, puisque nous admettons que celles-ci sont indispensables à toute suppuration. Ces microbes sont alors arrivés dans le sang par la muqueuse respiratoire ou par la muqueuse digestive dont l'épithélium sera tombé sous l'influence de quelque catarrhe, et les germes phlogogènes pénètrent dans les vaisseaux qu'ils parcourent, jusqu'au réseau capillaire où les infarctus se déposeront.

Mais un point capital sur lequel insistent les expérimentateurs c'est que, si les organismes trouvés dans les foyers pyohémiques ont tous la même forme ronde, il est probable que leur puissance de pénétration et d'envahissement est différente; leur vitalité peut s'accroître, et, en définitive, il existe des variétés plus énergiques les unes que les autres. Si ces bactéries nombreuses et proliférantes s'attaquent à des tissus qui se défendent mal, si le blessé est surmené ou cachectique, si son état constitutionnel offre au microbe un terrain plus fertile, on comprend la gravité que prendra l'intoxication. Enfin les cliniciens reconnaissent que le même pus contient souvent, à côté de la bactérie phlogogène, le vibrion septique de Pasteur ; la première produit l'infarctus, mais le second donne à cet infarctus ses caractères putrides; il est probable que la plupart des cas observés au lit des malades devraient, au point de vue pathogénique, s'appeler des *septico-pyohémies*.

Traitement.. — Il se confond avec celui de la septicémie. Dans l'un et l'autre cas, le chirurgien est très désarmé : lorsque ces deux affections sont nettement établies, les débridements profonds de la plaie, les cautérisations énergiques au perchlorure de fer, la destruction par le fer rouge du foyer traumatique, ont pu donner quelques succès, mais ils sont bien rares, et l'application de ces héroïques. remèdes n'est pas applicable dans toutes les régions. Comment espérer de poursuivre jusqu'en tissu sain les germes infectieux dans un membre en proie à la septicémie foudroyante? Comment, dans la pyohémie, atteindre le sommet du caillot qui déjà oblitère tout un tronc veineux? Que faire contre les abcès métastatiques viscéraux? Les amputations même n'ont donné, dans ces cas, que des résultats déplorables.

Les antiseptiques à l'intérieur sont restés inefficaces. L'aconit préconisé par Tessier n'a pas fait ses preuves; le sulfate de quinine employé par A. Guérin serait plus actif, et, à la dose de 1 à 2 grammes, suivant la tolérance, on aurait obtenu quelques bons résultats; il ne faudrait pas trop y compter cependant, pas plus que sur les potions et les lavements à l'acide phénique et au salicylate de soude. On en essayerait pourtant, et dans 100 grammes d'eau alcoolisée on mettrait de 50 centigrammes à 1 gramme d'acide phénique pour un lavement répété trois ou quatre fois par jour.

Mais ce que peut le chirurgien, c'est éviter l'infection purulente; la preuve n'en est plus à faire et la méthode antiseptique ne compte maintenant que des adeptes; on peut même dire que ses succès sont pour beaucoup dans le rapide triomphe de la doctrine parasitaire. Nous n'avons pas à décrire ici les procédés de pansement ; nous dirons simplement avec M. Jeannel que, pour rendre les plaies aseptiques, trois moyens sont possibles : 1° détruire les germes de

la putréfaction dans la plaie et autour de la plaie : action destructive, pansement destructif ou germinicide ; 2° transformer les produits de sécrétion de la plaie en milieu inhabitable pour les germes,
en d'autres termes rendre ces produits imputrescibles : action locale,
pansement topique ; 3° empêcher mécaniquement l'accès des germes
sur la plaie : action physique, pansement-filtre.

Le pansement de Lister répond au premier de ces moyens ; le
pansement ouvert de Verneuil, les bains antiseptiques intermittents
répondent au second, et, au troisième, le pansement ouaté de Guérin.
Ajoutons qu'il ne faut pas s'occuper des deux seuls termes de la
triade : blessure et milieu ; il faut songer aussi au troisième, le
blessé : on l'alimentera ; on lui administrera des toniques ; on ménagera ses forces et on évitera les pertes de sang considérables.
Enfin, si c'est possible, on traitera chez lui, avant toute intervention
chirurgicale, les diathèses ou les états constitutionnels dont les influences néfastes sur les complications infectieuses ne sont plus à
démontrer.

VII

POURRITURE D'HÔPITAL.

La *pourriture d'hôpital* qu'on appelle encore *gangrène nosoco-
miale, ulcère gangreneux, typhus traumatique, diphtérite* et *diphtéroïde des plaies*, est une affection probablement parasitaire, caractérisée par la production à la surface d'une plaie ou d'une cicatrice,
d'une exsudation pseudo-membraneuse sous laquelle les tissus s'ulcèrent et se gangrènent.

Elle a été vue par les plus anciens chirurgiens et A. Paré y fait
une allusion non douteuse ; au dix-huitième siècle on en donne de
bonnes descriptions parmi lesquelles nous citerons celles de Pouteau
qui, lorsqu'il était élève de l'Hôtel-Dieu de Lyon, avait contracté la
pourriture d'hôpital. Le mémoire que publia Delpech en 1815 trace
de la maladie un tableau demeuré classique et auquel on n'a guère
ajouté. Les recherches contemporaines ont trait surtout à la pathogénie, mais leurs résultats sont loin d'être définitifs.

Étiologie et **pathogénie**. — La pourriture d'hôpital envahit de
préférence les plaies récentes, celles que ne protège pas encore la

.couche des bourgeons charnus. On l'a vue se développer après le
huitième jour, lorsque déjà la couche granuleuse est bien organisée;
mais l'observation montre que, dans ces cas, cette barrière était souvent entamée par une violence externe ou par une altération d'ordre
pathologique. Les cicatrices sont encore plus rarement atteintes; on
en cite cependant des exemples. Quant à la peau, aux muqueuses
saines, sans la moindre excoriation, elles échappent, quoi qu'en ait
dit Delpech, aux pseudo-membranes diphtéroïdes.

Bien que la moindre perte de substance de l'épiderme puisse fournir
prétexte à l'invasion, on a reconnu depuis longtemps que les larges
blessures anfractueuses, les plaies contuses, les foyers profonds avec
éclats des os sont le sol de prédilection de la pourriture, surtout
lorsqu'à cet état local s'ajoutent certains états constitutionnels. Ici
encore il faut tenir grand compte du « blessé » et chez les gens
surmenés par les marches, découragés par la défaite, affaiblis par le
scorbut, la dysentérie, une fièvre antérieure, la diphtérite éclatera
plus vite et sera plus envahissante. La dernière guerre nous en a
souvent donné la preuve.

On a cru pendant longtemps que les influences mésologiques peuvent, à elles seules, provoquer l'éclosion de la pourriture d'hôpital;
on accusait l'encombrement dans un espace restreint, les salles humides, froides, sans air et sans soleil, surtout lorsqu'il existait, au
voisinage, des foyers épidémiques de variole, de choléra, de scarlatine ou de typhus. N'était-elle pas, il y a quelque trente ans, endémique dans les services de chirurgie de l'ancien Hôtel-Dieu? n'est-ce
pas là qu'on a observé les derniers cas parisiens? Et de fait, c'est
dans ces conditions qu'elle se développe d'habitude.

Mais la contagion est nécessaire; la diphtérite ne vient pas par
génération spontanée et le germe qui la produit tombe avec les poussières de l'air ou est apporté sur la plaie par les doigts du chirurgien,
ses instruments ou les pièces du pansement. Il a été souvent facile
de suivre pas à pas les importations successives de blessés à blessés
par une éponge banale ou une main malpropre. Du reste, on sait
qu'en 1822, Ollivier se fit insérer par un confrère des produits
diphtéroïdes sous la peau de l'épaule : le résultat fut assez positif
pour que la pourriture envahissante nécessitât des cautérisations au
fer rouge.

N'est-on pas tenté de conclure que la pourriture d'hôpital est une maladie parasitaire ? Beaucoup de chirurgiens l'affirment. Certainement Eberth, Nassiloff, Letzerick, Klebs, ont trouvé des micrococcus dans les produits pseudo-membraneux des plaies, mais ces microbes sont-ils l'agent essentiel, nécessaire de l'infection ? Leur isolement par des cultures successives, selon la méthode de Pasteur et leur inoculation positive permettraient seuls de répondre à cette question ; malheureusement les expériences ont échoué jusqu'à cette heure. L'hypothèse n'est donc que probable. Encore ajouterons-nous qu'après la destruction de la couche granuleuse, les vibrions de la septicémie doivent être absorbés bien souvent en même temps que ceux de la pourriture d'hôpital, et c'est à eux sans doute qu'on doit ces gangrènes étendues si souvent observées. Il y aurait plusieurs variétés de germes et chacune aurait sa part de responsabilité dans les désastres qui éclatent.

Heine et plusieurs après lui ont considéré les fausses membranes de la diphtérite comme semblables à celles de la diphtérie des muqueuses. Les raisons qu'on invoque nous paraissent chétives. La coïncidence habituelle des deux épidémies n'est nullement prouvée ; il y a toujours quelques cas de croup à l'hôpital Trousseau dans les salles de médecine ; or, dans celles de chirurgie, nous n'avons jamais constaté de pourriture d'hôpital ; les expériences sur les animaux n'ont aucune valeur dans l'espèce ; enfin l'identité des fausses membranes nous semble une assertion gratuite : si le microscope révèle des analogies, il y a aussi des différences ; sous la fausse membrane du croup et de l'angine, la muqueuse est intacte ; sous celle de la pourriture d'hôpital, les bourgeons charnus sont détruits.

Symptômes. — La période d'incubation n'a pu être nettement appréciée que dans un nombre de cas fort restreint : les premiers symptômes éclatèrent trois jours après l'inoculation qu'Ollivier fit pratiquer sur lui-même, mais d'autres observations prouvent que cette période est plus longue d'habitude et dure cinq, six et même huit jours.

C'est alors que le blessé éprouve une gêne, un engourdissement du membre, de la cuisson, une vive douleur dans la plaie dont la surface se sèche et se recouvre d'une pellicule mince, transparente, opaline ; dans son évolution ultérieure, cette fausse membrane revêt des formes différentes : la forme *ulcéreuse* et la forme *pulpeuse*. On a voulu ajouter la forme *vésiculo-pustuleuse*, qui re-

présente tout au plus une phase de la maladie : lorsque la diphtérite
envahit une cicatrice ou se développe à la suite d'une inoculation,
l'exsudat qui soulève l'épiderme produit une phlyctène; celle-ci se
rompt, laisse échapper le liquide qu'elle contient et fait place à une
perte de substance qui prend le caractère ulcéreux ou pulpeux.

La forme *ulcéreuse*, assez rare, se déclare sur les plaies déjà granuleuses : sous la mince pellicule opaline apparaissent çà et là des
points rouges, ecchymotiques, du volume d'un grain de mil ; ils se
désorganisent bientôt, se fondent et font place à de petites pertes de
substance plus ou moins confluentes, mais qui ne tardent pas à se
rejoindre en une ulcération grisâtre, plate, sanieuse, recouverte d'un
détritus demi-fluide, d'une sorte de bouillie fétide au-dessous de
laquelle on trouve un fond tantôt lisse, tantôt velouté et comme
pelucheux. Les bords de la plaie se creusent d'échancrures semi-
circulaires qui les rongent; ils se décollent, se renversent, se ramollissent, se désagrègent, et à ce moment, que la forme primitive soit
ulcéreuse ou pulpeuse, la marche de la pourriture devient la
même.

Dans la forme *pulpeuse*, plus fréquente, la fausse membrane
s'épaissit, recouvre la plaie d'une couche grisâtre infiltrée quelquefois de sang et qui ressemble alors à un caillot; elle se boursoufle
çà et là, se soulève et livre passage à un ichor fétide, mais sous
cette couenne se poursuit la fonte gangréneuse des tissus; lorsque
enfin elle tombe lambeau par lambeau, on trouve un ulcère anfractueux, déchiqueté, sanguinolent, d'une « féteur cadavéreuse »,
comme disait A. Paré. Les bords livides, brunâtres, s'œdématient;
leur infiltration précède le ramollissement et la décomposition qui
s'étend de proche en proche et peut envahir des espaces considérables.

Les lésions marchent alors d'un pas rapide : les muscles méconnaissables, grisâtres et gonflés, infiltrés de gaz d'une odeur infecte,
se putréfient les premiers; les parois des vaisseaux ne résistent guère
et l'ouverture des artérioles et des veinules donne lieu à des suintements sanguins incessants; mais on a vu s'ulcérer aussi la radiale,
l'humérale, la tibiale, l'axillaire, la sous-clavière, et des hémorrhagies
mortelles en être la conséquence. Les aponévroses et les tendons résistent beaucoup plus et l'on aperçoit, dans le putrilage, leurs faisceaux ou leurs lanières blanchâtres et ternes; les nerfs sont comme

disséqués, mais ils vivent encore et c'est à l'intégrité de leurs tubes qu'on attribue les douleurs atroces qu'accusent souvent les blessés.

Dans certains cas, la marche est très rapide; en quarante-huit heures, Ollivier, Delpech, les anciens chirurgiens du temps où régnait encore la pourriture d'hôpital, ont vu des membres tout entiers être frappés de sphacèle; les téguments, les muscles, les vaisseaux se désagrégeaient jusqu'au squelette. La capsule articulaire, les ligaments résistent un peu, mais la synoviale cède; on cite des cas où les grandes cavités splanchniques ont perdu leurs parois, où les poumons, le cœur, les viscères abdominaux ont été mis à nu. Une trachée-artère a été disséquée dans toute son étendue et, sous les yeux de Delpech, les téguments, les muscles de la fesse se sont putréfiés jusqu'à la fosse iliaque ouverte et à l'articulation coxo-fémorale entamée.

Dans les cas sporadiques, la marche est moins brutale, et le chirurgien peut intervenir efficacement avant que les désordres s'accusent à ce point. Les phénomènes se modèrent, l'infiltration se limite, les fusées s'arrêtent, puis la fausse membrane, les détritus tombent, la plaie se déterge et sous les derniers détritus pulpeux se forment de nouveaux bourgeons charnus; la suppuration se rétablit et la cicatrisation recommence. On n'observe pas alors de phénomènes généraux. C'est que la fièvre, les troubles digestifs et respiratoires, les accidents nerveux qui peuvent survenir sont le fait, non de la pourriture elle-même, mais des complications intercurrentes.

Lorsque la membrane granuleuse est détruite, la plaie est à la merci de toutes les intoxications septiques. Des érysipèles, des lymphangites, des phlegmons diffus, les diverses formes de la septicémie, l'infection purulente, viennent s'abattre sur le patient; ce sont ces empoisonnements qui provoquent les symptômes adynamiques au milieu desquels il est emporté. La sagacité du chirurgien consistera à reconnaître le moment où se produisent ces complications; pour le diagnostic de la pourriture d'hôpital, il ne présente point de difficultés.

Traitement. — La pourriture d'hôpital est un accident que nous ne voyons plus; et, en France du moins, les dernières observations datent sans doute de la guerre allemande. Les progrès de l'hygiène, le meilleur aménagement des hôpitaux et surtout la vulgarisation de la méthode antiseptique l'ont fait disparaître; à peine, de temps en temps, les plaies se recouvrent-elles d'une légère exsudation, d'un mince enduit grisâtre que détergeront une cautérisation superficielle, un badigeonnage au jus de citron et surtout les applications sur la plaie d'eau à la température de 50 à 55 degrés, méthode personnelle qui nous a donné des succès remarquables.

Si l'on en observait toutefois, il faudrait enlever, avec une curette tranchante, les fausses membranes et les détritus qui recouvrent la plaie. Cette opération, fort douloureuse à cause de la vitalité des filets nerveux, n'est pas toujours aisée, car les exsudations pénètrent dans les recoins les plus anfractueux. Si l'on ne pouvait atteindre tous les prolongements, des incisions libératrices seraient nécessaires. Lorsque les surfaces seront bien détergées, et seulement alors, on les badigeonnera avec une solution concentrée de perchlorure de fer, selon la méthode préconisée par Salleron.

Ce traitement est certainement efficace, mais le badigeonnage doit être plusieurs fois répété et il est fort douloureux. Aussi beaucoup préfèrent-ils le fer rouge. Le thermocautère, si l'on a recours à lui, devra être manié hardiment; on l'enfoncera dans tous les coins suspects; on cernera la plaie par une cautérisation circulaire, on fera pénétrer la pointe partout où existe l'œdème avant-coureur de la fonte putride. Si, après une première intervention, on n'est pas sûr d'avoir détruit tous les foyers suspects, on recommencera. Et l'on agira vite, car la pourriture, nous le savons, marche parfois très rapidement. N'y a-t-il pas eu des cas où l'amputation a été jugée le seul remède assez prompt et assez radical ?

VIII

TÉTANOS.

Le *tétanos* est caractérisé par une contraction permanente et douloureuse avec redoublements convulsifs, qui commence dans les muscles de la mâchoire et de la nuque pour gagner bientôt la plupart des muscles volontaires.

Son histoire est fort ancienne : Heurteloup, en 1789, et Fournier-Pescay en 1805, en ont donné de bonnes descriptions, puis vinrent les recherches de Dupuytren, de J. Roux, de W. Colles et de

Gimelle. Depuis une vingtaine d'années les chirurgiens contemporains essayent de pénétrer son anatomie pathologique et cherchent à déterminer sa nature, mais leurs efforts, jusqu'à présent, n'ont été que peu fructueux.

Étiologie. — A l'exemple de G. Richelot, dans sa thèse de 1875, nous chercherons les causes du tétanos en interrogeant successivement la blessure, le blessé et le milieu. Toute *blessure* peut provoquer cette complication et on l'a vue survenir après une piqûre d'abeille, une égratignure, l'extraction d'une dent, la perforation du lobule de l'oreille, une injection hypodermique, l'application d'un cautère, d'un vésicatoire; après une brûlure. Cependant les plaies contuses, les plaies très douloureuses, celles qu'irritent des corps étrangers seraient surtout prédisposées. Dupuytren cite deux cas de tétanos à la suite d'un coup de fouet; la mèche de cordillon était restée une fois dans le nerf cubital et l'autre fois dans le globe oculaire.

Le siège de la blessure n'est pas sans influence; les plaies des doigts ou des orteils tiennent le premier rang, puis viennent celles des organes génitaux, des nerfs, des articulations; on a constaté le tétanos après l'ovariotomie, la circoncision; il a pris pour prétexte la plaie utérine que crée l'accouchement chez la mère et la chute du cordon chez l'enfant, mais Parrot a démontré que, chez ce dernier, il s'agissait plus souvent d'une encéphalopathie urémique méconnue. C'est en général dans les quinze premiers jours de la blessure que le tétanos se déclare; cependant on rapporte des faits, et Cooper et Annandale en citent, où il n'a éclaté qu'après la cicatrisation. Enfin la plaie n'est pas indispensable. Il survient dans des contusions de la paume de la main et du pied, et nous l'avons vu, dans le service de Broca, compliquer une luxation du pouce.

Le *blessé* est plus ou moins prédisposé à l'invasion du tétanos : la race, le sexe et l'âge joueraient un rôle; c'est ainsi que les insulaires de Tonga et de Fidji, les nègres, seraient plus particulièrement atteints que les blancs, les hommes que les femmes, les adultes que les enfants. L'état puerpéral et l'alcoolisme ne seraient pas sans effet, et Coural a publié un mémoire pour démontrer qu'il existe un tétanos intermittent justiciable du sulfate de quinine. Le tétanos n'est pas l'apanage de l'homme; on l'a observé chez des bœufs, des chevaux, un singe des Antilles, trois singes de Cochinchine, dont l'un, civilisé par des marins, était franchement alcoolique.

Quant à l'influence du *milieu*, on n'ignore pas l'effet des variations brusques de température; aussi est-il très fréquent dans les pays équatoriaux, où des nuits très fraîches succèdent à la chaleur du jour. A la suite des batailles, après l'excitation du combat, les blessés abandonnés au froid, sur la terre humide, sont atteints en grand nombre, et Larrey en cite des exemples frappants. Mirbeck, dans le même ordre d'idées, signale l'observation d'un enfant qui, tout couvert de sueur, eut la poitrine aspergée d'eau froide; il mourut du tétanos en trois jours.

On invoque deux théories pour expliquer la production du tétanos. D'après la première, la *théorie nerveuse*, les filets sensitifs déchirés ou contus exciteraient les centres, qui réagiraient par des spasmes et des contractions musculaires. La névrite que Brown-Séquard aurait observée si souvent, l'apparition fréquente du tétanos dans les plaies des nerfs et dans les plaies contuses irritées par la présence d'un corps étranger, les quelques succès de la névrotomie, plaideraient en faveur de cette hypothèse, d'ailleurs très vague et très obscure encore.

D'après la *théorie humorale* soutenue par Roser, Billroth, Heigberg, Husemann, cette maladie résulterait d'une intoxication spécifique dont les effets retentiraient bientôt sur la moelle. Lister qui, près l'application de sa méthode, n'a observé en six ans que deux cas de tétanos et encore à l'occasion des plaies septiques, pense que les germes sont coupables de cette complication. Les expériences d'Arloing et Tripier semblent démontrer cependant qu'il ne s'agit point d'une affection inoculable et virulente.

Anatomie pathologique. — La plupart des lésions paraissent banales ou secondaires; parfois on a constaté des désordres suffisants pour expliquer le tétanos, mais bientôt un grand nombre de faits négatifs ont infirmé les premières observations et renversé la théorie. Brown-Séquard a invoqué la névrite des cordons qui émanent du foyer traumatique; il l'aurait même constatée trente-six fois. Arloing et Tripier l'ont vue après lui, mais les nerfs étaient intacts dans de nouveaux cas étudiés par Joffroy et Michaud. Pour d'autres, la moelle serait atteinte, mais outre qu'elle est souvent indemne, les altérations en seraient bien variables et changeantes avec les auteurs: Rokitansky, Demme et Wunderlich parlent d'une prolifération de la névroglie, d'une véritable sclérose; Lockhart-Clarke d'une hyperémie, d'une dilatation énorme des vaisseaux, d'un foyer de désintégration dans la substance grise, d'exsudat sous la pie-mère ; Bouchard, Michaud et Charcot, Arloing et Tripier, d'une méningite et d'une myélite centrale suraiguë caractérisée par une coloration hortensia, de nombreux noyaux et des vaisseaux richement nucléés ; mais Robin dans un cas, et Ranvier dans quatre cas consécutifs, n'ont absolument rien trouvé. Ajoutons qu'il existe souvent des ecchymoses et des ruptures musculaires, une congestion pulmonaire, de la broncho-pneumonie.

Symptômes. — Le tétanos débute en général dans les quinze premiers jours qui suivent le traumatisme ; on l'a vu éclater un quart d'heure, une demi-heure, six heures après la blessure, mais ces cas sont aussi exceptionnels que ceux où il attend, pour se déclarer, la cicatrisation de la plaie. Verneuil, Gosselin, Blain d'Épernay ont signalé quelques prodromes, une douleur vive, des irradiations, une sorte d'aura, partis du foyer traumatique ; mais le plus souvent la constriction de la mâchoire, le *trismus* est le premier symptôme ; les muscles masticateurs se contractent, et bientôt les deux arcades dentaires se serrent convulsivement, surtout lorsqu'on essaye de les disjoindre. Les extenseurs de la nuque et du tronc se raidissent, le corps se cambre et forme un arc dont les deux extrémités, les talons et la tête, reposent seuls sur le plan du lit ; c'est là ce qu'on appelle l'*opisthotonos ;* les muscles du pharynx contractés gênent la déglutition, et cette dysphagie a, d'après Gosselin, une valeur pronostique des plus graves. Les muscles de la figure se contractent aussi et donnent au visage une expression particulière, le « rire sardonique ».

Ces contractions sont continues, toniques, mais le moindre mouvement, le moindre ébranlement donné au lit, le moindre effort pour avaler, le souffle le plus léger, l'impression la plus fugitive, provoquent un redoublement convulsif excessivement douloureux, et la crainte de son retour est l'effroi permanent du malade. Pendant ce temps, le pouls bat de 100 à 140, la température peut s'élever, surtout pendant les accès convulsifs ; si, dans certains cas, elle ne dépasse pas 37 ou 38 degrés, dans d'autres elle atteint 41, 42, 43 degrés et même 44,7, comme dans un cas de Wunderlich, soit que la contraction statique des muscles fournisse un excès de chaleur, soit qu'une complication telle que la broncho-pneumonie ait éclaté, soit qu'enfin le tétanos lui-même puisse engendrer la fièvre. On note une sueur visqueuse et froide, de la douleur épigastrique, de la dysurie et quelquefois de la rétention d'urine, de la constipation, des éruptions cutanées. Mais bientôt les muscles libres jusque-là se prennent, ceux des membres supérieurs et de l'orbite, puis les muscles respirateurs : dès ce moment le malade asphyxie lentement, à moins qu'une convulsion du diaphragme, du cœur ou des muscles laryngiens ne provoque une mort immédiate.

On a décrit plusieurs *formes* qui dériveraient des causes, des symptômes et de la marche du tétanos. On a d'abord le tétanos *spontané* ou *médical*, qui se développe sans traumatisme antérieur, sous l'influence du froid, de violentes secousses morales ; le tétanos *puerpéral* et le tétanos des *nouveau-nés*, à propos duquel nous avons déjà signalé les réserves expresses de Parrot ; puis le tétanos *partiel*, que Rose appelle encore *tétanos de tête* ou *tétanos] hydrophobique*, et qui succéderait toujours à la blessure d'un nerf crânien : nous en avons observé un beau cas à la suite de l'ouverture d'un abcès du nez ; tous les phénomènes se bornaient alors à un trismus intense et à des spasmes pharyngiens.

Signalons encore le tétanos que W. Colles appelle *spasmes traumatiques*, dont nous parlerons à propos du diagnostic ; l'*emprosthotonos*, fort rare, caractérisé par l'incurvation du corps, non plus en arrière comme l'*opisthotonos*, mais en avant, et le *pleurothotonos* par une incurvation latérale. Le tétanos *suraigu* emporte le blessé en quelques heures, surtout dans les trois ou quatre premiers jours ; le tétanos *aigu* y met de cinq à dix ou même quinze jours ; enfin le tétanos *chronique* peut durer trois semaines et au delà et se terminer par la guérison ; les contractions cèdent alors peu à peu et les spasmes ne surviennent qu'à l'occasion de mouvements volontaires.

Diagnostic. — W. Colles et Follin, après lui, ont voulu séparer du tétanos les *spasmes traumatiques* caractérisés par leur apparition précoce, une douleur intense dans la plaie, une sorte d'aura tétanique et une contraction qui, avant d'atteindre la mâchoire et la nuque, frapperait les muscles du membre blessé ; ces spasmes peuvent guérir par la névrotomie ou l'amputation, inefficaces dans le vrai tétanos. Mais la plupart des chirurgiens continuent à considérer le spasme traumatique comme une forme de tétanos. Un *torticolis* rhumatismal survenu chez un blessé, pourra effrayer quelques instants le médecin ; mais l'attitude spéciale de la tête, la délimitation exacte des muscles contracturés, l'absence de trismus ne laisseront plus place au doute.

L'*hydrophobie*, la *méningite spinale*, l'*épilepsie*, l'*hystérie* présentent un tableau clinique trop différent pour que nous insistions. Il n'en est pas de même de l'*empoisonnement par la strychnine*, et l'on cite sans cesse le cas de Palmer ; mais, ajoute-t-on, les accès tétaniformes de sa victime, Cook, ne se déclaraient qu'après l'absorption de pilules ; puis, au bout de quelque temps, les symptômes disparaissaient ; le repos, le calme et le sommeil revenaient jusqu'à l'ingestion nouvelle de pilules ; le tétanos n'a pas de ces interruptions brusques, de ces retours à la santé. Il semble maintenant probable qu'il s'agit là d'une erreur médico-légale ; Cook serait mort, non d'un empoisonnement par la strychnine, mais d'une intoxication alcoolique greffée sur une affection rénale ancienne.

Traitement. — Les formes aiguës du tétanos sont mortelles ; tous les efforts du chirurgien doivent donc porter sur sa prophylaxie. Il faudra déterger les plaies, éviter tout pansement irritant et surtout maintenir autour du blessé une température constante ; aussi, lorsqu'elle est applicable, l'ouate de Guérin rendra-t-elle les plus grands services ; il est certain qu'avec son emploi les cas de tétanos sont infiniment plus rares ; la méthode antiseptique, nous dit Lister, produit un semblable résultat.

Lorsque les contractures, les spasmes se déclarent, on se hâtera d'insinuer un coin de bois ou de liège entre les arcades dentaires afin d'empêcher leur occlusion, et si les phénomènes dysphagiques deviennent menaçants, une sonde œsophagienne passée par les fosses nasales doit être maintenue à demeure pour que des introductions successives ne provoquent pas de convulsions du pharynx et surtout des muscles laryngiens. Cette sonde assurerait l'alimentation et l'ingestion des médicaments.

Ceux-ci n'ont qu'une efficacité bien douteuse et leur nombre n'en compense pas l'insuffisance. La médication sudorifique, les bains de vapeur, les bains d'air chaud, les boissons théiformes, le jaborandi et son alcaloïde, la pilocarpine, sont presque abandonnés malgré les succès qu'on leur attribuait tout d'abord ; les narcotiques à haute dose et les anesthésiques, opium et morphine en potions, en pilules et en injections sous-cutanées, éther, chloroforme, chloral, belladone, chanvre indien, curare, alcool jusqu'à l'ivresse, atropine,

aconit, bromure de potassium, sulfate de quinine, puis les émissions
sanguines, les courants continus faibles et descendant sur la colonne
vertébrale, n'ont donné de succès incontestables que dans le tétanos
chronique, où, d'ailleurs, la simple expectative a suffi parfois. Les
anesthésiques cependant, le chloral en particulier, à la dose de 8, 12,
15 et 20 grammes en vingt-quatre heures, ont l'avantage de supprimer ou d'atténuer les contractures et les spasmes convulsifs.

Les moyens chirurgicaux, l'ébarbement de la blessure et son débridement sont sans valeur; la section et la résection des nerfs qui
émanent du foyer traumatique auraient donné quelques résultats,
mais les nouveaux essais ont été aussi infidèles que les moyens thérapeutiques, et la névrotomie a presque perdu tout crédit, sauf dans
les cas de tétanos commençant par les spasmes localisés de W. Colles.
Lorsque l'affection a débuté par la mâchoire et la nuque, les résultats
ont été à peu près nuls. L'amputation, préconisée par J. Roux, est
rejetée tout au moins comme inutile.

SECTION III

I

DES BRULURES.

On appelle *brûlures* les lésions que produisent sur nos tissus la
chaleur et certaines substances dites caustiques.

Leur histoire vraiment scientifique commence avec Fabrice de
Hilden, qui, en 1607, publia un traité des brûlures. A la fin du
dix-huitième siècle et au commencement du dix-neuvième, Heister,
Callisen et Boyer en complétèrent l'étude. Dupuytren modifie la division de Boyer et nous donne une description devenue classique. En
Angleterre, Long, puis Curling en 1844, Erichsen et Wilks ajoutent
quelques faits intéressants d'anatomie pathologique. Comme travail
d'ensemble sur la question, nous citerons l'article de Legouest dans
le dictionnaire de Dechambre.

Étiologie. — Le calorique rayonnant ne détermine que des brûlures sans importance et tout à fait superficielles; c'est ainsi que la
chaleur solaire trop intense provoque sur les parties découvertes du

corps des érythèmes dont la marche aiguë diffère des érythèmes chroniques observés sur les cuisses des femmes qui abusent de la chaufferette, et sur la figure des ouvriers qui soufflent le verre. C'est par contact, par application directe sur nos tissus que les brûlures surviennent; les plus fréquentes sont causées par des solides, des liquides, des gaz ou des vapeurs. Ces dernières n'ont pas la même action que les gaz; elles entraînent avec elles des particules d'eau à une haute température, qui non seulement se condensent sur la peau et la brûlent, mais qui peuvent être respirées; elles pénètrent alors, pour les désorganiser, jusque sur les muqueuses laryngienne, bronchique et pulmonaire.

Les *gaz* déterminent des accidents par la flamme qu'ils produisent : les artificiers, les droguistes, les chimistes, les employés à l'éclairage, les vidangeurs, les mineurs, tous ceux que leur métier exposent aux explosions, sont souvent atteints de brûlures, assez superficielles d'ordinaire, mais redoutables par leur étendue; il arrive d'ailleurs que les vêtements prennent feu; on ne peut les séparer du corps, la peau se carbonise, la graisse sous-cutanée s'allume elle-même, et les aliments de la combustion en sont accrus d'une manière redoutable. Ces cas ont fait croire autrefois à la « combustion spontanée »; on pensait qu'il pouvait y avoir imbibition des tissus vivants par l'alcool qu'absorbent les voies digestives; les ivrognes auraient pris feu à la manière d'une mèche : on sait maintenant ce qu'il faut penser de cette hypothèse.

Les *liquides*, lorsqu'ils n'atteignent pas 100 degrés, ne provoquent qu'un érythème peu grave; mais le principe désorganisateur s'accroît avec la température. L'eau ordinaire entre en ébullition à 100 degrés; l'eau salée, l'huile exigent pour cela une plus grande quantité de calorique. Ils s'étendent d'ailleurs, adhèrent au corps, imprègnent les vêtements où leur action a le temps de s'exercer à loisir. On a signalé des brûlures des muqueuses rectale et vaginale par des injections et des lavements trop chauds, et des muqueuses buccale, pharyngienne et œsophagienne par du lait et du thé presque bouillants contenus dans ces aiguières à long bec dont on se sert pour les malades et pour les nourrissons; dans ces cas la mort est souvent la conséquence d'un œdème de la glotte. Les liquides caustiques, acides concentrés, eau de Javelle, potasse, avalés par mégarde ou dans les tentatives de suicide, agissent sur les mêmes muqueuses, et nous

n'avons pas à insister ici sur la gravité des accidents primitifs ou
secondaires qui en résultent.

Les *solides*, surtout les métaux portés au rouge, provoquent des
lésions profondes, mais en général peu étendues, car la brûlure se
limite au point d'application, du moins lorsqu'il ne s'agit pas de substances adhérentes, soufre, phosphore, résines. La puissance des métaux en fusion est exceptionnelle, et Follin cite le cas d'un malheureux qui, ayant plongé par mégarde son pied dans un flot de fonte,
n'en retira qu'un moignon carbonisé. Nous ne parlerons pas ici du
nitrate d'argent, de la pâte de Vienne ou de Canquoin, des pâtes
arsenicales ; leur brûlure est en général voulue par le chirurgien qui
désire atteindre un but thérapeutique. Ajoutons d'une manière générale que si la nature du corps — gazeux, liquide ou solide — joue
un rôle important pour l'étendue et la profondeur des brûlures, la
durée de son application n'est pas d'une importance moindre, et l'on
comprend la gravité des lésions chez les épileptiques, les apoplectiques et les ivrognes dont la sensibilité est émoussée ou nulle et qui
tombent dans un brasier.

Division et symptômes. — Depuis Fabrice de Hilden, on divise
les brûlures en degrés qui s'élèvent non avec l'étendue, mais avec la
profondeur des lésions. Dupuytren en compte six, et c'est cette division universellement acceptée que nous exposerons ici.

Le *premier degré*, le plus léger, est provoqué par une flamme
restée un temps fort court au contact de la peau, par un liquide ou
un corps solide dont la température n'atteint pas 100 degrés. Il est
caractérisé par de la rougeur, de la douleur et de la tuméfaction.
La rougeur est intense ; elle s'efface sous la pression du doigt, puis
reparaît aussitôt ; elle est mal limitée et se fond par dégradation
insensible avec les teintes des téguments voisins ; la douleur est très
vive au début ; elle s'atténue peu à peu pour s'éteindre au bout de
quelques heures ; la tuméfaction est de courte durée ; les phénomènes en sont fugaces ; après eux l'épiderme se desquame. Lorsque
ces accidents ont pour cause la radiation solaire, ils prennent le
nom de *coup de soleil*.

Le *deuxième degré*, provoqué surtout par l'eau en ébullition,
atteint le corps muqueux de Malpighi. L'épiderme désorganisé
est soulevé par des phlyctènes analogues à celles que déterminent les toiles vésicantes ; les bulles se déchirent, et si l'épiderme

qui les recouvre est enlevé, la couche des papilles mise à nu est le siège d'une douleur très intense; la surface granule et suppure, et il est à craindre que la réparation ne laisse, comme vestiges, de légères dépressions cicatricielles que l'on eût évitées si l'épiderme fût resté en place après l'écoulement de la sérosité.

Le *troisième degré*, souvent provoqué par le contact d'un corps métallique porté au rouge ou par l'application prolongée de la flamme, se caractérise par, la désorganisation de l'épiderme, du corps muqueux de Malpighi et des papilles elles-mêmes; les couches superficielles du derme sont entamées; les phlyctènes larges et nombreuses renferment, non de la sérosité citrine comme dans le degré précédent, mais un liquide sanguinolent, brunâtre et trouble; d'autres fois ce sont des eschares sèches, noires ou jaunes, déprimées, insensibles, qui se forment; l'une et l'autre de ces variétés peuvent coexister. La douleur est excessivement vive; elle s'apaise après le premier jour, mais reparaît souvent vers le sixième ou le septième, lorsque l'eschare vient à tomber. Cette dernière laisse une surface granuleuse et suppurante, dont la cicatrice sera plus tard déprimée et blanche comme celle des anciens vésicatoires.

Dans le *quatrième degré*, la destruction de la peau est complète; le tissu cellulaire sous-cutané est même atteint, et l'on trouve une eschare plus ou moins étendue, noire, assez sèche pour sonner presque à la percussion; elle est entourée d'un cercle blanc, limité lui-même par une zone rouge, dont les teintes décroissantes se confondent bientôt avec celles des tissus voisins. La douleur est souvent moins vive que dans les degrés précédents, car les nerfs sont non irrités, mais détruits. Les couches sphacélées se détachent et provoquent parfois une inflammation très vive. La cicatrice, très lente à se faire, est profonde, irrégulière, soulevée par des brides saillantes.

Dans le *cinquième degré*, la peau, le tissu cellulaire sous-cutané, les muscles sont détruits, de gros troncs vasculaires et nerveux sont souvent compris dans la masse brûlée. Des cavités articulaires et splanchniques s'ouvrent parfois à la chute des eschares, plus sèches et plus sonores que celles du quatrième degré; des arthrites purulentes, des phlegmasies viscérales mortelles, des hémorrhagies foudroyantes peuvent survenir lorsque se détachent les parties sphacélées. Quant au *sixième degré*, il entraîne avec lui la destruction complète du membre; tous les tissus sont carbonisés et répandent

une odeur de viande grillée; le périoste est détruit; l'os se nécrose.
Lorsque celui-ci sera tombé ou que le chirurgien l'aura séparé, le
moignon se cicatrisera d'une façon plus ou moins régulière, selon la
quantité de peau qui restera pour recouvrir les parties sous-jacentes.

Aux signes locaux que nous venons de décrire s'ajoutent des
phénomènes *généraux* plus ou moins intenses, suivant l'étendue ou
la profondeur de la blessure, et dont l'évolution comprend trois
périodes : la première, caractérisée par la *congestion* et la *douleur*;
la deuxième, par la *réaction inflammatoire ;* la troisième, par la
suppuration.

La première période cesse à la fin du second jour : lorsque la brûlure est grave, les douleurs sont vives, intolérables, telles parfois
que leur excès même éteint la souffrance : le patient tombe dans
la stupeur; il semble calme, ne parle plus, se meut à peine et
meurt souvent sans sortir de sa somnolence ; c'est une forme de cet
état particulier que Dupuytren attribue à une intoxication générale
par suppression des fonctions cutanées, et que d'autres mettent sur le
compte de l'ébranlement profond du système nerveux. Maintenant
on l'appelle assez volontiers « *shock* » de son nom anglais; la
face est pâle et grippée; la peau livide couverte d'une sueur visqueuse; la température s'abaisse et peut descendre de plusieurs
degrés; le pouls est imperceptible, les mouvements respiratoires sont
irréguliers; il y a de l'anurie; en somme un minimum des réactions
vitales. Mais, par contre, on note parfois une excitation extrême, un
délire furieux et des convulsions.

Les phénomènes de la deuxième période sont caractérisés par une
fièvre intense que provoquent les lésions propres à la brûlure et les
inflammations viscérales. On note, du côté du tube digestif, un dégoût
profond pour les aliments, de la constipation, puis une diarrhée souvent opiniâtre et des selles dysentériformes. Les voies respiratoires
se prennent à leur tour, et l'on a les signes d'une bronchite générâ-
lisée, d'une broncho-pneumonie ou d'une pleurésie; la congestion
des reins se traduit par la présence, dans l'urine, d'albumine en plus
ou moins grande quantité; Morton l'a constatée du moins dans tous
les cas où les brûlures avaient été assez graves pour allumer la
fièvre; enfin la congestion ou les inflammations cérébrales, les épanchements séreux dans les ventricules de l'encéphale ou sur la pie-

mère nous expliquent quelques-uns des phénomènes nerveux que nous avons déjà signalés.

Dans la troisième période qui commence à la chute des eschares, des accidents fort graves peuvent être causés par une suppuration trop abondante qui affaiblit le malade; il se fait une déchéance organique graduelle, les viscères s'infiltrent de dépôts amyloïdes, la cachexie survient, et le malade meurt dans l'hecticité. D'ailleurs n'a-t-on pas une plaie sur laquelle s'abattent parfois les complications les plus redoutables, septicémie, infection purulente, érysipèle, hémorrhagies secondaires et tétanos? On voit déjà le nombre des accidents qui peuvent provoquer une terminaison funeste; sans compter la mort, de nature si mal définie, qu'amènerait le shock, l'ouverture d'une cavité splanchnique ou d'une jointure, les phlegmasies viscérales, pneumonie, pleurésie, méningite, néphrite, n'a-t-on pas l'œdème de la glotte dans les brûlures du pharynx, et la péritonite par perforation du duodénum ou par propagation de l'inflammation intestinale à la séreuse?

Anatomie pathologique. — Nous laisserons de côté les lésions sans nombre qui ne dérivent qu'indirectement de la brûlure, et qui procèdent surtout de ses complications. Curling a décrit dans le duodénum, près du pylore, des ulcérations circulaires ou ovales, parfois irrégulières, et dont les dimensions égalent celle d'une pièce de 1 franc ou de 50 centimes; on les aurait observées seize fois dans cent vingt-cinq cas de brûlures mortelles. Comme l'ulcère rond de l'estomac auquel elle ressemble beaucoup, cette lésion serait due à un infarctus de la paroi intestinale que le suc gastrique désorganiserait par une sorte de digestion.

Les congestions intenses des voies respiratoires et digestives, celles des centres nerveux, sont de règle dans les brûlures, et Dupuytren a longuement attiré l'attention sur ces hyperémies qui peuvent s'élever jusqu'aux inflammations les plus graves. Ponfik a décrit des altérations profondes, parfois une véritable destruction des globules rouges, qui par leur stase provoqueraient des embolies capillaires, des infarctus, surtout dans le rein. Ce serait même une hypoglobulie extrême qui déterminerait souvent ces morts soudaines et inexpliquées si fréquentes après les brûlures.

Pronostic. — Il varie évidemment selon l'étendue de la brûlure, sa profondeur et l'importance des organes atteints. Une lésion légère, qu'on remarquerait à peine sur la peau, pourra, dans la gorge, provoquer un œdème de la glotte et la mort; une brûlure du deuxième degré, si elle occupe un large espace, sera souvent plus grave qu'une brûlure au troisième ou au quatrième beaucoup plus limitée. Il faut tenir grand compte encore des complications qui surviennent et qui ont souvent sur la marche et la terminaison une influence prépondérante. Quant au *diagnostic*, il est des plus simples; on ne confondra pas les brûlures avec des érythèmes, des érysipèles ou des exanthèmes. Un doute ne pourrait s'élever que lorsqu'il s'agit de simulateurs; mais ces problèmes intéressent surtout les médecins légistes.

Traitement. — Il dépend de la profondeur des lésions : lorsque la brûlure est au premier degré, on se contentera de calmer la douleur, et les irrigations d'eau froide, les bains prolongés à une température un peu inférieure à celle du corps y réussissent le plus souvent; des brûlés sont ainsi restés plusieurs jours dans des baignoires dont on renouvelait l'eau deux ou trois fois en vingt-quatre heures. — Lorsque la brûlure est au deuxième degré, il faut éviter d'arracher l'épiderme soulevé par les phlyctènes : aussi ouvrira-t-on les vésicules au point le plus déclive, de manière que la pellicule se réapplique sur la couche muqueuse de Malpighi et les papilles dénudées; la douleur est alors bien moins vive et la suppuration moins à craindre; cependant, si avec les vêtements, chemise ou bas, on enlevait l'épiderme, on envelopperait les parties brûlées d'une épaisse couche d'ouate; elle filtre l'air et arrête les germes, protège les terminaisons nerveuses et exerce une légère compression qui modère les phénomènes inflammatoires; l'appareil sera laissé en place jusqu'à reproduction de la couche épidermique; si donc une exsudation séreuse traversait le coton, de nouvelles lames seraient ajoutées aux premières.

Lorsque les brûlures sont plus profondes et qu'il existe des eschares, le chirurgien cherchera à atténuer l'inflammation; il essayera de diriger les phénomènes de réparation de la perte de substance pour éviter les cicatrices vicieuses. On a préconisé l'occlusion avec l'ouate, la baudruche, le collodion simple ou riciné, les applications de liniment oléo-calcaire; maintenant les pansements antiseptiques sont employés, et la vaseline phéniquée est surtout recommandable à cause de l'influence sédative que l'acide phénique exerce sur la douleur. Des compresses de tarlatane imbibées d'une solution faible de sublimé corrosif ou d'une solution saturée d'acide borique, et recouvertes d'une toile imperméable, ont l'avantage de maintenir les parties dans une sorte de bain permanent sous lequel les lambeaux sphacélés se séparent sans réaction vive : la suppuration sera presque nulle et l'on échappera aux complications qu'elle entraîne souvent avec elle.

Éviter les cicatrices difformes est une tâche plus laborieuse et souvent au-dessus de nos efforts. La puissance rétractile des tissus nouveaux est énorme et l'on observe malheureusement au niveau des orifices naturels, yeux, narines, bouche, des déviations fort préjudiciables, ectropions rebelles, renversement des lèvres qui nécessiteront plus tard une intervention chirurgicale. En tout cas, on empêchera autant que possible le rapprochement des bords opposés de la perte de substance; aux membres, il suffira parfois de maintenir l'extension; au visage, la suture des paupières sera utile pour conserver le voile palpébral en sa place normale. D'autre part, lorsque deux surfaces suppurantes seront en contact, par exemple la face interne d'un doigt avec la face externe correspondante du doigt voisin, il faudra les séparer avec le plus grand soin pour conjurer leur coalescence, une syndactylie accidentelle dont on cite un assez grand nombre de faits. Même accident a été observé entre la face interne du bras et la paroi thoracique.

Il est des brûlures trop profondes ou trop étendues pour que l'on réussisse à sauvegarder le membre où elles siègent; des organes trop importants y sont détruits pour que les fonctions ne soient pas absolument compromises, ou bien une trop grande quantité de peau est désorganisée et la cicatrice qui, à la rigueur pourrait se former, serait absolument précaire. L'amputation devient alors une nécessité. — Ajoutons que le traitement général ne sera pas négligé : dans la première période, l'excitation exagérée et la douleur excessive seront calmées par les narcotiques, opium, chloral, morphine; la stupeur sera dissipée par les boissons chaudes et surtout par les injections sous-cutanées d'éther; les forces seront soutenues par une alimentation étroitement surveillée, car les congestions du tube digestif et les ulcérations duodénales sont une des complications les plus fréquentes des brûlures.

II

INSOLATION.

Outre le *coup de soleil*, considéré à juste titre comme une brûlure au premier degré, la chaleur solaire produit dans l'organisme des désordres souvent mortels qu'on appelle *insolation* ou *coup de chaleur*. Les grands foyers incandescents artificiels, les chaudières à vapeur des grands navires, par exemple, ont parfois provoqué des accidents semblables : à ce point que, dans la mer Rouge, la marine militaire française renonce à employer ses chauffeurs et a recours à des indigènes.

Rares dans nos climats, les coups de chaleur s'observent souvent entre les tropiques et frappent de préférence les Européens qui veulent y conserver leur activité et surtout leur intempérance. Les nègres y échappent d'ordinaire, grâce à leur chevelure touffue, à leur sécrétion sudorale et sébacée abondantes ; les jaunes, Malais ou Chinois, y sont très sujets. En France, l'insolation n'est pas inconnue et on publie chaque année quelques cas qui frappent des moissonneurs ou des soldats en marche pendant les chaudes heures des journées de juillet et d'août. Il semble ressortir des chroniques de Froissart que la folie de Charles VI fut le résultat d'une insolation.

On en décrit deux formes : l'une est précédée de prodromes ; l'autre débute tout à coup par une perte de connaissance. Dans la première, on éprouve une soif vive, une chaleur insupportable à la peau, une céphalalgie intense, de l'accablement, une grande tendance au sommeil ; la transpiration est supprimée ; il y a de la dysurie, du ténesme vésical, souvent une miction très abondante, des nausées, des vomissements, une douleur extrèmement vive à l'épigastre. Déjà les jambes fléchissent et ne peuvent plus supporter le corps qui s'affaisse ; il survient des hallucinations, du délire, puis la perte de connaissance.

C'est par elle d'habitude que s'annonce brusquement la seconde forme, et l'une et l'autre ont désormais une marche et des terminaisons identiques : on note des convulsions, des raideurs musculaires ; la face est pâle ; la respiration, les battements du cœur s'accélèrent d'abord, mais ils se ralentissent bientôt : la peau se refroidit, bien que la température monte à 40, 42 et même 44 degrés dans un cas de Wood. Enfin surviennent des convulsions cloniques, de véritables accès épileptiformes précurseurs d'une mort imminente. L'évolution de ce phénomène a duré de quelques minutes à vingt-quatre ou quarante-huit heures. .

La mort est une terminaison fréquente, mais lorsque la guérison doit se faire, le malade reprend bientôt connaissance, la transpiration se rétablit, le pouls remonte, devient plus ample et plus régulier et tout rentre dans l'ordre en un, deux, trois, six ou huit jours. On signale cependant des cas où des maux de tête persistants, une certaine faiblesse musculaire, des troubles intellectuels ont été la conséquence de cette redoutable affection. Son évolution, sa marche particulière, les conditions surtout dans lesquelles elle s'est développée, ne permettent pas de confondre le coup de chaleur avec une hémorrhagie cérébrale ou une congestion pulmonaire.

Mais il faut se rappeler, comme l'indique Morache, que chez les soldats exposés à la radiation solaire, surtout lorsqu'ils ont pour coiffure des casques métalliques ou des shakos sans couvre-nuque, une hyperémie cérébrale peut survenir, caractérisée par du vertige, des céphalées, une chute sur le sol, la rougeur de la face, l'atrésie des pupilles, la réplétion des réseaux sanguins des conjonctives ; il s'agit là, non d'une insolation proprement dite, mais d'une congestion classique dont on retrouve les lésions à l'autopsie.

Malgré les recherches expérimentales des physiologistes, la pathogénie des insolations est encore obscure. On pense cependant que, sous l'influence de la chaleur, il y a d'abord une excitation des fibres musculaires ; celles des vaisseaux se contractent et provoquent la pâleur de la face, la suppression de la sueur et l'anémie cérébrale. Puis à l'excitation succède la dépression : les muscles cardiaques et diaphragmatiques perdent leur propriété contractile, la circulation et la respiration s'arrêtent et la mort est rapide. Les lésions trouvées à l'autopsie sont trop nombreuses et surtout trop contradictoires pour que nous voulions les énumérer ici.

Les gens qui s'exposent aux fortes chaleurs, surtout les soldats en marche, doivent prendre de grandes précautions, dont la première est de ne pas s'étendre sur la terre pendant les haltes, car les couches atmosphériques au contact du sol ont une température extrèmement élevée. Dès que les premiers symptômes ont éclaté, il faut mettre le malade dans un lieu aussi frais que possible et pratiquer sur tout le corps des frictions énergiques avec de l'eau très froide. La glace pilée aurait fait obtenir à Lewick six guérisons sur sept cas de coup de chaleur. En même temps, on appliquera sur la tête des compresses glacées; dans les cas où le coma persiste, on a préconisé des vésicatoires sur la nuque. S'il y avait des phénomènes d'asphyxie, on aurait recours à la respiration artificielle. Les injections sous-cutanées d'éther seraient sans doute indiquées.

III

DES FROIDURES

Depuis Gerdy, on appelle *froidures* les lésions que le froid produit sur nos tissus.

Elles ont été décrites surtout par les chirurgiens militaires : Larrey, dans ses mémoires, nous a laissé des documents précieux recueillis pendant la retraite de Russie; Legouest, après la guerre de Crimée, a publié un travail remarquable, et de nombreux faits ont été rassemblés dans des thèses après la guerre franco-allemande. Tédenat, dans une thèse d'agrégation de 1880, sur les « gelures », et Laveran, dans le dictionnaire de Dechambre, nous donnent une bonne étude des effets du froid sur l'économie.

Divisions et **symptômes**. — Le froid peut n'exercer son action que sur des points limités du corps, mais on observe aussi des cas où l'organisme est frappé tout entier. De là une première division en *froidures locales* et en *froidures générales*. Les froidures locales offrent plusieurs variétés : Fabrice de Hilden et Boyer admettaient trois degrés pour les brûlures; les froidures, qui ont avec elles les analogies les plus grandes, ont hérité de cette classification. Leurs premier et deuxième degrés sont assimilés au premier et au deuxième degré des brûlures; le troisième, le quatrième, le cinquième et le sixième degrés de celles-ci correspondent au troisième degré de celles-là.

Nous serons brefs sur les *gelures générales*, que nous n'observons guère dans nos climats. Lorsque le froid agit sur l'organisme entier, la circulation s'active d'abord et la température s'élève, mais bientôt cette excitation tombe ; les membres s'engourdissent ; la vue se trouble ; on est saisi d'une lassitude générale, d'un besoin irrésistible de sommeil ; le corps chancelle, les jambes fléchissent, les paupières se ferment ; puis la respiration s'embarrasse, le cœur se ralentit, cesse de battre, et on meurt au point où on s'est affaissé. On cite cependant des cas authentiques, d'après lesquels des individus demeurés quatre, six et même huit jours enfouis dans la neige, auraient été relevés vivant encore.

Il est vrai que, sauf pour un vieillard de soixante-douze ans, enseveli vingt heures, et qui serait sorti de cette terrible aventure seulement avec un peu de gangrène des orteils, un traitement mal dirigé a, dans les autres faits, provoqué une réaction inflammatoire intense, et les malheureux ne sont rappelés à la vie que pour être bientôt la proie de la gangrène. Desgenettes a signalé des cas où il survient des raideurs musculaires, des contractures qui se propagent à tout le tronc ; les individus sont emportés dans une crise épileptiforme. Enfin on a vu l'introduction d'un air trop froid dans les poumons provoquer une douleur excessive, un resserrement des narines et même un arrêt brusque de la respiration.

Les *froidures locales* s'observent au contraire très souvent et leur description sera moins sommaire. Le *premier degré* se caractérise par une rougeur vineuse de la peau, une teinte violacée qui disparaît et reparaît sous les pressions alternatives des doigts. La circulation se fait mal, le sang stagne dans les réseaux capillaires périphériques ; aussi le derme s'épaissit, le tissu cellulaire s'infiltre, et les parties atteintes, presque toujours les orteils et les doigts, parfois les oreilles et le nez, sont très-tuméfiées. A ce niveau, les téguments, moins sensibles, sont encore engourdis ; dès qu'on les expose brusquement à la chaleur du lit ou d'un foyer, ils deviennent le siège de picotements et de démangeaisons absolument désagréables. En général, les phénomènes durent peu ; ils s'éteignent au bout de quelques jours ; mais si on s'expose à des récidives, l'affection devient chronique et constitue ces *engelures* rebelles qui, chez certains individus, s'éternisent pendant tout l'hiver aux orteils, aux doigts et au nez.

Avec le *deuxième degré* apparaissent les ulcérations de la peau ; dans la forme aiguë, elles surviennent d'emblée et l'on voit, peu

après l'exposition au froid, l'épiderme soulevé par de la sérosité
citrine ou sanguinolente ; cette pellicule cornée se détache et laisse
des ulcérations violacées, grisâtres, atones, sans tendance à la guérison. La cuisson y est très vive et remplace la démangeaison du premier degré. Dans la forme chronique, c'est sur la peau infiltrée, tuméfiée, que se font des crevasses étroites, peu profondes, d'où s'é-
coule un liquide jaune ou brun qui se concrète et forme des croûtes
soulevées bientôt par du pus séreux et sanguinolent ; ce sont les *engelures ulcérées.*

Le *troisième degré* est beaucoup plus grave : non seulement le
derme est frappé de mort, mais parfois une grande épaisseur des
tissus qu'il recouvre est atteinte. Les téguments sont livides par places,
comme marbrés et parsemés de phlyctènes larges, nombreuses et distendues par une sérosité roussâtre, surtout chez les scorbutiques qui,
d'après Legouest, présentent souvent de véritables épanchements
sous-cutanés. Dans d'autres cas, les eschares plus ou moins grandes
sont sèches, dures, décolorées ou noires. Bientôt l'inflammation éli-
minatrice se déclare ; lorsqu'elle est modérée, le lambeau sphacélé
se détache et découvre un ulcère saignant, dont les bourgeons mollasses cachent parfois les lésions profondes des os sous-jacents. Grant
nous dit avoir vu, au Canada, des exemples d'amputations spontanées
chez des bûcherons gelés, restés pendant des semaines au fond des
bois, sous leur abri en planches. Mais si au contraire la gelure est
exposée subitement à la chaleur, la réaction fébrile est intense et une
gangrène envahissante peut frapper toute la portion du membre primitivement atteinte par le froid.

Ces lésions, surtout celles du premier degré et du deuxième, peuvent évoluer sans provoquer de troubles généraux. Cependant, chez
les soldats en campagne, surmenés, mal nourris, démoralisés, chez
les cachectiques et les vieillards, on a noté une teinte subictérique
de la peau, un œdème de la face et des paupières, provenant peut-
être d'une albuminurie observée plusieurs fois par Landrieux.
Au cours de la suppuration surviennent souvent les accidents des
plaies, et dans la statistique de Fremmert, de Saint-Pétersbourg, où
la mortalité s'élève à près de 9 pour 100 des individus atteints de
gelures, on constate que la septicémie et la pyohémie sont les causes
principales de la terminaison funeste.

Anatomie pathologique. — Elle est encore fort mal connue. Legouesta signalé — chez des scorbutiques, il est vrai, — des ecchymoses étendues, de véritables épanchements sanguins; Tillaux parle d'une dégénérescence granulo-graisseuse de la myéline des tubes nerveux, qui expliquerait l'atrophie des muscles, la douleur vive, les ulcères trophiques consécutifs aux froidures et les anesthésies prolongées de la peau. Enfin Gubler, Landrieux, Mathieu et Urbain ont décrit des embolies capillaires et lymphatiques dont les congestions viscérales seraient les conséquences. Dans les cas de mort par action du froid sur l'organisme entier, on a insisté sur la stase du sang dans les organes internes, sur la présence de caillots encombrant les veines caves et pulmonaires, l'aorte et les artères pulmonaires. Ogston a trouvé au sang accumulé dans le cœur une coloration claire tout à fait spéciale.

Étiologie. — Les gelures atteignent surtout les extrémités : sur 494 cas rassemblés par Fremmert, les pieds seuls ont été saisis 353 fois et les mains seules 105 ; 38 fois mains et pieds furent lésés en même temps. Le gros orteil et le petit doigt sont particulièrement susceptibles. Les oreilles et le nez, qui offrent par leur large surface et leur exposition à l'air une grande prise aux refroidissements, deviennent aussi fort souvent le siège de froidures. Les faibles, les vieillards, les enfants, ceux qui se fatiguent trop et qui ne mangent pas assez, les ivrognes, sont beaucoup plus accessibles.

Les relevés de Larrey et les observations de Charles Martins semblent établir que les méridionaux supporteraient mieux que les gens du Nord les températures très basses. Le froid humide serait beaucoup plus dangereux que le froid sec. Enfin il faut tenir grand compte des brusques écarts de température, et, pour ne parler que des engelures, ne se développent-elles pas surtout chez les gens qui, venus du dehors, exposent leurs pieds ou leurs mains, brusquement et sans transition, à la chaleur du feu ? Ajoutons que ces mêmes engelures paraissent surtout rebelles et tenaces chez les enfants strumeux, ce qui nous explique pourquoi certains praticiens prétendent guérir les froidures au premier degré par l'huile de foie de morue prise à l'intérieur.

Traitement. — Il faut d'abord essayer d'éviter les froidures : recouvrir ses mains, tenir ses pieds dans des bas de laine et dans des chaussures épaisses, éviter surtout les brusques écarts de température et ne pas mettre les membres refroidis devant un foyer ardent, — telles sont les précautions élémentaires que devront prendre les individus prédisposés aux engelures. Ils ne négligeront pas non plus les frictions sèches, astringentes et les massages qui régularisent la circulation périphérique.

Lorsqu'il existe déjà une gelure au premier degré, on dissipera parfois la congestion de la peau par des lotions légèrement excitantes ; le vin chaud, le vin aromatique, l'alcool camphré ont été longtemps préconisés. De la pâte d'amandes mélangée avec une certaine quantité de farine de moutarde paraît avoir donné quelques bons résultats. Lorsque les crevasses et les ulcérations ont déjà entamé le derme, on se servira des substances qui préservent du contact de l'air les parties dénudées, la vaseline phéniquée, l'emplâtre de Vigo, le collodion, surtout le collodion riciné.

Les gelures au troisième degré réclament une thérapeutique attentive : les plus grandes précautions doivent être prises pour éviter une réaction inflammatoire trop intense, et de tout temps on a préconisé les frictions sur les parties atteintes avec de la neige ou de l'eau très froide. Le docteur Hayes raconte qu'un Esquimau eut la jambe gelée jusqu'au-dessus du genou ; « elle était raide, blanche et sans vie. On le porta dans une maison de neige où la température était à — 29°. Sa jambe fut baignée dans de l'eau glacée pendant deux heures, puis enveloppée dans des fourrures pendant trois à quatre heures. A ce moment, on commença des frictions, d'abord avec une peau d'oiseau, puis avec de la neige, et on fit alterner les frictions et les enveloppements dans la fourrure pendant près de vingt-quatre heures. Enfin on laissa la jambe enveloppée avec soin, et la température de la maison de neige fut graduellement élevée au moyen de lampes ; le troisième jour, le malade fut transporté dans sa hutte, où la température était de 21 à 27° ; soixante-dix heures plus tard, il pouvait marcher. »

Si l'organisme tout entier semblait atteint, on devrait agir avec les mêmes précautions : frictions sur tout le corps avec de la neige dans une chambre à basse température. Dans les cas de mort apparente, il faudrait pratiquer la respiration artificielle sans se laisser rebuter et la continuer pendant plusieurs heures, si les mouvements spontanés se faisaient attendre. N'a-t-on pas vu des individus, enfouis sous des monceaux de neige, retirés au bout de quatre, six et huit jours ? ils paraissaient morts, et on a pu les rappeler à la vie. Nicolaysen mentionne un cas où la guérison fut obtenue, bien que la température rectale fût descendue au-dessous de 25 degrés.

IV

FULGURATION.

Les accidents causés par la foudre ne sont pas rares en France : dans une période de vingt-neuf ans, de 1835 à 1863, Sestier a relevé 2302 cas suivis de mort, soit une moyenne annuelle de 79 ; de 1868 à 1876 le nombre des victimes a été plus élevé et la moyenne de 122 par an. Le maximum des personnes tuées a été de 111 dans la première statistique et de 118 dans la seconde; le minimum, de 48 par an. Le Calvados et l'Eure-et-Loir n'y entrent chacun que pour 2 cas tandis que la Saône-et-Loire y est pour 38 et le Puy-de-Dôme pour 48.

C'est au mois d'août que les accidents sont le plus nombreux, et de 9 heures du matin à 9 heures du soir ils sont sept fois plus fréquents que de 9 heures du soir à 9 heures du matin. Les hommes, qui sortent plus que les femmes, sont aussi plus atteints qu'elles. D'après un travail de Boudin, sur 141 personnes foudroyées, 36 l'auraient été sous des arbres, pas sous des hêtres s'il faut en croire certains auteurs danois et allemands; d'après eux cet arbre ne serait jamais frappé par la foudre.

L'individu fulguré est le plus souvent tué sur le coup : il peut rester assis et même debout, comme pétrifié dans son attitude primitive, mais il est aussi jeté par terre et parfois transporté à une assez grande distance, quatre mètres, six mètres, vingt-quatre mètres dans une observation partout citée. Quelquefois le cadavre est intact et l'on ne note qu'une rigidité précoce et excessive, une rapide putréfaction. D'ordinaire on trouve des traces de brûlure au deuxième degré, une ligne rouge, continue ou interrompue, qui part d'un point du corps, épaule, aisselle, poitrine, tête, dos, pour aboutir au pied par un trajet régulier et semi-circulaire ou irrégulier, et déterminé par des objets métalliques, chaîne de montre, boucle de gilet, boutons. La brûlure peut n'avoir que quelques millimètres de largeur et se diviser, en un point, en deux lignes parallèles qui se rejoignent plus bas : elles détruisent les poils sur leur passage ; il est même des cas où une épilation partielle ou complète est la seule trace que laisse après elle la fulguration.

La peau a été vue couverte d'images, *les figures de Lichtenberg*, qui rappellent les nervures des feuilles, les dessins que la gelée incruste sur les vitres. Enfin on a signalé sur les téguments des tracés *électro-graphiques* qui reproduisent fidèlement la forme d'objets situés près du blessé au moment où il est touché par la foudre. Les lésions internes sont fort variées : fracture du crâne et des os des membres, perforation du tympan, arrachement du bras, déchirure de la langue, opacité du cristallin, tache de la sclérotique, proéminence des yeux, congestions pulmonaires et cérébrales, hémorrhagies méningées, déchirure de la rate, des reins et du foie.

Lorsque l'individu n'est pas mort sur le coup, il a du moins perdu connaissance, et lorsqu'il revient à lui, il ne saurait donner aucun renseignement sur ce qu'il a ressenti. D'ailleurs, avec la syncope, disparaissent souvent tous les symptômes de la fulguration ; mais parfois il reste des désordres intellectuels, de la démence, des paralysies du nerf optique et du nerf auditif, l'affaiblissement de plusieurs groupes musculaires, ou une perte de la sensibité générale; on cite encore de l'hyperesthésie cutanée, des crises épileptiformes, une perversion du sens de l'odorat, de la dyspnée, de l'aphonie. Certains individus éprouvent pendant longtemps une tendance à la syncope, aux vomissements ; ils ont des hémoptysies, des hématuries.

Si plusieurs de ces accidents, l'amaurose, la cataracte, la perte de l'ouïe, certaines névralgies et certaines paralysies, la faiblesse intellectuelle peuvent persister sans amélioration jusqu'à la mort du malheureux, d'ordinaire on voit ces troubles disparaître rapidememt ou lentement et la guérison complète être assez fréquente. Heureusement, car l'action du médecin est bien stérile ! Il pratiquera la respiration artificielle, des frictions, des flagellations lorsqu'il y aura syncope; il donnera quelques excitants, quelques toniques lorsque le fulguré aura repris ses sens; il essayera de modérer les congestions, les réactions trop vives qui pourraient se produire. Quant aux plaies, aux brûlures, aux fractures, elles ne présentent pas ici d'indications particulières. Nous ne parlerons pas des cas, assez peu authentiques, où la foudre aurait fait office d'agent thérapeutique et guéri des paralysies, des cécités, des rhumatismes, voire une tumeur du sein.

V

PATHOLOGIE DES CICATRICES.

Les cicatrices cutanées, tissus de formation nouvelle qui réparent une perte de substance ou une solution de continuité, sont souvent le siège de lésions dont on peut distinguer deux catégories : 1° *les cicatrices difformes*; 2° *les cicatrices malades*. On ajoute d'ordinaire à leur étude celle des *difformités par cicatrice*.

On ne s'est guère occupé de ces altérations diverses qu'au commencement du siècle, après les travaux de Delpech, de Dupuytren et de son élève Paillard; puis vinrent les recherches de Hawkins, celles de Follin et de Courty. Le professeur Panas a fait, en 1865, une bonne thèse d'agrégation sur ce sujet qu'il devait reprendre en 1867, dans son article du dictionnaire de Jaccoud.

Cicatrices difformes. — Les cicatrices ne possèdent ni follicules pileux, ni glandes sébacées, ni glandes sudoripares, et, au bout d'un certain temps, leur tissu rétractile a fini par oblitérer les vaisseaux qui les parcouraient au début; aussi sont-elles blanches, lisses, glabres et sèches; parfois cependant, et surtout celles qui succèdent aux brûlures, peuvent, sans cesser d'être normales, se gaufrer, se chagriner, se recouvrir de brides ou de coutures plus ou moins épaisses et plus ou moins nombreuses. Mais dès qu'elles se font par trop *exubérantes*, on les considère comme difformes, et l'on intervient. Panas recommande les applications de teinture d'iode et la compression méthodique; ce n'est qu'après l'échec de ces moyens qu'on exciserait les brides, car une récidive est alors toujours à redouter.

Lorsque la cicatrice est *adhérente* aux parties profondes, déprimée, infundibuliforme, et, de ce fait, disgracieuse et douloureuse, on devra, suivant le précepte de Hancock, inciser avec un ténotome mousse les brides unissantes et libérer les téguments; puis on s'opposera à la formation d'adhérences nouvelles, en imprimant des mouvements aux tissus pendant le travail de réparation. On range encore, d'une façon assez arbitraire, parmi les cicatrices difformes, celles qu'ont colorées certains emplâtres, comme le taffetas d'Angleterre noir, ou bien celles qui sont parsemées de grains de poudre après la décharge d'armes à feu presque à bout portant. Pour éviter les premières, on ne se servira que d'emplâtres incolores; et pour guérir les secondes, il faudra retirer un à un les grains de poudre avec la pointe d'une aiguille à cataracte.

Cicatrices malades. — Nous n'insisterons pas sur les démangeaisons, le *prurit* qui, si le patient se gratte avec excès, peut provoquer des *ulcères* rebelles, des *ruptures* de la cicatrice; sur l'*œdème*, les *ecchymoses*, les *dilatations variqueuses*, accidents exceptionnels et sans gravité, mais nous dirons un mot des *douleurs* qui, souvent, sont fort vives : tantôt elles sont dues à des filets nerveux inclus et comprimés dans les tissus rétractiles, tantôt à des néoplasmes, à des névromes qui se développent à l'extrémité sectionnée des nerfs dans les amputations, tantôt à l'adhérence de la cicatrice qui, chez certains malades, provoque des souffrances intolérables.

Enfin il est des cas où rien n'explique l'apparition de la névralgie : on doit toujours se demander si l'hygrométricité si remarquable des cicatrices n'est pas pour beaucoup dans la production des douleurs; et de fait on les a vues disparaître souvent par l'application, dans des temps humides, de lames d'ouate ou de peau de cygne. On aura recours, suivant le cas, à l'excision des névromes, à la libération des cicatrices et, lorsqu'il s'agit de névralgies simples, à l'emploi de tous les narcotiques, belladone, aconitine, chloroforme et morphine.

L'*hypertrophie* des cicatrices, que l'on nomme encore *tumeur verruqueuse*, *chéloïde cicatricielle*, *fausse chéloïde*, se caractérise par le développement d'un bourrelet irrégulier et soulevé lui-même par des mamelons coniques ou aplatis, durs ou mous, en général peu vasculaires, mais que parcourent parfois des réseaux veineux dilatés; son tissu, d'un blanc terne, crie sous le scalpel et sa trame est formée de fibrilles conjonctives et élastiques; on y rencontre encore une grande abondance de corps fibro-plastiques au milieu desquels Malassez et Landouzy n'ont point trouvé de tubes nerveux. On l'a vue apparaître partout, sur les cicatrices de vieux cautères, de sétons, de vésicatoires, sur les vestiges d'anciennes pustules provoquées par l'huile de croton, après la perforation du lobule de l'oreille, à la suite de coups de sabre, de flagellations répétées, mais surtout après les brûlures, ainsi que Delpech, Dupuytren et Paillard l'ont démontré.

L'influence prédisposante de la scrofule est indiscutable et, lorsque lymphatisme et cicatrice de brûlure sont réunis chez un même sujet, la chéloïde est à redouter. Elle ne produit, d'ordinaire, ni gêne ni douleur, mais si la tumeur grossit outre mesure, si elle menace de s'ulcérer, il faut intervenir. Malheureusement, les chances de récidive sont fort grandes. Nous venons d'obtenir récemment chez une fillette atteinte, par suite de brûlure, d'une chéloïde très disgracieuse du cou, du menton et de la joue, une amélioration considérable par l'application continue d'emplâtres de Vigo sur la tumeur, l'huile de foie de morue à la dose de cinq cuillerées à soupe par jour, les bains salés et les frictions sèches.

Les cicatrices peuvent être, comme les autres tissus, envahies par des néoplasmes. On a signalé quelquefois le développement de *cornes*, et Hutin en a vu une de dix centimètres contournée en spirale ; c'est surtout à l'extrémité des moignons que ces tumeurs apparaissent ; elles tombent spontanément, mais au point d'implantation, elles laissent d'habitude des ulcérations fort rebelles. On cite encore sur les cicatrices des *cancroïdes* et des *carcinomes ;* le plus souvent ils sont secondaires et se montrent peu après une ablation incomplète ; au sein, n'est-ce pas le genre de récidive le plus ordinaire ? Mais on a rencontré aussi des tumeurs primitives. Nicaise et nous, avons signalé des *dépôts tuberculeux.* Nicaise dans les cicatrices consécutives à l'ouverture d'un abcès froid de la cuisse, et nous dans le cordon fibreux consécutif aux fistules et qui unit le foyer épididymaire profond à la peau, dans la tuberculose des voies génitales.

Difformités par cicatrice. — Elles ont une fort grande importance en chirurgie, et déjà nous avons eu l'occasion de citer les syndactylies accidentelles, les adhérences du bras au thorax à la suite de brûlures du membre supérieur, les ectropions, les oblitérations des narines et du méat urinaire, les déviations de la bouche, le renversement des lèvres, les attitudes vicieuses du cou, de la jambe, de l'avant-bras, les rétractions de la main et du pied, provoqués par les tractions incessantes qu'exerce le tissu cicatriciel : de ces difformités, il en est plusieurs dont les inconvénients sont très graves.

La thérapeutique est souvent impuissante et ne peut arrêter cette évolution ; on n'en surveillera pas moins et très soigneusement les phénomènes de réparation de la plaie : on éloignera les surfaces

granuleuses qui ne doivent pas s'unir en interposant des corps
étrangers, des emplâtres adhésifs ou bien une lame de plomb; on
maintiendra béants par des bougies à demeure, ou l'on dilatera par
l'éponge préparée, les orifices dont on veut éviter l'oblitération. Nous
ne parlerons ici ni de la section des brides, ni de leur extirpation,
ni des autoplasties, ni des greffes cutanées, ressources ultimes et
souvent fort efficaces qui seront étudiées à propos de chacun des organes où peuvent survenir des difformités.

CHAPITRE III

DES GANGRÈNES.

On appelle *gangrène* la mortification des tissus; elle se caractérise
par l'arrêt de tout échange nutritif et de toute action organique.
Gangrène et *sphacèle* sont maintenant synonymes, cependant le mot
sphacèle s'applique surtout aux gangrènes très étendues. L'*eschare*
est le lambeau mortifié que l'inflammation séparera du vif. Dans le
tissu osseux, la gangrène se nomme *nécrose* et l'eschare *séquestre*.

C'est une affection que tous les anciens auteurs signalent : au
dix-huitième siècle, elle a été bien décrite par Quesnay, Jeanroy et
Percival Pott; au dix-neuvième, on a mieux pénétré ses conditions
étiologiques et sa pathogénie. Maurice Raynaud, dans le dictionnaire
de Jaccoud, et Spillmann, dans celui de Dechambre, nous en donnent
une bonne étude générale.

Étiologie. — Les éléments anatomiques de nos tissus peuvent
mourir de deux manières : ou bien une violence extérieure les frappe
directement; ils sont meurtris, écrasés, et l'accomplissement des
échanges nécessaires à leur vie est devenu impossible; ou bien le sang
qui leur arrive est insuffisant ou altéré; leur nutrition est compromise et ils finissent par se mortifier. De là deux grandes classes de
gangrènes : 1º Les gangrènes *directes*, de causes presque toujours
extérieures et dues à la lésion primitive des éléments anatomiques;

2° Les gangrènes *indirectes*, qui dépendent des troubles circulatoires ou du sang lui-même.

Les gangrènes par lésions *directes* des tissus, nous en connaissons les causes et nous n'aurions qu'à refaire ici l'énumération de tous les traumatismes; les contusions surtout doivent être incriminées, et nous avons déjà parlé des gangrènes foudroyantes qu'elles produisent parfois. Les froidures, les brûlures, les caustiques énergiques jouent un rôle semblable; ils détruisent les éléments anatomiques ou du moins les rendent inaptes à pourvoir aux échanges nutritifs et leur mortification est rapide.

Les gangrènes *indirectes* se subdivisent en deux espèces et l'on distingue les gangrènes par altération du sang des gangrènes par troubles circulatoires. Celles-ci d'ailleurs comprennent quatre variétés, car l'obstacle peut siéger dans les artères, dans les veines, dans les capillaires ou dépendre du cœur lui-même.

Les obstacles à la *circulation artérielle* sont de plusieurs ordres; ils peuvent être extérieurs à l'artère : un fil a été placé sur un gros tronc, à la racine d'un membre; si les voies collatérales ne se développent qu'insuffisamment, la gangrène survient; on en cite des exemples après la ligature de la fémorale, de la sous-clavière, de l'axillaire. Une tumeur quelconque, exostose, ganglion, kyste, peut jouer le même rôle que la ligature ou que la bande d'Esmarch laissée trop longtemps; un tourniquet, un garrot, un appareil trop serré, avec cette restriction toutefois qu'ici la circulation est suspendue dans les artères et dans les veines.

L'obstacle, dans d'autres cas, dépend de l'artère elle-même : un anévrysme qui affaiblit le courant sanguin comprime aussi parfois, de son sac distendu, le bout supérieur ou le bout inférieur du vaisseau; dans une plaie artérielle, un caillot qui se forme arrête le courant sanguin; l'artérite aiguë ou chronique, les plaques athéromateuses, les ossifications des parois provoquent souvent des coagulations. Enfin des fragments détachés d'un caillot, des strates qui tapissent un sac anévrysmal, vont parfois déterminer, dans un district circulatoire inférieur, l'apparition d'un foyer gangreneux.

Les obstacles à la *circulation veineuse* déterminent plus difficilement la gangrène, tant est grande la richesse des voies collatérales; il n'est même pas certain, malgré les affirmations de quelques auteurs et l'observation connue de Despaignet, que l'obstruction d'une veine ait suffi pour produire la gangrène : il faut une oblitération semblable de l'artère ou une-quelconque des causes adjuvantes. Nous en dirons autant de l'arrêt du courant sanguin dans les *capillaires*.

En effet, la stase dans les réseaux ne détermine le sphacèle que lorsqu'il existe des états généralement mauvais, quelque altération grave du sang. D'ordinaire l'inflammation qui ralentit la circulation n'amène pas de gangrène : mais que la peau soit œdématiée comme chez un albuminurique, que le sang soit altéré comme chez un diabétique, et la mortification est imminente. Même réserve pour le *cœur :* son impulsion moins active permettra aux caillots de se former dans les artères, dans les veines et dans les capillaires s'il existe déjà quelque autre cause de coagulation ou si la crase du sang a subi des troubles graves.

2° Les *altérations du sang* ont, dans la genèse des gangrènes, une importance de premier ordre. On connaît les effets des venins, de l'opium, des pommes de terre malades, de l'ergot de seigle ; nous verrons les sphacèles que produit le virus charbonneux et nous avons vu les gangrènes foudroyantes de la septicémie. Il faut citer encore l'influence des fièvres graves, des cachexies, de l'albuminurie et surtout du diabète. Dans tous ces cas les éléments anatomiques reçoivent ou des aliments trop peu abondants pour une nutrition suffisante, ou des substances délétères qui désorganisent leur trame délicate. Mais nous ne saurions trop dire que, dans l'immense majorité des cas, les divisions que l'on a établies pour la clarté de l'étude sont artificielles et que le plus souvent plusieurs causes agissent à la fois : altération du sang, obstacle mécanique à la circulation, action directe sur l'élément anatomique, tout est réuni pour provoquer la gangrène.

Devrons-nous, à l'exemple de quelques auteurs, ajouter un troisième groupe de causes et admettre les gangrènes par lésions nerveuses ou par troubles trophiques? Après les travaux de Samuel et de Claude Bernard sur la section de la cinquième paire et la fonte consécutive de l'œil; après les recherches de Charcot et de Weir-Mitchell on pouvait croire la question définitivement résolue dans un sens affirmatif. De grandes obscurités règnent encore cependant et, pour se tenir sur le terrain clinique, nous admettrons seulement que, lorsqu'il existe des lésions nerveuses centrales ou périphériques, les territoires correspondants deviennent une proie plus facile pour la gangrène. Charcot n'a-t-il pas démontré que les eschares des régions sacrées et trochantériennes sont beaucoup plus rapides et plus profondes chez les hémiplégiques et du côté de l'hémiplégie?

Physiologie et anatomie pathologique. — Lorsque la gangrène apparaît en un point, la peau devient pâle, livide, marbrée de taches bleuâtres et parcourue de lignes rouges ou brunes dessinées par les veines; la sensibilité a disparu et la température s'abaisse pour se mettre en équilibre avec celle de l'air ambiant. L'aspect des tissus varie du reste selon les formes que revêt la gangrène : on peut les ramener à quatre types : la *gangrène par cadavérisation*, la *gangrène blanche*, la *gangrène sèche* et la *gangrène humide*. M. Raynaud ajoute la *gangrène par infarctus*, que nous laissons de côté en ayant déjà parlé au sujet de l'infection purulente.

La *gangrène par cadavérisation* a été bien étudiée par Cruveilhier : la peau est aussi terne et aussi rigide qu'après la mort; son épiderme se détache au moindre frottement et laisse à nu les papilles que le sang ne parcourt plus. Un membre tout entier peut être frappé; mais il n'est pas toujours perdu sans retour et l'on cite le fait célèbre de de Lamothe où, malgré la décoloration, le refroidissement, la chute de l'épiderme, on vit, au bout de dix jours, réapparaître peu à peu la chaleur, la sensibilité, et toute trace de mortification s'évanouir. Malheureusement ces cas sont rares, et d'ordinaire on voit bientôt s'établir tous les signes de la gangrène sèche.

La *gangrène blanche*, signalée très brièvement par Quesnay d'après une observation de La Peyronie, puis revue par Herbert Mayo, Nélaton, Billroth, Quinquand, A. Fournier, a été confondue par Maurice Raynaud avec la gangrène par cadavérisation. Adolphe Jalaguier, dans sa thèse de doctorat, relève cette erreur et montre qu'il n'y a aucune similitude entre ces deux variétés de mortification des téguments. En effet, des plaques *blanches*, d'un *blanc de lait*, ne ressemblent en rien à une peau dont l'aspect rappelle « celle d'un cadavre frais ou d'un membre que l'on vient d'amputer ». Un cas de Fournier est des plus intéressants : après deux jours de gonflement œdémateux du fourreau de la verge on vit apparaître, à la superficie du derme, une tache hémorrhagique, une sorte d'ecchymose qui s'étendit bientôt au delà de ses limites primitives; puis, tout à coup, dans l'espace d'une nuit, toute trace d'infiltration sanguine disparut et la tache lie de vin fut brusquement remplacée par une eschare cutanée du blanc le plus pur. Jalaguier nous rapporte trois observations semblables.

La *gangrène sèche* constitue ce que l'on appelle parfois *momification* des tissus. L'artère est oblitérée; il n'y a plus apport sanguin et les éléments anatomiques meurent faute d'aliments, mais les lymphatiques, les veines et les capillaires restent perméables et les liquides de la région sont facilement absorbés. Si l'on se rappelle l'évaporation incessante qui se fait à la surface des téguments, on comprendra comment la peau devient sèche et parcheminée; elle prend la consistance de la corne et même sa transparence; au-dessous se dessinent les tendons et les saillies osseuses; aucune mauvaise odeur ne s'exhale; les tissus semblent avoir conservé leur structure; ils n'auraient perdu que leur liquide de constitution.

La *gangrène humide* est caractérisée par des phénomènes inverses : les liquides s'accumulent dans les tissus, qui se putréfient et exhalent une odeur horrible; la région est tuméfiée; la peau, où apparaissent les veines comme un réseau rouge, bleu ou brun, est pâle, livide ou d'une coloration gris-terne; elle se couvre de phlyctènes d'où s'écoule un liquide roussâtre; puis elle se ramollit, se désagrège et la mortification survient; tantôt elle se fait par ilots isolés dont les contours irréguliers se dessinent en teintes spéciales, et tantôt elle atteint d'emblée une région tout entière dont la peau se résout en un magma sanieux.

Les recherches anatomiques des dernières années ne nous ont appris que peu de chose sur les lésions de la gangrène. La peau, dans la forme sèche, a conservé à peu près sa structure; on constate cependant qu'il s'est produit, dans les tissus, une accumulation de matières grasses; pour les uns, cette graisse aurait été mise simplement en liberté; pour les autres, M. Raynaud en particulier, elle proviendrait de métamorphoses des matières azotées. Les muscles, grisâtres et ramollis, ont perdu leur striation et les fibres se décomposent en corpuscules qui ne sont autres que les éléments sarceux de Bowman accumulés et empilés.

Les tubes nerveux, dont la myéline est coagulée et fragmentée, conservent pendant longtemps l'intégrité de leur cylindraxe, et c'est à cette persistance qu'on attribue les douleurs irradiées de membres dont la peau est totalement insensible. Demme a décrit, sous le nom de *corpuscules gangreneux*, des granulations pigmentaires qui, d'après Van Lair et Reynaud, seraient des cellules normales infiltrées des matières colorantes du sang. Ajoutons qu'on trouve encore des cristaux de cholestérine et d'acide gras, du phosphate ammoniaco-magnésien, du carbonate de chaux, du gaz ammoniac, de l'hydrogène sulfuré. Les organismes microscopiques pullulent dans le putrilage gangreneux et l'on y a signalé toutes les formes de vibrions, de bactéries et d'algues.

Symptômes. — Nous connaissons déjà quelques signes de la gangrène et l'aspect des tissus dans les formes humides et dans les formes sèches ; il reste à voir maintenant comment ces lésions évoluent, et nous allons décrire successivement les trois périodes du processus : la *mortification*, l'*élimination des eschares* et la *réparation*.

La *période de mortification* se caractérise par la formation des eschares ; nous avons vu plus haut la coloration spéciale que prend la peau dans les diverses formes, l'abaissement graduel de la température, l'odeur qui s'exhale du foyer et la perte de sensibilité des parties. Nous n'y reviendrons pas et dirons seulement que des douleurs très vives précèdent et même accompagnent certaines variétés de gangrène. C'est ainsi que pour ·la gangrène sénile, des crampes, des élancements, des irradiations presque intolérables· existent dans le membre malade et peuvent persister lorsque déjà la peau est devenue complètement insensible. On a donné à ce·phénomène le nom d'anesthésie douloureuse.

Lors de l'*élimination des eschares*, un cercle·rouge se forme sur le pourtour des plaques gangrenées ; sa largeur varie selon l'intensité de la réaction inflammatoire et peut atteindre plusieurs centimètres, mais, sous les pansements antiseptiques, on a vu, dans des cas heureux, tous les phénomènes se borner à l'apparition d'un liséré d'un millimètre à peine. A ce niveau, et juste à la limite du mort et du vif, un sillon se creuse du troisième au cinquième jour ; il gagne en profondeur et atteint le tissu cellulaire sous-cutané ; le derme élastique se rétracte alors et, entre l'eschare et la peau taillée à pic, existe une solution de continuité au fond de laquelle stagne une sérosité putride qui baigne des débris mortifiés.

Bientôt l'eschare soulevée par ces liquides infects et ces débris sanieux tombe, la plaie se déterge et met à nu la couche des granula-

tions. Rien n'est plus variable que le temps réclamé par la chute de
l'eschare : nous avons vu récemment une bande mortifiée, d'une
épaisseur de quelques millimètres et qui bordait les lèvres d'une incision faite au thermocautère pour une infiltration d'urine, se détacher
complètement et tomber au bout de quarante-huit heures, mais, par,
contre, des périodes de quinze et vingt jours sont loin d'être exceptionnelles : nous venons d'observer avec Verneuil une plaie opératoire
qui ne fut complètement détergée qu'au bout d'un mois.

La *période de réparation* ne présente pas de différences moins
grandes; on cite des cas où la cicatrice était déjà complète sous
l'eschare. Mais que de fois aussi la plaie s'est, pour ainsi dire, transformée en ulcère! Lorsque la perte de substance est large, l'organisme
ne peut pas toujours faire les frais d'une suppuration prolongée et
étendue; le malade meurt épuisé. D'ailleurs, nous savons déjà que
des cavités articulaires ont été ouvertes, des viscères mis à nu, que
de grosses artères et de grosses veines ont en leurs parois détruites
lors de la chute d'eschares profondes, et nous n'avons pas besoin
d'insister sur la série des accidents qui éclatent alors. Plusieurs de
ces gangrènes s'accompagnent de phénomènes généraux graves,
d'ordinaire ceux de la septicémie et de l'infection purulente. Nous
ne retracerons pas de nouveau le tableau de ces complications.

Diagnostic. — Nous examinerons ici les principales variétés de
gangrène en n'insistant d'ailleurs que sur les différences qu'elles
peuvent présenter. Encore laissons-nous de côté les gangrènes de
causes externes dont nous avons rapidement esquissé les contours
à propos des contusions et des septicémies, des brûlures et des froidures. Nous ne parlerons que des gangrènes improprement appelées *spontanées*, les gangrènes par *artérite*, — l'ancienne gangrène
sénile, — les gangrènes par *embolie*, une affection singulière décrite
par Maurice Raynaud sous le nom d'*asphyxie locale des extrémités;*
les gangrènes par *ergotisme*, les gangrènes *des fièvres graves* et les
gangrènes *diabétiques*.

La gangrène *sénile* n'est pas toujours une affection de la vieillesse;
on la rencontre aussi, rarement il est vrai, chez les adultes et même
chez les enfants. Elle se développe aux extrémités, surtout aux
orteils; mais les doigts et les mains, les oreilles, le nez et la verge en
sont parfois le siège. Sa pathogénie est encore obscure; il est pro-

bable que les altérations des parois artérielles jouent un rôle important dans sa production; les calcifications, les athéromes habituels
chez les vieillards diminuent le calibre des vaisseaux à sang rouge;
des caillots se forment qui oblitèrent le calibre du canal.

De fait, l'apparition de cette forme de gangrène chez les gens,
même jeunes, qui abusent des boissons spiritueuses, cause fréquente
de l'athérome, plaide en faveur de cette opinion : c'est dans cet ordre
d'idées que Jeanroy faisait de la gangrène sénile « la gangrène des
riches ». Mais cette qualification n'a plus de valeur à notre époque où
l'alcool est de toutes les classes. Nous avons observé, chez un vieillard de quatre-vingt-cinq ans, une gangrène de la verge : l'artère
dorsale avait la rigidité d'un tuyau de pipe; l'autopsie cependant ne
révéla ni embolie, ni thrombose dans le vaisseau rétréci.

Le malade éprouve tout d'abord des fourmillements, une sensation
de froid, des crampes vers l'extrémité qui se gangrène; des douleurs
très vives se déclarent, surtout pendant la nuit, semblables à celles
que produiraient une morsure, un écrasement. Elles peuvent persister même après la mortification, et c'est surtout dans cette forme
qu'on a observé l'anesthésie douloureuse. Bientôt en un point, au
niveau du gros orteil, le plus souvent, la peau devient terne, livide,
marbrée de taches bleuâtres et parfois se recouvre de phlyctènes; la
gangrène alors semble devoir être humide, mais en général les téguments ne tardent pas à se dessécher ainsi que les tissus sous-jacents
qui s'affaissent, les parties se racornissent et les téguments bruns,
parcheminés, sont directement appliqués sur les os dont les moindres
saillies se dessinent.

Il n'y a pas de limites nettes entre le mort et le vif; d'ailleurs, le
sphacèle est souvent progressif, il gagne peu à peu le pied, la jambe.
même la cuisse, et des mois sont quelquefois nécessaires avant que
le sillon d'élimination se creuse. Non seulement les artères ne bat-
tent plus au niveau de la région mortifiée, mais les pulsations de la
crurale, par exemple, ne sont pas toujours perçues à la racine du
membre. Si telle est la marche habituelle de la gangrène sénile,
ajoutons toutefois qu'on a observé des mortifications rapides, une
délimitation et une séparation prompte des eschares avec une réaction
inflammatoire et des phénomènes généraux d'intensité variable, en un
mot tout ce qui caractérise l'évolution de la gangrène humide.

La gangrène par *embolie* a les plus grandes analogies cliniques avec la gangrène sénile : mêmes engourdissements, mêmes crampes, mêmes douleurs vives et, dans la plupart des cas, même momification graduelle des tissus. Mais ici les phénomènes éclatent brusquement : tout à coup la peau devient pâle, la température s'abaisse pour se relever d'ailleurs et monter de 3 et même 4 degrés au-dessus de la température de la région correspondante. Broca, qui a signalé ce phénomène, l'explique par un développement exagéré de la circulation périphérique ; le sang qui ne peut plus passer dans les vaisseaux profonds parcourt les vaisseaux superficiels et échauffe les téguments.

Les battements ont cessé dans l'artère, dont le cordon induré roule sous le doigt ; déjà des marbrures se forment, des eschares se délimitent, recouvertes parfois de phlyctènes. Dans cette première période on ne saurait dire si la gangrène sera humide ou sèche, mais d'ordinaire la forme sèche prend le dessus. D'ailleurs, on a vu parfois, même après les phénomènes les plus alarmants, la chaleur revenir, les douleurs cesser, les battements artériels renaître : la circulation collatérale s'est rétablie, et avec elle la nutrition du membre : la gangrène a été conjurée.

La brusquerie des accidents, leur marche et leur terminaison s'expliquent bien par la pathogénie : un caillot chassé par le cœur pénètre dans les artères et s'arrête lorsque son diamètre dépasse celui du canal qu'il parcourt ; la circulation se suspend dans toute l'étendue du territoire irrigué par ce vaisseau. Si les branches collatérales, grâce à leurs anastomoses, parviennent à ramener le sang dans les tissus ischémiés, la gangrène imminente sera évitée, mais si le liquide nourricier n'arrive plus jusqu'aux éléments anatomiques par ces voies détournées, la mortification est fatale.

Quant au caillot, souvent à cheval sur l'éperon qui existe à la bifurcation des artères, il se complète par un coagulum qui remonte jusqu'à la première collatérale importante. Il provoque une endartérite grâce à laquelle il adhère bientôt à la membrane interne. Son centre se ramollit en un liquide crémeux pris pendant longtemps pour du pus. Puis des bourgeons partent de la membrane interne enflammée et envahissent peu à peu le caillot qu'ils résorbent ; ils se rencontrent, se fusionnent et leur tissu rétractile transforme, en fin de compte, l'artère en un cordon fibreux. C'est en ce sens qu'il faut comprendre la vieille hypothèse de l'organisation du caillot.

La *gangrène symétrique des extrémités*, isolée pour la première fois et bien décrite par Maurice Raynaud, a une physionomie tout à fait particulière et s'éloigne beaucoup des formes de gangrène dont nous avons parlé ou qui nous restent à décrire. L'affection débute d'ordinaire au niveau d'un doigt qui devient blanc, froid, insensible surtout à son extrémité ; il paraît complètement exsangue, et ce « doigt mort », comme on l'appelle, demeure en cet état une heure ou deux ; puis le sang pénètre de nouveau le vaisseau ; la sensibilité, la chaleur et la coloration reviennent, parfois d'une façon exagérée, et cette réaction s'accompagne souvent d'une vive douleur. C'est là le premier degré, celui de la *syncope locale*.

Dans le deuxième degré, l'*asphyxie locale*, la peau est bleuâtre, violacée, semblable à celle des engelures, marbrée de taches livides ; la température est très abaissée, la sensibilité nulle, et cependant le malade éprouve des douleurs insupportables. Mais ici encore, au bout de peu de temps la réaction se fait, le sang circule de nouveau et tout rentre dans l'ordre. Syncope et asphyxie ne sont malheureusement que le prélude d'un troisième degré, la *gangrène*, qui d'ailleurs peut se montrer d'emblée :

Sur les téguments marbrés et livides des extrémités se dessinent de petites eschares superficielles qui, parfois, se recouvrent de phlyctènes dont l'épiderme s'enlève et laisse à nu de légères ulcérations ; les démangeaisons, les fourmillements, les douleurs augmentent ; puis la peau devient insensible, dure, épaisse, rigide ; le bout du doigt, flétri et chagriné, s'effile et un sillon se creuse entre le mort et le vif, mais la réaction inflammatoire est souvent presque nulle, et un long temps est nécessaire avant que la séparation se fasse. Encore, d'habitude, les points gangrenés sont-ils petits et peu profonds ; ils tombent successivement et le derme exulcéré se recouvre de croûtes noirâtres ; le processus est d'une lenteur infinie.

Cette affection bizarre atteint surtout les doigts et les orteils ; elle est presque toujours symétrique, et non seulement les deux mains et les deux pieds sont pris, mais les lésions siègent sur les phalangettes des doigts correspondants. On observe encore la gangrène du nez et des oreilles ; Maurice Raynaud l'a vue aux deux talons. Les femmes névropathes et lymphatiques, de vingt-cinq à trente ans, sont plus souvent frappées que les hommes ; on a signalé quelques cas chez les enfants. Le froid peut être une cause occasionnelle, puissante, mais lorsque l'affection est déclarée, les chaleurs de l'été ne l'arrêtent pas. C'est par un spasme vasculaire des petits vaisseaux que Raynaud explique les phénomènes ; lorsque la contraction est de courte durée, on a le doigt mort ; si elle siège sur les artérioles, les veines se congestionnent, et l'on a l'asphyxie locale ; enfin si le spasme persiste un long temps, c'est la gangrène qui se produira.

Cette théorie ne nous dit pas grand'chose d'ailleurs sur la cause de cette affection, qui a dû être confondue bien souvent avec la *sclérodactylie ;* les deux tableaux sont identiques en plusieurs points. Nous avons vu, récemment, une malade considérée par plusieurs chirurgiens de marque comme atteinte d'asphyxie locale et chez laquelle Charcot découvrit cette raideur et cet amincissement particulier des lèvres, cet effilement du nez, cette rigidité des paupières qui constituent « le masque sclérodermique » : on put écarter le diagnostic de gangrène symétrique des extrémités.

La *gangrène par ergotisme* était autrefois fréquente dans plusieurs régions de la France où elle revêtait souvent un caractère épidémique ; elle a presque disparu depuis que, dans l'alimentation, le froment tend partout à remplacer le seigle. Ses caractères sont bien nets : elle se déclare aux extrémités et de préférence aux membres inférieurs, où l'intoxiqué éprouve d'abord une lourdeur très grande, une faiblesse extrême, de l'engourdissement, des crampes, de véritables contractures, une chaleur intense et une hyperesthésie telle que le moindre contact est douloureux. Mais bientôt cette sensibilité exagérée s'émousse et fait place à de l'anesthésie ; la peau est froide, livide, marbrée et des phlyctènes la recouvrent ; les battements artériels ont cessé au niveau du pied et même au-dessus, dans les vaisseaux de la jambe et parfois de la cuisse.

Les parties mortifiées se dessèchent et ne tombent qu'au bout d'un temps très long ; d'habitude, c'est au niveau d'une articulation que le mort se sépare du vif : il faut noter que les vaisseaux oblitérés, peut-être par contracture, ne donnent jamais de sang à la chute des eschares. Des phénomènes généraux graves apparaissent : vertige, délire, douleurs intenses, insomnie prolongée ; la peau est sèche en dehors des régions atteintes ; le pouls est à peine perceptible.

On admet d'ailleurs que l'ergot de seigle agit par ses effets sur les fibres musculaires lisses et, en particulier, sur celles des artères, dont il provoque la contracture. Il y aurait donc obstacle au cours du sang, dont la composition altérée, du reste, serait peu propre à la nutrition des éléments anatomiques.

Les *gangrènes des fièvres* forment un groupe mal défini et d'une étiologie obscure et diverse. Surtout fréquentes après les fièvres septiques, la fièvre typhoïde en particulier, la scarlatine, la variole, la rougeole, le choléra, la peste, les affections puerpérales, ces gangrènes se manifestent souvent par des eschares qui apparaissent au sacrum, au grand trochanter, aux malléoles, aux talons, points où des parties molles peu épaisses sont comprimées entre le squelette et le plan du lit. La pathogénie de ces eschares est des plus complexes et l'on fait intervenir la mauvaise qualité du sang, les traumatismes répétés subis par les tissus, l'irritation, l'inflammation même que provoque souvent le contact des matières fécales et de l'urine. On a observé aussi de véritables gangrènes siégeant le plus souvent aux extrémités inférieures et qui semblent dues à quelque thrombose ou à quelque embolie provoquées, dit-on, par une plus grande coagulabilité du sang.

La *gangrène des diabétiques* a été décrite, en 1852, par Marchal de Calvi, qui démontra l'influence de la glycosurie sur le furoncle, l'anthrax, les phlegmons diffus. Chez le diabétique le moindre traumatisme devient prétexte à mortification, sans doute parce que les tissus ne reçoivent plus qu'un sang vicié et peu apte à nourrir les éléments anatomiques. Cette gangrène se développe dans les points enflammés, dans ceux que désorganise une violence extérieure. Les plaies opératoires n'y échappent pas et l'on sait combien doit être réservé le pronostic des opérations pour ceux dont les urines renferment une notable quantité de sucre. Lorsque la mortification se développe sans traumatisme, c'est d'habitude aux membres inférieurs qu'elle apparaît; souvent la pression d'une chaussure suffit pour qu'elle se montre. Elle est presque toujours humide et d'une évolution très rapide; un cercle inflammatoire marche au-devant des plaques sphacélées et prépare la mortification. Dans certains cas, cependant, les phénomènes sont moins actifs, mais la cicatrisation de la perte de substance est toujours des plus lentes.

Traitement. — Le traitement, fort précaire le plus souvent, varie selon la variété de gangrène. Lorsque la mortification dépend d'une altération du sang, il faut, autant que possible, s'attaquer tout d'abord à la cause; c'est ainsi que, dans l'ergotisme, on se hâtera de supprimer, de l'alimentation des malades, l'usage des farines empoisonnées par l'ergot de seigle; dans le diabète, une thérapeutique rationnelle abaissera le taux du sucre, et par cela seul les accidents s'apaiseront parfois. On a cité des cas d'ulcères invétérés qui ont été guéris par une saison de Vichy; bien des interventions chirurgicales ont été rendues innocentes chez des diabétiques par une médication alcaline antérieure. Chez les cardiaques et les albuminuriques, le traitement général devra précéder ou accompagner le traitement local de la gangrène. Enfin on n'oubliera pas que l'emploi rigoureux de la méthode antiseptique a fait presque complètement disparaître les érysipèles foudroyants si fréquents autrefois dans les traumatismes graves, les contusions profondes et les broiements des membres.

Lorsque la gangrène s'est déclarée, il faudrait autant que possible limiter la marche de la mortification; dans les sphacèles de cause traumatique, dans les inflammations des tissus bridés par des aponévroses, de larges incisions ont parfois réussi à modérer les phénomènes en supprimant l'étranglement des parties. Dans les gangrènes spontanées, la thérapeutique est bien impuissante : on a conseillé jadis le quinquina comme un spécifique, puis l'opium qui, s'il ne supprime pas les contractures artérielles et l'obstacle à la circulation du sang, a du moins le mérite de calmer les douleurs. Les liquides excitants, les fomentations, les frictions avec les herbes aromatiques, l'alcool, tous les baumes, puis l'électricité, les bains d'oxygène, ont été tour à tour préconisés; mais leur efficacité est encore à démontrer. On en sera donc réduit à essayer de modérer par les moyens ordinaires la réaction inflammatoire trop vive qui pourrait accompagner la chute de l'eschare; on désinfectera la plaie avec les antiseptiques et on surveillera la granulation. Les forces du malade devront d'ailleurs être soutenues par une alimentation appropriée à l'état général.

II

DES ULCÈRES.

On appelle *ulcère* une perte de substance à surface fongueuse ou suppurante et sans tendance à la cicatrisation.

Il n'est pas toujours facile de dire quand commence l'ulcère et quand finit la plaie, et, pour J.-L. Petit, lorsqu'une plaie ne se réparait pas en vingt ou trente jours, elle prenait le nom d'ulcère. Il y a bien là quelque exagération, mais nous devons reconnaître que la *persistance* de la solution de continuité est l'élément capital de la définition et nous ne prétendrons pas, avec les anciens pathologistes, que pour qu'il y ait ulcère, le processus destructeur doit être *spontané*, car entre l'ulcéré classique, né au membre inférieur sans cause bien appréciable, et la perte de substance qui succède à un traumatisme et dure des mois et des années sans guérir, où donc est la différence clinique?

Les ulcères ont été connus et décrits de tout temps, mais à la fin du siècle dernier leur étude a fait un grand pas, surtout en Angleterre, avec les travaux de Benjamin Bell, d'Underwood et de Baynton; en France, Roux, Ph. Boyer, Richerand, les auteurs du Compendium s'en sont occupés et cette question a été souvent traitée dans les concours d'agrégation; les thèses de Rigaud et de Sappey en font foi. Dans ces derniers temps, la pathogénie en a été vivement éclairée, d'abord par les recherches de Verneuil, puis par celles de Terrier, Quénu et Schreider.

Division et étiologie. — Benjamin Bell, le premier, a divisé les ulcères en *locaux* et en *diathésiques*. Les ulcères diathésiques ne nous occuperont pas ici; on doit les étudier avec les maladies dont ils sont une des manifestations : le cancer, la syphilis, la scrofule, le diabète, le scorbut ou la morve, pour ne citer que les plus fréquentes. Les ulcères locaux renferment eux-mêmes deux groupes : les ulcères *symptomatiques* provoqués par une lésion de voisinage, une ostéite profonde, une arthrite, un corps étranger retenu dans les tissus, et les ulcères *simples* que les auteurs du Compendium définissent : ceux qui ne sont ni symptomatiques ni diathésiques.

Ces ulcères simples, les seuls que nous étudierons, ont pour siège habituel le membre inférieur et particulièrement la jambe. La circulation y est, en effet, plus difficile, puisque le sang doit lutter contre la pesanteur. Aussi, d'après Gerdy, les gens de haute stature sont-ils plus souvent atteints. De même ceux dont le métier exige l'immobilité dans la station verticale, laquais, cuisiniers, scieurs de long, serruriers, imprimeurs, forgerons. La plupart du temps, ainsi que l'a montré Pouteau et que l'ont confirmé Richerand, Philippe Boyer, Parent-Duchâtelet et Blandin, c'est le membre gauche qui est frappé. Pouteau voyait là l'influence de la compression de l'S iliaque sur la veine qui se dilate ; des varices récurrentes se forment, l'œdème apparaît et les ulcères se creusent. Richerand invoquait la faiblesse congénitale du membre gauche et Boyer l'habitude qu'ont les ouvriers de porter en avant, pour agrandir leur base de sustentation, la jambe gauche, de ce fait plus exposée aux violences extérieures.

Les ulcères sont plus fréquents chez les hommes que chez les femmes adonnées, du reste, à des travaux moins pénibles. C'est de trente à cinquante ans qu'ils apparaissent de préférence et surtout chez les arthritiques : l'importance pathogénique des varices est telle que les ulcères simples sont souvent appelés ulcères variqueux. Ce n'est point, d'ailleurs, sur les membres parcourus par de grosses veines saillantes, ampullaires, par des varices « en tête de Méduse » que se développent les ulcères. On avait depuis longtemps remarqué que, dans ces cas, les plaies n'ont aucune tendance à rester ulcéreuses et, pour beaucoup, l'œdème est la condition nécessaire de la gangrène moléculaire. Verneuil a montré depuis longtemps que les varices profondes, d'une part, et, d'autre part, les phlébectasies superficielles ténues sont les plus dangereuses. N'est-il pas de toute évidence que les altérations des petits vaisseaux retentissent bien plus directement sur la nutrition des éléments anatomiques, non comme le voulait Hunter, parce que l'équilibre entre le double mouvement d'assimilation et de désassimilation se trouve rompu au profit de la désassimilation, mais parce que les cellules mal nourries meurent et se désagrègent ?

Schreider insiste beaucoup sur l'influence de la *dégénérescence athéromateuse des artères* qui vient s'ajouter aux lésions veineuses ; d'après lui, tous les malades atteints d'ulcères ont les artères malades ; la palpation des vaisseaux superficiels à sang rouge, l'auscul-

tation du cœur, l'examen attentif des tracés sphygmographiques,
ont prouvé des altérations indiscutables dans toutes ses observations.
D'après Quénu et Terrier, — et nous-même avons publié avec
Gombaud un fait qui prête un appui sérieux à cette opinion, — il
faut invoquer encore des lésions nerveuses : les ulcères seraient analogues au mal perforant, aux pertes de substances trophiques qui se
développent sur les tissus dont les nerfs ont été altérés. Quénu
a démontré la dégénérescence des cordons nerveux dans les cas
d'ulcères et, après avoir établi que les ulcères simples sont les
compagnons habituels des varices superficielles ou profondes, il
ajoute : Au bout d'une période plus ou moins longue, les veines des
nerfs finissent par subir la dégénérescence commune ; elles se dilatent, deviennent variqueuses. Les varices des nerfs s'accompagnent
d'une périphlébite qui provoquera elle-même une névrite interstitielle
chronique.

Anatomie pathologique. — Les ulcères de la jambe sont à peu
près les seuls dont on ait étudié la texture. A leur niveau, le derme,
le tissu cellulaire sous-cutané et le périoste se confondent en une
couche homogène, d'un gris translucide, formée d'éléments embryonnaires parcourus par des fibres conjonctives rares, de substance amorphe en très grande abondance et d'anses vasculaires
ombreuses dont la rupture fréquente provoque des dépôts sanguins
qui piquent de points rouges les tissus lardacés. Au-dessous est l'os,
fréquemment atteint par les diverses formes de l'ostéopériostite.
Rarement destructive, l'inflammation détermine le plus souvent une
augmentation de volume ; la diaphyse est alors légère, spongieuse,
recouverte d'ostéophytes ; dans des cas très rares, son tissu est dur,
éburné, le canal médullaire oblitéré ou rétréci.

Dans la jeunesse, lorsque les épiphyses ne sont pas encore soudées,
l'os peut s'accroître en longueur et l'emporter sur son congénère
de deux à trois centimètres ; les ostéophytes sont plus abondants, une
véritable diathèse osseuse peut se manifester qui se traduit par
l'ossification des aponévroses, des ligaments, des gaines vasculaires
et nerveuses, enfin de tout le tissu fibreux de la jambe. Nous
avons publié des observations qui mettent ces points en évidence.
Enfin, six fois sur six observations, Quénu a trouvé des altérations
nerveuses « variant d'une simple dilatation variqueuse des vaisseaux
du nerf avec hyperplasie peu considérable du tissu conjonctif péri-

fasciculaire, jusqu'à un étouffement du tissu nerveux par une sclérose à la fois extra et intrafasciculaire avec formation, dans l'épaisseur du cordon nerveux, d'un véritable tissu caverneux. »

Symptômes. — On n'assiste que rarement au début de l'ulcère ;
parfois un traumatisme léger, une excoriation, la rupture d'une
varice, un furoncle, un anthrax précèdent son apparition ; parfois,
sur la peau où existent déjà, comme l'a vu Terrier, des troubles de la
sensibilité, une bulle, une phlyctène remplie d'un liquide limpide
ou trouble se crève qui laisse à nu les papilles du derme ; parfois
les téguments changent de couleur, se sèchent et se pigmentent de
taches jaunes, brunes ou rouges ; un prurit incommode, une démangeaison insupportable se fait sentir, le malade se gratte, enlève l'épiderme et c'est le premier stade de la perte de substance ; parfois
enfin, une véritable plaie, d'abord bourgeonnante, voit se suspendre
le processus réparateur ; la couche granuleuse devient chaude, douloureuse, la peau environnante est luisante, de petites eschares se
forment et agrandissent la solution de continuité, tantôt régulièrement arrondie, et tantôt comme découpée par des anses et des pres-
qu'îles.

Lorsque l'ulcère est constitué, ses lèvres, pour peu qu'elles s'enflamment, sont boursouflées, déjetées en dehors, et la profondeur
ainsi que l'étendue de la perte de substance en semblent très aug-
mentées. Le plus souvent les bords sont taillés à pic, rarement décollés ; ils surplombent un fond saignant, grisâtre, anfractueux, avec
des saillies rouges et ecchymotiques et des dépressions remplies d'une
matière pultacée ou diphtéroïde ; cette surface est tantôt aride et
sèche, tantôt baignée d'une substance ichoreuse, sanguinolente, putride et d'une odeur nauséabonde. Les os sous-jacents sont élargis,
parsemés de saillies souvent volumineuses, de véritables exostoses
qui ont été prises parfois pour des lésions syphilitiques. Autour de
l'ulcère, on constate un épaississement de l'épiderme, une incurvation et une déformation des ongles, une pigmentation de tout le
membre et une hypertrophie des poils. Enfin Terrier a montré qu'il
existait sur le pourtour de la perte de substance des troubles constants de la thermo-sensibilité et de la sensibilité générale qui, d'ailleurs, « ne se correspondent pas toujours et il peut y avoir hyperesthésie à la piqûre avec anesthésie au chaud et au froid ».

Les ulcères évoluent sans douleur et, sauf dans quelques cas sur

lesquels nous aurons à revenir, ils ne gênent guère les malades que
par une certaine lourdeur du membre, par des saignements au
moindre traumatisme et surtout par un suintement ichoreux et
fétide. Ils persistent indéfiniment, mais avec des alternatives d'amélioration et d'aggravation; il n'est pas rare de voir, sur les bords,
le liséré cicatriciel, dont l'extension rétrécit la perte de substance,
s'agrandir et gagner vers le centre lorsque la santé générale s'affermit
et que la jambe est maintenue dans le repos horizontal, tandis que
ce même liséré se détruit au moindre prétexte, lors d'un embarras
gastrique par exemple, ou bien si le patient se livre à un exercice
plus fatigant. Cependant la réparation totale peut se faire et on voit
se former une cicatrice blanche, lisse, glabre, sèche, intimement unie
à l'os sous-jacent et dont la pâleur contraste avec la pigmentation de
la peau voisine, épaisse, brune ou noire, très souvent eczémateuse
et recouverte de croûtes et d'amas épidermiques. La guérison spontanée a parfois été le fait d'un érysipèle. Entre autres observations de
ce genre, nous pourrions citer celle de Nicholls, qui vit un ulcère,
vieux de quinze ans, se cicatriser à la suite d'un érysipèle phlegmoneux.

Complications. — Elles impriment à l'ulcère un aspect ou une
évolution particulière. C'est ainsi que la perte de substance *s'enflamme* souvent; ses bords deviennent rouges, chauds, douloureux,
tuméfiés; ils se décollent; la peau qui les limite est tendue et luisante; son fond est violacé et ses bourgeons charnus, turgescents,
donnent du sang et du pus. Lorsque cet orage se calme, on constate
que les limites de l'ulcère se sont fort agrandies. On cite cependant
des faits où un érysipèle, un plegmon diffus ont débarrassé certains
malades d'ulcérations rebelles de la jambe. L'ulcère est *phagédénique*
lorsqu'au lieu de rester stationnaire il tend sans cesse à s'accroître.
Cet envahissement progressif se fait surtout par *gangrène* et, dans
ces cas, l'odeur des liquides exsudés est vraiment repoussante.
L'ulcère est *fongueux* lorsque sa surface se recouvre de bourgeons
charnus exubérants qui n'ont d'ailleurs aucune qualité cicatricielle et
qui rappellent les productions des synoviales dans les tumeurs
blanches.

L'ulcère *vermineux* est celui dans lequel des insectes ont déposé
leurs œufs et où des larves se développent; il est *atone* lorsque
son fond est presque lisse, sans bourgeons charnus, pulpeux, gri-

sâtres, lorsque le liséré cicatriciel reste stationnaire; il est *calleux* lorsque les bords de la perte de substance sont exubérants, durs, infiltrés; une prolifération abondante de cellules dermiques et épithéliales a dû se faire qui surélève les lèvres au-dessus du fond de l'ulcère recouvert de plaques cicatricielles entre lesquelles s'ouvrent des crevasses d'où s'écoule un liquide ichoreux. Enfin l'ulcère est *irritable* lorsque le moindre contact y réveille des douleurs; la peau avoisinante est toujours hyperesthésiée. Cette variété se rencontre surtout chez les femmes nerveuses, et peut-être faut-il appliquer à ces ulcères ce que Broca dit des mamelles irritables : ce n'est pas l'ulcère, c'est la femme qui est irritable.

Diagnostic. — L'ulcère en lui-même n'est point d'un diagnostic difficile, mais il faut savoir distinguer l'ulcère simple des ulcères symptomatiques et diathésiques. Des premiers nous ne parlerons point : l'examen attentif de la région, l'introduction d'un stylet, permettront de reconnaître les lésions profondes osseuses ou articulaires, le corps étranger qui s'oppose à la réparation de la perte de substance. Il est souvent malaisé de remonter aux causes de l'ulcère diathésique : ceux que provoque la *syphilis* et qui résultent de la suppuration d'une gomme des membres sont moins étendus, creusés jusqu'aux muscles, à bords taillés à pic; il existe souvent des antécédents syphilitiques, des traces d'éruptions anciennes; l'efficacité rapide du mercure et de l'iodure établirait au besoin le diagnostic. Les mêmes raisons permettront de séparer l'*ulcus elevatum tertiaire* décrit par Verneuil des ostéophytes que l'ostéomyélite consécutive aux ulcères peut développer sur l'os.

L'ulcère *scrofuleux* est atone, à bord décollés, bleuâtres; il y a des signes actuels ou anciens de strume. L'ulcère *scorbutique* se caractérise par les taches de purpura, l'état des gencives; l'ulcère *diabétique,* en dehors de son caractère gangreneux, de son apparition fréquente à la suite d'un anthrax, d'un phlegmon, a comme signe pathognomonique la présence du sucre dans l'urine. Nous ne séparons pas, on l'a vu, les ulcères *simples* des ulcères *variqueux :* les varices sont la cause la plus fréquente de l'ulcère simple, mais il peut exister sans elles. C'est ainsi que dans certaines hyperostoses du tibia, les téguments distendus par l'os, à peine doublés d'une petite quantité de tissus cellulaires, mal nourris, profiteront pour s'ulcérer de la moindre excoriation, du plus léger traumatisme;

ces cas sont exceptionnels, et l'absence de varices superficielles ne doit pas faire rejeter l'idée d'ulcère variqueux : l'ulcère est souvent sous la dépendance de varices profondes.

Traitement. — Les moyens préconisés pour combattre les ulcères simples sont presque innombrables et nous n'essayerons pas d'énumérer les topiques dont on a tour à tour vanté l'excellence. Comme le repos, le repos horizontal surtout, suffit dans certaines ulcérations peu graves pour amener la guérison, on peut imaginer par avance les succès faciles qu'obtiendront, dans ces cas, tous les baumes et tous les emplâtres. Aussi, parmi tant de remèdes, nous citerons seulement ceux qu'a consacrés une longue expérience.

En premier lieu et quel que soit le traitement que l'on emploiera, il faut prescrire le repos au malade; la jambe où siège l'ulcère sera mise sur un coussin élevé de façon que le pied soit plus haut que la racine du membre; le sang veineux circulera plus facilement, et l'œdème consécutif à la stase ainsi que l'inflammation, s'il en existe, disparaîtront bien vite. Lorsque l'ulcère est bien détergé, on aura recours au pansement de Baynton, qui mérite la longue vogue dont il jouit : des bandelettes de diachylon ou d'emplâtre de Vigo, imbriquées sur la perte de substance, auront le double effet d'exciter la couche granuleuse et d'exercer une compression méthodique des plus salutaires. Ce procédé, importé d'Angleterre par Roux en 1814 et vulgarisé par Philippe Boyer, est resté classique dans les consultations externes de nos hôpitaux.

En Amérique, le Dr Martin, du Massachusetts, préfère à toute méthode l'usage d'une bande élastique longue de trois à quatre mètres et large de sept à huit centimètres, que le malade enroule autour du membre le matin « avant toute occupation, avant que les veines se soient distendues sous le poids de la colonne sanguine; on la serre juste assez pour qu'elle ne glisse pas, et ce sera suffisant, car dès que le pied repose sur le sol, la jambe augmente de volume par afflux du sang dans les veines. La bande reste en place toute la journée. Pour l'enrouler, on fait un tour au-dessus des malléoles, puis un tour en étrier sous le pied, et de là on remonte sur la jambe en spirales successives jusqu'au genou; chaque tour recouvre le précédent de dix à quinze millimètres ». Ce procédé aurait donné à l'auteur et à nombre de confrères américains de très remarquables succès.

Lorsque l'ulcère est atonique, on a recours aux excitants : les grands vésicatoires ont été préconisés ; on voulait leur faire jouer le rôle des « érysipèles curateurs ». On a ainsi obtenu des guérisons. En France, on use plutôt des cautérisations au fer rouge, des attouchements avec les solutions acides, le perchlorure de fer, le chlorure de chaux très étendu, le nitrate d'argent. Des anciens onguents, le styrax paraît seul avoir survécu. Lorsque ces moyens ont échoué, une intervention plus énergique est nécessaire, et l'on a obtenu quelques bons résultats par des incisions circonférencielles. L'ulcère est alors cerné par une ou deux séries d'incisions curvilignes qui traversent les tissus jusqu'à l'aponévrose ou jusqu'à l'os ; on voit d'ordinaire, après cette opération — qui agirait efficacement, suivant Quénu, en supprimant l'action des nerfs enflammés, — les bourgeons charnus devenir plus actifs et le liséré cicatriciel gagner le centre de l'ulcère.

Depuis les recherches de Reverdin, on use parfois des greffes épidermiques ou dermo-épidermiques ; on pratique même de véritables autoplasties pour guérir les ulcères invétérés. Ces divers procédés ne réussiront que si la surface ulcérée est manifestement bourgeonnante ; aussi faut-il souvent une période de préparation ; la jambe sera mise au repos, dans une position horizontale ; on excitera la couche granuleuse par des préparations appropriées. Puis lorsque la surface sera bien détergée, rose ou vermeille, on appliquera les îlots épidermiques et les lambeaux de derme que l'on maintiendra en place par des bandelettes de diachylon. Dans certains cas, on a vu des morceaux de peau rapidement détachés après une amputation et rapportés sur l'ulcère d'un autre individu, se réunir par première intention. Lorsque les circonstances s'y prêteront, on n'aura garde de manquer occasion pareille.

Disons enfin qu'il est des cas où toute thérapeutique semble inutile. Dès les premiers jours du traitement, on voit l'ulcère se rétrécir, et l'on espère ; mais au moindre prétexte, le liséré cicatriciel se fond, et on assiste pendant des mois et des années, selon la patience du sujet, à ces alternatives énervantes. L'amputation est alors indiquée ; elle l'est surtout chez les sujets jeunes, lorsque l'ulcère a provoqué des ostéopériostites intenses, une ossification de tous les tissus fibreux de la jambe ; la peau distendue et mal nourrie ne peut plus se cicatriser : l'ablation est le seul remède ; il l'est encore lorsque l'ulcère

est considérable et qu'il fait le tour du membre, car on ne peut plus
espérer une réparation suffisante des tissus ; la membrane cicatricielle, si elle parvenait à se former, ne serait ni durable ni solide.

III

DES FISTULES.

On appelle *fistules* des dépressions canaliculées et des conduits
anormaux d'origine congénitale ou pathologique.

Depuis les livres hippocratiques, leur étude générale a surtout été
faite d'après l'histoire particulière de la fistule à l'anus. Mais à la fin
du dix-huitième siècle, les descriptions se précisent avec le traité de
Percival Pott et le mémoire de Marvidez, couronné par l'Académie
royale de chirurgie. De nos jours, nous citerons les recherches de
Dupuytren, l'article de Marjolin dans le Dictionnaire en trente volumes ; puis le travail de Verneuil, publié en 1858, dans les
Archives de médecine. M. Pozzi nous donne un bon résumé de cette
question dans le dictionnaire de Dechambre.

Classification et étiologie. — Les fistules sont *congénitales* ou
accidentelles. Quelques fistules *congénitales* pourraient bien être
dues à des inflammations ulcéreuses et rentreraient alors dans le
cadre des fistules accidentelles ; mais ces cas, s'ils existent, doivent
être exceptionnels, et c'est par un arrêt de développement que l'on
explique les fistules congénitales. Celles du cou, bien étudiées par
Dzondi, Duplay et Cusset, ont pour origine la non-coalescence des
arcs branchiaux ; celles de l'ombilic, une persistance de l'ouraque ;
les fistules du rectum qui s'ouvrent dans le vagin ou dans la
vessie, un défaut dans le cloisonnement du cloaque de la période
embryonnaire ; les fistules de la région sacro-coccygienne décrites par
Heurtaux, Terrillon et Lannelongue, et celles de la région ano-coccygienne vues d'abord par nous, puis par Lannelongue, ont une
pathogénie encore douteuse, mais qui doit tenir à quelque vice dans
le développement de la colonne vertébrale et de la fente uro-géni-
tale.

Les fistules *accidentelles* sont divisées d'ordinaire en deux grandes
classes, celles qui se terminent en cul-de-sac au milieu des tissus, et

celles qui communiquent avec un conduit naturel ou une cavité. Les premières, les fistules *borgnes*, *non communiquantes*, sont *idiopathiques* lorsqu'elles succèdent à des abcès chauds ou froids, et *symptomatiques* lorsqu'elles dépendent d'une affection osseuse, d'un ganglion strumeux, d'un dépôt de tuberculose viscérale ou sous-cutanée, d'un corps étranger quelconque enclavé dans les chairs ou dans le squelette.

Les secondes, les fistules *complètes*, ou *communiquantes*, forment de beaucoup la classe la plus importante ; elles renferment deux catégories : celles qui s'ouvrent dans une cavité *séreuse*, fistules des gaines des tendons, des bourses sous-cutanées accidentelles ou naturelles, les fistules pleurales, péritonéales ou péricardiques, dont Marjolin a cité un cas, — et celles qui pénètrent dans une cavité muqueuse, tantôt au niveau d'un conduit excréteur, canal de Sténon ou de Wharton, canal cholédoque, urèthre ou uretère, tantôt dans un réservoir, sac lacrymal, vésicule biliaire, vessie, bassinet. Citons encore les fistules des voies aériennes, du tube digestif, œsophage, estomac, intestins et rectum, les plus fréquentes avec celles des organes génito-urinaires. Les fistules lymphatiques ne rentrent dans aucune de ces divisions et constituent une classe à part.

Pour qu'une fistule accidentelle s'établisse, certaines conditions sont nécessaires qui nous expliquent l'absence de réunion des parois de la perte de substance primitive. On invoque : 1° l'écartement des parois : si peu que le tissu cellulaire interposé à deux membranes se soit fondu, quand ces membranes sont rigides et maintenues par des adhérences à des plans osseux, cartilagineux ou aponévrotiques, le contact n'a pas lieu et la cavité reste béante ; n'est-ce pas ainsi que se forment les fistules de la fosse ischio-rectale et de l'espace pelvi-rectal supérieur ? De la même manière, dans les fistules pleurales, la paroi thoracique ne peut se rapprocher du poumon rétracté, et la fusion des deux feuillets séreux ne se fait pas ; — 2° la motilité des parties : si la contraction musculaire vient séparer constamment les surfaces bourgeonnantes, l'adhérence sans cesse contrariée ne pourra s'achever, et chaque paroi se cicatrisera de son côté ; n'est-ce pas de l'extrême mobilité du rectum que dépendent plusieurs fistules de la région anale ? M. Pozzi parle, dans sa thèse de doctorat, d'un abcès de l'extrémité inférieure du bras, entre l'humérus et le triceps; pendant plus de dix-huit mois, les contractions du muscle ont mis obstacle à l'oblitération de la cavité purulente; — 3° le passage du pus ou des liquides normaux contenus dans la cavité, les débris caséeux qui s'échappent de la coque d'un ganglion en dégénérescence tuberculeuse, les matières stercorales issues d'une ulcération intestinale, la salive du canal de Sténon, le pus et le mucus du sac lacrymal, l'urine du bassinet, de la vessie et de l'urèthre, qui, par leur action irritante et par leur action mécanique, s'opposent à la coalescence des parois; — 4º l'absence de plasticité des tissus; lorsque le derme est aminci, bleuâtre, privé de vaisseaux, l'adhérence des parois ne se fait pas. On comprend aussi combien l'état général du malade et ses diathèses influent sur la plus ou moins grande vitalité des éléments anatomiques. N'a-t-on pas vu, sur certains trajets, dans les fistules à l'anus, par exemple, se déposer incessamment des amas nouveaux de matière tuberculeuse? — 5° la rétraction cicatricielle des muqueuses; Verneuil a beaucoup insisté sur ce mécanisme particulier; c'est ainsi que pour les pertes de substance vésico-vaginales, la résorption de la substance amorphe écarte les lèvres de la solution de continuité si le bourgeonnement n'est pas considérable.

Anatomie pathologique. — Nous étudierons le trajet et les orifices de la fistule. Lorsque la fistule est *borgne*, elle n'a évidemment qu'un orifice tantôt muqueux, tantôt cutané; lorsqu'elle est *complète*, elle a deux orifices, bimuqueux, bicutanés, ou dont l'un muqueux et l'autre cutané, ce qui est la règle. L'orifice muqueux ou interne est en général unique, petit, arrondi; l'externe, ou cutané, est tantôt saillant, ouvert au centre d'un mamelon, tantôt enfoncé, « déprimé en cul-de-poule » et tantôt effacé, perdu dans un repli de la peau : il faut alors une attention extrême pour le découvrir. L'orifice des fistules borgnes externes est précédé, d'après M. Pozzi, ou d'une ampoule terminale plus ou moins large, ou d'un véritable clapier, canalicules anastomosés en réseau et où le pus s'accumule. La fistule est dite *en arrosoir* lorsqu'il existe un grand nombre d'orifices externes.

Le *trajet* est unique ou multiple; dans ce dernier cas on peut trouver de véritables galeries, parfois rectilignes, mais le plus souvent flexueuses, anastomosées entre elles, et où circulent le pus et les matières excrétées. Le tissu qui les entoure est friable, demi-transparent, lardacé; mais il peut être aussi fibreux, résistant; il crie sous le scalpel. Cette induration est due à la prolifération cellulaire que provoque l'irritation exercée sur la fistule par le pus. Aussi le trajet se révèle-t-il par une consistance et une rigidité qui contrastent avec la souplesse des tissus environnants; la palpation permet de le suivre dans le périnée lors des fistules à l'anus, à travers les enveloppes scrotales dans les épididymites tuberculeuses. La peau proprement dite est blanche ou rosée, lisse, analogue aux membranes muqueuses. Les examens histologiques de Joseph Renaut et de Legros montrent qu'elle est constituée par une trame dermo-papillaire, sans fibres élastiques, sans glandules, mais riche en vaisseaux et en cellules embryonnaires, et revêtue d'un épithélium pavimenteux stratifié.

Symptômes. — On ne saurait tracer un tableau général des fistules, car chacune emprunte à la région où elle se développe une physionomie spéciale et des caractères particuliers. Les causes qui les produisent sont tellement multiples que les symptômes précurseurs ne peuvent avoir entre eux la moindre analogie; le phlegmon de la fosse ischio-rectale ne peut rappeler en rien la lithiase qui ouvre les voies biliaires, l'accouchement qui sphacèle le bas-fond vésical, ou le bistouri qui sectionne le canal de Sténon. La nature de l'écoulement est aussi trop variable pour prêter à une description commune; ne voyons-nous pas suinter à l'orifice du pus ou du mucus, du lait ou de la bile, de l'urine ou de la lymphe, des matières stercorales ou des détritus tuberculeux?

Disons toutefois que certains de ces liquides exercent une action fort irritante et finissent par provoquer des érythèmes ou même des érysipèles. Cette complication s'observe souvent autour des fistules stercorales et sur la peau des cuisses dans les fistules vésico-vaginales. Par contre, il est des fistules absolument sèches, et dans ce genre nous citerons les fistules anales que provoque le syphilome ano-rectal et les dépressions congénitales des régions sacro-coccygienne et ano-coccygienne. L'évolution des fistules dépend de leur variété : les unes restent indéfiniment stationnaires; d'autres peuvent, à propos d'une inflammation, d'une amélioration de l'état général, marcher vers la guérison. Il en est dont un des orifices s'oblitère; du pus s'amasse alors, un abcès se déclare, et souvent un nouveau trajet se creuse. C'est ainsi que les fistules borgnes se transforment en fistules complètes.

Diagnostic. — Les fistules se reconnaîtront d'ordinaire sans difficulté : l'existence d'un orifice, d'un trajet que le stylet peut parcourir,
l'écoulement d'un liquide, permettront, en dehors même de commémoratifs, un diagnostic précis. L'existence de la fistule bien assurée,
on cherchera son origine et ses causes, le nombre des orifices, la
direction de son trajet, son étendue, — et la sonde de femme, le stylet
de trousse donnent, sur ces points, les renseignements les plus nets. Il
ne faudra pas oublier, d'ailleurs, que certaines fistules sont intermittentes : une pellicule cicatricielle se forme et recouvre l'orifice qui
échappe naturellement à toutes les investigations ; mais bientôt cette
fragile membrane se rompt, et le pus qui s'écoule révèle le siège du
trajet.

Traitement. — La première condition est de faire disparaître,
lorsqu'on le peut, la cause qui entretient la fistule ; l'extraction d'un
séquestre, d'un corps étranger quelconque, a souvent tari un clapier,
et l'on a vu des fistules persistantes de la joue, par exemple, du cou,
et même de la région claviculaire ou sternale, s'oblitérer comme par
miracle après l'arrachement d'une dent dont la racine cariée entre-
tenait la suppuration. La *compression* simple sur des trajets dont les
parois sont mécaniquement écartées, l'*immobilisation* dans d'autres
où les mouvements s'opposent à la coalescence, ont parfois amené
des guérisons rapides ; un bon air, une alimentation abondante, les
bains de mer ou sulfureux, suffisent encore lorsqu'un manque de plasticité des tissus, un lymphatisme exagéré, paralysent seuls le processus cicatriciel.

Mais lorsque les parois se sont organisées, lorsqu'un épithélium
les tapisse, les surfaces opposées ne peuvent plus s'unir ; pour
que l'adhésion se fasse, il faut détruire au préalable les revête-
ments cellulaires : les *injections irritantes*, la teinture d'iode, la
liqueur de Villate, empruntée à l'art vétérinaire, ont été préconisées
et ont donné de bons résultats ; la *cautérisation* avec une aiguille
rougie, la destruction des parois avec le thermocautère ou le couteau
galvanique, l'*extirpation* du trajet au bistouri, sont des moyens
beaucoup plus énergiques et plus sûrs. C'est ainsi que pour les
fistules congénitales du cou, la dissection attentive des parois de la
fistule est maintenant jugée le seul traitement efficace, et on doit la
pratiquer avec circonspection, car le conduit anormal côtoie presque
toujours la gaine des vaisseaux.

Ces considérations générales ne seront, d'ailleurs, d'aucune utilité pour le traitement de certaines fistules qui, nous l'avons déjà
dit, empruntent à la région où elles se trouvent des caractères tout
spéciaux. C'est ainsi que les fistules de l'extrémité inférieure du
rectum réclament un genre d'intervention particulier, à cause de la
présence de la fosse ischio-rectale; les fistules vésico-vaginales ont
une thérapeutique qui n'est pas celle de leur congénère la fistule
recto-vaginale. Les fistules stercorales de l'abdomen, les fistules
bilieuses, les fistules du canal de Sténon, ont suscité des procédés
opératoires à l'infini, dont la description serait ici déplacée. Nous les
étudierons à propos de chacune de celles dont nous aurons plus
tard à retracer l'histoire.

IV

DES CORPS ÉTRANGERS.

Depuis Delpech, on appelle *corps étrangers* tous ceux qui, bien
qu'enclavés dans nos tissus, ne participent pas ou ne participent plus
aux échanges nutritifs.

On en distingue deux grandes catégories : 1° *ceux qui viennent du
dehors*, et pour lesquels deux cas se présentent : ou ils ont été introduits volontairement ou par mégarde et à travers un orifice naturel,
dans le conduit auditif, par exemple, les fosses nasales, le pharynx, d'où
les contractions réflexes les conduisent dans l'œsophage, l'estomac et
les divers segments du tube digestif; dans les voies aériennes, dans
l'urèthre et la vessie, le vagin et le rectum; — ou bien ils pénètrent
par effraction de la peau et déchirure des tissus comme les projectiles
de guerre, balles, éclats d'obus, grains de mitraille ou de plomb;
les fragments de pierre ou de verre, les morceaux de bois, les épingles, les aiguilles, des paillettes de fer, des échardes.... nous pourrions allonger cette liste à l'infini.

2° *Ceux qui naissent ou qui se forment dans l'économie*, et il
serait facile aussi d'en multiplier les genres : tantôt ce sont des concrétions qui se déposent dans une cavité naturelle, calculs biliaires,
vésicaux, rénaux, prostatiques, uretérins et uréthraux, calculs sali-
vaires, égagropiles; tantôt ce sont des végétations particulières

dont le pédicule se rompt, corps étrangers des jointures, des bourses séreuses sous-cutanées, des gaines tendineuses, du péritoine ou de la vaginale; ou bien encore des polypes détachés, des exostoses ostéogéniques rompues par une violence quelconque et restées au milieu des .chairs.

Tantôt ce sont des segments de tissus séparés par un traumatisme ou par un processus inflammatoire; un fragment de cartilage articulaire désormais libre dans la synoviale, une esquille osseuse, un séquestre emprisonné dans une gaine d'os nouveau; tantôt ce sont des corps qui parcourent les voies digestives et qui, par ulcération ou déchirure des parois, quittent leur route naturelle, des morceaux d'os, des pépins, .des noyaux, des matières stercorales durcies; tantôt enfin ce sont des êtres vivants, tels que des entozoaires, des larves de mouches ou ces insectes des pays intertropicaux qui s'insinuent entre l'ongle et sa matrice.

Ces corps étrangers si disparates ne sauraient avoir une histoire commune; leur volume, leur nombre, leur forme, leurs propriétés, leur plus ou moins d'hygrométricité, leur consistance, leur solubilité, leur composition chimique sont autant de facteurs qui s'opposent à une description générale; les tissus où ils pénètrent, la région, l'organe où ils sont contenus ont une importance plus grande encore; il n'est pas indifférent qu'un os ou un muscle, un nerf ou une artère, le foie, le cerveau, les poumons, l'intestin, la vessie, le cœur soient atteints, et les phénomènes ne se ressemblent pas, si ces corps étrangers occupent les voies aériennes ou parcourent les voies digestives.

Il n'est pas besoin d'insister sur de pareilles évidences; aussi réservons-nous la description des corps étrangers pour le moment où nous étudierons les maladies des tissus et des organes. Ils n'inspirent plus du reste une aussi grande terreur qu'autrefois, et nous avons vu, à propos des plaies par armes à feu, que souvent, sous les pansements antiseptiques, ils provoquent une irritation de voisinage juste suffisante pour permettre la formation d'une membrane d'enkystement. Ils demeurent alors au milieu des tissus sans grand dommage pour celui qui les porte.

CHAPITRE IV

MALADIES VIRULENTES.

Les *maladies virulentes* sont provoquées par l'introduction dans l'organisme d'une substance appelée *virus*, que les recherches contemporaines assimilent aux ferments. Les virus seraient donc toujours constitués par des êtres microscopiques se multipliant avec une rapidité telle, qu'en peu de temps ils peuvent infester tous les liquides et tous les solides de l'économie.

L'existence de ces microbes n'a pas été d'ailleurs prouvée dans toutes les maladies que la clinique accepte comme virulentes. La démonstration rigoureuse de l'origine microbienne d'une affection quelconque exige, depuis les travaux de Pasteur, l'isolement des germes par des cultures successives, puis la reproduction de la maladie par l'inoculation et l'ensemencement de ces germes. Cette série de preuves n'a guère été fournie que pour les septicémies, la tuberculose, la morve et le charbon. Nous connaissons déjà la septicémie ; nous allons étudier ici les affections charbonneuses dont on distingue trois variétés : la *pustule maligne*, l'*œdème malin* et le *charbon malin* ; puis la *tuberculose*, à laquelle nous relierons la description des anciens *abcès froids*. Quant aux autres maladies virulentes, nous les laisserons de côté : elles sont surtout du domaine de la pathologie médicale.

I

PUSTULE MALIGNE.

On nomme *pustule maligne* une gangrène spécifique, à marche envahissante et provoquée par l'inoculation de la bactéridie charbonneuse.

Cette maladie n'a été séparée des autres inflammations gangreneuses, son origine n'a été nettement reconnue que dans la seconde moitié du dix-huitième siècle. En 1762, Morand publie l'observation de deux bouchers de l'Hôtel royal des Invalides atteints d'une affection singulière pour avoir débité un bœuf mort « du sang de rate ». En 1780, l'Académie de Dijon met au concours l'étude des affections charbonneuses et couronne le mémoire de Chambon et Thomassin, puis, pour mettre fin à une discussion fort violente, la même Académie propose de nouveau ce sujet et, en 1785, accueille les remarquables recherches d'Énaux et Chaussier. Parmi les travaux importants parus depuis cette époque, nous signalerons seulement le mémoire où Bourgeois d'Étampes décrit une forme particulière, l'œdème charbonneux. A notre époque, la question s'engage dans une voie nouvelle avec Davaine et Pasteur ; ces savants découvrent la bactéridie charbonneuse et cette conquête sera peut-être la plus féconde de la science contemporaine.

Étiologie. — La pustule maligne est communiquée à l'homme par les animaux et spécialement par le bœuf et le mouton ; l'âne, le mulet et le cheval, moins souvent atteints du charbon, le propagent moins souvent aussi. Chaussier cite le cas d'un lièvre et Thomassin d'un loup dont le contact aurait amené l'éclosion des accidents. Certains auteurs prétendaient jadis que les coqs et les poules pouvaient, d'un coup de bec, inoculer la maladie, mais les expériences de Pasteur semblent prouver, malgré les contradictions de Koch, que chez les oiseaux la température est trop élevée pour que les bactéridies pullulent dans leur sang. L'homme peut donner le charbon à l'homme, et les faits positifs de Thomassin, de Maucourt, Hufeland et Raimbert ne sont pas infirmés par les faits négatifs de Jemina, Bonnet, et par l'histoire que raconte Rayer de cet étudiant qui s'inséra sous l'épiderme de la sérosité de pustule maligne sans en éprouver d'accident.

Le pus des ulcères charbonneux, la sérosité des vésicules, le sang, la salive, les mucosités bronchiques peuvent contenir l'élément virulent ; le poil, la peau, les détritus de cadavres putréfiés conservent aussi des bactéridies ou des spores, et cela longtemps encore après la mort, car rien n'est plus faux que le vieil adage « morte la bête, mort le venin ». Pasteur a démontré que « les champs maudits » où les troupeaux ne sauraient paître sans que le charbon ne s'abatte sur eux, renferment des fosses où ont été enfouies les charognes de moutons ou de bœufs tués par le charbon ; les germes ramenés par les vers de terre à la surface du sol souillent les herbes que broute l'animal; aussi, pour peu qu'un point quelconque de la bouche ou du pharynx soit blessé par des piquants, des tiges desséchées, l'inoculation est possible. Cette théorie étonnante s'appuie sur un nombre tel d'expériences et d'observations, qu'il faut, malgré qu'on en ait, l'accepter comme exacte. Les anciens auteurs affirment que le tannage des cuirs ne suffit pas pour enlever aux peaux infectées leurs propriétés virulentes, et Virchow admet même que la colle forte provenant des débris d'animaux morts de charbon n'est pas sans être encore dangereuse.

La pustule maligne est fréquente en Beauce, en Bourgogne, en Provence, où le bétail travaille ; elle est très rare en Normandie, où il est parqué et où on l'élève pour la boucherie; la trop grande fatigue, le surmenage préparent en effet le terrain et prédisposent l'économie à la pullulation du microbe qui prospère alors, pour peu qu'il pénètre dans les tissus. Aussi est-ce, en été, au retour des foires et après de longues courses, que l'épizootie fait surtout de grands ravages sur les bœufs. Toutes les variétés d'une même race ne sont pas également atteintes, et les moutons d'Algérie, par exemple, sont réfractaires aux inoculations charbonneuses. Il faut à ces bêtes un assez long acclimatement en France avant que le sang de rate les menace; de même, affirme-t-on, les moutons de France importés en Afriquey conquièrent l'immunité au bout d'un certain temps, phénomène attribué par quelques auteurs aux plantes odoriférantes dont ils font leur nourriture, et qui abondent sous ces climats. Quelques individus de notre espèce doivent aussi être réfractaires, et il est probable que beaucoup d'inoculations sont restées méconnues, parce qu'elles ont été négatives. En tout cas la marche de certaines pustules malignes qui évoluent sur place sans infecter l'organisme prouve que le sol humain n'est pas toujours également fertile pour la bactéridie.

L'inoculation de l'animal à l'homme se fait de bien des manières; tantôt elle est absolument directe : Bayle cite, entre autres exemples, celui d'un officier de santé qui se piqua en disséquant une mule; ce fut l'origine d'une pustule maligne ; tantôt le virus pénètre à travers quelque excoriation de la peau ; tantôt on accuse les mouches, le taon, le stomoxe, les guêpes carnassières en particulier qui, après avoir piqué quelque animal charbonneux, viennent se poser sur l'homme. Rigabert a constaté, chez une femme, la transmission

par un ixòde de la classe des arachnides. Parise a vu la pustule se
développer sur le dos du pied de paysans qui auraient mis, comme
brides à leurs sabots, de la peau de mouton. On comprend, d'après
cela, pourquoi l'affection a pour siège les parties découvertes du
corps, cou, nuque, face, poitrine, bras, et pourquoi elle se montre
surtout chez les garçons de ferme, les vétérinaires, les bouchers,
les équarrisseurs, les mégissiers et les tanneurs.

Anatomie pathologique. — On trouve sous l'eschare de la
pustule maligne, dans la sérosité des vésicules et dans le sang, vers
la fin de la maladie, des éléments particuliers, de petits bâtonnets
droits, cassés et immobiles, visibles seulement à un grossissement de
500 diamètres; ce sont les bactéridies charbonneuses à l'état adulte.
Dans certains cas elles peuvent s'allonger ou se réunir bout à bout en
longues chaînes articulées, se juxtaposer en faisceau épais et se croiser
en un véritable feutrage. Les germes se montrent aussi sous forme
de noyaux réfringents, isolés, contenus dans les bâtonnets eux-mêmes
ou libres dans le liquide, et alors ces spores, ces micrococcus,
cette véritable graine de bactéridies n'ont malheureusement rien
qui les distingue des germes banals qui pullulent dans tout milieu
organique.

Le sang des individus morts du charbon est d'ordinaire noir et
poisseux, les globules en sont souvent crénelés. Les muscles sont
ramollis; les viscères congestionnés, en particulier les poumons, le
foie et la rate dont la tuméfaction et la diffluence sont si considérables que cette lésion, constante chez les animaux, a fait donner
à la maladie le nom de *sang de rate;* le péricarde, la plèvre, le
péritoine, les enveloppes du cerveau contiennent souvent des exsudations sanguinolentes. Il peut exister dans le tube digestif, au niveau
du côlon ou de l'estomac, des épanchements par rupture de quelques
vaisseaux, des taches noirés, des plaques gangreneuses qui, peut-
être, ont été prises pour des pustules malignes des muqueuses.

Symptômes. — Le temps que dure la période d'incubation chez
l'homme est mal déterminé; elle semble osciller d'ailleurs dans des
limites assez étendues, de quelques heures à dix ou quinze jours;
deux à trois jours seraient le terme habituel. Certaines circonstances
activeront l'effet du virus; le pus qui s'échappe de tumeurs gangreneuses, la sérosité qui suinte des vésicules auraient une action fort
rapide surtout dans la saison chaude, et lorsque ces substances sont

mises au contact du derme excorié. Quoi qu'il en soit, l'affection débute par une petite tache rouge, « la puce maligne » des médecins de Bourgogne; elle est le siège d'une vive démangeaison, d'un prurit très incommode; le malade se gratte et déchire une vésicule remplie de sérosité limpide. Bientôt la démangeaison se calme; la tache de la *première période* subit des modifications et la *deuxième période* commence.

Au niveau de la puce maligne se développe un petit noyau inséré dans les téguments; il est mobile avec eux, dur, aplati; c'est un tubercule lenticulaire qui grossit, et tandis qu'on ne pouvait d'abord que le sentir avec le doigt, on voit maintenant une plaque légèrement surélevée et dont la surface est grenue, semblable à l'écorce du citron, d'une couleur livide, puis brune ou noire. A son pourtour, la peau est chaude, rouge, et forme ce que Chaussier appelait l'*aréole*, où apparaissent de petites phlyctènes transparentes, rangées tout autour de l'eschare « comme un collier de fines perles ». La pustule maligne présente alors trois zones : une centrale constituée par le noyau gangreneux; une intermédiaire, la couronne de vésicules, et une périphérique, la zone érythémateuse.

La *troisième période* est caractérisée par l'extension de l'eschare. La plaque gangrenée semble chasser devant elle l'aréole qui s'agrandit du même pas et devient plus violacée, tuméfiée, luisante; elle forme un bourrelet dur et saillant au-dessus de l'eschare qui paraît déprimée; mais déjà, au niveau de la zone érythémateuse, les tissus s'œdématient et leur tuméfaction s'étend souvent fort loin; dans les pustules malignes de la face, de la poitrine et du cou, le gonflement peut provoquer des troubles profonds dans les fonctions respiratoires et de véritables phénomènes d'asphyxie qui ont suffi parfois pour entraîner la mort. L'enflure est énorme, la gangrène gagne, le tissu cellulaire se boursoufle, soulevé par des liquides putrides et des gaz; des phlébites, des angioleucites partent du foyer et suivent la direction des vaisseaux rouges et blancs; les ganglions lymphatiques correspondants sont alors engorgés; aussi observe-t-on des thromboses de l'ophthalmique ou des sinus de la dure-mère et toutes les complications méningo-encéphaliques qui peuvent se dérouler.

Du reste, les phénomènes généraux ont déjà éclaté; le pouls est petit, irrégulier, fréquent, la peau est sèche; il y a de la fièvre qui serait due, d'après Verneuil, aux inflammations concomitantes : lym-

phangites, phlébites et adéno-phlegmons; il y a des nausées, des
vomissements, rarement de la diarrhée, des hémorrhagies intestinales; le malade est accablé, affaibli, plongé dans la stupeur ou bien
en proie au délire; sa respiration est haletante; il s'affaisse rapidement, tombe dans le coma et meurt. Dans deux cas publiés récemment,
par Reynier, la mort, chez deux ouvriers en corne atteints de pustule maligne de l'angle de la mâchoire et du cou, a été la conséquence
du tétanos.

Telle est l'évolution de la pustule maligne, lorsque son issue doit
être funeste, mais il n'en est pas toujours ainsi et la guérison peut
survenir, même sans traitement et d'une manière toute spontanée.
Nous en avons publié un cas des plus nets où la culture de la
bactéridie ne pouvait laisser aucun doute. Du reste, les auteurs ont
cité quelques faits semblables recueillis par A. Planteau dans une
thèse récente. L'eschare se limite alors, l'aréole cesse de s'agrandir;
peu à peu le mort se sépare du vif et lorsque tombe le derme gan-
grené, il laisse à nu la couche des bourgeons dont la cicatrisation est
rapide. Une thérapeutique énergique arrête souvent la marche de la
pustule; malheureusement, l'eschare peut dénuder des tendons,
des nerfs et des vaisseaux; des cicatrices vicieuses ou difformes
sont souvent la conséquence de pareils délabrements. Le *pronostic*
est des plus graves surtout chez les vieillards, les faibles, les cachectiques. Quant au *diagnostic*, il ne présente aucune difficulté et nous
verrons, en étudiant le furoncle et l'anthrax, que ces deux affections
avec lesquelles la pustule maligne aurait été confondue, en diffèrent
essentiellement.

Traitement. — Dès qu'on aura reconnu l'existence d'une pustule maligne, il ne faudra s'attarder à aucune des médications ano-
dines qui font perdre un temps précieux et permettent à l'aréole
inflammatoire de s'accroître. Les succès qu'on aurait obtenus avec les
éméto-cathartiques, les sangsues, les saignées, les vésicatoires, la
décoction d'écorce de chêne, la feuille de noyer préconisée par Po-
mayrol et Raphaël de Provins nous semblent prouver surtout l'assez grande fréquence de la guérison spontanée des affections charbonneuses. Les sudorifiques n'ont pas une efficacité mieux démontrée,
malgré la vieille pratique des Beaucerons qui, atteints de pustule
maligne, s'enfonçaient chaudement dans le fumier de l'étable, bu-
vaient du vin pur et mangeaient du pain blanc. La destruction

rapide et totale de l'eschare demeure encore le meilleur traitement.

L'*excision* des parties gangrenées, autrefois préconisée par Chambon, est fort douloureuse ; elle peut provoquer des hémorrhagies et malgré sa brutalité et ses apparences radicales elle est souvent infidèle ; il est extrêmement difficile, en effet, d'extirper tout le foyer et pour peu qu'il en reste un lambeau, le processus infectieux peut continuer. Aussi est-ce à la *cautérisation* qu'on a recours d'ordinaire : les uns emploient *le fer rouge* et les autres les *caustiques chimiques*. Le cautère actuel sera chauffé à blanc ; il sera plongé au milieu de l'eschare qu'il détruira dans toute son étendue ; il dépassera même ses limites pour modifier la zone érythémateuse ; s'il y a de l'œdème, on pratiquera des ponctions de distance en distance sur le bourrelet inflammatoire avec la lame du thermocautère. Les auteurs du compendium vont plus loin ; ils conseillent d'imiter les vétérinaires, de circonscrire l'eschare par une incision circulaire en pleine peau vive et de cautériser jusqu'au fond cette plaie saignante. L'action de la chaleur sur la bactéridie charbonneuse est trop bien démontrée par les expériences de Pasteur pour ne pas expliquer facilement les remarquables succès, les guérisons rapides obtenues par ce traitement.

Les caustiques chimiques sont préférés parfois : le caustique de Vienne, le caustique Filhos, le chlorure d'antimoine, le chlorure de zinc, la potasse caustique, le bichlorure de mercure sont ceux que l'on emploie le plus souvent. Dans la première et dans la deuxième période, lorsqu'il n'existe qu'un noyau lenticulaire, il suffit d'appliquer au-dessus un morceau de potasse caustique que l'on maintient en place par une rondelle de diachylon. Si l'aréole inflammatoire cesse de croître, c'est que la destruction a été assez profonde et assez étendue et l'on peut attendre la chute de l'eschare sans nouvelle application de potasse. Dans la troisième période, il faut agir plus énergiquement encore ; on aura recours aussi à la potasse caustique, mais plus largement appliquée, ou au bichlorure de mercure en poudre grossière dont on remplira la perte de substance due à l'excision de l'eschare : quel que soit l'agent dont on se sert, il faut hardiment dépasser les limites du mal.

Depuis la découverte de Davaine et les recherches de Pasteur, on essaye de tuer la bactéridie par des substances fermenticides. Les plus employées sont maintenant la teinture d'iode et l'acide phénique en injections hypodermiques et en potions à l'intérieur. Cézard, Boinet, Luton, Chipault, Raimbert, Verneuil, Richet, Halmagrand fils ont eu recours à cette méthode; ils ont, avec la seringue de Pravaz, injecté de distance en distance dans le bourrelet œdémateux et sous l'eschare des solutions iodées de titres très variés. Malgré les succès incontestables obtenus par ces cliniciens, ce mode de traitement est loin d'avoir détrôné la cautérisation et la question reste à l'étude; il y a là cependant une ressource qu'il faut bien connaître. Dès que les phénomènes généraux éclatent et quel que soit le traitement local, on soutiendra les forces et l'on prescrira les toniques.

II

ŒDÈME MALIN.

Bourgeois d'Étampes a le premier signalé cette forme grave du charbon. Il ne l'avait rencontrée qu'aux paupières où elle est en effet assez fréquente, mais on l'a constatée depuis à la langue, aux lèvres, sur la poitrine et sur les membres supérieurs. Cette affection reconnaît la même origine que la pustule maligne et l'on trouve dans le sang la même bactéridie charbonneuse; d'ailleurs, les premières périodes de l'évolution diffèrent seules et dès que les eschares sont constituées, les deux affections ont une marche à peu près identique

Lorsque l'œdème malin apparaît aux paupières, ces voiles membraneux se tuméfient rapidement et recouvrent bientôt le globe oculaire dont la conjonctive infiltrée forme un chémosis séreux. Le gonflement, qui atteint de préférence la paupière supérieure, est diffus et indolore; à peine le malade y ressent-il une légère démangeaison. L'œdème est mou, demi-transparent et bleuâtre; puis il s'accroît, distend la peau, dure maintenant, quelquefois lisse, mais le plus souvent inégale et comme chagrinée; des phlyctènes à liquide séro-sanguinolent, soulèvent l'épiderme, se crèvent, et au-dessous se montrent les eschares. Dès ce moment l'œdème prend les allures de la pustule maligne. A la langue, aux lèvres, la maladie est assez mal connue; les organes se gonflent, oblitèrent l'orifice buccal; la respiration est gênée, la poitrine se resserre, le corps peut se recouvrir de bulles et de plaques gangreneuses. Au tronc, l'œdème est

diffus, mou, pàteux, tremblotant, très étendu, sans changement de
coloration de la peau ; du deuxième au troisième jour, l'épiderme
se 'soulève, les phlyctènes se gonflent, les eschares se forment et
les symptômes généraux éclatent.

Cette maladie, encore assez fréquente, a donc même étiologie, ,
même anatomie pathologique, même traitement et, dans ses dernières
périodes, même symptomatologie que la pustule maligne. Son diagnostic, au début, est parfois malaisé, et il est fort difficile de distinguer l'œdème malin de l'œdème simple des paupières ou de certains érysipèles séreux et phlycténulaires de la face et du tronc. La
profession du patient, les commémoratifs, l'analyse minutieuse des
divers symptômes et surtout l'apparition des eschares feront disparaître tous les doutes. Le pronostic est fort grave, et la mort est la
terminaison la plus ordinaire. Cependant Verneuil, Chipault, Bréche-
mier, d'autres encore ont cité, dans ces dernières années, un certain
nombre de faits où la guérison a été obtenue par les fermenticides et
les solutions iodo-iodurées en injections sous l'eschare et autour de
la tuméfaction, aidées de potions avec quelques gouttes de teinture
d'iode à l'intérieur. L'acide phénique a aussi été employé.

III

CHARBON MALIN.

Le *charbon malin* ou *fièvre charbonneuse* est encore fort mal
connu. Cette maladie diffère de la pustule et de l'œdème en ce que
la pénétration du virus se ferait par les muqueuses respiratoires et
digestives. L'inoculation serait due alors, soit au contact avec les
vésicules pulmonaires d'un air chargé d'émanations charbonneuses,
soit à l'arrivée et au séjour dans l'estomac et les intestins, de la chair
d'animaux morts de sang de rate. Ici les phénomènes généraux précèdent l'apparition des manifestations gangreneuses; parfois même
ils constituent toute la maladie, et la guérison ou la mort survient
avant que le moindre sphacèle des téguments se soit produit.

Les phénomènes généraux ont beaucoup de rapport avec les gas-
tro-entérites typhoïdes. Le malade éprouve des vertiges, des éblouissements, de la céphalée, de la rachialgie, une faiblesse extrême, de

la courbature, puis la fièvre s'allume, la langue est saburrale au centre et rouge sur les bords; l'anorexie est complète, il y a des nausées et des vomissements bilieux, des douleurs vives à l'épigastre, autour du nombril, et parfois les souffrances sont telles qu'on croit à un iléus. Le ventre se météorise, des lipothymies, des syncopes surviennent, une oppression extrême, du délire et même des convulsions; la peau se sèche, se couvre de sueur; les extrémités se refroidissent et le malade meurt en quelques jours.

Lorsque des manifestations extérieures ont eu le temps de se développer, on voit apparaître un gonflement des ganglions de l'aisselle, une tuméfaction des parotides; puis, çà et là, sur la peau, des phlyctènes soulèvent l'épiderme et se remplissent d'une sérosité sanguinolente; enfin de véritables eschares se montrent, qui débutent tantôt par des sortes de tubercules fort douloureux, entourés d'une aréole inflammatoire, tantôt par des taches blanches ou bleues. Quoi qu'il en soit, une tumeur se forme, dure, chaude, dont le centre est livide ou noir, tandis que l'aréole est rouge vif, éclatante, luisante comme du cuivre neuf. Un œdème fort étendu l'entoure. L'eschare se limite parfois et le mort se sépare du vif; parfois aussi la gangrène progresse, les tissus s'infiltrent de liquides putrides et de gaz, et la mort survient rapidement.

Ces manifestations gangreneuses se font sur tous les points du corps; aux membres, elles sont moins redoutables qu'à l'abdomen, au thorax et surtout qu'à la tête ou au cou. Lorsque les eschares ne se produisent pas, il est souvent fort difficile de reconnaître la cause de cette gastro-entérite à forme adynamique, et l'on a pu croire à des fièvres typhoïdes ou à certains empoisonnements. Mais dans ces derniers cas, l'on constaterait que plusieurs malades sont identiquement atteints dans la même famille et dans le même pays, et que tous les intoxiqués ont fait usage des mêmes aliments.

Quand les tumeurs charbonneuses se seront développées, on les distinguera des pustules malignes par la fièvre intense, les phénomènes généraux qui ont précédé l'apparition des eschares; celles-ci d'ailleurs, sont le plus souvent multiples, puis la couronne de phlyctènes manque autour de la plaque gangreneuse; enfin l'aréole a une intensité de coloration que l'on ne retrouve pas dans la pustule maligne : elle est luisante, d'un rouge vif, d'un véritable éclat métallique. On comprend qu'ici le traitement général seul aura quel-

que importance; on pourra essayer de l'acide phénique et de la
teinture d'iode, et l'on soutiendra les forces du malade pour lui
donner, si possible, le temps d'éliminer les micro-organismes.

IV

TUBERCULOSE. — ABCÈS FROIDS.

La *tuberculose* est une maladie que caractérise l'apparition, dans
les tissus, d'une néoplasie spéciale, le follicule tuberculeux constitué,
en allant du centre à la périphérie, par une cellule géante, une zone
de cellules épithélioïdes et une zone d'éléments embryonnaires : l'introduction dans l'organisme et la pullulation d'un schizophyte particulier, le bacille de Koch, semble être la condition indispensable de
la tuberculose.

Laënnec admettait deux formes de tuberculose : la forme *infiltrée*
caractérisée par l'existence de masses blanches ou jaunes, de
« nappes » plus ou moins étendues, et la forme *miliaire* dans laquelle les tissus sont parsemés de petits « corps isolés », de « granulations grises », d'une sorte de « poussière tuberculeuse ». Lebert
admit ces deux formes, et comme il avait déjà décrit la fameuse cellule, élément pathognomonique du cancer, il chercha et trouva de
même le corpuscule tuberculeux, élément spécifique de 6 à 12 μ,
irrégulier, anguleux, sans noyau, légèrement gonflé par l'acide acétique. Il ne fallut pas de bien nombreuses recherches à ses succes-
seurs, pour prouver qu'il s'agissait là du débris banal de cellules
quelconques, desséchées, fragmentées, mortes depuis longtemps.

C'est alors que Virchow vint tout à coup nier la forme infiltrée de
Laënnec; pour lui, les nappes dégénérées ne sont que le vestige d'une
inflammation; le vrai tubercule, le seul, est la granulation grise, qui
n'a rien de commun avec les hépatisations caséeuses. Cette doctrine
dualiste, accentuée par Niemeyer, acceptée en France par quelques
rares cliniciens, eut une durée éphémère, et les travaux de Grancher,
de Thaon, de Charcot lui portèrent un coup mortel. On tient désormais pour acquis que les infiltrations en nappe et les tubercules miliaires ne sont que les formes dérivées d'une même maladie.

Mais déjà s'était posée une question nouvelle : la tuberculose est-elle une maladie virulente? En 1865, Villemin inocula des débris de substance caséeuse à des lapins qui devinrent tuberculeux; on reproche, il est vrai, à l'expérimentateur d'avoir choisi un animal chez lequel la tuberculose se propage avec la plus extrême facilité : le traumatisme que nécessite l'injection sous-cutanée ne suffit-il pas à expliquer l'éclosion de la maladie? Chauveau reprend alors les mêmes expériences, mais sur des espèces où les granulations ne se développent pas spontanément, et provoque l'infection en faisant absorber des matières tuberculeuses par la voie intestinale.

H. Martin dissipe les derniers doutes, en montrant la différence qui sépare les granulations tuberculeuses des formations analogues que détermine l'inflammation simple : l'inoculation des unes et des autres détermine bien la naissance de nodules d'apparence identique; mais tandis que les nodules qui dérivent d'une inoculation non tuberculeuse perdent bientôt toute activité, et inoculés à leur tour n'amènent dans les tissus qu'une prolifération presque nulle, les autres, au contraire, ceux qui proviennent d'une inoculation tuberculeuse, conservent indéfiniment leur puissance initiale, et la dixième, comme la deuxième inoculation, reproduira le nodule. Le virus infectieux se revivifie dans chacun des organismes où on le dépose : il y fait souche.

Le terrain était ainsi préparé lorsque Koch, de Berlin, a tenté pour la tuberculose ce que Pasteur a fait pour le charbon, le choléra des poules et le rouget du porc, Bouchard pour la morve; il a d'abord démontré l'existence d'un élément spécial, d'un « bacille » qui foisonne dans les nodules jeunes des poumons tuberculeux; il l'a isolé par des cultures successives, puis il a inoculé ces générations nouvelles; le résultat a été positif : la tuberculose, chez des animaux indemnes jusque-là, a été créée de toute pièce. La démonstration paraît péremptoire; nombre d'observateurs ont retrouvé le même bacille; ils l'ont cultivé et ont pu, comme Koch, provoquer l'éruption des granulations miliaires.

On se demande seulement si le bacille de Koch est le seul schyzophyte qui produise le processus tuberculeux : Malassez et Vignal ont récemment étudié dans certaines masses tuberculeuses où manquait le bacille, des masses de « zooglœes » douées de propriétés virulentes. Est-ce là un microbe nouveau? L'unité de la tuberculose est-elle encore menacée? ou les zooglœes ne seraient-elles qu'une des formes du bacille? Ce sont là des questions auxquelles on ne peut encore répondre, mais le fait lui-même est appuyé de preuves trop nom-breuses pour qu'on puisse le mettre en doute.

Étiologie. — Le bacille est donc une condition indispensable de la tuberculose; il ne s'ensuit pas nécessairement qu'il en soit la condition suffisante; le contraire est même démontré, et il faut que l'organisme « consente » à l'envahissement, qu'il offre un terrain favorable où le schyzophyte puisse pulluler. Les germes, en effet, sont non seulement autour de nous, mais en nous; ils arrivent dans nos poumons avec l'air, dans nos voies digestives avec le bol alimentaire; notre peau et nos muqueuses ont des éraillures par où ils pénètrent jusque dans nos tissus, et si tous nous ne sommes pas infectés, c'est que nos éléments anatomiques se défendent contre l'agression des nouveaux venus; il faut, pour que les premiers succombent, certaines déchéances bien étudiées par les anciens cliniciens.

Toutes les causes qui peuvent affaiblir l'organisme, la respiration d'un air vicié, une nourriture insuffisante ou mauvaise, une habitation humide, les excès, les trop grandes fatigues, l'absence de sommeil, les passions tristes, les maladies antérieures, coqueluche, fièvre typhoïde, rougeole, scarlatine, peuvent mener droit à la tuberculose, et c'est en ce sens que l'hérédité joue un rôle considérable : les syphilitiques, les alcooliques, s'ils sont débilités; les tuberculeux donnent naissance à des affaiblis, terrain de choix où les germes prospèreront. Ne doit-on pas ainsi vider la vieille querelle, vive encore, à propos des relations de la scrofule et de là tuberculose?

La scrofule serait une diathèse, un état constitutionnel, un vice de nutrition qui rendrait imminente la pullulation du bacille. Ainsi les individus à peau blanche et fine, à cheveux roux, « les Vénitiens », seraient plus accessibles que d'autres; ils constitueraient un sol fertile au développement du microbe, et, chez eux, il serait nécessaire de recourir à l'hygiène la mieux suivie, à la thérapeutique la plus minutieuse pour modifier et fortifier l'organisme. Cependant il semble ressortir d'expériences toutes récentes de Landouzy et de H. Martin, que les ascendants pourraient transmettre aux descendants, non seulement « le terrain », mais encore « la graine ».

La tuberculose envahit très souvent plusieurs tissus à la fois; le poumon est d'ordinaire le premier atteint, puis les autres viscères se prennent à leur tour; ce n'est pas toujours le cas cependant, et les néoplasies se déposent parfois en un point où elles peuvent évoluer sans tendance à la généralisation; il n'est pas même rare d'observer la guérison spontanée de ces foyers infectieux. L'existence de ces *tuberculoses locales*, bien étudiées déjà par Cruveilhier, a été mise hors de doute dans ces dernières années, et puisqu'elles sont constituées par un foyer circonscrit, accessible à l'opérateur; elles ont passé dans le domaine de la pathologie externe : la tuberculose, d'ordre médical autrefois, touche maintenant de tous côtés à la chirurgie. On sait, à cette heure, que certains tissus, certains organes peuvent s'affaiblir et devenir un « lieu de moindre résistance.» où les germes pullulent, tandis que le reste de l'organisme saura repousser l'agression.

L'inflammation et le traumatisme créent, le plus souvent, les lieux de moindre résistance, et « font son lit à la tuberculose ». Parfois même ils sont la cause immédiate de l'infection. Verneuil a insisté sur ces « auto-inoculations interstitielles ». Les microbes inertes que charrie le sang sont, lors d'un traumatisme, versés au milieu des tissus qui, s'ils sont en état de déchéance, ne peuvent se défendre; une colonie va se former plus ou moins prospère, plus ou moins envahissante et la tumeur tuberculeuse sera constituée. N'est-ce pas ce qui se passe lorsque, à l'exemple de Max Schüller, on injecte, dans les bronches de chiens et de lapins, des crachats pleins de bacilles et des débris de poumons dégénérés? Si l'on contusionne en même temps le genou de ces animaux, une arthrite se développe, caractérisée par la présence de follicules typiques.

Dans les inflammations, sans ouvertures de vaisseaux, les bacilles, contenus sans doute dans les leucocytes, migrent avec eux par diapédèse, et s'accumulent dans les tissus rendus moins résistants par les causes productrices de l'inflammation; ils prolifèrent, et la néoplasie est constituée. Ces tuberculoses locales, nous les retrouverons dans les os, les jointures, les séreuses, les gaines des tendons, l'œil, la langue, la région anale, la mamelle, la vessie, le testicule, les ganglions lymphatiques, le tissu cellulaire où elles répondent aux gommes scrofuleuses, aux anciens abcès froids.

Anatomie pathologique. — Il existe, avons-nous vu, deux formes de tuberculose : dans l'une, les granulations sont isolées, dans l'autre, elles sont confluentes, juxtaposées sans tissu sain inter-

mediaire, en une nappe plus ou moins étendue. Mais l'analyse histologique démontre que tuberculose infiltrée et tuberculose miliaire
sont constituées par des cellules groupées en une série de corps
nommés par Charcot *follicules tuberculeux :* si les follicules
microscopiques sont réunis en quantité suffisante, il en résultera
une masse visible à l'œil nu, le nodule miliaire, la granulation
grise, dure, à relief notable, d'un volume qui ne dépasse guère un
millimètre, semi-transparente à sa périphérie, opaque à son centre,
entourée souvent d'une zone rougeâtre vascularisée. Si ces granulations se fusionnent, si elles s'entassent sans ordre dans une masse de
tissu embryonnaire, on a la tuberculose infiltrée : nous revenons
ainsi à notre point de départ. En définitive, les deux formes de tuberculose sont réductibles au follicule tuberculeux dont l'étude demeure
le point important.

Le centre du follicule est constitué par une ou plusieurs cellules
géantes, arrondies ou irrégulières et munies alors de plusieurs
prolongements protoplasmiques ; elles sont opaques et le nombre de
leurs noyaux est souvent considérable ; ces cellules, qu'on a prises
pour la lumière d'un vaisseau coupé en travers et rempli de leucocytes, pourraient bien être, d'après Malassez et Monod, un élément
vaso-formateur. Autour de la cellule géante on voit comme une collerette, deux ou trois rangées concentriques de cellules dites épithélioïdes, remarquables par le volume de leur protoplasma ; elles sont
ordinairement granuleuses et leur noyau a disparu par dégénérescence ; parfois, au contraire, le noyau est des plus nets. Enfin,
en dehors des cellules épithélioïdes, se rencontre la zone des cellules
embryonnaires, dont l'étendue est souvent considérable ; elles s'infiltrent dans les tissus voisins et se continuent avec les zones embryonnaires des follicules adjacents.

Ces granulations plus ou moins conglomérées, ces masses tuberculeuses, ne tardent pas à subir des transformations importantes ; dans
quelques cas assez rares, les nodules miliaires deviennent *fibreux*,
ils sont alors fort durs et l'on trouve une trame dense, homogène,
contenant des cellules atrophiées et peu abondantes ; leurs vaisseaux
ont disparu et ces nodules restent stationnaires au milieu des tissus
sans présenter de modifications nouvelles. Dans d'autres cas, la masse
se dessèche peu à peu ; la graisse se décompose en acide gras, acide
stéarique et cholestérine ; puis des granulations *calcaires* se déposent,

qui se soudent les unes aux autres en concrétions très résistantes.

Le plus souvent on assiste à la dégénérescence *caséeuse ;* il se fait un ramollissement, une sorte de liquéfaction ; la tumeur primitive est remplacée par une matière puriforme qui, dans certaines régions, constitue les anciens abcès froids, qu'après ces courts préliminaires sur la tuberculose, nous sommes maintenant en mesure d'étudier. Cette description particulière donnera d'ailleurs une idée sur le mode d'évolution du tubercule tel que nous le retrouverons dans les os, les articulations, l'œil, la langue, le voile du palais, le pharynx, la région anale, le testicule, l'épididyme, ou la mamelle, en un mot, dans toutes les régions et dans tous les tissus accessibles au chirurgien.

ABCÈS FROIDS.

Ils résultent de la régression des dépôts tuberculeux. Nous sommes loin, on le voit, de l'ancienne conception d'après laquelle la substance contenue dans l'abcès froid s'accumulerait suivant le même processus que le pus de l'abcès chaud ; seulement, dans l'abcès froid, les phénomènes inflammatoires seraient insidieux, voilés ; il y aurait un minimum de rougeur, de chaleur et de douleur, mais une fois la collection formée, on aurait, dans les deux cas, du pus véritable.

Plusieurs auteurs, déjà, avaient senti qu'une tumeur solide précédait, dans les tissus, l'apparition de la cavité fluctuante. Boyer, même, disait que l'abcès froid « résulte de la fonte purulente d'une tumeur dans laquelle les symptômes qui caractérisent l'inflammation n'ont pas été marqués. » Mais il faut arriver aux travaux contemporains, aux recherches de Lannelongue, au mémoire de Josias et Brissaud, pour connaître la nature de cette tumeur primitive, son origine tuberculeuse et les métamorphoses par lesquelles elle devient un abcès froid. On sait maintenant que son évolution complète comprend trois phases : le dépôt du néoplasme, son ramollissement et le développement d'une membrane périphérique.

Le nom d'abcès froid n'est pas indistinctement attribué à toutes les tumeurs tuberculeuses ramollies; on l'applique aussi aux collections qui émanent d'un foyer osseux ou d'une articulation chroniquement enflammée; encore les premières s'appellent-elles surtout abcès *ossifluants*, et les secondes abcès *circonvoisins* ou *concomitants*, du moins lorsqu'elles sont indépendantes de la cavité de la jointure. Mais les vrais abcès froids se développent dans le tissu cellulaire; ce sont les *gommes scrofuleuses* qui se déposent de préférence dans le pannicule graisseux, à la tête, au tronc, aux membres, plus fréquemment aux inférieurs et en particulier à la face interne du tibia, en un point cependant où les parties molles sont moins abondantes qu'ailleurs. Tantôt elles sont de la grosseur d'un pois et ressemblent à s'y méprendre aux tubercules crus du poumon; tantôt elles ont les dimensions d'une noisette ou d'une noix; une véritable caverne se forme, remplie d'une matière caséeuse, séro-purulente et grumeleuse.

Cette matière diffère du pus des abcès chauds par une plus grande fluidité; c'est une sérosité tenant en suspension des particules solides, des flocons blancs ou jaunes qui peuvent atteindre la grosseur d'une amande; ils adhèrent souvent aux parois et flottent sous forme de lambeaux membraneux; les vaisseaux qui rampent à la surface interne de la cavité s'ouvrent parfois dans la poche, où l'on trouve des caillots : les globules rouges colorent le liquide, qui est café au lait, orangé ou brunâtre. Dans d'autres cas, le contenu est jaune citron, il a l'apparence de l'huile et, comme elle, tache le papier. Enfin les particules solides peuvent se résorber et la substance est absolument transparente et séreuse. Le microscope démontre que, quelles que soient la fluidité, la consistance, la couleur de la collection, les leucocytes y sont peu abondants, irréguliers, granuleux, sans noyaux et perdus dans des amas de fibrine, des cristaux d'acide gras et des hématies décolorées.

Nous connaissons le mécanisme d'après lequel la matière puriforme succède à la masse solide de la tumeur tuberculeuse primitive : les cellules des amas folliculaires sont privées de vaisseaux; l'oblitération des réseaux sanguins est, en effet, de règle dans les néoplasmes tuberculeux; les éléments, mal nourris par une imbibition insuffisante, deviennent opaques, se remplissent de granulations graisseuses, se ramollissent, se fragmentent et se transforment en un liquide d'aspect séro-purulent dont la quantité s'accroît au fur et à mesure que la mortification détruit la tumeur.

A ses limites s'édifie une paroi de structure particulière et qui mérite une étude spéciale; sa surface interne est rarement lisse, elle est presque toujours inégale, mamelonnée, villeuse ou tomenteuse, aréolaire parfois, soulevée, çà et là, par les vaisseaux, les nerfs, les cordes tendineuses, les aponévroses dissociées qui, au lieu d'être encastrées dans les parois, peuvent traverser librement la poche. Lorsqu'on enlève, avec une fine éponge, les masses pultacées, les lambeaux floconneux, les débris caséifiés, la surface interne apparaît grise, semée d'un piqueté vasculaire, parcourue de stries rouges, d'arborisations capillaires, de vaisseaux dont les tuniques embryonnaires dilatées se rompent et déterminent les hémorrhagies si fréquentes dans les abcès froids.

Cette paroi est de formation récente : le dépôt tuberculeux a provoqué dans les tissus avoisinants des proliférations cellulaires ; ces éléments s'organisent en lames celluleuses alimentées par des vaisseaux et qui enkysteront la tumeur ou la matière puriforme qui lui a succédé. Dans son épaisseur se déposent des follicules tuberculeux abondants, et la membrane est alors vouée à une destruction certaine; elle se fondra comme la masse tuberculeuse primitive. Lannelongue a mis ces faits bien en lumière et montré comment l'abcès froid s'accroissait, grâce à cette destruction incessante de la paroi ancienne et à la formation d'une paroi nouvelle qui, elle aussi, se liquéfiera.

Dans ces cas, on constate à l'œil nu une véritable continuité entre la membrane d'enveloppe et les tissus voisins, auxquels elle est unie par un nombre infini de liens vasculaires, de petits prolongements conoïdes, véritables bourgeons comparables aux végétations des plaies. Les traînées embryonnaires suivent les vaisseaux, traversent avec eux les aponévroses et pénètrent dans les organes. Dans leur épaisseur on trouve des follicules tuberculeux qui provoquent autour d'eux l'apparition d'autres tubercules. Mais tandis que le tissu morbide se développe à la périphérie, les couches internes se ramollissent et la paroi perd ainsi d'un côté ce qu'elle gagne de l'autre.

Symptômes. — Au début, les gommes scrofuleuses que nous avons prises comme type des abcès froids, forment des nodules sphériques ou oblongs, assez réguliers, mobiles sous le doigt et d'une résistance très grande. Cette période dure plusieurs semaines, peut-être plusieurs mois, mais souvent l'évolution est beaucoup plus

rapide ; des varicosités se font alors à la surface de la peau, qui s'enflamme, devient violacée et adhérente; la tumeur se ramollit; lorsqu'on
la saisit entre les doigts, exploration qui, à ce moment, peut être
douloureuse, sa surface bombe et l'on perçoit une tension particulière,
une élasticité spéciale qui dénote l'existence d'un liquide dans une
poche.

Mais bientôt un ou plusieurs petits pertuis s'ouvrent qui donnent
issue à une substance séro-purulente; les orifices se dilatent, séparés
d'abord par des ponts qui se rompent, et l'on a une solution de
continuité plus ou moins large, à bords violacés, amincis, déchiquetés,
à fond grisâtre et baigné par une sécrétion séreuse. Cette cavité
persiste souvent un temps fort long, et revêt l'aspect d'un ulcère
atone ; cependant, sous l'influence d'un traitement approprié, — parfois spontanément, lorsque l'état général s'améliore, — les anfractuosités se comblent, les bourgeons charnus s'organisent, la peau
perd sa coloration violette, les bords se recollent et une cicatrice
souvent déprimée consacre, comme un sceau indélébile, la tare dont
a été frappé l'organisme.

Ces tumeurs ont été confondues avec des gommes syphilitiques.
Avant l'ulcération, l'absence d'autres signes de vérole, l'influence à
peu près négative de l'iodure de potassium, du moins son action
assez lente assureront le diagnostic, si déjà l'aspect strumeux du
malade, les antécédents lymphatiques n'ont pas éclairé le clinicien;
après l'ulcération, les bords décollés, amincis, violacés, le fond
anfractueux, baigné de sérosité, permettront de distinguer l'ulcère
tuberculeux de la perte de substance syphilitique, taillée à pic, à
bords épaissis, à fond jaunâtre, recouverte d'une matière concrète
semblable au bourbillon de l'anthrax. C'est avec le lipome que la
confusion a été le plus souvent commise; nous reviendrons plus
loin sur ce diagnostic que, d'ailleurs, l'aspiration sous-cutanée
résoudra bien vite dans les cas douteux. — Lorsque l'abcès froid
est définitivement admis, il faut déterminer son point d'origine : est-
il né dans le tissu cellulaire? provient-il de quelque foyer osseux?
est-il sous la dépendance d'une altération articulaire voisine? toutes
questions auxquelles un examen attentif des régions avoisinantes,
une palpation méthodique, permettront de répondre.

Pronostic et traitement. — L'abcès froid avait jadis le pronostic le plus grave, pour peu que sa poche fût large. Bien que par

eux-mêmes, ils fussent plus gênants que douloureux, on redoutait, comme une complication grave, leur ouverture provoquée ou spontanée; les parois s'enflammaient au contact de l'air, des produits septiques s'accumulaient, qu'absorbait la surface interne de la poche, et des accidents redoutables éclataient : septicémies, infection purulente, fièvre hectique. Aussi, la ponction sous-cutanée ou capillaire et l'évacuation, — lorsque la collection trop tendue menaçait de se rompre, — la compression, les badigeonnages iodés constituaient à un moment toutes les audaces thérapeutiques. Quelques-uns de ces procédés, d'ailleurs, ont donné des succès; les injections iodées et plus tard les injections phéniquées ont amené la disparition de cavités peu étendues. Verneuil injecte dans la tumeur, préalablement évacuée de sa matière puriforme, de 20 à 30 grammes d'une solution contenant 5 grammes d'iodoforme dissous dans 100 grammes d'éther.

On craint moins, à cette heure, d'ouvrir les collections froides. Les tubes à drainage de Chassaignac, les caustiques, l'incision simple sont assez rarement employés et le plus souvent, à l'exemple de Lister, on fend largement la poche, on en lave les parois avec une solution forte d'acide phénique et on protège le foyer contre l'accès des germes de l'air par un pansement antiseptique. Il n'y a plus à craindre les décompositions putrides; les parois de l'abcès s'exfolient peu à peu et les bourgeons charnus apparaissent qui oblitèrent la cavité. D'autres vont plus loin maintenant : ils détruisent la paroi avec une spatule, un grattoir, une curette; ils cherchent à extirper jusqu'au dernier vestige du tissu tuberculeux qui infiltre la paroi, opération délicate, car les prolongements traversent même les membranes aponévrotiques. L'opérateur cherche à transformer ainsi la tumeur primitive en une plaie simple : on supprime la phase d'exfoliation ; on peut même essayer d'obtenir la réunion primitive, et il est des cas où l'on a réussi.

Mais il faut se rappeler qu'on échoue souvent : une suppuration peut s'établir en un point de la plaie et une fistule persister un temps souvent fort long ; après un succès que l'on croit complet la cicatrice peut se soulever et une récidive apparaître ; le chirurgien ne saurait se flatter en effet d'avoir extirpé tous les prolongements qui émanent de la tumeur. On doit savoir enfin que ces grattages d'abcès ne sont pas toujours innocents et que ces traumatismes opératoires,

comme l'a démontré Verneuil, ont, dans certains cas, activé la diathèse et provoqué des accidents fort graves, dont le plus fréquent
et le plus redoutable paraît être la méningite tuberculeuse.

D'ailleurs ce traitement chirurgical n'est autorisé que lorsqu'on a
insisté sur le traitement médical. Lui seul d'ailleurs peut donner des
succès durables. L'abcès n'est qu'une manifestation d'une diathèse
qu'il faut atteindre sous peine de voir de nouveaux accidents apparaître. Une bonne hygiène, un bon climat, les bains salés, la mer,
Salins, Salies de Béarn, l'exercice au grand air, les frictions sèches,
l'iodure de potassium, le fer, le quinquina et tous les amers, l'huile
de foie de morue à haute dose, — il faut sans relâche et longuement
recourir à tous ces moyens dont une vieille expérience a prouvé
l'efficacité.

CHAPITRE V

DES TUMEURS.

Les anciens chirurgiens appelaient *tumeur* « tout ce qui est gros »,
et dans le langage clinique courant ce mot désigne encore les
saillies anormales et les gonflements. Depuis la vulgarisation des recherches histologiques on réclame une définition plus précise; celle
que proposent Cornil et Ranvier est généralement adoptée en France,
et *toute masse constituée par un tissu de formation nouvelle*, en un
mot, *tout néoplasme ayant de la tendance à persister ou à s'accroître est une tumeur*. On écarte ainsi les épanchements de toute
nature, les rétentions de produits de sécrétion qui ne sont pas « de
formation nouvelle », puis les néoplasmes inflammatoires qui n'ont
aucune tendance « à persister ou à s'accroître ».

Classification. — On a, dès l'origine de la chirurgie, distingué
deux grandes espèces de tumeurs; les tumeurs *bénignes*, toutes locales
et qui ne gênent que par leur volume ou les troubles mécaniques
qu'elles apportent parfois au libre fonctionnement des organes ; les

tumeurs *malignes*, qui progressent rapidement, s'ulcèrent, donnent lieu à des hémorrhagies, à des engorgements ganglionnaires et qui récidivent et se généralisent. Bien qu'il y ait entre ces deux classes tous les intermédiaires et qu'on ne sache à laquelle des deux attribuer certains néoplasmes tantôt bénins, tantôt malins, cette vieille division est peut-être encore la meilleure que la clinique possède.

Les classifications « scientifiques » fort arbitraires et toutes de convention sont extrèmement nombreuses. Nous ne citerons que celles de Billroth, de Virchow, de Broca, celle de Cornil et Ranvier, parce qu'elles s'appuient sur des ouvrages ou des traités d'une valeur exceptionnelle. Billroth reconnaît quatre groupes. Dans le premier il range les tumeurs à marche très lente qui ne se généralisent jamais et que l'extirpation guérit, en un mot les tumeurs bénignes telles que le lipome et le fibrome; dans la deuxième, les tumeurs qui récidivent sur place, mais qui se généralisent rarement, telles que certains sarcomes ; dans le troisième, les tumeurs à développement rapide, à récidive habituelle, à généralisation fréquente, les anciennes tumeurs malignes dont le type est le carcinome ; dans la quatrième, les tumeurs à récidive et à généralisation fatale; mais on pourrait sans grand dommage réunir ce groupe au précédent.

Virchow admet aussi quatre classes : la première comprend les tumeurs formées par les éléments du sang, les hématomes de toutes sortes ; la deuxième, les tumeurs dues à l'accumulation, dans une cavité, du produit de sécrétion de cette cavité, hygromas et kystes par rétention ; la troisième, les tumeurs que provoque la prolification d'éléments anatomiques préexistants, tumeurs *histioïdes* ou composées d'un seul tissu, tumeurs *organoïdes* ou formant l'équivalent d'un organe, tumeurs *tératoïdes* ou composées de plusieurs organes combinés en une sorte de système ordinairement incomplet; la quatrième, les tumeurs *mixtes* formées par la réunion de plusieurs des genres précédents. Cette classification bizarre n'a jamais été suivie que par son auteur.

Broca, dans son magnifique *Traité des tumeurs*, modifie la classification de Lebert, et admet les tumeurs *homœomorphes* ou constituées par des éléments anatomiques semblables à ceux que contiennent les tissus normaux de l'organisme ; les tumeurs *hétéromorphes*, formées d'éléments qui n'ont pas leur analogue dans l'économie. Les premières, les tumeurs homœomorphes, sont *homologues* lorsqu'elles se développent au milieu de tissus formés d'éléments identiques à

ceux qui constituent la tumeur elle-même; les lipomes des couches
graisseuses sous-cutanées, les exostoses, ou tumeurs osseuses des os,
sont des tumeurs homœomorphes homologues. Elles sont homœomorphes *hétérologues* lorsque leurs éléments, bien qu'ayant leur
type dans l'organisme, sont différents de ceux des tissus au milieu
desquels elles se sont développées. Les lipomes intramusculaires,
les ostéomes des muqueuses sont des tumeurs homœomorphes hétérologues.

Ces tumeurs, d'après Broca, se développeraient dans « des blastèmes », sorte de substance où prendraient naissance les éléments anatomiques, et dont la composition varierait avec le genre des tumeurs.
Celles-ci seraient d'autant plus dangereuses dans leur évolution qu'elles
sont plus différentes des tissus au milieu desquels elles apparaissent,
et l'on aurait ainsi, par ordre ascendant de malignité, les tumeurs
homœomorphes homologues, les tumeurs homœomorphes hétérologues, et les tumeurs hétéromorphes. D'après cela, une même tumeur serait plus grave lorsqu'elle est hétérologue que lorsqu'elle
est homologue.

Cette classification, d'une simplicité séduisante et qui serait à la
fois clinique et anatomique, ne tient malheureusement pas devant les
faits; les tumeurs hétéromorphes, constituées par des éléments sans
analogues dans l'économie, n'existent pas, et l'on admet maintenant,
selon la loi promulguée par Muller, que les éléments d'une tumeur
ont toujours leur type dans l'organisme complètement développé ou
à l'état embryonnaire; le corpuscule tuberculeux, la cellule cancéreuse ne sont nullement, comme le voulait Lebert, des éléments spéciaux et caractéristiques du tubercule et du cancer. L'existence
des blastèmes n'est pas mieux prouvée, et Virchow a démontré que
toute tumeur se développe par prolifération de cellules préexistant
dans l'organisme. Il ajoute même que ces cellules sont toujours
celles du tissu conjonctif, mais ce dernier membre de la propo-
sition de Virchow n'a pas été accepté, et depuis longtemps on sait
que les cellules épithéliales, entre autres, peuvent par leur proliflé-
ration donner naissance à des néoplasmes.

La division que proposent Cornil et Ranvier n'a aucune prétention
clinique; elle s'appuie seulement sur l'histologie, et, à ce point de
vue, elle est peu attaquable; sa simplicité d'ailleurs est fort grande.
Comme toute tumeur est constituée par des éléments semblables à

ceux qui se trouvent dans l'organisme, embryonnaire ou adulte, ces
auteurs rattachent les différentes tumeurs aux tissus dont elles
dérivent : le groupement devient alors des plus faciles : autant de
tissus, autant de genres, et la dénomination de chaque tumeur s'impose à l'avance; on ajoute simplement la désinence *ome* au radical
formé par le nom du tissu normal; de là les termes d'épithéliome,
d'ostéome, de lipome, de névrome, d'angiome.

. Cette classification comprend dix genres. Le premier renferme
les tumeurs constituées par un tissu analogue au tissu embryonnaire; ce sont les *sarcomes*, qui possèdent un très grand nombre
d'espèces et de variétés; le deuxième renferme les tumeurs constituées par un tissu dont le type se retrouve dans le tissu conjonctif
et ses dérivés; c'est le groupe le plus important; il englobe les
myxomes, les *fibromes*, les *lipomes*, les *carcinomes*, le *tubercule*, les
gommes syphilitiques; le troisième se rattache au tissu cartilagineux avec les *chondromes;* le quatrième, au tissu osseux avec les
ostéomes; le cinquième, aux muscles lisses et striés avec les *myomes;*
le sixième, au tissu nerveux avec les *névromes;* le septième, aux
vaisseaux sanguins avec les *angiomes;* le huitième, aux vaisseaux
et aux ganglions lymphatiques avec les *lymphangiomes* et les *lymphadénomes;* le neuvième, aux épithéliums, aux papilles et aux culs-
de-sac glandulaires avec les *épithéliomas*, les *papillomes*, les *adénomes* et certains *kystes;* enfin le dixième renferme les tumeurs
mixtes qui offrent, réunis en un seul néoplasme, un grand nombre
de tissus différents.

Rien ne serait plus stérile qu'une étude générale des tumeurs.
Comment réunir en une même description des néoplasmes d'origine
et surtout de marche aussi différentes? Il est cependant certains
points qui réclament quelques explications : On a longtemps discuté
l'influence des traumatismes sur le développement des tumeurs.
Acceptée sans conteste par les uns, niée résolument par les autres,
on ne savait à qui entendre. Aujourd'hui une observation exacte
a démontré que les violences extérieures sont une des causes les
moins contestables de l'apparition des tumeurs, non sans doute qu'elles
les créent de toute pièce, mais chez les individus prédisposés héré-
ditairement ou par suite d'une diathèse acquise, le traumatisme
altère les tissus et constitue un lieu de moindre résistance où s'éla-

fiera la production morbide; on ne compte plus les faits où un coup a provoqué un cancer chez un arthritique, un abcès froid chez un tuberculeux, une gomme chez un syphilitique. Ajoutons que, dans les maladies virulentes, il y a souvent une véritable auto-inoculation; les germes roulés avec le sang s'échappent grâce à la rupture des vaisseaux; ils pénètrent dans les tissus et deviennent le centre d'une colonie de microbes.

La transformation d'une tumeur en une autre tumeur, d'un néoplasme bénin, par exemple, en un néoplasme malin, a été fort longtemps contestée; cependant la clinique a définitivement résolu ce problème et nous tenons pour démontrée cette métamorphose. On a vu de petits adénomes du sein, des noyaux fibreux déposés dans la mamelle par exemple, depuis quinze, vingt ou trente ans, prendre tout à coup, à l'âge de la ménopause, sous l'influence d'un traumatisme, un rapide développement et marcher avec les allures d'un véritable carcinome. Dans les leucoplasies de la bouche, sur les plaques hyperplasiées naissent des épithéliomas. Des papillomes, des angiomes, des kystes sébacés, voire les bourgeons charnus des vieux ulcères, se sont souvent changés en cancroïdes : il n'est pas de clinicien qui n'en ait observé des exemples.

Un point fort remarquable encore est la différence de gravité que présentent certaines tumeurs suivant le siège qu'elles occupent. La démonstration en est faite depuis longtemps pour les épithéliomas : Peut-on comparer par exemple, comme rapidité d'évolution, le cancroïde de la face et celui de la langue? L'un peut rester stationnaire des années, tandis que l'autre s'accroît comme le pire des cancers. Les tumeurs mixtes de la parotide sont relativement bénignes, tandis que ces mêmes tumeurs deviennent, dans le testicule, d'une redoutable malignité. Les épithéliomas tubulés, si envahissants au niveau du col de l'utérus, ne se développent qu'avec lenteur lorsqu'ils ont pris naissance sur la muqueuse de la vessie.

Les tumeurs reparaissent souvent après leur ablation, et cette *récidive* ne se fait pas toujours de la même manière. Tantôt le néoplasme a été incomplètement enlevé; il reste en un coin de la plaie un noyau invisible qui s'accroîtra; la tumeur sera reconstituée; c'est la récidive par *continuation*; tantôt la tumeur renaît sur place lorsque l'opérateur espère avoir pratiqué une extirpation totale; mais, quelque large qu'ait été l'incision, il est très difficile d'affirmer que des traînées de tissu morbide, insinuées loin du foyer principal, n'ont pas échappé au bistouri; c'est au niveau des ganglions où se rendent les lymphatiques du néoplasme que la repullulation a lieu. Enfin il est des cas où des tumeurs de même texture se montrent à la fois dans plusieurs organes sans qu'on puisse invoquer entre elles le moindre lien vasculaire; il n'y a pas eu irradiation, transport; ce ne sont pas des colonies essaimées d'un centre commun; il s'agit d'une véritable infection par altération profonde des solides ou des humeurs; par *dyscrasie*, comme on disait autrefois, et c'est là ce qu'on nomme la *généralisation* des tumeurs.

I

DES SARCOMES.

Cornil et Ranvier définissent les *sarcomes* des tumeurs constituées par du tissu embryonnaire pur ou subissant une des premières modifications qu'il présente pour devenir un tissu adulte.

Bien que le mot soit ancien et signifie étymologiquement *masse charnue*, il n'est pris dans son acception nouvelle que depuis les recherches anatomo-pathologiques de la deuxième moitié de notre siècle, et le sarcome actuel comprend les *tumeurs fibro-plastiques, embryoplastiques, myéloïdes, globo-cellulaires, fuso-cellulaires*, les *tumeurs à myéloplaxes et à médullocelles*, les *plasmomes* de Lebert, de Charles Robin, de Paget, d'Eugène Nélaton, de Follin, de Billroth, de Lücke et de Rindfleisch. Hénocque et Heurtaux ont donné du groupe une bonne étude générale dans les deux dictionnaires en cours de publication.

Anatomie pathologique et classification. — Le groupe des sarcomes est très vaste : il renferme des tumeurs fort différentes comme texture et surtout comme marche; aussi une classification est-elle nécessaire. Celle que l'on adopte en général est purement anatomique et basée sur la forme des éléments qui constituent le néoplasme. Tantôt on y trouve des cellules rondes avec ou sans membrane d'enveloppe, à noyau gros ou petit, unique ou multiple, entouré de protoplasma en couche épaisse ou mince. Ces cellules dites embryonnaires, embryoplastiques, globo-cellulaires, ressemblent

beaucoup aux leucocytes, aux éléments lymphoïdes et aux médullocelles du tissu osseux. Tantôt les cellules sont allongées, fusiformes,
étoilées, munies de prolongements anastomosés entre eux : on les
appelle éléments fibro-plastiques ou fuso-cellulaires; tantôt elles
sont très larges, aplaties, déchiquetées sur leurs bords, trouées même ;
elles ont des prolongements doués de mouvements amiboïdes et
possèdent souvent de quinze à vingt noyaux; ce sont les cellules à
myéloplaxes de Robin, les éléments vasoformateurs de Ranvier, les
cellules géantes des auteurs allemands.

Entre ces cellules de forme et de volume si variés il existe une substance intermédiaire amorphe parfois assez peu abondante pour que
les noyaux paraissent directement appliqués les uns contre les autres,
souvent assez visibles pour sembler striés et constitués par des fibrilles
anastomosées comme dans le tissu adénoïde de His ; mais ne s'agit-il
pas alors de véritables lymphadénomes? Des vaisseaux parcourent la
tumeur, leurs parois sont dues à la juxtaposition de cellules molles,
ils se dilatent ou se rompent facilement, aussi trouve-t-on çà et là des
caillots diffus au milieu des cellules, des ampoules anévrysmales,
et de véritables lacs sanguins. Dans certains sarcomes à grandes cellules vaso-formatrices, le réseau vasculaire prend parfois une importance extrême et l'emporte de beaucoup sur les amas cellulaires. Il
n'y a pas de nerfs dans les sarcomes; les lymphatiques manquent
aussi, mais on les rencontre au pourtour du néoplasme, dans les
tissus préexistants refoulés. — Voyons comment se groupent ces
éléments pour constituer les diverses variétés de sarcomes.

La première est le sarcome *encéphaloïde* de Cornil et Ranvier;
Robin la nomme *embryoplastique;* c'est le sarcome *mou* ou *globo-
cellulaire* des Allemands. Il forme une masse molle, pulpeuse, grisâtre d'ordinaire, mais son aspect est très changeant : en certains
points il ressemble aux couches grises des centres nerveux ; en d'autres il est jaune et diffluent; en d'autres encore il est rouge, ecchymotique, la masse est distendue par des kystes que provoquent la
rupture des vaisseaux et l'effusion du sang. Au microscope on voit
des cellules rondes, à gros noyaux entourés d'une mince couche de
protoplasma; la substance amorphe intermédiaire manque, mais le
réseau vasculaire est fort abondant. Pour peu que la tumeur se
ramollisse, quelques heures après son extirpation, on recueille sur
la coupe une substance analogue au *suc cancéreux*, mais en moindre

quantité que sur les véritables carcinomes. Lorsque des granulations
pigmentent les cellules, le néoplasme devient *mélanique*. Le sarcome encéphaloïde se développe surtout dans la peau, le périoste, la
mamelle, la parotide et le testicule ; il est de tous le plus redoutable,
sa marche est rapide ; il se généralise et c'est une des formes du
« cancer » des anciens auteurs.

Le sarcome *fibro-plastique* de Lebert et Robin, le sarcome *fasciculé*, le sarcome *dur* ou *fuso-cellulaire* des Allemands, offre une consistance beaucoup plus grande ; il est blanc ou rosé dans ses premières
phases, puis des foyers de ramollissement et de désintégration gris
ou jaunes apparaissent, des déchirures vasculaires qui marbrent la
surface de section de teintes différentes. Les cellules fusiformes ou
étoilées constituant la trame du néoplasme se juxtaposent dans un
certain ordre ; de là cet aspect fasciculé qui a frappé les auteurs.
La substance intermédiaire est peu abondante, le réseau vasculaire
est en général peu riche, les dépôts pigmentaires sont plus rares.
Ce sarcome est moins grave que l'embryoplastique, sa marche moins
rapide ; il peut cependant se généraliser et l'on connaît la célèbre
observation de Woillez, publiée en 1860, sur la fibro-plastie généralisée. Comme dans la première variété, la peau, le tissu cellulaire, les aponévroses, le périoste et les glandes sont les tissus le
plus souvent atteints.

Le *sarcome à myéloplaxes*, *myéloplaxome*, *tumeur à cellules
géantes* ou *giganto-cellulaire*, est caractérisé par la présence de ces
grandes cellules larges, déchiquetées, trouées, à noyaux multiples, que
nous avons déjà décrites ; parmi ces éléments on trouve des médullocelles, cellules analogues à celles que l'on rencontre dans la moelle
des os. Ces tumeurs sont rouges, semblables à de la chair musculaire.
Leur accroissement est lent ; elles ont pour siège ordinaire le périoste
et les os, surtout les maxillaires. Le point capital de leur histoire
est le développement exagéré que prennent les vaisseaux : ils apparaissent en si grande abondance que le néoplasme s'anime de véritables battements. Ces tumeurs pulsatiles ont été bien étudiées par
Monod, et ce chirurgien a montré que c'est aux dépens des myéloplaxes, assimilés par lui aux cellules vaso-formatrices, que les vaisseaux prennent naissance. Il est des cas où les médullocelles l'emportent sur les myéloplaxes, et c'est à cause des diverses combinaisons de ces deux sortes d'éléments que Paget a réuni les sarcomes

à myéloplaxes et les sarcomes à médullocelles sous le nom de *tumeurs myéloïdes*.

Le sarcome *névroglique*, sarcome à *myélocytes, gliome*, ne serait peut-être qu'un lymphadénome. Quoi qu'il en soit, dans la rétine, le nerf optique et les centres nerveux, on trouve un réticulum délié analogue au tissu adénoïde et qui contient des amas des petites cellules appelées myélocytes. Quant aux sarcomes *ossifiants*, ils ont ceci de particulier que le tissu embryonnaire s'organise partiellement en tissu osseux; on voit çà et là quelques travées osseuses circonscrivant des alvéoles remplis de médullocelles. C'est dans les os spongieux, aux phalanges du gros orteil, dans les mâchoires, dans les apophyses des os longs qu'ils apparaissent.

Les sarcomes *angiolithiques, psammomes* de Virchow s'observent dans les méninges; ils sont constitués par des bourgeons formés de cellules minces, aplaties mais extrêmement larges, irrégulières et comme plissées; elles se juxtaposent en bourgeons irrigués par des vaisseaux nombreux; ce sont ces bourgeons qui s'infiltrent de sels calcaires. — A ces variétés de sarcomes ajoutons, et les sarcomes *muqueux* où les cellules ont subi la transformation muqueuse, et les sarcomes *lipomateux* où les cellules se remplissent de gouttelettes graisseuses. Enfin des dégénérescences graisseuses, des infiltrations calcaires peuvent avoir lieu; la tumeur est parfois atteinte par la gangrène ou détruite en partie par un processus inflammatoire.

Étiologie. — Elle est encore fort obscure : on sait que les sarcomes peuvent se développer à la suite d'un traumatisme, d'une irritation vive et longtemps prolongée des tissus. Certaines affections cutanées, les tumeurs érectiles, les nævus en sont le siège assez fréquent. On sait encore que le sarcome est de tous les sexes et de tous les âges et qu'on le rencontre chez les enfants, chez les adultes et chez les vieillards; il y a même des cas de sarcomes congénitaux et l'influence de l'hérédité serait incontestable. Lorsque ces néoplasmes apparaissent au sein des tissus, les cellules préexistantes se gonflent, leurs noyaux se divisent et s'entourent de protoplasma; ces cellules embryonnaires s'amassent en îlots qui font disparaître la substance fibrillaire environnante.

La tumeur grossit par accroissement *central* lorsque ses propres éléments se segmentent, et par accroissement *périphérique* lorsque les tissus qui l'entourent prennent part à la prolifération. L'envahissement périphérique est *continu* lorsque les éléments s'infiltrent dans les tissus en rapports immédiats avec la tumeur ; il est *discontinu* lorsque des îlots morbides, dont l'origine est peut-être due à la migration de cellules sarcomateuses, se trouvent non loin de la tumeur primitive, mais séparées d'elle par des travées de tissu sain. Si l'accroissement est central, le sarcome est le plus souvent *enkysté;* si l'accroissement périphérique est discontinu, le sarcome est *diffus.*

Symptômes et pronostic. — Ce ne serait pas chose facile que de réunir dans un même tableau clinique des formes aussi dissemblables. Non seulement les sarcomes mous, les sarcomes durs, les sarcomes mélaniques n'ont pas les mêmes aspects, mais combien s'accuseront encore les différences selon le siège qu'affecteront les tumeurs, dans les os ou dans le périoste, les glandes, le tissu cellulaire, les aponévroses et la peau ! Il faut donc renoncer à décrire leur consistance, leur coloration, leur adhérence ou leur mobilité, leur indolence ou les souffrances qu'elles réveillent. Cette étude ne peut être faite d'une façon profitable qu'à propos des sarcomes de chaque tissu et de chaque organe. Nous verrons alors leur marche, leur accroissement lent ou rapide, leur récidive et leur généralisation, l'apparition de tumeurs secondaires plus ou moins éloignées du foyer primitif.

On peut dire, d'une manière générale, que le pronostic des sarcomes est bien moins grave que celui des carcinomes. Mais il varie beaucoup suivant les variétés ; les néoplasmes fuso-cellulaires et ossifiants, ceux dont l'organisation a déjà quitté le type embryonnaire pour se rapprocher des tissus adultes sont beaucoup moins redoutables que les sarcomes à petites cellules à peine entourées de protoplasma, preuve de leur rapide segmentation. Ces formes sont dites malignes ; leur accroissement très rapide se fait dans la plupart des cas par envahissement discontinu. Cornil et Ranvier les classent ainsi par ordre ascendant de gravité : les sarcomes fibro-plastiques et ossifiants, les sarcomes lipomateux, les colloïdes et, enfin, les mélaniques et les encéphaloïdes, qui se rapprochent beaucoup des véritables cancers.

Il ne faut pas confondre les sarcomes ossifiants relativement bénins, avec les sarcomes calcifiés, car les incrustations de sels qui caractérisent la calcification peuvent se faire dans des sarcomes à cellules

embryonnaires qui, malgré les granulations calcaires déposées çà et
là, n'en conservent pas moins leur tendance à la récidive et à la
généralisation. Les sarcomes névrogliques et angiolithiques ne sont
dangereux que par les compressions qu'ils exercent sur les tissus où
ils prennent naissance. Néanmoins, malgré la marche incontestable-
ment bénigne de quelques sarcomes, le chirurgien ne doit pas ignorer
que ces tumeurs sont un danger permanent pour l'individu qui
les porte ; aussi, pour peu qu'ils soient accessibles, l'extirpation rapide
et radicale des sarcomes demeure le seul traitement rationnel. Saint-
Germain a vu, chez les enfants, la récidive rapide survenir après
l'ablation ; mais l'intervention chirurgicale, incessamment renouvelée, a fini souvent par rester maîtresse du terrain.

II

DES MYXOMES.

On appelle *myxomes* des tumeurs constituées par des tissus
muqueux dont le type, dans l'organisme, est le corps vitré ou la
gélatine de Warton. Ils ne sont bien connus que depuis les recherches
de Virchow qui, le premier, les sépara des dégénérescences colloïdes.
Billroth, Lucke, Cornil et Ranvier, Rindfleisch en ont donné de
bonnes descriptions anatomiques. Hénocque en a tracé un tableau
précis dans le dictionnaire de Dechambre.

Anatomie pathologique et variétés. — Les myxomes sont des
tumeurs molles, demi-liquides, fluctuantes, d'apparence gélatineuse ;
lorsqu'on les coupe ou qu'on les racle, il s'en écoule une substance
jaune, transparente, qui rappelle les solutions gommeuses. La masse
tremblotante est parcourue par des travées cellulo-vasculaires en
plus ou moins grande abondance, mais d'une trame ordinairement
très lâche. Le microscope y démontre l'existence de fibrilles et de
tissu conjonctif jeune qui soutiennent un réseau capillaire souvent
fort riche. Les éléments contenus dans la substance intercellulaire
sont de formes diverses ; les uns sont à l'état de noyaux simples,
sans protoplasma ; les autres en possèdent une mince enveloppe ; les
uns sont fusiformes, semblables aux corps fibro-plastiques ; les autres
étoilés, anastomosés entre eux par leurs fins prolongements. La

tumeur est en général enkystée dans une membrane plus ou moins résistante et tapissée à l'extérieur d'un épithélium, du moins lorsque le myxome est sous-muqueux, comme le sont les polypes des fosses nasales.

Nous venons de décrire là une variété fréquente, le myxome *hyalin*, celui dont la structure rappelle le plus le corps vitré ou la gélatine de Warton; mais il existe d'autres formes. Dans certains cas, au milieu des travées fibreuses on trouve des fibres élastiques fort abondantes, et le myxome est dit *élastique;* il est *télangiectasique,* lorsque les vaisseaux qui le parcourent, nombreux et développés, se dilatent en lacs sanguins plus ou moins larges; les suffusions hémorrhagiques ne sont point rares alors, et de véritables caillots se déposent dans les mailles de la tumeur. Le myxome *lipomateux* est caractérisé par l'infiltration de gouttelettes graisseuses dans les cellules du néoplasme, qui perd son aspect tremblotant, sa transparence, et se rapproche plus ou moins du lipome.

Nous avons récemment enlevé un myxome pur de l'avant-bras qui, deux fois avait été pris, après ablation, pour un véritable lipome; à la dernière récidive seulement il avait revêtu la couleur et la consistance d'une tumeur muqueuse. On a décrit enfin, surtout dans certaines glandes, mamelles, ovaires, testicules, reins, parotides, à côté de myxomes légitimes, des tumeurs mixtes, des myxo-chondromes, des adéno-myxomes, mais il s'agit là souvent de dégénérescences colloïdes. En tout cas, ces formes particulières et qui parfois se rattachent plutôt aux épithéliomas, seront étudiées avec les maladies des organes qui en sont le siège.

Étiologie. — Le myxome est surtout une affection de l'âge adulte; il n'est pourtant pas rare de l'observer chez les enfants; on en a même vu qui se sont développés pendant la vie intra-utérine; ils siègent alors sur le cordon ombilical, et il s'agit d'une hyperplasie véritable de la gélatine de Warton. Le plus souvent, c'est dans le tissu cellulaire sous-cutané, dans les points où la graisse est abondante, que le néoplasme apparaît : à la nuque, au dos, à la partie supérieure des cuisses, dans le tissu sous-péritonéal; mais il naît aussi dans les cloisons aponévrotiques qui séparent les masses musculaires. On le rencontre encore sous la muqueuse laryngienne et surtout sous celle des fosses nasales; au placenta, les productions myxomateuses prennent le nom de « mole hydatique »; on en a signalé dans les os, dans les nerfs, principalement sur le sciatique, le médian, le crural et le cubital ; enfin on en a vu dans les grandes lèvres, les joues, l'orbite, les muscles, le périoste, les centres encéphaliques : c'est dire que les myxomes sont de tous les tissus et de tous les organes.

Symptômes et pronostic. — La plupart du temps les symptômes sont négatifs, et on n'arrive guère au diagnostic que par exclusion. Le siège de la maladie, les tissus où elle se développe sont trop variables pour ne pas imprimer à la tumeur des différences essentielles ; sous la peau, le myxome est en général mou, hémisphérique, ou largement étalé, fluctuant ; encore la plus ou moins grande abondance du tissu fibreux, l'épaisseur de la membrane enkystante peuvent-elles lui donner une dureté insolite ; dans les os, le néoplasme refoule devant lui le tissu compact ; il paraît d'abord fort résistant ; mais cette barrière est bientôt résorbée et la mollesse propre au myxome se révèle aussitôt.

A la peau, aux grandes lèvres, sur la muqueuse du larynx, la tumeur se pédiculise fréquemment, toujours dans les fosses nasales, où elle se montre sous forme de polypes appendus par un isthme souvent très étroit, et qui s'est parfois rompu dans une expiration brusque ou un éternuement. Malgré la fluctuation que le palper révèle, la ponction exploratrice ne donnera pas issue à du liquide ; à peine trouvera-t-on, dans la canule du trocart, un peu de substance jaune et semblable à de la gelée. L'indolence est habituelle ; cependant lorsque le myxome a pour siège un cordon nerveux, des irradiations lancinantes, les souffrances les plus vives sont loin d'être rares, et les myxomes comptent alors parmi les plus douloureuses des tumeurs.

Le pronostic doit être très réservé, et il serait fort difficile de classer en bloc les myxomes parmi les tumeurs malignes ou parmi les tumeurs bénignes. Certes, le plus souvent elles sont bénignes ; nous n'avons qu'à citer l'innocuité habituelle des polypes des fosses nasales ; ils récidivent lorsqu'on les a mal arrachés, mais jamais on ne les a vus se généraliser. Malheureusement il n'en est pas de même pour tous ; nous ne ferons pas allusion à ces myxomes multiples échelonnés sur le même cordon nerveux, car il s'agit alors de tumeurs nées à la fois d'une même poussée, et non d'une généralisation ; mais on en connaît qui, après une extirpation même radicale, reparaissent sur place ou dans des régions très éloignées, au sein des viscères, foie, poumons, rate et reins, comme pourraient le faire les tumeurs les plus malignes.

Il est probable que nous pouvons appliquer à ces néoplasmes la même règle qu'aux sarcomes, d'autant moins graves que leur organisation est plus élevée; dans ce cas, les myxomes élastiques et les myxomes lipomateux seraient les moins redoutables. Disons cependant que, d'après Lucke et Billroth, ces derniers au contraire sont parmi les plus malins. Terrier ne croit pas à leur récidive fréquente. Quoi qu'il en soit, tous les auteurs s'accordent pour recommander une extirpation complète et rapide du myxome, toutes les fois qu'il n'existera pas, de par le malade, ou de par le siège qu'occupe la tumeur, une formelle contre-indication.

III

DES FIBROMES.

On appelle *fibromes* des tumeurs constituées par du tissu fibreux ou, comme dit Lucke, par du tissu conjonctif adulte.

La synonymie est ici fort abondante; le mot fibrome, qui a fait fortune, est de Verneuil; Paget avait proposé celui d'*innome* et J. Muller ceux de *collonema* et de *stéatome*. La qualification de *desmoïde* et de *fibroïde* n'a pas eu un plus grand succès, et l'on a renoncé au nom de *corps fibreux*, plus généralement appliqué aux myxomes de l'utérus. Parmi les travaux les plus importants publiés sur cette question, nous citerons le mémoire de Cruveilhier en 1844, ceux de Lebert et de Paget, de Verneuil en 1855; les recherches de Virchow, de Billroth, de Lucke, de Cornil et Ranvier.

Anatomie pathologique et variétés. — Il faut rejeter du genre fibrome toute tumeur qui contient des éléments autres que ceux du tissu conjonctif. Si, à côté des fibres lamineuses adultes, on trouve des amas de cellules embryonnaires, le néoplasme devra être considéré comme un sarcome; si, entre les travées fibreuses, dans les alvéoles qu'elles circonscrivent, il existe des îlots de cellules polymorphes, il s'agira d'un carcinome. Nous n'étudierons même pas ici certaines tumeurs qui sans conteste appartiennent aux fibromes, le fibrome *cornéen* de Rindfleisch, car ces plaques blanches et dures, de consistance presque cartilagineuse, développées aux dépens du feuillet péritonéal qui recouvre le foie et surtout la rate, ne présentent pour nous aucun intérêt clinique. Nous ne décrirons que les deux variétés les plus habituelles, le fibrome *tubéreux* et le *molluscum*.

Le fibrome *tubéreux* ou *fasciculé* est une tumeur dure, arrondie, le plus souvent formée de lobes juxtaposés et réunis les uns aux autres par du tissu conjonctif lâche; leur volume, qui parfois ne dépasse guère celui d'une noisette ou d'une noix, peut atteindre une grosseur invraisemblable et peser 20, 50, 70 livres. Son tissu crie sous le scalpel et, sur une coupe, la surface de section dont le centre bombe et devient saillant, apparaît blanche, nacrée ou légèrement rosée. Lorsque la tumeur existe depuis longtemps, il n'est pas rare d'y trouver des foyers de désintégration, des masses ramollies, une substance mucoïde contenue dans des espèces de géodes, des infiltrations calcaires. Par la dissociation, on voit, au microscope, quelques fibres de tissu conjonctif, quelques rares cellules et quelques noyaux. L'examen, après durcissement, donne seul des indications précises; on aperçoit des couches concentriques de fibres conjonctives qui, suivant le sens de la section, montrent des faisceaux linéaires ou coupés perpendiculairement à leur axe. Entre les fibrilles, et appliquées contre elles, on voit des cellules plates.

Le tissu conjonctif lâche qui unit les lobes possède des lymphatiques; il contiendrait même des nerfs, s'il faut en croire Billroth; en tout cas il est irrigué par des vaisseaux sanguins dont la texture et le parcours ont été bien étudiés par Muron. Parfois ces vaisseaux entourent les divers lobes et ne pénètrent guère que dans les couches périphériques; aussi les parties centrales et mal nourries dégénèrent, et c'est là qu'on observe surtout les dépôts calcaires et les foyers ramollis. Souvent encore, même dans les fibromes durs et blancs, on trouve des artérioles, des veinules, des capillaires en grande abondance et dont la paroi est quelque peu rudimentaire; le sang n'est alors séparé du tissu néoplasique que par une simple rangée d'éléments cellulaires; le morcellement de ces tumeurs n'est pas sans danger, car l'orifice de ces vaisseaux reste béant. Les polypes nasopharyngiens fournissent de redoutables exemples d'hémorrhagies produites par ce mécanisme. Rindfleisch donne aux fibromes dont le réseau vasculaire est très riche, le nom de fibromes *caverneux*.

Nous insisterons peu sur les troubles nutritifs que subissent les néoplasmes. Nous avons déjà dit un mot des infiltrations *calcaires* et des dégénérescences *muqueuses;* les transformations *graisseuses* ne sont pas rares. Quant aux éléments *associés,* bien étudiés par Verneuil, ils ne sont que les vestiges des tissus où le fibrome a pris naissance et diffèrent suivant le siège du néoplasme. On rencontre les fibromes dans la peau, le tissu cellulaire sous-cutané, les sinus de la face, les aponévroses, le périoste et les bourses séreuses qui recouvrent certaines saillies osseuses; ils naissent aussi sur quelques muqueuses et en particulier sur celle du pharynx, au niveau de l'apophyse basilaire; on en a vu dans l'orbite, dans la grande lèvre, dans l'épaisseur des muscles; ceux qui se développent à la face interne du tibia et dans les mamelles sont parfois très petits et provoquent de très vives souffrances; ils se confondent alors avec les tubercules sous-cutanés douloureux.

Le *molluscum,* — sorte de fibrome qu'il ne faut pas confondre avec l'*acné varioliforme* de Bazin, dû à l'altération des follicules pileux et sébacés, ou avec le *mycosis fongoïde* qui paraît être une lymphadénie, — a été bien étudié par Verneuil, Virchow et Michel. Ce sont des tumeurs souvent innombrables, et qui recouvrent parfois un même malade de la tête aux pieds; il peut cependant n'en exister que dans une seule région, à l'aine, aux grandes lèvres, sur le dos. Tantôt à peine gros comme un pois, ces molluscum peuvent atteindre le volume d'une tête d'adulte et peser jusqu'à 16 et 20 kilogrammes. Ils sont généralement souples et mous, ronds ou piriformes, parfois recouverts de poils et de couleur violacée; souvent ils pendent à la surface de la peau comme de petites bourses aplaties et vides; on les a comparés encore à des grains de raisin dont on aurait retiré la pulpe, à des vessies dégonflées; ils sont sessiles ou pédiculisés, et alors l'isthme qui les relie aux téguments peut être fort long: Chassaignac a vu un molluscum qui descendait jusqu'au pubis, bien que son insertion eût lieu sur le thorax, près de la clavicule.

Cette tumeur, qui semble n'être qu'une sorte de diverticule cutané, un prolongement de la peau dont elle a la couleur, est formée par une trame fibreuse blanchâtre; sa surface de section rappelle celle de la glande mammaire; on y trouve de petites loges dont les aréoles sont distendues par un liquide jaunâtre et albumineux; il s'agit d'une sorte d'œdème qui a séparé les trabécules fibreux et formé des mailles au milieu desquelles on signale quelques cellules plasmatiques et, d'après Rindfleisch, des éléments globo-cellulaires. Le molluscum aurait pour siège exclusif la peau et se rencontrerait surtout au dos, à la nuque, dans la région lombaire; cependant Wagner dit en avoir observé au pharynx, au nez, au larynx et à l'utérus. D'après Desnos, Rindfleisch et Virchow, c'est dans le corps papillaire du derme qu'ils prennent naissance; Michel en a vu dont le point de départ aurait été le tissu cellulaire sous-cutané.

Étiologie. — Quelques fibromes, le molluscum en particulier, peuvent avoir une origine congénitale; Paget et Heurtaux en citent des exemples. Mais la plupart se montrent à l'âge adulte; ils sont fort rares dans la vieillesse. Pour Virchow, certains d'entre eux sembleraient héréditaires; on a prétendu, d'après quelques observations, que les mariages consanguins en favoriseraient le développement. Les traumatismes ne sont pas étrangers à leur apparition; Lucke en a vu des exemples et l'on sait les théories édifiées par Velpeau pour expliquer la production des fibromes dans la mamelle, à la suite d'une violence extérieure.

Leur origine et leur mode d'accroissement sont encore fort obscurs : pour Forster, pour Cornil et Ranvier, des nids de cellules embryonnaires prolifèrent qui donnent naissance aux divers lobes dont la tumeur est constituée. Ces cellules d'ailleurs, par leur segmentation ultérieure, expliqueraient l'accroissement du néoplasme. Mais rien n'est moins démontré que cette hypothèse que nous retrouverons sans grande variante dans l'histoire de toutes les tumeurs. Plusieurs cliniciens admettent la métamorphose possible des fibromes en sarcomes et en carcinomes : on a observé, par exemple, chez de jeunes filles ou de jeunes femmes, des noyaux fibreux de la mamelle qui, dans l'âge de la ménopause ou dans la vieillesse, ont pris tout à coup les allures d'une tumeur maligne.

Symptômes et pronostic. — Nous ne parlerons pas du molluscum : la description de cette tumeur molle, pendante ou arrondie, pédiculée ou sessile, souvent semblable à une bourse vide, se trouve tout entière dans l'étude anatomique que nous avons déjà faite. Les fibromes fasciculés ont une grande importance clinique, mais la variété infinie de leur siège multiplie trop les symptômes pour que l'étude générale puisse en être tentée. Les fibromes sous-cutanés durs, mobiles sur les parties voisines, à développement lent ou nul, ne peuvent être rapprochés des polypes naso-pharyngiens dont la marche est rapide, la repullulation presque fatale, qui pénètrent dans toutes les cavités voisines, défoncent les os, envahissent la boîte crânienne et peuvent tuer par leur action mécanique si des hémorrhagies graves et incessantes n'ont pas enlevé le malade. Les fibromes des nerfs, les tubercules sous-cutanés douloureux, avec leurs souffrances intolérables, ne ressemblent guère aux fibromes qui prennent insertion sur le squelette du bassin et dont la gravité découle du volume énorme qu'ils atteignent ou des compressions redoutables qu'ils exercent sur les viscères.

Quoi qu'il en soit, il faut, pour établir le diagnostic du fibrome fasciculé, tenir compte de la dureté extrême de la tumeur, qui souvent est presqué ligneuse, de son médiocre accroissement, de sa tendance à rester stationnaire, de son indolence habituelle. Lorsqu'ils sont sous-cutanés et que leur accroissement est rapide, ces néoplasmes distendent la peau qui peut s'ulcérer : les téguments étirés, mal nourris, se nécrosent par places, mais il n'y a pas, comme dans les tumeurs malignes, d'abord adhérence intime, puis envahissement de la peau par les éléments du fibrome. Cette sorte de gangrène moléculaire par distension excessive n'a donc rien de commun avec la dégénérescence cutanée du cancer. En tout cas, l'absence d'engorgement ganglionnaire permettra d'éviter une erreur. Les hémorrhagies à la surface du fibrome ulcéré sont des plus rares, si l'on excepte les polypes naso-pharyngiens. Birkett signale cependant un fait où l'écoulement sanguin fut des plus sérieux, ce qu'explique d'ailleurs la fragilité des parois et la béance des vaisseaux.

Le pronostic du molluscum n'est pas grave. Certainement ces tumeurs sont gênantes lorsqu'elles arrivent à peser plusieurs kilogrammes ; elles occasionnent des difformités ; mais l'ablation est d'ordinaire si facile et d'une telle innocuité qu'elle doit être pratiquée sans retard ; l'intervention chirurgicale ne paraît jamais avoir eu pour conséquence un accroissement plus rapide des molluscums voisins. Il est plus difficile de s'expliquer sur la marche et la terminaison des fibromes fasciculés. Malgré quelques observations assez peu probantes de Virchow et de Paget et qui se rapportaient peut-être à des sarcomes, on doit affirmer que les fibromes ne se généralisent jamais.

Plusieurs d'entre eux récidivent, il est vrai ; les polypes naso-pha-

ryngiens ont sous ce rapport, une triste renommée; mais il est probable que les extirpations sont alors incomplètes, qu'il est resté
quelques lambeaux de la tumeur, foyers d'une abondante repullulation.
Certains fibromes implantés sur les aponévroses de la paroi abdominale et sur les os de la ceinture pelvienne ont encore une extrême
gravité qu'ils tirent de leur énorme développement, de leur adhérence
au péritoine, aux vaisseaux de la fosse iliaque et du triangle de
Scarpa, enfin aux viscères du bas-ventre. Parfois ces tumeurs ne tiennent à l'os que par un pédicule; mais il faut le trouver et le détruire
avec le plus grand soin, car ce point paraît jouir d'une puissance de reproduction tout à fait particulière.

IV

DES LIPOMES.

On appelle *lipomes* des tumeurs constituées par du tissu cellulo-
graisseux.

Les lipomes ont été longtemps confondus avec les tannes, les
loupes, les stéatomes, les méliceris, tous mots des plus vagues et qui
servaient à les désigner. Mais, en 1709, Littre les isole sous le nom
de lipomes, meilleur que celui d'*adipomes* que devait plus tard pro-
poser Cruveilhier. De très nombreux travaux ont été publiés sur ces
néoplasmes par Lebert, Verneuil, Paget, Virchow, Lucke. Nous ne citerons que l'excellent article de Broca dans son *Traité des tumeurs*.

Anatomie pathologique et variétés. — Les lipomes ne doivent
pas être confondus avec certaines substitutions graisseuses qui peuvent s'opérer dans les tissus sous l'influence de troubles nutritifs;
c'est ainsi que des muscles paralysés s'infiltrent de cellules adipeuses,
mais ces dégénérescences n'ont rien de commun avec un néoplasme qui a une vie propre et jusqu'à un certain point indépendante de celles des tissus ambiants. Du reste leur structure n'est pas
celle du lipome. Celui-ci est presque toujours entouré d'une atmosphère celluleuse lâche, et telle que la tumeur s'énucle facilement
avec le manche du scalpel.

Le lipome est formé de plusieurs lobes séparés les uns des autres
par des tractus lamineux où rampent les vaisseaux. Chaque lobule est

constitué par l'accumulation d'un nombre infini de cellules graisseuses rondes ou polyédriques par pressions réciproques, deux ou trois fois plus grosses que les cellules normales : elles mesurent de 60 à 100 µ. Elles ont une membrane d'enveloppe distendue par une gouttelette huileuse qui a chassé, vers la périphérie, le noyau entouré d'une faible quantité de protoplasma. A la base du lipome on distingue souvent un frêle pédicule où rampent de rares artères et des veines un peu plus nombreuses qui vont nourrir la tumeur ; on poursuit les vaisseaux jusqu'au réseau capillaire qui dessine de larges mailles à la surface de chaque cellule.

Tel est le lipome *pur ;* mais la tumeur se présente parfois avec des caractères un peu différents. Elle est *fibreuse* et, dans ce cas, les tractus celluleux qui unissent les lobes deviennent épais, ils étouffent les amas graisseux et, sur une coupe, le lipome prend une teinte de plus en plus blanche et nacrée jusqu'à été pris pour un fibrome : c'est l'*adipo-fibrome* de Cruveilhier. Une autre variété est le *lipo-myxome* ou lipome myxomateux. On décrit encore un lipome *érectile* caractérisé par la présence de vaisseaux nombreux et distendus qui parcourent la tumeur, pénètrent entre les lobes, rampent dans l'atmosphère celluleuse et sont parfois si abondants que la peau qui recouvre le lipome semble bleuâtre. Enfin Cornil et Ranvier ont signalé un lipome *osseux* où, au milieu du néoplasme, on trouvait des travées osseuses.

Certaines altérations nutritives changent encore l'aspect du lipome. Il peut y avoir transformation *graisseuse* et l'on saisit alors sur le fait les différences profondes qui séparent ces dégénérescences des tumeurs adipeuses proprement dites ; il n'y a pas production d'éléments nouveaux, mais fragmentation des vésicules de graisse réduites en granulations fines ; le tissu n'a pas la coloration jaune brillant du lipome ; il est opaque et gris, et ressemble assez à certains mastics. On observe aussi des infiltrations *calcaires ;* Broca a vu, développé dans l'extenseur commun du doigt, un lipome aussi dur que l'agate. On cite plusieurs cas où les granulations pierreuses se sont déposées dans des lipomes de l'épiploon dont le pédicule s'est rompu : c'est une des origines des pierres de la cavité péritonéale. Enfin quelques lipomes ont pu s'enflammer, s'ulcérer ou se gangrener, mais les cas en sont rares.

Étiologie. — On ne sait pas grand'chose sur les causes qui provoquent l'apparition des lipomes, ils seraient plus fréquents chez les arthritiques. ·Les traumatismes, les pressions répétées ont une influence indiscutable et on les voit se développer parfois sur le front aux points où pressent le chapeau et le képi : les forts de la halle, les soldats en fournissent des cas assez nombreux, et Broca, qui signale ce fait, aurait pu se citer comme exemple. Au niveau des épaules, les bretelles du sac chez le fantassin, et, chez les cavaliers, la pression sur la selle au niveau des cuisses, déterminent la production des lipomes ; dans le *Traité des tumeurs* on trouve l'observation d'un religieux chez lequel il en vint au genou à la suite de longues heures de prière.

Le plus souvent il se montre sans cause appréciable et, dans des cas fort rares d'ailleurs, en telle abondance, — 2080 sur le même individu, — qu'on prononce le mot de « diathèse lipomateuse ». On a parfois signalé leur symétrie ; Huguier en a cité une observation ; Farabeuf et nous, avons rencontré sur des sujets de l'École Pratique un lipome dans les biceps des deux côtés et dans les deux couturiers. Disons enfin que cette tumeur est plus fréquente chez l'adulte et peut-être chez la femme ; Cruveilhier en a vu chez un enfant de quatre ans, Heyfelder et Tancrède, au moment de la naissance. Dans ce dernier cas, il s'agissait d'un lipome situé sous le muscle occipito-frontal.

S'ils ont quelques sièges de prédilection, s'ils apparaissent d'habitude dans le tissu cellulaire sous-cutané, là où la graisse est abondante, au cou, à la nuque, au dos, aux lombes, aux fesses, sur le ventre, on en voit aussi sur la tête, la face, le nez, les doigts. Dans le *Bulletin de la Société anatomique,* on trouve un certain nombre de lipomes intra-musculaires. Ceux de la langue sont rares, bien qu'il en existe plusieurs exemples. Robert en a vu un dans la paume de la main, Follin dans la lèvre, Cruveilhier dans le rein, Nélaton dans le maxillaire supérieur et Jobert de Lamballe dans l'inférieur. On a rencontré, dans l'articulation du genou, une production lipomateuse caractérisée par des franges graisseuses exubérantes ; c'est le lipome *arborescent,* dont il existe un exemple superbe au musée Dupuytren. Les lipomes sous-péritonéaux ne sont pas rares, et l'on verra, à propos de certaines hernies, le rôle important qu'on leur a fait jouer.

Symptômes et pronostic. — Le lipome est une tumeur ordi-

nairement de volume moyen, circonscrite, mobile sur les tissus environnants, indolente, irréductible, sans changement de coloration de
la peau, molle, parfois fluctuante. Mais ces signes sont loin d'être
constants. Ainsi rien n'est plus variable que le volume; il en existe
qui ne sont pas plus gros qu'un pois; d'autre part, Broca, J.-P. Petit,
Dagorne, Rhodius en ont vu qui pesaient 15, 22, 23 et 30 kilogrammes.
Ils ne sont pas toujours circonscrits et leur atmosphère celluleuse fait
parfois défaut; Brodie a signalé un lipome diffus qui allait d'une oreille
à l'autre; au ventre, dans les creux sous-claviculaire et poplité, l'on
a observé des accumulations graisseuses sans limites précises. Dans les
cas de Verneuil et de Cloquet, le lipome adhérait aux parties environnantes; et dans ceux de Cruveilhier et de Morel-Lavallée, la tumeur
présternale envoyait des prolongements jusque dans le médiastin.

La forme du néoplasme est d'habitude hémisphérique; la surface
en est irrégulière et l'on sent les dépressions légères qui existent
entre les lobes; lorsqu'on soulève la peau, celle-ci se creuse d'un
grand nombre de petites dépressions dues au tiraillement des tractus
conjonctifs qui, de la tumeur, viennent s'insérer à la face profonde
du derme. La plupart du temps les lipomes sont sessiles, mais il y en
a de pédiculisés; enfin on cite, dans la paroi abdominale, des lipomes
migrateurs : la masse graisseuse entraînée par son poids dédouble les
deux couches entre lesquelles elle est située, et descend plus bas.

La fluctuation est quelquefois des plus nettes, et cette sensation
trompeuse est telle qu'on a très souvent conclu à l'existence d'une
collection liquide. Aussi ne faut-il jamais négliger de chercher la
fluctuation dans tous les sens et d'explorer la tumeur à pleines mains:
on a « la sensation d'un corps léger et solide, souple et comme spongieux ». La lobulation, lorsqu'elle existe, les dépressions des téguments soulevés, la ponction exploratrice enfin, viendront lever tous les
doutes. Nélaton avait proposé encore de plonger une aiguille à acupuncture dans la tumeur; si l'on peut faire exécuter à l'instrument
un mouvement complet de circumduction, c'est qu'il ne s'agit pas
d'une tumeur solide. L'indolence est de règle, mais on a rencontré
des lipomes douloureux et Perrotte en a vu un dans le troisième
espace intercostal qui, au moindre effort de respiration ou de toux,
était le siège de grandes souffrances. Quant à la consistance, tandis
que les lipomes sont mous, les fibro-lipomes et les lipomes calcifiés
sont souvent d'une dureté ligneuse.

· Le développement des lipomes est en général très lent; souvent même ils restent stationnaires pendant de longues années; il en est pourtant dont la marche est assez bizarre : Nélaton et d'autres observateurs avec lui ont vu grossir des lipomes après la suppression des règles; dans d'autres cas, chaque période menstruelle donnait un coup de fouet à la tumeur; on a incriminé la grossesse, l'allaitement; Littre cite un fait où le lipome augmenta après quelques excès de vin. Cependant le pronostic n'est jamais grave; c'est la tumeur bénigne par excellence; elle ne provoque point de retentissement ganglionnaire; jamais il n'y a de généralisation, jamais de récidive au sens propre du mot; si, après extirpation, le lipome reparaît, c'est que l'ablation a été incomplète ou qu'il s'agit d'un fibro-myxome.

Peut-il y avoir transformation d'un lipome en une tumeur maligne? Des masses tuberculeuses ou cancéreuses peuvent-elles naître du tissu graisseux? On a cité une observation publiée par Dupuytren en 1810; mais il faut reconnaître qu'elle est bien peu probante, car on n'y donne aucune description du prétendu cancer. Sans nier la possibilité de cette métamorphose, Broca conclut qu'il n'en existe pas de faits convaincants dans la science. Cependant, Lardier aurait vu un sarcome se greffer sur un lipome antérieur. Les lipomes ne sont pas une de ces tumeurs qu'on doit se hâter d'enlever; s'ils ne grossissent pas rapidement, s'ils ne gênent pas par leur siège, la chirurgie n'a point à intervenir. Dans les conditions contraires, l'extirpation est indiquée; elle sera aussi radicale que possible, pour éviter la repullulation de quelques débris oubliés; pourtant si la tumeur plongeait dans des régions dangereuses, comme le lipome présternal de Morel-Lavallée, il faudrait se garder d'en poursuivre les prolongements.

V

DES CARCINOMES.

Le *carcinome* est une tumeur constituée par des travées fibreuses qui circonscrivent des alvéoles remplis de cellules libres dans un liquide plus ou moins abondant. Cliniquement, il est le type des tumeurs malignes caractérisées par leur accroissement rapide, leur envahissement progressif, leur retentissement ganglionnaire, leur récidive et leur tendance à la généralisation; elles se ramollissent, s'ulcèrent, donnent lieu à des hémorrhagies redoutables, à une prompte cachexie, et la mort ne tarde pas à survenir.

Anatomie pathologique et variétés. — Le carcinome est une tumeur diffuse; en aucun point on ne la trouve limitée par une membrane d'enveloppe; le tissu morbide et les tissus sains qui l'environnent se pénètrent sans qu'on puisse dire d'une façon précise où commence l'un et où finissent les autres. La surface de section molle ou dure, grise, jaune ou blanche, suivant l'espèce, donne presque toujours, lorsqu'on la racle, un suc abondant ou rare, crémeux, lactescent et miscible à l'eau dans laquelle il s'émulsionne. C'est le *suc cancéreux* découvert, en 1827, par Cruveilhier, qui en fit la caractéristique du cancer; il sort d'alvéoles rarement visibles à l'œil nu et que circonscrit une charpente fibreuse.

Le microscope démontre que ce suc cancéreux, contenu dans les alvéoles, est formé de cellules particulières, libres dans un liquide abondant, très grandes, très larges, plus ou moins épaisses, irrégulières, angulaires, losangiques, en fuseau, en raquettes, entourées d'un protaplasma granuleux avec plusieurs noyaux à nucléoles brillants; on trouve aussi des noyaux libres, sphériques, prismatiques, en sablier. Quelques-uns de ces éléments ont déjà subi la dégénérescence colloïde. Ce sont là les cellules *polymorphes* qui, pour Lebert et Broca, étaient caractéristiques du cancer. On a démontré depuis que cette prétendue spécificité n'existe pas : des éléments polymorphes semblables se rencontrent dans les uretères, le larynx et dans les tissus enflammés. Le suc cancéreux lui-même a dû déchoir de la valeur que lui attribuait Cruveilhier; il reste toujours un bon signe, mais il n'est plus pathognomonique, puisque, d'une part, il n'existe pas dans le carcinome colloïde, et puisque, d'autre part, le raclage en donne une certaine quantité, vingt heures après la mort, sur la surface de section des sarcomes et des lymphadénomes.

La charpente fibreuse est constituée par des travées plus ou moins épaisses de tissu conjonctif qui se croisent sous divers angles et limitent des espaces en communication les uns avec les autres; c'est une sorte de tissu caverneux dont les alvéoles ont une capacité très variable. Aussi le liquide et les cellules sont-il plus ou moins abondants. Les travées du tissu conjonctif se décomposent en fibrilles à la surface desquelles on trouve quelques cellules plates; des lymphatiques et des vaisseaux sanguins les parcourent; les premiers s'ouvrent dans les espaces plasmatiques en rapport eux-mêmes avec les alvéoles; aussi sont-ils une des voies les plus actives de la propagation cancéreuse et de l'infection ganglionnaire. Rindfleisch prétend que, semblables en cela aux lymphatiques de l'encéphale, ils forment une gaine autour des vaisseaux sanguins. Ceux-ci s'anastomosent en un riche réseau qui parfois multiplie ses anses au point d'animer la tumeur de souffles et de battements.

Telle est la description générale du genre carcinome qui, d'après Cornil et Ranvier, renfermerait au moins cinq espèces, le *squirrhe*, l'*encéphaloïde*, le carcinome *colloïde*, le carcinome *lipomateux* et le carcinome *mélanique*. Les détails de structure qui servent à distinguer ces espèces auraient une grande fixité; c'est ainsi que lorsqu'un cancer se généralise ou récidive, les tumeurs généralisées ou récidivées sont absolument semblables aux premières tumeurs dont elles reproduisent l'espèce : un squirrhe donne naissance à un squirrhe, un encéphaloïde à un encéphaloïde, un mélanome à un autre mélanome.

Le *squirrhe*, ainsi nommé à cause de sa dureté remarquable, montre une surface de section jaune grisâtre, demi-transparente par place; du noyau central, assez semblable à la pulpe du navet, partent des prolongements qui pénètrent dans les tissus voisins et qui laissent entre eux des échancrures occupées par des tractus graisseux. Cet aspect est vraiment caractéristique et le squirrhe est la seule tumeur où l'on constate ces rayons alternativement jaunes et gris, un peu translucides. Le raclage ne donne qu'une très petite quantité de suc; Cruveilhier, pour l'obtenir, recommandait de presser le néoplasme dans un étau. Ici les travées fibreuses sont épaisses, les alvéoles qu'elles circonscrivent petits, et, par conséquent, les cellules y sont peu abondantes.

On distingue deux variétés de squirrhe : celui que nous venons de décrire, le squirrhe *globuleux*, qu'on appelle encore *lardacé* à cause de son tissu blanc grisâtre, un peu translucide, semblable au tard du porc, et le squirrhe *atrophique*, petit, de consistance ligneuse et constitué presque uniquement par du tissu fibreux; les amas de cellules ont subi une dégénérescence granulo-graisseuse et les lymphatiques emportent ces matériaux de désintégration. Si la

tumeur ne s'accroissait pas à ses limites tandis qu'elle se fond à son
centre, elle finirait par se résorber entièrement. Sa marche est très
lente, malheureusement sa généralisation n'est pas rare et des noyaux
secondaires se déposent dans la colonne vertébrale, le foie, le poumon, la plèvre, le péritoine; lorsque les os en sont. le siège, ils
prennent une fragilité remarquable et se brisent au moindre effort; se
retourner dans son lit suffit au malade pour se fracturer un membre.

L'*encéphaloïde* est une tumeur molle, volumineuse d'ordinaire,
à marche rapide; le raclage donne en très grande abondance du suc
laiteux et miscible à l'eau. La coloration de son tissu n'est pas uniforme; elle est, dans les cancers jeunes, blanc rosé ou grisâtre. Mais
bientôt apparaissent, en certains points, des parties ramollies et qui
ont l'aspect et la consistance de la substance cérébrale. Ici les travées fibreuses sont peu épaisses et les alvéoles, larges, renferment
une grande quantité de cellules. Les vaisseaux sont nombreux, et
c'est surtout dans cette espèce qu'on rencontre les variétés *hématodes*
ou *télangiectasiques;* les canaux sanguins se multiplient, ils sont
dilatés, moniliformes, et des diverticules en cæcum hérissent leur
trajet; leur paroi est des plus rudimentaires, à peine formée par la
juxtaposition de quelques cellules; aussi se déchire-t-elle facilement
et le sang se creuse, dans les tissus friables, des cavités souvent
énormes. On observe, dans ces tumeurs, du souffle, des battements,
un mouvement d'expansion. L'encéphaloïde se développe plus rapidement que le squirrhe, mais sa généralisation est peut-être moins
prompte.

Le *carcinome colloïde* a été bien décrit par Cruveilhier, qui lui
refusait d'ailleurs le titre de cancer, parce qu'on n'y trouve pas de
suc cancéreux; il est constitué par des masses tremblotantes, gélatiniformes, translucides et que le microscope seul permet de distinguer des myxomes ou des sarcomes en dégénérescence colloïde; c'est
une tumeur surtout viscérale; elle se développe de préférence dans
l'estomac, au niveau du pylore, dans le péritoine, sur la muqueuse
intestinale, à l'extrémité inférieure du rectum. Elle prend souvent
un développement énorme, et lorsqu'elle se généralise, les tumeurs
secondaires reproduisent la tumeur primitive. A la coupe, on voit
s'écouler un liquide qui ne rappelle en rien le suc crémeux et lactescent de l'encéphaloïde; il est transparent et contient de la mu-
cine; il provient de la destruction des éléments dégénérés, aussi y

trouve-t-on des débris de cellules et des noyaux libres. Les travées fibreuses circonscrivent des mailles assez larges pour être vues sans le secours du microscope. Aussi avait-on donné aux tumeurs colloïdes le nom de *cancer alvéolaire*, désignation mauvaise, puisque l'alvéole est la caractéristique, non de ce carcinome, mais de tous les carcinomes.

Le *carcinome mélanique*, fort rare d'ailleurs, a été souvent confondu avec le sarcome mélanique et la mélanose pure. C'est une tumeur molle, à suc fort abondant, proche parente des encéphaloïdes dont elle ne se distingue, en définitive, que par l'existence de granulations pigmentaires, parfois assez nombreuses pour dissimuler, grâce à leur accumulation dans le protoplasma cellulaire, les noyaux et les nucléoles; les éléments cancéreux ressemblent beaucoup alors aux cellules du corps de Malpighi du nègre. Son accroissement est, en général, fort rapide; ce carcinome se développe de préférence dans la peau, surtout aux mains et aux pieds; dans les ganglions lymphatiques, le tissu cellulaire sous-cutané et le globe oculaire où nous avons déjà signalé le sarcome mélanique. Lorsque la tumeur se généralise, les noyaux noirs, semblables à des truffes, se rencontrent dans les viscères, le foie, les poumons, dans les ôs des membres et du crâne.

Le carcinome *lipomateux*, des plus rares aussi, puisque Cornil et Ranvier, qui l'ont décrit les premiers, en ont observé deux cas seulement, ressemble beaucoup à un lipome; mais ici, la membrane enkystante, de règle dans la tumeur graisseuse, manque tout à fait. On reconnaît, au microscope, l'existence de la charpente fibreuse et des alvéoles remplis de cellules. Celles-ci sont infiltrées de granulations graisseuses qui refoulent le noyau, mais elles ne sont pas détruites; il ne s'agit donc point d'une dégénérescence, de ces régressions nutritives qu'on peut trouver dans le carcinome comme dans les autres tumeurs. N'y rencontre-t-on pas aussi les infiltrations *calcaires*, la transformation *caséeuse?* Dans ces derniers cas, des vaisseaux s'oblitèrent, des infarctus se font qui subissent une destruction plus ou moins rapide. Ajoutons enfin que les carcinomes s'*enflamment* et s'*ulcèrent*. Avant d'avoir subi ces troubles nutritifs, le cancer est ferme, dur, homogène; pour désigner cet état, les anciens pathologistes disaient qu'il était *cru* et opposaient à ce mot celui de *ramolli*.

Étiologie et développement. — Le carcinome est fréquent :
Broca évalue à 10 ou 12 pour 1000 le nombre de ceux qui meurent
de cancer, et la léthalité atteint 35 et 40 pour 1000 lorsqu'on ne
comprend dans la statistique que des individus au-dessus de trente
ans. La mortalité, d'ailleurs, varie beaucoup selon les pays, et si,
malheureusement, cette maladie est très commune en France, on
affirme qu'elle est presque inconnue au Brésil. Le sexe, malgré qu'on
en ait dit, semble indifférent. Quant à l'âge, nous connaissons déjà
son influence : relativement exceptionnel avant trente ans, bien
qu'on cite plusieurs exemples de cancer du testicule, de l'œil, de
l'utérus, développés dans la jeunesse, le carcinome est encore rare
de trente à trente-cinq ans, tandis qu'il devient très fréquent de
quarante à soixante. Toutes les régions de l'organisme ne sont pas
également prises, mais il faut établir une distinction entre la tumeur
primitive et les tumeurs secondaires. Celles-ci apparaissent surtout
dans les points où le cancer primitif est rare. L'estomac d'abord,
puis l'utérus, la mamelle, le foie, l'intestin, le rectum sont les organes primitivement envahis ; les ganglions, les os, la peau sont surtout le siège des tumeurs secondaires.

Le cancer est héréditaire ; il n'est pas rare alors de voir la tumeur
occuper la même région chez le descendant. Dans ce cas aussi, elle
est souvent très précoce et peut apparaître dans les premiers âges.
D'après la statistique de Moore, sur 101 faits de cancers héréditaires,
le néoplasme s'est montré 79 fois chez des enfants qui n'avaient pas
encore cinq ans. Existerait-il, comme plusieurs auteurs le prétendent, un antagonisme entre le cancer et certaines diathèses, la tuberculose, par exemple ? Les chiffres donnés par Broca semblent
prouver qu'il n'en est rien. Mais les recherches de Bazin, les observations de Verneuil démontrent que l'arthritisme favorise son apparition, et Bouchard est du même avis.

Les traumatismes exercent une influence tour à tour admise et
niée ; les travaux contemporains, la récente thèse de Leclercq ne
peuvent laisser subsister aucun doute, et si les malades savent toujours trouver dans leurs antécédents une cause, hypothétique ou non,
pour expliquer leur cancer, le pathologiste, tout en restreignant l'influence de cette cause, ne saurait la nier sans erreur. Bien qu'on
ait invoqué la stérilité comme prétexte à cancer de l'utérus, il ressort d'un grand nombre de relevés que la moyenne des accouche-

ments est de quatre à sept, chez les femmes atteintes de ce cancer de la matrice. En tout cas, il existe des observations incontestables où une violence extérieure a provoqué le développement du cancer de la mamelle.

On ne sait guère comment se forme le cancer au milieu des tissus. D'après Broca, l'individu atteint de diathèse cancéreuse fabriquerait un blastème spécial où se développerait le néoplasme par agrégation des molécules organiques; il y aurait là une véritable génération spontanée de cellules polymorphes; d'après Conheim, les globules blancs sortis des vaisseaux par diapédèse, seraient des éléments embryonnaires qui, par transformations successives, deviendraient les cellules remplissant les alvéoles; d'après Virchow, charpente fibreuse et cellules proviendraient de la prolifération des cellules plasmatiques du tissu conjonctif. Pour d'autres, la trame fibreuse préexiste; c'est le vestige de l'ancien tissu de l'organe envahi par le cancer; il s'est creusé des cavités où s'accumuleront les cellules polymorphes et l'examen microscopique attentif semble prouver que, dans le poumon, il en serait peut-être ainsi : les travées des vésicules aériennes constitueraient les parois des alvéoles cancéreux; mais dans les os et les ganglions, où le tissu conjonctif fait défaut, il est de toute nécessité que la charpente fibreuse soit de formation nouvelle.

Malgré la résistance de Ranvier, il paraît établi maintenant par les travaux de Valdeyer, de Thiersch, de Rindfleisch, de Malassez et Deffaux que le carcinome peut, dans quelques cas, être d'origine épithéliale. C'est dans le cancer du sein que la démonstration en est le plus nette. Les cellules du cul-de-sac glandulaire prolifèrent, et les nouveaux éléments qui remplissent l'ancien conservent d'abord leur type primitif, mais les dernières générations s'altèrent bientôt, perdent leur forme et deviennent « atypiques et métatypiques », en tout semblables aux cellules polymorphes. Elles sont encore contenues par la membrane d'enveloppe des cavités glandulaires, barrière qui sépare les acini des lacunes et des capillaires lymphatiques, voie naturelle de l'infection. Dès que cet obstacle est forcé, rien ne s'oppose à la marche progressive de la tumeur; les cellules épithéliales migrent dans le tissu conjonctif et s'y creusent des cavités séparées les unes des autres par des travées fibreuses, trame alvéolaire du carcinome de Virchow.

Le mode d'accroissement du carcinome est encore assez mal connu.

L'augmentation de volume pourrait se faire au centre même de la tumeur et, entre les travées du tissu conjonctif, la prolifération des cellules plates et l'apport des leucocytes du sang accumuleraient de nouveaux nids de cellules qui dédoubleraient pour ainsi dire les travées et creuseraient de nouveaux alvéoles. L'accroissement par envahissement des tissus voisins ne saurait être nié; il est *continu* et, aux limites de la tumeur, des cellules morbides se substituent aux cellules du tissu ancien; il est *discontinu* et des îlots cancéreux, séparés du néoplasme par du tissu sain, apparaissent çà et là, formés peut-être par migration des cellules polymorphes. Du reste, des tumeurs secondaires ne tardent pas à se développer.

Symptômes. — Le carcinome naît sournoisement dans les tissus, et il existe en général depuis un certain temps lorsque le chirurgien ou le malade le découvrent. On trouve alors une tumeur dure, irrégulière, mal limitée, qui semble faire corps avec les tissus où elle se développe; elle est encore mobile sous la peau, mais son volume s'accroît et les adhérences commencent à se faire; les téguments deviennent épais, chagrinés, douloureux; ils se creusent de petites dépressions comme celles de l'écorce de l'orange; ils sont violets, œdématiés, puis ils s'ulcèrent; la surface de la tumeur devient saignante, irrégulière, sanieuse; en certains points, des bourgeons exubérants se forment, tandis qu'en d'autres des foyers de désintégration se montrent, gangreneux, pultacés, ichoreux, d'une odeur nauséabonde. Déjà les ganglions correspondants sont envahis et parfois il existe, entre eux et la surface ulcérée, des cordons durs, noueux, véritable lymphangite cancéreuse. Les ganglions dégénérés sont petits, durs, indolents dans le squirrhe; dans l'encéphaloïde il sont plus volumineux, moins consistants; ils peuvent s'enflammer, s'ouvrir, et une matière ichoreuse s'écouler au dehors.

Les lymphatiques, leurs ganglions et la peau ne sont pas les seuls organes qu'envahit le cancer; il se substitue avec plus ou moins de rapidité à tous les tissus qui l'environnent, et les artères, les veines et les nerfs finissent par être atteints. Sans doute les parois artérielles fort épaisses, résistantes, élastiques, animées de pulsations échappent longtemps; mais elles cèdent enfin, et des hémorrhagies ont lieu, plus ou moins graves, selon le calibre du vaisseau. Dans les veines, la perforation est plus rapide; la masse cancéreuse, après avoir résorbé les deux tuniques externes, se coiffe de l'interne, et forme ainsi une sorte de champignon dans la lumière des vaisseaux; cette mince membrane se déchire; le courant sanguin, qui bat l'excroissance, en détache des fragments et le débris migrateur va se greffer plus loin. Ce fait avait accrédité la vieille croyance au cancer du sang; il semblait résoudre aussi par l'affirmative l'obscure question de l'inoculation et de la greffe cancéreuses, tentées sans succès par Alibert et Brett sur eux-mêmes et sur les animaux. Gluge, Valentin, Billroth n'ont aussi éprouvé que des échecs. Au contraire, Langenbeck, Lebert, Goujon, Otto Weber ont réussi; mais leurs expériences ne sont pas démonstratives et le problème est encore à l'étude.

Le cancer envahit donc tous les tissus. Dans les glandes, dans les muqueuses, la trame est lâche, les infiltrations cellulaires sont faciles et la tumeur marche vite : les aponévroses, les tendons, les cartilages et les os résistent plus longtemps, mais tôt ou tard ils sont vaincus : à la mamelle, on a pu voir le cancer détruire la paroi thoracique, entrer dans la plèvre et atteindre le poumon; à l'utérus, après s'être infiltré dans tout l'organe, il gagne en arrière le rectum; en avant, la vessie et reconstitue le cloaque des périodes embryonnaires; au cuir chevelu, à la dure-mère, il perfore la calotte crânienne; à la face, il substitue un tissu friable au tissu résistant des maxillaires. Les nerfs, protégés par leur névrilème, échappent quelque temps comme les artères et les tendons, mais ils finissent par être pénétrés et l'on comprend les souffrances intolérables qu'éveille ce travail de désorganisation. Les cancers de la colonne vertébrale, des maxillaires, les masses secondaires qui se développent dans le creux de l'aisselle, dans la région carotidienne et sous-claviculaire, endroits où les cordons nerveux sont abondants, sont connus par les douleurs atroces qui les accompagnent.

Ce n'est point seulement par infiltration de voisinage, par envahissement des lymphatiques et des ganglions ou par les blocs migrateurs emportés par le courant sanguin que se propage le carcinome; il y a un autre mode de *généralisation;* les tumeurs secondaires apparaissent alors dans des points où le cancer primitif est rare, dans le poumon, la plèvre, la colonne vertébrale, la rate, les reins, le cerveau. La dyscrasie primitive qui a produit le premier cancer semble provoquer l'apparition des seconds. Broca et Virchow pensent qu'il y a surtout une sorte d'infection générale : le sang, chargé dans le foyer cancéreux de principes altérés, les porte dans les divers tissus de l'économie où leur présence provoque l'apparition de nouvelles tumeurs.

Toujours est-il que le cancer détermine bientôt une cachexie particulière. Le malade devient pâle, maigre ; sa peau se sèche et prend une coloration jaune paille. caractéristique ; les forces tombent, la fièvre hectique, la diarrhée s'établissent, des coagulations se font dans les veines des membres inférieurs et la mort ne tarde pas à survenir. Ce marasme profond, cette déchéance rapide s'expliquent par des causes nombreuses : d'abord certains cancers ont une action locale des plus graves : les tumeurs de la langue, de l'estomac et du rectum s'opposent au libre accomplissement des fonctions digestives et une inanition rapide en est la conséquence ; les cancers du larynx et du poumon provoquent des troubles dans l'hématose. Il faut noter encore les écoulements sanguins répétés à la surface des tumeurs ulcérées ; les douleurs intolérables qui poursuivent parfois les malades ajoutent à ces. causes de dépérissement, sans parler de l'infection générale du sang chargé de produits septiques puisés dans les foyers ramollis.

Pronostic. — Le carcinome est une maladie mortelle à brève échéance ; sa durée est cependant fort variable suivant les formes ; elle est courte, de quelques semaines dans une variété que l'on appelle la *carcinose aiguë*, caractérisée par une éruption abondante sur la plèvre, le poumon, la poitrine, l'intestin, le foie, les reins, de tubercules aplatis, déprimés, ombiliqués à leur centre, très vascularisés ; ces noyaux sont le plus souvent secondaires : il existait au préalable une petite tumeur cancéreuse stationnaire lorsque tout à coup a éclaté la généralisation. Pourtant la maladie peut être primitive et, dans la thèse de Laporte, Vulpian et Charcot en ont cité des exemples remarquables. Elle s'accompagne de fièvre, de frisson, d'inappétence, de vomissements, de troubles respiratoires, d'épanchements pleuraux et péritonéaux.

Le cancer encéphaloïde peut tuer en trois ou quatre mois et ne dépasse guère un an à quinze mois. Le squirrhe est moins rapide dans son évolution ; il reste longtemps stationnaire, sauf à prendre un accroissement rapide tout à coup et au moindre prétexte ; il y en a surtout dans la variété atrophique qui n'entraînent la mort qu'au bout de dix ou douze ans. Nous pourrions citer le cas d'une dame de province âgée de quatre-vingt-trois ans qui fut atteinte, il y a quarante-cinq ans, d'une tumeur diagnostiquée plus tard par Broca squirrhe atrophique du sein; la mamelle, non opérée et uniquement traitée par des onctions d'onguent mercuriel, a été entièrement détruite; lorsque nous l'avons vue pour la dernière fois il ne restait qu'une petite plaque dure, ulcérée, de la largeur de l'ongle, stationnaire depuis longtemps. La fille de cette dame est morte, il y a neuf ans environ, d'un cancer récidivé de la mamelle.

Il n'y a jamais de guérison spontanée; et l'extirpation est de règle. Malheureusement la récidive survient presque toujours : par *continuation* lorsqu'on a laissé par mégarde quelque vestige du noyau primitif, quelque îlot égaré qui proliférera et reproduira la tumeur; par *repullulation* lorsque le cancer bien enlevé reparaît sur place ou dans les ganglions ou ailleurs. Cette récidive est souvent si rapide que l'on se demande parfois si l'opération n'a pas hâté l'issue fatale. Mais outre les quelques cas où le cancer a définitivement disparu, à telles enseignes que le malade est emporté par une autre maladie, de nombreuses statistiques prouvent que les opérés ont une moyenne de vie de six à douze mois supérieure à celle des non-opérés.

Aussi la conclusion s'impose-t-elle, et dès qu'un cancer est reconnu il faut l'opérer, autant que possible avant qu'il y ait engorgement ganglionnaire, car l'extirpation doit être totale. Cette règle est si absolue qu'on doit rigoureusement s'abstenir — sauf les cas de douleur extrême, ou d'hémorrhagie, ou de compression d'un organe essentiel — lorsqu'on n'est pas certain de dépasser les limites du mal. Lorsqu'il y a plusieurs foyers, et si quelques-uns d'entre eux sont inaccessibles au chirurgien, l'intervention est contre-indiquée; elle l'est encore quand il s'agit de cachectiques, de vieillards, d'affaiblis, surtout s'ils sont porteurs de squirrhes à marche lente. Qu'on ait recours aux caustiques, à l'anse galvanique, au thermocautère ou à l'instrument tranchant, le moyen n'importe guère, mais il faut respecter les quelques règles que nous venons d'énumérer.

VI

DES CHONDROMES.

Les *chondromes* sont des tumeurs constituées par les diverses variétés du tissu cartilagineux.

Ne sont pas considérées comme chondromes certaines productions cartilagineuses nées des cartilages eux-mêmes, en particulier des anneaux de la trachée, des côtes, des cartilages thyroïdes, articulaires ou conjugaux : Virchow les nomme *ecchondroses*. Si les tumeurs d'apparence cartilagineuse sont fréquentes, les vrais chondromes sont rares ; les tumeurs que l'on observe, surtout dans les parties molles, sont des néoplasmes où, à côté des masses cartilagineuses, se trouvent du myome, du sarcome, de l'épithélioma, du carcinome, et la masse enlevée comme chondrome récidive sous forme de l'une quelconque de ces dernières tumeurs. Les chondromes se rencontrent presque exclusivement dans les os, et ceux des tissus mous doivent être tenus pour suspects tant qu'un examen histologique minutieux n'a pas été pratiqué.

L'histoire des chondromes est récente : il en existe bien de vieilles observations, mais ces tumeurs n'ont été nettement séparées des autres néoplasmes que depuis les travaux de Cruveilhier en 1820 et de Jean Muller dix ans plus tard ; le premier les nomme *ostéochondrophytes* et le second *chondromes*, désignation qui leur est restée. Depuis, de très nombreuses recherches ont été publiées par Fichte, Paget, Nélaton, Lebert, par Ollivier Fayan qui, dans sa thèse, donne une traduction de l'article de Muller. Depuis nous avons eu cinq mémoires consécutifs de Dolbeau sur les chondromes des doigts et des métacarpiens, de la parotide, du bassin et des glandes sébacées ; enfin les chapitres de Virchow, de Lucke, de Billroth et de Heurtaux.

Anatomie pathologique et variétés. — Les chondromes contiennent des cellules cartilagineuses et une substance fondamentale. Les cellules sont semblables à celles du cartilage hyalin ; une capsule les enveloppe ; parfois elles perdent cette capsule et envoient des prolongements qui s'anastomosent avec ceux des cellules voisines, ainsi qu'on l'observe dans le cartilage de la tête des céphalopodes. La substance fondamentale est dure ou transparente, ramollie, d'apparence muqueuse, ou encore traversée par des fibrilles conjonctives et élastiques comme le fibro-cartilage normal, et ce sont les combinaisons de ces cellules diverses et de ces substances fondamentales différentes qui servent de base à la classification des chondromes. Mais, quelle que soit la variété, la tumeur est enveloppée dans une membrane de tissu fibreux, sorte de périchondre qui l'entoure, la circonscrit, l'isole des tissus environnants; aussi le chondrome est-il une tumeur ordinairement bénigne. Lorsque la membrane fait défaut, lorsque le chondrome est *diffus*, il s'agit le plus souvent de quelque néoplasme à rapide développement et à récidive probable.

Les variétés des chondromes sont fort nombreuses. Nous avons d'abord le chondrome *mixte :* il est rare qu'un chondrome soit constitué par un seul lobe ; en général il en existe plusieurs de volume variable et séparés par des travées de tissu conjonctif ou fibro-cartilagineux ; ces masses le plus souvent sphériques, parfois irrégulières, nous montrent des cellules ramifiées, une substance intermédiaire ramollie, muqueuse ou fibro-cartilagineuse, à côté du cartilage hyalin pur, à cellules capsulées, à substance fondamentale bleuâtre, résistante et translucide.

Le chondrome *hyalin*, assez rare, est souvent *unilobulé;* il est recouvert d'une membrane fibreuse parcourue par des vaisseaux qui s'arrêtent à la périphérie de la masse cartilagineuse, mais qui peuvent cependant pénétrer jusqu'au centre de la tumeur ramollie et semblable à la moelle osseuse; tandis qu'en son pourtour se déposent des couches hyalines qui forment une sorte de coque cartilagineuse, la cavité est remplie de cellules embryonnaires et de réseaux capillaires d'une grande richesse. Le chondrome hyalin *multilobulé* est plus rare encore que le précédent; comme lui, sous le périchondre, il montre des cellules lenticulaires fort petites, tandis que dans la profondeur elles sont larges et contiennent plusieurs générations. C'est d'ailleurs dans les chondromes que se rencontrent les cellules cartilagineuses les plus grandes.

Nous signalerons brièvement les autres variétés de chondromes, les chondromes à substance fondamentale *fibro-cartilagineuse* et *muqueuse;* les chondromes à *cellules ramifiées;* les *chondro-sarcomes* de Virchow, qui, d'après Cornil et Ranvier, sont des chondromes en

voie d'évolution ; les cellules embryonnaires que l'on y trouve donne-
ront bientôt naissance à des îlots cartilagineux ; les *fibro-chondromes*
seraient de même des chondromes dans lesquels la substance conjonctive interposée aux lobules est plus abondante ; quant aux *adéno-
chondromes*, ils seraient dus à cette hyperplasie qui se développe en
général dans une glande sous l'influence de l'irritation qu'une tumeur
produit sur les culs-de-sac.

Les chondromes sont *ossifiants* lorsqu'on trouve, au milieu de la
substance fondamentale ramollie, des travées de tissu osseux ; enfin
certains chondromes se creusent de cavités emplies d'un liquide de
couleur et de consistance différentes, ce sont les *cysto-chondromes*
de Virchow. Comme les autres tumeurs, ces diverses variétés de
chondromes subissent des transformations plus ou moins profondes
sous l'influence de troubles nutritifs, et l'on cite des dégénérescences
graisseuses, des infiltrations de sels *calcaires* et de matières *glyco-
gènes;* ces dernières prennent une coloration brun orangé sous l'influence de l'iode.

Etiologie et développement. — Le chondrome est une maladie de la jeunesse, et c'est surtout jusqu'à vingt ans qu'on le voit apparaître. Cependant il peut se développer plus tard, surtout lorsqu'il a
pour siège les parties molles. Lucke nous dit que les tumeurs cartilagineuses congénitales sont exceptionnelles. Les violences extérieures
jouent un rôle incontestable dans la production des chondromes, et
bien que Heurtaux n'admette pas l'influence du traumatisme, les observations de Larrey, de Lucke et d'O. Weber ne laissent subsister
aucun doute. Peuvent-ils être héréditaires? Oui, s'il faut en croire
Paget et Dalrymple.

Ils ne naissent pas indifféremment dans tous les tissus ; le plus ordinairement ils ont un rapport étroit avec les os ; tantôt c'est dans
leur épaisseur même, surtout dans le tissu spongieux qu'ils se développent, et on les nomme alors *enchondromes;* tantôt c'est à leur
périphérie, sur le périoste, et ils s'appellent *périchondromes*. En tout
cas, d'après la statistique de Lebert, sur 125 tumeurs cartilagineuses, 104 avaient le squelette pour point d'implantation ; le relevé
de Heurtaux donnerait une proportion un peu moindre, et les tumeurs
cartilagineuses des os seraient à celles des parties molles comme 3 est
à 1. Dans les premières périodes de leur évolution, les exostosés ostéogéniques sont cartilagineuses, mais, même à ce moment, il ne fau-

drait pas les classer parmi les chondromes; on les rangera parmi les echondroses, puisqu'elles naissent du cartilage conjugal.

Tous les os ne sont pas également envahis; les phalanges des doigts et les métacarpiens en sont le siège habituel; puis viennent les os du bassin et des mâchoires. Lorsque des os longs en sont affectés, ce qui est assez exceptionnel, c'est dans la région spongieuse, au niveau du plateau tibial par exemple, dans les condyles fémoraux, la tête humérale, que l'enchondrome se développe. Les parties molles où l'on a constaté des chondromes sont d'abord la parotide et le testicule, puis a mamelle, la glande sous-maxillaire, la peau, le tissu cellulaire sous-cutané, les glandes sébacées, les muscles, les poumons; nous parlons ici des tumeurs primitives, car les tumeurs secondaires qui traduisent la généralisation du chondrome peuvent se rencontrer dans tous ou presque tous les viscères : les observations de Richet et de Paget en font foi.

Leur mode de développement serait un peu mieux connu que celui des autres tumeurs. Il se fait dans les os un travail à peu près semblable à celui de l'ostéite; les cellules médullaires des canalicules de Havers prolifèrent, échancrent les trabécules osseux et se creusent des cavités où végètent les éléments embryonnaires, séparés bientôt les uns des autres par une substance transparente qui se durcit et devient cartilagineuse. Ce petit îlot solide sert de centre d'attraction, et tandis qu'autour de lui de nouvelles couches hyalines et celluleuses se déposent, la résorption des trabécules osseuses environnantes se continue, la cavité s'agrandit et rencontre bientôt des cavités semblables où se sont opérées des modifications parallèles, une production analogue d'îlots cartilagineux.

C'est ainsi que se forment les chondromes avec leurs lobules, les travées fibreuses qui les séparent et la membrane enkystante qui les unit en une même tumeur. Dans le tissu conjonctif, d'ailleurs, même processus : prolifération des cellules, destruction des fibrilles, formation d'îlots embryonnaires aux dépens desquels naît le cartilage. Lorsque quelques-unes des fibrilles conjonctives et élastiques du tissu lamineux résistent, si l'évolution est lente, il se dépose à leur surface des cellules de cartilage qui s'encapsulent, et l'on a un fibro-cartilage. La tumeur s'accroît par prolifération endogène des cellules et surtout par adjonction de nouveaux îlots.

Symptômes. — Les enchondromes ne rappellent en rien, au point de vue clinique, les chondromes des parties molles ; aussi doit-on séparer leur étude. Les premiers forment sur les doigts, sur les métacarpiens, des tumeurs multiples, arrondies, dures, bosselées, indolentes, et qui permettent encore les mouvements des jointures ; ce n'est point par altération des surfaces articulaires, mais par obstacle mécanique et lorsque le néoplasme s'accroît, que les extrémités osseuses ne jouent plus l'une sur l'autre. Il n'y a point de changement de coloration de la peau, et on peut voir la lumière au travers des doigts hypertrophiés. Les engorgements ganglionnaires font défaut, la marche est des plus lentes, bien que sous l'influence d'une irritation, d'un traumatisme, on puisse voir l'enchondrome se développer ; les téguments se distendent, s'amincissent, s'ulcèrent, mais la perte de substance est peu végétante et les hémorrhagies sont rares à sa surface.

Le volume est des plus variables et certains enchondromes ne dépassent pas la grosseur d'une noisette ; il en est d'autres, par contre, — et Lugol, Nélaton, Crampton en citent des exemples — qui mesurent de 1m,75 à 2m,15 de circonférence. L'anatomie pathologique a fait prévoir déjà que la consistance n'est pas toujours celle du cartilage normal : lorsque la substance fondamentale est muqueuse, lorsque des dégénérescences graisseuses se sont faites dans l'épaisseur du néoplasme, le chondrome est mou. On trouve d'ordinaire, à côté d'une masse fluctuante, des parties d'une résistance ligneuse dues à quelque noyau hyalin ou fibro-cartilagineux.

Des kystes se creusent aussi dans leur intérieur, du sang s'épanche, ce qui nous explique encore les sensations multiples que donne la palpation. Il arrive parfois que les enchondromes refoulent la substance compacte de l'os, qui s'amincit en une sorte de coque ; elle crépite sous le doigt comme le ferait un parchemin. L'indolence habituelle des chondromes n'est pas sans quelques exceptions, et lorsque la tumeur prend un développement très rapide, comme dans certaines glandes, le testicule par exemple, ou bien lorsqu'elle comprime des cordons nerveux, des souffrances très vives ont été signalées.

Le chondrome a parfois été confondu avec les tumeurs *ostéoïdes* de Virchow, dont la texture est analogue à celle du tissu spongioïde des rachitiques. Une tumeur ostéoïde est « constituée par des trabécules de forme et de dimension variées, composées d'une substance réfringente, homogène, ou vaguement fibrillaire, souvent infiltrée de corpuscules calcaires anguleux; ces trabécules sont séparées par du tissu fibreux dans lequel cheminent des vaisseaux. Le tissu ostéoïde ne compose pas à lui seul toute la masse du néoplasme, presque toujours parsemée d'îlots de cartilage. Le plus souvent la tumeur est diffuse; quelquefois elle est formée d'une seule masse ou bien elle est lobulée, mais jamais elle ne présente cette dernière disposition aussi marquée que les chondromes ordinaires; elle n'a pas de membrane enkystante. Sa gravité est très grande et sa généralisation fréquente; elle atteint parfois des dimensions considérables.» Lorsqu'elle se développe à la racine des membres, elle leur donne cet aspect de gigot sur lequel Heurtaux insiste.

Pronostic. — L'anatomie pathologique ne paraît pas en mesure de séparer les chondromes malins des chondromes bénins; nous savons cependant que lorsque la membrane enkystante fait défaut, lorsque le cartilage du néoplasme s'éloigne sensiblement du cartilage normal, lorsque les cellules embryonnaires sont abondantes, la tumeur est maligne. Toujours est-il que les chondromes des glandes sont graves et les récidives fréquentes; on en cite des cas nombreux au testicule, à la parotide. Planteau nous dit, à propos de cette dernière, qu'une tumeur enlevée comme chondrome réparaît parfois sous forme de sarcome; il y a donc eu erreur dans l'examen primitif. Les enchondromes sont d'ordinaire bénins; ils restent stationnaires un long temps; lorsqu'ils grossissent, ils gênent par leur poids, leur volume, la compression qu'ils exercent sur les vaisseaux et qui se traduit par la dilatation des réseaux veineux superficiels. Mais ils n'envahissent pas les ganglions et ne récidivent ni ne se généralisent.

Il ne faudrait cependant pas être trop affirmatif : Richet a cité un cas d'enchondrome de l'omoplate, Paget du doigt et du testicule, où l'examen microscopique avait nettement démontré, après extirpation, qu'il s'agissait de tumeurs uniquement cartilagineuses; or la récidive survint. Dans le cas de chondrome du testicule, les masses secondaires suivirent les lymphatiques du cordon, atteignirent les ganglions abdominaux, pénétrèrent dans la veine cave et finirent par envahir le poumon. Il en fut de même dans l'observation de Richet; l'enchondrome évolua comme l'aurait fait le pire des cancers : récidive sur place, retentissement sur les ganglions, apparition de foyers multiples et mort dans un très court délai.

Aussi, dès qu'un diagnostic très précis est porté, le mieux est d'extirper la tumeur; la compression du chondrome, les ponctions, lorsqu'il existe des parties fluctuantes, sont un leurre et font perdre un temps précieux. Les chondromes des parties molles seront extirpés par les moyens ordinaires et nous n'avons pas à insister ici sur le manuel opératoire; dans les périchondromes, on pourra parfois décortiquer la tumeur sans toucher à l'os; dans les enchondromes, lorsque l'évidement par le procédé de Sédillot ne sera pas possible, il ne restera comme ressource ultime que la résection ou l'amputation. Il est vrai que si la tumeur est stationnaire ou très lente dans son développement, on pourra attendre qu'une poussée rapide vienne forcer la main.

VII

DES OSTÉOMES.

Les *ostéomes* sont des tumeurs qui reproduisent les diverses variétés du tissu osseux. Aussi en distingue-t-on trois espèces : les ostéomes *éburnés*, les ostéomes *compactes* et les ostéomes *spongieux*. Une autre division non moins importante se tire de leur siège ; les uns se développent au niveau des os ; ce sont les *exostoses*, les *énostoses* et les *hyperostoses*, que nous étudierons avec les maladies des os ; les autres naissent dans les parties molles : nous ne nous occuperons que de celles-ci, en nous appuyant sur la description qu'en donnent Cornil et Ranvier dans leur *Manuel d'histologie*.

Les ostéomes *éburnés*, bien étudiés par Virchow, seront laissés de côté et leur description doit être rejetée à celles des hyperostoses de la surface interne des os du crâne. Ils forment là des saillies constituées par des lamelles concentriques parallèles et parsemées de corpuscules osseux sans réseau sanguin. Les ostéomes *compactes* rappellent par leur structure la diaphyse des os longs; ici les vaisseaux existent, ils parcourent les canalicules de Havers à direction irrégulière et autour desquels se juxtaposent des lamelles osseuses Enfin les ostéomes *spongieux* analogues au tissu aréolaire des épiphyses montrent des espaces plus ou moins larges, limités par des trabécules et où l'on trouve de la moelle embryonnaire, gélatiniforme, fibreuse et adipeuse.

Les ostéomes peuvent naître sur les cartilages, et en particulier sur ceux du larynx, de la trachée, des côtes et des surfaces diarthrodiales. Nous n'en parlerons pas plus que des ossifications des franges synoviales que l'on observe dans certains cas d'irritation chronique. Nous laisserons encore de côté les ostéomes de l'arachnoïde, de la pie-mère, de la choroïde, du péricarde et du poumon, qui n'offrent au chirurgien qu'un bien médiocre intérêt. Ceux de la peau, des tendons, des aponévroses et des muscles nous importeraient plus si la fréquence en était plus grande. Les ostéomes de certaines muqueuses rentreraient dans notre cadre; mais on discute encore sur leur origine. Ils se développent dans les sinus de la face et des fosses nasales, et tandis que, pour Dolbeau, Sappey et maintenant Verneuil, ces ostéomes auraient pour siège primitif la muqueuse elle-même, où ils apparaîtraient sous forme de petites perles osseuses. Richet, Giraldès, Spillmann, Legouest et Virchow y verraient des exostoses dont le pédicule se romprait le plus souvent, brisant ainsi ses connexions primitives avec l'os.

Les ossifications des aponévroses, des muscles et des tendons peuvent s'observer sur un grand nombre de ces organes à la fois. N'avons-nous pas déjà cité une observation où, à la suite d'un ulcère, tous les tissus fibreux de la jambe s'étaient ossifiés? Souvent les tendons sont seuls atteints; il y a ce que Virchow appelle les *exostoses apophysaires;* la portion adhérente à l'os est la première prise; la tumeur se prolonge et rappelle une longue aiguille. Chez certains jeunes hommes, où elles paraissent plus fréquentes, on a pu compter jusqu'à 50 productions semblables, nombreuses surtout au niveau des insertions de la face interne du fémur, au tibia et à l'humérus.

Parmi les ostéomes musculaires il en est qui débutent souvent, chez les jeunes gens, dans les muscles de la nuque et du dos, et qui ont été décrits sous le nom de myosite ossifiante. Il en est d'autres qui, à la suite d'une fracture, proviendraient d'une trop grande exubérance du cal s'infiltrant jusque dans les muscles. Enfin les plus remarquables sont ces ostéomes « des fantassins et des cavaliers », et qui ont pour siège les muscles deltoïdes, le grand pectoral, le biceps chez les premiers, les adducteurs de la cuisse chez les seconds. Ces tumeurs singulières, étudiées surtout par Rokitanski, sont le résultat des pressions incessantes dont ces muscles sont le siège. Leur situation, leur dureté particulière en rendent le diagnostic facile. Ces

divers ostéomes n'ont d'ailleurs aucune gravité ; ils n'ont point de
tendance à la généralisation, et nous n'insisterons pas sur leur
traitement.

VIII

DES MYOMES.

Les *myomes* sont des tumeurs formées de fibres musculaires, et
de même qu'il existe des fibres musculaires lisses et des fibres musculaires striées, nous aurons des myomes lisses ou *liomyomes* et des
myomes striés ou *rhabdomyomes*.

Ces derniers ne nous occuperont pas ; outre que presque toujours
ils appartiennent à des tumeurs mixtes et se trouvent au milieu de
tissus sarcomateux, carcinomateux ou myxomateux, qu'ils se rencontrent encore dans ces productions bizarres, organes ou systèmes
plus ou moins monstrueux, appelés *tératomes*, leur rareté est telle
qu'on peut en citer facilement toutes les observations ; on les a vus
trois fois dans le cœur d'enfants nouveau-nés, puis dans les ovaires,
les testicules, les régions lombaire, périnéale et frontale, dans le
muscle pectoral, le vagin ; sauf ceux du cœur, tous ces myomes s'ac-
compagnaient de tissu morbide de nature maligne. Ainsi s'explique
leur récidive après extirpation.

Les *liomyomes* ont été pris pendant longtemps pour des tumeurs
fibreuses. C'est sous ce nom que Bayle les étudia au commencement
du siècle, et que Roux les décrivit. En 1852, Lebert reconnut la
nature de leur tissu ; il vit que ces masses dures et blanchâtres
sont constituées par du tissu conjonctif au milieu duquel se trouvent
des fibres lisses ; Virchow, Rokitanski sanctionnèrent cette découverte, et tandis que Broca appelait ces néoplasmes *hystéromes* pour
rappeler leur structure analogue à celle de l'utérus et leur siège,
d'après lui, presque exclusif dans cet organe, divers observateurs
montraient la nécessité de donner à ces néoplasmes une désignation
plus compréhensive.

Ils trouvaient en effet des néoplasmes à fibres lisses dans les
trompes, les ligaments larges, les ovaires, la paroi vaginale, les
grandes lèvres, le rectum, la prostate, où ils sont même fréquents,
dans la vessie, dans le foie, l'estomac, l'intestin, la veine saphène, la

peau du mamelon et du scrotum, dans le tissu fibro-musculaire de
l'orbite, au niveau de la choroïde et du cercle ciliaire, en un mot,
dans tous les tissus où se rencontrent des fibres musculaires lisses.
Le nom de liomyome proposé par Zenker a prévalu. Hénocque en
a donné, dans le dictionnaire de Dechambre, une bonne étude générale.

Anatomie pathologique. — Il n'en est pas moins établi que,
dans l'immense majorité des cas, c'est dans les parois de l'utérus,
soit au milieu même des fibres entrelacées, soit sous la muqueuse,
soit sous la séreuse péritonéale, que se développent les liomyomes ;
leur nombre est très variable ; il peut n'en exister qu'un seul, mais
le plus souvent il y en a trois ou quatre ; on en a compté jusqu'à
plusieurs centaines ; leur volume alors ne dépasse guère un grain de
mil, un pois, une noisette. Par contre on en a vu qui pesaient 20 et
même 40 kilogrammes.

En général ils ont une forme arrondie ; lorsqu'ils sont lobulés,
ils proviennent de l'agglomération de plusieurs tumeurs voisines ; des
lames de tissu conjonctif lâche les séparent en général du tissu environnant dont on les énuclée sans peine ; mais des adhérences existent
parfois, dues peut-être à quelque irritation de voisinage ; leur consistance est souvent considérable ; cependant il y a des liomyomes
mous ; d'habitude ils crient sous le scalpel et leur surface de section
est rose, nacrée, blanchâtre ou grisâtre, ou même d'aspect rougeâtre
et charnu. Virchow a montré que leur tissu se contracte sous l'influence d'une irritation ; il y a une sorte d'érectilité de la tumeur.

Le microscope établit l'existence d'un tissu conjonctif jeune, à
cellules embryonnaires et fibro-plastiques, à faisceau de fibrilles au
milieu desquelles apparaissent des fibres lisses qui, d'après Broca, ne
contribueraient à la formation de la tumeur que dans la proportion
d'un dixième à la moitié. La plus ou moins grande abondance du
tissu conjonctif embryonnaire fait la plus ou moins grande résistance
des myomes et leur variété *dure* ou *molle.* Les fibres-cellules mesurent en général 3 à 4 μ de largeur sur 30 à 40 de longueur ; leur
bâtonnet est très visible. Les vaisseaux ne sont pas abondants ; les
plus nombreux sont à la périphérie ; cependant on peut suivre des
capillaires et même, suivant Virchow, quelques artérioles, jusqu'au
centre de la tumeur. Cruveilhier a décrit des cas où ces vaisseaux
prennent un énorme développement, variété *télangiectasique* de

Virchow. On trouve quelques rares lymphatiques. Hertz est le seul qui ait signalé des terminaisons nerveuses.

Ces tumeurs peuvent subir certains troubles nutritifs : elles se creusent parfois de cavités arrondies ou anfractueuses bien étudiées par Cruveilhier, qui les nommait « géodes », et dans lesquelles se trouve une substance ramollie, gélatineuse, parfois séreuse, séro-sanguinolente ou séro-purulente ; jamais on ne les a vues tapissées de véritables membranes kystiques. On a noté encore dans les liomyomes des infiltrations calcaires partielles ou généralisées qui, après l'isolement du néoplasme, la rupture du pédicule et la chute dans la matrice ou le péritoine, constituent ces « pierres » utérines ou abdominales qui ont tant étonné les anciens pathologistes. Signalons encore des destructions gangreneuses, les œdèmes, les ramollissements régressifs, les dégénérescences granulo-graisseuses.

Étiologie. — On ne sait rien de précis sur les causes des liomyomes ; on a souvent invoqué les irritations, les inflammations répétées des muqueuses voisines. A l'utérus ces tumeurs deviennent fréquentes après la trentième année ; avant, elles sont exceptionnelles, bien que Mme Boivin en cite quelques cas. Bayle dit qu'après trente-cinq ans une femme sur cinq, et Broca une sur trois, ont des tumeurs fibreuses de la matrice. Leur développement n'est pas mieux connu ; il y aurait multiplication des fibres lisses préexistantes ou production d'un plasma au milieu duquel apparaîtraient les cellules à bâtonnets ; pour d'autres elles seraient une transformation des éléments conjonctifs en fibres musculaires. L'accroissement semble se faire du centre à la périphérie par prolifération et organisation des éléments embryonnaires de la tumeur. Il y a parfois réunion de plusieurs masses voisines et les surfaces juxtaposées s'aplatissent alors comme il arrive aux châtaignes jumelles. Sous l'influence de leur accroissement, peut-être aussi de leur contractilité, les liomyomes peuvent changer de place, s'isoler, se pédiculiser et tomber dans le péritoine et la cavité utérine.

Symptômes et pronostic. — Les liomyomes n'ont guère de signes qui leur appartiennent en propre ; leur symptomatologie dérive presque complètement de leur situation, de leur volume ou de leur déplacement. Les corps fibreux de la prostate n'ont rien de commun avec ceux de l'utérus, et ceux de l'intestin ne sauraient rappeler ceux des muscles ciliaires. Ils sont graves surtout par leur pression sur les organes voisins; ils ont une grande tendance à l'accroissement indéfini et l'on en voit qui remplissent toute la cavité abdominale. Cependant on affirme que les corps fibreux de l'utérus peuvent s'atténuer avec les années ; en tout cas les ménorrhagies qu'ils entraînent s'apaisent souvent après la ménopause.

Les liomyomes, malgré les dangers qu'ils font courir dans de trop nombreuses occasions, ne sont jamais malins dans le sens attribué à ce mot; ils ne récidivent jamais; jamais ils ne se généralisent. Il est des cas où l'on en pourra tenter l'ablation : à l'utérus, la gravité de l'hystérectomie est telle que le chirurgien attend d'ordinaire, pour la pratiquer, qu'il ait la main forcée par une marche rapidement envahissante, des hémorrhagies redoutables, des compressions dangereuses. Les eaux chlorurées sodiques, en particulier celle de Salies de Béarn, exercent sur eux une influence atrophiante incontestable.

IX

DES NÉVROMES.

Les *névromes* sont des tumeurs constituées par du tissu nerveux de formation nouvelle.

Cette définition est de date récente, car, avant les travaux des vingt dernières années, toute tumeur des nerfs était appelée névrome, mot employé pour la première fois par Odier de Genève en 1803. En 1820, Aronssohn décrit deux variétés, l'une née du névrilème et l'autre des tubes nerveux. Lebert, Cruveilhier, Follin, Houël oublient cette distinction fondamentale et proclament que les tumeurs des nerfs ne sont jamais d'origine nerveuse. Fuchrer, Weld, Virchow, Forster reconnaissent l'existence de névromes véritables dont ils admettent deux espèces : les névromes *médullaires* et les névromes *fasciculés*. Enfin Verneuil, Robin, Depaul étudient une tumeur congénitale, le *névrome cylindrique plexiforme*. Virchow conteste la réalité de cette espèce, qui pour lui n'est point un névrome, mais un éléphantiasis. On voit par cette énumération rapide combien la question est obscure encore et complexe.

Anatomie pathologique et classification. — Des deux grandes espèces, les névromes *médullaires* et les névromes *fasciculés*, la première est sans intérêt pour le chirurgien ; constituée par des cellules nerveuses entre lesquelles rampent quelques vaisseaux, on la rencontre dans l'encéphale et la moelle épinière ; on la trouve encore dans les ganglions nerveux, dans les encéphalocèles congénitales, dans certaines tumeurs tératoïdes de la région sacro-coccygienne et dans les tumeurs mixtes de l'ovaire et du testicule. Les névromes *fasciculés* ont une importance plus grande ; les uns sont formés de tubes nerveux complets, avec cylindraxe, myéline et gaine de Schwann ; ce sont les névromes *myéliniques;* les autres, de fibres de Remak sans myéline ; ce sont les névromes *amyéliniques.* Qu'ils aient ou qu'ils n'aient pas de myéline, les névromes fasciculés sont divisés par Virchow en *traumatiques, spontanés* et *congénitaux.*

Les névromes *traumatiques* se rencontrent très fréquemment à l'extrémité des nerfs sectionnés, dans les moignons. Leur développement s'explique par le travail de régénération du bout central ; il s'y fait une prolifération très active de tissu fibreux au milieu duquel chaque cylindraxe coupé envoie un pinceau de nouveaux cylindraxes qui s'enchevêtrent, s'entrecroisent, se feutrent et constituent, à l'extrémité du cordon, un bourrelet, une masse arrondie de volume parfois très appréciable. Lorsque plusieurs nerfs ont été compris dans l'exérèse, plusieurs névromes se forment qui peuvent s'anastomoser et se réunir.

Tantôt la tumeur est mobile, indolente, de tissu gris ou blanc, selon que les tubes ont ou n'ont pas de myéline ; tantôt elle est adhérente à la cicatrice, enflammée, douloureuse, rouge et vascularisée. Les névromes traumatiques ne sont pas toujours la conséquence d'une amputation ; ils se montrent encore après la ligature des nerfs et même à la suite de plaies contuses, lorsqu'un cordon nerveux a été détruit. Weissmann en a observé un sur lui-même et survenu après une coupure ; ce névrome fut extirpé et l'examen histologique y démontra l'existence de tubes myéliniques et amyéliniques.

Les névromes *spontanés,* ainsi nommés de l'ignorance où l'on est encore des causes qui les produisent, sont de deux ordres : ceux qui se trouvent sur le trajet d'un nerf et ceux qui se sont développés dans le tissu cellulaire. Virchow, Legros et Labbé ont en effet démontré que les *tubercules sous-cutanés douloureux,* dont le volume ne dépasse guère celui d'un grain de chènevis ou d'un pois, sont constitués par un inextricable plexus de fibres myéliniques ou amyéliniques, une petite quantité de tissu conjonctif et quelques vaisseaux. Les névromes annexés à un nerf seraient formés d'éléments fibroplastiques et de fibres amyéliniques faciles à confondre avec les fibres conjonctives. Aussi discute-t-on encore sur la nature de ces tumeurs qui, pour beaucoup, ne seraient pas de véritables névromes.

Les névromes *congénitaux* de Virchow sont mal connus. Il paraît établi cependant qu'il existe parfois des tumeurs multiples développées sur un ou plusieurs nerfs et qui forment là des espèces de chapelets. Elles seraient héréditaires dans quelques cas, — une femme porteur d'un de ces névromes eut un fils et une fille qui eux aussi en étaient atteints — et fréquentes surtout chez les mal conformés, les crétins, les idiots. Les *névromes cylindriques plexiformes* de Verneuil sur lesquels on discute encore malgré les faits confirmatifs de Depaul, de Margerin et de Cartaz, sont constitués par une hyperplasie considérable non seulement des tubes nerveux, mais encore du tissu fibreux, des glandes sébacées et des follicules pileux : aussi, malgré la présence des nerfs allongés, anastomosés, renflés, contournés sur eux-mêmes comme des masses variqueuses, plusieurs auteurs, Virchow en particulier, les considèrent comme un éléphantiasis.

Symptômes et pronostic. — Nous ne saurions tracer ici le tableau clinique des névromes; la plus grande obscurité règne sur nombre de ces tumeurs, et nous avons vu que l'on discute même l'origine de certaines d'entre elles. D'ailleurs les signes des vrais névromes ne diffèrent souvent pas des signes des faux névromes, c'est-à-dire des néoplasmes de nature quelconque qui se développent sur le trajet d'un nerf.

Les névromes traumatiques sont les mieux connus; parfois on sent dans un moignon, à travers la peau, une tumeur tantôt mobile, tantôt adhérente à la cicatrice; souvent alors elle est douloureuse; les tiraillements, les contusions, les pressions répétées y provoquent une névrite et tous les symptômes qui caractérisent cette inflammation. Aussi le chirurgien doit-il, en pratiquant une amputation, prendre les précautions les plus minutieuses pour éviter l'adhérence de ces névromes à la cicatrice : les nerfs du lambeau seront réséqués à une hauteur assez considérable. Il faut savoir d'ailleurs que les souffrances peuvent dépendre non de la névrite, mais de quelque diathèse, en particulier du rhumatisme, de la syphilis et de l'impaludisme..

Les névromes spontanés et les névromes congénitaux ne sauraient nous arrêter, leur existence même étant contestée. D'ailleurs on trouvera plus loin l'étude des tubercules sous-cutanés douloureux qui appartiennent à l'espèce des névromes spontanés. Mais qu'il s'agisse d'un vrai ou d'un faux névrome, l'indication thérapeutique est la même et l'importance d'un diagnostic absolument précis s'en trouve diminuée. Si la tumeur est accessible au chirurgien, si elle est très douloureuse mieux vaudra intervenir. Les vrais névromes récidivent-ils? — Un fait de Blasius et de Virchow semble le démontrer. Mais était-ce bien une tumeur nerveuse? En tout cas, il n'y a jamais de généralisation : le névrome n'est grave que par les souffrances qu'il provoque et les troubles qu'il apporte dans la fonction des nerfs sur le trajet desquels il s'est développé.

X

DES ANGIOMES.

Broca définit les *angiomes* des productions accidentelles dues à la dilatation et à la multiplication des vaisseaux qui transmettent le sang des artères aux veines. Le nombre des synonymes qui du reste ne désignent pas tous les mêmes variétés de tumeurs, s'explique par l'incertitude des auteurs sur leur origine et sur leur texture. On les a nommés *seing, signe, nævus, loupe variqueuse, anévrysme par anastomose, fungus hématode, tumeur vaso-capillaire, télangiectasie, angiectasie, angionome;* le mot *angiome* créé par Virchow et celui de *tumeur érectile* imaginé par Dupuytren paraissent avoir définitivement prévalu.

Classifications. — D'après leur siège, les angiomes ont été divisés en *cutanés, sous-cutanés, fissuraux, muqueux* ou *viscéraux;* d'après l'époque de leur apparition, en *congénitaux* ou *acquis;* en *diffus* ou *circonscrits* d'après leur tendance à l'accroissement; d'après leur cause, en *traumatiques* ou *spontanés.* Ces divisions cliniques ont bien leur intérêt, mais de tout temps on a cherché une classification plus solide et basée sur la structure de ces tumeurs. Roux avait admis des tumeurs des *artérioles,* des *veinules* et des *capillaires,*

des *troncs artériels* et des *troncs veineux* par érosion et criblure de
leur paroi; en tout'cinq variétés. Gerdy allait plus loin encore et
en comptait sept; Cruveilher réagit contre ce morcellement et ne
reconnut plus qu'une seule variété : les tumeurs *artérielles capillaires.*

Pour Cornil et Ranvier, il en existe deux : les angiomes *simples*, dans lesquels les vaisseaux de formation nouvelle ne diffèrent en rien des artérioles, des veinules ou des capillaires normaux,
et les angiomes *caverneux*, où le sang circule dans un système
lacunaire analogue au système caverneux des organes érectiles.
Enfin Broca, dans son remarquable article du *Traité des tumeurs*,
s'appuie à la fois sur la clinique et sur l'anatomie pathologique
pour édifier sa classification : pour lui les tumeurs érectiles sont
veineuses ou *artérielles;* les premières molles, bleuâtres, à sang noir,
à veines afférentes volumineuses, à marche lente, à hémorrhagie
rare, mais moins accessibles au traitement chirurgical; les autres
plus consistantes, rosées ou rouges, avec des artères afférentes développées, d'un accroissement plus rapide, plus fréquemment ulcérées,
siège possible d'hémorrhagie, mais plus facilement curables par l'intervention opératoire.

Anatomie pathologique. — On peut décrire trois degrés dans
l'évolution des angiomes : un premier caractérisé par la production
des vaisseaux nouveaux et la dilatation régulière des petits vaisseaux
du réseau périphérique; un deuxième, par la dilatation irrégulière
de ces mêmes vaisseaux; le troisième, par la rupture ou la résorption des parois vasculaires et la formation d'un tissu caverneux.

Dans le *premier degré*, les vaisseaux nouveaux conservent leur
forme, mais ils se dilatent et leur calibre uniformément augmenté
n'a pas moins de 40 à 50 μ de diamètre. Leurs parois paraissent plus
minces, bien qu'en réalité elles soient épaissies. Ils décrivent des
anses, des flexuosités qui s'enlacent, s'entre-croisent, s'enchevêtrent
en glomérules ou granulations du volume d'un grain de mil et dont
la structure, d'après Porta, rappellerait celle du réseau des papilles.
Nombreuses sont les hypothèses émises pour expliquer leur apparition. On admet que des anses et des diverticules en doigt de gant
bourgeonnent sur les capillaires primitifs et rencontrent dans le tissu
embryonnaire des diverticules et des anses semblables nés des capillaires voisins : de leur anastomose proviendrait le réseau des glo-

mérules. Quoi qu'il en soit, on trouve, entre les granulations et autour d'elles, une trame conjonctive constituée par le refoulement des tissus envahis, qui forment parfois une membrane d'enkystement.

Les altérations du *deuxième degré* viennent s'enter bientôt sur celles du premier; l'afflux du sang dans les granulations dilate les vaisseaux dont les parois embryonnaires ne peuvent résister à l'effort; il se forme des diverticules, des cæcum, des lacs sanguins. Ces capillaires irréguliers, à tunique très riche en noyaux, sont souvent disposés en tire-bouchon. Le *troisième degré* ne tarde pas à se montrer : les parois dilatées se résorbent ou se rompent et les anciennes ampoules, les culs-de-sac, les lacs sanguins deviennent alors des aréoles qui communiquent les unes avec les autres; le sang les parcourt et l'on a un véritable tissu caverneux, le tissu érectile de Dupuytren. Les cloisons qui circonscrivent les cavités sont constituées par du tissu fibreux dense où l'on rencontre quelques éléments cellulaires, des vésicules adipeuses et parfois quelques fibres musculaires lisses ou striées, si l'angiome se développe dans un muscle. Un endothélium les tapisse, semblable à celui des veines.

Les vaisseaux qui pénètrent dans la tumeur ou qui en sortent, artères afférentes et veines efférentes, subissent parfois une dilatation remarquable. Certes, elle n'est pas de règle et déjà J. L. Petit avait remarqué que, pour peu qu'on excise au delà des limites de la tumeur, l'écoulement du sang est très modéré. Cependant il y a des exceptions et il n'est pas très rare de constater une augmentation du calibre des veines émergeantes, sorte de varices dont l'étendue est fort restreinte d'ailleurs; elles s'arrêtent à peu de distance de l'angiome dès qu'elles rencontrent une assez grande abondance de collatérales par où s'écoulera la surabondance du sang reçu de la tumeur érectile. Cette dilatation des veines ne s'observe que dans les cas d'angiomes veineux. Cependant Broca a relevé quelques faits où les varicosités des veines efférentes étaient sous la dépendance des tumeurs érectiles artérielles.

La dilatation des artères est une complication plus sérieuse. D'abord l'affection en est aggravée, puis le traitement en est rendu plus difficile. Heureusement elle est assez rare. Pour peu qu'elle acquière une certaine importance, elle se caractérise par l'apparition de phénomènes nouveaux, un bruit de souffle, un mouvement d'expansion, et les pulsations d'artères volumineuses dont on voit les flexuosités se dessiner autour de la tumeur qu'elles ne tardent pas à pénétrer. C'est surtout dans les angiomes artériels que se constatent ces dilatations. Aussi Broca pense que nombre d'anévrysmes cirsoïdes ont eu, comme origine, un nævus ignoré; les cheveux en rendent la méconnaissance facile sur le crâne, siège fréquent de ces anévrysmes. On cite quelques observations, fort exceptionnelles d'ailleurs, où la dilatation des artères afférentes-aurait compliqué des angiomes veineux.

D'après l'opinion classique, les angiomes sont un lieu de passage : le sang arrive par les artères et sort de la tumeur par les veines efférentes. Broca accepte ces vues et Virchow les défend contre Rokitanski, Esmarch et Frerich. Dans tous les angiomes les artères amèneraient, au tissu caverneux, le sang qui s'en retournerait ensuite par les veines. Nous admettons qu'une minutieuse dissection permette de retrouver quelques minuscules artères en rapport avec la tumeur érectile, mais il est des cas où les vaisseaux rouges ne jouent qu'un rôle secondaire dans son régime circulatoire, et nous avons décrit, après Esmarch, des angiomes caverneux remarquables par leur réductibilité. Leurs vastes aréoles communiquent largement et par des canaux sans valvules avec de gros troncs veineux, en particulier avec les jugulaires. Une fois vidées par la pression, ces tumeurs se remplissent rapidement, non, comme le dit Virchow, par les artérioles afférentes dont l'apport est négligeable, mais par le reflux du sang des gros troncs veineux dans les aréoles dilatées. Ces tumeurs sont des annexes du système veineux.

On a cité certaines variétés d'angiomes : on a décrit des angiomes *lipomateux;* mais, comme l'a remarqué Virchow, les tumeurs érectiles naissent souvent dans le tissu graisseux sous-cutané; il n'y a donc rien d'étonnant à ce qu'on trouve au milieu d'elles d'abondantes vésicules adipeuses. N'est-ce pas ce qui se passe dans les angiomes circonscrits sous-cutanés si bien décrits par Monod? La transformation *fibreuse* est fort intéressante, car elle amène parfois la guérison spontanée du néoplasme. On voit alors, surtout à la suite d'inflammation, le stroma, comme le ferait un tissu cicatriciel, se rétracter jusqu'à étouffer le réseau sanguin.

Il se peut encore que des concrétions *calcaires* se fassent dans l'épaisseur des parois ou dans la lumière des vaisseaux. Broca signale ces phlébolithes : il insiste aussi sur les productions kystiques étudiées d'abord par Hawkins en 1846, par Costilhes en 1851, puis

par Lebert, Holmes Coote, Laboulbène et Bickerstett. Broca note
que, dans tous les faits publiés jusqu'alors, il y avait eu des manœuvres opératoires et l'on peut se demander si elles n'ont pas eu quelque influence sur l'apparition des kystes. En tout cas on admet
d'une façon générale qu'un segment de vaisseau s'isole, se sépare
pour ainsi dire du réseau circulatoire; son contenu se décolore et se
transforme en un liquide séreux que vient augmenter la sécrétion
des parois.

Étiologie.— Les tumeurs érectiles sont presque toujours congénitales ; Depaul en a rencontré après l'accouchement sur un tiers
des enfants nés à la Clinique ; il est vrai que beaucoup de ces angiomes ont une durée très éphémère. On en trouve aussi chez les
vieillards, et, à la Salpêtrière, Broca en a vu qui étaient apparus à un
âge avancé ; mais ils n'ont alors aucune tendance à l'accroissement,
et après quarante ans les angiomes ne deviendraient jamais « chirurgicaux ». Le plus souvent on ne peut invoquer aucune cause pour
expliquer leur développement ; parfois cependant ils sont traumatiques ; Porta a vu une tumeur érectile qui avait pris naissance
sur la plaie d'un éclat de capsule ; Paget, Lucke, Bell ont observé
des faits semblables, et E. Bœckel explique, fort hypothétiquement
d'ailleurs, par les contusions multiples de l'accouchement, la fréquence des angiomes de la face et du cuir chevelu. L'angiome se
rencontre plus souvent dans le sexe féminin et la proportion, d'après
Broca, serait de soixante-deux femmes pour trente-huit hommes.
D'habitude il n'y a qu'une tumeur érectile, mais on en a compté
deux, trois, jusqu'à douze sur une même personne.

Les angiomes sont à peu près de toutes les régions et de tous les
organes ; ils ont cependant un lieu de prédilection ; la peau est
surtout atteinte : 68 fois sur 100, d'après Broca, c'est sur le tégument externe qu'on les rencontre. Les muqueuses sont assez souvent
prises, surtout celles des lèvres, du nez, de la joue, de la langue,
du voile du palais en des points parcourus, pendant la vie embryonnaire, par les fentes branchiales. et de là le nom d'angiomes *fissuraux*
que Virchow leur a donné. Lebert a cité un cas de tumeur érectile
de la muqueuse utérine et Broca de la muqueuse vésicale. On en a
rencontré plusieurs dans les muscles. Verneuil en a signalé deux
cas dans les os. Les angiomes *viscéraux*, surtout ceux du foie, seraient
fréquents d'après Virchow et Cruveilhier ; Broca ne partage pas

cette opinion. Certaines des tumeurs vasculaires de l'orbite sont des
tumeurs érectiles.

Symptômes. — Il nous faut distinguer les *taches* des *tumeurs*
proprement dites. Les taches érectiles de la peau sont *artérielles* ou
veineuses. Les premières, rouges ou rosées, ont des contours souvent
indécis ; elles disparaissent sous la pression du doigt et deviennent
plus turgides et plus colorées sous l'influence des efforts et des cris.
Fréquentes au moment de la naissance, elles restent stationnaires ou
même disparaissent spontanément, mais elles peuvent aussi s'accroître et se transformer en tumeurs érectiles. Les secondes, les
taches veineuses toujours congénitales, sont ou bleues, ou vineuses,
ou noires ; les cris et les efforts sont à peu près sans influence sur
leur tension ; si elles n'ont pas de tendance à s'accroître, elles n'en
ont pas du tout à s'atrophier, et d'ordinaire elles demeurent telles
quelles. Souvent elles sont fort étendues et il n'est pas rare de les
voir recouvrir d'emblée tout ou partie du visage.

Les tumeurs sont *cutanées* ou *sous-cutanées*. Les premières sont
diffuses ou *circonscrites*. Les tumeurs cutanées circonscrites sont
souvent pédiculisées et on les compare volontiers à des fruits, cerise,
framboise, fraise ou mûre ; elles sont d'un rouge vif qui disparaît
sous la pression du doigt dans les angiomes artériels; les veineuses
sont bleuâtres ou noirâtres, parfois recouvertes de poils; elles n'ont
aucune tendance à s'étendre et diffèrent en cela des tumeurs artérielles souvent diffuses ; à leur surface se produisent des ulcérations accompagnées d'hémorrhagies inquiétantes ; il est vrai que,
grâce à leur situation superficielle, la chirurgie a plus de prise sur
elles. Les tumeurs des muqueuses, presque toujours acquises, sont
veineuses le plus souvent et, comme telles, demeurent stationnaires ;
les rares tumeurs artérielles qu'on y rencontre et qui peuvent être
congénitales sont turgescentes, saillantes, à développement rapide,
et l'on doit les opérer sous peine de leur voir envahir les tissus
environnants.

Les angiomes *sous-cutanés* forment en général, sous les téguments,
des tumeurs molles, spongieuses, homogènes, peu réductibles et qui
donnent parfois la sensation de vers de terre enroulés ou de paquets
de ficelle. La peau conserve sa coloration normale ; cependant on l'a
vue prendre une teinte bleuâtre; à sa surface se dessinent quelques
arborisations vasculaires. Si la tumeur est artérielle, pour peu que

les vaisseaux afférents soient dilatés, on perçoit un léger mouvement d'expansion, un soulèvement à peine visible, un souffle doux. Si la tumeur est veineuse et si, comme nous l'avons signalé, son tissu caverneux communique largement avec la lumière d'une grosse veine, la réductibilité, difficile à constater dans les autres angiomes, devient absolue ; le sang fuit pour ainsi dire sous la pression ; la tumeur s'affaisse, s'évanouit ; mais ses aréoles se remplissent aussi vite qu'elles se sont vidées et elle redevient saillante dès qu'on enlève le doigt, surtout si l'individu fait un effort.

La marche des angiomes est très variable. Les tumeurs veineuses restent en général stationnaires ; on en cite pourtant dont le développement a été rapide ; nous en avons rencontré une à la joue qui avait atrophié tous les os de la face sur lesquels elle s'appuyait. Castex et Farabeuf en ont injecté une qui avait envahi tout le côté gauche du cou et s'étendait de l'oreille et du menton à la clavicule. Cependant ces tumeurs volumineuses s'observent surtout lorsque l'angiome est artériel ; elles changent alors de nature et se transforment en anévrysmes cirsoïdes. D'autre part, Charles Monod a décrit des angiomes simples, sous-cutanés, nettement circonscrits dans une atmosphère cellulo-graisseuse ; ils sont mous, élastiques, indolents, irréductibles, sans dilatation des vaisseaux afférents ou efférents ; à peine note-t-on sur la peau une légère coloration bleuâtre. L'ensemble de ces signes les a fait souvent confondre avec des lipomes. Ces tumeurs-là sont stationnaires.

L'accroissement qui est seulement le fait des angiomes artériels est parfois continu ; dès le premier jour on peut les voir franchir leurs limites premières ; les vaisseaux de formation nouvelle envahissent progressivement des espaces plus étendus, tandis que les vaisseaux afférents et efférents se dilatent et deviennent flexueux. Parfois l'augmentation de volume est intermittente et un angiome jusqu'alors stationnaire peut prendre tout à coup, sous l'influence de quelque traumatisme, aux époques menstruelles, pendant la grossesse ou l'allaitement, un développement redoutable.

La guérison spontanée des nævus est loin d'être rare, et si, d'après Depaul, un tiers des enfants a des taches érectiles à la naissance, à un an beaucoup de celles-ci ont certainement disparu. Les tumeurs proprement dites sont plus persistantes, et la voie qui peut les conduire à la guérison est plus lente et plus dangereuse que cet effa-

cement spontané des nævus. On a publié quelques cas de gangrène
provoquée par une violente inflammation et qui a détruit des angiomes; ces faits sont très exceptionnels aussi bien que la transformation des tumeurs érectiles en lipomes ou en kystes séreux. Il est
moins rare de voir des ulcérations se montrer à la surface de la tumeur, puis un bourgeonnement de la perte de substance, une production de tissu cicatriciel dont les propriétés rétractiles s'exerceront
bientôt sur les réseaux vasculaires; les capillaires sont étouffés et
à leur place on trouve un tissu d'abord rose, puis blanc, dur et dont
la trame est trop serrée pour que de nouveaux glomérules puissent
la pénétrer.

Le diagnostic des taches et des tumeurs cutanées s'impose : à
peine signale-t-on quelques cas bizarres où un angiome aurait été
pris pour de la mélanose. Lorsque l'angiome est sous-cutané, les
difficultés commencent. Cependant sa mollesse particulière, sa légère
réductibilité sous une pression méthodique, la sensation d'une
tumeur spongieuse, homogène, indolente, le reflet bleuâtre de la
peau, la dilatation des vaisseaux voisins, l'existence d'un nævus, la
congénitalité fréquente, un quelconque de ces signes viendra éclairer
le clinicien qui hésiterait entre toutes les tumeurs sous-cutanées.
Les angiomes profonds sont la plupart du temps une découverte
d'autopsie. Ajoutons que les tumeurs érectiles ne sont dangereuses
que par l'accroissement qu'elles peuvent prendre ou les hémorrhagies dont elles sont le siège. Elles ne sauraient être rangées parmi
les tumeurs malignes; elles ne récidivent ni ne se généralisent. L'angiome est une affection purement locale.

Traitement. — Nous ne parlerons pas des méthodes palliatives :
le *tatouage*, imaginé par Pauli de Landau, pour masquer les nævus,
est un procédé puéril et inefficace. Le traitement curatif nous occupera seul. Broca range dans trois catégories les moyens presque
innombrables proposés pour guérir les angiomes, et nous étudierons
avec lui la méthode *atrophiante*, la méthode *perturbatrice* et la
méthode *destructive*.

La méthode *atrophiante* se subdivise elle-même en deux groupes :
les procédés *directs* qui s'attaquent à la tumeur elle-même : compression, réfrigération, topiques astringents; — nous ne ferons que
les énumérer, — et les procédés *indirects* qui s'appliquent en dehors de la tumeur : ligature du tronc artériel ou des branches qui

alimentent l'angiome, incisions périphériques pour priver la tumeur des vaisseaux qui la nourrissent. Le premier de ces procédés a donné des résultats pour les tumeurs érectiles de l'orbite : la ligature de la carotide primitive a amené la disparition de l'angiome ; mais on ne saurait étendre son emploi au traitement d'autres tumeurs érectiles. La ligature isolée ne serait appliquée que lorsque la tumeur est pulsatile, cas que nous retrouverons dans un autre chapitre Les incisions circonférentielles ont bien procuré quelque succès, mais elles ne sont guère entrées dans la pratique.

La méthode *perturbatrice* se subdivise en deux groupes : les procédés *coagulants* et les procédés *irritants*. Les premiers comprennent la galvanopuncture et les injections qui sont souvent employées pour les tumeurs sous-cutanées ; les injections surtout que l'on pratique avec le perchlorure de fer. Broca conseille de multiplier les ponctions et de n'injecter, après chaque piqûre, que deux ou trois gouttes de perchlorure à 10 ou 15 degrés ; on fera donc exécuter deux ou trois demi-tours au piston de la seringue de Pravaz. Pendant l'injection, on exercera une compression circulaire autour de la base de la tumeur afin d'immobiliser le sang et d'empêcher que les caillots soient entraînés par le courant ; cette compression devra durer cinq ou six minutes. Le perchlorure de fer n'est pas la seule substance coagulante employée et l'on a eu recours à l'alcool, au vin, à l'acide acétique, au tannin, à la liqueur de Piazza, au chloral ; mais il faut savoir que ce dernier liquide, injecté chez les enfants en trop grande abondance, peut provoquer par son absorption des accidents comateux et la mort.

Les procédés *irritants* sont fort nombreux : on a eu recours aux badigeonnages de teinture d'iode, aux poudres stibiées, aux frictions d'huile de croton, au nitrate de potasse, au perchlorure de fer appliqué sur le derme dénudé. Ces moyens ne sont applicables que pour les taches érectiles. L'*inoculation vaccinale* sur la tumeur chez les enfants non vaccinés a donné quelques guérisons définitives ; à la place de l'angiome se fait du tissu cicatriciel qui oblitère les vaisseaux. Pour obtenir un bon résultat, on devra multiplier les piqûres en raison de l'étendue des lésions et les rapprocher d'autant plus que la tumeur sera plus épaisse. Lorsqu'il s'agit d'une simple tache, on peut espacer les piqûres de 10 à 12 millimètres ; mais lorsque le derme est assez profondément envahi et même le tissu cellulaire sous-cutané, il faut, à l'exemple de Nélaton, traverser l'angiome avec plusieurs fils imprégnés de vaccin.

Le broiement sous-cutané, les incisions multiples sur la tumeur suivies de suture avec des épingles, la scarification, l'acupuncture, la cautérisation filiforme avec le galvanocautère, l'électrolyse, ont été appliqués ; ces moyens ont même donné des succès, mais leur usage ne s'est guère généralisé. Les ponctions multiples avec la plus fine aiguille du thermo-cautère pourront être employées ; elles nous ont récemment réussi pour deux tumeurs érectiles, situées l'une au front et l'autre sur la joue, chez des enfants de moins d'un an.

La méthode *destructive* comprend de très nombreux procédés : la cautérisation au fer rouge n'a guère de partisans ; les caustiques, pâte de Vienne, potasse, acide nitrique, paraissent abandonnés ; la ligature en masse dans les tumeurs pédiculées réussit fort bien ; on la pratique avec un fil élastique. Dans les mêmes conditions l'écraseur linéaire réussit. Enfin l'extirpation pure et simple au bistouri a eu quelques défenseurs, entre autres Porta ; mais alors, selon le précepte de J. L. Petit, il faut ne pas oublier de dépasser les limites de la tumeur afin d'éviter les hémorrhagies. L'anse galvanocaustique, la lame du thermocautère paraissent cependant très supérieures à l'instrument tranchant. Nous les conseillerions beaucoup plus volontiers.

XI

DES LYMPHANGIOMES

On n'est pas encore bien fixé sur l'existence des *lymphangiomes*, qui seraient aux vaisseaux lymphatiques ce que les angiomes sont aux vaisseaux sanguins : la dilatation et la multiplication des réseaux d'origine est en effet plutôt supposée que prouvée, et ce que l'on décrit comme tumeurs érectiles lymphatiques pourrait n'être que varices des vaisseaux blancs.

Cependant certaines hypertrophies des lèvres, la *macrochilie*, et de la langue, la *macroglossie*, certaines tumeurs de la région sacrée, du périnée, de l'aine, du menton, du cou et des reins seraient pour beaucoup d'auteurs des lymphangiomes constitués par des aréoles

dont les parois embryonnaires s'organiseraient bientôt en tissu adulte
et donneraient naissance à une véritable cicatrice; la trame s'en ré-
tracterait d'une façon inégale et produirait ainsi les cavernes, les
kystes, les dilatations ampullaires qui caractérisent les lymphangiomes. Un épithélium semblable à celui des vaisseaux nouveaux
tapisserait les parois de ces cavités remplies de lymphe pure.

Les lymphangiomes *superficiels* seraient fluctuants, spongieux,
plus ou moins indolents, peu ou pas réductibles. Les *profonds*, d'un
diagnostic presque impossible, formeraient quelques-uns des kystes
congénitaux du cou; à peine en établirait-on le diagnostic pièce en
main. Cette affection est bénigne et on n'y touche guère; il est des
cas pourtant où on agit sur les grosses langues; on en enlève un
segment avec le bistouri; on applique l'une contre l'autre les deux
surfaces qui correspondent au lambeau cunéiforme excisé et on pratique la suture. Il n'y a pas d'hémorrhagie et la réunion primitive
s'obtient sans peine. Nous retrouverons d'ailleurs ces lymphangiomes
à propos des maladies des régions.

Une maladie un peu moins obscure, quoique encore assez mal
connue, est le *lymphangiome ganglionnaire*, décrit d'abord par
Aubry en 1865, puis par Théophile Anger en 1867, sous le nom de
tumeur érectile lymphatique ou d'*adéno-lymphocèle*. Georgjevic
les appelle *lymphadénectasie*, quelques auteurs allemands, *lymphangiectasie ganglionnaire* et *lymphanévrysme*. Les observations n'en
dépassent guère une quinzaine; et même dans le nombre il en est de
douteuses : les faits les mieux étudiés sont ceux d'Amussat, de
Nélaton, d'Anger, de Trélat, de Czerny et de Valdeyer.

Ces tumeurs siègent presque toujours au pli de l'aine et sont
souvent bilatérales. Virchow en a observé une dans la région sus-
hyoïdienne; elle coïncidait avec une macroglossie; le lymphangiome
relaté par Busch était aussi au cou; celui de Lucke à l'aisselle; peut-
être Keisner en a-t-il vu un au niveau du coude. Le néoplasme est
constitué par plusieurs lobes de la grosseur d'une noix ou d'un
citron et environné d'un tissu graisseux abondant : on dirait parfois
un véritable lipome. Une membrane fibreuse enveloppe la masse tout
entière et envoie des gaines secondaires pour chacun des lobes.

La structure des ganglions a subi des altérations profondes; « les
réseaux des sinus sont dilatés; leurs parois et les trabécules sont
épaissies; à l'œil nu les corpuscules lymphatiques semblent avoir

entièrement disparu ; avec le microscope on en retrouve quelques débris épars. Les vaisseaux lymphatiques examinés dans les ganglions ne possèdent plus leur tunique contractile qui est épaissie, au contraire, dans les vaisseaux afférents et efférents. Czerny, sur une pièce sèche, a vu leur épithélium. » D'ordinaire les lymphatiques qui abordent la tumeur ou qui en sortent, sont énormément dilatés et l'ectasie remonte jusqu'au canal thoracique.

Les lymphangiomes ganglionnaires débutent d'une manière insidieuse ; ils apparaissent chez les jeunes gens ou chez les adultes sans qu'on puisse assigner à leur développement des causes bien précises. On ne saurait méconnaître cependant l'influence des climats chauds. Les hommes sont plus souvent atteints que les femmes. On trouve, au niveau du pli de l'aine, des tumeurs souvent multiples et symétriques, à surface irrégulière et bosselée ; elles sont assez nettement circonscrites, indolentes, comme spongieuses, mobiles sur les parties profondes et légèrement réductibles sous une pression méthodique. La marche prolongée les rend plus dures, mais les efforts et la toux n'exercent sur elles aucune influence.

Les lymphatiques avoisinants sont dilatés et flexueux ; la peau qui les recouvre est chagrinée et lorsqu'on la déprime on éprouve, nous dit Théophile Anger, la sensation de cordons enroulés, de noyaux épars qui diminuent sans se réduire complètement. Lorsque le malade est au repos, la tension est moindre et, d'après Trélat, la tumeur rappelle un sac irrégulier dont les parois internes sont parcourues par des travées et des reliefs. A peine provoque-t-elle une sensation de gêne ; on a noté parfois quelques troubles du côté du tube digestif, des vertiges ; l'amaigrissement ou un excès d'embonpoint, une diminution des globules blancs, la faiblesse des jambes, ont été signalés dans quelques observations.

Cette affection singulière pourrait être confondue dans la région de l'aine avec un lipome, une hernie épiploïque. Ce n'est pas le lieu de faire un diagnostic différentiel ; disons cependant que la dilatation des lymphatiques afférents et efférents, la sensation particulière que donne le palper, la symétrie des tumeurs, leur légère réductibilité, enfin le fait que le malade arrive des pays chauds permettront de reconnaître la nature du néoplasme. Peu grave en lui-même car la marche en est lente, sans tendance à l'envahissement progressif, il n'en est pas moins un danger par la fréquence des accidents qui

le compliquent : une lymphangite suraiguë, une septicémie foudroyante peut emporter le patient. Aussi devra-t-on éviter toute cause
d'irritation. On ne recourra jamais à une opération chirurgicale; tel
est l'avis absolu de Nélaton et de Trélat, qui ont vu la mort être le
résultat de l'intervention; Billroth, plus heureux dans ses tentatives,
ne repousse pas l'extirpation.

XII

DES LYMPHADÉNOMES.

On définit le *lymphadénome* une tumeur constituée par du tissu
conjonctif réticulé. — Cette affection est encore fort obscure et malgré
les travaux accumulés depuis 1845, on n'a .pu trouver les limites
précises entre les hypertrophies simples des ganglions et certains
néoplasmes malins désignés par Virchow sous le nom de *lympho-
sarcomes*. Peut-être existe-t-il entre ces deux formes extrêmes une
série d'intermédiaires aussi bien au point de vue clinique qu'au
point de vue anatomique. ·

Il est curieux de suivre le chemin qu'a parcouru cette question.
Dans le principe, l'altération du sang préoccupe uniquement les pathologistes: en 1845 Virchow et Bennett reconnaissent que, dans certaines
hypertrophies de la rate et des ganglions lymphatiques, la proportion
des globules blancs s'accroît d'une manière considérable ; ils donnent
à cette maladie nouvelle le nom de *leucémie* ou *leucocythémie*, et pour
eux, l'accumulation des globules blancs dans les vaisseaux, l'hypertrophie de la rate et des ganglions sont indissolublement liées. On
reconnaît alors que d'autres organes peuvent être atteints simultanément, les reins, le foie, l'estomac, la muqueuse intestinale.

. Avec Bonfils, en 1857, commence une deuxième phase : toutes
les altérations de la rate et des ganglions signalées par Virchow,
toutes les dégénérescences analogues trouvées depuis dans d'autres
organes peuvent exister sans que l'examen le plus attentif permette
de constater la plus légère accumulation de globules blancs; on
avait, en somme, toute la leucocythémie de Virchow, sauf la leucocythémie. Trousseau observa un certain nombre de ces faits qu'il
décrivit dans ses cliniques sous le nom d'*adénie*.

Mais n'avait-on pas reconnu déjà que ces tumeurs peuvent succes-sivement envahir tous les tissus, y provoquer de graves désordres et se conduire, en un mot, comme les tumeurs les plus malignes? La maladie ne tue pas seulement par dyscrasie sanguine, mais aussi à la manière des carcinomes. Ce n'est pas tout : jusque-là on n'avait parlé que de tumeurs généralisées frappant à la fois plusieurs groupes de ganglions et plusieurs viscères ; n'y a-t-il pas aussi des cas où un seul groupe ganglionnaire est envahi ; les ganglions sous-maxillaires, par exemple, les parotidiens, les axillaires, les ingui-naux? Or ces ganglions sont accessibles au chirurgien et la question suivante se pose : doit-on se conduire à l'égard de ces tumeurs isolées comme on le ferait envers un cancer? — On voit comment cette altération, qui semblait d'abord toute médicale, est entrée dans le domaine de la pathologie externe.

Étiologie. — Elle est encore fort banale : on a invoqué le lym-phatisme, mais n'aura-t-on pas confondu le lymphadénome avec quel-que engorgement strumeux? Leudet et Wagner croient à l'influence de la syphilis ; Bonfils et Wunderlich à celle de l'impaludisme ; rien n'est moins prouvé. Même incertitude pour l'âge : les Allemands en font une affection de la jeunesse ; nous en avons vu un cas chez un enfant de cinq ans. Pour Trélat, elle s'observerait à l'âge adulte et dans la vieillesse.

On a rencontré des lymphadénomes dans tous les tissus et dans tous les organes ; mais ils sont plus fréquents où existe norma-lement une trame conjonctive réticulée, d'abord dans les ganglions, puis dans la rate, les amygdales, la base de la langue, la tunique muqueuse de l'estomac et de l'intestin, le thymus qui, bien que complètement atrophié au moment où débute l'envahissement, re-prend sa forme et son volume primitifs. On le rencontre encore dans les reins, le foie, les poumons, les os, les muscles, le cœur, le testicule, le tissu cellulaire sous-cutané, enfin la peau où il con-stitue le *mycosis fongoïde*. Le néoplasme ganglionnaire siège de préférence au cou, où il est unilatéral ou bilatéral ; on l'observe aussi à l'aisselle, à la région parotidienne ; beaucoup plus rarement à l'aine, au coude et au creux poplité. Comme l'a démontré Potain, les ganglions viscéraux peuvent être les premiers atteints.

Anatomie pathologique. — Les lymphadénomes ont un volume très variable et leur grosseur, qui parfois dépasse à peine une noisette, peut atteindre les dimensions d'une tête de fœtus ou d'adulte. Ils sont mamelonnés et formés d'ordinaire par l'agglomération de plusieurs tumeurs. Leur coloration est grisâtre ; mais la surface de section est d'un blanc rosé présentant, çà et là, des points ecchymotiques, des suffusions sanguines ou des dilatations vasculaires. Les foyers de sang extravasé passent par toutes teintes et l'on y trouve des amas de pigments et des cristaux en abondance; à côté se voient des masses caséeuses, opaques, lardacées; le raclage donne un suc laiteux, miscible à l'eau, semblable à celui du cancer, et qui contient, outre des globules rouges, des cellules rondes, à un seul noyau, d'un diamètre de moins de 10 μ, et des cellules à plusieurs noyaux qui mesurent plus de 20 μ.

Au microscope et sur des coupes préalablement durcies, on reconnaît que toutes ces tumeurs renferment un réticulum, des cellules et des vaisseaux capillaires dont l'agencement se rapproche beaucoup d'un type commun, mais présente cependant des différences assez grandes pour légitimer la division en plusieurs variétés. Le lymphadénome *pur* de Cornil et Ranvier est constitué par un tissu de tous points semblable à celui des ganglions ; un réticulum le forme qui offre des nœuds avec ou sans cellules, fertiles ou infertiles, d'où partent les travées qui circonscrivent les mailles remplies de cellules lymphatiques. Une couche condensée de ce tissu entoure les parois des capillaires, où viennent aboutir les fibrilles du réticulum, fibrilles plus épaisses qu'à l'état normal et qui mesurent 2 à 3 μ.

Lorsque le réticulum est infiltré de cellules lymphatiques et de cellules jeunes en très grande abondance, que les aréoles sont larges et distendues par elles, que l'on y trouve des noyaux libres et des cellules dites « gigantesques », on a la variété que Virchow appelle le lymphosarcome *mou*; lorsque le tissu fibreux l'emporte au contraire sur les cellules, que le réticulum est très développé, que les alvéoles tendent à disparaître sous l'épaisseur de ses travées, le lymphosarcome est *dur*. Ce mot de *lymphosarcome* pourrait prêter à confusion; d'après Cornil et Ranvier, il ne faudrait pas confondre le lymphosarcome avec le sarcome du ganglion qui serait presque toujours secondaire et qui n'envahirait le ganglion qu'après avoir détruit le réticulum étouffé par l'abondante prolifération des cellules embryonnaires : selon les mêmes auteurs, l'*adénosarcome* de Billroth serait peut-être un cancer. L'adénosarcome différerait du sarcome en ce que le premier se propagerait seulement par les lymphatiques tandis que le second se généraliserait par la voie des veines.

Les lymphadénomes sont sujets à certaines altérations nutritives : les transformations caséeuses sont exceptionnelles et Virchow a remarqué que les éléments embryonnaires y persistent longtemps sans régresser. Cependant les lymphadénomes durs subissent parfois une infiltration *graisseuse,* des dégénérescences *amyloïdes* et des imprégnations *calcaires.* Les *hémorrhagies* interstitielles sont des plus fréquentes ; elles se montrent dans la trame même de la tumeur et dans les tissus avoisinants ; elles tiennent, lorsqu'il y a concomitance de leucocythémie, aux obstructions vasculaires causées par des amas de globules blancs ; les infarctus ne sont pas rares : ils sont passibles de la même pathogénie. Le *développement* des lymphadénomes demeure obscur : pour Virchow, le tissu adénoïde naîtrait d'une prolifération des cellules du tissu conjonctif ; pour Cornil et Ranvier, il y aurait production antérieure d'éléments embryonnaires dont les uns s'organiseraient en réticulum tandis que les autres resteraient en l'état et rempliraient les alvéoles.

Symptômes. — Le lymphadénome peut s'accompagner de leucocythémie ; il n'est alors qu'un épiphénomène dont l'importance s'efface devant la gravité de la maladie générale. Nous laisserons ces cas de côté, pour ne nous occuper ici que des tumeurs accessibles au chirurgien. Langhans a étudié deux formes, une *bénigne,* limitée, toute locale, quel que soit le volume de la masse ganglionnaire hypertrophiée ; l'autre où les tumeurs apparaissent dans plusieurs viscères à la fois ; elles récidivent, se généralisent et offrent en un mot tous les caractères d'un néoplasme *malin.* Nous ne parlerons pas de la première : il est probable qu'il s'agit de simples hypertrophies, d'adénites chroniques provoquées par quelque irritation chez des sujets plus ou moins strumeux. Il faut avouer d'ailleurs que le diagnostic est souvent des plus malaisés.

Le *lymphadénome malin, lymphosarcome* de Virchow, *pseudoleucémie* de Wunderlich, *adénie* de Trousseau, est caractérisé par la tuméfaction insidieuse, lente, sans douleur, sans réaction appréciable, des ganglions lymphatiques d'une ou de plusieurs régions. On sent d'abord une tumeur arrondie, mobile, qui glisse sous la peau et sur les parties sous-jacentes ; puis d'autres ganglions se prennent

dans les mêmes conditions, mais ils perdent bientôt leur inoépen-
dance et leur mobilité; ils se réunissent et forment, au cou le
plus souvent, une masse mamelonnée, bosselée, tantôt unilatérale,
tantôt bilatérale et, dans certains cas, si volumineuse que le cône
thoracique se continue directement jusqu'à la face; la dépression
cervicale a complètement disparu. On constate parfois des tumeurs
semblables dans l'aisselle, au pli de l'aine, dans le bassin, rarement
au creux poplité et au coude; enfin de véritables chaînes ganglionnaires se montrent en des points où il n'en existe pas normalement,
sur le cuir chevelu, en arrière de l'omoplate, à la région dorsale
et lombaire, dans les viscères, à l'amygdale, au testicule.

Les lymphadénomes ne peuvent, sans refouler les tissus, prendre
l'énorme développement dont nous avons parlé : au cou, ils compriment les veines jugulaires et provoquent un œdème de la face,
une congestion du cerveau; la sous-clavière, l'axillaire, étreintes à
leur tour, déterminent le gonflement des membres supérieurs;
des fourmillements, des engourdissements, des paralysies surviennent
lorsque la tumeur arrive sur les plexus nerveux. L'asphyxie est imminente dès que la langue et la trachée sont déviées, puis aplaties;
l'œsophage subit le même sort et le bol alimentaire ne peut le
franchir qu'avec la plus extrême difficulté : on comprend combien
plus rapides sont ces accidents lorsque le néoplasme débute dans le
tissu réticulé des amygdales ou de la base de la langue. Les
signes de compression varieront, du reste, suivant chaque région,
chaque organe en particulier, et le lymphadénome des ganglions
bronchiques, par exemple, différera essentiellement du lymphadénome axillaire.

Ces tumeurs glissent sous la peau; mais il peut se faire des
adhérences aux téguments comme dans les carcinomes; le derme
est envahi; le tissu morbide se substitue à lui, une ulcération survient, à la surface de laquelle suintent du sang et de l'ichor :
cette perte de substance peut succéder à l'emploi inconsidéré d'un
caustique ou du bistouri; le chirurgien aura voulu ouvrir un
point fluctuant du néoplasme. Les ulcérations spontanées sont assez
rares; Verneuil cependant en a observé trois cas, dans son service,
en 1876; nous en avons rencontré plusieurs exemples. La surface
fongueuse devient le siège d'hémorrhagies redoutables. Toutefois
les lymphadénomes prennent le plus souvent un accroissement

considérable sans que la peau distendue s'ulcère, et si l'on ne peut prendre à la lettre l'affirmation de Trousseau et de Virchow, que ces tumeurs ne suppurent et ne s'enflamment jamais, on doit du moins admettre le peu de fréquence de ces complications.

Langhans et Virchow décrivent deux formes de lymphadénomes malins : la forme *molle* et la forme *dure;* nous connaissons leurs différences anatomiques; elles se distinguent aussi cliniquement. La première est très rapide dans son évolution ; elle apparaît simultanément dans plusieurs points de l'organisme où l'on trouve des tumeurs élastiques, indolores, lobulées, très molles, et où l'on constate souvent de la fluctuation si nette parfois, qu'on peut croire à l'existence d'une collection liquide; on donne un coup de bistouri; du sang seul s'écoule et la solution de continuité ne se cicatrise pas; nous avons observé un fait de ce genre chez un enfant de cinq ans.

Le développement que prend bientôt le lymphadénome mou provoque des compressions des vaisseaux, des nerfs, de la trachée, de l'œsophage. Des troubles généraux éclatent, une sorte de cachexie mal déterminée, de la diarrhée, des vomissements, une fièvre intermittente ou continue sous la dépendance de l'hypertrophie de la rate ou d'un paludisme antérieur; les hémorrhagies nasales ne sont pas rares. Un fait bien remarquable observé par plusieurs auteurs et que nous avons pu suivre nous-même chez un malade de Féréol, est l'influence de l'érysipèle sur la marche de certains lymphadénomes : la tumeur s'affaisse tout à coup et les globules blancs, jusqu'alors en proportion normale, deviennent excessivement nombreux ; la mort est rapide.

Dans la forme *dure,* les engorgements viscéraux seraient beaucoup plus rares; la tumeur débuterait le plus souvent par les ganglions superficiels, ceux du cou en particulier, qui se prennent isolément, et leur fusion en une masse unique mamelonnée est beaucoup plus tardive. On sent, sous la peau, une sorte de chaîne dure, résistante, qui s'accroît peu à peu par augmentation de volume de chaque ganglion, mais surtout par leur annexion réciproque. La marche, quoique beaucoup plus lente que dans les lymphadénomes mous, n'en est pas moins progressivement envahissante ; la tumeur semble s'accroître, selon la remarque de Virchow, dans le sens du cours naturel de la lymphe.

La masse devient bientôt assez volumineuse pour exercer les compressions que nous avons signalées dans la forme molle; non seulement les vaisseaux peuvent être refoulés, mais ils sont parfois envahis et, dans un cas présenté par nous à la *Société anatomique*, le tissu adénoïde avait détruit les parois de la veine jugulaire presque obstruée par deux prolongements pédiculisés du volume d'un haricot. Enfin les viscères sont pris à leur tour; la cachexie, les phénomènes généraux éclatent; des complications surviennent qui sont aussi bien de la forme molle que de la forme dure, albuminurie, diphthérie, érysipèle, éruptions cutanées diverses, teinte bronzée de la peau. En un ou deux ans, selon les relevés de Potain, le patient est emporté.

Diagnostic et pronostic. — Il est souvent très difficile de reconnaître la nature de certaines hypertrophies ganglionnaires. Se trouve-t-on en présence d'adénites chroniques simples, ou assiste-t-on au développement d'un lymphadénome malin? L'âge du malade est souvent une indication, le lymphadénome étant fort rare avant l'âge adulte; les commémoratifs, des signes antérieurs de scrofules, gommes, éruptions cutanées, surtout au niveau des lèvres et des narines, ophthalmies et blépharites fréquentes, seront d'une utile constatation; d'ailleurs l'aspect des deux tumeurs varie dans nombre de cas et les ganglions strumeux sont moins mobiles; ils ont une atmosphère inflammatoire, une périadénite presque caractéristique; l'ulcération est fréquente et rapide.

Nous insisterons peu sur les adénites *syphilitiques* dont le siège au pli de l'aine et à la nuque, le petit volume, la marche, les antécédents ont une physionomie particulière. Le diagnostic vraiment difficile, impossible même dans un grand nombre de cas, est celui des diverses formes cliniques du lymphadénome : peut-on, au début, prévoir la marche d'une hypertrophie ganglionnaire? Tout au plus lorsqu'on constatera qu'il s'agit de la variété molle, sera-t-il possible de prédire une augmentation rapide de volume et la prompte généralisation. Les lymphadénomes de certains viscères, du testicule en particulier, se reconnaissent souvent à l'existence, en un autre point du corps, d'une seconde tumeur lymphadénique : Trélat a beaucoup insisté sur ce point. En tout cas, lorsqu'on aura vraiment affaire à un lymphadénome, le pronostic est des plus graves : beaucoup de ces tumeurs évoluent comme le pire des cancers.

Traitement. — On ne s'entend guère sur l'opportunité de l'intervention chirurgicale ; les uns la repoussent, les autres l'acceptent:

nous ne croyons pas que ces derniers puissent mettre à leur actif des
succès très durables : nous avons vu récidiver dans les six mois la
plupart des cas opérés par nos maîtres. On pourra cependant tenter
l'ablation si la tumeur est très limitée et l'extirpation totale possible.
Le traitement médical est plus encourageant; si les toniques, les
bains sulfureux, les préparations iodées et iodurées n'ont donné
de résultat que dans les faux lymphadénomes, dans les hypertrophies strumeuses, Verneuil aurait enrayé la maladie par des préparations phosphorées : nous conseillerions le phosphure de zinc en
pilules de 8 milligrammes au nombre de 2 à 8 par jour; ou l'huile
phosphorée au centième, en capsules de 10 centigrammes de 2 à 8
par 24 heures. L'arsenic semble avoir donné de vraies guérisons; les
recueils allemands nous en apportent chaque jour de nouvelles : on
prescrira donc la liqueur de Fowler à dose quotidienne de 10 gouttes
que l'on élèvera progressivement jusqu'à 30 gouttes et plus; on pratique aussi dans la tumeur des injections interstitielles de solutions
arsenicales.

XIII

DES ÉPITHÉLIOMAS.

On nomme épithéliomas des tumeurs constituées par du tissu
épithélial en masses irrégulières et qui n'affectent jamais la forme
d'organes définis.

Bien qu'au siècle dernier on eût signalé déjà la marche spéciale
de certains cancers de la peau, la distinction précise entre les tumeurs épithéliales et les vrais carcinomes date de l'école micrographique; Lebert, dans ses recherches, se sert surtout du mot *cancroïde* qu'il emprunte aux anciens auteurs, mais dont il donne
l'exacte signification ; en 1852, Hannover emploie le terme d'*épithélioma*, généralement accepté ; les mémoires de Paget, de Robin, de
Verneuil, de Broca jettent un jour nouveau sur ce sujet, étudié à
fond par Heurtaux dans sa thèse de 1860. Le dictionnaire de Jaccoud
contient sur cette question un bon résumé de ce même auteur.

Anatomie pathologique et variétés. — L'épithélioma renferme deux espèces bien distinctes : l'épithélioma *pavimenteux* et

l'épithélioma *cylindrique ;* le premier se subdivise lui-même en épithélioma *lobulé, perlé* et *tubulé.* L'épithélioma cylindrique n'a pas de variétés.

L'épithélioma *pavimenteux lobulé* est une tumeur blanchâtre, rarement rosée, sèche, d'aspect granuleux, criant sous le scalpel, à déchirure facile, d'où le nom de *cancer friable* imaginé par Cruveilhier ; elle ne donne pas de suc laiteux au raclage, mais par la pression on fait sourdre à sa surface de petits filaments semblables à des vers. Deux parties distinctes la composent : le stroma et les lobules proprement dits. Le *stroma,* dont les limites sont peu précises et qui se continue insensiblement avec les tissus voisins, entoure l'épithélioma tout entier, et envoie des cloisons qui séparent les divers lobules ; il est constitué par du tissu fibreux que les vaisseaux sanguins et lymphatiques parcourent jusqu'à la périphérie des lobules, qu'ils ne pénètrent pas. Sa trame n'est pas toujours résistante ; elle peut renfermer du tissu muqueux, des éléments embryonnaires d'un grave pronostic : la marche de l'épithélioma s'en accélère souvent ; il n'est pas exceptionnel de rencontrer des kystes au milieu du stroma.

Les *lobules* sont formés par des cellules d'aspect variable : les plus superficielles sont cylindriques et semblent s'implanter sur le stroma, à la périphérie du lobule ; puis les cellules deviennent rondes, crénelées, engrenées par leurs bords ; au fur et à mesure qu'on avance vers le centre, ces éléments s'aplatissent, se sèchent et deviennent cornés. Ils sont disposés en couches concentriques comme les tuniques d'un oignon, et forment les *globes* épidermiques ; en définitive, on trouve dans chaque lobule l'équivalent des diverses cellules de l'épiderme. Parfois les éléments se ramollissent au centre et deviennent muqueux ou colloïdes ; de là deux variétés sans grande importance du reste, l'épithélioma *corné* et l'épithélioma *muqueux.*

La tumeur peut naître de diverses façons ; elle apparaît dans le corps muqueux de Malpighi, par prolifération des cellules profondes ou, peut-être, comme le veut Rindfleisch, elle provient de cellules embryonnaires qui, au contact des éléments voisins, se transforment en cellules épithéliales. Quelle que soit leur origine, ces cellules gagnent en profondeur dans l'espace situé entre les papilles qu'elles écartent pour pénétrer dans la trame du derme, où s'accumulent les masses dont nous connaissons déjà la structure. Le cancroïde émane

aussi des follicules pileux : les éléments qui entourent le poil prolifèrent, la paroi est refoulée d'abord, puis détruite, et les cellules
envahissent les tissus environnants ; même origine dans les glandes
sébacées ; les cellules pariétales se multiplient et chassent vers le
centre la substance graisseuse qui finit par se résorber. Les glandes
sudoripares s'oblitèrent par l'accumulation de cellules nouvelles :
leurs parois sont forcées et l'épithélioma s'étend.

L'épithélioma s'accroît aux dépens des tissus qui l'environnent ;
les muscles sont envahis et on trouve des traînées épithéliales dans
le tissu qui sépare les faisceaux ; ces traînées s'insinuent dans les
points où la résistance est moindre ; elles suivent les gaines des
vaisseaux, les lames conjonctives qui entourent les nerfs. Les parois
des artères tiennent longtemps ; cependant leurs tuniques peuvent
devenir embryonnaires ; elles ne résistent plus à l'ondée sanguine
et se rompent. Paget a vu trois fois des hémorrhagies de l'artère
crurale dans des foyers de cancers épithéliaux ; les veines cèdent
plus vite ; le néoplasme les pénètre et des fragments emportés par
le courant sanguin vont infecter les viscères, mode de généralisation moins important d'ailleurs que la propagation par les lymphatiques. L'enveloppe des nerfs s'infiltre lentement, mais elle est prise
à son tour comme les os, les raphés, les entrecroisements fibreux,
les feutrages aponévrotiques qui arrêtent longtemps la marche progressive des néoplasmes.

L'épithélioma pavimenteux *perlé* est d'une moindre importance ;
il est fort rare et Cornil et Ranvier n'en ont rencontré que trois
cas ; ses analogies avec l'épithélioma lobulé sont très grandes ;
il paraît momifié et arrêté dans son développement ; au lieu de
réunir tous les types de cellules du corps muqueux de Malpighi, il
ne possède guère que les cellules cornées juxtaposées en lames
concentriques ; elles forment ainsi de petites tumeurs blanches,
nacrées, perlées, visibles à l'œil nu et que l'on peut isoler avec la
pointe d'une aiguille. Ces globes secs, à surface brillante, à reflets
miroitants sont parfois séparés les uns des autres par un stroma
conjonctif, dense, sans vaisseaux ; parfois aussi un fin pédicule
de cellules épidermiques réunit les perles. Ces éléments desсé-
chés, ce stroma fibreux et sans vaisseaux sont doués d'une vitalité
très faible, d'un pouvoir envahissant presque nul, et aussi les épithéliomas perlés comptent-ils parmi les tumeurs bénignes.

L'épithélioma pavimenteux *tubulé*, le *cylindroma* de Billroth, le *polyadénome* de Broca, la tumeur *hétéradénique* de Robin, le *polyadénome sudoripare* de Verneuil est constitué par de longs tubes anastomosés les uns avec les autres et remplis de cellules épithéliales qui ne subissent pas l'évolution des éléments épidermiques. Les tubes sont plongés dans un stroma fibreux, dur et dense, ou bien dans une masse muqueuse, au milieu d'éléments embryonnaires. Quelques-unes de ces tumeurs prennent naissance dans les glandes sudorifères, dont le canal excréteur et le cul-de-sac terminal se remplissent de cellules épithéliales, souvent dentelées et engrenées qui distendent les parois ; des anastomoses s'établissent entre plusieurs conduits voisins et le néoplasme est formé.

Mais il ne faut pas croire que tous les épithéliomas tubulés aient cette origine : on en trouve dans des organes où les glandes sudoripares n'existent pas : l'utérus par exemple, et les ganglions lymphatiques, le sinus maxillaire, le voile du palais, la mamelle. Ces épithéliomas sont réguliers, ovoïdes, sphériques, de coloration grisâtre ; ils n'ont pas de suc laiteux. Verneuil insiste sur leur gravité moindre que celle des épithéliomas lobulés ; cette assertion est généralement exacte pour les cancroïdes tubulés de la peau, mais ceux du col utérin récidivent et se généralisent : leur pronostic est aussi sévère que celui des carcinomes.

L'épithélioma *cylindrique* nous occupera moins longuement : cette tumeur est rare et relève surtout de la pathologie interne ; on ne la rencontre guère qu'à l'estomac, à l'intestin, sur les quelques muqueuses tapissées par un épithélium cylindrique. On en a pourtant trouvé à l'extrémité inférieure du rectum, dans l'utérus, dans les fosses nasales, régions accessibles au chirurgien. Chose étrange, les épithéliomas cylindriques, d'une malignité redoutable, ont été souvent confondus avec les polypes muqueux, d'ordinaire peu graves.

Découverts par Bidder, bien décrits par Virchow et Forster, ce épithéliomas sont formés de tubes ou de cavités tapissés par une seule couche d'épithélium cylindrique dont les cellules sont toujours implantées perpendiculairement à la paroi qu'elles recouvrent ; le stroma qui les enveloppe est ou fibreux, ou embryonnaire, ou muqueux, et parcouru par des vaisseaux en grand nombre. A l'œil nu, ils se présentent sous l'aspect de tumeurs arrondies, nummulaires, à centre ulcéré ; ils sont riches en suc laiteux, et leur surface rappelle celle des encéphaloïdes. Ils envahissent très rapidement les tissus qui les entourent, et des tumeurs semblables apparaissent dans d'autres régions, surtout dans le foie, le poumon et les os.

Étiologie. — L'épithélioma se développe d'ordinaire sur des tissus recouverts d'épithélium, la peau et les muqueuses. Encore y affecte-t-il quelques lieux d'élection, la face principalement : sur 90 cas observés par Lebert, sur 210 de Heurtaux, près des deux tiers avaient pour siège la figure. Même certaines régions en sont plus souvent prises que les autres ; la lèvre inférieure a ce triste privilège ; puis vient l'aile du nez, la paupière, la lèvre supérieure : le pourtour des orifices naturels est pour lui un terrain fertile. Ne le voit-on pas très fréquent à l'anus, au prépuce, à la vulve, sur le col utérin, à la langue, à l'extrémité supérieure de l'œsophage? On l'a rencontré au talon, à la face dorsale de la main et des doigts, au cuir chevelu, sur les membres et sur le tronc.

L'épithélioma se développerait aussi en des points où l'épithélium fait défaut. Virchow en a trouvé un dans l'épaisseur du tibia, et cette tumeur n'est pas absolument rare dans le maxillaire. Pour cet os, une distinction est nécessaire : parfois la tumeur y est secondaire, née par propagation d'un cancroïde de la lèvre, de la joue, du plancher de la bouche ou de la langue; même lorsqu'ils sont positivement primitifs, ils peuvent avoir comme origine des cellules épithéliales; Verneuil et nous prétendons qu'ils proviennent des débris du cordon des dents permanentes ou temporaires dont on rencontre les vestiges épithéliaux dans l'épaisseur des gencives.

Les épithéliomas des viscères ne sont pas rares ; on en a rencontré dans l'ovaire, dans le testicule et dans les mamelles, organes où l'épithélium est abondant, puisqu'il tapisse les culs-de-sac et les canaux excréteurs. A ce propos, une intéressante question a été soulevée, celle de l'origine épithéliale des carcinomes. Pour Virchow et Ranvier, le cancer alvéolaire naît toujours du tissu conjonctif; pour Valdeyer, Thiersch, Rindfleisch, Malassez, il peut provenir de la migration des cellules épithéliales. Voici ce qui se passerait par exemple dans la mamelle, que l'on prend pour type de cette évolution particulière: Il se fait dans les culs-de-sac glandulaires une abon-

dante prolifération des cellules ; au début, les masses épithéliales
ont l'aspect des cellules normales ; bientôt elles se transforment
et deviennent « atypiques ou métatypiques », en tout semblables
alors aux cellules polymorphes des carcinomes.

Elles se contentent d'abord de distendre les cavités acineuses, enfer-
mées qu'elles sont par la membrane d'enveloppe des cavités glandulaires. Cette membrane résistante forme une barrière qui sépare la
masse épithéliale des lacunes et des capillaires lymphatiques, du tissu
conjonctif qui les environne. Dès que cet obstacle est forcé, rien
ne s'oppose à la marche progressive de la tumeur, qui prend les allures d'un véritable cancer : les cellules métatypiques migrent dans
les lames conjonctives, s'y creusent des nids où elles prolifèrent, des
alvéoles séparés les uns des autres par des travées fibreuses, trame
semblable à celle du carcinome de Virchow. Entre cette tumeur
d'origine épithéliale et l'encéphaloïde ou le squirrhe d'origine conjonctive, où donc serait la différence ?

L'épithélioma est, dans la grande majorité des cas, une tumeur de
l'âge mûr ; il atteint sa plus grande fréquence de quarante à soixante
ans, et se développe de préférence sur l'homme : d'après les relevés
de Heurtaux, sur quatre malades, il y en aurait trois du sexe masculin. L'hérédité n'est pas sans jouer un rôle appréciable et les irritations répétées ont une influence qu'on ne saurait nier : Bouisson a
depuis longtemps démontré que si le cancroïde siège si souvent sur la
lèvre inférieure et sur la moitié gauche de cette lèvre, le tabac explique fort bien cette élection singulière : chez la femme l'épithélioma
des lèvres est exceptionnel et affecte presque toujours la lèvre supérieure, sauf cependant au pays où les femmes fument ; Morvan de Lan-
nilis a observé sur le littoral deux Bretonnes coutumières du « brûle-
gueule » atteintes de cancroïde à la lèvre inférieure.

Mais plus que le tabac, il faut incriminer l'extrême saleté. Fleury
de Clermont a observé que les montagnards ont plus de cancroïdes
des lèvres que les campagnards, et les campagnards plus que les ouvriers de la ville ; or, du moins en Auvergne, les premiers fument
bien moins que les deuxièmes et les deuxièmes que les troisièmes.
Mais comme compensation, les citadins sont plus propres que les
paysans et les paysans que les montagnards. Le tabac ne paraît donc
pas avoir une action particulière et doit être placé à côté de toutes
les autres causes d'irritation. Ainsi on voit le cancroïde s'abattre

sur de vieux ulcères, sur des moxas longtemps entretenus; il succède à certaines affections de la peau ou des muqueuses; on sait
combien il est fréquent dans la leucoplasie buccale, sur les plaques
de psoriasis; il naît parfois sur des taches érectiles et nous avons vu,
sur la langue et à l'anus, des tumeurs enlevées comme papillomes,
récidiver comme épithéliomas.

Symptômes. — Le cancroïde débute d'une manière insidieuse :
on voit apparaître sur la peau une lésion légère et variable suivant
les cas : tantôt il se fait une fente, un sillon, une petite crevasse qui
ne guérit pas; tantôt quelques papilles se développent comme une
verrue insignifiante à la surface des téguments; tantôt on sent dans
l'épaisseur du derme un petit point induré; mais souvent, à ce degré,
le mal reste longtemps stationnaire; on cite, d'après Boyer, un cas
où la tumeur ne fit aucun progrès pendant vingt-sept ans. D'ordinaire, surtout aux environs des orifices naturels et sur les muqueuses, le néoplasme augmente et s'étend d'une manière continue;
dans la forme fissuraire, le sillon se creuse de plus en plus, les
bords s'écartent et la perte de substance rouge, saignante, inégale,
fendillée, sécrète un ichor qui se concrète souvent en une croûte
brunâtre; dans la forme papillaire, les saillies bourgeonnent, se multiplient, deviennent turgides et végètent en un champignon plus ou
moins luxuriant. Enfin, dans la forme tubéreuse, le noyau induré
s'agrandit, se recouvre de squames qui se détachent et laissent à
nu une érosion irrégulière, ecchymotique par places et pultacée, dont
les bords présentent un épaississement des couches cornées de
l'épiderme.

Dans tous ces cas, et pendant les premiers stades de cette évolution, le malade ressent à peine une démangeaison légère, un prurit
plus désagréable que douloureux. La tumeur progresse et on
sent au-dessous d'elle une base indurée qui déborde les lésions
superficielles. Celles-ci s'accroissent suivant deux types cliniques fort
différents, la forme *rongeante* et la forme *végétante*. Dans la première, la perte de substance se creuse; son fond est inégal, sans bourgeons et on y voit, à côté de points rouges et saignants, d'autres
points grisâtres, pultacés, en pleine régression; les bords en sont
déchiquetés, sanieux, sphacélés. Dans la forme végétante, des tubercules plus ou moins volumineux se développent et se recouvrent
d'exubérantes papilles en choux-fleurs; cette variété, fréquente sur

les muqueuses, s'allie fort bien à la première, et une partie de la tumeur bourgeonne tandis qu'une autre se ramollit, se désagrège et se crible de cavités plus ou moins étendues. Les bourgeons charnus ne sont pas tous de mauvaise nature; il en est qui résultent de la prolifération des éléments conjonctifs du stroma.

A cette période, les douleurs apparaissent et sont souvent intolérables; l'envahissement épithélial gagne les nerfs; le malade éprouve des élancements très vifs à intervalles, d'abord assez éloignés, mais qui se rapprochent de plus en plus; les souffrances peuvent devenir continues; à la lèvre, au plancher de la bouche lorsque les maxillaires se prennent, à l'utérus, on sait les douleurs qu'accusent les cancéreux. Nous avons déjà vu que les vaisseaux peuvent être ouverts : au suintement ichoreux, au saignement de la surface ulcérée ou végétante succèdent alors des hémorrhagies dont l'abondance est en raison du calibre des vaisseaux altérés.

La tumeur, du reste, ne se contente plus de son envahissement continu; on voit quelquefois, dans les polyadénomes sudoripares, des foyers nouveaux apparaître à quelque distance du foyer primitif; surtout les ganglions correspondants au cancroïde s'engorgent : ils sont d'abord durs, mobiles au milieu des tissus, atteints en nombre variable; puis ils grossissent, deviennent adhérents aux parties voisines et se ramollissent; la peau rougit, s'enflamme; une collection purulente s'évacue au dehors; des matières sanieuses succèdent au liquide puriforme et un nouvel épithélioma se développe au niveau de ce faux abcès. Dans quelques cas on a trouvé un liquide citrin au centre du ganglion ramolli; l'évolution ultérieure n'en fut pas moins la même.

La marche de l'épithélioma est progressivement envahissante; mais tous les cancroïdes sont loin de se ressembler. Tandis que ceux des muqueuses, de la langue, du plancher de la bouche, de l'isthme du pharynx, de la région anale, du col de l'utérus peuvent être comparés aux pires des cancers, ceux de la peau s'accroissent beaucoup plus lentement et parmi eux, les polyadénomes sudoripares de Verneuil ont une bénignité relative incontestable. Il n'en est pas moins vrai que les uns et les autres, — rapidement ou lentement — ont une marche fatale lorsque la thérapeutique n'intervient pas : aux désordres locaux, aux engorgements ganglionnaires s'ajoutent, malgré qu'en aient pensé les premiers observateurs, de véritables généra-

lisations, et Heurtaux a pu relever onze cas où les viscères étaient
envahis par des tumeurs secondaires. On voit alors apparaître des phénomènes généraux, un affaiblissement progressif, de la cachexie, une
teinte subictérique, de l'œdème, et la terminaison fatale est d'autant
plus rapide, que la localisation du cancroïde à la langue, au pharynx,
au rectum s'oppose au fonctionnement d'actes physiologiques indispensables à la vie.

Diagnostic et pronostic. — Il est absolument nécessaire, pour
une bonne thérapeutique, de reconnaître le cancroïde à ses débuts, où
une extirpation large peut assurer une durable guérison. On se
méfiera des fissures, des saillies verruqueuses, des tubercules dermiques surtout lorsqu'ils siègent en certains points, lieu ordinaire
du développement des épithéliomas, lèvres, ailes du nez, langue, paupière, col utérin, rectum. La base indurée sur laquelle ces lésions
reposent sera d'une constatation utile. Lorsque la tumeur s'est
accrue on la confond parfois avec certaines ulcérations tuberculeuses,
à la langue, par exemple, ou avec des pertes de substance provoquées par des gommes syphilitiques. Mais dans l'immense majorité
des cas, ce sont là diagnostics de régions qui seront faits plus utilement à propos des maladies des divers tissus et des divers organes.
Du reste, l'examen micrographique d'un bourgeon permettrait de
constater la nature de la tumeur.

Nous savons déjà combien le pronostic est variable suivant le lieu
qu'occupe la tumeur et la différence qui existe entre les cancroïdes
de la peau et les épithéliomas des muqueuses. Les tumeurs mixtes,
pour ainsi dire, celles des lèvres, de l'aile du nez, des paupières,
qui atteignent à la fois la peau et la muqueuse sont plus graves que
les premiers et moins redoutables que les seconds. On voit fréquemment à la face, chez les vieillards, des taches, des croûtes brunes,
des épaississements épidermiques qui s'accumulent, puis tombent et
laissent une petite surface ulcérée où se déposent de nouvelles croûtes
et des squames nouvelles qui tomberont à leur tour. Ces cancroïdes
sont les anciens *noli me tangere* des vieux auteurs qui ne s'accroissent
guère que lorsqu'on les irrite; ils peuvent rester stationnaires jusqu'à la mort du patient, emporté par tout autre maladie. C'est dans
ces tumeurs de la peau qu'on a vu une inflammation vive, une gangrène, un érysipèle, provoquer la guérison.

Traitement. — La thérapeutique médicale, a, pour les cancroïdes, donné quelques succès et on ne peut douter de la guérison de certains d'entre eux par le chlorate de potasse qu'on applique en solution concentrée sur l'érosion et qu'on administre à l'intérieur. Mais un départ absolu doit être fait entre les épithéliomas des muqueuses, que ce traitement ne modifie pas, et les cancroïdes de la peau; ceux-ci seuls sont justiciables du chlorate de potasse et nous en avons obtenu, pour notre part, deux guérisons des plus nettes.

Il n'en faut pas moins reconnaître que l'extirpation est le traitement par excellence; certainement les croûtes multiples de la peau, chez un vieillard et lorsqu'elles sont stationnaires, devront être respectées; ce sont elles que le chlorate de potasse guérit le mieux. Mais dès qu'une de ces tumeurs de la peau grossit, ou que, sur une muqueuse, on soupçonne un épithélioma, on doit recourir à une ablation large et qui dépasse hardiment les limites du mal; on peut s'adresser aux caustiques si quelque raison s'oppose à l'emploi du bistouri; certaines préparations ont joui d'une grande vogue et il est des chirurgiens pour prétendre que la pâte arsenicale a une affinité particulière pour le tissu épithélial qu'elle détruit de préférence à tout autre

XIV

DES PAPILLOMES.

Les *papillomes* sont des tumeurs dont la structure est celle des papilles normales; ils sont donc constitués par une trame de tissu conjonctif parcourue par des anses vasculaires et recouverte d'un revêtement épithélial. Cornil et Ranvier, à qui nous empruntons cette définition, remarquent que les fibromes, les travées lamineuses des épithéliomas et des carcinomes peuvent végéter sous l'influence de certaines irritations, d'où l'aspect papillaire de ces néoplasmes; mais leurs bourgeons charnus sans gaine épithéliale n'ont rien de commun avec les papillomes proprement dits.

Anatomie pathologique et variétés. — Cette tumeur est donc constituée par une agglomération de papilles dont le volume est en général plus considérable que celui des papilles normales; mais

leur structure est identique: on trouve une élevure de tissu conjonctif à fibrilles jeunes, à cellules embryonnaires entourées d'une
substance amorphe abondante: à leur base pénètrent des artérioles
d'où naissent les anses capillaires multiples, origine des veines qui
sortent de la papille. Ces bourgeons sont revêtus d'une ou de
plusieurs couches épithéliales. Lorsque l'épithélium est stratifié, la
couche la plus profonde est formée par la juxtaposition des cellules sphériques molles; puis, par transition insensible, ces cellules
s'aplatissent pour devenir parfois sèches et dures à la périphérie.
Du moins il en est ainsi dans certains papillomes de la peau : cors,
cornes, verrues; même une variété de celles-ci est très pigmentée
et présente cette structure. Dans quelques cas les espaces qui
séparent les papilles sont comblés par une agglomération de cellules, l'aspect villeux disparaît. La description que nous venons de
faire correspond aux papillomes *cornés*.

Les papillomes *muqueux* mous, de couleur rosée, ont des élevures
conjonctives souvent très allongées, très grêles et qui rappelleraient
les villosités intestinales n'étaient les ramifications qu'elles présentent
souvent; à peine trouve-t-on dans la gangue lamineuse quelques
fibrilles, quelques cellules embryonnaires et de la matière amorphe:
les vaisseaux en constituent la partie essentielle par leurs anses nombreuses d'où peuvent naître des anses secondaires et tertiaires qui
pénètrent dans des ramifications secondaires et tertiaires; la trame
celluleuse en est parfois si grêle que le revêtement épithélial semble
reposer sur les vaisseaux dilatés et ampullaires; de là la coloration
rouge ou même ecchymotique que prennent les papilles. Le revêtement épithélial des papillomes muqueux est simple ou stratifié;
lorsqu'il est simple, on ne trouve qu'une seule couche de cellules
cylindriques; lorsqu'il est stratifié, les couches sont multiples et leurs
éléments ont les formes les plus variées : ils sont ronds, ovoïdes,
crénelés, aplatis, fuso-cellulaires, multinuclés; beaucoup ressemblent
à ceux du corps muqueux de Malpighi et du revêtement de la langue.
On a décrit un papillome *séreux* dont il s'est trouvé quelques exemples sur les synoviales articulaires.

Étiologie. — Les papillomes se montrent à tous les âges, mais
surtout chez les adultes ; on en a rencontré de congénitaux. Les irritations prolongées jouent un rôle dans leur production : les gens sales,
peu soigneux, en ont parfois au niveau des parties génitales sur le

gland et le prépuce ou dans la rainure vulvo-anale ; le smegma, les liquides vaginaux, le pus blennorhagique peuvent provoquer leur apparition. C'est dans ces régions qu'ils prennent leur plus grand développement ; ailleurs ils recouvrent de moins larges espaces : on les trouve sur la peau, sur les lèvres, la langue, la luette, le larynx, la vessie, l'urèthre de la femme où ils sont fréquents, le rectum, la muqueuse gastro-intestinale où ils forment des papillomes cornés ou muqueux ; les papillomes séreux naissent sur les synoviales articulaires ou dans les parois des ventricules cérébraux.

Symptômes et pronostic. — Les papillomes de la peau, cors, verrues, cornes ou nævus, diffèrent trop des papillomes des muqueuses, choux-fleurs des organes génitaux, polypes du rectum et de l'urèthre, du larynx ou de la vessie, pour qu'on puisse en tracer ici un tableau général et nous renvoyons leur étude au moment où nous décrirons les maladies des tissus et des organes. On en pourrait même tenter deux descriptions séparées, l'une pour les papillomes cornés, l'autre pour les papillomes muqueux ; les uns secs, durs, de volume médiocre, lents dans leur marche, souvent stationnaires ; les autres mous, humides, à desquamation rapide, à suintement fétide, à marche parfois envahissante. Cependant, pour ne prendre que ces tumeurs muqueuses, il y a peu de rapport entre de petites végétations intra-uréthrales et les polypes du larynx avec leurs troubles respiratoires, les fongus de la vessie avec leurs hémorrhagies inquiétantes.

Nous éprouverions les mêmes difficultés pour présenter un diagnostic d'ensemble ; les productions qui ressemblent à un nævus pigmenté couvert de poils, n'ont rien de commun avec une production dendritique intra-articulaire. Le pronostic est en général fort bénin, si du moins nous laissons de côté les troubles fonctionnels, souvent fort graves, qu'ils peuvent produire ; la mort subite a été causée par certains papillomes du larynx. Mais ces tumeurs, bien enlevées, ne récidivent pas et surtout ne se généralisent pas ; il faut cependant faire quelques réserves ; certains papillomes sont fort difficiles à extirper ; les verrues, par exemple et les végétations génitales reparaissent presque toujours au fur et à mesure qu'on les enlève. En outre il existe des observations indiscutables de papillomes transformés en épithéliomas. Si on constate ces tumeurs sur la langue, au rectum, en certains points où cette dégénérescence peut

se montrer, il faut les enlever largement, soit au bistouri, soit à
l'aide de certains caustiques. Mais l'opération doit être complète.

XV

DES ADÉNOMES.

Les *adénomes* sont des tumeurs dont la structure est semblable à
celle des glandes.

Leur histoire se trouve liée à celle des tumeurs du sein. A. Cooper,
le premier, sépara nettement ces tumeurs en deux groupes : les
tumeurs mammaires chroniques ou tumeurs bénignes et les cancers.
Velpeau accepta cette division, mais pour lui, les tumeurs mammaires chroniques devinrent des tumeurs *fibrineuses;* il s'imaginait,
en effet, qu'elles naissent de la fibrine épanchée des vaisseaux après
les traumatismes. En 1844, Cruveilhier étudie ces tumeurs fibrineuses qu'il appelle *fibreuses*. Lebert trouve des culs-de-sac glandulaires au milieu de ces néoplasmes, et la démonstration est si péremptoire que Velpeau débaptise ses tumeurs fibrineuses pour leur donner
le nom d'*adénoïdes*. Broca s'empare du sujet, le synthétise et nous
donne un tableau d'ensemble des tumeurs à structure glandulaire qui
peuvent affecter, non la seule mamelle, mais les divers tissus et les
divers organes; il les appelle des adénomes.

Mais tandis qu'avec Lebert, Verneuil et Broca considèrent les adénomes comme très fréquents, Virchow, Billroth, Lucke, Ranvier et
Cornil les regardent comme fort rares : pour eux les tumeurs décrites sous le nom d'adénomes ne sont, en général, que des fibromes,
des myxomes, des sarcomes, des épithéliomas, des carcinomes
même dont on méconnaît la véritable structure. Ces néoplasmes, au
milieu des glandes, dans la mamelle par exemple, ont la propriété
de provoquer un travail spécial de prolifération; les culs-de-sac
s'agrandissent, se dilatent, naissent même de toutes pièces au voisinage des anciens; mais ce développement ne saurait se faire en tissu
normal ; c'est dans une gangue fibreuse, myxomateuse, épithélioma-
teuse ou sarcomateuse que les acini nouveaux apparaissent; à telles enseignes que si on enlève le prétendu adénome, il récidive sous la forme

du tissu morbide qui lui servait de support, fibrome, myxome, épithélioma ou sarcome.

Les vrais adénomes, d'après Virchow, Billroth, Coyne, Cornil et Ranvier, Malassez, seraient donc infiniment rares; on aurait cependant constaté un certain nombre d'exemples de tumeurs constituées par la multiplication et l'hypertrophie des culs-de-sac glandulaires. Cornil et Ranvier distinguent deux espèces d'adénomes : les *acineux* et les *tubuleux;* les premiers se rencontreraient dans le sein, la parotide, les glandes lacrymales accessoires de Rosenmüller, le voile du palais; leur structure serait absolument celle des lobes et des lobules des glandes en grappe. Les seconds sont constitués par des tubes parfois dilatés, bifurqués en diverticules latéraux, mais toujours tapissés par un épithélium cylindrique. Ceux-ci siègent dans l'estomac, l'intestin, l'utérus, le rectum, les fosses nasales, où on les a parfois confondus avec les myxomes. Broca, de son côté, divise ces prétendues tumeurs glandulaires en adénomes proprement dits ou *monoadénomes* et en *polyadénomes* ou adénomes *multiglandulaires.* Nous allons donner ici un bref résumé des chapitres intéressants qu'il consacre à ces néoplasmes dans son *Traité des tumeurs.*

1° MONOADÉNOMES.

Les *monadenomes* ou adénomes proprement dits ne se rencontrent que dans les glandes en grappe. Ils naissent en général d'un seul lobule si la glande en contient plusieurs, et envahissent l'organe tout entier lorsque la glande est simple. On les trouve dans la mamelle, où ils ont été d'abord observés; dans la parotide, où Lebert les a vus en 1857; dans la prostate, comme l'a montré Rokitanski; dans les glandes labiales selon Paget, dans les glandes lacrymales selon Lebert et Chassaignac. Ils revêtent deux types différents suivant que l'hypertrophie et l'hyperplasie portent sur les culs-de-sac ou sur le stroma fibreux. Dans le premier cas, on aura les adénomes avec prédominance des acini, et dans le deuxième, les adénomes avec prédominance du stroma.

Le premier type, les *adénomes avec prédominance des acini* sont des tumeurs arrondies, ovoïdes, légèrement bosselées, entourées d'une capsule fibreuse qui les limite et qui leur permet de glisser au milieu des tissus environnants; il existerait même dans certains cas une bourse séreuse sur laquelle ont insisté Massot et Verneuil. La consistance de l'adénome est ferme, élastique, sa couleur est d'un blanc grisâtre, parfois un peu rosé; il crie sous le scalpel et sa surface de section est grenue. On peut y trouver plusieurs lobes unis les uns aux autres par du tissu fibreux. Au microscope, on constate l'existence de culs-de-sac anciens, hypertrophiés, deux ou trois fois plus volumineux que les culs-de-sac normaux. Mais la tumeur ne doit à cette hypertrophie qu'une faible partie de son volume : la plus grande provient de l'hyperplasie, de la multiplication des culs-de-sac formés sans doute par protrusion diverticulaire apparue sur les parties latérales des acini; le néoplasme grossit ainsi par l'adjonction de ces cæcums nouveaux; il est possible que de semblables transformations s'opèrent quand des lobules voisins s'ajoutent aux premiers; ces annexions donneraient à la tumeur son apparence lobulée.

On trouve souvent des kystes dans ces tumeurs. Lebert, Verneuil et Massot ont décrit des kystes *lacunaires* développés entre les lobules ou autour du néoplasme; Coyne ne les a pas observés et Broca les croit très rares; on ne rencontrerait guère ces sortes d'hygromas que dans la bourse séreuse rétro-mammaire. D'autres se développent dans les culs-de-sac oblitérés; une sécrétion plus ou moins active distend la cavité dont les parois prolifèrent en bourgeons souvent considérables. Ce seraient les kystes *prolifères* de Paget. Quoi qu'on en ait dit, les kystes naissent de la glande elle-même; on a pu hésiter parfois à cause du siège de la tumeur située aux limites de la masse glandulaire ou même en dehors, mais, par des dissections attentives, Verneuil et Broca ont toujours isolé un pédicule unissant à la glande ces adénomes excentriques.

Le second type, les *adénomes avec prédominance du stroma*, correspond aux tumeurs fibreuses de Cruveilhier. Ils sont durs, blancs, nacrés comme les tendons, moins friables que les précédents, criant sous le scalpel; sur une coupe ils semblent formés d'un très grand nombre de petits pelotons dont les fibres affectent une disposition concentrique et dont le centre devient légèrement saillant; lorsque le tissu est très serré, ces détails échappent et la petite tumeur paraît fibro-cartilagineuse. A peine si on rencontre çà et là quelques culs-de-sac glandulaires atrophiés; cependant, sur certains points, ils paraissent plus abondants. Les kystes et les lacunes font ici généralement défaut. Tous les degrés intermédiaires, d'ailleurs, existent entre les deux types fondamentaux qu'on vient de décrire.

Ces tumeurs apparaissent surtout chez les jeunes : de vingt à quarante ans, elles atteignent leur plus grande fréquence. Les adénomes de la mamelle ne se trouvent que chez la femme, et les quelques observations sur lesquelles on s'appuie pour admettre leur développement chez l'homme sont douteuses. Ceux de la parotide sont des deux sexes et ceux des glandes palatines aussi. Quelques cas sembleraient prouver l'influence de l'hérédité. Leur pronostic est peu grave ; ce sont des tumeurs bénignes, mais il ne faut pas oublier que fort probablement le groupe des adénomes est arbitraire et qu'il réunit, sous un nom commun, des néoplasmes différents, fibromés, épithéliomas, sarcomes, myxomes ; or, si certains n'ont aucune gravité, il en est d'autres qui récidivent et se généralisent, et nous avons vu, dans le service de notre maître Broca, des tumeurs diagnostiquées adénomes et améliorées, presque guéries par la compression, qui tout à coup prenaient les allures d'un cancer et nécessitaient une intervention radicale. Aussi n'aura-t-on recours à la compression si vantée par Broca que chez les femmes très jeunes, et lorsqu'il s'agit évidemment d'un fibrome ; l'extirpation doit être presque toujours l'opération de choix.

2° POLYADÉNOMES.

Les *polyadénomes* ou *adénomes multiglandulaires* sont constitués par l'hypertrophie, en un point de l'organisme, d'un très grand nombre de glandules de même nature.

Leur étude est de date récente : en 1843, Fuhrer, d'Iéna, montra que certaines tumeurs du sillon naso-labial sont une hypertrophie des glandes sudoripares. En 1852, Robin publia un mémoire sur des néoplasmes semblables de la muqueuse utérine, les uns circonscrits, en forme de polypes, les autres diffus et ulcérés comme les cancers. En 1854, les recherches de Verneuil montrent que les hypertrophies des glandes sudoripares sont tantôt circonscrites, tantôt diffuses et que, dans ce dernier cas, la tumeur a des allures de cancroïde. Broca trouve des altérations analogues dans les glandes sébacées, dans les muqueuses stomacale et intestinale, dans l'urèthre de la femme et sur la caroncule lacrymale ; il systématise la question, et fait prévaloir le nom de polyadénome. Enfin viennent les travaux contempo-

rains qui détruisent en partie ce travail de synthèse, et attribuent
aux épithéliomas beaucoup des anciens polyadénomes.

Ces tumeurs se rencontrent dans les petites glandes en grappe, et
surtout dans les glandes en tubes; les plus fréquentes sont celles de
la peau, qui se développent aux dépens des glandes sudoripares et des
glandes sébacées; on en observe aussi sur les glandes lacrymales accessoires de Rosenmüller, dans la muqueuse des lèvres, du voile du palais,
de l'estomac, de l'intestin grêle, au rectum, dans l'urèthre de la femme,
à la vulve, sur la muqueuse utérine. Dans un cas d'Huguier, cité par
Broca, on trouva sur la face dorsale d'un doigt amputé pour un
épithélioma supposé, une végétation sudoripare séparée, par une aponévrose absolument intacte, de glandules sudoripares semblables à
celles des téguments et développées autour du tendon et même
dans l'épaisseur du périoste, c'est-à-dire en des points où les glandes
sudoripares n'existent pas. La division en polyadénome des glandes en
tubes et polyadénome des glandes en grappe est sans importance; il
n'en est pas de même de la distinction en forme *diffuse* et en forme
circonscrite; celle-ci absolument bénigne, celle-là présentant souvent, surtout au niveau des muqueuses, une certaine gravité; on peut
dire d'une manière générale que tous les cas de forme diffuse appartiennent au genre épithélioma.

Les polyadénomes sont mous, friables, blanchâtres, à surface
grenue; ils sont constitués par des glandes hypertrophiées, tapissées
par un épithélium normal qui souvent s'accumule et distend les culs-
de-sac. Dans un stade plus avancé, les glandes, très volumineuses,
présentent des diverticules en doigts de gant qui les font ressembler
aux glandes en grappe; les cavités se sont multipliées par protrusion
et ce mécanisme s'observe aussi bien pour les glandes en tubes que
pour les glandes en grappe; dans les glandes sébacées, on compte
plusieurs centaines de culs-de-sac; les glandules utérines n'offrent pas
ces diverticules latéraux, mais le tube unique qui les forme se
divise et se subdivise.

Lorsque le néoplasme devient diffus, les parois se distendent,
s'amincissent, s'érodent; les cellules épithéliales font irruption dans
les tissus ambiants et prennent l'aspect du cancroïde le plus net;
certains auteurs auraient même trouvé des globes épidermiques au
fond de quelques culs-de-sac. Ils s'ulcèrent, tandis que les polyadénomes circonscrits restent stationnaires, sont presque toujours sail-

lants, pédiculés, multiples parfois. A la peau, on les a désignés sous
le nom de *tétines de rat*. Ils sont alors allongés, un peu pointus ou
arrondis, du volume d'un pois, d'un haricot, d'une noisette. Mais
ils peuvent avoir des dimensions beaucoup plus considérables et former des tumeurs sessiles, hémisphériques, sans changement de couleur de la peau qu'ils soulèvent; leur consistance est nulle, leur
accroissement lent; ils sont indolores; aussi, dans le polyadénome
sudoripare observé par Azam, et dans celui décrit par Verneuil, on
crut avoir affaire à de volumineux lipomes.

Les polyadénomes circonscrits des muqueuses revêtent souvent
l'aspect d'un polype; parfois ils passent inaperçus; ceux de l'estomac
et de l'intestin ne sont connus qu'à l'autopsie; peut-être quelques-
uns d'entre eux ont-ils provoqué des étranglements internes. Au voile
du palais, à l'utérus, au rectum, il est facile de les voir et de les
atteindre; ceux de ce dernier organe ont pu être confondus avec des
hémorrhoïdes ou un prolapsus. Dans les fosses nasales, ils sont
circonscrits au début; ils récidivent quelquefois après une première
ablation, et, dans un cas de Robin, les tumeurs secondaires apparues
dans le sphénoïde et l'ethmoïde ont pris la forme diffuse et envahi
la cavité crânienne.

D'ailleurs, une tumeur d'abord nettement circonscrite peut devenir
diffuse sous l'influence d'irritations, de cautérisations intempestives,
d'ablation incomplète; elle affecte un développement ou lent ou
rapide mais ne reste plus stationnaire; elle s'ulcère et sa surface
se creuse ou se recouvre de végétations; d'ordinaire les ganglions
ne s'engorgent pas; à cette règle il y a des exceptions assez nombreuses et les polyadénomes diffus des muqueuses prennent parfois la marche des tumeurs essentiellement malignes; ils récidivent lorsqu'on les enlève et peut-être même se généralisent. Ces
tumeurs doivent être traitées avec précaution; lorsqu'elles sont circonscrites en un point où les causes d'irritation sont rares, il faut
les respecter; elles rentrent alors dans la classe des anciens *noli me
tangere*, mais pour peu qu'elles soient exposées à des traumatismes
fréquents, on les enlèvera en ayant soin de dépasser largement les
limites du polyadénome.

XVI

DES MÉLANOMES.

Il peut se produire dans l'organisme une substance noire, la
mélanine ou mélaïne, qui sous forme de granules microscopiques infiltre les éléments anatomiques et leurs interstices. Parfois le dépôt
se fait dans des tissus morbides comme ceux des sarcomes, des
fibromes et des carcinomes ; nous avons parlé de variétés mélaniques
de ces néoplasmes, et n'y reviendrons pas ici. Parfois aussi cette
pigmentation atteint des éléments normaux préexistants, et on a les
tumeurs mélaniques simples, les *masses mélaniques* ou les *mé-
lanomes*.

Ces masses mélaniques ont, disent Cornil et Ranvier, des dimensions qui varient d'un grain [microscopique au volume d'un
œuf. Elles sont bien limitées et leurs bords tranchent nettement sur
la coloration des tissus sains. Les couches périphériques sont denses
et fermes, tandis que le centre ramolli ressemble à une bouillie
noire au milieu de laquelle on trouve des granulations dont les plus
petites sont agitées de mouvements browniens. Les éléments normaux
y ont bientôt complètement disparu ; dans les couches excentriques
on reconnaît au contraire la structure du tissu ancien ; les éléments
anatomiques sont seulement infiltrés de pigment ; il ne semble point
y avoir néoformation cellulaire.

Dans les deux seuls cas de mélanose proprement dite que l'on
connaisse, celui de Landrieux étudié par Cornil et Ranvier, et celui
de Dubreuil et Lancereaux, les masses mélaniques se sont déposées
dans le tissu cellulaire, le péritoine, les reins, les mamelles et le
cœur. Le pigment y infiltrait donc les éléments les plus divers,
cellules conjonctives, cellules épithéliales et fibres musculaires. Les
granulations pigmentaires, par leur accumulation, avaient détruit les
éléments normaux. L'envahissement des corpuscules noirs gagne
toujours, et tandis que les couches périphériques encore fermes empiètent sur les tissus sains, la masse centrale ramollie, dégé-
nérée, semblable à une bouillie fluide, augmente de plus en plus.
Comme la généralisation existe pour ainsi dire d'emblée, que les
masses mélaniques attaquent plusieurs organes à la fois, que le pro-

cessus destructeur est des plus rapides, on comprend combien grave est le pronostic de ce néoplasme. Pour beaucoup d'auteurs, le chirurgien sûr du diagnostic aurait le devoir de s'abstenir : toute intervention opératoire serait vaine.

Il est bien difficile de distinguer les masses mélaniques des sarcomes et des carcinomes mélaniques ; on confondra d'autant mieux ces tumeurs que les premières sont infiniment rares et que le chirurgien ne songera guère à elles. Mais on ne prendra pas pour une pigmentation de granulations mélaniques certains tatouages faits avec des poudres noires, certaines teintes anormales dues à l'application, sur la peau privée de son épiderme, d'emplâtres ou de taffetas colorés, certaines couches brunes ou noires dues à la formation de quelque composé chimique et qui se déposent parfois sur les lèvres des abcès, les vieux trajets fistuleux, les os nécrosés ; enfin certaines taches sombres, fréquentes sur les cicatrices de jambes après les ulcères. Les matières colorantes du sang et de la bile subissent des métamorphoses nombreuses ; elles peuvent s'accumuler dans les tissus, mais il faudrait une grande inexpérience pour s'y laisser tromper.

On discute encore sur l'origine et de la nature du pigment mélaïnique. Pour Cornil et Ranvier, la matière colorante du sang ne serait pour rien dans sa composition et sa production serait « le résultat d'une activité pathologique de la cellule ». Mais la plupart des auteurs, Reindfleisch, Hope-Seyler, Virchow, Nepveu, pensent que les granulations noires naissent du sang. Nepveu même, dans ses examens microscopiques, a retrouvé les corpuscules au milieu du protoplasma des leucocytes, dans le sérum sanguin et dans les urines. Lucke a été moins heureux et la question reste encore à l'étude.

XVII

DES KYSTES.

Les *kystes*, selon la définition de Broca, sont des tumeurs constituées par des cavités closes, anormales ou anormalement développées, dont les parois sont en rapport de *continuité* par leur surface extérieure avec les tissus vasculaires environnants, et en rapport de *contiguïté* par leur surface interne avec la substance liquide et molle, rarement solide, quelquefois organisée et vivante, mais toujours indépendante de la circulation générale. Lorsqu'il y a rapport de continuité par la surface interne avec le contenu, la tumeur n'est plus un kyste, elle est *enkystée*. — Cette définition, quoique fort longue, n'est pas encore suffisamment restrictive, puisqu'elle permettrait de faire rentrer dans la classe des kystes les épanchements séreux, purulents ou sanguins des grandes cavités closes de l'économie, synoviales articulaires, plèvre, péritoine, péricarde et vaginale. Mais l'usage et la clinique veulent que cette assimilation ne se fasse pas et leur description trouvera place ailleurs.

Bien que le mot soit vieux, l'histoire des kystes est récente ; elle commence en 1772 avec l'article : *Enkysté* dans le Dictionnaire de chirurgie de Louis, pour qui la substance du kyste est préexistante à la paroi d'enkystement ; d'après Bichat, au contraire, le kyste est une production accidentelle de formation entièrement nouvelle. Pour Hunter, il existe des kystes naturels qui se développent dans des cavités préexistantes et des kystes accidentels qui se forment de toutes pièces dans l'épaisseur des tissus. Les travaux modernes ont vivement éclairé la question ; nous citerons les recherches de Lebert, de Gosselin, de Broca, de Verneuil, de Follin, de Valdeyer, Malassez et Sinéty. L'article du *Traité des tumeurs* de Broca donne des kystes un remarquable tableau d'ensemble.

Classification. — Hunter divisait les kystes en *accidentels* et *naturels* et Cruveilhier en *préexistants* et *non préexistants*. La classification de Broca se rapproche beaucoup des précédentes et, pour lui, les kystes sont *progènes* ou *néogènes*, les premiers se développant dans des cavités à parois préexistantes, les seconds naissant de toutes pièces, contenu et contenant. Cette dernière classe, très nombreuse d'abord, s'est peu à peu restreinte et on a trouvé des cavités préexistantes non soupçonnées qui expliquaient l'apparition de kystes considérés comme néogènes ; certains auteurs ont même devancé les recherches à venir et nié l'existence de ces kystes. C'est aller trop loin, et les kystes des os, les kystes hétérotopiques de Lebert protestent contre cette affirmation sans preuve. Dire avec Rokitanski que tout kyste se développe aux dépens d'une cavité close, cellule ou noyau, c'est jouer sur les mots, car, lorsqu'on parle de cavité, il s'agit de parois formées par un tissu et non par un élément. Nous devons donc admettre la division de Broca.

1° KYSTES PROGÈNES.

Les kystes *progènes,* avons-nous dit, sont ceux qui se développent aux dépens d'une cavité préexistante; leur nombre est considérable et Broca en décrit cinq variétés principales :

1° Les kystes formés dans une *cavité préexistante close et naturellement pleine :* certains kystes de l'ovaire, du corps thyroïde, des glomérules de Malpighi appartiennent à cette catégorie; 2° les kystes nés dans *une cavité préexistante close et naturellement vide;* les hydropisies des sacs herniaires déshabités, les hydrocèles du canal péritonéo-vaginal, les hygromas, les kystes des gaines tendineuses sont des exemples de cette variété; 3° les kystes développés aux dépens d'une *cavité préexistante, vestige d'un organe embryonnaire incomplètement atrophié;* les kystes des débris du corps de Wolff, de l'organe de Rosenmüller, du corps de Giraldès, du vas aberrans, de l'hydatide de Morgagni correspondent à cette division ainsi que les kystes du cou tapissés d'épithélium à cils vibratiles et qui dépendent de l'oblitération incomplète des fentes branchiales; 4° les kystes qui ont pour origine *une cavité préexistante accidentellement close et dont les parois sécrètent normalement la substance contenue dans le kyste;* kystes par rétention, vaste catégorie qui comprend les tannes, les kystes des paupières, des sinus maxillaires, du sac lacrymal, les kystes synoviaux, les grenouillettes, etc.; 5° enfin, les kystes développés dans des *cavités préexistantes, accidentellement closes* et *dont les parois sont privées de sécrétion normale;* certaines tumeurs kystiques des veines et des capillaires, observées surtout dans les angiomes, appartiennent à cette catégorie.

Les kystes de la 4° variété, les kystes *par rétention,* méritent une attention spéciale. Broca fait remarquer qu'ils se forment, non par oblitération des gros canaux excréteurs, comme Richet, Jarjavay et d'autres l'ont dit, du moins pour la grenouillette, mais par obstruction des dernières ramifications glandulaires, des utricules surtout; pour lui la production du kyste est d'autant plus facile que les culs-de-sac sont d'une structure plus simple; la dilatation s'observe surtout dans les glandes de la muqueuse utérine, dans les cryptes synoviales bien étudiées par Gosselin, dans les acini des glandes sublinguales, dans les culs-de-sac du sinus maxillaire décrits par Giraldès ; il en est de même pour les glandules sébacées, les glandules de Meibomius, les tubes de la muqueuse gastro-intestinale.

2° KYSTES NÉOGÈNES.

Les kystes *néogènes*, la seconde espèce de la classification de Broca, correspondent aux kystes accidentels de Hunter : leur membrane d'enveloppe est de formation nouvelle ; elle apparaît de toutes pièces dans l'épaisseur des tissus : on en décrit deux variétés : les kystes *périgènes*, dont les parois sont formées postérieurement au contenu liquide ou solide, corps préexistants dont la présence provoque le développement de la membrane enkystante ; les kystes *autogènes*, dont le contenu et le contenant naissent d'une manière simultanée dans les tissus sans qu'aucune condition anatomique particulière prédispose ceux-ci à cette apparition.

Les kystes *périgènes* ont pour condition nécessaire la présence d'un corps étranger dans l'organisme, projectile, écharde, éclat de pierre qui provoque dans les tissus une irritation plastique des éléments ; un tissu nouveau se forme qui enveloppe le corps étranger. L'enkystement se fait d'autant mieux que l'irritation est plus modérée ; trop vive elle irait jusqu'à l'inflammation, à la production du pus ; la suppuration abondante s'ouvrirait un passage au travers des téguments, entraînant peut-être le corps étranger avec elle. Il ne faut pas confondre d'ailleurs ces sortes de kystes avec les tumeurs enkystées ; dans ces dernières, la membrane d'enveloppe n'est qu'un épaississement du tissu cellulaire voisin, elle sert de soutien aux vaisseaux qui se distribuent à la surface de la tumeur.

Les kystes périgènes peuvent contenir un corps *vivant* : les kystes à entozoaires, les kystes fœtaux en sont des exemples ; les premiers, dont les kystes hydatiques représentent le type le plus important, ont une membrane d'enveloppe spéciale qui renferme le liquide où sont les vers vésiculeux. Les seconds, qu'il ne faut pas confondre avec les kystes par inclusion, renferment les embryons mal placés des grossesses extra-utérines. Les kystes périgènes peuvent contenir aussi un corps *solide* et *inerte*, balle, fil à ligature, séquestre, tubercules crétacés, concrétions pierreuses. Broca parle d'un fragment osseux resté 51 ans au milieu des tissus. Enfin la membrane enveloppante se forme parfois autour d'un corps *liquide;* les foyers sanguins, certaines collections séreuses en sont des exemples; nous en avons déjà parlé et ne saurions y revenir.

Les kystes *autogènes,* nés de toutes pièces et simultanément, contenant et contenu, présentent deux variétés, les kystes *séreux* et les kystes *hétérotopiques.* Les premiers, niés pendant longtemps, sont fort rares; mais il en existe des exemples non douteux et développés dans des points où il ne pouvait y avoir de cavités préexistantes; c'est ainsi que Robert a vu un gros kyste à contenu liquide entre les deux tables de l'omoplate ; Nélaton a observé un kyste multiloculaire dans la diaphyse du fémur; certains kystes sous-péritonéaux d'origine fort discutable rentreraient dans cette catégorie avec les collections liquides des plexus choroïdes. Quant à la deuxième variété, celle des kystes hétérotopiques, son importance est trop grande pour que nous n'en fassions pas une description spéciale.

Les kystes *hétérotopiques* de Lebert ont une abondante synonymie kystes *fœtaux,* kystes *dermoïdes,* kystes *par inclusion,* kystes *pileux,* toutes dénominations qui s'adressent à des variétés que nous aurons soin de séparer. Ce n'est guère qu'au commencement de ce siècle que des travaux vraiment scientifiques ont paru sur cette question; un mémoire de Meckel en 1815, une étude de Lawrence en 1838; en 1852 Lebert publie ses recherches et Verneuil en 1855 ; en 1858 paraît la thèse de Derocque sur les kystes pileux de l'ovaire : depuis la vulgarisation de la laparotomie cette variété a été le sujet de très importantes études.

Les kystes dermoïdes proprement dits se montrent surtout dans l'ovaire, le testicule, les sourcils; mais, outre ces sièges d'élection, on peut les retrouver partout, et on en a vu dans la jambe, l'épiploon, le sternum, le médiastin, dans le cuir chevelu, le cartilage thyroïde, le poumon, les méninges, le foie, l'estomac. Kolrausch montra le premier, en 1843, que ces kystes ont une paroi dont la structure se rapproche beaucoup de celle de la peau; Lebert sanctionne cette découverte et l'on sait maintenant que l'enveloppe du kyste présente de dedans en dehors des lames épidermiques cornées plus ou moins épaisses qui reposent sur un derme analogue à celui du tégument externe, avec des vaisseaux, des follicules pileux et des

poils, des glandes sébacées, des glandes sudoripares souvent fort
volumineuses, des papilles. Ce n'est pas tout : il existe parfois
des dents, implantées dans la membrane enkystante ou libres dans
la cavité.

Le contenu est très complexe : on y trouve des poils produits par
les follicules, de véritables cheveux, abondants, très longs, souvent
de couleur claire et différents de la teinte de la chevelure du malade, en touffes au milieu de la matière sébacée; il y en a qui sont
encore implantés; d'autres sont tombés et Cruveilhier cite le cas
d'une mèche abondante, provenant d'un seul follicule pileux; les
dents, lorsqu'il en existe, s'y rencontrent en nombre très variable, 2, 3, 7, 15, 100, 300 même; les canines, les incisives, les
molaires s'y développent indifféremment. On y trouve enfin des os,
en général informes.

Tous ces tissus, tous ces organes sont reliés par des débris épidermiques, des matières grasses provenant des glandes sébacées, des
cristaux de cholestérine, de la margarine; certaines productions
morbides peuvent d'ailleurs se développer sur la surface interne du
kyste, des verrues, des condylomes, des cornes, ainsi que Forster en
a vu. Cornil et Ranvier y ont rencontré de la matière nerveuse, des
fibres à doubles contours et des cellules. Des masses de tissu cartilagineux et des muscles striés sont notés dans plusieurs observations.

Ces kystes n'ont guère que des caractères cliniques négatifs : ils
sont souvent congénitaux et apparaissent dès les premiers temps de
la vie; en général ils sont petits, mais peuvent acquérir de notables
proportions. Ils sont parfois le siège d'un travail phlegmasique : la
peau s'amincit, s'ulcère et le contenu du kyste s'épanche à l'extérieur, puis la poche se remplit de nouveau; il faut une inflammation
très intense pour en détruire les parois; les injections irritantes n'y
suffisent pas et, dans l'immense majorité des cas, on n'a d'autre
ressource que l'extirpation. Les kystes profonds qui peuvent s'ouvrir
dans l'intestin, le vagin, la vessie, laissant après la première débâcle
une fistule intarissable, ne sont guère reconnus que par la ponction; on les distingue ainsi des autres variétés des kystes ovariques.

On connaît toutes les idées bizarres émises sur leur pathogénie,
depuis les maléfices et le mauvais œil jusqu'à l'hypothèse défendue
par Meckel, qui croyait à une sorte de parthénogenèse, à une con-

ception sans cohabitation : mais il n'existe guère que quatre opinions scientifiques : celle qui attribue ces productions à un kyste fœtal ; celle qui invoque l'inclusion des germes, celle qui croit à l'emprisonnement dans une fente branchiale d'un petit sac cutané, enfin celle qui invoque l'hétérotopie. Nous laisserons de côté la première supposition ; il y a bien les kystes fœtaux des grossesses extra-utérines et nous nous en sommes déjà expliqué à propos des kystes périgènes : ils n'ont rien à faire dans les tumeurs qui nous occupent ; l'embryon ou le fœtus ne ressemble pas au magma sébacé, aux touffes de poils, aux dents, aux os informes, aux masses cartilagineuses des kystes dermoïdes ; puis il ne se rencontre que chez des femmes à la puberté, et dans la moitié inférieure de la cavité abdominale, dans les environs de l'ovaire et de ses annexes.

La théorie de l'inclusion fœtale suppose que deux germes, deux ovules se sont rencontrés ; qu'ils se sont soudés ou que l'un a pénétré dans l'autre : emprisonné, pressé de toutes parts, il n'a pu se développer à l'aise, et n'a produit que ces amas informes d'os, de dents, de muscles, de poils et de cartilage. Cette hypothèse soulève de bien graves objections. Combien aurait-il fallu de germes inclus dans le kyste de Ploucquet pour arriver aux 300 dents qu'on y a trouvées : six, au moins, et avec dentitions régulières. Puis les germes sont jumeaux et aussi développés les uns que les autres ; la pénétration n'est donc pas possible ; l'ovule perforant détruirait l'ovule perforé. La superfétation n'est pas admissible non plus, car un germe mou ne saurait traverser les tissus plus résistants d'un embryon développé. D'ailleurs, que nous supposions le germe deux fois, trois fois, dix fois, vingt fois moins gros que l'embryon qu'il va habiter, il ne pourrait le pénétrer qu'en causant des dégâts énormes qu'on ne rencontre point dans les cas de kystes dermoïdes. Il faut donc accepter la théorie de la génération *hétérotopique*, qui, du reste, est plutôt l'exposé d'un fait qu'une explication pathogénique.

Quant à la troisième hypothèse, émise par Verneuil, celle de l'inclusion d'un sac cutané au milieu des tissus, elle n'est plus discutée depuis longtemps : tout le monde admet qu'au niveau de la face et du cou, une fente branchiale peut se refermer sur un diverticule cutané qui continuera à vivre avec ses glandes dont les fonctions ne s'interromproient point : les kystes si fréquents de la queue du sourcil n'ont évidemment pas d'autre origine. Ces derniers ont parfois un contenu huileux. A. Broca et Vassaux en ont rassemblé 29 cas incontestables ; cette huile paraît fournie par les glandes sébacées de la paroi et peut-être aussi par dégénérescence des cellules épithéliales dont les granulations graisseuses seraient mises en liberté, « de telle sorte qu'un kyste primitivement caséeux deviendrait huileux par transformation directe de son contenu ».

DEUXIÈME PARTIE

AFFECTIONS DES TISSUS ET DES ORGANES.

CHAPITRE PREMIER

AFFECTIONS CHIRURGICALES DE LA PEAU.

Nous connaissons déjà les traumatismes de la peau, *coupures,
piqûres, plaies contuses et contusions ;* nous avons étudié les lésions
que provoque l'action de la chaleur et du froid, *brûlures* et *gelures*
et, à propos des complications des plaies, l'*érysipèle* a eu son tour.
Avant de parler de certaines inflammations circonscrites, le *furoncle*
et l'*anthrax*, peut-être pourrions-nous dire quelques mots des
érythèmes, affections caractérisées par une rougeur simple de la
peau, mais nous passerons outre, d'abord parce que la plupart sont
du domaine de la pathologie interne, ensuite parce que nous connaissons déjà les érythèmes chirurgicaux, *engelures, coups de soleil,
brûlures au premier degré*. Quant aux rougeurs diffuses et souvent
très intenses qui peuvent succéder à l'application de certaines substances irritantes maniées souvent en chirurgie, solutions fortes d'acide
phénique ou de sublimé corrosif, emplâtres de diachylon, etc., leur
intérêt est très médiocre et il suffit de les signaler : l'absence de
fièvre et de réaction générale, la diffusion de la rougeur que ne
limite aucun bourrelet marginal, ne permettront pas de les confondre longtemps avec un érysipèle.

I

FURONCLE.

Le *clou* ou *furoncle* est une inflammation circonscrite de la peau dont le siège originel semble être l'appareil pilo-sébacé et que caractérise une tumeur acuminée qui s'ulcère le plus souvent pour donner issue à une petite masse mortifiée, jaunâtre, nommée *bourbillon*.

Étiologie. — Le furoncle est d'une fréquence extrême; il s'observe à peu près à tous les âges, atteignant de préférence les adultes et surtout les hommes; les saisons, le climat ne sont pas indifférents et le nombre en serait plus grand en été qu'en hiver, dans les pays chauds que dans les pays froids; dans la même contrée, certaines localités seraient plus particulièrement affectées : Dénucé prétend qu'il sévit plus à Bordeaux qu'à Paris. Le tempérament joue un grand rôle et le clou est surtout l'apanage des arthritiques : telle est l'opinion, d'ailleurs indiscutable, de Bazin et de Verneuil; il n'en est pas de même du lymphatisme et, tandis que certains auteurs invoquent son influence, d'autres considèrent le sol scrofuleux comme un terrain stérile pour la furonculose.

Le diabète a une action si directe que dans certains pays, au Brésil par exemple, on conclut presque de l'existence du furoncle à celle de la glycosurie; chez nous, la relation, pour être moins étroite, est cependant très nette et, depuis les observations de Prout, en 1840, Marchal de Calvi d'abord, et après lui tous les cliniciens, ont montré que les éruptions répétées de clous et d'anthrax sont une des manifestations les plus ordinaires des urines sucrées. La glycosurie, d'ailleurs, est assez capricieuse dans ses rapports avec le furoncle; le plus souvent elle précède l'éruption, l'accompagne et persiste après elle, mais, dans quelques cas, comme l'ont observé Vulpian, Broca et beaucoup d'autres, elle apparaît avec les clous pour disparaître avec eux; enfin, au cours d'un diabète confirmé, on voit parfois les urines devenir normales pendant l'évolution de la furonculose pour se charger de nouveau de sucre après la guérison.

Marchal de Calvi a montré que l'azoturie a la même influence que le diabète; les goutteux sont fréquemment atteints et l'on connaît fort bien les furoncles « uriques » des podagres et des graveleux. D'ailleurs, toutes les causes de déchéance de l'organisme et de misère physiologique sont regardées comme favorables aux éruptions furonculeuses; la mauvaise nourriture, l'encombrement, la vie de caserne pour les recrues, les fatigues excessives, le surmenage, les préoccupations morales. Elles apparaissent encore dans les troubles digestifs, surtout dans les constipations rebelles, au déclin et pendant la convalescence de fièvres graves, la typhoïde, la scarlatine, la rougeole, la variole, la pneumonie infectieuse. Lorsqu'une ou plusieurs de ces conditions existent dans une même contrée, on comprend comment éclatent des épidémies furonculeuses analogues à celles qu'ont décrites Tholozan et Cazin.

Les causes générales que nous venons d'énumérer ont, pour la plupart, une influence incontestable, mais elles se doublent presque toujours de causes locales qui marquent, pour ainsi dire, le point où le furoncle va se développer : d'abord toutes les irritations possibles de la peau, les frottements répétés, le contact de poussières dures, de paillettes métalliques, de grains de charbon; la saleté; certaines substances pharmaceutiques, pommades, emplâtres, vésicatoires, cataplasmes de graine de lin dont les bords se dessèchent ou dont les huiles ont ranci; certaines maladies cutanées, l'eczéma, le prurigo, la gale; la chaleur qui rayonne d'un foyer trop ardent. C'est dans les parties du corps les plus accessibles à ces diverses causes, dans les régions découvertes, à la face, à la nuque, sur la poitrine des manouvriers qu'on observe le plus fréquemment les furoncles : chez les charbonniers, les forgerons, les ramoneurs, les plâtriers, les chiffonniers, les palefreniers en premier lieu, puis chez les soldats, fantassins ou cavaliers.

Causes générales et causes locales vont provoquer l'apparition du furoncle; mais dans quels éléments du tissu cutané? Dupuytren croyait qu'il prend naissance dans les aréoles remplies de graisse que circonscrivent des travées fibreuses de la couche profonde de la peau; Nélaton, plus tard, défendit cette opinion; pour lui, les pelotons cellulo-adipeux enflammés s'étranglent dans la trame du derme; ils se mortifient et constituent le bourbillon; Hénocque, à la suite d'examens microscopiques répétés, adopte cette manière de voir; n'a-t-il pas constaté que les altérations les plus avancées se trouvent surtout au niveau du tissu aréolaire dont les pelotons adipeux ont disparu pour faire place à de petites collections purulentes? Autre est la théorie de Gosselin : c'est bien aussi dans les couches profondes de la peau que naît le furoncle, mais ne peut-on pas assimiler les aréoles à des bourses séreuses minuscules? — Le bourbillon serait alors le produit pseudo-membraneux sécrété par les parois et le furoncle deviendrait l'équivalent d'un hygroma aigu.

Ces diverses théories n'ont eu qu'un succès médiocre et on leur préfère l'opinion défendue par Richet, Dénucé et Trélat : le furoncle se développe dans l'appareil pilo-sébacé de la peau, siège primitif de l'inflammation; le bourbillon est un amas fort complexe où on retrouve le produit de sécrétion des glandes sébacées, les débris mortifiés du follicule pileux et la trame conjonctive et élastique qui l'entoure, enfin les leucocytes extravasés par diapédèse. Cette théorie s'appuie sur l'anatomie pathologique, puisque le microscope retrouve dans le bourbillon les éléments de l'appareil pilo-sébacé, et sur la clinique, car au début de la tuméfaction, on voit souvent un poil implanté au sommet du furoncle qui, d'ailleurs, succède fréquemment à l'acné dont on connaît le siège. Et le clou ne naît-il pas uniquement dans les régions où existent des glandes pilosébacées, à la face dorsale des doigts et de la main surtout, à la nuque, sur la poitrine, aux fesses, sur les membres? Ne fait-il pas défaut à la paume de la main et à la plante des pieds où manquent les poils?

Tout en acceptant cette théorie, certains auteurs veulent l'étendre : les furoncles seraient exceptionnels à la paume de la main et à la plante des pieds, mais on les y aurait observés. Aussi faudrait-il admettre, comme cause du clou, l'inflammation des glandes sudoripares; n'est-ce pas elle, d'ailleurs, qui constitue dans la rainure interfessière et au creux de l'aisselle ces abcès tubéreux de Velpeau qui ressemblent tant au furoncle? les abcès du conduit auditif ne se développent-ils pas dans les glandes cérumineuses? Verneuil irait même plus loin : avec son élève, Danielopoulo, il croit que certaines muqueuses peuvent être le siège de furoncles nés des glandules. Mais on ne s'est pas encore mis d'accord pour accepter comme clous véritables les inflammations du voile du palais et de la muqueuse palatine décrites par ces auteurs comme furoncles.

La doctrine parasitaire est venue s'enter, dans ces derniers temps, sur la théorie pathogénique exposée ci-dessus, et on admet assez généralement qu'un microbe spécifique pénètre dans l'appareil pilosébacé pour y provoquer les phénomènes inflammatoires. De fait, ne voit-on pas les furoncles se développer surtout dans les régions découvertes? le cuir chevelu, la portion des joues protégée par la barbe n'en sont pas atteints, malgré l'existence d'innombrables glandes sébacées, mais les clous sont fréquents à la lisière de la barbe et des cheveux où les germes de l'air s'arrêtent et sont retenus;

à la face, à la nuque, à l'entrée des narines et du conduit auditif externe. N'assiste-t-on pas parfois à une véritable inoculation? Autour d'un furoncle central se développe alors une pléiade de furoncles secondaires nés du premier, et cela surtout lorsque le patient s'est gratté, inoculant ainsi, grâce aux excoriations de la peau, les follicules voisins.

Symptômes. — Le furoncle débute par une petite élevure rouge semblable à un point d'acné : au sommet, où d'ordinaire s'implante un poil, est une petite vésicule remplie d'un liquide séro-purulent et séro-sanguinolent, déchirée spontanément ou lorsque le malade se gratte. Mais déjà la tuméfaction s'accentue, la base indurée et légèrement œdémateuse dans certaines régions, s'élargit; sa pointe se surélève; au prurit, à la démangeaison des premiers jours, succèdent une sensation de tension, une douleur contusive, lancinante, dont parfois l'intensité est extrême. L'aspect du furoncle est alors caractéristique : il se présente sous forme d'une tumeur acuminée, de volume variable, mais qui ne dépasse guère un œuf de pigeon ; sa couleur violacée, ecchymotique à la pointe, prend des teintes plus claires vers sa base qui, par dégradation insensible, se confond avec les tissus environnants.

Du cinquième au huitième jour, le sommet blanchit, le pus transparaît sous la peau érodée qui s'ulcère et donne issue à une petite quantité de liquide jaune strié de sang; dans le cratère trop étroit s'engage une substance spongieuse, verdâtre, feutrage de fibres élastiques et de fibres conjonctives infiltrées de leucocytes. Alors, par la pression sur la tumeur ou par une traction avec une pince, on peut énucléer cette masse mortifiée, cette « eschare glandulaire », selon l'expression de Trélat; si le chirurgien n'est pas intervenu pour hâter cette expulsion, l'ouverture s'agrandit ou le bourbillon se fragmente et son issue est bientôt totale. Une légère sécrétion purulente persiste un jour ou deux, mais la douleur, qui jusqu'alors était fort vive, cède, la tuméfaction s'affaisse, la rougeur diminue, la cavité s'oblitère, la cicatrisation se fait et, du huitième au douzième jour, on ne trouve plus qu'une peau encore indurée et violette; elle reprend à la longue sa souplesse et sa couleur normales.

Telle est l'évolution classique du furoncle; mais les phénomènes ne se déroulent pas toujours avec cette régularité; dans certains cas, la petite élevure du début peut rester plusieurs jours stationnaire pour grossir et s'ulcérer sous l'influence de quelque irritation locale ou de quelque état général mauvais; dans d'autres, la saillie conique se forme, mais vers le quatrième ou le cinquième jour l'inflammation se modère, la douleur cesse et le stade de suppuration et d'élimination bourbillonneuse fait défaut; il reste une induration violacée fort longue à se résoudre complètement. Dans d'autres, au contraire, les phénomènes inflammatoires dépassent les limites habituelles; le tissu cellulaire sous-jacent est atteint et un véritable phlegmon circonscrit apparaît. Le phénomène douleur est des plus variables, et si parfois il est assez intense pour provoquer même du délire, on a vu des furoncles très volumineux parcourir leurs périodes sans déterminer autre chose qu'une tension et de la gêne dans les mouvements.

Les *complications* sont fort rares : nous avons parlé du phlegmon circonscrit, nous pourrions ajouter l'adénite des groupes ganglionnaires correspondants. Verneuil a vu aussi, dans un cas, la bourse séreuse olécranienne ouverte et, dans un autre, un hygroma suppuré du genou, provoqué par un furoncle adjacent. Le *pronostic* serait donc des plus simples si, d'une part, les éruptions fréquentes ne révélaient souvent l'existence d'un état général médiocre ou mauvais, et si, d'autre part, les furoncles de certaines régions ne prenaient parfois une marche singulièrement alarmante et ne provoquaient la mort dans un nombre de cas malheureusement assez considérable : nous voulons parler du furoncle de la région cervico-faciale et en particulier de la lèvre supérieure, de beaucoup le plus dangereux.

Il existait déjà dans la science des observations qui montraient la gravité de ces furoncles, lorsqu'en 1860 parut le mémoire de Trüde, qui attira vivement l'attention sur ce point. Broca, Verneuil, Reverdin et Chabbert, pour ne citer que ceux-là, ont publié et rassemblé un nombre respectable de cas où l'on voit que des clous de la lèvre supérieure surtout, puis de la lèvre inférieure, de la joue, du sourcil, de la tempe, de la région mastoïdienne, du nez et du menton, ont eu une terminaison fatale. On invoqua d'abord, pour expliquer ces faits inattendus, une malignité particulière, une virulence pseudo-charbonneuse, puis les altérations profondes des viscères, la coexistence de dyscrasie, d'albuminurie, de diabète. Ces dernières causes ont une influence incontestable, mais il n'en reste pas moins établi que le mécanisme de la mort est le suivant : les riches plexus vei-

neux du cou et de la face, de la lèvre supérieure en particulier,
s'enflamment au contact du furoncle, la phlébite des veines afférentes se communique à la faciale et s'étend dans l'ophthalmique.
Celle-ci se prend et provoque la coagulation du sang du sinus caverneux et de ses tributaires; de là le délire, les troubles comateux
précédés de la tuméfaction de la joue et de l'exophthalmie qui annoncent la redoutable complication. Parfois la phlébite engendre une
véritable infection purulente qui amène la mort.

Traitement. — On a préconisé un grand nombre de moyens pour
faire « avorter » le furoncle : les personnes qui y sont sujettes savent
facilement reconnaître, à certaines sensations particulières, ceux des
petits boutons de la peau qui menacent de donner naissance à des
clous; depuis Bretonneau, leur cautérisation très précoce au nitrate
d'argent jouit d'une certaine vogue et a donné quelques résultats;
nous en dirons autant des cautérisations à l'acide chromique. Nous
avons récemment arrêté une éruption furonculeuse développée autour
d'un clou de l'avant-bras en excoriant la vésicule du sommet avec de
la tarlatane imbibée d'une solution saturée d'acide borique, et portée
à une température de 50 à 55 degrés; on a aussi conseillé la piqûre
du follicule pileux avec une aiguille rougie et l'incision précoce.
Nous ne croyons guère à l'efficacité de ces derniers moyens; trop
souvent, malgré leur emploi, la tumeur se développe.

Comment agir alors? nous pensons que le mieux est de laisser le
furoncle, évoluer tranquillement, de le recouvrir de compresses de
tarlatane imbibées d'une solution phéniquée ou boriquée et d'une
feuille de gutta-percha laminée qui s'oppose à l'évaporation; le
furoncle se trouve ainsi dans une sorte de bain tiède antiseptique
permanent qui amortit beaucoup la douleur. Ces topiques sont préférables à un cataplasme dont les bords durcissent souvent et irritent
la peau ; d'ailleurs ce cataplasme ne réunit-il pas les plus favorables
conditions à la culture du microbe? Rien n'est plus fréquent que
d'observer l'éruption d'une pléiade nouvelle! On attendra l'ouverture et l'expulsion spontanée de la masse bourbillonneuse, n'ayant
recours au bistouri que si la douleur est fort vive.

Dans les furoncles de la face où de si graves accidents sont à
craindre, quelle conduite tenir? — L'expectation? L'intervention? De
statistiques assez régulières il semble ressortir que la mortalité est
moindre lorsque la tumeur a été largement débridée au thermo-

cautère; nous emploierons donc cette méthode. Verneuil traverse la lèvre de part en part avec le platine rougi, et ses ponctions
sont assez rapprochées pour que leur action se fasse sentir dans toute
l'épaisseur des tissus. Les succès remarquables obtenus de cette
façon ne seraient-ils pas dus à l'influence destructive de la chaleur
sur les micro-organismes?

Le furoncle étant souvent sous la dépendance d'un mauvais état
général, un examen rigoureux sera toujours nécessaire, et on établira tout d'abord le traitement de la maladie principale dont on
aura reconnu l'existence; on a vu, dans le diabète, les éruptions furonculeuses cesser dès que s'est abaissé le taux du sucre dans les
urines. On combattra les troubles digestifs, s'il en existe. Hunter se
serait guéri par l'emploi du bicarbonate de soude et, depuis, la médication alcaline a été fort employée, même en dehors de la glycosurie;
nous en dirons autant des solutions arsenicales. Hardy préconise
l'emploi du goudron en boisson; nous savons des malades qui affirment s'en être bien trouvés. Quelques gouttes quotidiennes d'acide
phénique à l'intérieur auraient aussi amené des guérisons.

II

ANTHRAX.

L'anthrax est une inflammation, parfois diffuse, dont le siège originel est sans doute dans l'appareil pilo-sébacé de la peau; il diffère
du furoncle, dont il semble une exagération, par la multiplicité des
foyers bourbillonneux, par sa forme aplatie, son volume considérable,
la phlegmasie concomitante du tissu cellulaire sous-jacent, par sa
tendance à la mortification et, trop souvent, par la gravité des phénomènes généraux qui l'accompagnent.

Son histoire a été longtemps mêlée à celle des affections charbonneuses, mais à la fin du siècle dernier, à la suite des travaux de
l'Académie de Dijon, le domaine de la pustule maligne fut nettement
délimité, et on reconnut l'indépendance absolue de l'anthrax dont
Dupuytren, puis Nélaton et Gosselin, Richet, Dénucé, Broca et Trélat
essayèrent de fixer le mode de développement. Prout, Marchal de
Calvi, Fritz l'étudièrent dans ses rapports avec le diabète; puis vin-

rent les travaux de Trüde, Nadaud, Verneuil et Reverdin sur les
graves caractères que peuvent revêtir les furoncles et les anthrax de
la région cervico-faciale. Trélat a donné une bonne description générale de l'anthrax dans le dictionnaire de Dechambre.

Étiologie. — Elle se confond trop intimement avec celle du
furoncle pour que nous insistions; il y aurait à incriminer les mêmes
causes générales et les mêmes causes locales; nous répéterions ce
que nous avons déjà dit sur les rapports du furoncle avec le diabète,
la goutte, l'azoturie, les fièvres infectieuses, les troubles gastriques,
les déchéances de l'organisme et les tares viscérales; nous retrouve-
rions les mêmes influences d'âge, de saisons, de climats; les mêmes
irritations de la peau et les mêmes traumatismes. Les théories et les
hypothèses invoquées pour expliquer le mode de développement du
furoncle sont considérées comme valables pour l'anthrax, et le microbe de l'un serait aussi le microbe de l'autre. Donc, pour tout ce
qui concerne l'étiologie et la pathogénie, nous renvoyons le lec-
teur à notre précédent article.

Symptômes. — L'anthrax est souvent annoncé par quelques
vagues prodromes : malaise général, courbature, dyspepsie, céphalalgie légère, fièvre peu intense; puis se déclarent en même temps
une chaleur âcre et mordicante de la peau, une douleur très vive
qu'exaspère la pression et une rougeur qui siège le plus souvent à la
nuque et au dos, mais qu'on rencontre aussi sur les fesses, la
paroi abdominale, le thorax, la face et les membres, même à la
paume de la main et à la plante des pieds si l'on en croit Danielopoulo,
même sur certaines muqueuses à ce que pense Verneuil. Cette
rougeur violacée, livide au centre, plus vive à la périphérie, repose
sur une sorte d'œdème inflammatoire résistant, une base indurée
dont l'étendue est très variable. Si certaines tumeurs ne mesurent
que quelques centimètres dans leur plus grand diamètre, il en est
d'autres qui recouvrent, par exemple, toute la nuque et la partie
supérieure du dos. L'anthrax est *circonscrit*, quand il ne grandit
pas, quand il reste stationnaire, lorsque commencent les phénomènes de mortification et d'élimination; *diffus*, quand, à aucune
période, ses limites ne sont atteintes, et qu'il progresse toujours,
envahissant la peau et le tissu cellulaire sous-cutané.

Bientôt en plusieurs points de cette nappe livide, sur cette sorte de
plateau violacé, se montrent des phlyctènes, abondantes surtout vers

le centre et distendues par une sérosité sanguinolente et roussâtre;
elles se crèvent et mettent à nu des plaques de derme quelquefois
sphacélées, mais le plus souvent vivant encore quoique ecchymotiques et comme macérées; elles se perforent et donnent issue
à du pus et aux déchets d'un bourbillon dont on voit la masse
affleurer l'orifice du cratère. L'aspect est alors caractéristique et
ces pertuis plus ou moins nombreux, parfois régulièrement espacés
et séparés les uns des autres par un derme décollé, ulcéré, sur
le point de tomber en gangrène, ont fait comparer la tumeur à
une écumoire : c'est le *furoncle-guêpier* de quelques auteurs.
Lorsque les téguments sont ainsi ouverts et que les bourbillons
commencent à s'éliminer, les douleurs, souvent intolérables jusque-
là, s'apaisent et, pour les réveiller, il faut une pression ou un mouvement intempestif.

L'élimination est souvent très lente : elle a commencé au centre
de la tumeur où les foyers sont plus précoces; mais, vers la périphérie, s'ouvrent sans cesse de nouveaux cratères qui expulsent leur
bourbillon; les bandes de derme, qui séparent les orifices voisins,
décollées, macérées par la mortification du tissu cellulaire sous-
jacent, se gangrènent et l'ulcération centrale s'agrandit ainsi par la
fusion des pertuis; cette perte de substance livre passage à des masses
mortifiées abondantes et semblables à celles qu'on rencontre dans
les phlegmons diffus. Puis, le fond se déterge peu à peu, des bourgeons charnus apparaissent, non seulement dans le foyer principal,
mais dans les foyers périphériques; la granulation s'accentue, et au
bout de six à sept semaines pour les anthrax d'étendue moyenne,
de deux mois et plus pour les anthrax volumineux, la réparation est
complète; on a une cicatrice irrégulière et quelquefois d'une coloration brune persistante.

En dehors des complications que nous aurons à signaler, l'anthrax
évolue souvent, surtout lorsqu'il est volumineux, au milieu de phénomènes généraux graves; en même temps que se montrent la rougeur et la tuméfaction, la fièvre s'allume, la température s'élève, la
soif est vive, le cerveau se prend, le délire éclate; puis surviennent des symptômes ataxo-adynamiques; le malade peut être emporté
avant la mortification des tissus et l'ulcération de la peau. D'autres
fois, la suppuration s'établit, mais l'abondance en est si grande, la
surface sécrétante telle que l'organisme ne peut faire les frais d'une

semblable dépense, 'et le patient meurt avec tous les signes d'une fièvre hectique. D'ordinaire, même lorsque l'anthrax est étendu, s'il n'existe pas de tare viscérale, quelque déchéance organique profonde, la fièvre est·de peu de durée, les phénomènes généraux s'amendent et la guérison survient; si nous en croyons la statistique dressée pendant la Guerre de Sécession, aux États-Unis, il n'y aurait eu que onze morts sur sept mille huit cents cas d'anthrax. Chez nous, du moins, le pronostic est certainement plus sévère.

Les *complications* sont de plusieurs ordres : nous ne parlerons pas des *lymphangites* et des *adénites*, des *érysipèles* étendus qui naissent du foyer sphacélé; nous n'insisterons pas sur les *suppurations* du tissu cellulaire, fusées purulentes, décollements, abcès circonvoisins assez fréquents au cours de l'anthrax : les *phlegmons diffus* ont une extrême gravité; ce sont eux qui s'accompagnent de ces phénomènes ataxo-adynamiques mortels que l'on observe parfois; ils constituent avec la *phlébite* et l'*infection purulente* les plus redoutables accidents qui puissent survenir. La phlébite, nous la connaissons déjà pour en avoir parlé à propos du furoncle de la région cervico-faciale. Nous savons qu'au cours du furoncle, — et à plus forte raison de l'anthrax, — l'inflammation se propage aux plexus veineux si abondants en ces endroits; elle se communique à la faciale, à l'ophthalmique, aux sinus; on sent le long du nez un cordon veineux induré; puis apparaissent l'œdème des paupières, l'exophthalmie et les phénomènes cérébraux qui emporteront le malade. Parfois ce sont des collections purulentes que la phlébite va provoquer au loin dans les grandes séreuses, les articulations, les viscères; les symptômes de la pyohémie se dévoilent, et on trouve, à l'autopsie, des abcès métastatiques.

On a signalé des accidents qui dérivent du siège qu'occupe l'anthrax. Au niveau du cou, et sur la paroi thoracique, la tumeur très développée a pu gêner la respiration et provoquer l'asphyxie; sur l'abdomen la respiration est compromise, mais surtout la défécation et la miction; lorsque le processus gangréneux est intense, on a vu les parois des cavités splanchniques détruites et les viscères exposés; des synoviales articulaires ont été ouvertes aussi, et Broca cite deux observations où la colonne vertébrale fut mise à nu; dans un de ces deux cas les membranes du canal rachidien furent même ulcérées;

Monod vient de publier un fait de ce genre; Dénucé a vu une paralysie passagère au cours d'un anthrax du dos.

Le *diagnostic* est en général des plus simples, et cette tumeur elliptique, en plateau qui s'élève au-dessus des régions avoisinantes, parsemée de petites vésicules à la base des poils, de phlyctènes, puis de cratères multiples au fond desquels on voit des bourbillons, ne saurait laisser subsister aucun doute : le furoncle n'a qu'un pertuis; le phlegmon circonscrit ou diffus n'en a pas; du moins l'ulcération de la peau y est tout autre, et la perte de substance a un aspect absolument différent. On parle de cas où l'anthrax a pu être confondu avec une pustule maligne, mais en dehors des commémoratifs qui, dans certains faits, ont plutôt induit en erreur, l'eschare citronnée de la tumeur charbonneuse, la collerette des vésicules sont des signes trop précis pour qu'il soit besoin d'insister.

Traitement. — Ici, comme pour le furoncle, se pose la question d'intervention. D'une discussion récente de la Société de chirurgie, il semble ressortir que l'accord est fait, en France, du moins. Lorsque la tumeur est limitée et la douleur supportable, on laisse évoluer l'anthrax vers la guérison naturelle; l'ulcération de la peau et l'élimination du bourbillon seront spontanées. Mais si les souffrances sont vives, surtout si on voit, chaque jour, la tumeur dépasser les limites constatées la veille, on agit, et d'une manière radicale : l'ancienne incision cruciale est jugée insuffisante. Le mieux est d'endormir le patient et de creuser, au thermo-cautère, des sillons assez profonds pour atteindre les couches sous-jacentes, assez étendus pour dépasser la base du plateau et les régions indurées, assez multipliés pour qu'ils se succèdent à deux centimètres les uns des autres. Encore en est-il qui trouvent cet intervalle trop large et qui conseillent de ponctionner çà et là les tissus entre les sillons.

Le thermo-cautère est supérieur à l'instrument tranchant; outre l'énergique révulsion qu'il produit, il évite les pertes de sang; avec le bistouri l'hémorrhagie causée par des incisions multipliées pourrait être considérable dans ces tissus enflammés et sur une surface aussi étendue. Pour éviter l'effusion du sang, il est vrai, on emploierait la méthode sous-cutanée préconisée par A. Guérin : le morcellement, le broiement de la tumeur pratiqué sous la peau à l'aide d'un ténotome. Ou bien, à l'exemple des chirurgiens de Bordeaux et de Chartres, on pourrait d'abord inciser la tumeur, puis,

0

l'opération terminée, faire, sur les surfaces cruentes, des applications de caustiques chimiques, pâte de Vienne, chlorure de zinc, perchlorure de fer. A tous ces procédés, nous l'avons dit, nous préférons l'usage du thermo-cautère.

L'anthrax, qu'on l'ait ou non incisé, sera recouvert, comme le furoncle, de nombreuses compresses de tarlatane imbibées d'une solution d'acide phénique, d'acide borique ou de sublimé corrosif dont une feuille de gutta-percha laminée empêchera l'évaporation. Le traitement général ne sera pas oublié : on aura recours aux vomitifs, aux purgatifs s'il existe vraiment des troubles gastriques et intestinaux; l'opium et le chloral calmeront les douleurs trop intenses; il faudra soutenir les forces du malade, qui aura sans doute à faire les frais d'une suppuration abondante et longue. Enfin la diathèse, l'état constitutionnel, diabète, azoturie, arthritisme dont l'anthrax n'est souvent qu'une manifestation, seront traités comme il convient.

<h1 style="text-align:center">III</h1>

<h3 style="text-align:center">HYDROSADÉNITE.</h3>

Verneuil a décrit sous ce nom de petites tumeurs inflammatoires de la peau qui se développent dans les glandes sudoripares. On les rencontrerait dans l'aisselle, la marge de l'anus, sur le mamelon, dans le conduit auditif externe, sur le scrotum, les grandes lèvres, en un mot sur tout le tégument externe. Les furoncles de la paume de la main et de la plante des pieds, régions où l'appareil pilo-sébacé fait défaut, seraient des hydrosadénites. Disons néanmoins que, pour probable qu'elles soient, les idées de notre maître n'ont pas été constatées anatomiquement; il leur manque le contrôle d'une discussion contradictoire.

L'hydrosadénite se développe en général sans réaction bien vive : on sent, souvent par hasard, une petite tumeur du volume d'un pois ou d'une noisette, dure, peu douloureuse à la pression, adhérente à la peau, mais mobile dans le tissu cellulaire sous-cutané; elle reste ainsi quelque temps stationnaire, puis tout à coup s'échauffe, rougit; les lames conjonctives voisines s'enflamment et la motilité disparaît; la peau s'ulcère et du pus s'écoule au dehors; du moment

où la phase aiguë commence, l'évolution est rapide. Malheureusement, ces petites tumeurs viennent souvent en séries, et il n'est pas
rare de les voir se succéder en assez grand nombre pour que l'éruption dure plusieurs mois; parfois quelques-unes « avortent », elles
s'indurent pour se résoudre plus tard, à moins qu'elles ne se ré-
chauffent sous l'influence de quelque irritation, par exemple, si le
malade se gratte avec excès.

On cite quelques faits d'hydrosadénite *chronique*; il s'agirait de
petites tumeurs indolores, dures d'abord, puis fluctuantes, déposées à froid dans le tissu cellulaire sous-cutané; la peau qui les recouvre se sèche, s'amincit, devient violette, et lorsqu'on les ouvre
ou qu'elles s'ouvrent, du pus souvent mal lié s'écoule à l'extérieur.
Mais ce rapide tableau rappelle trop les *gommes tuberculeuses* pour
que de nouvelles recherches ne soient nécessaires avant qu'on
puisse affirmer ou infirmer l'existence de l'inflammation chronique
des glomérules sudoripares. Le traitement ne saurait être influencé
par ces considérations d'ordre pathogénique et, qu'on ait affaire à un
cas chronique ou à un cas aigu, l'incision et l'évacuation de l'abcès
sont de règle. Pour éviter ces interminables séries qui se succèdent
trop souvent dans le creux de l'aisselle, il serait bon de laver chaque
matin la région avec de l'eau légèrement alcoolisée.

IV

KÉLOÏDE SPONTANÉE.

Nous avons étudié déjà la *kéloïde fausse* qui se développe sur les
cicatrices, particulièrement sur celles que laissent les brûlures; décri-
vons maintenant la *kéloïde spontanée* que caractérisent des élevures
irrégulières, aplaties ou cylindroïdes, sa texture fibreuse, son siège
habituel au-devant du sternum et sa tendance à la récidive. — Cette
affection est bien connue depuis les recherches d'Alibert, de Bazin
et de Kaposi.

Étiologie. — On ignore les causes qui en provoquent l'apparition;
on sait seulement qu'elle naît de préférence sur un terrain scrofuleux; mais, dans bien des cas, Hardy n'a pu trouver sur ses malades
la moindre trace de lymphatisme; elle est plus fréquente chez la

femme que chez l'homme, dans la jeunesse et à l'âge adulte que dans l'enfance où cependant on en a observé quelques cas; les kéloïdes de la vieillesse sont des tumeurs persistantes et déjà développées depuis longtemps. Elles ne s'implantent pas indifféremment sur tous les points de la peau : la région présternale est de beaucoup la plus souvent atteinte, puis viennent les parties latérales du thorax, le dos, le cou, la nuque, enfin la face, les épaules, la conjonctive même d'après Verneuil. Lorsque la tumeur est multiple et frappe simultanément divers points, ce qui est fort rare, il existe toujours une kéloïde de la région présternale.

Anatomie pathologique. — La structure de la kéloïde diffère selon les phases de son évolution; lorsque la tumeur est encore jeune, son tissu mou, élastique, blanc rosé, est presque uniquement constitué par des éléments fusiformes dont les amas sont parcourus par de riches réseaux capillaires. Peu à peu la trame devient plus dure, plus résistante; elle crie sous le scalpel, prend une teinte blanche ou grise et montre, même à l'œil nu, des faisceaux juxtaposés en couches parallèles : les éléments fusiformes ont donné naissance à des tissus fibreux. Cette prolifération cellulaire, cette abondante néoformation n'a pu se faire sans provoquer des changements dans la texture de la peau; l'épiderme ne s'est guère modifié dans ses couches cornées et dans son corps muqueux; les papilles mêmes persistent sans altérations appréciables, mais les glomérules glandulaires et les follicules pileux sont refoulés, atrophiés, souvent complètement détruits. Bientôt la sclérose atteint les vaisseaux qui parcourent la tumeur; ils sont étouffés comme les glandes.

Symptômes. — Dans la région présternale ou en un des points indiqués, apparaît une tache rouge semblable à un nævus, une sorte d'épaississement qui s'accroît peu à peu et dont le relief finit par dépasser de 5 à 6 millimètres le niveau des tissus voisins; sa forme, très irrégulière, est ronde, oblongue, cylindrique ou carrée; on l'a comparée à un ver, à un morceau de macaroni appliqué sur la peau, à un crabe, lorsque des travées secondaires radiées et divergentes s'adossent à la tumeur principale. Dans certains cas la kéloïde est sphérique comme une petite cerise ou un pois. Les kéloïdes ne sont jamais très volumineuses et les plus étendues ne dépassent guère les dimensions de la paume de la main; en général, leur diamètre le plus grand ne mesure que 4 ou 5 centimètres.

Elles n'ont pas toujours la même coloration : Bazin en distinguait deux variétés, la *blanche* et la *rouge*. La première, assez rare, rappelle plutôt une tache de la peau qu'une plaque saillante; elle est d'une teinte pâle, décolorée; on dirait une cicatrice parcourue par un grêle réseau capillaire. La seconde, de beaucoup la plus fréquente, est un peu molle dans ses couches périphériques qui cèdent sous la pression; mais, dans son ensemble, la tumeur est élastique et rémittente; elle est rose ou rouge, recouverte d'un épiderme mince, lisse, à poils atrophiés et sous lequel se dessinent des veines dilatées qu'Alibert compare aux stries rouges de la rhubarbe de Chine; d'autres fois la surface est ridée, épaissie, déprimée par places et soulevée par des brides d'apparence cicatricielle; ici les follicules pileux sont · souvent hypertrophiés et on voit se dresser des poils raides, durs, parfois régulièrement rangés sur une seule ligne « comme les dents d'un peigne ». C'est l'*acné kéloïdique* de Bazin dont le siège de prédilection est, après le sternum, la nuque à la lisière du cuir chevelu.

La kéloïde est en général indolore; à peine ressent-on à son niveau de la gêne, de la chaleur, des démangeaisons, quelques douleurs sourdes; seulement dans les cas exceptionnels éclatent des élancements, des irradiations, des souffrances intolérables. L'état général, excellent d'habitude, est alors peu atteint; on a noté pourtant de l'insomnie et des troubles dyspeptiques liés à la douleur. La *marche* est des plus lentes : après avoir mis des années à atteindre son plus grand développement, la tumeur reste stationnaire; parfois cependant de petites saillies secondaires, satellites de la masse principale, se sont unies à elle et l'ont agrandie d'autant. Par contre, la kéloïde a pu diminuer spontanément : Hardy a vu plusieurs guérisons; à la place qu'occupait la tumeur reste une tache blanche, cicatricielle, à surface unie. L'ulcération est moins bien démontrée : Hébra la nie, Hardy révoque en doute le fait de Vallerand-Delafosse qui a trait à une kéloïde ulcérée de la face. Verneuil pense que la tumeur pourrait changer de nature et cite un cas où la généralisation aurait eu lieu. Il n'en reste pas moins établi qu'en dehors de la difformité, de la gêne, de la douleur, fort rare du reste, de la tendance à la récidive qui est de règle, le *pronostic* est sans gravité : si la kéloïde ne guérit qu'exceptionnellement, elle ne compromet pas l'existence.

Le *diagnostic* ne présente aucune difficulté : on reconnaîtra sans

peine ces plaques de la peau, développées surtout dans la région présternale, ces épaississements durs et élastiques, ces reliefs à bords
nettement arrêtés, blancs ou rouges, à épiderme mince, lisse et brillant. On ne saurait les confondre avec une tumeur épithéliale ou carcinomateuse; à défaut d'autres signes, la marche absolument lente
dans ce cas, rapide dans les autres, établirait la nature du mal. On
pourrait confondre la kéloïde avec une hypertrophie cicatricielle, mais
ces *kéloïdes fausses*, si proches des vraies par leur structure et leur
marche que certains auteurs les réunissent dans une même description, se reconnaîtront à l'existence préalable d'une cicatrice, surtout
d'une brûlure. Certaines plaques de sclérodermie ont été prises pour
des kéloïdes, mais le siège du mal, sa symétrie, la sécheresse de la
peau, sa rétraction, l'absence de relief établiraient le diagnostic.

Traitement. — On ne connaît pas de méthode efficace; le traitement interne est sans effet, et on a eu recours inutilement à l'iodure
de potassium, à l'huile de foie de morue, aux préparations mercurielles, à la ciguë, à l'arsenic. Les applications locales de vésicatoires,
de pommades iodurées ou à la ciguë n'ont pas été plus heureuses;
cependant Hardy préconise l'emplâtre de Vigo appliqué « avec assi-
duité pendant plusieurs mois »; par ce moyen, dit-il, il a obtenu plusieurs guérisons, mais on échoue aussi très fréquemment.
Les chirurgiens, dernière ressource, ont fait appel au bistouri ou
aux caustiques : comme la récidive est presque fatale et qu'on
s'expose « à ce que la nouvelle tumeur soit plus étendue et plus
saillante que la première », on n'y aura recours que si les douleurs
sont très vives et si les préparations opiacées et chloralées ont
échoué. Vidal a préconisé les *scarifications* à l'entour de la tumeur
pour sectionner les terminaisons nerveuses qui s'y rendent; les résultats amenés par cette pratique d'une extrême simplicité auraient été
des meilleurs.

V

SCLÉRODERMIE.

La *sclérodermie*, que l'on nomme encore *sclérèmx des adultes*,
chorionitis, *sclérosténose*, *sclérome cutané*, *sclérodermasie*, est une

dystrophie caractérisée par une induration et une rétraction de la peau et du tissu cellulaire, parfois même des tissus sous-jacents, aponévroses et périoste, avec des altérations concomitantes des os et des articulations. Certaines muqueuses, en particulier celle de la langue, peuvent être atteintes comme la peau.

Cette affection bizarre a certainement été bien vue par Alibert en 1817 ; mais la connaissance ne s'en est vulgarisée qu'après le mémoire de Thirial, en 1845, les recherches de Grisolle, celles de Forget, de Strasbourg, et de Gintrac, de Bordeaux, qui établirent l'entité clinique de la sclérodermie. Förster et Verneuil nous donnèrent les premières descriptions anatomo-pathologiques. Plus près de nous, Charcot, Hallopeau, Lagrange ont essayé d'en éclairer la pathogénie. On trouvera, sur la sclérodermie, d'excellentes études générales de Letulle et de Benjamin Ball dans les deux dictionnaires en cours de publication.

Anatomie pathologique. — Dans les régions atteintes par la sclérodermie, la peau a perdu sa souplesse ; elle est dure, sèche, résistante ; elle crie sous le scalpel et, sur la coupe, on voit que les pelotons de graisse qui remplissent les aréoles du derme ont disparu ainsi que le panicule adipeux sous-jacent ; le tissu cellulaire sous-cutané a perdu son aspect lamelleux ; il est tassé, adhérent aux couches profondes, à l'aponévrose, au périoste lorsqu'il le recouvre, et la fusion est si intime que peau, tissu cellulaire, aponévrose ou périoste semblent constituer une seule et même membrane également parcheminée dans toute son épaisseur.

L'examen microscopique établit l'existence d'une sclérose de la peau et du tissu cellulaire. L'épiderme, souvent aminci, paraît intact dans sa couche cornée, mais les cellules du corps muqueux ont perdu leurs crénelures et quelques-unes sont vésiculeuses ; elles sont parfois infiltrées de granulations pigmentaires. Les papilles du derme sont atrophiées ; les faisceaux conjonctifs plus denses. Cette néoformation du tissu fibreux est l'altération par excellence ; on la retrouve dans le chorion, parcouru par des travées épaisses qui ont étouffé les vésicules adipeuses. Le long des canaux sanguins, d'abondants leucocytes et des cellules embryonnaires étreignent les vaisseaux dont la lumière est en partie oblitérée ; les fibres élastiques sont plus abondantes ; les glomérules sudoripares, l'appareil pilo-sébacé ont un sort variable ; il n'est pas rare de les voir au moins comprimés par

.la prolifération des cellules et l'apparition de masses fibrillaires. Les ramuscules nerveux du foyer sclérodermique sont les uns enflammés, les autres atrophiés, les autres intacts ; mais au delà de la région malade, il n'existe aucune dégénérescence appréciable des cordons de la moelle ou de l'encéphale.

Lorsque les téguments sont, comme aux doigts, en rapport presque direct avec le périoste, l'os et l'articulation, on observe des lésions profondes de ces tissus ; le processus scléreux passe de la peau au tissu cellulaire et de celui-ci au périoste qu'envahissent les travées fibreuses émanées de la face profonde du derme. Ici encore, des éléments embryonnaires entourent les vaisseaux, ou, arrivés au niveau des canalicules de Havers élargis, communiquent l'irritation à l'os bientôt spongieux et creusé d'aréoles nombreuses remplies de vésicules de graisse. Enfin l'articulation se prend ; parfois les lésions se bornent à un épaississement du tissu fibreux périphérique, mais il peut y avoir aussi résorption du cartilage et production de tractus conjonctifs serrés qui unissent et immobilisent les deux surfaces contiguës. Lorsque la sclérodermie siège sur une muqueuse, à la langue, par exemple, on trouve, dans la couche épithéliale et dans le chorion, le même processus scléreux que nous avons constaté dans l'épiderme et dans le derme ; ici, comme sous la peau, les muscles sous-jacents restent intacts.

Étiologie et nature. — Ce chapitre est des plus obscurs : on sait que la sclérodermie est beaucoup plus fréquente chez la femme que chez l'homme, qu'elle est exceptionnelle dans l'enfance, inconnue dans la vieillesse ; qu'elle éclate surtout entre vingt et quarante ans ; que l'arthritisme y prédispose, ainsi « qu'une sorte d'état cachectique assez vague ». On a invoqué encore la scrofule, la misère — bien qu'on ait observé cette affection chez les riches. — les troubles menstruels, l'accouchement, les traumatismes, mais sans pouvoir fournir la preuve péremptoire de ces affirmations. Même incertitude sur la nature du mal. Il s'agit d'une cirrhose des téguments, mais quelle en est l'origine? La théorie nerveuse, bien que fort précaire encore, paraît à cette heure la plus acceptable. La symétrie fréquente des lésions sclérodermiques, les éruptions cutanées particulières, pemphigus, acné, zona, les ulcérations, la pigmentation, les dilatations vasculaires, les douleurs irradiées, les altérations des ongles et des poils plaident en sa faveur et font conclure à des troubles trophiques. Mais on n'a pas constaté dans les tissus nerveux la moelle ou l'encéphale, les altérations d'où découleraient les désordres périphériques. Le mieux serait peut-être, à l'exemple de Besnier, d'affirmer notre ignorance à peu près complète.

Symptômes. — Il est peu de points que n'atteigne la sclérodermie : on la rencontre sur la face, sur le tronc, au niveau des membres et quoi qu'on en ait dit, — mais très exceptionnellement, — à l'aine, au creux axillaire, à la plante des pieds et à la paume de la main. Son aspect varie beaucoup selon la partie affectée. C'est bien toujours la même peau luisante, sèche, amincie, adhérente aux couches sous-jacentes, sans souplesse, dure, que sa résistance empêche de plisser et qui rappelle le vieux parchemin ; mais, aux membres, elle prend souvent la forme d'un anneau, d'un bracelet incomplet qui étreint le segment où il siège ; au tronc, ce sont plutôt des plaques, des bandes plus ou moins longues, de véritables ceintures qui compriment le thorax ; à la main, des fourreaux en doigts de gant qui enserrent les phalanges ; à la face, une sorte de masque qui recouvre les lèvres amincies, le nez effilé, les paupières rigides, les oreilles de momie appliquées contre le cuir chevelu ; les yeux se meuvent derrière cette peau fixe, immobile, jaune, tirée, séchée, sans rides : on dirait une tête de cire dont les globes oculaires sont mus par un ressort. Tel est le *masque sclérodermique* bien décrit par les élèves de Charcot.

Cette rétraction de la peau ne peut se faire sans provoquer dans les organes sous-jacents des troubles fonctionnels profonds : les malades éprouvent une sensation de gène, de constriction extrême ; ils sont comme étreints dans une bande de caoutchouc, serrés dans un étau ; au thorax, le sein est aplati, étouffé sous cette sorte de cuirasse ; le jeu du larynx, celui des poumons est contrarié et la dyspnée s'accuse avec les progrès de la sclérodermie ; aux membres, à côté des bracelets qui provoquent de l'œdème par obstacle à la circulation, on constate des bandes longitudinales qui s'opposent à certains mouvements articulaires et ont comme conséquence des attitudes vicieuses. Aux doigts, la *sclérodactylie* est plus grave encore ; on voit les phalanges effilées, parcheminées, immobilisées subir une atrophie progressive ; l'ongle disparaît peu à peu, l'os se résorbe et il ne reste bientôt qu'un informe moignon. Non seulement plusieurs doigts de la même main sont pris, mais de semblables lésions se constatent du côté opposé : l'affection est symétrique. Lorsque la peau de la verge est atteinte, l'érection en est compromise ; Bouchut en cite une observation.

La sclérodermie s'accompagne souvent de pigmentation anormale ; la peau prend, en certains points, une teinte brune très foncée qui a pu faire croire à une maladie d'Addison, avec cette différence qu'ici les muqueuses ne présentent jamais de coloration anormale ; on cite quelques cas où l'infiltration du corps muqueux de Malpighi existait sur tout le tégument externe ; le plus souvent certaines régions sont seules atteintes et on ne peut saisir de relation évidente entre les taches pigmentaires et les plaques scléreuses. A côté de cette coloration brune observée surtout au cou, à la nuque, sur les cuisses, sur l'abdomen et qui, malgré les affirmations contraires, teinte parfois le scrotum et les grandes lèvres, on constate aussi des taches, des mouchetures, des plaques, des bandes plus ou moins régulières de vitiligo dont la blancheur contraste avec la pigmentation voisine. Notons certaines marbrures anormales qui tiennent à des troubles circulatoires, des zones érythémateuses, des varices capillaires, la cyanose des extrémités : dans un cas récent de sclérodactylie, cet aspect violacé des doigts nous eût fait croire à une asphyxie locale, sans l'existence bien manifeste du masque sclérodermique.

La nutrition des tissus se fait mal : souvent les poils, les cheveux et les ongles s'atrophient et tombent ; l'épiderme se desquame ; on voit apparaître des phlyctènes, de l'acné, de l'impétigo, un zona, un ecthyma, un érysipèle, des troubles trophiques des doigts ; la sécrétion sébacée diminue sans être supprimée ; quant aux glandes sudoripares, leur fonctionnement est intact dans certains cas, dans d'autres il est arrêté, ailleurs, enfin, il paraît exagéré. La température, qui s'élève quand apparaissent les plaques scléreuses, s'abaisse ensuite et d'une façon très notable. La sensibilité persiste ; malgré l'amincissement et la rétraction de la peau, le tact reste parfait et on perçoit le chaud, le froid, la douleur et le chatouillement aussi bien qu'avant l'invasion de la maladie. Parfois les téguments dégénérés sont le siège de prurit, de démangeaisons, d'élancements assez vifs, de sensations de froid ; mais en somme il y a plutôt gêne que douleur.

La *marche* de la sclérodermie est des plus variables ; d'habitude l'affection débute insidieusement et progresse avec lenteur ; à peine

éprouve-t-on un peu de tension, quelques picotements au point qui
va être envahi ; puis des taches irrégulières apparaissent, une induration de la peau qui augmente insensiblement ; la rétraction
survient, et, au bout de longues années, l'affection est constituée ;
d'autres fois l'évolution est plus rapide ; comme dans les cas de Bouchut et de Rilliet, un gonflement œdémateux se montre tout à coup,
surtout à la suite d'un refroidissement, et en quelques jours, en
quelques heures même, se forment les plaques scléreuses avec leurs
caractères essentiels. Elles apparaissent presque toujours dans la
région sus-diaphragmatique à la nuque ou à la face. Sans être une
règle sans exception, la symétrie est très fréquente, surtout dans
la sclérodactylie dont on a fait une des formes de la sclérodermie ;
une deuxième forme correspondrait à la sclérodermie ordinaire à
plaques parcheminées et déprimées, en un mot à celle que nous
venons de décrire ; une troisième, fort exceptionnelle et nommée
sclerema elevatum, se caractériserait par l'existence concomitante
d'un œdème rendant les plaques saillantes.

La sclérodermie a la plus grande tendance à rester stationnaire ; les
altérations ne rétrocèdent ni ne gagnent, et on voit, au bout de dix ou
quinze ans, le patient mourir avec son mal plutôt que de son mal ;
il peut s'éteindre dans le marasme, miné par une cachexie lente,
mais, ordinairement, il est emporté par quelque complication dont
les plus fréquentes sont la phthisie pulmonaire, la maladie d'Addison, une affection cardiaque, les érysipèles, les lymphangites, les
pleurésies, l'albuminurie. Heureusement aussi que, dans quelques
cas, correspondant surtout aux sclérodermies à début brusque, la
rétraction s'arrête après diverses oscillations : les plaques reprennent peu à peu leur souplesse et la guérison définitive est obtenue.
Tels furent les faits de Rilliet et de Bouchut où la résolution survint en quelques mois.

Diagnostic. — Il ne présente d'ordinaire aucune difficulté : ces
bandes, ces plaques luisantes, amincies, dures, cette peau immobile,
adhérente, sans rides, semblable à du parchemin qu'on ne peut
plisser, l'aspect particulier des doigts, la symétrie des lésions, le
masque sclérodermique, font facilement reconnaître la maladie. On ne
pourrait la confondre avec la *kéloïde fausse* ou *vraie* dont les téguments sont surélevés, roses ou rouges, mobiles sur les couches sous-
jacentes : ces tumeurs, lorsqu'elles sont spontanées, s'observent sur-

tout dans la région présternale ; lorsqu'elles naissent sur une cicatrice, les commémoratifs pourront être fort utiles. L'*asphyxie locale des extrémités* a été invoquée, et souvent, croyons-nous, dans
des cas où on avait affaire à une sclérodactylie ; cependant la cyanose,
le sphacèle de la peau, la nécrose osseuse, l'absence de masque sclérodermique permettront de diagnostiquer la maladie de M. Raynaud.
L'*aïnhum*, sillon constricteur qui étreint et ampute le quatrième et
quelquefois le cinquième orteil de certains nègres adultes, est peut-
être une sclérodermie, mais d'une forme assez particulière pour
être distinguée de celles dont nous parlons. La *trophonévrose faciale*, l'*aplasie lamineuse* sera étudiée plus tard ; pour quelques-
uns elle serait aussi une sclérodermie.

Traitement. — On peut dire que tout a été tenté, et il n'est
guère de méthode qui ne compte au moins un succès et une foule
de revers ; les médicaments internes, purgatifs, diurétiques, sudorifiques, emménagogues ont été tour à tour prônés et combattus ; les
altérants ont eu des partisans aussi convaincus que les toniques. Les
moyens locaux, vésicatoires, sangsues, sinapismes, scarifications,
incisions, paraissent abandonnés à juste titre. On ne pourrait faire
quelque fond que sur l'hydrothérapie, les bains de vapeur, les
bains alcalins, et sur l'électricité sous forme de courants galvaniques.

VI

ÉLÉPHANTIASIS DES ARABES.

Fort différente de l'*éléphantiasis des Grecs* ou lèpre du moyen âge,
l'*éléphantiasis des Arabes* est une inflammation chronique, avec
hyperplasie œdémateuse, qui envahit la peau et le tissu cellulaire,
surtout aux membres inférieurs et aux organes génitaux externes.
Barraillier nous en a donné une bonne description dans le dictionnaire de Jaccoud.

Étiologie. — Le nombre et la variété des causes invoquées
prouvent combien peu on connaît les conditions réelles du développement de l'éléphantiasis. L'influence du climat est incontestable, et
si on a observé cette affection sous toutes les latitudes, elle n'est
fréquente que sous les tropiques, sur les côtes de l'Inde, à Ceylan,

aux Barbades, au nord de l'Égypte : les lieux humides et les saisons
pluvieuses y prédisposent particulièrement ainsi que la mauvaise
nourriture et les eaux altérées. Les adultes sont atteints de préférence ; cependant on l'a constatée chez de tous jeunes enfants et chez
des vieillards ; les femmes sont moins frappées que les hommes, les
Européens que les nègres, les mulâtres et les créoles, surtout lorsque
ceux-ci sont entachés de scrofule, de syphilis ou d'impaludisme.
Les traumatismes, contusions, plaies et ulcères consécutifs sont
encore le point de départ de l'éléphantiasis. La multiplication dans
les vaisseaux d'un ver nématode, le filaire du sang, est maintenant
invoquée comme une des causes les plus importantes, et si, fort
souvent, les examens microscopiques ont été négatifs, c'est qu'on
n'aurait pas pris la précaution de pratiquer les recherches pendant
la nuit : aux heures du jour, les filaires ne circuleraient pas dans
le sang.

Anatomie pathologique. — Les lésions les plus importantes
sont celles des téguments épaissis, indurés, œdémateux. L'épiderme,
surtout dans les premières périodes de l'éléphantiasis, est lisse, mince,
blanc et comme distendu par une matière gélatineuse ; avec les progrès de la maladie, il devient rugueux, fendillé, gris ou brun ; les
papilles s'hypertrophient et forment des prolongements ramifiés
qu'engaine une couche résistante de cellules cornées. Le derme
mesure d'un à deux centimètres ; il est lardacé, translucide ; après
sa section, du sérum s'écoule des aréoles que limitent des travées
fibreuses épaisses. Le même œdème envahit le tissu cellulaire sous-
cutané, et la quantité du liquide infiltré influe sur la résistance des
parties ; l'éléphantiasis est *molle* lorsque les mailles sont très distendues par la sérosité ; *dure* lorsque domine l'hyperplasie fibreuse.

Quant aux tissus sous-jacents, ils sont comprimés par les masses
surincombantes : les muscles sont atrophiés, dégénérés, graisseux ;
les tuniques des artères sont épaissies ; les veines sont variqueuses et
leur lumière reste béante à la coupe. Même genre d'altération pour
les vaisseaux lymphatiques : les ganglions engorgés prennent un
énorme développement ; les nerfs deviennent noueux et irréguliers
par hyperplasie de leur névrilemne. Lorsque le périoste est peu dis-
tant de la peau, ou lui est contigu comme à la surface interne du
tibia, l'inflammation chronique l'atteint bientôt ; il subit la même
régression que les téguments, et peau, tissu cellulaire, périoste

semblent ne former que la même membrane lardacée. Il y a parfois
production exagérée de tissu osseux ; des ostéophytes se déposent : au
niveau de l'articulation tibio-tarsienne, ils unissent le tibia à l'astragale et au calcanéum et la mobilité de la jointure s'en trouve compromise ; il peut exister une véritable ankylose, par fusion des surfaces articulaires.

Lorsqu'on étudie au microscope cette sorte de couenne éléphantiaque, cette couche lardacée, épaisse parfois de plus de 10 centimètres et qui provient de la fusion de la peau, du tissu cellulaire,
du périoste même, on trouve toutes les lésions de la cutite et de la
lymphangite ; les cellules fixes qui recouvrent les fibrilles du derme
sont prolifèrées ; elles infiltrent les aréoles et se mêlent aux leucocytes qui, par diapédèse, ont traversé les parois vasculaires ; ces éléments embryonnaires forment autour des réseaux sanguins des man-
chons plus ou moins épais. Les poussées inflammatoires successives
qui sont la caractéristique de l'éléphantiasis, accumulent chaque fois
une quantité nouvelle de ces éléments, dont un grand nombre
s'organisent en tissu fibreux ; ainsi se développent ces couennes
exubérantes, ces travées conjonctives encombrées de cellules jeunes,
ces hyperplasies assez considérables pour quintupler ou décupler
l'épaisseur habituelle des téguments et des couches sous-jacentes.

Symptômes. — On décrit une forme *fébrile* et une forme *apyrétique*. Dans la première, après quelques prodromes, pesanteur,
gêne, fatigue au niveau des régions que le mal va frapper, éclate
tout à coup un frisson qui, par son intensité, peut rappeler celui des
fièvres paludéennes ; le thermomètre monte à 40° ; la céphalalgie
est intense, la soif vive, la langue saburrale ; des douleurs lancinantes se déclarent en un point limité, parties génitales ou membres
inférieurs, qu'une rougeur pareille à celle de l'angioleucite réticulée
envahit rapidement. L'inflammation gagne les troncs lymphatiques
et les ganglions, qui se tuméfient ; la peau est tendue, luisante,
aride, et on a le tableau à peu près complet d'une invasion érysipélateuse.

Peu à peu ces phénomènes disparaissent et, de cette crise éléphantiaque, il ne reste qu'un gonflement diffus. Mais après quelques
jours, quelques semaines, deux mois, six mois même, une poussée
nouvelle survient qui laisse une tuméfaction plus accentuée ; il ne
faut guère plus de trois accès pour que l'éléphantiasis soit constituée.

Dans la forme *apyrétique*, il n'y a ni frisson, ni douleurs, ni troubles généraux ; à peine une gêne, un léger malaise, de l'engourdissement, une douleur obtuse dans la région atteinte dont les ganglions s'engorgent, et l'œdème s'accuse, tantôt insensiblement, tantôt par poussée irrégulière. Nous venons d'observer avec Verneuil un fait de ce genre sur un de nos confrères cubains.

Lorsque la maladie est confirmée, la peau est d'abord lisse, blanche, sans rides et sans plis ; elle est le siège d'un œdème assez mou et qui conserve l'empreinte du doigt ; l'éléphantiasis, dans ce cas, est appelée *glabre* par Virchow ; mais bientôt l'induration apparaît, la résistance est plus grande, l'épiderme se dessèche ; il devient rude, irrégulier, raboteux, fendillé ; au fond des sillons que forment ces saillies s'écoule un liquide huileux, filant, parfois purulent et d'une odeur nauséabonde ; des fissures, des ulcères se creusent, souvent à la suite d'une contusion, d'une violence extérieure quelconque ; l'éléphantiasis est alors *verruqueuse ;* elle est *tubéreuse* ou *noueuse*, quand le tégument est soulevé par de petites tumeurs de volume variable. La sensibilité, dans ces diverses formes, est à peu près normale, un peu diminuée cependant ; la sécrétion sudorale continue à se faire par les glomérules, souvent hypertrophiées ; les poils sont durs, cassants ou d'apparence laineuse, et s'atrophient s'ils ne tombent pas. Il y a parfois accumulation de pigment qui colore la peau de teintes brunes plus ou moins foncées.

Ces lésions ont pour siège habituel le *membre inférieur* ou les *parties génitales externes*. Au membre inférieur, les ganglions de l'aine et du creux poplité s'engorgent ; des traînées rouges se dessinent sur le trajet des lymphatiques ; les téguments sont marbrés de plaques érysipélateuses dont les poussées successives laissent après elles un œdème mou d'abord, puis dur ; la cuisse est tuméfiée, la jambe déformée, et, en divers points de sa hauteur, elle a pu mesurer 50, 80, 97 centimètres de circonférence ; la région tibio-tarsienne est infiltrée, distendue, soulevée par des bourrelets qui recouvrent le pied et dont les masses, plus volumineuses encore que celles du mollet, donnent aux parties l'aspect d'un pied d'éléphant. Le poids du membre inférieur, l'immobilisation de l'articulation du genou et du cou-de-pied impriment à la progression, encore possible, un caractère particulier : les mouvements se font dans la hanche, et les malades marchent comme les amputés de la cuisse sur leur pilon. Lorsque les deux jambes sont prises, ce qui, du reste, est fort rare, plus grandes encore sont les difficultés.

L'éléphantiasis du scrotum est fréquente, surtout en Égypte : on note les mêmes poussées érysipélateuses, l'engorgement des ganglions de l'aine ; l'œdème devient persistant et progressif ; peu à peu la verge s'enfonce et se cache sous les masses débordantes du scrotum, qui a mesuré jusqu'à 1ᵐ,75 de circonférence et pesé jusqu'à 50 kilogrammes. Aussi l'urine arrive au dehors, non au niveau du méat, mais à une certaine distance et après avoir cheminé entre les plis éléphantiques des enveloppes des testicules ; des ulcérations rebelles sont la conséquence du passage de ce liquide irritant. L'épiderme est soulevé par de petites pustules que distend un liquide tantôt fluide et citrin, tantôt épais et laiteux, dont l'écoulement abondant, après rupture de la paroi, provoque un affaiblissement et une émaciation rapides. — Les grandes lèvres, le clitoris et son prépuce, les mamelles et le membre supérieur, plus rarement la peau du cou, de la face, de la marge de l'anus, de la poitrine, du lobule de l'oreille, sont envahis par l'éléphantiasis ; on peut dire d'une manière générale, qu'il n'est pas un point du tégument externe où on n'ait constaté l'hyperplasie œdémateuse ; la langue elle-même a été atteinte.

Après la série des poussées érysipélateuses qui marquent son début, l'éléphantiasis, une fois établie, prend une *marche* de plus en plus lente et reste stationnaire pendant de longues années. On cite quelques cas exceptionnels, où la guérison spontanée serait survenue ; il est plus fréquent de voir le malade en proie à une anémie progressive qui abrège sa vie. Des gangrènes étendues, des accès pernicieux, des complications du côté des voies digestives ou du cœur ont parfois entraîné la mort ; mais, d'habitude, le *pronostic* n'a rien de bien grave, du moins à courte échéance. Le *diagnostic* s'impose toujours ; les œdèmes chroniques qui procèdent de troubles circulatoires locaux ou généraux, la lèpre, la sclérodermie, ont un aspect trop différent pour que l'erreur puisse être commise après un examen attentif.

Traitement. — Au début de l'éléphantiasis, lors des poussées érysipélateuses ou aux premiers signes de tuméfaction œdémateuse, l'élévation du membre, la compression méthodique, tout ce qui pourra diminuer la réaction inflammatoire et l'infiltration dermique et sous-cutanée, devra être mis en œuvre : le massage, les bains alcalins et sulfureux, les douches ont rendu quelques services ; mais il faudra éviter toute irritation de la peau, toute excoriation, prétexte à nouvel érysipèle. Le changement de climat aurait eu, dans quelques cas, une heureuse influence.

Lorsque l'éléphantiasis est bien confirmée, qu'il existe déjà une hyperplasie du derme et des tissus profonds, l'intervention sera plus active ; elle différera selon que les lésions se trouvent ou ne se trouvent pas dans une région où le bistouri peut être porté. L'ablation complète des enveloppes scrotales ne compromet aucune fonction importante, nous avons vu enlever les bourses avec un plein succès ; toutes les tuniques, jusques et y compris la vaginale, furent extirpées ; les testicules mis à nu et recouverts par de petits lambeaux cutanés latéraux suturés. sur la ligne médiane : la réunion primitive fut obtenue. Osgood rapporte soixante cas suivis de succès. D'après une analyse de cent cinquante-trois faits, Fayrer accuse cependant une mortalité de 18 pour 100. Mais nous ne savons si une antisepsie rigoureuse aura été suivie.

Lorsque l'œdème a envahi les membres inférieurs, on n'aura recours au couteau que si la marche est absolument impossible ou du moins considérablement gênée et si tous les autres moyens de traitement ont échoué : d'abord la compression ouatée ou avec la bande d'Esmarch, qui compte déjà quelques succès ; la compression digitale sur l'artère principale du membre. La ligature, qui n'est pas sans danger, n'a donné que de fort médiocres résultats : une statistique de Wernher montre que, si dans trente-deux cas, la ligature fut suivie d'une amélioration immédiate, cette diminution de l'œdème ne put se maintenir ; sur soixante-neuf faits de compression, au contraire, il y aurait eu quarante guérisons, treize améliorations et seize échecs absolus. Après la récidive d'une éléphantiasis traitée par la ligature de l'artère, Morton a obtenu un succès par la résection partielle du sciatique.

VII

TUMEURS HYPERTROPHIQUES DE L'ÉPIDERME
ET DE LA COUCHE PAPILLAIRE.

Les hypertrophies de la couche cornée de l'épiderme, avec ou sans développement exagéré des houppes papillaires, présentent un certain nombre de variétés : les *durillons*, les *cors*, les *cornes*, les *verrues*, les *condylomes;* à l'exemple de Follin, nous ajouterons l'*ulcère papillaire*, où l'érosion du derme se recouvre d'une masse énorme de lamelles épidermiques.

Durillons. — On nomme ainsi un épaississement circonscrit de l'épiderme, que provoquent des frottements répétés et que constitue l'accumulation de cellules cornées en couches régulières.

Le durillon se rencontre de préférence au côté interne de l'articulation métatarso-phalangienne du gros orteil où, lorsqu'il est soulevé par le liquide de la bourse séreuse sous-jacente enflammée, il est appelé vulgairement *oignon;* on le trouve encore à la plante des pieds, surtout quand, par suite de paralysie musculaire ou de déviations spéciales, certains points sont anormalement comprimés dans la marche ou dans la station ; à la main, chez les forgerons, les serruriers, les rameurs, les terrassiers; au bord cubital de l'avant-bras droit, chez les ouvriers en papiers peints; chez les brunisseurs, à la face interne de l'articulation métacarpo-phalangienne du cinquième doigt; à la face externe de la phalange unguéale du médius, chez ceux qui tiennent mal leur porte-plume; nous pourrions multiplier les exemples à l'infini.

Le durillon constitue alors une petite tumeur, mobile avec la peau sur les parties sous-jacentes, arrondie, saillante de quelques millimètres, à très large base qui se continue par dégradation insensible avec l'épiderme environnant, indolore, de couleur jaune ambré, un peu translucide; elle se gonfle sous l'influence de l'humidité. Le microscope y montre une stratification de cellules épidermiques, au-dessous desquelles les papilles du derme sont un peu aplaties et

élargies; les vaisseaux sanguins sont plus dilatés; les conduits excréteurs des glandes sudoripares et les follicules pileux n'ont subi aucune
modification. Quelquefois il se forme, sous la callosité, une bourse
séreuse qui peut s'enflammer à la suite d'une contusion, d'un travail
exagéré, et se changer en un phlegmon circonscrit ou diffus.: on
sait, en effet, le rôle que joue le durillon *forcé* dans l'étiologie des
phlegmasies de la main; ici la thérapeutique doit être active : des
incisions précoces s'opposeront à l'envahissement du pus. Si le durillon n'est pas enflammé, on n'y touche pas et il peut disparaître
avec la cause qui l'a produit; tout au plus excisera-t-on au rasoir les
couches superficielles devenues trop exubérantes.

Cor. — C'est un épaississement circonscrit de l'épiderme, comme
le durillon, dont il diffère par l'existence, en son centre, d'un noyau
dur, à racine conique et qui pénètre plus ou moins profondément
dans le derme.

On le rencontre uniquement aux pieds, surtout au niveau des
orteils : sur la surface externe du petit doigt, il est, pour ainsi dire,
de règle chez tout individu qui porte des chaussures; on le trouve
encore à la face dorsale, sur la peau qui recouvre les articulations
des phalanges; dans la région plantaire ; à la face interne des orteils,
son aspect particulier lui a fait donner le nom d'*œil de perdrix;* il
y est mou, blanc, par suite de sa macération dans la sueur; ses bords
sont renflés, son noyau excavé et ses couches superficielles se détachent spontanément.

Le cor, comme le durillon, forme un épaississement de quelques
millimètres, dur, arrondi, à peine saillant au-dessus de la peau,
jaunâtre, transparent. Sur une coupe, on constate la même couche
due à l'accumulation des cellules cornées, mais au centre se trouve un
noyau plus résistant, plus dense, où les éléments, plus serrés, soudés
en lames concentriques, pénètrent comme un coin dans le derme,
dont ils écrasent les papilles; ils amincissent les chairs, quelquefois
perforées jusqu'au tissu cellulaire, où alors se développe fréquemment une bourse séreuse. Il existe, parfois, deux ou trois racines
pour le même cor, qui serait dû, d'après Forster, non à l'épaississement et à la multiplication des cellules épidermiques, mais à une
prolifération des éléments qui tapissent les conduits excréteurs des
glomérules sudoripares, prolifération plus abondante à l'orifice du

goulot que vers sa profondeur : de là cette forme conique, caractéristique du cor.

Les papilles périphériques, celles qui se voient autour de la cupule que la pointe du cor se creuse dans le derme, sont d'ordinaire hypertrophiées ; les vaisseaux en sont congestionnés, et de petites hémorrhagies peuvent avoir lieu, infiltrant la trame épithéliale. On a signalé une hypertrophie du névrilemme de quelques ramuscules nerveux qui rampent au voisinage, et ces petits névromes expliquent les douleurs qui se manifestent trop souvent ; elles sont fort irrégulières : certains cors évoluent sans éveiller la plus légère souffrance ; d'autres, à la moindre pression, au moindre heurt, lorsque le temps est humide, ou pour peu que le pied soit serré dans une chaussure trop étroite, provoquent des douleurs telles que la marche en est empêchée.

On a signalé des complications graves, toujours causées, il est vrai, par une intervention maladroite : un cas de tétanos, une gangrène de l'orteil suivie d'infection purulente, des phlegmons circonscrits ou diffus. La prudence est donc nécessaire : on se contentera d'exciser, avec un bon rasoir, les couches les plus superficielles sans atteindre la zone des papilles ; on recouvrira les parties de plaques superposées de diachylum, dont la plus profonde, celle qui est au contact de la peau, sera fenêtrée au niveau du cor ; on pourra faire usage de l'anneau en caoutchouc de Galante qui offre une ouverture où se loge l'épaississement épidermique.

Si on a eu recours à l'extirpation, aux cautérisations « faibles et répétées » avec les acides acétique, azotique ou chromique, on aura soin, pour éviter la récidive, de recommander des chaussures bien faites, en peau souple, ni trop larges ni trop étroites ; là est le vrai remède et souvent même la condition d'une guérison spontanée. A. Thierry, dans son article sur le traitement des cors aux pieds, rapporte que « son collègue au Conseil municipal, Eugène Delacroix, le grand peintre dont la France s'honore, » se débarrassa de ses cors en abandonnant les cordonniers pour recourir aux magasins de confection, où il pouvait choisir chaussures à son pied.

Cornes. — Ce sont des productions accidentelles de la peau ou même des muqueuses, et constituées par une substance analogue à celle des ongles et des cornes des animaux auxquelles elles res-

semblent souvent aussi par leur développement en excroissance co-
noïde.

On les rencontre d'habitude au front, à la tête, à la face interne
des cuisses, puis sur les fesses et sur le tronc; on les a vues sur la
muqueuse linguale, sur la conjonctive et sur le gland; on cite enfin
quelques cas où elles étaient implantées sur du tissu cicatriciel ou
dans l'intérieur d'un kyste sébacé. Kelsch nous fournit, d'après Villeneuve, une statistique qui porte sur soixante et onze observations.
Les cornes occupaient trente-cinq fois la tête, douze fois la cuisse,
douze fois le tronc, trois fois la verge et le gland, et huit fois les diverses régions du membre inférieur, sans indications très précises.

D'ordinaire elles sont uniques; cependant Fabrice de Hilden,
Wilan, Sœmmering, beaucoup d'autres encore rapportent des faits
où le nombre en était considérable. Les frères Lambert, dont
Alibert nous a donné l'histoire, en avaient, éparses sur le corps, en
telle quantité qu'on les appelait les hommes porc-épic. Elles seraient
surtout l'apanage des femmes; Demarquay en trouve trente et une
et quinze hommes dans cinquante cas; mais les relevés de Villeneuve
constatent des proportions sensiblement égales. Bien qu'on en ait vu
chez des enfants et même chez des nouveau-nés, elles apparaissent
plutôt à un âge avancé : la malpropreté, les irritations locales
exercent une certaine influence sur leur développement et c'est
dans la classe pauvre, chez les manouvriers, qu'on les observe de
préférence.

Ces tumeurs se présentent parfois sous forme de plaques peu saillantes au-dessus du tégument, d'excroissances aplaties d'une étendue
peu considérable; le plus souvent elles sont allongées, coniques,
à sommet très rarement bifurqué, incurvées en arc de cercle ou con-
tournées en spirale comme les cornes de bélier; leur longueur a pu
dépasser 20 ou 30 centimètres; leur coloration, surtout foncée vers
la pointe, est grise, brune ou jaune; leur consistance est grande
au sommet; vers la base, leur substance est plus molle et l'ongle
peut l'entamer. Elles sont insensibles, ne déterminent que de la
gêne et la santé générale n'est pas troublée; on cite cependant des
cas où, grâce à leur siège particulier et à leur nombre, elles ont
rendu impossible la marche, la position assise et le décubitus horizontal. D'autres fois elles ont changé de nature et sont devenues des
épithéliomas à rapide développement. On a observé, pour quelques-

unes, la chute périodique, la *mue* : chez les malades de Ritter, d'Alibert, de Heurtaux, la base de la corne se détachait à une époque déterminée, printemps, automne, hiver, puis une nouvelle apparaissait qui peu à peu acquérait le volume de la première. Ces tumeurs sont des plus rebelles, et leur section, leur ablation incomplète a toujours une récidive pour conséquence.

Les cornés se développent sur les papilles hypertrophiées : les cellules du corps muqueux qui les engaine végètent abondamment et forment des cornets concentriques d'éléments feuilletés, desséchés, dépourvus de noyaux ; les nouvelles couches soulèvent les anciennes ; ainsi s'accumulent ces amas d'apparence cannelée, fibroïde, qui, les examens histologiques et chimiques le démontrent, ont même structure et même composition que les ongles, les sabots, les griffes des animaux. Les cellules du sommet de la corne sont les plus vieilles et les plus dures ; elles sont fusionnées et, au premier abord, le tissu semble amorphe ; à la base, quelques-unes ont encore la mollesse des éléments du corps muqueux de Malpighi ; aussi la résistance est moindre. Il en est de même au centre du néoplasme où on rencontre parfois de la matière sébacée d'une odeur fétide.

Le *pronostic* n'est pas sans quelque gravité puisque les cornes peuvent dégénérer en cancroïde et ne guérissent pas spontanément, bien que Rayer ait vu une de ces tumeurs ne pas se reproduire après être tombée d'elle-même. Il faut recourir à l'extirpation et la pratiquer largement. On cernera le néoplasme par une incision circonférentielle qui dépassera hardiment les limites du mal ; le derme sous-jacent sera enlevé jusqu'au tissu cellulaire sous-cutané. Cette méthode est préférable aux cautérisations qui, pour être complètes, doivent être répétées. Lorsque les cornes sont trop multipliées pour qu'on puisse avoir recours à l'instrument tranchant, on essayera des bains, des émollients pour ramollir la tumeur et provoquer sa chute ; mais l'efficacité de ces moyens est fort douteuse.

Verrues. — Ce sont des papillomes qui forment, sur la surface cutanée, de petits mamelons de la grosseur d'un grain de chènevis, de couleur ambrée, semi-transparents dans leurs couches superficielles, durs, mobiles avec la peau sur laquelle ils s'implantent. Tantôt une masse épidermique commune engaine toutes les papilles et l'excroissance est lisse : c'est la *verrue* proprement dite ; tantôt chaque papille hypertrophiée a son revêtement spécial et la tumeur est hérissée de filaments velvétiques : c'est le *poireau*. Il y aurait encore d'autres variétés et Alibert nommait *acrochordon* la verrue pédiculée, *cicéronienne*, celle qui a le volume d'un pois chiche et que des poils recouvrent.

On ne sait pas grand'chose sur leurs causes. Cependant les recherches contemporaines de Majocci, de Cornil, de Babes semblent prouver qu'il s'agit là d'une affection parasitaire ; ils ont trouvé dans le tissu des papilles un grand nombre de microbes infiniment petits, de moins de 1 μ de diamètre, accolés deux à deux en forme de diplococci ou en forme de sarcine, de chapelets, ou de petits amas. Ne sait-on pas d'ailleurs que les verrues se développent par contact ? Chez les enfants qui ont de ces tumeurs sur les doigts, on en voit souvent de semblables naître sur la face, au coin des lèvres, sur le nez, dans les points où ils portent fréquemment leurs mains couvertes de verrues.

Elles apparaissent le plus fréquemment sur la face dorsale des doigts et de la main, au niveau de la pulpe, à l'avant-bras, sur le visage, le cou, le talon ; l'influence des irritations, des frottements, du contact de certaines substances est généralement admise ; elles se développent à tous les âges, mais surtout chez les enfants des deux sexes. Si parfois il n'en existe qu'une, il n'est pas rare d'en observer un bien plus grand nombre éparses sur divers points du corps, ou plus souvent encore en groupes confluents : elles se sont semées, pour ainsi dire, par le grattage et la déchirure d'une verrue préexistante.

Les verrues se développent sans douleur et c'est par hasard qu'on découvre leur existence ; elles grandissent peu à peu et restent bientôt stationnaires, disparaissant parfois spontanément ou sous l'influence de quelque affection fébrile. Le plus souvent il faut une intervention, à laquelle on n'a recours que si les verrues sont gênantes par leur volume ou leur aspect disgracieux. On emploie les applications répétées d'acide azotique, d'acide chromique, surtout d'acide acétique cristallisable. La gaine épithéliale se détache au bout de quelques jours et la verrue est guérie, mais la récidive est fréquente. La ligature lorsque la tumeur est pédiculée, l'excision au bistouri et la cautérisation donnent de fort bons résultats. Des méde-

cins sérieux prétendent avoir obtenu de remarquables succès par
l'emploi quotidien de la magnésie à l'intérieur.

Condylomes. — Sous ce nom on désigne à la fois les tumeurs papillaires pédiculées, végétations, choux-fleurs que nous avons déjà décrites, et certains néoplasmes constatés sur le gland, l'anus et la vulve,
tumeurs arrondies, mamelonnées, sessiles ou pédiculées, du volume
d'un pois ou même d'une petite cerise, souvent saignantes et douloureuses au moindre frottement. On a attribué leur développement à la
syphilis, à la blennorrhagie, mais il est probable que ces affections
n'agissent que par les sécrétions irritantes qui accompagnent les plaques muqueuses ou la chaude-pisse; les mucosités vaginales des femmes enceintes provoquent aussi l'apparition de ces tumeurs qu'on
extirpe avec le bistouri, le thermocautère ou qu'on détruit par les
caustiques.

Ulcères cutanés papillaires. — Follin décrit sous ce nom de
petites tumeurs fréquentes surtout au visage et souvent confondues
avec des épithéliomas.

Un léger épaississement se fait à la surface de la peau; il est constitué par des lamelles épidermiques superposées dont la saillie
brune, d'apparence croûteuse, peut dépasser un centimètre. Il reste
ainsi stationnaire pendant un temps fort long, des mois, des années
même; parfois se fait au-dessous une exsudation séro-purulente
qui soulève et détache l'excroissance; elle tombe et laisse à nu le
derme exulcéré. Bientôt de nouvelles masses épithéliales s'accumulent sur l'ulcère, qui reprend son aspect croûteux primitif. En
général des soulèvements analogues, des épaississements épidermiques se font au voisinage; la tumeur principale est entourée de
satellites et il est des cas où l'on en compte trente à quarante sur
le visage.

On pourrait confondre ces tumeurs avec des cancroïdes, et, de fait,
la transformation des ulcères papillaires en épithéliomas est fréquente.
Dans l'ulcère papillaire la peau périphérique est molle, le derme a
conservé sa souplesse; il n'y a ni dureté, ni infiltration, ni engorgement ganglionnaire, ni élancements, ni adhérences. Cependant nous
venons d'observer un cas où la tumeur principale était déjà un épithélioma bien net, tandis que les satellites conservaient encore tous

les caractères de l'ulcère papillaire type. D'habitude la tumeur reste
stationnaire et l'on n'a pas à intervenir. Les solutions concentrées de
chlorate de potasse en application permanente sur les parties font
merveille et nettoient le visage en quelques jours, même lorsque la
métamorphose cancroïdale commence. Nous venons d'obtenir, par ce
topique, un succès remarquable à la Salpêtrière chez une femme
opérée déjà par Bouilly d'un cancroïde de la face ; un ulcère en voie
d'induration et la foule des soulèvements épidermiques voisins se
sont guéris en moins de trois semaines.

VIII

ADÉNOMES SUDORIPARES.

Ces tumeurs sont bien connues depuis la description de Verneuil.
On en distingue trois variétés : la première, l'*hypertrophie kystique*,
est caractérisée par la dilatation irrégulière des glomérules ; un liquide filant, jaunâtre, distend des cavités multiples dues à des étranglements qui se font de distance en distance sur le tube désormais
comparable à une sorte de chapelet. Les parois sont épaissies par une
prolifération conjonctive abondante et leur surface interne est tapissée par un épithélium pavimenteux.

L'*hypertrophie générale simple*, où on trouve les canaux dilatés,
farcis d'épithélium, où on voit apparaître des diverticules glandulaires nouveaux, et l'*hypertrophie générale avec infiltration de cellules épidermiques* où les amas épithéliaux ont rompu les parois des
tubes et se sont diffusés dans le derme, ressemblent trop aux cancroïdes pour que, à l'exemple des auteurs contemporains, nous ne rat-
tachions pas leur étude à celle des épithéliomas lobulés. N'a-t-on pas
constaté dans les masses néoplasiques l'existence de globes épidermiques types? Aussi nous contenterons-nous de dire que ces tumeurs
souvent volumineuses, fréquentes surtout au visage, au cou et au dos,
à marche généralement lente, peuvent prendre les allures rapides des
cancroïdes envahissants. Le plus sage est de les cautériser profondément avec la pâte arsenicale ou de les enlever au bistouri.

IX

KYSTES SÉBACÉS.

Ils sont dus à la rétention des produits que sécrète l'appareil pilo-sébacé. On leur applique fréquemment·le nom de *loupes ;* ceux d'*a-thérome*, de *mélicéris* et de *stéatome*, basés sur l'aspect ou la consistance de leur contenu, tendent à disparaître.

C'est à la tête, à la nuque, à la face, sur les épaules, au scrotum qu'on les observe d'habitude. On n'en aurait jamais rencontré à la plante des pieds et à la paume de la main où les glandes sébacées font défaut ;·cependant Trélat vient d'en extirper un sur la face palmaire de la première phalange de l'annulaire. Ces kystes sont en général uniques, mais il n'est pas rare d'en trouver plusieurs réunis, presque toujours dans la même région, au cuir chevelu par exemple ; ils peuvent se juxtaposer, se fusionner même ; la tumeur est alors irrégulière et lobulée. Son volume est des plus variables, et entre le *comédon*, la *tanne*, l'*acné punctata*, caractérisés par une saillie semblable à un grain de mil d'où la pression fait sortir la matière sébacée effilée comme un ver, et les loupes aussi grosses qu'un œuf, une noix de coco, une tête d'enfant, on constate tous les inter-médiaires.

La peau·qui recouvre le kyste est en général amincie, adhérente, rouge ou violacée, parcourue par des arborisations veineuses ; sur la surface glabre et d'où souvent sont tombés poils et cheveux, on voit quelquefois un point noir, orifice oblitéré par où la pression fait sortir le contenu de la poche. Les parois sont d'une épaisseur et d'une consistance variables, tantôt molles, délicates, d'une trame ténue ; tantôt dures, criant sous le scalpel, renforcées par des strates nouvelles de tissu fibreux qu'ont déposées des inflammations répétées ; à la longue même il se fait des dépôts crétacés, des plaques calcaires ; un épithé-lium pavimenteux stratifié tapisse la cavité ; il s'appuie sur une couche de lamelles épidermiques infiltrées de gouttelettes graisseuses et parfois assez tassées pour qu'on puisse croire à une membrane de tissu conjonctif. Dans certains cas un poil est encore implanté dans son follicule, mais celui-ci ne tarde pas à s'atrophier sous la pression qu'exerce le contenu du kyste.

Ce contenu est formé par l'accumulation de masses épidermiques qui naissent du follicule pileux et de matières sébacées que sécrètent les glandes. Ces substances subissent de nombreuses métamorphoses, et outre les cellules pavimenteuses chargées de granulations graisseuses, on trouve des cristaux de carbonate calcaire et magnésien, de la cholestérine, des globules de pus, de la graisse ou de l'huile libres et une certaine quantité de mucus. Lorsque leur consistance est celle de la bouillie, on les nomme *athéromes; mélicéris* lorsqu'ils ressemblent à du miel; *stéatomes* lorsqu'ils rappellent le suif. Dans les vieux kystes très distendus et souvent contus ou enflammés, des exsudations séreuses et sanguines se font qui délayent les matières grasses et les éléments épithéliaux; le liquide est alors plus fluide, brun ou noir, et rappelle la sépia, la suie mouillée, l'encre de Chine.

Les kystes sébacés se développent sous forme de petites tumeurs dures, semblables à des grains de plomb enchâssés dans la peau; peu à peu ils grossissent, se dégagent pour ainsi dire de la trame dermique et s'épanouissent dans le tissu cellulaire; ils sont alors arrondis, résistants ou mous, fermes ou pâteux et mobiles sur les parties sous-jacentes; parfois un peu étalés, ce qui les a fait comparer à une tortue; ils ne sont le siège d'aucune souffrance, sauf dans les cas d'inflammation; tout au plus deviennent-ils gênants; Verneuil en a pourtant rencontré de douloureux.

Lorsqu'elle a atteint le volume d'une noix, la tumeur reste ordinairement stationnaire; plus rarement elle s'accroît, la peau s'amincit, puis s'ulcère, et le contenu, d'une odeur fade et nauséabonde, s'écoule au dehors. Si les phénomènes inflammatoires sont intenses, la paroi du kyste, désorganisée, s'élimine avec les produits de la suppuration et la guérison radicale peut être la conséquence de ce processus. D'autres fois une fistule persiste par où s'écoule une substance fétide; enfin l'orifice peut se cicatriser jusqu'à ce que survienne une nouvelle poussée aiguë.

Outre ces inflammations qui, à la tête, ne seraient pas toujours sans danger, on a noté quelques complications: l'usure des os du crâne et leur perforation par la tumeur, qui arrive au contact de la dure-mère; la production de cornes dans l'intérieur de la cavité et surtout le développement d'un épithélioma. Le pronostic s'aggrave alors; il ne s'agit plus d'un kyste à évolution toute locale, mais d'un néoplasme qui peut se généraliser. Le diagnostic est des plus simples;

on ne confondra pas la loupe avec un kyste dermoïde de même consistance et de même forme; le kyste dermoïde est congénital au lieu
d'apparaître de vingt à quarante ans; il affecte de plus certains sièges
de prédilection, la queue ou la tête du sourcil, le plancher de la
bouche, le cou, le scrotum. Au crâne les *méningocèles*, les *encéphalocèles* pourraient causer une erreur; nous apprendrons plus tard
à reconnaître ces vices de conformation d'origine fœtale. C'est avec
les *lipomes* que la confusion est facile, surtout au front, où ces deux
genres de néoplasies sont fréquentes.

Au temps où régnaient les érysipèles, on ne pratiquait guère
l'extirpation au bistouri des kystes sébacés; la pâte de Vienne appliquée sur un des diamètres de la tumeur, en une traînée large de
quelques millimètres et laissée en place pendant dix minutes; la
perforation de la loupe avec une allumette en bois imbibée de zinc
ou d'acide azotique; l'injection, avec la seringue de Pravaz, d'émé-
tique, d'une solution de nitrate d'argent, de quelques gouttes d'éther,
ont été préconisées; mais ces procédés, qui ont tous pour objectif de
provoquer l'inflammation et l'évacuation de la membrane du kyste,
sont lents et ne conjurent pas l'érysipèle.

On a surtout recours au bistouri; un procédé assez délicat consiste
à disséquer laborieusement le kyste sans l'ouvrir, chose assez difficil
lorsque des inflammations antérieures l'ont rendu adhérent aux tissus
voisins; puis on l'extirpe, sans laisser la moindre trace des parois.
Un moyen plus expéditif consiste à plonger un bistouri à lame
étroite à la base de la tumeur qu'on coupe de dedans en dehors en
deux moitiés égales; puis avec une spatule ou une curette tranchante,
ou énuclée, l'un après l'autre, les deux segments du kyste. Une compression méthodique, un ou deux points de suture pour maintenir
les deux lèvres au contact, un drainage au crin de Florence lorsque
la poche est un peu étendue, suffisent, la plupart du temps, pour
amener une réunion immédiate rapide.

X

Nous avons déjà décrit, lors de notre étude générale des tumeurs, les *fibromes*, et en particulier le *molluscum* vrai, néoplasme spécial à la peau, les *sarcomes*, les *lipomes*, les *myxomes*, les *épithéliomas*, les *lymphadénomes*, les *carcinomes;* nous n'y reviendrons pas ici et dirons un mot seulement de certaines taches pigmentaires qui évoluent pour leur propre compte ou parfois se développent simultanément avec un angiome qu'elles recouvrent. Elles tirent un grand intérêt chirurgical de leur transformation possible en cancer mélanique.

Nævus pigmentaire. — Il a été vu sur toutes les régions de la peau, sauf peut-être au cuir chevelu; le visage, la nuque, le dos et les lombes, les fesses en sont surtout atteints; on l'a parfois observé sur les lèvres. Il peut ne constituer, sur les téguments, qu'une tache noire, à peine visible, lisse, plane, à contours précis; d'autres fois il est diffus, brun ou noir ou couleur sépia, et forme un relief saillant, irrégulier, rugueux, mamelonné, couvert de poils raides et durs. L'examen histologique démontre l'existence de granulations pigmentaires abondantes, tantôt infiltrées dans le réseau muqueux de Malpighi, tantôt dans la trame du derme et les éléments des papilles. Il n'est pas rare de constater, en même temps, la dilatation et l'hyperplasie du réseau capillaire, et toutes les lésions d'une tumeur érectile.

Le plus souvent ces tumeurs restent stationnaires; telles elles étaient au moment de la naissance, telles elles sont à l'âge adulte. Malheureusement elles deviennent parfois le siège d'un prurit intense, d'une vive démangeaison, de douleurs, d'irradiations spontanées; le néoplasme s'accroît, s'infiltre dans les téguments voisins. Cette augmentation de volume peut se faire d'une manière insidieuse et sans signes prémonitoires : le nævus progresse, s'étend, change de nature, et on peut reconnaître les signes d'un épithélioma ou d'un carcinome mélanique à marche rapide; la peau s'ulcère, les gan-

glions s'engorgent et la généralisation est à redouter. Si le chirurgien
observe quelqu'un de ces signes, qu'il se hâte d'extirper largement
le nævus dégénéré. Le bistouri est le moyen le plus rapide et le
plus sûr.

XI

AFFECTIONS DES ONGLES.

Les ongles et leur matrice peuvent être le siège d'un grand nombre
d'affections chirurgicales, traumatismes de toutes sortes, inflammations et ulcérations, troubles nutritifs, difformités. Mais les traumatismes seront décrits avec les lésions des doigts et des orteils ; les
inflammations aiguës se confondent avec la description des diverses
variétés de panaris. Aussi ne parlerons-nous ici que des *hypertrophies* et des inflammations chroniques ulcéreuses, *onyxis latérale* et
rétro-unguinale, *onyxis syphilitique* et *scrofuleuse*.

Onyxis latérale. — L'onyxis latérale ou *ongle incarné* se caractérise par la pénétration du rebord de l'ongle dans la gouttière
unguéale, qui s'ulcère et devient le siège d'un bourgeonnement
fongueux et suppurant.

Cette affection atteint presque exclusivement le gros orteil, et d'ordinaire son côté externe. Elle se rencontre surtout, comme l'a montré Gosselin, de quinze à vingt-trois ans, ce qui s'explique par les
modifications que la croissance apporte dans les dimensions relatives
de l'ongle et des parties molles ; à cet âge le pied grandit et peut
se déformer dans une chaussure mal faite ou devenue trop courte.
Elle est beaucoup plus fréquente chez les garçons, qui prennent de
leurs pieds moins de soin que les filles. Les influences constitutionnelles paraissent incontestables : les chairs des lymphatiques sont
plus facilement entamées. Verneuil incrimine aussi le diabète ; il a
vu plusieurs faits où l'onyxis latérale avait cette origine. D'après Boyer,
la façon de se tailler les ongles n'est pas toujours innocente : les
couper en rond, c'est favoriser l'ulcération de la rainure, qui, non
soutenue en avant et en dehors, se relève et recouvre la partie antérieure du bord unguéal.

Les véritables causes d'incarnation tiennent à l'ongle lui-même et à la chaussure. Lorsque l'ongle est petit, mince et plat, il soutient mal la pulpe digitale, qui, refoulée par la pression du sol pendant la marche ou la station, remonte et déborde l'ongle de tous côtés; lorsque l'ongle est épais, dur, fortement incurvé, il peut aussi déterminer l'incarnation; c'est lui qui marche alors à la rencontre des chairs, tandis que, dans le cas précédent, ce sont les chairs qui vont à la rencontre de l'ongle. L'action de la chaussure est plus évidente encore, et Dionis remarquait déjà que les carmes déchaux n'ont point d'ongle incarné; mais si on est unanime pour admettre cette influence, les uns accusent les bottines étroites et pointues, les autres les souliers larges, grossiers, carrés du bout; Le Dentu démontre que les unes et les autres ont leur inconvénient quand l'adaptation au pied n'est pas exacte.

Voici comment s'exerce cette influence : le gros orteil, emprisonné dans le soulier, a ses chairs refoulées en dedans par l'empeigne de la chaussure; en dehors par le second doigt, contre lequel elles s'aplatissent; en bas par la semelle, qui transmet la pression du sol; elles sont donc chassées en haut, où elles rencontrent le bord incurvé de l'ongle, qui peu à peu ulcère la rainure. Le chevauchement si fréquent du gros orteil sur le deuxième explique fort bien, comme l'a montré Le Fort, l'incarnation du bord externe, dont les parties molles sont directement refoulées en haut; on sait en effet que sur cinquante-quatre cas, Gosselin a observé quarante-sept fois l'incarnation externe, trois fois l'interne et quatre fois l'interne et l'externe simultanément. Les onyxis des autres orteils, et surtout celle des doigts, diffèrent par des caractères très importants de l'onyxis latérale du gros orteil. Nous en dirons autant de l'onyxis rétro-unguéale qui a presque toujours pour origine un traumatisme, la présence d'un corps étranger, une suppuration, une diathèse; la scrofule et la syphilis peuvent encore provoquer son apparition.

L'ongle incarné se révèle d'abord par une vive douleur de l'orteil sous la pression de la chaussure; la souffrance s'exaspère pendant la marche et devient assez intense pour nécessiter le repos. On constate un gonflement de la gouttière unguéale, de la rougeur, un œdème inflammatoire; un abcès se forme qui s'ouvre, et livre passage à une petite quantité de pus fétide; il suinte entre l'ongle et le rebord de la matrice, ou s'accumule entre l'ongle et le derme; la lame cornée se décolle. Du reste la perte de substance ne se cicatrise pas ; des bourgeons charnus s'élèvent de la profondeur et forment un bourrelet exubérant qui empiète sur l'ongle et augmente d'autant son incarnation ; sa surface peut même entièrement disparaître lorsque la lésion est bilatérale ; les fongosités se rejoignent vers la ligne médiane. De temps en temps se font des poussées inflammatoires nouvelles qui augmentent le décollement, ramollissent et amincissent la lame cornée, devenue extrêmement friable ; parfois du foyer ulcéré partent des traînées de lymphangite qui remontent vers la racine du membre ; l'orteil œdématié augmente de volume, se déforme, s'aplatit et prend l'aspect d'une spatule.

Certaines précautions pourront conjurer l'incarnation : une propreté rigoureuse, des bains fréquents, la section carrée de l'ongle et surtout des chaussures bien faites sont parmi les plus importantes. L'onyxis latérale existant déjà, si elle est peu prononcée et si les malades ont le loisir de soigner l'affection commençante, on obtiendra la guérison en interposant à l'ongle et à son bourrelet cutané un peu de charpie ou de coton qu'on refoule, avec une spatule, aussi loin qu'on le peut, jusqu'aux limites de l'ulcération ; les chairs sont ainsi repoussées en bas tandis que la lame cornée est relevée. Cette pratique attentive et prolongée a évité bien des opérations.

Celles-ci sont fort nombreuses. — Velpeau en a compté plus de cent. — Nous ne signalerons que les plus usuelles, et d'abord l'*extirpation*. Elle peut se faire en introduisant une spatule sous la racine de l'ongle, entre lui et la matrice : la lame cornée est ainsi soulevée et arrachée d'arrière en avant. Dupuytren, au contraire, introduit à plat, d'avant en arrière, l'une des branches de forts ciseaux ; il la relève et fend l'ongle, dont chacune des deux moitiés est extirpée à l'aide de pinces à larges mors.

Ces opérations réussissent tout d'abord, mais l'ongle repousse, et si de grandes précautions ne sont prises, l'incarnation se reproduira avec la croissance de la nouvelle lame cornée. Il est plus sûr de détruire à la fois l'ongle et la matrice qui le produit. D'habitude on ne pratique qu'une ablation partielle ; à l'exemple de Follin, on isole par deux incisions antéro-postérieures faites, l'une en dehors du bourrelet fongueux, l'autre en plein ongle et par deux incisions transversales, la première à 4 ou 5 millimètres en arrière de la racine unguinale, la seconde en avant de son rebord antérieur, un quadrilatère qui comprend par conséquent le bourrelet fongueux, une lanière d'ongle et le derme; ces tissus sont excisés avec le plus grand soin; la lame cornée, privée en ce point de sa matrice, ne saurait reproduire la plaque enlevée, et la récidive n'est plus à craindre. Lorsque l'onyxis est bilatérale, que l'ongle est en partie décollé, on doit recourir à l'abrasion totale de la matrice. Dans toutes ces interventions, fort douloureuses, l'anesthésie locale est indiquée : quelques pulvérisations d'éther et un mélange de glace et de sel marin provoqueront une insensibilité rapide, surtout si on a eu soin, au préalable, d'ischémier les parties par l'application de la bande d'Esmarch.

Onyxis syphilitique. — C'est un accident secondaire de la vérole. Fournier en a décrit trois variétés : la *sèche*, qui comprend elle-même la forme *squameuse* et la forme *cornée*, *l'inflammatoire* et *l'ulcéreuse*. La sèche et l'inflammatoire sont sans grande importance et caractérisées, la première par une syphilide papulo-squameuse du sillon unguéal ou par un épaississement de l'épiderme, une sorte de durillon indolore, la seconde par une tuméfaction et une rougeur de la matrice de l'ongle et surtout de ses bords. Souvent l'une et l'autre ne sont qu'un mode de début de la forme ulcéreuse, la seule sur laquelle nous voulions insister.

Lorsque l'onyxis ulcéreuse syphilitique succède aux formes sèches et inflammatoires, les squames, les pellicules épidermiques, les bourrelets œdémateux péri-unguéaux s'ulcèrent sous l'influence de quelque cause extérieure, frottements répétés, marches excessives, chaussures mal faites, irritations de toute sorte; lorsqu'elle est primitive, c'est d'emblée que se développe, aux mains et souvent sur plusieurs doigts, mais particulièrement au pied et au gros orteil, une perte de substance fongueuse, irrégulière, ecchymotique et d'où suinte une sérosité sanguinolente ou du pus mal lié.

Le sillon ulcéreux et le bourrelet qui le surplombe font parfois le tour de l'ongle dont la lame est décollée, amincie, soulevée par les bourgeons et les liquides sécrétés; aussi ne tarde-t-elle pas à tomber, laissant à nu une surface déchiquetée qui bourgeonne et se transforme en un champignon exubérant; une zone rouge, violacée, vineuse ou cuivrée forme une aréole en dehors et envahit parfois la phalange tout entière. Les douleurs sont vives; la marche les exaspère. Les lésions n'atteignent pas toujours ce degré; la matrice est moins profondément endommagée, elle n'est pas détruite jusqu'au périoste. Dans ce cas une portion de l'ongle tend à se reformer. Le traitement est des plus simples : l'iodure de potassium et le mercure seront administrés d'une manière suivie et l'on appliquera, sur la région malade, des bandelettes de Vigo.

Onyxis scrofuleuse. — C'est l'ancienne *onglade maligne*. Elle se développe simultanément sur plusieurs doigts ou plusieurs orteils; elle atteint surtout les enfants et les adolescents et succède aux froidures, aux inflammations péri-unguéales, aux tournioles. Les pertes de substance que ces affections provoquent ne se cicatrisent pas; leurs bords deviennent bleuâtres, minces; ils se décollent sur tout le pourtour de la lame cornée, puis des bourgeons mollasses s'élèvent du fond de l'ulcère; l'ongle est ramolli, noirâtre, il s'ébranle, il tombe, laissant à nu la matrice parfois détruite jusqu'à l'os. L'évolution de cette onyxis est des plus lentes; la lésion s'accroît ou reste stationnaire, mais la guérison spontanée ne s'observe guère; il faudra remonter l'état général par un traitement antiscrofuleux énergique, puis abraser, cautériser ou gratter les fongosités et recouvrir la plaie par un pansement occlusif avec les bandelettes de Vigo.

Hypertrophie des ongles. — Cette affection nommée encore *onychogrypose* a été bien étudiée par Follin qui en décrit quatre variétés : dans la première, l'ongle épaissi prend la forme d'un cône à base antérieure constituée par un amas de lames épidermiques sèches, cassantes et dont les couches stratifiées sont facilement dissociables; Virchow a signalé la présence de champignons au milieu des cellules qui les composent. Dans la deuxième, l'ongle est semblable à une masse cubique à peu près régulière ou légèrement recourbée en arrière. Dans la troisième, qu'on observe d'habitude sur le gros orteil des vieillards, l'ongle ressemble à une griffe, à une corne; il est parfois contourné en spirale et son extrémité libre, recourbée, pénètre dans la pulpe digitale. Enfin, dans la quatrième, la surface de l'ongle est parcourue de bourrelets curvilignes et transversaux.

Ces hypertrophies succèdent en général au traumatisme, aux inflammations; parfois on ne trouve aucune cause satisfaisante pour en expliquer le développement. Les enfants et les adultes en sont attteints, ceux-ci beaucoup plus fréquemment. En tout cas l'affection s'accompagne de lésions de la matrice unguéale, iné- gale, épaissie, à papilles hyperthrophiées, ecchymotiques ou bien au contraire amincie, anémiée ; l'atrophie peut gagner jusqu'à la phalangette. L'onychogrypose est gênante et laide, mais non doulou- reuse. On préviendra son apparition en évitant les causes d'irrita- tion du derme sous-unguéal ; mais lorsque l'hypertrophie s'est dé- clarée, on enlève avec une petite scie, des pinces, une lime, des ciseaux, les parties exubérantes de l'ongle si on n'a pas été forcé de l'extirper tout entier.

CHAPITRE II

AFFECTIONS DU TISSU CELLULAIRE.

Nous ne parlerons point ici des affections *traumatiques* du tissu cellulaire, contusions, plaies de toute sorte et de toute nature : leur étude a déjà été faite dans la première partie de ce livre et il est inutile d'y revenir. Nous commencerons donc par la description des inflammations ; encore laisserons-nous de côté le *phlegmon* simple dont l'histoire se trouve dans notre premier chapitre.

I

PHLEGMON DIFFUS.

Le *phlegmon diffus* est l'inflammation non circonscrite du tissu cellulaire ; elle est caractérisée par la tendance à l'envahissement et à la mortification des couches lamelleuses voisines.

Cette affection nommée encore *érysipèle gangréneux*, *érysipèle phlegmoneux*, *phlegmon érysipélateux*, *inflammation cellulaire diffuse*, *œdème aigu purulent*, *pseudo-érysipèle*, *diphtérite inter- stitielle*, est trop fréquente pour ne pas avoir été observée de tout temps, mais elle était volontiers confondue avec les gangrènes, les

érysipèles, les lymphangites et les phlébites. Au commencement de
ce siècle, en Angleterre surtout, le phlegmon est bien isolé. Hutchinson en 1814, Coles en 1822, Duncan en 1824 en donnent des descriptions excellentes; en France, Dupuytren, Béclard et son élève
Ch. Fournier, le font entrer définitivement dans le cadre nosologique. Chassaignac, en 1856, en multiplie les variétés, un peu trop,
peut-être, mais ses recherches n'en sont pas moins fort remarquables.
Plus récemment Lordereau et Cadiat en ont suivi de près l'anatomie
pathologique : aujourd'hui la pathogénie en est surtout explorée et
l'on se demande si le phlegmon n'est pas le résultat de la pullulation
d'un microbe spécial.

Anatomie pathologique. — Les lésions du phlegmon diffus se
caractérisent d'abord par une exsudation séro-fibrineuse abondante
qui dissocie les réseaux sanguins et les faisceaux du tissu conjonctif;
c'est un véritable œdème inflammatoire dont la coloration ambrée,
opaline, rosée rappelle la pulpe d'orange ou la gelée de groseille.
Mais bientôt il perd sa transparence, il devient jaune ou verdâtre et
l'examen microscopique démontre, autour des capillaires, un manchon, une gaine de leucocytes dont la masse s'accroît rapidement;
aux globules blancs se mêlent des hématies et leur dépôt s'augmente
des cellules proliférées des travées conjonctives. A ce moment l'aspect
des tissus a changé; ils sont infiltrés d'une substance opaque, pois-
seuse, adhérente, concrète, étalée sur les aponévroses et sur les
muscles en couches épaisses qui ne peuvent être détachées que par
le raclage; cette matière se fluidifie et du pus, bien lié et louable, ou
ichoreux et fétide s'étend en larges nappes, s'accumule en certains
points, s'insinue dans tous les interstices. Il baigne des lambeaux de
tissu cellulaire mortifiés semblables à de l'étoupe, de la filasse, des
écheveaux de fil détrempés, de la peau de chamois mouillée, selon
les comparaisons habituelles.

La suppuration soulève bientôt les téguments dont la face profonde
s'ulcère; des pertuis se font, séparés par des ponts de peau saine
qui se détruisent bientôt : de vastes pertes de substance, ayant parfois pour origine la chute de plaques de gangrène assez étendues,
livrent passage au pus et aux lambeaux sphacélés. Au fond du foyer
on aperçoit des débris d'aponévroses ternes, des muscles friables infiltrés de pus, des os dénudés dont le périoste déchiqueté baigne dans
un pus parsemé de gouttelettes huileuses dues sans doute à la mise

en liberté des vésicules adipeuses des tissus détruits. Les nerfs sont
comme disséqués; il en est de même des vaisseaux dont les parois
restent souvent intactes au milieu du foyer; pourtant, dans un nombre
assez considérable d'observations, on a vu leurs parois ulcérées permettre une hémorrhagie mortelle; le fait est malheureusement fréquent dans les phlegmons scarlatineux du cou. Ce ne sont point les
seules lésions qu'on note dans le phlegmon diffus; il y a encore
celles de ses complications : lymphangites, adénites, phlébites, infection purulente.

Étiologie. — Le phlegmon diffus succède souvent aux traumatismes; les plus légers suffisent, surtout lorsqu'ils portent sur une
région riche en lymphatiques : aux doigts et aux orteils, sur le dos
de la main et du pied, à la surface externe des membres, ou bien
lorsqu'un corps étranger irrégulier, malpropre, irritant reste au fond
de la plaie. Les lésions des bourses séreuses sous-cutanées, l'ouverture de la bourse olécrânienne par exemple, en sont une cause fréquente; puis les larges plaies contuses, les écrasements, les morsures, les fractures compliquées, les brûlures, les blessures des
veines; parfois une inflammation de voisinage se complique de phlegmon diffus; une adénite, un érysipèle, une ostéite, l'ont provoqué;
certaines conditions favorisent cette propagation : on sait combien
les phlegmons de la main sont à craindre dans les panaris du petit
doigt et du pouce dont les gaines s'ouvrent dans la gaine commune
des tendons de la paume; l'inflammation suit cette voie facile.

A ces causes locales, ajoutons encore l'injection dans les tissus de
liquides médicamenteux; la teinture d'iode dans la cure radicale de
l'hydrocèle, la substance d'un lavement dans les fausses routes faites
dans le rectum par la canule de la seringue; l'effusion de la bile
dans certaines ruptures de la vésicule, et de l'urine dans les déchirures ou les ulcérations de la vessie ou de l'urèthre; encore les
expériences de Muron prouvent-elles que, toutes choses égales
d'ailleurs, les urines concentrées et chargées de sels sont beaucoup plus dangereuses que les urines claires et peu denses. Les instruments souillés de substances septiques, les bistouris, les scalpels
au cours des autopsies et des dissections, les aiguilles malpropres
dans les injections sous-cutanées déterminent souvent des inflammations diffuses.

Ces sortes d'inoculations involontaires ont la valeur d'une expérience; elles éclairent la pathogénie des phlegmons dont le développement est alors nettement lié à l'introduction dans l'organisme de germes infectieux que les recherches contemporaines montrent très analogues aux microbes des septicémies. Cette opinion trouve un appui dans ces faits autrefois inexplicables de phlegmons épidémiques dont Duncan, Hutchinson, Maclacchlan ont cité des exemples. Ne se rappelle-t-on pas, entre autres, le fait d'un individu atteint de phlegmon diffus, qui communique son inflammation à l'homme qui le soigne; cet homme meurt, non sans avoir au préalable infecté celui qui le gardait et qui succombe à son tour, léguant son mal à son metteur en bière.

Mais ces microbes, quel que soit leur mode d'introduction, plaie légère ou profonde, fracture compliquée, plaie par arme à feu, inflammation de voisinage, ne peuvent, à eux seuls, provoquer un phlegmon diffus; il faut que l'organisme s'y prête, et de nos jours, on a beaucoup étudié l'influence des causes générales prédisposantes. Verneuil et ses élèves ont démontré que cet accident redoutable apparaît surtout chez les diathésiques, chez tous ceux dont le sang a subi de profondes altérations, les diabétiques, les alcooliques, les albuminuriques; chez les individus dont un viscère important, foie, rate, rein, cœur, est atteint d'une grave lésion. La fièvre typhoïde, la scarlatine, la rougeole prédisposent encore aux inflammations diffuses; toutes les causes débilitantes, les fatigues excessives, la vieillesse; en effet, bien que les phlegmons soient plus fréquents à l'âge adulte chez les jeunes que chez les vieux, l'influence de la déchéance sénile a été bien mise en évidence.

Symptômes. — Ils varient suivant le siège du phlegmon : Chassaignac en décrivait quatre variétés : le phlegmon *panniculaire* développé dans les aréoles graisseuses sous-cutanées; le phlegmon en *nappe purulente* qui s'étale dans les lames celluleuses sus-aponévrotiques; le phlegmon *profond* ou sous-aponévrotique et le phlegmon *total* qui envahit en même temps tous les tissus d'un membre ou d'un segment de membre. Le premier est très rare et ses symptômes semblent se confondre avec ceux du deuxième; le troisième et le quatrième peuvent être réunis dans une même description : aussi n'étudierons-nous que deux variétés : l'inflammation diffuse sus et sous-aponévrotique.

Le phlegmon diffus *sous-aponévrotique*, la variété la plus fréquente, se caractérise par une douleur lancinante, pulsatile, contusive, une sensation de constriction brûlante, une hyperesthésie cutanée; le moindre frôlement sur la région malade provoque de vives souffrances; la rougeur, intense et teinte lie de vin au centre de la tuméfaction, s'atténue pour se confondre peu à peu avec la coloration de la peau saine; il n'y a pas ici de bourrelet saillant, de délimitation bien nette, sauf dans les cas où un érysipèle complique le phlegmon : la chaleur est très marquée; il en est de même du gonflement, surtout lorsque l'inflammation envahit le dos du pied et de la main, la partie postérieure des malléoles, le scrotum et la paupière; il existe un œdème, une infiltration séreuse au niveau de laquelle la rougeur de la peau se fait souvent moins vive. Dans les points où celle-ci est plus épaisse et doublée d'un tissu cellulaire moins lâche, la sensation que donne la tumeur tiendrait, d'après Duncan, de la mollesse de l'œdème, de la dureté du phlegmon circonscrit et de l'élasticité de l'emphysème.

Cette période dite *inflammatoire* ne dure guère que trois à six jours; elle s'accompagne de phénomènes généraux souvent fort intenses; dans les cas d'inoculations virulentes directes, ils ouvrent la scène par un frisson, de la céphalalgie, des troubles gastriques; la température s'élève, la soif est vive, les idées se troublent et le délire éclate chez les nerveux et les alcooliques. Avec la période de *mortification* ces symptômes s'accusent, mais la douleur s'atténue et peut même disparaître; la tuméfaction est moins dure et parfois on a cru que la résolution, si exceptionnelle dans l'évolution du phlegmon diffus, se préparait; mais la fièvre persiste, les phénomènes adynamiques s'accentuent; les souffrances sont moins marquées parce que les rameaux nerveux des masses cellulaires sont déjà mortifiés. Le pus, jusqu'alors concret, se fluidifie; il s'amasse en assez grande abondance dans certaines régions de la tumeur pour qu'une palpation attentive permette de percevoir la sensation caractéristique d'une collection liquide. Tantôt les amas purulents communiquent; tantôt ils sont indépendants les uns des autres. On observe fréquemment à cette période un œdème spécial, différent de celui que nous avons signalé sur le dos de la main et aux paupières. Il est un bon indice de l'existence d'un foyer suppuré.

La période de *suppuration* est alors commencée; le pus marche vers l'extérieur ; en certains points la couche panniculaire du derme se détruit ; la peau, dont l'épiderme est parfois soulevé par des phlyctènes, s'amincit, devient violette, tendue, noire et gangrenée par places, puis elle s'ulcère, les eschares tombent et des orifices se forment par où s'écoule le pus et s'engagent des lambeaux mortifiés, des amas de tissu cellulaire nécrosés, imbibés de pus ; de nouveaux pertuis s'ouvrent auprès des premiers, séparés par des ponts qui ne tardent pas à se rompre ; une vaste perte de substance se crée ; des destructions semblables s'opèrent en d'autres points et il n'est pas rare de voir, au membre supérieur, par exemple, tout le tissu cellulaire du bras et de l'avant-bras s'éliminer par des trous irrégulièrement formés. A cette période, et lorsque le pus s'écoule librement, la fièvre tombe, les troubles nerveux et gastriques s'apaisent, l'altération des traits disparaît ; le foyer se déterge ; des bourgeons charnus se développent et la réparation se fait. Malheureusement, les faibles et les cachectiques ne peuvent toujours suffire à une abondante suppuration, la fièvre hectique s'allume et emporte lentement le malade si une septicémie aiguë, une infection purulente, une hémorrhagie, une inflammation des centres nerveux dans les phlegmons du cuir chevelu, un œdème de la glotte dans ceux du cou, une pleurésie purulente, l'ouverture d'une grande articulation ne l'a pas tué plus rapidement.

Telle est la marche habituelle du phlegmon sus-aponévrotique ; le phlegmon *profond* et le phlegmon *total* (l'œdème purulent aigu de Pirogoff), en diffèrent par l'intensité de la douleur, la violence des phénomènes généraux qui surprennent d'autant plus que, tout d'abord, aucun signe local ne permet d'en reconnaître l'origine ; il n'existe sur la peau ni rougeur, ni gonflement ; on constate à peine une hyperesthésie qu'exaspère la pression ; la circulation périphérique s'active par gêne de la circulation profonde ; la peau se marbre de taches rouges, la tuméfaction, l'œdème surviennent et le membre peut doubler de volume ; la collection profonde s'accuse ; elle marche vers l'extérieur, détruit la barrière aponévrotique, le pus se fraye un passage au dehors et les phénomènes qu'on observe sont semblables à ceux du phlegmon en nappe purulente. Cette redoutable affection, qui éclate surtout chez les dyscrasiques, ne pardonne guère et le dénouement en est presque toujours fatal, et surtout si elle a le tronc pour siège, le petit bassin, ou si elle survient à la suite de certaines opérations sur la vessie et le rectum. Aux membres, le phlegmon profond peut succéder au phlegmon en nappe purulente. Quand, après le débridement de la peau et l'ouverture de la collection superficielle, l'aponévrose a perdu sa teinte brillante et nacrée et se montre terne ou verdâtre, il faut l'inciser sans délai : au-dessous on trouve un foyer profond.

Diagnostic et pronostic. — L'évolution du phlegmon diffus est trop caractéristique pour qu'on puisse le confondre avec une autre affection; au début, dans sa période inflammatoire, il n'est pas toujours facile à reconnaître; on a pu croire à un *érysipèle*, surtout lorsqu'il s'agit de ces phlegmons diffus *érysipélateux*, bien décrits par Le Dentu, où le gonflement et la rougeur gagnent le membre tout entier, où la douleur est moins vive, la suppuration rare et peu abondante; encore l'absence d'engorgement ganglionnaire, le siège de l'inflammation dans le tissu cellulaire et non dans la peau, les limites indécises de la rougeur sans bourrelet marginal, permettraient-ils d'établir un diagnostic précis. Certaines gangrènes à marche rapide, l'*érysipèle bronzé*, offrent de grands rapports avec le phlegmon diffus total des diabétiques; cependant la coloration spéciale de la peau, la crépitation, la sonorité tympanique très prononcée, la marche foudroyante des accidents ne laissent pas de doutes. Les *ostéomyélites aiguës*, véritables phlegmons diffus des os, ont la plus grande analogie avec la maladie qui nous occupe; l'âge du malade, l'apparition des phénomènes spontanément ou après un très léger traumatisme sans rapport avec la gravité du mal, la localisation au voisinage des épiphyses, sur le cartilage de conjugaison non encore soudé, feront soupçonner que l'os et le périoste sont le siège primitif de l'inflammation.

Le pronostic dépend de l'étendue du phlegmon, de sa diffusion plus ou moins rapide, de son siège : certains phlegmons érysipélateux nés aux membres supérieurs, autour de la bourse séreuse olécrânienne peuvent évoluer sans beaucoup ébranler l'organisme, tandis que les phlegmons du cuir chevelu, du cou, du petit bassin ont le plus souvent une gravité exceptionnelle. Il faut tenir compte aussi de l'état constitutionnel du malade : nous avons déjà signalé la néfaste influence du diabète, de l'albuminurie, de toutes les déchéances et de toutes les misères physiologiques. La mort est trop souvent le fait d'une sorte d'intoxication qui peut emporter le malade dès les premières périodes, au milieu de phénomènes ataxo-adynamiques ou d'un épuisement provoqué par une suppuration trop longtemps continuée; elle peut encore être la conséquence de quelque complication : hémorrhagie, phlébite, infection purulente. D'une manière générale, la terminaison fatale est moins fréquente que la guérison, surtout maintenant que les règles d'un traitement précis sont à peu près posées.

Traitement. — Lorsque, dès l'origine, on reconnaît le phlegmon diffus, un traitement actif et bien dirigé permet quelquefois d'obtenir sa résolution. Quand il s'agit en effet de l'inflammation d'un membre, l'élévation qui facilite la circulation veineuse et ralentit la circulation artérielle, la compression méthodique avec l'appareil ouaté ou avec la bande élastique très modérément et très régulièrement serrée ont pu faire rétrocéder les phénomènes. Nous avons vu, dans le service de Broca, deux cas indiscutables de guérison par ce moyen; mais la plus active surveillance est alors nécessaire et une compression imprudente augmenterait l'étranglement et la mortification des tissus. La plus grande réserve est commandée; d'autant que la pulvérisation phéniquée, selon les préceptes de Verneuil et les longs bains locaux antiseptiques sont d'un maniement moins dangereux : s'ils n'amènent qu'exceptionnellement la délitescence de l'inflammation, du moins ils la modèrent et atténuent grandement les douleurs. C'est un moyen excellent et sur lequel on ne saurait trop insister.

Lorsque la tuméfaction gagne, lorsque les phénomènes s'aggravent, il faut avoir recours aux grandes incisions recommandées par Hutchinson ; on débride largement les tissus jusqu'à l'aponévrose dans le phlegmon en nappe purulente, jusques et y compris l'aponévrose dans le phlegmon total. Le pus doit être poursuivi au niveau de ses fusées les plus lointaines; le chirurgien ne s'arrêtera pas avant qu'une évacuation facile soit assurée au pus et aux amas sphacélés. Pour éviter les ouvertures démesurément étendues, on peut drainer la plaie, mais on placera les tubes de Chassaignac dans les parties les plus déclives, de façon à obtenir un facile écoulement des liquides. Lorsque la tendance à la diffusion est très grande, les cautérisations profondes, les débridements au fer rouge, ont été préconisés et paraissent avoir rendu des services, surtout quand on constate des tendances adynamiques.

Les ponctions multiples dans toute l'étendue du phlegmon auraient donné des succès à quelques chirurgiens. Nous n'oserions y avoir recours dans les cas graves où il faut lutter de vitesse avec l'inflammation; dans les cas légers où l'œdème domine, peut-être pourrait-on en essayer. Les bains antiseptiques seront utilisés même après ces interventions, les pansements avec les solutions phéniquées, la liqueur de van Swieten. On ne négligera pas le traitement général : le malade sera alimenté, ses forces seront soutenues; on donnera du vin, du cognac, du rhum, des préparations de quinquina; l'opium ne sera pas oublié chez les alcooliques : il préviendra peut-être une attaque de délirium tremens.

II

EMPHYSÈME TRAUMATIQUE.

On nomme *emphysème traumatique* tout épanchement de gaz provoqué dans le tissu cellulaire par une violence extérieure quelconque. Cette définition réunit des affections bien dissemblables et nous trouvons contestable l'usage qui décrit à côté de la pénétration fort innocente d'un peu d'air atmosphérique sous la peau, le développement spontané de gaz putrides qui caractérise la gangrène foudroyante.

Classification. — Follin admet six variétés d'emphysème : 1° celui qui succède aux plaies du poumon; 2° celui qui a pour origine une solution de continuité du tube intestinal; 3° l'emphysème des plaies à parois mobiles; 4° l'emphysème spontané par production de gaz putrides; 5° l'emphysème que provoque la morsure de certains reptiles; 6° l'emphysème dû aux fourberies et aux manœuvres particulières de certains individus. On devrait, il nous semble, simplifier cette classification.

Nous admettons, en premier lieu, les emphysèmes dus à la production spontanée des gaz qui naissent par décomposition putride : cette catégorie renferme la quatrième et la cinquième variétés de Follin; ses caractères sont tout à fait spéciaux : autour des parties traumatisées, la peau est froide, tendue, ecchymotique, marbrée; elle se couvre de phlyctènes; de larges eschares apparaissent et, lorsqu'elles tombent, il s'échappe avec les gaz une substance ichoreuse d'odeur repoussante et des lambeaux sphacélés. La tuméfaction est souvent très étendue; Martin de Bazas a vu, dans une plaie du petit doigt, l'épanchement gazeux remonter jusqu'au coude, et Velpeau jusqu'au genou après une excoriation des malléoles. Lorsqu'on presse sur la tuméfaction, elle s'affaisse et crépite; il y a de la sonorité à la percussion. Les ponctions de la peau livrent passage aux gaz qui éclatent au dehors avec un certain bruit. Il existe des phéno-mènes généraux ataxo-adynamiques graves. Nous n'insisterons pas sur cet emphysème putride bien étudié par Maisonneuve et nous ren-voyons, pour plus de détails, à notre description antérieure de la gangrène foudroyante.

Dans notre deuxième variété, que le nom seul rapproche de la pre-mière, le gaz provient directement du dehors; il est constitué par de l'air atmosphérique et non plus par de l'hydrogène proto-carboné. Il pénètre dans le tissu cellulaire par plusieurs mécanismes; l'un des plus simples rappelle celui qu'emploient les bouchers pour dépouiller les animaux; il consiste à insuffler, par un trou fait à la peau, de l'air dans les aréoles sous-cutanées; c'est ainsi qu'autrefois des mendiants se boursouflaient le scrotum et, pour exciter la pitié, allaient s'as-seoir à la porte des églises où ils étalaient leurs parties génitales; des soldats, pour échapper à certaines corvées, ont parfois usé de ce stratagème.

L'air peut-il entrer spontanément? Goffre, qui a étudié ce point sur les chevaux, croit que dans certaines régions à peau très mobile, à la poitrine par exemple, au niveau des articulations, les mouve-ments ouvrent parfois les lèvres de la plaie qui se referment après avoir emprisonné une certaine quantité d'air; on aurait observé au creux de l'aisselle, près de la hanche, des emphysèmes très circons-crits dont l'origine serait telle. Mais les expériences de Dolbeau en 1860, celles de Bézard en 1868 ne confirment guère cette opi-nion et, pour eux, si certains épanchements ont pu se former ainsi, ils doivent être absolument exceptionnels; pour ne citer que les em-physèmes de l'aisselle admis par Velpeau, Morel-Lavallée et Dolbeau pensent qu'ils dérivent toujours d'une plaie pénétrante de poitrine méconnue.

La troisième variété est la plus importante; elle renferme les emphysèmes dont les gaz proviennent du dehors, mais d'une cavité naturelle; les infiltrations de gaz abdominaux après la blessure des parois de l'intestin rentrent dans cette catégorie; elles sont fort rares; nous n'insisterons pas plus sur elles que sur le pneumo-péricarde signalé après l'ouverture de l'œsophage Les lésions des voies aériennes sont les causes les plus fréquentes du seul emphysème qui présente un intérêt pratique.

Dans les fractures des os du nez et des sinus avec déchirure de la muqueuse qui les tapisse, un emphysème apparaît souvent sur la face, autour des yeux; au front; en effet, lorsque le blessé se mouche, l'air refoulé avec force par les muscles expirateurs, mais arrêté par l'occlusion du nez, s'insinue entre les lèvres de la muqueuse déchirée, puis, à travers la fissure osseuse, arrive sous la peau qu'il distend. Les plaies de la trachée et du larynx s'accompagnent d'infiltrations semblables à la base du cou; dans les efforts, au moment de la toux, l'air arrêté à la glotte et à une haute pression par retrait des parois thoraciques, passe au travers de la plaie de l'arbre aérien et s'il n'y a pas d'ouverture correspondante à la peau ou si cette ouverture est oblique, étroite, à lèvres agglutinées déjà ou adossées par le chirurgien, un emphysème se produira.

Mais l'emphysème succède surtout aux blessures du poumon; cette question, bien étudiée par J.-L. Petit, a été reprise dans notre siècle par Roux, Richet, Malgaigne, Dolbeau et Bézard. Nous insisterons à peine, car il faudra y revenir avec plus de détail à propos des plaies de poitrine; disons cependant quelques mots sur les divers cas qui peuvent se présenter. Dans des faits exceptionnels, on a vu, à la suite d'une blessure des voies aériennes, l'emphysème apparaître à la base du cou; il faut admettre alors que l'air sorti des vésicules a suivi les bronches intra-pulmonaires, est arrivé au hile, a pénétré dans le médiastin d'où il a pu fuser jusqu'à la région cervicale. Le plus souvent, il est vrai, cet emphysème révèle une plaie, non du poumon mais de la trachée et des bronches.

Presque toujours c'est au niveau de la paroi thoracique que survient l'emphysème et le mécanisme diffère un peu suivant les cas; tantôt il y a plaie pénétrante, la cavité pleurale est ouverte mais le poumon est respecté, par conséquent un seul des deux feuillets de la séreuse est divisé; le feuillet viscéral reste intact. On admet alors que l'air peut pénétrer dans la cavité pleurale; il y a pneumothorax antérieur; puis, lors des grandes expirations, dans les efforts de toux, quand le diamètre du thorax diminue, l'air de la cavité pleurale comprimée tend à s'échapper; il sort par l'orifice de la séreuse

pariétale et, pour peu que la plaie extérieure soit fermée par agglu-
tination naturelle ou par le chirurgien, pour peu que son trajet soit
étroit et sinueux, le fluide s'épanche dans le tissu cellulaire décollé.
Les expériences de Dolbeau et de Bézard ont démontré que cette
variété d'emphysème doit être bien rare; d'abord parce que ces
plaies pénétrantes simples et sans blessure du poumon sont exceptionnelles, ensuite parce que les deux plèvres restent accolées : il n'y a
pas de pneumothorax à moins toutefois que l'instrument vulnérant
n'ait décollé les deux plèvres en refoulant le poumon.

Un cas plus ordinaire se présente : il y a plaie pénétrante et
blessure du poumon ; l'air arrive dans la cavité pleurale, versé à la
fois par les ouvertures des deux plèvres; si l'orifice extérieur est
considérable, l'air entre et sort à chaque mouvement respiratoire ; il
y a *traumatopnée* et non emphysème ; mais, si cet orifice est étroit
ou fermé, l'air chassé de la cavité pleurale dans les fortes expirations
franchit la fissure de la plèvre pariétale, arrive sous les téguments
dont la solution de continuité s'est oblitérée, et l'emphysème se produit : ces conditions nécessaires se rencontrent souvent dans les
fractures de côtes avec déchirure du poumon par le fragment osseux.
Ici la peau est intacte; l'air, versé dans la cavité pleurale par le poumon, pénètre sous le feuillet pariétal de la plèvre rompue, et comme
les téguments sont sains, il s'épanche dans le tissu cellulaire sous-
cutané. Tel est du moins le mécanisme invoqué par J.-L. Petit, généralement accepté et défendu avec autorité par Malgaigne contre les
attaques de Roux et de Richet.

Richet, en effet, affirme que, dans les cas d'emphysème, rien n'est
plus rare que de constater un pneumothorax; ce pneumothorax, du
reste, ne provoquerait-il pas une rétraction extrême du poumon
et une dyspnée mortelle? Reprenant alors un mémoire de Roux
publié en 1807, sur l'utilité des adhérences pleurales dans les plaies
pénétrantes, il arrive à conclure que l'emphysème n'est possible que
lorsqu'il existe une adhérence intime, une fusion complète des feuillets
de la séreuse. A la suite d'une plaie pénétrante, lors des efforts de
toux, l'air comprimé dans le poumon arrive dans la paroi, et si le parallélisme des couches traversées a été détruit, si le trajet est oblique,
si l'orifice cutané est oblitéré, si la peau est intacte comme dans les
blessures du poumon par fracture de côtes, l'air s'accumule sous les
téguments et l'emphysème est produit. Peut-être ne faudrait-il re-

pousser aucune de ces théories; la doctrine de J.-L. Petit s'appliquerait à certains cas, celle de Richet à d'autres.

Symptômes et traitement. — L'emphysème se caractérise par une tuméfaction irrégulière, crépitante, sonore, molle, réductible; on peut, par la pression, chasser les gaz d'un point pour les faire pénétrer dans un autre. Impossible d'aller plus loin dans une description générale de l'emphysème, car il n'y a rien de commun entre la progression dans les aréoles sous-cutanées d'un gaz inerte tel que l'air, ne troublant l'organisme que par des décollements, et les décompositions septiques avec développement spontané de gaz putrides. Le diagnostic de deux affections est différent, le pronostic n'a rien de commun; de même pour le traitement : les frictions, les compressions, les mouchetures, la limitation de certains mouvements recommandés dans l'emphysème par pénétration de l'air atmosphérique ne rappellent nullement les incisions larges, les cautérisations profondes, les ablations de membre souvent nécessaires dans la gangrène foudroyante.

III

TUBERCULES SOUS-CUTANÉS DOULOUREUX.

On désigne ainsi de petites tumeurs, de nature sans doute fort diverse, caractérisées par leur situation à la face profonde du derme et par les douleurs excessives dont elles sont le siège. — Appelées encore *ganglions, tumeurs irritables, fibromes sous-cutanés douloureux, névromaties douloureuses,* elles ont été bien vues déjà par Camper en 1760, et par William Wood qui leur donna, en 1812, le nom de *tubercules douloureux* qu'elles ont conservé. Depuis, elles ont été étudiées par Virchow, Léon Labbé et Legros.

Anatomie pathologique. — Ce sont des tumeurs en général uniques; on cite cependant quelques cas où on en a rencontré plusieurs sur le même individu; leur volume ne dépasse guère celui d'un pois, d'un haricot ou d'une noisette; elles sont lisses, assez régulières, tantôt nettement situées dans le tissu cellulaire sous-cutané, tantôt incluses dans les couches profondes du derme. On les rencontre surtout à la jambe au niveau de la face interne du tibia, mais on en a signalé à la figure, à la mamelle, au scrotum, à la région dorsale, aux doigts.

On a beaucoup discuté sur leur structure : il paraît établi que tous ou presque tous les néoplasmes ont pu revêtir les caractères de tubercules sous-cutanés douloureux ; on a cité des fibromes, des myxomes, et jusqu'à des chondromes, des angiomes, des carcinomes, des sarcomes, des lipomes ; on a même décrit « des tumeurs irritables sans tumeurs », ce qui a permis de dire à Broca que « c'est le malade et non la tumeur qui est irritable. » Les recherches de Labbé et Legros, de Virchow, de Tripier démontrent que fort souvent il s'agit de névromes vrais, tantôt développés sur un rameau nerveux, tantôt sans relation appréciable avec les nerfs.

Quoi qu'il en soit, la tumeur, souvent encapsulée dans une membrane fibreuse, est constituée par des amas de fibres les unes amyéliniques, les autres à double contour, souvent variqueuses ; bifurquées ou trifurquées même de distance en distance ; elles forment, grâce à cette multiplication indéfinie des cylindraxes, une sorte de feutrage inextricable dont il est assez difficile de définir la nature autrement que par l'emploi de certains réactifs. Le tissu lamineux est peu abondant au milieu de la tumeur ; mais les réseaux capillaires sont parfois dilatés et donnent au néoplasme une apparence caverneuse.

Étiologie. — On ignore le mode d'apparition des tubercules sous-cutanés : ils se développent, nous dit Follin, surtout à l'âge adulte, et de trente à quarante ans ; la femme en est beaucoup plus fréquemment atteinte que l'homme, sans doute à cause de son excitabilité nerveuse ; on a signalé l'influence de la ménopause, des troubles menstruels, de la grossesse. Enfin, d'après un certain nombre d'observateurs, le traumatisme, une contusion, une piqûre provoquerait soit la formation de la tumeur douloureuse, soit l'apparition des douleurs dans une tumeur indolore préexistante.

Symptômes et diagnostic. — En un des points que nous avons indiqués, surtout à la jambe et à la mamelle, on trouve, roulant sous la peau ou adhérant à la face profonde du derme, une petite tumeur arrondie, fusiforme, bien limitée, dure, élastique. A son niveau les téguments sont normaux ; pourtant on y a parfois signalé une teinte bleuâtre due à la multiplication et à la dilatation des réseaux capillaires du tubercule sous-cutané ; mais ce qui caractérise cette tumeur.

ce sont des douleurs intolérables déterminées par la plus légère pression, un simple frôlement. Il est vrai qu'un heurt violent, un pincement énergique peuvent ne provoquer aucune souffrance. Les
phénomènes douloureux ont les manifestations les plus diverses :
ce sont des élancements, des irradiations qui descendent vers la
périphérie ou remontent vers le centre, une sensation de dilacéra-
tion, de traction telle qu'une syncope survient ou de véritables
convulsions, des accès épileptiformes. Aussi le patient imagine-t-il
souvent des appareils, des plaques de cuir ou de métal pour protéger la région malade des coups fortuits ou du contact des vêtements. Tantôt la crise est passagère et dure quelques minutes à
peine, tantôt les accès se succèdent sans interruption pendant plusieurs heures, et les malheureux, toujours sous le coup de ces ter-
ribles souffrances, deviennent hypochondriaques ; leur santé générale
s'altère profondément ; ils réclament à grand cris une opération du
chirurgien.

Les douleurs peuvent apparaître dès que la tumeur commence à
se développer ; parfois celle-ci existe depuis un temps assez long
avant que les crises se montrent ; dans ces cas elles peuvent s'é-
veiller à l'occasion d'un traumatisme. L'évolution du tubercule est
très variable : d'ordinaire les névromes et les fibromes ne s'accroissent que peu ; les myxomes, les angiomes, les carcinomes augmentent de volume ; on cite quelques faits exceptionnels où tumeur
et douleurs auraient disparu ensemble. Si le tubercule sous-cutané
est d'un diagnostic facile, il est souvent presque impossible d'en
déterminer la nature exacte avant l'extirpation ; après l'examen anatomique on pourra savoir de quelle espèce de tumeur il s'agit et si
la récidive est à redouter.

Traitement. — En tout cas le traitement s'impose : s'il y a
vraiment tubercule sous-cutané et pour peu que les douleurs soient
vives, on ne perdra pas son temps à l'emploi des narcotiques avec lesquels, cependant, on a obtenu quelques succès ; il faut une opération
radicale ; on extirpera la tumeur au bistouri : son siège habituel dans
le tissu cellulaire en facilite beaucoup l'ablation ; si le tubercule était
inclus dans la peau, la dissection serait plus délicate. L'opération doit
être d'autant plus précoce qu'on supposera le néoplasme de structure
maligne.

IV

DRACUNCULOSE.

On désigne ainsi les désordres provoqués dans nos tissus par la présence du *dragonneau*, appelé encore *filaire de Médine* ou *ver de Guinée*. Les métamorphoses et les migrations de ces nématodes sont assez bien connues depuis les recherches de Fedschenko.

Étiologie. — Le filaire, ainsi nommé parce qu'à l'état adulte il est long, cylindroïde, effilé à ses extrémités, se présente sous différents aspects : au début de son existence, il est libre dans l'eau, puis il passe dans le corps de petits crustacés, les cyclopes, communs dans les eaux douces; à l'âge adulte il pénètre dans le corps de l'homme où il n'est guère qu'une « gaine à œufs ». Le mâle en est inconnu ; on ignore si ces vers se reproduisent par parthénogenèse. Le dragonneau n'est point de nos climats ; les quelques cas observés à Copenhague, à Rotterdam, à Paris se rapportent à des individus, matelots pour la plupart et qui tous avaient séjourné en Afrique sur les côtes de Guinée, et dans le Turkestan ; on a signalé le dragonneau dans la Caroline du Sud, où sans doute il aura été importé par des esclaves noirs.

On a cru pendant longtemps que le filaire s'insinuait à travers la peau dans le tissu cellulaire sous-cutané; son apparition chez les individus qui vont nu-pieds, son siège d'élection fréquent au niveau des chevilles prêtait quelque appui à cette opinion ; on sait maintenant que la pénétration a lieu par les voies digestives, et l'usage de l'eau contenant des cyclopes dont le jeune dragonneau est le parasite. Après avoir quitté les membranes du cyclope, il voyage à travers les tissus humains et va se loger le plus souvent au niveau des chevilles; mais on le rencontre encore dans les couches sous-cutanées de la jambe, de la cuisse, du scrotum, sous la peau de la main ; on cite quelques cas exceptionnels où ces nématodes auraient été trouvés dans la langue, la cavité orbitaire, au nez, à la mamelle.

Symptômes et diagnostic. — On ignore le temps précis pendant lequel le dragonneau peut séjourner dans nos tissus avant de se révéler par quelque symptôme appréciable; d'ordinaire, c'est au bout de six semaines que se montre, sous la peau, une légère saillie qui rappellerait une petite corde enroulée sur elle-même. Bientôt ce parasite provoque autour de lui des phénomènes inflammatoires; une tumeur se forme, chaude, rouge, douloureuse à la pression; elle est souvent le siège d'une démangeaison fort désagréable; du pus se collecte, les téguments s'ulcèrent et livrent passsage au filaire dont parfois une seule extrémité s'engage par l'orifice cutané; aussi plusieurs abcès successifs peuvent être nécessaires avant que l'expulsion totale s'effectue. Ces accidents locaux évoluent sans provoquer de phénomènes généraux appréciables; on a cependant signalé des troubles graves, surtout lorsqu'il y avait plusieurs filaires, une fièvre vive qui se serait même terminée par la mort. Mais ces complications sont encore bien obscures.

Il est aisé de comprendre combien le diagnostic sera difficile dans nos climats, où l'esprit n'est pas en éveil sur l'existence de cette maladie. On cite le cas d'un matelot qui allait être amputé à Rotterdam pour une tumeur de la cheville, lorsqu'un médecin plus avisé se contenta d'une incision qui permit d'extraire le dragonneau. Il faudra toujours se méfier de tumeurs inflammatoires du tissu cellulaire sous-cutané portées par des individus revenant de pays intertropicaux, où le filaire est commun. Si la collection purulente s'amasse dans l'orbite, la langue, la mamelle, l'erreur sera plus facile encore et ne sera souvent dissipée que par l'ouverture de l'abcès et l'expulsion du ver.

Traitement. Nous n'avons pas, dans nos climats, à nous préoccuper du traitement prophylactique, qui consisterait d'ailleurs à ne boire que des eaux purifiées et de provenance sûre. Quand la présence du dragonneau est constatée, on doit, par une incision délicate, aller jusqu'à lui, si toutefois une ouverture spontanée de la peau ne s'est pas encore faite; on saisit une de ses extrémités; on la fixe par un fil, on tire modérément et on dévide autour d'un morceau de bois ou sur un petit cylindre de papier ou de diachylum. Les tractions seront très légères, afin de ne pas briser le corps du nématode, ce qui nécessiterait de nouvelles recherches dans le foyer inflammatoire. Quelques heures suffisent parfois à cet enroulement du parasite; mais on cite des cas où il n'a pas fallu moins de cinq à six semaines.

CHAPITRE III

AFFECTIONS DES BOURSES SÉREUSES.

Les bourses séreuses sont de deux ordres : les unes, les *bourses séreuses* proprement dites, sont situées sous la peau en des points où les pressions et les mouvements sont nombreux ; les autres, les *gaines tendineuses*, enveloppent d'une manière plus ou moins complète les tendons et les aponévroses pour faciliter leur glissement ; nous allons étudier successivement les affections qui peuvent atteindre les unes et les autres.

I

AFFECTIONS TRAUMATIQUES.

Elles consistent en *plaies simples*, en *plaies contuses* et en *contusions*. Les premières sont presque toujours sans gravité ; un instrument tranchant ou piquant a ouvert la bourse séreuse : quelques gouttes d'un liquide visqueux mêlé à du sang s'écoulent par la solution de continuité ; mais, pour peu qu'on maintienne la région au repos, les bords de la plaie s'accolent et la réunion primitive est obtenue. Si, au contraire, le blessé continue ses travaux, et se livre à des mouvements intempestifs, si les lèvres de la diérèse sont souillées par quelque substance septique, ou bien encore lorsque le patient est atteint d'une tare constitutionnelle, une inflammation peut survenir, une sorte d'hygroma aigu, prélude lui-même d'un érysipèle phlegmoneux, trop fréquent en pareil cas.

Les *plaies contuses* provoquent beaucoup plus souvent cette complication ; cependant plusieurs terminaisons sont possibles : tantôt, malgré leur vitalité précaire, les lèvres de la plaie, déchiquetées et irrégulières se réunissent par première intention ; tantôt la cavité de la bourse séreuse s'enflamme et ses parois sécrètent un liquide jaune, visqueux, filant, transparent d'abord, puis mêlé à des globules de pus; ces phénomènes peuvent s'amender, l'orifice se refermer, mais un hygroma persiste, ou une fistule s'organise par où suintera une plus ou moins grande quantité de sérosité; tantôt enfin l'inflammation gagne de proche en proche, envahit les tissus voisins et on assiste à l'éclosion d'un phlegmon diffus. Pour éviter ces accidents redoutables, la plus grande immobilité de la région blessée est nécessaire; un pansement antiseptique rigoureux, une compression légère sont indiqués. Si, par malheur, l'inflammation se développait, de larges incisions, puis des bains antiseptiques prolongés en arrêteraient presque sûrement la marche.

Les *contusions* sont chroniques ou aiguës. Les premières, qui sont dues à des pressions fréquentes, provoquent, dans les parois de la bourse séreuse et dans son contenu, une série de modifications qui aboutissent à l'hygroma chronique, dont l'étude sera faite plus loin; les contusions *aiguës* se caractérisent par une déchirure des vaisseaux; un épanchement sanguin plus ou moins abondant en est la conséquence; il distend la cavité, la peau se soulève et on se trouve en présence d'une tumeur molle, fluctuante, arrondie qui occupe le siège exact d'une bourse séreuse; souvent la palpation permet de reconnaître l'existence de caillots qui s'écrasent sous le doigt avec une crépitation particulière; une ecchymose de teinte plus ou moins foncée ne tarde pas à colorer la peau. — Le siège de la tumeur, sa forme, sa production rapide après un traumatisme, la crépitation sanguine, l'ecchymose ne sauraient laisser le diagnostic en suspens.

La marche de ces tumeurs est des plus variables : parfois le sang épanché dépose sa fibrine, sa matière colorante se tranforme et une collection transparente, une sorte de kyste à liquide citrin ou incolore remplace l'hématome; parfois, au contraire, le sang reste liquide et demeure un temps fort long sans modification appréciable : on dirait qu'il vient de quitter les vaisseaux avec ses hématies intactes, à peine crénelées; le plus souvent un caillot se dépose dont les couches les plus superficielles sont jaunes, tandis que les plus centrales conservent une teinte brune presque toujours très foncée. Ici encore il faut compter avec les inflammations; un phlegmon circonscrit ou diffus s'allume, la collection s'ouvre et le caillot de la cavité est évacué avec le pus. Le traitement sera celui des abcès chauds. Dans le cas d'hématome, on aura recours à la compression d'abord, puis à la ponction capillaire suivie d'injection iodée; après l'échec de celle-ci l'incision et le lavage antiseptique ou l'extirpation des parois du kyste deviendront nécessaires.

II

HYGROMA AIGU.

L'hygroma aigu se caractérise par l'exsudation dans les bourses sous-cutanées d'un liquide tantôt séreux et tantôt purulent qui se collecte au milieu de phénomènes inflammatoires plus ou moins intenses.

Étiologie. — Les causes en sont multiples : les traumatismes d'abord, qu'ils ouvrent la cavité séreuse comme les plaies pénétrantes ou qu'ils la meurtrissent comme les contusions. Dans diverses professions, certaines bourses séreuses sont un siège plus habituel d'épanchement : la cavité prérotulienne s'enflamme souvent chez les parqueteurs, les botteleurs, les terrassiers, les maçons, les couvreurs, les moines contemplatifs et les religieuses ; une pression, un heurt plus violent vient provoquer un processus plus actif dans ces tissus déjà chroniquement enflammés. N'est-ce pas ce qu'observa Chassaignac sur un saltimbanque bossu dont la gibbosité portait une bourse séreuse sur laquelle, à la parade, un compère multipliait les coups de latte ? — Les inflammations de voisinage provoquent encore des hygromas, qui sont parfois la conséquence d'un érysipèle, d'une lymphangite, d'un furoncle ; l'influence de certaines maladies est incontestable, le rhumatisme, la blennorhagie, la syphilis, la goutte même et l'infection purulente.

Symptômes. — Ils sont peu compliqués : au niveau d'une région où existe une bourse séreuse normale ou accidentelle, la peau devient rouge, chaude et douloureuse ; une tuméfaction arrondie soulève les téguments et la saillie en est trop régulière pour ne pas s'être développée dans une cavité préexistante ; on y sent une fluctuation des plus nettes, tout au plus un peu voilée lorsque la bourse séreuse est cloisonnée et l'hygroma multiloculaire ; dans ce cas quelques-unes des aréoles secondaires peuvent être enflammées sans qu'il y ait encore exsudation liquide et on perçoit une crépitation neigeuse ou amidonnée particulière. Ces phénomènes locaux s'accompagnent quelque-

fois d'une réaction générale : la fièvre s'allume, la soif est vive, des
troubles gastriques apparaissent; ces symptômes, peu intenses et passagers, sont dus presque toujours à la maladie qui a provoqué l'hygroma, à une poussée de rhumatisme articulaire par exemple.

Après cet épisode aigu, l'inflammation s'apaise et la tumeur devient
chronique, mais il est d'autres cas où les téguments s'ulcèrent et le
liquide s'évacue, tantôt séreux, citrin, transparent, — et il en est
toujours ainsi dans le rhumatisme, — tantôt purulent, épais et
floconneux. Ce ne sont pas là les seules terminaisons qu'on observe : une fistule peut s'organiser; les bords en deviennent calleux
et durs, et par l'orifice s'écoule une petite quantité de liquide séro-
purulent; dans d'autres cas, un véritable phlegmon diffus se développe; le pus franchit les barrières peu résistantes qu'offrent les
parois des bourses séreuses et envoie des fusées dans le tissu cellulaire circonvoisin; au niveau du coude, les inflammations de la cavité
séreuse olécrânienne ont souvent revêtu cette forme envahissante.
Au pied, la bourse sous-cutanée qu'on trouve au niveau de l'articulation métatarso-phalangienne du gros orteil a parfois évacué son
pus non au dehors, mais dans la jointure elle-même.

Ces complications, toujours possibles, donnent au prohostic de
l'hygroma aigu une certaine gravité, mais en général l'affection évolue
sans faire courir de danger à l'organisme. Le *diagnostic* est des plus
simples : le siège spécial de la tumeur, sa forme particulière, sa
fluctuation permettent d'en reconnaître facilement l'origine ; à peine,
lorsqu'il existe déjà une fistule, pourrait-on croire à une altération
osseuse, mais le stylet montrera les os sous-jacents recouverts de leur
membrane périostale; rappelons toutefois que des caries et des
ostéites ont pu succéder à un hygroma.

Traitement. — Il consiste à immobiliser la région enflammée, à
exercer sur elle une compression méthodique; parfois on aurait
ainsi évité l'inflammation; des vésicatoires atteindraient, dit-on, le
même but. Si du pus se développe, l'incision est de rigueur; on
donnera une large issue au liquide et, après avoir pratiqué des lavages antiseptiques dans la cavité, on exercera une compression légère sur les parois; nous avons par ce moyen, obtenu plusieurs fois
la réunion primitive. Pour les fistules, lorsque les injections irritantes ont échoué, l'incision et le raclage de la poche, voire même
son extirpation, sont indiquées.

III

HYGROMA CHRONIQUE.

L'hygroma chronique est caractérisé par un épaississement des parois de la bourse séreuse que distend un liquide d'aspect et de quantité variables.

Étiologie. — Il succède rarement à une inflammation aiguë et c'est peu à peu que la tumeur se développe, sans douleur appréciable, sans rougeur, sans réaction d'aucune sorte; les pressions souvent répétées, les heurts habituels sur une bourse séreuse accidentelle ou normale en sont la cause ordinaire, et nous le retrouvons surtout aux régions prérotulienne et olécrânienne, dans les mêmes corps de métier que l'hygroma aigu. Il apparaît aussi autour des néoplasmes : Bérard aîné en disséqua deux, formés, à droite et à gauche, sur la clavicule d'un individu porteur d'un énorme encéphaloïde du cou qui reposait sur le haut du thorax. Massot cite un grand nombre de faits analogues; mais les recherches contemporaines prouvent qu'il a exagéré la fréquence de ces tumeurs, surtout dans les cas d'adénomes du sein.

Anatomie pathologique. — Bien que dilatées et distendues par la sérosité qui remplit la bourse muqueuse, les parois de l'hygroma sont d'ordinaire épaisses : des néomembranes se sont ajoutées les unes aux autres et forment des lames concentriques, des strates dont la structure rappelle celle des pachyméningites et des hématocèles vaginales; on y trouve du tissu cellulaire jeune où les éléments embryonnaires très abondants sont parcourus par de riches réseaux capillaires; aussi n'est-il pas rare de constater, entre les diverses couches, des foyers ecchymotiques dus à la rupture de petits vaisseaux. Ces tissus, en vieillissant, prennent une organisation plus élevée; ils deviennent fibreux, et les couches les plus internes peuvent se recouvrir d'incrustations calcaires; souvent aussi on y constate des élevures, des saillies qui se pédiculisent bientôt; leur attache se rompt et des corps flottants, semblables à des grains de riz, tombent au milieu du liquide.

Celui-ci présente de grandes différences d'aspect : il est souvent transparent, de couleur citrine, filant, visqueux comme de la synovie ; d'autres fois il est trouble, presque opaque ; il tient en suspension des grumeaux fibrineux, des caillots sanguins ; tantôt il a la consistance et la teinte du chocolat, tantôt il est tout à fait rouge, ou jaune ou verdâtre suivant les métamorphoses qu'a subies l'hématine du sang épanché. Lorsqu'une inflammation s'est déclarée dans la poche, la cavité se distend outre mesure et des amas purulents se mélangent à la sérosité, à l'épanchement sanguin préexistant : un traumatisme, une violence extérieure quelconque a fait de l'hygroma chronique un hygroma aigu.

Symptômes. — D'ordinaire la tumeur se développe lentement en une région connue pour avoir une bourse séreuse ; la peau se soulève et dessine bientôt une saillie hémisphérique, complètement indolore ; les parois de la cavité se distendent, la fluctuation est des plus nettes, et lorsqu'il existe des grains riziformes, flottant dans le liquide, on perçoit une crépitation spéciale, une sensation d'amidon ou de neige, le passage de petits corps pressés entre les doigts. Lorsque l'épanchement est limpide et pour peu que les parois soient distendues, on constate une certaine transparence ; ce signe est assez exceptionnel, car, d'habitude, les membranes enkystantes, incrustées ou non de sels calcaires, sont épaissies, indurées, et les rayons lumineux ne peuvent les traverser. Il est des cas où le liquide est peu abondant et la cavité presque oblitérée par la rétraction des parois, la production de tissus fibreux ou de masses graisseuses.

L'évolution de l'hygroma est des plus simples : une fois que la tumeur a atteint le volume d'un œuf — nous parlons de la région prérotulienne, son siège le plus habituel, — elle reste stationnaire et persiste un temps indéfini ; cependant on cite certaines collections qui ont atteint la grosseur d'une tête de fœtus. Dans quelques cas exceptionnels, l'hygroma se rompt et son liquide est absorbé dans les tissus avoisinants ; mais la guérison définitive est rare et l'hygroma se reproduit ; on l'a vu revenir sur lui-même par rétraction des parois et se transformer en un noyau dur, de consistance cartilagineuse. Une des terminaisons les plus fréquentes est l'inflammation. A la suite de quelque violence, la tumeur rougit, s'échauffe, devient douloureuse, la peau s'ulcère, un liquide séreux, hématique ou purulent s'échappe au dehors ; parfois des fusées de pus franchissent les limites de l'hygroma et on a un phlegmon diffus; parfois la réaction est peu vive et une fistule s'établit; parfois enfin la guérison définitive est la conséquence du processus inflammatoire.

Diagnostic. — Il est des plus simples : la forme hémisphérique de la tumeur; [la fluctuation habituelle et bien plus son siège en un point où l'anatomie relève l'existence d'une bourse séreuse ne laissent aucun doute; seules les tumeurs développées dans des bourses profondes, sous les muscles fessiers et psoas iliaque par exemple, seront difficiles à reconnaître, surtout lorsque les parois épaissies, calcifiées, d'une dureté pierreuse éveilleront l'idée d'une tumeur solide : la ponction explorative ne fournira plus de renseignements aussi précis que dans les cas où la poche est souple et bien distendue par le liquide. Le *pronostic*, fort sérieux autrefois, s'il survenait une inflammation diffuse, a perdu sa gravité depuis les nouveaux pansements; et la chirurgie, jadis très timide à leur égard, est maintenant fort audacieuse.

Traitement. — On a proposé, contre l'hygroma, un nombre indéfini de moyens thérapeutiques; les résolutifs tels que le chlorhydrate d'ammoniaque, les vésicatoires volants; puis la compression, l'écrasement de la poche de manière à en chasser le contenu dans les tissus environnants qui l'absorberont : les dilacérations sous-cutanées des parois aboutissent au même résultat; les sétons, le drainage suivi d'injections antiseptiques fréquentes, la ponction simple suivie de compression, moyens dont quelques-uns, les derniers surtout, ont pu réussir pour des hygromas petits, à parois minces et souples. Nous en disons autant de la ponction avec injection iodée.

A cette heure, pour peu que ce dernier moyen ait échoué, on n'hésite pas à inciser largement la poche, à l'évacuer de son liquide, de ses caillots sanguins, de ses masses fibrineuses et des corps flottants qu'elle peut contenir; on enlève à la curette tranchante les concrétions calcaires des parois, les néomembranes épaisses, les tissus peu vasculaires; on met alors au contact, après un bon drainage, les surfaces cruentées. Il est même des cas où l'on n'hésite pas à exciser tout ou partie de la membrane d'enkystement; avec l'arsenal actuel de l'hémostase, on n'a plus à redouter les hémorrhagies observées par Nélaton, et, avec les pansements antiseptiques, on évite les complications redoutables qui, dans deux cas de Velpeau, eurent la mort pour conséquence.

AFFECTIONS SYPHILITIQUES ET TUBERCULEUSES.

Les *lésions syphilitiques* des bourses séreuses décrites pour la première fois par Verneuil et par Fournier sont de deux ordres : tantôt elles revêtent la forme d'un hygroma et coïncident le plus souvent avec les accidents secondaires; tantôt c'est une gomme qui se dépose dans la cavité. Nous ne ferons l'histoire ni de l'une ni de l'autre de ces affections : la première reproduirait la description de l'hygroma subaigu ou chronique; la seconde se confondrait avec l'étude des gommes sous-cutanées; disons seulement que ces manifestations de la vérole sont rares et que les bourses olécrâniennes et prétibiales en sont le siège le plus habituel.

Les *lésions tuberculeuses* des bourses séreuses sont encore assez mal connues : Terrier en a signalé; en 1882 nous en avons observé un cas dans la bourse de la malléole externe. Peut-être certains abcès froids de la fesse, attribués sans preuves à des lésions osseuses, ont-ils quelquefois cette origine.

CHAPITRE IV

AFFECTIONS DES GAINES TENDINEUSES.

I

LÉSIONS TRAUMATIQUES.

Elles sont de deux sortes : les plaies proprement dites, piqûres, coupures, plaies contuses, d'une part, et, d'autre part, les contusions. Les *plaies* se caractérisent par l'issue d'une certaine quantité de liquide filant et onctueux sécrété par les parois séreuses. Au bout de peu de temps cette effusion s'arrête; on observe, généralement, la réunion primitive des bords de la solution de continuité; mais parfois les lèvres se tuméfient, rougissent, l'inflammation gagne la cavité et un phlegmon diffus se déclare. Or on en connaît la gravité : si d'ordinaire il guérit, il laisse des adhérences entre les tendons et les tissus ambiants, souvent une gêne, voire une véritable impotence fonctionnelle.

Les *contusions* sont rarement limitées aux gaines tendineuses : presque toujours les muscles, les articulations, les os participent au traumatisme. Ici encore la sécrétion s'exagère, la cavité est distendue; parfois, il est vrai, du sang se mélange au liquide séreux; l'inflammation et toutes ses conséquences sont fort à redouter. — Le traitement consiste dans une immobilité rigoureuse des parties blessées, dans une compression méthodique, dans l'antisepsie. S'il y a solution de continuité, l'occlusion de la plaie, sa suture sont indiquées; si, malgré ces précautions, l'inflammation s'allume, les bains tièdes continus et les débridements la limiteront sans doute. Plus tard, après cicatrisation, les massages, les douches sulfureuses, une gymnastique progressive et appropriée, essayeront de rendre aux tissus leur souplesse et aux tendons leur mobilité.

II

LÉSIONS INFLAMMATOIRES.

Nous décrirons ici les *synovites tendineuses aiguës*, les *synovites chroniques*, les *épanchements séreux avec ou sans grains riziformes*, et, à l'exemple de Follin et de Terrier, nous en rapprocherons certains kystes périarticulaires ou péritendineux nommés *ganglions*.

SYNOVITES AIGUES.

On en a beaucoup multiplié les formes : Schwartz, dans le dictionnaire de Jaccoud, décrit, comme espèces distinctes : la synovite *sèche*, la synovite *plastique*, la synovite *purulente* et la synovite *séreuse.* Nous les considérerons plutôt comme des variétés ; car, si chacune d'elles peut évoluer en conservant ses premiers caractères, on peut les voir se combiner ou se succéder.

Étiologie. — Les synovites aiguës ont souvent pour cause un traumatisme, une contusion dans la région des gaines, une coupure, une piqûre, une intervention opératoire, suture des tendons ou ténotomie ; elles peuvent encore être provoquées par une phlegmasie de voisinage : à la suite des panaris du petit doigt et du pouce, on voit éclater la synovite des grandes gaines de la main et de l'avant-bras. Certaines maladies générales, le rhumatisme, la blennorrhagie, la syphilis ; quelques fièvres graves, la scarlatine, la variole, surtout la fièvre typhoïde et l'infection purulente ont une influence non moins manifeste. Mais ces diverses causes ne produisent pas indistinctement toutes les variétés de synovites.

La *synovite sèche*, que l'on nomme encore *aï douloureux, ténosite* ou *ténalgie crépitante*, siège surtout dans la gaine antibrachiale des radiaux, dans celle du long abducteur et du court extenseur du pouce ; on la rencontre aussi au cou-de-pied, peut-être même dans la gaine articulaire du tendon du biceps. Elle succède presque toujours à des efforts répétés, aux frottements des deux feuillets de la séreuse : aussi est-elle ordinairement professionnelle, et s'observe surtout chez les moissonneurs, les dépiqueurs de blé, les porteurs d'eau, les gymnastes, les blanchisseurs, les maîtres d'armes, les pianistes, les vignerons, les menuisiers, tous ceux enfin qui, par métier, fléchissent, étendent et tournent fréquemment leurs mains. Au cou-de-pied, la ténosite crépitante a pour cause la marche exagérée et se rencontre parfois, après l'étape, chez les jeunes recrues.

La synovite *plastique* de Gosselin est surtout d'origine traumatique, et c'est ici qu'on trouve les contusions, les fractures, les entorses, les plaies pénétrantes par piqûres et par coupures, les sutures des tendons, les évidements et les résections articulaires ; toute intervention opératoire au niveau des gaines et les inflammations de voisinage doivent encore être invoquées. La synovite *séreuse* est le plus souvent sous la dépendance d'une maladie générale : on l'observe au cours du rhumatisme, dans la blennorrhagie et la syphilis ; elle siège alors au poignet, dans la gaine des extenseurs ; au cou-de-pied, dans celle des péroniers ; on l'a notée aussi au niveau de la coulisse tendineuse de la patte d'oie, des jambiers antérieurs

et des extenseurs des orteils. La synovite *suppurée*, qu'on trouve
plus communément dans les gaines du poignet et de la main, est
provoquée parfois par les fièvres infectieuses : scarlatine, variole,
fièvre typhoïde et pyohémie ; mais sa cause la plus fréquente est sans
contredit la propagation à la synoviale carpo-phalangienne d'une inflammation profonde, d'un panaris du pouce ou du petit doigt.

Cette propagation aux grandes gaines du poignet est trop importante pour ne pas nous arrêter un instant : on sait que les synoviales de la main communiquent avec les coulisses tendineuses du
pouce et du petit doigt : lorsqu'un panaris profond les atteint,
l'inflammation peut gagner sans peine les séreuses de la paume et
de l'avant-bras : telle est l'origine des phlegmons diffus de ces
régions. Dolbeau et Chevalet nient ce mécanisme ; pour eux les
lymphatiques superficiels ou profonds propageraient la phlegmasie.
Mais Gosselin et Schwartz, qui tiennent pour l'ancienne doctrine,
demandent pourquoi les panaris de l'indicateur, du médius et de
l'annulaire, aussi riches que l'auriculaire et le pouce en vaisseaux
blancs, ne provoquent pas les mêmes phlegmons : pourquoi ces phlegmons occupent-ils la région médiane où se trouvent les gaines et ne se
rencontrent-ils pas plutôt en dedans ou en dehors, le long du trajet
de la cubitale et de la radiale que suivent les lymphatiques profonds ?
pourquoi s'accompagnent-ils d'une attitude caractéristique de la main
qui se met en griffe ? pourquoi, si les tendons restent libres, les
mouvements de flexion deviennent-ils difficiles ? pourquoi, enfin,
n'observe-t-on pas ces phlegmons aux pieds, lorsque les orteils sont
le siège d'une inflammation ? Les lymphatiques n'y font pas défaut
cependant ! il est vrai qu'aucune des coulisses tendineuses des orteils
ne communique avec la synoviale plantaire.

Anatomie pathologique. — Les lésions de quelques variétés
de synovites aiguës n'ont pu être directement constatées : les autopsies font défaut. Il en est ainsi pour la synovite *sèche ;* on suppose
que l'inflammation a provoqué, non une exsudation de liquide, mais
le dépoli de la séreuse et le dépôt, sur les feuillets de la gaine, de
néomembranes fort ténues. Peut-être faut-il admettre qu'en certains
cas ces néomembranes, en s'épaississant, donnent naissance à la synovite *plastique*, dont les altérations sont bien connues pour avoir été
étudiées sur quelques pièces démonstratives par Gosselin d'abord,
puis par Verneuil, Nicaise et Schwartz.

Il se forme d'abord une substance gélatineuse rosée, sorte de lymphe plastique due à l'accumulation de cellules embryonnaires dont l'évolution n'est pas toujours la même; tantôt elles s'organisent en un tissu fibreux qui soude les deux feuillets de la séreuse épaissie et parcourue par un abondant réseau capillaire; la synoviale est alors oblitérée complètement ou seulement cloisonnée çà et là par des lames épaisses, surtout au niveau des rétrécissements normaux de la gaine; tantôt de véritables fongosités se développent et forment une nouvelle variété que nous étudierons à propos des synovites chroniques; tantôt enfin les éléments jeunes se résorbent et la guérison est obtenue sans les raideurs, les attitudes vicieuses, les impotences fonctionnelles que provoquent les adhérences.

Les désordres qui accompagnent les synovites *suppurées* sont bien connus; comme pour les formes plastiques qu'elles compliquent souvent, elles ont été surtout étudiées dans les gaines carpiennes. Un pus sanieux ou séreux distend la synoviale dont les parois sont épaissies et recouvertes d'une matière pulpeuse blanche ou grisâtre d'où émergent parfois des bourgeons charnus ou des fongosités. Tantôt la collection occupe la cavité tout entière, tantôt, par suite d'un processus plastique concomitant, des néomembranes cloisonnent la gaine et limitent des abcès circonscrits; tantôt la séreuse se perfore et des fusées purulentes décollent au loin les tissus; les articulations mêmes peuvent être ouvertes, leurs ligaments se détruisent, les os se nécrosent et ces ostéo-arthrites ont, en général, une marche très rapide.

Les tendons adhèrent les uns aux autres, leur tissu est érodé; ils s'exfolient en certains points; en d'autres, les lames superficielles sont piquées de bourgeons charnus plus ou moins abondants; lorsque la phlegmasie est intense, il y a mortification rapide, et les faisceaux fibreux sont transformés en une substance filamenteuse semblable à de la filasse mouillée. On a noté encore des altérations profondes du nerf médian et des ulcérations artérielles. — La synovite *séreuse* n'est pas mieux connue, anatomiquement, que la ténosite crépitante, et, à notre connaissance, on n'a pas publié d'examen direct; on sait seulement qu'un liquide séreux, d'abondance variable, distend les gaines tendineuses.

Symptômes. — La ténosite *crépitante* se reconnaît à des signes très nets : dans une des gaines que nous avons indiquées, rarement au pied, le plus souvent au poignet et surtout vers le tiers inférieur externe et postérieur de l'avant-bras, comme l'a fort bien établi Larger, survient une douleur vive qu'exagère le moindre mouvement ; au même point peut apparaître une tuméfaction étroite et allongée et qui correspond au trajet connu des radiaux ; souvent la peau conserve sa coloration normale, mais elle est parfois chaude et rouge ; enfin, lorsque le malade exécute certains mouvements de la main, on sent une crépitation amidonnée ou neigeuse caractéristique. C'est là le signe essentiel, et, à peu près le seul, quand la rougeur et le gonflement sont nuls et les douleurs insignifiantes. Cette affection, parfois bilatérale, n'a pas de gravité, et n'était sa tendance à la récidive et sa transformation possible quoique bien exceptionnelle en synovite séreuse ou purulente, on n'aurait guère à se préoccuper de l'aï, qui disparaît d'ordinaire en dix ou quinze jours.

La synovite *plastique* se caractérise par une douleur plus ou moins vive au niveau de la gaine enflammée ; il n'y a d'ordinaire ni rougeur, ni tuméfaction ; à peine existe-t-il un léger empâtement de la région ; les mouvements sont gênés, puis impossibles, et on observe des attitudes vicieuses ; dans les inflammations de la synoviale carpienne, siège habituel de la maladie, les diverses phalanges des doigts se fléchissent les unes sur les autres, la main prend l'aspect d'une griffe que le patient ne peut ramener à l'extension et le médecin n'y parvient qu'en rompant des adhérences dont il perçoit le craquement. Cette variété est grave, non seulement parce qu'elle a été parfois le prélude d'une synovite suppurée ou d'une synovite fongueuse, mais parce que la résolution complète est exceptionnelle ; elle laisse après elle des adhérences, des raideurs, des attitudes vicieuses, des impotences contre lesquelles la thérapeutique est fort mal armée.

La synovite *purulente*, lorsqu'elle est traumatique ou qu'elle succède à une inflammation de voisinage, débute par une douleur intense, une tuméfaction rapide ; la peau rougit et devient chaude, les mouvements des tendons sont gênés ; lorsque la synovite est carpienne, on note l'attitude vicieuse de la main, les doigts en griffe déjà signalés. Chacun de ces signes s'accentue ; du troisième au sixième jour, sur les téguments livides et œdématiés, on perçoit une fluctuation qu'obscurcit souvent l'épaisseur des tissus tuméfiés ; mais le pus rompt ses barrières, il fuse dans les tissus voisins, arrive sous la peau qu'il ulcère, et le liquide s'écoule au dehors, entraînant avec lui des débris de tendon et de tissu cellulaire mortifié. Des phénomènes généraux d'une certaine gravité, une fièvre vive, accompagnent souvent cette évolution de la phlegmasie ; lorsque la synovite apparaît au cours d'une fièvre infectieuse, ils sont même prépondérants à ce point qu'ils peuvent masquer celle-ci. Le pronostic est alors fort grave et la mort presque fatale.

De sérieuses complications peuvent survenir : un phlegmon diffus se déclare qui envahit l'avant-bras, le membre supérieur tout entier ; ou bien le pus se fraye un passage jusque dans la jointure et on a une ostéo-arthrite des plus redoutables ; la septicémie, l'infection purulente sont à craindre. Ces accidents sont heureusement exceptionnels, mais ce qui ne l'est pas, c'est de constater, lorsque la synovite paraît guérie, l'impotence véritable d'un segment de membre : les tendons sont ankylosés et restent immobiles dans leur gaine. On connaît aussi des cas où, chez des individus cachectiques et scrofuleux, une synovite fongueuse a succédé à une synovite purulente.

La synovite *séreuse*, avons-nous vu, est presque toujours sous la dépendance de quelque état constitutionnel ; elle n'est le plus souvent qu'une manifestation de la syphilis, du rhumatisme ou de la blennorrhagie. La synovite syphilitique, dont nous devons la première description à Verneuil et à Fournier, se caractérise par un épanchement, parfois bilatéral, d'abondance médiocre, à peu près indolore et qui apparaît surtout, aux premiers âges de la vérole, dans les gaines des extenseurs des doigts ; le liquide se résorbe spontanément au bout de quinze à vingt jours si le traitement spécifique n'en a pas déjà fait justice.

La synovite rhumatismale et blennorrhagique est surtout fréquente dans la gaine des extenseurs des doigts et dans celle des péroniers ; elle est moins froide dans son évolution que la précédente, et naît souvent au milieu de phénomènes fébriles : tout à coup, au niveau d'une coulisse tendineuse, la région se tuméfie, rougit, devient douloureuse et on perçoit une fluctuation des plus nettes ; parfois une sorte d'alternance s'établit : une fluxion articulaire disparaît au moment où se développe la synovite, et la synovite se résout quand une jointure se prend. Nous avons vu, dans le service de Broca, une chaude-pisse tarir tandis que la gaine du péronier se distendait ;

l'épanchement disparut bientôt pour faire place à une ophthalmie. La marche de cette affection est donc assez irrégulière, mais les terminaisons en sont favorables.

Traitement. — La synovite *sèche* ne réclame guère que l'immobilité de la région malade, une légère compression ouatée est néanmoins un bon adjuvant ; les vésicatoires, la teinture d'iode, les onctions mercurielles belladonées peuvent être utilisées lorsque l'inflammation est particulièrement vive ; si quelques raideurs persistent après la guérison, on aurait recours aux douches sulfureuses, aux bains prolongés, au massage. La synovite *plastique* est redoutable par les adhérences qui s'établissent entre les tendons et les feuillets de la séreuse; aussi faut-il immobiliser le membre et lui donner une bonne attitude : à la main, les doigts seront maintenus dans l'extension par une petite palette ; les résolutifs, les antiphlogistiques seront employés. Après la résolution des phénomènes inflammatoires, on devra mettre en œuvre tous les moyens locaux qui peuvent rompre des adhérences déjà établies : mouvements progressifs et forcés, massages, douches chaudes; malheureusement ces efforts peuvent rester inefficaces.

La synovite *séreuse* guérit souvent sans que le chirurgien intervienne autrement qu'en immobilisant la région ; tout au plus applique-t-il quelques badigeonnages iodés, un vésicatoire ; lorsque la syphilis est en jeu, le traitement mixte est indiqué. La synovite *suppurée*, grave par elle-même et par les complications qui peuvent survenir, sera traitée énergiquement. Le mieux eût été d'éviter son apparition, et les plaies pénétrantes, les contusions des gaines tendineuses seront surveillées avec l'attention la plus minutieuse ; de même pour les panaris du pouce et de l'auriculaire, dont on connaît le rôle dans l'étiologie de la synovite.

Lorsque la phlegmasie vient d'éclater, on peut encore conjurer la suppuration par l'immobilité absolue, une compression méthodique, des bains antiseptiques prolongés. Dès que la collection sera formée, on pratiquera une incision suffisante pour évacuer le pus et désinfecter largement la cavité : on évitera ainsi les phlegmons diffus, les pénétrations articulaires, les ostéo-arthrites. Quelquefois les accidents éclatent avec une telle énergie que la question d'amputation se pose. On ne négligera jamais le traitement général; on soutiendra les forces du malade et, dans cette synovite comme dans les autres, on évitera toute cause d'affaiblissement qui pourrait aider au développement d'une synovite fongueuse.

SYNOVITES CHRONIQUES.

L'inflammation chronique des bourses et des gaines tendineuses présente plusieurs variétés ; les auteurs ont décrit des synovites *séreuses simples*, des synovites *séreuses à grains riziformes*, voire des synovites *sèches* et des synovites *hémorrhagiques ;* puis des synovites *fongueuses* et des synovites *tuberculeuses*. Nous réduirons à deux le nombre des synovites chroniques ; nous réunirons d'abord les synovites séreuses simples et à grains riziformes, car leur évolution est analogue et la présence ou l'absence de ces corps dans la gaine n'est qu'un phénomène d'ordre secondaire. De même pour la synovite fongueuse et la synovite tuberculeuse : depuis que le tissu tuberculeux a été découvert dans la fongosité des synovites dites fongueuses, on n'a plus trouvé de caractère essentiel pour séparer les deux affections ; aussi, jusqu'à plus ample informé, les considérons-nous comme une seule et même maladie.

1° SYNOVITE AVEC OU SANS GRAINS RIZIFORMES.

Étiologie. — Les causes des synovites chroniques séreuses sont encore mal déterminées : ces affections peuvent succéder à des inflammations aiguës, mais ces cas sont fort rares ; les chocs répétés, les frottements multiples que nécessitent certaines professions ont une influence incontestable et l'on voit les épanchements survenir fréquemment chez les manouvriers ; les hommes en sont plus souvent atteints. On a invoqué la syphilis et l'arthritisme et l'influence de ces diathèses ne saurait être méconnue. Mais bien des fois la collection liquide s'accumule, sans que le chirurgien puisse trouver dans l'histoire du malade une cause traumatique ou constitutionnelle capable d'expliquer l'apparition du kyste.

Ces synovites se montrent surtout au membre supérieur, dans les coulisses tendineuses des doigts, dans les abondantes synoviales qui entourent le poignet ; mais on les rencontre aussi dans la bourse du psoas, au cou-de-pied, dans la séreuse des extenseurs et des péroniers, au creux poplité ; ici ce sont les kystes simples qui domi-

nent, tandis qu'à la main les kystes à grains riziformes sont plus
fréquents. Cependant plusieurs auteurs, entre autres Cruveilhier et
Goyran, en ont observé autour de l'articulation tibio-tarsienne ; nous
en avons vu un dans une des bourses séreuses de l'épaule.

Anatomie pathologique. — Dans les synovites chroniques, les
parois de la gaine ont subi des modifications plus ou moins profondes ; elles peuvent rester lisses et presque inaltérées, mais elles
sont d'ordinaire épaissies, rigides et résistantes, même d'apparence
cartilagineuse ; il n'est pas difficile de constater les traces du travail
inflammatoire et l'on trouve souvent des néomembranes ; aussi la
surface interne a-t-elle perdu son aspect luisant ; elle est dépolie,
hérissée de brides, de crêtes, de végétations ; peut-être est-il des cas
où des vaisseaux en plus grand nombre parcourent les tissus nouveaux
comme dans les hématocèles vaginales, les pachyméningites : ce
serait la synovite *hémorrhagique*, dont on n'a pas encore publié d'observations indiscutables. Les tendons, comme l'a démontré Nicaise,
sont le plus souvent altérés ; ils sont adhérents au feuillet pariétal,
amincis, atrophiés, érodés, détruits même en un point de leur
trajet. Les exceptions sont nombreuses cependant, et nous avons vu,
dans le service de Verneuil, des cas où les tendons étaient intacts :
Notta, Humbert, Polaillon ont publié des faits analogues.

Le contenu du kyste est fort variable et son étude d'une grande
importance, puisque ces différences déterminent les diverses variétés
de synovites chroniques. Dans les synovites *séreuses simples*, celles
qu'on rencontre si fréquemment au creux poplité, le liquide est quelquefois citrin, semblable à celui de l'hydarthrose ou de l'hydrocèle,
ou visqueux, filant, de la consistance de la gélatine dont il a souvent la couleur ; mais il revêt aussi une teinte rosée ou rouge et
rappelle à s'y méprendre la gelée de groseille. Enfin il peut faire
presque complètement défaut ; les lésions consistent en un épaississement des parois, en une atrophie des tendons : il s'agirait alors
de la synovite *sèche;* Nicaise en a publié un fait intéressant.

La synovite *à grains riziformes* ajoute aux lésions des parois et
des tendons, à la présence d'une quantité d'ailleurs très variable de
liquide séreux citrin, fluide ou visqueux, l'existence de corps particuliers dont l'aspect est loin d'être toujours le même. Si d'ordinaire
ils sont blancs, mous, friables, semblables à du riz à demi-cuit, et
tellement nombreux qu'ils présentent une masse presque compacte,

d'autres fois ils sont peu abondants, d'une assez grande résistance, creusés d'une petite cavité centrale ; leur forme rappelle celle d'un pépin de poire ou d'une graine de courge. Lorsqu'on ouvre le kyste qui les contient, on constate que le plus grand nombre est libre, flottant dans le liquide, mais on en observe d'appendus à la paroi de la séreuse par un pédicule plus ou moins étroit.

On a beaucoup discuté sur leur origine : d'après l'opinion la plus accréditée, les grains riziformes ou hordéiformes sont une végétation de la paroi du kyste ; les éléments de cette membrane, surtout les franges, les villosités qu'on y trouve, prolifèrent; elles émettent des sortes de bourgeons qui s'aplatissent, puis se pédiculisent sous l'influence des mouvements incessants des tendons dans leur gaine ; le pédicule se rompt et le corps devient libre. N'a-t-on pas observé les divers stades de cette évolution, et n'a-t-on pas vu, dans la même coulisse tendineuse, des végétations d'abord sessiles, puis à larges pédicules, puis à pédicules étroits, enfin des corps flottants, libres d'adhérence? Leur structure confirme cette conception : Chandelux, dans ses recherches récentes, a montré une fois de plus que les grains riziformes présentent deux zones, l'une périphérique, stratifiée, à lamelles concentriques constituées par des cellules épithéliales à noyaux volumineux et analogues à celles qui tapissent normalement la séreuse ; l'autre amorphe et granuleuse ; à peine y trouve-t-on çà et là quelques noyaux ; elle provient de la dégénérescence des cellules épithéliales.

Il paraît démontré cependant, malgré l'opinion contraire de Virchow, que les grains riziformes peuvent avoir une autre origine. Des concrétions fibrineuses se déposent sur la surface interne de la séreuse enflammée ; les adhérences ne sont pas assez intimes pour que des lambeaux ne puissent en être détachés par les mouvements de va-et-vient des tendons; ces lambeaux membraniformes sont en général d'une minceur extrême, aussi s'enroulent-ils sur eux-mêmes, constituant ainsi la cavité centrale dont est parfois creusé le corps flottant. L'existence de cette seconde variété de grains riziformes, certainement beaucoup plus rare que la précédente, nous explique pourquoi, dans certains examens microscopiques, on n'a trouvé qu'une substance homogène et quelques détritus granuleux dus à la fragmentation de la fibrine ; les éléments figurés, les cellules épithéliales font complètement défaut.

Symptômes. — Les synovites se développent d'une manière insidieuse. En un des points que nous avons indiqués, une gaine, une bourse tendineuse s'accuse par une saillie qui tend à s'accroître, et ce gonflement est souvent le seul signe appréciable ; aussi dans les régions profondes, au creux poplité par exemple, c'est le hasard qui fait parfois découvrir l'existence d'un kyste synovial. Cependant il est des cas où des douleurs sourdes, spontanées, même des poussées aiguës surviennent ; certains mouvements exagèrent les souffrances et on constate une attitude vicieuse du segment de membre que meuvent les cordons tendineux dont la gaine est chroniquement enflammée. Comme dans les synovites du poignet, les doigts, et particulièrement l'auriculaire et l'annulaire, sont fléchis ; on ne peut les redresser sans provoquer une douleur intolérable.

A ce moment le kyste a fait des progrès et, les tissus qui doublent la synoviale ayant une résistance inégale, certaines de ses parties, plus faibles, se laissent dilater plus que d'autres : la tumeur, irrégulièrement bosselée, a un aspect presque caractéristique : sur la face palmaire des doigts, on voit deux ou trois saillies hémisphériques séparées par des brides fibreuses préarticulaires ; au poignet, le ligament annulaire du carpe, à peu près inextensible, sépare la saillie palmaire de la saillie antibrachiale et la tumeur a la forme d'un bissac. Dans la gaine des péroniers, la tuméfaction, allongée suivant l'axe du membre, est au contraire assez régulièrement cylindrique ; dans les tumeurs séreuses du creux poplité, le kyste revêt une forme à peu près arrondie.

Lorsque la tumeur n'est pas trop profonde, on perçoit d'ordinaire une fluctuation manifeste ; lorsqu'il existe plusieurs bosselures on peut renvoyer le plus souvent le liquide de l'une à l'autre et constater ainsi la solidarité des diverses poches. Il est même des cas où le contenu du kyste peut se vider dans l'articulation voisine ; la communication est alors ou normale, — et on l'observe dans certaines bourses de l'épaule et dans la séreuse du psoas-iliaque, — ou anormale, — ce qui est le faitdes kystes communiquants du creux poplité. Cette recherche de la fluctuation amène parfois la découverte du signe caractéristique des synovites à grains riziformes : lorsqu'on chasse le liquide d'une bosselure dans l'autre, les doigts explorateurs sentent une crépitation spéciale, comparée au frôlement de la soie, au froissement de l'amidon et de la neige, et provoquée, dit-on depuis

Michon, par le passage des corps flottants à travers les goulets, les espaces rétrécis qui conduisent d'une cavité à l'autre. La crépitation manque quand ces détroits font défaut, mais certaines manœuvres, certaines pressions du chirurgien peuvent créer artificiellement ces sortes de défilés et faire apparaître le phénomène.

La marche des synovites chroniques est des plus lentes; parfois surviennent quelques douleurs spontanées, sourdes et de peu de durée : les attitudes vicieuses restent stationnaires ou augmentent jusqu'à la déviation complète; la tumeur fait des progrès et on a vu des bosselures s'accroître progressivement, distendre la peau et l'ulcérer; le liquide s'écoule, entraînant avec lui des grains riziformes si le kyste en contient. Il n'est pas rare de voir éclater, en ce cas, une vive inflammation de la cavité, un véritable phlegmon qui peut guérir la synovite en provoquant l'adhérence des feuillets séreux et des tendons, mais qui laisse après elle une impotence fonctionnelle souvent à peu près absolue. Chez certains cachectiques, chez les scrofuleux, des fongosités ont pu envahir la gaine et transformer la synovite simple en synovite fongueuse.

Le *diagnostic* ne présente guère de difficulté; l'existence d'une tumeur à peu près indolore, bosselée, fluctuante avec ou sans crépitation, en une région connue pour ses gaines tendineuses, ne saurait laisser subsister de doute. Terrier, cependant, parle de cas exceptionnels où un abcès froid bilobé, à contenu grumeleux, en aurait imposé, et Trélat cite un lipome crépitant de la paume de la main qu'il prit pour un kyste à grains riziformes : dans ces deux ordres de faits, la ponction aspiratrice viendrait dissiper tous les doutes.

Traitement. — Il est peu d'affections qui aient autant bénéficié des pansements nouveaux. Avant la découverte de l'antisepsie, on n'osait guère y toucher et lorsque la ponction évacuatrice simple ou aidée par la compression, ou suivie d'injection iodée, avait échoué, ce qui malheureusement est la règle, on abandonnait à peu près la maladie à elle-même. Cependant le *pronostic* en est grave : outre que ces kystes peuvent suppurer ou dégénérer en synovite fongueuse, ils ont trop souvent pour conséquence une impotence fonctionnelle presque absolue. Maintenant on est plus hardi et l'on ne craint pas d'ouvrir la gaine.

La thérapeutique est un peu différente suivant que le kyste est

simple ou qu'il contient des grains riziformes. Dans le premier cas,
l'injection iodée réussit parfois; avec une grosse aiguille de l'aspirateur on débarrasse la poche du liquide qu'il contient; comme ce
liquide est assez souvent visqueux et qu'il adhère aux parois il est
bon de laver plusieurs fois la cavité avec de l'eau tiède avant d'injecter la teinture d'iode; une légère inflammation se développe et la
guérison peut survenir; nous venons d'obtenir ainsi un beau succès
pour un kyste du creux poplité. Si l'on ne réussit pas, on aura recours à l'incision de la poche suivant le procédé que nous allons
maintenant décrire et qui s'applique surtout aux synovites à grains
riziformes.

Lorsqu'il s'agit en effet d'un de ces kystes, l'injection iodée échoue
à cause de l'extrême difficulté d'évacuer complètement la poche; les
plus gros corps flottants sont trop volumineux pour pénétrer dans la
canule et les grains, sessiles ou adhérents par leur pédicule, restent en
place. Le mieux est de fendre largement la gaine, d'en gratter les
parois de manière à enlever toutes les végétations et toutes les brides;
puis on lave la cavité avec la solution forte d'acide phénique, on
draine avec des crins de Florence et on suture les lèvres de la plaie;
plusieurs succès ont été ainsi obtenus par Volkmann, Nicaise, Notta
et Schwartz. Reconnaissons toutefois qu'il ne faut pas trop compter sur une réunion immédiate complète : dans la plupart des observations, on constate qu'au point d'entrée et de sortie du drain ou
des crins de Florence, une fistulette a persisté pendant plusieurs semaines et même plusieurs mois.

2° SYNOVITES FONGUEUSES.

Les *synovites fongueuses des gaines des tendons* ne sont connues que depuis peu; on les prenait, soit pour des arthrites chroniques
des jointures avoisinantes, soit même pour les végétations d'une tumeur maligne : Chassaignac, en 1844, qualifiait de sarcome les
bourgeons charnus d'une coulisse enflammée, et H. Larrey, en 1856,
commettait une erreur semblable; la détermination exacte de la
nature de cette affection commença avec les recherches de Deville,
en 1851, de Michon et de Legouest; c'est en 1858, avec la thèse
de Bidart inspirée par Verneuil, que la synovite fongueuse des gaines
des tendons conquit une place définitive dans le cadre nosologique;

on reconnut son analogie avec la synovite fongueuse des articulations.

Lorsqu'on eut établi la nature tuberculeuse des fongosités des synovites articulaires, on se demanda bientôt si celles des gaines tendineuses n'avaient pas même structure et même origine. Lancereaux, en 1873, Labbé et Coyne, puis Bouilly se posèrent les premiers la question que devaient résoudre l'observation de Trélat et les faits plus positifs encore de Terrier et Verchère. Aussi, à cette heure, tout en admettant qu'il peut exister certains états inflammatoires chroniques caractérisés par la production de fongosités, on admet que le type clinique décrit par Bidart est, dans l'immense majorité des cas, d'essence tuberculeuse.

Étiologie. — Les fongosités envahissent de préférence les gaines des fléchisseurs et des extenseurs des doigts, celles des péroniers latéraux, des fléchisseurs communs, du jambier postérieur; la coulisse du jambier antérieur et des extenseurs des orteils est aussi quelquefois atteinte. Plusieurs gaines peuvent être simultanément prises : une observation de Bidart nous montre les altérations à la fois dans la séreuse du jambier postérieur, du fléchisseur commun des orteils et du fléchisseur propre du petit orteil ; nous soignons actuellement une vieille dame chez qui l'envahissement est plus complexe encore : toutes les gaines tendineuses de la région tibio-tarsienne, à l'exception des coulisses des extenseurs, sont atteintes. Mais la face palmaire du poignet et les deux gouttières rétro-malléolaires du cou-de-pied sont les plus souvent prises. Au lieu d'occuper la totalité de la gaine, la synovite se circonscrit parfois, comme l'ont démontré Terrier et Verchère, et distend un ou plusieurs segments de la cavité.

Ces synovites peuvent succéder aux diverses inflammations de la coulisse tendineuse : Velpeau, Deville et Michon en ont signalé à la suite des épanchements séreux et des synovites à grains riziformes; on les a vues encore apparaître après une injection iodée, et Cooper, dans un cas, incrimine le passage d'un séton. L'influence du traumatisme est incontestable : Terrier et Verchère l'ont retrouvée dans deux de leurs faits et nous traitons une synovite des gaines péri-articulaires consécutive à une entorse tibio-tarsienne. Comme les autres synovites des gaines, la synovite fongueuse est plus fréquente dans certaines professions qui nécessitent des mouvements exagérés des coulisses tendineuses : chez les couturières, les pianistes, les serruriers pour le membre supérieur; pour le membre inférieur chez les facteurs et les gardiens de troupeaux.

Malgré le doute émis par Follin, il faut admettre que les synovites fongueuses naissent surtout chez les affaiblis et chez les scrofuleux. Sur cinq des observations du mémoire de Terrier et Verchère, quatre ont trait à des individus en puissance d'accidents pulmonaires; le malade de Trélat était aussi tuberculeux. Dans un fait récent que nous avons vu à Bicêtre, nous n'avons trouvé ni strume antérieure, ni signe actuel de tuberculose, mais l'enfant, né avant terme, était pâle et chétif; aussi croyons-nous, avec la plupart des auteurs, à l'influence prépondérante du tempérament. Qu'on s'attende toutefois, comme pour certaines tuberculoses locales, à voir apparaître ces synovites chez des individus d'apparence robuste et cela à tous les âges. Des deux malades que nous soignons en ce moment, l'un est un enfant de sept ans et l'autre une dame de soixante-treize; les hommes adultes sont de beaucoup les plus exposés.

Anatomie pathologique. — Au début de l'affection, la séreuse se dépolit, elle se vascularise, ses parois deviennent épaisses; à leur surface interne s'élèvent des saillies longitudinales, des crêtes parallèles à l'axe des tendons; Deville les a comparées à l'arête du *verumontanum*. Elles se multiplient, se fusionnent et remplissent la cavité que distend un liquide séreux ou filant comme de la synovie, louche, jaune ou verdâtre, ou plus ou moins coloré par du sang et tenant en suspension des grumeaux et des débris de fongosités. Dans plusieurs observations, on a noté de la matière séro-purulente due aux ramollissements des foyers caséeux.

Les tendons sont le plus souvent intacts au milieu des fongosités, ils glissent dans les masses végétantes et leur surface saine ne présente pas le moindre dépoli : Terrier, Lancereaux, Bidart, nous-même avons observé leur intégrité parfaite. Il n'en est pas toujours ainsi; parfois le tendon est terne, piqué de bourgeons charnus qui dessinent à sa surface des lignes sinueuses; les granulations progressent et érodent de plus en plus les lamelles du tissu; aussi le glissement dans la coulisse devient fort difficile, la surface tout entière du tendon peut être revêtue de fongosités; la perte de substance s'accroît; il se fait d'abord une profonde encoche, puis une solution de continuité complète, une destruction plus ou moins totale; les muscles, privés de leurs insertions, se rétractent et la fonction est abolie :

Trélat a observé ce terme ultime des altérations que produisent les fongosités.

Celles-ci, d'ailleurs, ressemblent de tous points aux fongosités que nous aurons à étudier dans les synoviales articulaires. De volume, de forme et de couleur variables, tantôt rares, petites et grêles, tantôt exubérantes par leurs masses mamelonnées, elles sont villeuses, papillaires, réticulaires ou arborescentes; elles se montrent rouges, carminées, lie de vin et apoplectiques, ou à peine rosées, grisâtres, semblables à du frai de poisson ou à de la chair d'anguille. Elles rappellent parfois la pulpe de la groseille et il y transparaît, comme un pépin, un petit noyau à centre jaunâtre, nodule tuberculeux en voie de destruction. Nous n'insisterons pas sur leur structure : les premières observations de Trélat, de Terrier et Verchère n'étaient pas absolument démonstratives; mais dans un nouveau cas de Terrier, Gilson démontre l'existence du follicule type, retrouvé depuis par plusieurs micrographes.

Symptômes. — Le tableau clinique varie suivant que la synovite des gaines des tendons est primitive ou qu'elle succède, par envahissement progressif, à une arthrite fongueuse de voisinage; ces cas ne nous intéressent guère, car les lésions prépondérantes sont celles de la jointure, et nous ne nous occuperons ici que des fongosités localisées à la séreuse des tendons.

La synovite tuberculeuse s'établit sournoisement d'habitude : elle survient sans douleur appréciable, peu à peu, sans poussée aiguë; cependant nous avons observé un cas où sans traumatisme antérieur, sans fatigue excessive, le poignet enfla tout à coup; dès le lendemain, l'empâtement avait envahi toute la portion antibrachiale de la gaine : la synovite s'était installée avec la vivacité d'un processus inflammatoire. Lorsque les fongosités ont envahi la gaine, la synovite se reconnaît à plusieurs caractères : d'abord elle siège au niveau d'une coulisse dont elle accentue les contours et dessine les prolongements; dans les faits de Bidart, de Trélat, de Bouilly, dans les nôtres, il en a été ainsi et la tumeur se montrait comme une masse allongée et molle qui distendait la séreuse. Cet aspect se modifie suivant la région; en bissac et fusiforme, avec prolongements possibles vers le pouce ou même le petit doigt au niveau de la main; la tumeur est curviligne au cou-de-pied, en arrière des malléoles qu'elle enchâsse dans sa concavité antérieure. Parfois une partie de la gaine est seule envahie et le gonflement se localise; il en était ainsi dans les deux observations de Terrier et Verchère.

La tuméfaction est mobile; dans les mouvements de flexion et d'extension on la voit se déplacer suivant l'axe du membre; le doigt posé au-dessus de la peau suit le va-et-vient des fongosités. Mais le chirurgien échoue s'il essaye d'imprimer une translation dans le même sens : la masse reste immobile; au contraire, pour peu que les tendons soient relâchés, il détermine facilement des mouvements de latéralité. Ces signes suffisent pour préciser le siège de la tumeur et son développement dans la coulisse des tendons. La consistance en est variable : au début, on perçoit sous la peau une tuméfaction assez dure; peu à peu la gaine s'éraille et des bosselures se forment, remplies de fongosités où l'on ne tarde pas à sentir une véritable fluctuation. A ce moment les téguments se couvrent de veinosités, s'échauffent, rougissent, s'ulcèrent et donnent issue à de la sérosité grumeleuse due à la dégénérescence des foyers caséeux.

La marche de l'affection est essentiellement chronique; peu ou pas de douleurs, mais de la gêne dans les mouvements. Pourtant il est des cas où les souffrances sont vives; elles peuvent être spontanées et les irradiations remonter vers la racine du membre; Bidart et Bouilly nous en citent des observations. On voit apparaître par les fistules, les végétations qui forment un foyer peu volumineux d'ordinaire; parfois la perte de substance se réunit à des orifices analogues et la surface ulcérée devient considérable; parfois l'extension des fongosités se fait seulement vers la profondeur, vers les os et les articulations et, de même que nous avions des synovites tendineuses consécutives à une synovite des jointures, nous aurons une synovite des jointures consécutive à une synovite tendineuse. Au milieu des végétations, les tendons résistent d'habitude, mais ils peuvent se détruire sans que des déviations et des attitudes vicieuses en soient toujours la conséquence, car les tissus œdémateux, chroniquement enflammés, n'obéissent plus aux muscles antagonistes : les bouts des tendons font corps avec la masse fongueuse. La volonté ou l'électricité ne peut provoquer de mouvements dans les segments des membres mus par ces tendons.

On n'a jamais vu la synovite fongueuse guérir spontanément. La transformation graisseuse observée par Broca n'a guère été retrouvée. Ou le traitement a eu raison des fongosités, ou elles ont persisté jus-

RECLUS.   22

qu'à ce que le patient ait été emporté par quelque manifestation nouvelle de la tuberculose. Sept mois après le début de la synovite, l'un
des malades de Terrier succombait à des accidents pulmonaires et
cette observation n'est malheureusement pas isolée. Le *pronostic* est
d'autant plus sombre, qu'après une extirpation complète des fongosités
et un succès qu'on croit durable, il est fréquent de voir survenir·
la récidive ; nous l'avons constatée au bout d'un an chez notre petit
malade de Bicêtre; mais il a guéri de nouveau.

Nous n'insisterons pas sur le *diagnostic :* grâce aux signes sur lesquels nous avons appuyé, on ne confondra pas la synovite tendineuse
avec des abcès froids péri-articulaires, avec un lipome voisin d'une
gaine; cette erreur a été cependant commise. Un examen attentif
permettra de déterminer si la jointure est également fongueuse, et
l'étude scrupuleuse des commémoratifs établira qui, de l'article ou
de la gaine, a été primitivement atteint. Quant à tracer le diagnostic
différentiel entre la synovite fongueuse proprement dite et la synovite
tuberculeuse, nous avons déjà dit pour quelles raisons nous reculons
·devant cette tâche.

Traitement. — On a proposé contre la synovite fongueuse la
compression, la cautérisation superficielle, les applications irritantes
sur la peau, l'ignipuncture, et tout dernièrement les injections d'éther
iodoformées au milieu des végétations; dans un cas que rapporte
Poupelle, Verneuil fit neuf piqûres espacées de cinq en cinq jours;
avec la seringue de Pravaz, il injectait quelques gouttes dans les fongosités ; les résultats n'ont été que peu satisfaisants : « les douleurs
assez vives et l'inflammation consécutive ont dû faire renoncer à ces
tentatives ». Ce procédé nous a été plus favorable et,·lors de sa récidive, notre enfant de Bicêtre, traité par les injections iodoformées
et la compression, a guéri assez rapidement.

L'extirpation compte un certain nombre de succès : elle a été faite,
il y a déjà longtemps, par Lenoir; Trélat y eut recours depuis ; il
pratiqua la dissection lente et minutieuse du tendon, et son malade
guérit. Bouilly, Antonin Poncet, Augagneur ont préféré le raclage.
Après avoir largement incisé les téguments au-dessus de la tumeur,
on enlève les fongosités, et, pour quatre cas cités dans un travail récent, il y a eu quatre succès immédiats ; je ne sais ce qu'il en est
advenu des malades de mes collègues : le mien, au bout d'un an, me
revenait avec une récidive. A ces opérations sanglantes, Besnier pré-

fère la destruction avec le nitrate d'argent et les flèches au chlorure de zinc : il redoute les auto-inoculations par ouverture des vaisseaux et les infections secondaires.

Dans aucun cas on ne négligera le traitement général : les toniques, les reconstituants, l'huile de foie de morue, l'arsenic, le chlorure et l'iodure de sodium à l'intérieur; les bains salés à la mer ou à Bourbonne et Salies de Béarn, les frictions sèches, sont recommandés et devront être poursuivis avec la plus rigoureuse persévérance. Telles sont les précautions essentielles à prendre avant et surtout après le traitement chirurgical pour en affermir le succès.

III

TUMEURS DES GAINES TENDINEUSES.

Elles sont de plusieurs ordres : on y rencontre des lipomes, des sarcomes, des fibromes, des gommes syphilitiques, ces dernières infiniment rares. Nous ne ferons guère que les mentionner toutes ; mais auparavant nous allons décrire, sous le nom de *ganglion*, une sorte de kyste qui se développe autour des gaines tendineuses et des parois articulaires dont il émane, du moins si l'on en croit la théorie la plus accréditée.

1° GANGLIONS.

On nomme *ganglions*, *kystes péritendineux*, *kystes synoviaux folliculaires*, des tumeurs dont la cavité remplie de liquide est due à la distension des cryptes synovipares des gaines tendineuses et des séreuses articulaires. — Leur histoire est maintenant bien connue, grâce aux travaux de Boyer, de Cruveilhier, de Demarquay, de Foucher, de Verneuil et surtout de Gosselin, qui a fixé leur pathogénie.

Anatomie pathologique. — Ces kystes ont une paroi fibreuse, blanche, nacrée, résistante, et d'une épaisseur très variable; si parfois elle mesure à peine une moitié ou même un quart de millimètre, il est des cas où son feutrage fibrillaire, d'apparence presque cartilagineuse, en compte deux à trois; sa surface externe, lisse, régulière, est tapissée d'un épithélium pavimenteux. Le contenu est un

liquide tantôt fluide, transparent, à peine teinté; tantôt visqueux,
coloré en jaune ou en rose et assez consistant pour simuler de la
gelée de pomme ou de groseille. La tumeur peut paraître libre, simplement juxtaposée à la coulisse tendineuse ou à la capsule articulaire : d'autres fois on trouve un pédicule qu'une dissection
attentive permet de poursuivre jusqu'à la séreuse elle-même. Il est,
naturellement, court ou long suivant que la distance est petite ou
grande; encore ne suit-il pas toujours un chemin rectiligne et Verneuil l'a vu très flexueux ; le plus souvent il est plein, en tout semblable à un cordon fibreux, mais il peut être creusé d'un canal perméable qui établit une communication entre le ganglion et la synoviale. Perrin en a montré un cas des plus nets à la Société anatomique.

Ainsi constitués, ces ganglions forment des tumeurs irrégulières,
bosselées par inégale distension des parois inégalement résistantes.
Parfois des brides fibreuses semblent les diviser en plusieurs lobes.
Leur volume est très variable; d'ordinaire gros comme un pois, une
noisette, une amande, ils peuvent acquérir de plus grandes dimensions et atteindre même celle d'un œuf de poule ; quoique généralement solitaires, on les a plusieurs fois rencontrés en assez grand nombre
chez la même personne pour prononcer le mot de diathèse kystique.
C'est au poignet, et surtout à sa face dorsale, au cou-de-pied, et de
préférence à la face antérieure, qu'on les trouve communément, mais
ils siègent aussi en d'autres points des régions carpiennes, tibio-
tarsiennes, puis aux doigts, au creux poplité. Lorsque le pédicule
s'implante sur la séreuse articulaire, cas le plus fréquent, on nomme
le kyste *arthro-synovial*, et *téno-synovial* s'il s'insère sur la gaine
tendineuse.

Étiologie. — Cette implantation du pédicule nous met sur la
voie de la pathogénie. On sait que les gaines tendineuses et les synoviales articulaires sont creusées de diverticules souvent fort allongés
et dont le cul-de-sac passe à travers les mailles du tissu sous-séreux
ou de la capsule fibreuse. Si les parois de ces cryptes sécrètent en
plus grande abondance, si leur orifice est oblitéré par un coude
brusque du conduit, à la suite de quelque inflammation adhésive, le
liquide ne peut plus s'écouler dans la cavité articulaire ou tendineuse
et une tumeur kystique se forme, qui peu à peu soulève les tissus,
s'énuclée, pour ainsi dire, en conservant toutefois un pédicule, vestige

de l'origine première; encore ce pédicule s'amincit-il souvent; il se rompt et tout lien disparaît entre le ganglion et la région d'où il provient. Cette théorie, défendue par Gosselin, a été mise hors de doute par nombre de dissections où on a pu montrer tous les intermédiaires entre la crypte synoviale presque microscopique et le ganglion isolé, sans attache avec la séreuse.

Il est probable cependant que telle n'est pas l'unique origine des kystes folliculaires, et une vieille théorie de Bégin répond peut-être à un certain nombre de cas. Dans une jointure atteinte d'hydarthrose, une hernie synoviale peut se produire à travers les mailles peu serrées de la capsule articulaire. D'après Barswell cette hydarthrose préalable ne serait même pas indispensable, et, dans certains mouvements forcés, la synovie, malgré sa faible abondance, vient peser en un point de la séreuse qui cède sous l'effort; cette hypothèse nous expliquerait l'origine traumatique de quelques kystes que des observations indiscutables nous montrent apparus tout à coup après un mouvement exagéré. Disons toutefois que cette théorie n'est pas mieux établie que celle de la production spontanée de kystes admise par Virchow.

Quoi qu'il en soit, des ganglions reconnaissent pour cause un effort exagéré, une violence extérieure quelconque, une entorse par exemple. Il n'est pas rare de les rencontrer chez ceux qui, au cours de leur profession, impriment des mouvements répétés à certaines de leurs gaines tendineuses ou à certaines de leurs articulations. On en observe à la main chez les pianistes et les couturières: au cou-de-pied chez les facteurs et les jardiniers. Ces tumeurs sont plus fréquentes chez la femme que chez l'homme, et c'est à l'âge adulte qu'elles apparaissent de préférence; au-dessous de dix ans et au-dessus de quarante, il est exceptionnel de les voir se développer. Enfin, on incrimine divers états constitutionnels, entre autres le lymphatisme et la goutte, mais comme la diathèse scrofuleuse et la diathèse arthritique englobent la plus grande partie de l'humanité, invoquer cette cause, c'est mal masquer la difficulté d'expliquer l'apparition de quelques kystes folliculaires.

Symptômes. — A la face dorsale du poignet, à la partie externe du cou-de-pied, ou dans une des autres régions que nous avons signalées, on constate l'existence d'une petite tumeur indolore, mobile sous la peau normale, mais adhérente dans la profondeur. Sa surface est souvent hémisphérique, régulière, elle peut être aussi bosselée et lobulée; sa consistance est presque ligneuse dans certains cas; dans d'autres elle offre la rénitence, l'élasticité qui caractérise les tumeurs liquides à parois distendues. D'habitude le ganglion est irréductible, mais parfois une pression méthodique, dans telles ou telles attitudes de la jointure sous-jacente, chasse le liquide dans la séreuse articulaire : il existe alors un pédicule canaliculé franchement perméable.

Le ganglion n'est pas toujours indolore : tels ou tels mouvements peuvent provoquer des souffrances assez vives; on cite même des observations où elles ont pris une intensité si grande que les fonctions du membre ont été abolies; il y a des accès véritables, des irradiations qui remontent vers le tronc tout comme dans certains tubercules sous-cutanés. Schwartz a vu, dans un cas, un des rameaux dorsaux du cubital soulevé et tendu par un kyste folliculaire, ce qui donna l'explication des douleurs intolérables accusées par le malade. La marche de ces kystes est toujours très lente; ils restent stationnaires pendant un très long temps; quelques-uns guérissent spontanément ou à la suite d'un traumatisme. Cette terminaison est rare, plus rares encore l'inflammation et l'ulcération de la poche. Boyer parle d'un ganglion qui disparaissait avant l'accouchement pour reparaître quelques semaines après.

Le *diagnostic* est des plus faciles : le siège du kyste, sa forme, son élasticité ne permettent guère de le confondre avec une autre tumeur. Les synovites tendineuses simples sont plus volumineuses; elles sont dans la gaine elle-même dont elles épousent la direction; les synovites à grains riziformes ont leur crépitation spéciale; on parle d'un ganglion du poignet, soulevé par les battements de la radiale sous-jacente et qui fut pris pour un anévrysme; l'examen sans doute avait été bien superficiel. Le *pronostic* est sans gravité, même lorsque la tumeur est douloureuse et qu'elle communique par un pédicule canaliculé avec la synoviale articulaire : l'extirpation, sous le pansement antiseptique, est à peu près sans danger.

Traitement. — Nous serons bref sur ce point, laissant de côté les modes d'intervention justement tombés en désuétude. On essayera tout d'abord de faire éclater le kyste sous la peau par une pression énergique exercée par le pouce du chirurgien; cette manœuvre est d'une trop grande simplicité, elle réussit trop souvent pour ne pas être le procédé de choix. Lorsque les parois sont épaisses et résistent, on

peut, avec un ténotome obliquement introduit, dilacérer la poche
par la méthode sous-cutanée ; le liquide, comme dans le cas précédent, fuse dans le tissu cellulaire où il est absorbé ; souvent, grâce
à un pansement compressif, la collection ne se reforme pas et la
cavité s'oblitère. Si le kyste reparaît, le mieux est d'extirper la
poche ; la bande d'Esmarch rendra la dissection facile et, lorsque
le kyste communique avec la séreuse articulaire, le pansement de
Lister conjurera toutes les complications inflammatoires observées
autrefois.

2° TUMEURS PROPREMENT DITES.

On a rencontré dans les gaines tendineuses des *sarcomes*, des *fibromes*, des *lipomes ;* on a signalé aussi des *tumeurs syphilitiques*. Les
épanchements séreux nous sont déjà connus, aussi ne parlerons-nous
que des *gommes*, et seulement pour dire qu'elles atteignent de préférence la gaine de la patte d'oie ou celle des péroniers, et qu'on
les reconnaît à la coexistence d'autres accidents syphilitiques et à
l'efficacité du traitement ioduré.

Les *lipomes* sont rares : on en a recueilli cependant une quinzaine
de cas ; tous affectant la gaine synoviale de la main ; dans les
observations de Robert, de Bonnet et de Trélat, la tumeur était
crépitante ; comme elle est aussi très molle, elle peut être prise pour
une synovite à grains riziformes. La ponction exploratrice éclairera le
diagnostic.

Très rares sont les *fibromes :* à peine en existe-t-il quatre ou cinq
observations dans la science ; encore il s'agit de tumeurs mixtes ; en
dehors des cas de Notta et de Nélaton, on avait affaire à des myo-
fibromes et à des chondro-fibromes. Comme les lipomes, ils ont été
rencontrés dans la paume de la main.

Les *sarcomes* sont moins exceptionnels : bien qu'on en ait signalé
dans d'autres gaines, celles de la main sont le plus habituellement
atteintes. La tumeur est souvent très molle et dans plusieurs cas on a
cru à une synovite fongueuse. Dès que le diagnostic sera établi, on
pratiquera l'extirpation : la récidive est fréquente.

CHAPITRE IV

AFFECTIONS DES ARTÈRES.

LESIONS TRAUMATIQUES

I

CONTUSIONS.

Elles sont rares, car les artères, élastiques et mobiles dans leurs gaines, protégées par les saillies musculaires, glissent, se dérobent et en définitive échappent aux corps contondants. Cependant le vaisseau peut être atteint et l'on cite des cas où les tuniques internes, seules rompues par la pression, se retroussent, se recroquevillent et obturent en partie la lumière du canal qu'un caillot vient oblitérer. On dit aussi qu'une inflammation, consécutive au traumatisme, affaiblit parfois la résistance des parois qui, plus tard, cèdent sous l'effort du sang ; un anévrysme finit alors par se développer. Mais ce ne sont là que des hypothèses, et nous ne savons à peu près rien sur les conséquences immédiates ou éloignées des contusions des artères.

Cependant Lidell cite quatre exemples où l'autopsie a pu être pratiquée et où l'on a vu que l'artère, contusionnée par un projectile de guerre, présentait les lésions suivantes : la gaine est rouge, infiltrée ; les vasa-vasorum de la paroi adventice sont déchirés et l'extravasation du sang est assez abondante pour rétrécir considérablement le calibre du vaisseau. Ce n'est pas tout ; souvent l'inflammation s'allume et la conséquence en est la thrombose qui, elle-même, peut engendrer des embolies et des gangrènes, sans compter la chute de l'eschare et la série des hémorrhagies secondaires. D'autres fois le sang se résorbe, le calibre normal de l'artère se rétablit, les troubles circulatoires ne sont que passagers et la guérison complète ne tarde pas à survenir.

II

PLAIES DES ARTÈRES.

Leur histoire vraiment scientifique date du siècle dernier : J.-L. Petit, dans trois mémoires publiés d'année en année à partir de 1731,
expose ses idées sur les plaies des artères et sur l'hémostase. En 1736
Morand écrit un opuscule « sur les changements qui arrivent aux
artères coupées, où l'on fait voir qu'ils contribuent essentiellement
à la cessation des hémorrhagies ». Dans ce siècle ont paru des travaux de première importance, parmi lesquels nous citerons celui
de Jones, en 1806 ; de Manec en 1832 ; les recherches de Porta, de
Notta, de Marcelin Duval.

1° PLAIES NON PÉNÉTRANTES.

Il est classique de diviser les plaies artérielles en *pénétrantes* et
non pénétrantes. Celles-ci n'ont qu'une importance secondaire et,
depuis Haller, on les a étudiées expérimentalement, surtout, mais
la rareté de certaines altérations artérielles, de l'anévrysme, par
exemple, chez les animaux et l'extrême plasticité de leur sang ne
permettent guère de conclure d'eux à l'espèce humaine.

Lorsque la tunique externe est seule sectionnée, les lèvres de la
solution de continuité bourgeonnent et la guérison survient sans
accidents. Lorsque la couche moyenne est en même temps rompue, y
·a-t-il hernie de la membrane interne ? Une assertion de Guattani,
des expériences peu démonstratives de Haller ne suffisent pas pour
faire admettre cette opinion, et il est probable ou que la cicatrisation se poursuit, comme dans le premier cas, ou qu'il y a déchirure et effusion du sang. Cette déchirure a été observée par Guthrie
chez un gentilhomme qui, d'un coup de rasoir, se fit, sur la jugulaire interne, une ouverture qu'oblitéra une ligature latérale, et une
plaie non pénétrante de la carotide primitive ; au bout de huit jours,
hémorrhagie artérielle ; le blessé meurt, malgré la ligature de la carotide primitive et de la carotide externe, et à l'autopsie on constate
la rupture de la tunique interne, au niveau de la section incomplète
reconnue le premier jour ; la réunion de la veine jugulaire était si

parfaite qu'on ne put reconnaître le point où le fil latéral avait été posé.

De ces plaies non pénétrantes, d'un diagnostic presque impossible, lorsqu'on n'a pas la section sous les yeux, on peut rapprocher les *dénudations* artérielles étudiées par Delbarre et Verneuil. Lors des grandes opérations, dans les régions du cou, de l'aisselle, dans le triangle de Scarpa, on isole souvent le tronc de l'artère dont on ouvre la gaine, et cela sur un trajet qui peut dépasser plusieurs centimètres. Eh bien! d'ordinaire la tunique adventice bourgeonne comme le reste de la plaie et la guérison n'est nullement entravée ; il est tout à fait exceptionnel d'observer un sphacèle des parois et une hémorrhagie à la chute de l'eschare. Aussi le traitement de ces plaies opératoires n'est-il nullement modifié par cette dénudation. Quand il s'agit de plaies non pénétrantes, Follin recommande la plus grande immobilité, le refoulement des tissus par une compression méthodique pour obtenir la réunion immédiate et soutenir les parois entamées de l'artère. Enfin il conseille l'emploi de la digitale pour amortir l'impulsion cardiaque.

2° PLAIES PÉNÉTRANTES.

Leur mode de production imprime de telles différences à leurs symptômes et à leurs terminaisons qu'une division étiologique a toujours été jugée nécessaire, et l'on étudie, comme autant de variétés, les *plaies par instruments piquants*, les *plaies par instruments tranchants*, les *plaies par instruments contondants*, les *plaies par arrachement* et les *plaies par armes à feu*.

Les *piqûres* peuvent n'avoir qu'une médiocre importance ; si l'instrument est très fin, aucun accident ne se produit et la réunion immédiate s'observe ; si l'instrument est de plus gros calibre, les tissus reviennent moins sur eux-mêmes et parfois un peu de sang s'épanche entre la tunique artérielle et la gaine ; mais la coagulation de ce sang a pour conséquence l'hémostase, et la guérison est encore obtenue. Si l'artère blessée est volumineuse, si la plaie est assez large, si le sang s'épanche facilement dans une cavité, l'hémorrhagie pourra être fort grave ; on cite même l'exemple d'une femme dont l'aorte fut piquée par une aiguille, accidentellement introduite dans la poitrine, et qui mourut en moins d'une heure ; le sang s'accumula dans le péricarde et le cœur comprimé cessa bientôt de battre.

Ces plaies peuvent être produites par une aiguille, par un trocart, par la pointe du bistouri, par des ciseaux au cours d'une opération ; par une esquille osseuse, un éclat de bois ou de pierre. Guthrie cite deux cas de blessure de l'artère fémorale par un ténaculum ; il y eut ulcération de l'artère et effusion du sang assez abondante pour nécessiter la ligature. Lidell, dans son article de l'*Encyclopédie internationale*, donne deux observations où l'aorte fut ouverte, dans l'une par une arête de poisson, dans l'autre par une aiguille ; la mort survint dans les deux cas. Il est vrai que, dans ces faits, l'instrument piquant, non seulement provoqua une diérèse, mais aussi forma corps étranger ; l'ulcération qu'il détermina fut, plus que l'ouverture primitive, la cause des accidents. On a noté encore des anévrysmes traumatiques et des anévrysmes artério-veineux ; mais il faut, dans ce dernier cas, qu'une veine ait été piquée simultanément.

Les *coupures* sont de beaucoup les plus importantes ; on les subdivise en plaies *complètes* et en plaies *incomplètes*. Lorsque la section est complète, plusieurs cas se présentent : s'il s'agit d'une artère volumineuse comme la sous-clavière, la carotide, la fémorale, l'hémorrhagie est foudroyante et l'individu meurt en quelques minutes, à moins qu'une syncope immédiate n'arrête, pendant quelques instants, les pulsations cardiaques. Un caillot pourra bien se former, mais, au premier battement, il sera balayé par l'ondée sanguine. Il faut donc que le chirurgien oppose rapidement un obstacle mécanique et oblitère le trajet artériel.

Si l'artère est moins volumineuse, l'arrêt du sang peut être spontané. On sait, depuis J. L. Petit et Morand, que, lorsqu'une artère est sectionnée, elle peut obéir à son élasticité : les deux bouts attirés en sens inverse par la contraction des fibres longitudinales, s'enfoncent dans leur gaine ; il se fait en même temps une contraction des fibres circulaires et le calibre du vaisseau diminue. Sous l'influence d'une syncope ou par suite d'un affaiblissement de l'impulsion cardiaque, le sang stagne et se coagule dans le conduit artériel où il forme un prolongement conique qui remonte jusqu'à la première collatérale — c'est le *bouchon* de J. L. Petit, — et dans la gaine où il s'amasse en un caillot noirâtre — le *couvercle* — qui arrive jusqu'à la plaie extérieure. Ces phénomènes constituent l'*hémostase primitive ou provisoire*.

Alors commence un autre travail dont la conséquence sera l'*hémostase définitive*. S'il ne survient pas une impulsion cardiaque trop vive qui emporte le caillot sanguin, une inflammation intense qui ramollisse le coagulum ou gangrène les parois, — tous phénomènes déjà étudiés à propos des hémorrhagies secondaires, — voici ce que l'on observe : le caillot, le bouchon de J.-L. Petit provoque une prolifération de la membrane artérielle, une endartérite végétante ; cette membrane granule et emprisonne le caillot. Les anses vasculaires des bourgeons charnus, précédées par des cellules migratrices, pénètrent dans le coagulum : on trouve dans son intérieur des traînées celluleuses et des vaisseaux sanguins. Ces phénomènes sont évidents dans le bout cardiaque surtout ; dans le bout périphérique le caillot sanguin est moins volumineux et provoque une endartérite, moins active ; aussi, comme l'a démontré Le Fort, les hémorrhagies secondaires sont plus fréquentes à son niveau.

Les sections *incomplètes* sont assez rares ; mais leur danger est plus grand parce que l'hémostase y est plus difficile et les anévrysmes consécutifs plus fréquents. Les sections longitudinales sont de moindre gravité que les transversales. Dans celles-ci, en effet, les lèvres de la plaie s'écartent et forment un orifice arrondi ou elliptique, suivant l'étendue de la solution de continuité. J.-L. Petit a montré que le sang épanché entre les bords se coagule ; le caillot ne pénètre pas dans la lumière du vaisseau ; la fraction du coagulum située dans l'épaisseur des parois s'appelle le *clou;* celle qui s'étale entre la tunique externe et la gaine prend le nom de *tête*. A cette hémostase provisoire succède l'hémostase définitive par bourgeonnement des bords de la section ; mais le tissu nouveau peut céder sous l'impulsion du sang, et l'on constate des anévrysmes consécutifs. Les cas les plus graves sont ceux où la plaie intéresse la moitié ou les trois quarts de la circonférence du vaisseau ; l'hémostase à la manière de J.-L. Petit ne peut avoir lieu ; les bouts de l'artère sont maintenus et ne sauraient s'enfoncer dans la gaine.

Les *plaies par armes à feu* sont surtout produites lorsque le projectile est animé d'une très grande vitesse, car, si l'impulsion est amortie, l'artère, grâce à sa mobilité et à son élasticité, échappe sou-

vent à la déchirure. Lidell cite des faits òu, au niveau du creux poplité
et du tiers supérieur de la cuisse, des éclats d'obus volumineux passè-
rent entre le fémur et l'artère sans laisser de trace sur l'un ou sur
l'autre. Cependant le vaisseau peut être atteint, et, dans ce cas, la plaie
est *incomplète* ou *complète*. Nous n'insisterons pas sur les ruptures
incomplètes : elles prêtent aux mêmes considérations que les sections
incomplètes ou coupures, considérations se résolvant dans la difficulté plus grande de l'hémostase : la solution de continuité se dilate
par la contraction des fibres musculaires, le calibre du vaisseau ne se
rétrécit pas, il n'y a point de rétraction possible dans la gaine, et le
caillot qui se forme est insuffisant et sans adhérence. Heureusement,
comme l'a montré P. Bérard, si la section occupe la plus grande
partie de la circonférence, la languette intermédiaire peut se sphacéler ou se rompre ; la division est alors complète et l'hémostase s'en
trouve facilitée.

Dans les cas de rupture complète, plusieurs cas se présentent : la
section peut être nette et les hémorrhagies avoir lieu comme dans
les coupures, puis l'hémostase provisoire se fait par le mécanisme que nous connaissons ; mais l'hémostase définitive est moins
bien assurée ; les anfractuosités des tissus voisins dilacérés par le
projectile, les éclats d'os, les débris de vêtements, les corps étrangers provoquent trop souvent une réaction inflammatoire intense, la
dissociation du caillot, un sphacèle des parois artérielles et il se produit des hémorrhagies secondaires. Lorsque la section n'est pas nette,
les tuniques internes peuvent être retroussées en dedans ; la tunique
externe s'étire alors, et l'hémostase arrive par le mécanisme observé
dans les contusions et dans les plaies par arrachement ; la guérison
s'obtient, mais toujours sous la réserve expresse d'une réaction inflammatoire modérée. Dans d'autres cas, il y a surtout contusion de
l'artère, sphacèle d'un point limité de la paroi, hémorrhagie secondaire lors de la chute de l'eschare ; ou bien anévrysme diffus ; anévrysme artérioso-veineux si la veine voisine est atteinte ; enfin oblitération de l'artère et gangrène concomitante.

Les *plaies par arrachement* sont surtout caractérisées par l'absence habituelle d'hémorrhagie : les tuniques des artères sont douées
d'une résistance inégale : sous l'influence des tractions les membranes
internes et moyennes peu élastiques se rompent et se recroquevillent

dans la lumière du vaisseau, qu'elles oblitèrent, tandis que la couche externe s'étire, s'effile comme un tube à la lampe, ferme ainsi l'artère et s'oppose à l'effusion du sang; l'hémostase provisoire est assurée; la prolifération cellulaire des parois rompues se chargera de l'hémostase définitive. N'est-ce pas ainsi que les choses se passent dans les arrachements de membres ou de segments de membres par les roues, les courroies de machines puissantes, dans le redressement des ankyloses, la réduction d'une luxation? L'écraseur linéaire de Chassaignac sectionne les tissus en oblitérant les artères par un mécanisme analogue.

L'hémorrhagie est le *symptôme* par excellence des plaies artérielles. Tantôt le sang s'écoule au dehors par une issue facile; tantôt il se creuse au milieu des tissus une cavité plus ou moins large. Dans le premier cas on observe un jet rutilant qui s'élance par saccade isochrone à la systole cardiaque et qui s'arrête lorsqu'on comprime l'artère entre le cœur et la plaie. Dans le second, le sang s'infiltre, suit les traînées celluleuses qu'il refoule, et s'accumule en une masse fluctuante, animée de mouvements d'expansion, et où l'oreille peut percevoir un bruit de souffle plus ou moins voilé : un anévrysme diffus s'est constitué. Du reste, la peau qui recouvre le sang effusé est ecchymotique et la circulation semble suspendue au-dessous de la poche; on ne perçoit plus, ou l'on perçoit à peine, les battements artériels.

Puis vont se montrer les accidents généraux qui caractérisent les hémorrhagies et déjà signalés dans un autre chapitre; le blessé est pris de frisson, il devient froid, sa peau est pâle, livide; il a des lipothymies, des syncopes, une vive douleur épigastrique, des nausées, des vomissements; il est pris de convulsions et la mort ne tarde pas à survenir si l'effusion sanguine n'est conjurée. Dans certains cas l'hémorrhagie est secondaire et l'écoulement a lieu plusieurs jours après le traumatisme. Aux signes de l'hémorrhagie à ciel ouvert ou sous-cutanée, primitive ou secondaire, peuvent se joindre ceux des accidents consécutifs : gangrène des membres, phlébite, infection purulente, anévrysme artériel ou artérioso-veineux.

Le *diagnostic* est ordinairement fort simple: lorsque le sang s'écoule à l'extérieur, sa coloration rutilante, ses saccades régulières, l'arrêt brusque de l'hémorrhagie par la compression de l'artère entre

le cœur et la plaie ne sauraient laisser de doute : il s'agira d'une
plaie artérielle ; à peine hésiterait-on si une veine ouverte donnant
issue à une grande quantité de sang, était soulevée par les battements d'une artère juxtaposée ou sous-jacente ; mais la couleur noire
du sang et la persistance de l'hémorrhagie malgré la compression
au-dessus du foyer traumatique, dissiperont toute incertitude. Le
point délicat consiste, du moins dans les régions très vasculaires et
lorsque le trajet parcouru par l'instrument vulnérant est très
oblique, à déterminer d'une façon précise l'artère lésée ; les connaissances anatomiques, la direction de la plaie, l'examen de l'instrument, la profondeur qu'il a pu atteindre permettent souvent une
exacte délimitation. Lorsque l'hémorrhagie est profonde, il est plus
difficile de distinguer la nature et l'origine de l'écoulement : on ju-
gera cependant qu'il est artériel à son abondance et surtout à l'existence d'un bruit de souffle et de mouvements d'expansion.

Lorsque l'artère ouverte est de petit calibre, la rétraction des deux
bouts dans la gaine, le rétrécissement physiologique de l'orifice, et
la coagulation du sang pourront amener l'hémostase naturelle ; les
absorbants, les *styptiques*, les *astringents*, les *réfrigérants*, si
employés par l'ancienne chirurgie, sont tout au moins inutiles. De ces
agents véritablement innombrables, il n'est guère resté que le perchlorure de fer, dont on a beaucoup limité l'usage, l'eau froide et l'eau
très chaude, avec lesquelles on lave encore les plaies saignantes. La
cautérisation est bien moins employée qu'autrefois ; on n'y a guère
recours que pour certaines blessures profondes, anfractueuses, où la
compression et la ligature sont impossibles ; encore la forcipressure
permanente a-t-elle aussi restreint le champ de la cautérisation.

La *compression* bien faite est un des moyens les plus sûrs, pour
les petites artères ou même pour les artères de moyen volume mais
appuyées sur un plan résistant ; l'amadou en plaques simples et
superposées, l'ouate même et quelques tours de bandes y suffiront.
Lorsqu'on veut exercer une compression énergique, il est bon d'en-
glober tout le membre comme dans l'appareil d'Alphonse Guérin ;
on évite ainsi toute gêne circulatoire et les menaces de gangrène. Si
dans l'ancienne chirurgie cette compression échouait fréquemment,
surtout dans les blessures de la paume de la main et de l'avant-bras,
c'est que les plaies, malpropres, irritées par les corps étrangers et
les pansements septiques, s'enflammaient ; le caillot se désorganisait,

les parois artérielles s'ulcéraient; on avait, comme conséquence, la
redoutable série des hémorrhagies secondaires.

La forcipressure, retrouvée et systématisée par Verneuil, rend
de grands services; on peut en faire usage dans une opération au
fur et à mesure qu'on ouvre les artères, jusqu'à ce que le chirurgien
ait le loisir de poser les fils à ligature. Mais là n'est point son emploi le plus utile et il est des cas où, au milieu d'une plaie anfractueuse, profonde, enflammée, à la langue, au cou, à la racine des
membres, dans les vastes délabrements de la région périnéale, un
vaisseau est ouvert qu'on ne saurait étreindre par un fil : une ou
plusieurs pinces sont appliquées au juger; on laisse à demeure
celles qui ont tari l'hémorrhagie, pour les enlever plusieurs heures
après, lorsqu'on suppose l'hémostase provisoire constituée; souvent
même on attend que les pinces se détachent, entraînant avec elles le
segment du vaisseau pris dans leurs mors.

Mais la *ligature* reste encore le procédé de choix. On ne posera
point le fil uniquement au-dessus de la plaie; il faut chercher, dans
le foyer de la blessure, les deux bouts de l'artère et les lier séparément; on évitera ainsi tout retour de l'hémorrhagie par le bout inférieur. Cette recherche des deux segments de l'artère, toujours assez
délicate, est rendue maintenant plus facile par l'application de la
bande en caoutchouc : les tissus ne sont plus voilés par une nappe
rouge; on peut les reconnaître et lier tout à son aise sans être
inquiété par l'effusion sanguine. Les fils à ligature seront antiseptiques et le crin de Florence conservé dans une solution de van
Swieten, la soie phéniquée, le catgut, employés de préférence. La
plaie sera soigneusement lavée et recouverte d'un de nos pansements actuels. Avec ces précautions, les hémorrhagies secondaires ne
sont plus à redouter.

III

LÉSIONS INFLAMMATOIRES.

Les *artérites*, longtemps méconnues, ont été étudiées au commencement du siècle, mais peu de questions ont passé par des phases
plus diverses. On croyait autrefois à l'inflammation des artères quand

on trouvait, à l'autopsie, [une coloration rouge de leur membrane interne. Lorsque Rigot et Trousseau montrèrent que cette teinte était due [à une imbibition sanguine cadavérique, une réaction se fit; les lésions de la membrane interne ne comptèrent plus pour rien et toute artérite devint une *périartérite :* les désordres inflammatoires primitifs avaient pour siège la tunique externe et la tunique moyenne; les altérations de la tunique interne ou endartère étaient toujours consécutives. N'alla-t-on pas jusqu'à prétendre que les caillots des embolies et des thromboses agissaient d'abord sur les membranes externes qui, à leur tour, réagissaient sur la membrane interne ?

Les travaux contemporains ont montré ce que cette conception avait d'exagéré. Durante, Cornil et Ranvier, d'autres encore, ont prouvé que l'endartère peut s'enflammer primitivement, et que l'endàrtérite mérite une place à côté de la périartérite. Les désordres primitifs de la membrane interne ne sont même pas rares, et les athéromes, les plaques gélatineuses, les infiltrations calcaires sont le produit d'une inflammation chronique, une forme de l'endartérite. Nous allons étudier rapidement ces variétés diverses : la *périartérite aiguë,* l'*endartérite aiguë* et l'*endartérite chronique.*

Périartérite aiguë. — Elle pourrait être spontanée, et Leudet a décrit une périartérite suppurative des gros vaisseaux indépendante d'un foyer traumatique : du pus infiltre la tunique externe ; il envahit la tunique moyenne, détruit l'endartère et pénètre dans la lumière du vaisseau où il peut déterminer une infection purulente; dans d'autres cas, cette rupture de la membrane interne et de la couche moyenne aurait pour conséquence le développement d'un anévrysme. Mais ces altérations sont rares, mal connues et les exemples assez peu démonstratifs. La périartérite secondaire et consécutive aux inflammations du voisinage est mieux étudiée. Le travail de Monod, lu à la Société de chirurgie en 1882, repose sur 37 cas d'artérite consécutive à des phlegmons des parties molles et sur 51 déterminés par des abcès par congestion. Le nombre s'en est augmenté depuis.

Voici, d'après Monod, comment évolueraient les lésions : l'inflammation du foyer purulent se communique à l'artère; le processus phlegmasique a pour résultat, comme l'ont démontré des recherches fort nombreuses, la disparition de la tunique moyenne du vaisseau,

dont les fibres élastiques et musculaires font place à un tissu conjonctif qui se confond avec celui de la tunique externe ; la paroi en
est affaiblie et si l'impulsion du sang est forte, si la tension artérielle est seulement modifiée, si, dans un pansement, une pince ou
une sonde cannelée vient violenter l'artère, si un mouvement exagéré
l'étire, la rupture peut avoir lieu, surtout lorsqu'un mauvais état
général, septicémie, fièvre, tuberculose, ou la déchéance organique
qui résulte d'une suppuration prolongée, s'oppose au dépôt d'un
caillot protecteur au niveau de la tunique interne, altérée et végétante, elle aussi, et à la formation, sur la tunique externe, d'une
gaine protectrice due à la prolifération du tissu conjonctif de cette
tunique enflammée au contact du pus.

Ces artérites, caractérisées par la prolifération abondante de la
tunique externe, la transformation en tissu conjonctif des fibres
musculaires et élastiques de la tunique moyenne et la végétation de
la tunique interne, doivent être très fréquentes ; les drains passés dans
les plaies au niveau des gros vaisseaux, les foyers de suppuration
provoquent fréquemment ces altérations. Mais, dans l'immense majorité des cas, elles demeurent inaperçues parce qu'elles sont sans
symptôme qui puisse révéler leur existence. On n'en connaît qu'un
signe : la perforation de l'artère et l'hémorrhagie. Or, nous comprenons combien cette rupture doit être exceptionnelle, si d'ordinaire
la paroi s'affaiblit par la disparition de fibres élastiques et musculaires de la tunique moyenne, elle s'enveloppe d'une gaine protectrice grâce à la prolifération de la tunique externe ; l'effort du
sang est amorti par le caillot qui se dépose souvent sur la tunique
interne rugueuse et végétante. Il faut un concours de circonstances
nombreuses pour que la perforation de la paroi ait lieu ; le processus
phlegmasique doit être très rapide, le mauvais état général, la déchéance organique doit s'opposer au bourgeonnement de la membrane externe, à la formation du caillot dans le conduit artériel.
C'est dans les cas de suppurations scarlatineuses, à la suite des fièvres
typhoïdes, dans les amygdalites, les abcès rétro-pharyngiens que ces
conditions se rencontrent surtout.

Endartérite aiguë. — Elle peut être spontanée et on l'a vue
survenir dans le rhumatisme ; le plus souvent elle a pour cause
un traumatisme quelconque, une plaie, la constriction des parois

par un fil à ligature. L'endartérite spontanée s'observe surtout sur les grosses artères et en particulier l'aorte, dont elle n'envahit guère les collatérales. Elle consiste, disent Cornil et Ranvier, en plaques opalescentes, translucides, parfois un peu rosées et saillantes dans le trajet vasculaire; au microscope, on constate l'intégrité à peu près complète de la tunique moyenne et de la tunique externe; la couche élastique interne est elle-même saine; mais l'endothélium prolifère; les éléments jeunes, constitués par des noyaux entourés de protoplasma, forment des amas plus ou moins volumineux qui proéminent. Parfois ces masses, sortes de plaques d'apparence gélatineuse, s'ulcèrent; une petite dépression se creuse et se remplit souvent de fibrine et de leucocytes.

Les endartérites traumatiques, celles qui succèdent à une torsion, à une ligature, à une compression par une tumeur voisine, sont caractérisée saussi par la prolifération des cellules plates de l'endothélium; mais ici les phénomènes sont plus complexes et toutes les tuniques de l'artère participent au processus phlegmasique. La vascularisation de la membrane externe, nous dit Wyeth dans l'*Encyclopédie internationale,* augmente d'une façon notable; les vasa-vasorum se gonflent; les leucocytes s'amassent dans les capillaires et émigrent tandis qu'une prolifération rapide a lieu dans les cellules des tuniques. Cette activité des éléments de la membrane externe et de l'endothélium, cette diapédèse des globules blancs épaississent les parois du vaisseau dont le calibre est diminué; la fibrine du sang se précipite; un véritable caillot se forme, pénétré bientôt par les réseaux capillaires qui, de la tunique externe, de la tunique moyenne, des bourgeons de la tunique interne gagnent bientôt les masses fibrino-globulaires du coagulum. Dans ce cas l'endartérite est *oblitérante,* car les cellules embryonnaires organisées en un tissu fibrillaire se rétractent, l'occlusion se fait et l'artère est remplacée par un cordon fibreux. Dans d'autres, le caillot ne se vascularise point; il entre en régression granulo-graisseuse, les débris en sont emportés par le courant sanguin, et la circulation se rétablit.

La symptomatologie que les anciens auteurs ont prêtée à l'endartérite aiguë est tout arbitraire; les douleurs vives perçues le long du vaisseau malade, l'épaississement révélé par la palpation, le cordon dur roulant sous le doigt, la disparition des battements artériels, les suppurations, puis le refroidissement des régions irriguées et tous

les signes de la gangrène, n'ont guère été observés avec cette régularité d'évolution et cet enchaînement. L'endartérite reste silencieuse
jusqu'au moment où elle provoque des phénomènes d'obstruction et
les symptômes avant-coureurs du sphacèle.

Endartérite chronique. — Plutôt du ressort de la pathologie
médicale, elle intéresse cependant le chirurgien par quelques-unes
des affections qu'elle provoque, la gangrène des extrémités et certains
anévrysmes : ses causes sont nombreuses et l'on cite surtout, après
l'influence incontestable de la vieillesse, la goutte, le rhumatisme,
l'alcoolisme et la syphilis. On incrimine encore la néphrite et la
plupart des dyscrasies.

Elle se caractérise par l'apparition de plaques calcaires, de saillies
d'apparence cartilagineuse, de foyers ramollis semblables à une
bouillie jaunàtre et désignés sous le nom d'athéromes. H. Martin a
bien étudié les conditions pathogéniques de ces altérations vasculaires. Le phénomène primordial serait, d'après lui, une endartérite des
vaisseaux nourriciers des artères ; les vasa-vasorum oblitérés par la
prolifération de l'endothélium provoquée sans doute par quelque
dyscrasie, n'apportent plus aux tuniques artérielles que des aliments insuffisants ; la couche profonde de la tunique interne, qui ne
se nourrit que par imbibition, est la première prise ; puis, lorsque
le rétrécissement des vasa-vasorum est plus complet, la tunique
moyenne est atteinte et ses fibres élastiques et musculaires tombent
en régression graisseuse ; elles constituent de véritables corps étrangers et comme tels, déterminent une prolifération inflammatoire,
une véritable artérite chronique dont les éléments subiront eux-
mêmes la désintégration granuleuse.

Le foyer dégénéré contient des molécules graisseuses, des corps
granuleux, des cristaux de cholestérine. Cette substance molle et jaunàtre est séparée du courant sanguin par l'endothélium soulevé qui
laisse transparaître la bouillie athéromateuse : la lésion rappelle
alors une pustule ; elle crève et déverse son contenu dans l'artère.
Une cavité se forme dans laquelle pénètre le sang ; des cristaux s'y
déposent, de la fibrine s'y coagule et oblitère parfois la poche, mais
elle peut s'agrandir aussi et devenir l'origine de certains anévrysmes. Il est des cas où les cellules proliférées, au lieu de se ramollir,
s'infiltrent de sels calcaires ; elles forment des plaques dures, cas-

santes, fragiles ; elles se fissurent, le sang s'insinue entre les fentes,
arrive jusqu'à la membrane moyenne altérée, détruite, privée de ses
fibres élastiques et musculaires ; aussi cette membrane peut-elle céder
sous l'impulsion du courant sanguin et l'anévrysme se développer.

Pour bien étudier les diverses formes que revêt l'artérite chronique, il faut examiner de préférence la crosse de l'aorte, presque
toujours la plus atteinte ; elle est énorme, irrégulièrement dilatée,
recouverte en certains points de plaques d'apparence osseuse, cartilagineuse, de lamelles calcaires en partie détachées et battues par le
courant sanguin, de saillies pustuleuses remplies d'une bouillie
épaisse, de petites cavités pleines de fibrine et de pigment, de
poches anévrysmales à leur début. On constate une hypertrophie du
cœur, des infarctus viscéraux, des thromboses, des embolies et parfois les altérations de la gangrène sèche. L'artérite d'origine syphilitique, étudiée surtout par Greenfield, différerait de ces lésions provoquées surtout par l'alcoolisme et la vieillesse, en ce que les petites
artères, principalement celles du cerveau, seraient atteintes de préférence ; puis la prolifération débuterait par la tunique interne, dont
l'endothélium serait irrité par le passage du sang contaminé. Elle se
cantonnerait dans cette couche et ne déterminerait qu'exceptionnellement l'altération des autres tuniques. D'ailleurs l'artérite syphilitique aurait comme conséquence l'occlusion du vaisseau, tandis que
l'athérome en affaiblirait les parois.

On ne reconnaîtra guère une artérite chronique lors de ses débuts ;
plus tard les artères se dilatent ; des souffles simples ou doubles
s'y font entendre ; les vaisseaux périphériques susceptibles d'être
palpés sont durs, rigides, cassants, semblables à des tuyaux de pipe
en terre ; leurs battements sont plus secs et leur expansion presque
nulle ; le sphygmographe donne un tracé caractéristique, une
ascension brusque, un plateau large et une descente aussi accusée
que l'ascension ; les pulsations sont très amples ; il existe souvent
des altérations des valvules du cœur qui se traduisent par des
bruits révélés à l'auscultation ; souvent aussi des embolies, des
thromboses, des arrêts dans la circulation et toutes leurs conséquences : l'ischémie cérébrale, la gangrène des pieds, des mains ou
de la verge et des désordres viscéraux.

IV

Les *anévrysmes* sont des tumeurs circonscrites, pleines de sang liquide ou concrété, contenu dans une poche appelée *sac* qui communique avec le canal de l'artère aux dépens de laquelle il s'est développé.

Classification. — Les anévrysmes se divisent en deux grandes classes : les anévrysmes *artériels*, dont le sac ne s'ouvre que dans l'artère, et les anévrysmes *artérioso-veineux*, qui communiquent avec l'artère et avec la veine satellite. Les premiers se subdivisent eux-mêmes, suivant Broca et Follin, en *spontanés* et en *traumatiques*. L'anévrysme spontané est dit *vrai* lorsque le sac est dû à la dilatation des trois tuniques artérielles ; il est *mixte externe* lorsque, après rupture de la tunique interne et de la tunique moyenne, la poche est uniquement formée par la tunique externe ; il est *mixte interne* lorsque la tunique interne persiste seule et constitue les limites de la cavité. — Les anévrysmes traumatiques sont *faux primitifs* quand, après blessure de l'artère, le sang épanché a tassé le tissu cellulaire voisin en une membrane d'enkystement ; *faux consécutifs* quand, après blessure et cicatrisation de l'artère, le tissu de cicatrice de la paroi s'est laissé distendre en sac anévrysmal sous la pression du sang.

Cette classification a vieilli et prête à quelques confusions ; elle n'est plus en complète harmonie avec les recherches anatomiques nouvelles, aussi préfère-t-on la division proposée par Le Fort. Pour lui, les anévrysmes artériels comprennent deux genres essentiels, les anévrysmes *circonscrits* et les anévrysmes *diffus*. Les premiers, caractérisés par la régularité de leur sac où la circulation est facile et complète et le sang soumis aux mêmes variations de pression que dans l'artère elle-même, sont subdivisés, suivant l'aspect que présente la dilatation, en *sacciformes* et en *fusiformes*. Les seconds, dont la cavité est irrégulière, la membrane d'enveloppe incomplète ou presque nulle, sont *primitifs* quand ils résultent d'une plaie artérielle : il ne s'agit alors, en définitive, que d'une infiltration sanguine dans le tissu cellulaire, d'une hémorrhagie sous-cutanée; ils sont *consécutifs* lorsque l'épanchement sanguin a pour origine la rupture d'un anévrysme préexistant.

La seconde classe d'anévrysmes, les anévrysmes *artérioso-veineux*, se subdivisent, comme les anévrysmes artériels, en un certain nombre de variétés. Nous en renvoyons l'énumération à plus tard. Commençons l'étude des anévrysmes artériels par la description des anévrysmes circonscrits.

1° ANÉVRYSMES CIRCONSCRITS.

Les anévrysmes *circonscrits*, d'origine traumatique ou spontanée, sont caractérisés par l'existence d'un sac à parois régulières, d'une poche bien limitée où la circulation est facile et où la pression sanguine est soumise à des variations semblables à celles de l'artère avec laquelle elle communique.

Étiologie. — Pour que l'anévrysme se produise, il faut une altération préalable des parois artérielles; l'anatomie pathologique, nous le verrons, a établi ce point d'une manière définitive. On doit donc rechercher quelles causes, prédisposantes ou occasionnelles, rendent les tuniques plus accessibles à ces lésions sans lesquelles la dilatation vasculaire est impossible. On sait tout d'abord que certaines artères sont plus souvent atteintes, et Crisp montre, dans ses relevés, que, sur 551 cas, l'artère pulmonaire n'a été que 2 fois le siège d'anévrysme. L'aorte fournit à elle seule la moitié des faits et la poplitée plus d'un quart ; la fémorale, l'iliaque, la sous-clavière, l'axillaire, la carotide se partagent presque exclusivement ce qui reste. L'affection est surtout fréquente de trente à cinquante ans. Mais tous les segments du corps ne sont pas également pris et, d'après ses statistiques, Broca formule la loi suivante: Plus on avance en âge, plus on est prédisposé aux anévrysmes sus-diaphragmatiques, moins on est sujet aux anévrysmes sous-diaphragmatiques.

Le sexe, la race, les professions ne sont pas sans influence : les femmes sont moins atteintes que les hommes et dans une assez grande proportion. L'anévrysme est plus fréquent en Irlande et dans la Grande-Bretagne qu'en France ; aux États-Unis, on le rencontre beaucoup plus chez les immigrants anglo-saxons que chez les Allemands, les Italiens, les Espagnols et les nègres. D'après Weber, il serait presque inconnu chez les Hindous. Les professions qui exigent une flexion ou une extension longtemps continuée des membres inférieurs prédisposent aux anévrysmes poplités, et ces tumeurs sont loin d'être rares chez les valets de pied, les tailleurs, les cordonniers et les cochers. Myers a essayé de démontrer que les anévrysmes, treize fois et demie plus communs chez les soldats anglais que chez les marins, étaient provoqués par l'usage des uniformes trop serrés et surtout du col d'ordonnance. Le voisinage d'une surface osseuse aurait une même influence, ce qui expliquerait la fréquence des anévrysmes poplités : à chaque battement, à chaque effort musculaire l'artère heurte les condyles du fémur, condition éminemment propre, nous dit Barwell, à déterminer une altération lente de ses tuniques. Poinsot a relevé, dans les auteurs, trois cas où un anévrysme de la sus-clavière ne pouvait s'expliquer que par l'existence d'une côte cervicale surnuméraire sur laquelle reposait le vaisseau.

Certaines maladies générales, certaines dyscrasies ont une influence incontestable sur l'apparition des anévrysmes par les altérations qu'elles provoquent dans les parois artérielles : l'alcoolisme, la syphilis sont parmi les plus souvent incriminées. L'influence des boissons spiritueuses est incontestable et Collis, chirurgien de Dublin, racontait à Follin que, grâce aux efforts du Père Matthews, les sociétés de tempérance s'étant multipliées, le nombre des anévrysmes diminua dans les hôpitaux ; les sociétés disparurent et avec elles la rareté des dilatations artérielles. L'action de la vérole est moins nette, et si Lawson insiste sur la plus grande fréquence des anévrysmes chez les syphilitiques, Myers et Barwell contestent les statistiques de cet auteur et font remarquer que l'endartérite de la vérole affecte de préférence les petits vaisseaux qui, nous le savons, ne sont qu'exceptionnellement le siège d'anévrysmes.·

Le traumatisme, violences extérieures, contusions, heurts, les mouvements brusques et souvent répétés ont une grande influence sur le développement des anévrysmes. Dans certains cas, ils n'ont d'autre valeur que celle de cause occasionnelle ; grâce à eux, une pustule athéromateuse s'est rompue, une plaque calcaire s'est détachée ou fissurée, et le sang a pu commencer à s'insinuer dans l'épaisseur des parois artérielles. Mais leur altération peut être plus importante : une plaie du vaisseau se cicatrise par un tissu mal résistant et qui se dilate sous l'impulsion sanguine ; une contusion a parfois pour conséquence une péri-artérite, une inflammation de la tunique moyenne, la disparition des fibres musculaires et élastiques et l'affaiblissement de la paroi. Chez les marins, les anévrysmes axillaires et sous-claviers seraient fréquents, dit-on, et provoqués par les exercices violents du membre supérieur que nécessite leur profession.

Les inflammations de voisinage ne seraient pas sans influence sur le développement des anévrysmes : récemment Kirmisson a appuyé, par de nouveaux faits, l'opinion déjà émise par Malgaigne et Guattani, opinion d'après laquelle les artériectasies du triangle de Scarpa, par exemple, seraient précédées fréquemment par des bubons de l'aine, des abcès plus ou moins étendus ; les parois des vaisseaux, irritées par ce foyer enflammé, diminueraient de résistance et le sac pourrait se former.

Anatomie pathologique. — Nous étudierons successivement, dans ce chapitre : 1° l'état des parois artérielles avant le développement de l'anévrysme ; 2° le mode de la formation du sac et ses variétés ; 3° l'état du sang dans la poche ; 4° l'état des parties circonvoisines ; enfin nous verrons comment évolue l'anévrysme et quelles en sont les terminaisons diverses.

Avant les recherches de Cornil et Ranvier, on ne connaissait guère les altérations des parois qui précèdent le développement de l'anévrysme ; on parlait bien de dégénérescence graisseuse, d'athérome, d'incrustations calcaires, de destruction partielle des tuniques, mais on n'avait pas étudié les transformations que subissent les diverses couches du vaisseau. On sait maintenant que la tunique interne prolifère ; ses cellules végètent et constituent des lits d'éléments plats que sépare une substance vaguement fibrillaire ; l'irritation se communique à la tunique moyenne ; les fibres élastiques et musculaires se fragmentent lentement, se désagrègent, disparaissent, tandis que des éléments jeunes infiltrent la tunique externe. Aussi la paroi artérielle présente-t-elle dans toute son épaisseur une structure identique ; on ne trouve plus que des cellules plates, et çà et là, quelques débris isolés, vestiges de la tunique moyenne.

Ces altérations sont limitées ; un point de la paroi, un segment fort restreint de l'artère est ainsi transformé ; le reste des tuniques demeure sain. Il n'est pas malaisé de comprendre les phénomènes nouveaux dont ces conditions particulières vont permettre l'apparition : la tunique moyenne, musculaire et élastique, est la seule qui, dans l'artère intacte, puisse lutter contre l'ondée sanguine.

Cette tunique a maintenant disparu, la tunique externe et la tunique interne, infiltrées de cellules jeunes, cèdent sous l'impulsion sanguine et l'anévrysme se constitue ; anévrysme *fusiforme*, si un segment annulaire, une sorte de virole du vaisseau se laisse distendre ; anévrysme *sacciforme*, si un point de la paroi est refoulé. Mais les anciennes distinctions en anévrysme vrai et anévrysme mixte interne ou externe disparaissent ; tous les anévrysmes sont de même nature et dus à la dilatation des trois tuniques modifiées dans leur structure.

Cette notion nouvelle simplifie l'étude du sac ; il n'y a plus à décrire la poche de l'anévrysme vrai et celle de l'anévrysme faux, la poche de l'anévrysme mixte externe déterminée par la dilatation de la tunique adventice et celle de l'anévrysme mixte interne due à la hernie de la tunique interne à travers une fissure de la tunique moyenne et de la tunique externe. L'anévrysme fusiforme est largement dilaté à son centre, ouvert dans l'artère par ses deux extrémités. Lorsqu'il est sacciforme, il s'ouvre latéralement dans le vaisseau, sa poche est en général un peu refoulée en bas sous l'effort et suivant la direction de l'ondée sanguine ; l'inégale résistance des tissus voisins imprime parfois une autre forme à la membrane limitante qui s'insinue dans les points où sa progression est le moins difficile.

Dans certains cas, le sang pénètre par une ou deux fissures des parois ; il s'infiltre dans leur épaisseur, en décolle les strates et on trouve alors comme deux cylindres emboîtés et séparés par une couche de sang. Tantôt les collatérales traversent cette nappe sanguine pour s'ouvrir dans le cylindre interne après avoir vu se dédoubler leurs propres tuniques ; tantôt la collatérale se rompt et s'oblitère. Cet anévrysme *disséquant*, indiqué par Maunoir, étudié par Laënnec, se fait, comme l'ont démontré Peacock, Ball et Duguet, dans l'épaisseur de la tunique moyenne altérée et non entre la tunique externe et la tunique moyenne. — Nous pouvons rapprocher, de cette variété bizarre, les anévrysmes *kystogéniques* développés dans un des foyers athéromateux où le sang a pénétré.

La paroi artérielle altérée ne s'amincit pas indéfiniment au fur et à mesure que l'ondée sanguine la dilate : le travail de prolifération, qui précède la formation de l'anévrysme, continue et des couches de cellules plates se surajoutent qui compensent les effets de la distension. Ces éléments peuvent subir bien des métamorphoses : ils s'infil-

trent souvent de sels calcaires et le sac devient irrégulier, dur,
cassant; il ne cède plus au choc du sang, mais les parties que ne
recouvrent pas les plaques pierreuses se dilatent, et une seconde
cavité se greffera sur la première. — Quant à l'orifice qui fait com-
muniquer la poche avec la lumière du vaisseau, il commence parfois par être irrégulier et déchiqueté, mais il s'arrondit bientôt,
s'élargit et l'endothélium artériel paraît se continuer jusque dans le
sac.

Que devient le sang qui circule dans la poche anévrysmale? Au
début, à chaque systole cardiaque, il entre dans la cavité qui se distend, puis, à chaque diastole, la poche revient sur elle-même et chasse
une partie du sang qui rentre dans le bout inférieur. L'anévrysme est
un diverticule analogue au lac traversé par une rivière et qui tend à
régler le cours de l'eau; aussi les pulsations artérielles sont-elles
diminuées au-dessous de la tumeur. Lorsque le sac est très ample, la
circulation n'a pas la même activité dans tous les points; le sang
stagne à la périphérie, il se coagule sur les aspérités de la poche
et un caillot commence à se déposer qui s'accroît peu à peu et finit
par acquérir une grande épaisseur; il est alors blanchâtre, feuilleté,
fibrineux, sans globules rouges dans les strates de la périphérie;
les couches les plus externes sont à la fois les plus résistantes et les
plus minces; les plus internes sont d'une trame plus lâche, plus
molle, rosées ou rouges, colorées qu'elles sont par des hématies.
Malgré leur adhérence au sac, parfois les lamelles externes se décollent; du sang s'insinue entre elles et les parois; il se concrète,
mais son épaisseur et sa teinte forment contraste avec la minceur et la
décoloration ordinaire des couches les plus excentriques. Ces caillots
peuvent subir la dégénérescence granuleuse; on y trouve des débris
de cellules, des cristaux d'hématoïdine, des leucocytes qui donnent
à ces foyers ramollis l'aspect puriforme.

Le caillot blanc, dur, stratifié, à couches concentriques, le caillot
fibrineux des auteurs est le caillot *actif* de Broca. Mais on rencontre
aussi dans le sac des coagulums mous, friables, rouges, pris en
masse et semblables à de la gelée de groseille de mauvaise qualité.
C'est le caillot fibrino-globulaire de Richet, le caillot *passif* de Broca.
Or l'importance physiologique de ces deux ordres de caillots est bien
différente. Les premiers peuvent résister à l'ondée sanguine; ils
protègent la paroi de la cavité que ne rompra pas une impulsion

trop forte : parfois ils s'accumulent jusqu'à l'oblitération complète de la poche : c'est là un des modes de guérison naturelle de l'anévrysme.

Le caillot passif, lui, ne se formerait pas par dépôts successifs de fibrine à la surface interne du sac ; la coagulation du sang contenu dans la poche se fait en masse ; de là, la coloration rouge-groseille due aux hématies emprisonnées. Mais quelle sera la destinée de ce caillot fibrino-globulaire ? Sera-t-il déchiqueté peu à peu et entraîné par le courant sanguin, ou bien subira-t-il des transformations successives qui feront de lui un caillot fibrineux ? Richet le croit, Broca le nie, Le Fort se place entre les deux ; il admet, comme Richet, que le caillot passif peut donner naissance à un caillot actif, mais dans des conditions étroitement déterminées ; il y a coagulation totale du sang contenu dans le sac, puis ce caillot passif, fibrino-globulaire va se rétracter lentement et comme la circulation continue dans la poche, le coagulum est le noyau autour duquel se déposeront les feuillets de fibrine qui constitueront le véritable caillot actif. Mais il n'est pas probable que, comme le veulent certains auteurs, l'inflammation du sac, provoquée par l'action du caillot, détermine une prolifération cellulaire des parois, « une lymphe plastique qui aide à solidifier le coagulum fibrino-globulaire ».

L'évolution ultérieure de la poche anévrysmale est très variable. Nous avons déjà vu qu'il pouvait y avoir oblitération spontanée et guérison naturelle. Le mécanisme n'en serait pas toujours identique : Crisp admettait une inflammation qui coagulait le sang dans le bout supérieur de l'artère ; mais Broca fait remarquer que si la poche ne recevait plus de sang par le bout supérieur, elle se viderait dans le bout inférieur, s'affaisserait par conséquent et la compression cesserait. D'après A. Cooper, il pourrait y avoir rupture de l'anévrysme, épanchement dans les tissus, et compression efficace de la poche par la masse sanguine. Pour Richter et Bérard, un caillot détaché oblitérerait la lumière du vaisseau et la guérison en serait parfois la conséquence. Mais ce sont là des hypothèses ; il faudrait des observations probantes.

Tous les auteurs admettent, pour l'avoir constatée, la guérison par dépôts successifs de strates fibrineuses jusqu'à oblitération du sac ; on trouve alors sur le trajet artériel un noyau dur, indolent, peu volumineux. Malheureusement, une récidive est toujours à redouter. La guérison par inflammation du sac est plus aléatoire encore et les risques à courir très grands. D'après Richet, le caillot qui s'est précipité peut, de fibrino-globulaire qu'il était, devenir fibrineux ; mais, pour Broca, l'inflammation se terminerait par résolution ou suppuration. Cette dernière aurait pour conséquence une hémorrhagie souvent foudroyante. En fait, dit Le Fort, deux modes de guérison sont vraiment démontrés : l'oblitération du sac par dépôts successifs de couches fibrineuses et la coagulation en masse sous l'influence d'une inflammation, assez modérée, toutefois, pour ne pas provoquer la suppuration, la gangrène et une hémorrhagie mortelle.

Nous serons brefs sur les altérations que peuvent déterminer dans les tissus voisins les tumeurs anévrysmales : on a noté la compression des veines et un œdème consécutif ; la compression des nerfs et de vives douleurs ; le refoulement, l'atrophie des muscles et leur impotence fonctionnelle ; la distension et la gangrène de la peau ; une inflammation adhésive entre l'artère et les vaisseaux satellites à sang noir, et l'apparition d'un anévrysme artérioso-veineux. Des luxations ont été observées au niveau du sternum, de la clavicule, de la colonne vertébrale ; les os se sont résorbés au contact de la tumeur par une sorte d'ostéite raréfiante ; enfin le sac a pu s'ouvrir dans une cavité articulaire ou dans une cavité splanchnique. Ces faits sont malheureusement loin d'être exceptionnels.

Symptômes. — Les débuts de l'anévrysme sont ordinairement insidieux, et le malade en ignore l'existence, surtout lorsque la tumeur est profonde ; dans ce cas, elle peut même acquérir un volume énorme et ne se révéler que par sa rupture soudaine et une mort immédiate. Lorsque l'anévrysme se développe sur une artère superficielle, une tumeur molle, fluctuante, réductible, indolente apparaît et, peu à peu, soulève les tissus et la peau sans en altérer la couleur. La palpation y démontre des battements isochrones à la systole cardiaque et un mouvement expansif des plus nets ; à chaque pulsation artérielle, la poche se dilate sous la main qui l'explore. Parfois on perçoit en outre un frémissement particulier, une sorte de « thrill » ; mais il manque souvent ; il est discontinu et toujours bien moins sensible que dans les anévrysmes artérioso-veineux. L'auscultation révèle un bruit de souffle isochrone aux systoles cardiaques : il est en général rude, net, plus court que le silence qui le suit. Il est variable dans son intensité et dans ses caractères ; tantôt il rappelle un frôlement rapide, un court bruissement, le son de la flûte ; tantôt on entend comme une scie, une râpe, du cuir rigide qu'on plie. On cite des cas exceptionnels où le souffle est double, à la fois systolique et diastolique ; celui qui accompagne la contraction ventriculaire est alors le plus intense. Ces différences semblent tenir au volume de l'anévrysme, à l'épaisseur des caillots qui tapissent le sac, à la largeur ou à l'étroitesse de l'orifice de communication. On remarque, en outre, que les pulsations artérielles sont très diminuées au-dessous de la tumeur,' signe d'une grande importance, car parfois il permet de déterminer exactement sur quel vaisseau siège l'anévrysme. Le sphymographe traduit, par les tracés pris sur les artères correspondantes, des différences d'amplitude que le doigt ne saurait percevoir. La compression de l'artère entre la tumeur et le cœur empêche l'afflux du sang dans le sac qui s'affaisse autant que le permettent les coagulations pariétales ; la compression au-dessous de l'anévrysme distend au contraire la poche.

Tels sont les symptômes propres à l'anévrysme ; il en est d'autres de moindre importance et qui dépendent uniquement de la présence d'une tumeur : les tissus voisins sont comprimés ; le sang ne circule plus dans les veines adjacentes, et, par suite, la circulation collatérale et superficielle s'exagère, l'œdème apparaît ; les artères voisines se développent, car l'anévrysme ralentit le cours du sang dont la pression augmente au-dessus de la tumeur ; les vaisseaux qui prennent naissance en ce point de l'artère se dilatent et la circulation collatérale est, pour ainsi dire, préparée d'avance ; si la ligature est pratiquée ou si les caillots oblitèrent le sac, des voies nouvelles sont ouvertes pour le passage du sang. Les nerfs sont refoulés et des douleurs intenses, de véritables névralgies en sont la conséquence, ou bien encore des paralysies, des engourdissements permanents ou passagers, des anesthésies ; on connaît les aphonies qui, dans les anévrysmes de la crosse, succèdent à la compression des nerfs récurrents. Ajoutons l'usure des os, leurs fractures, leurs luxations souvent observées au niveau des côtes, du sternum, de la clavicule et de la colonne vertébrale.

La *marche* des anévrysmes n'est pas toujours la même. La poche s'accroît d'une manière insensible, ou très rapidement et comme par saccades. Lorsque les parois se doublent de strates fibrineuses, qu'elles s'incrustent de sels calcaires, que la cavité diminue, la tumeur durcit, son volume paraît moindre, sa réductibilité disparaît, son expansion s'atténue et son souffle est difficilement appréciable. Si même l'accumulation des caillots continue, le sac s'oblitère et la guérison survient. On cite quelques cas où la tumeur a subi un retrait rapide ; une vive douleur accompagne cette évolution dont on ignore le mécanisme et l'on ne trouve plus bientôt, à la place de l'ancien anévrysme, qu'un noyau petit, indolent et dur.

Lorsque, au contraire, la tumeur se développe, les phénomènes de compression s'accentuent ; les muscles, les aponévroses, les tendons, les vaisseaux voisins sont refoulés, les os luxés ou détruits, l'anévrysme arrive sous les téguments qu'il soulève et gangrène ; ou bien l'inflammation s'allume, un abcès se forme entre la peau et la tumeur, il s'ouvre à l'extérieur en détruisant les parois du sac ; de la sanie putride, des caillots noirâtres sortent par la plaie, et si un coagulum résistant n'a pas oblitéré l'artère, une hémorrhagie survient. Cet écoulement n'est parfois que retardé par le caillot, obstacle insuffisant que bientôt le choc sanguin désagrège et emporte. L'hémorrhagie ne se fait pas toujours au dehors et, dans les anévrysmes internes, le sang s'épanche dans le péricarde, les médiastins, les plèvres, dans l'estomac, dans les bronches et la trachée, dans le cœur, même dans un gros vaisseau ; on comprend quels troubles fonctionnels redoutables en sont la conséquence immédiate.

Diagnostic. — Les anévrysmes peuvent être confondus avec des tumeurs animées de battements, certaines varices anévrysmales, des angiomes, des dilatations artérielles simples, des cancers hématodes, des néoplasmes pulsatiles des os. Mais les *varices anévrysmales* se voient en certains points bien déterminés, au cuir chevelu, aux doigts où les anévrysmes proprement dits sont exceptionnels ; elles envahissent un grand espace, dessinent leurs flexuosités au-dessous de la peau ; le bruit de souffle y est continu et non intermittent ; enfin on y perçoit un frémissement caractéristique, le thrill, exceptionnel dans les anévrysmes ordinaires. Les *tumeurs érectiles* ne siègent pas sur les gros troncs artériels ; leur forme est bien différente ; sur la peau et sur les muqueuses voisines il n'est pas rare de trouver un nævus, quelques arborisations vasculaires ; leur souffle est à peine sensible ou, s'il devient intense, c'est que la tumeur érectile s'est transformée en varice anévrysmale.

Les *dilatations artérielles simples* sont superficielles, beaucoup plus réductibles, d'une expansion peu marquée, sans bruit de souffle bien appréciable. Les *cancers hématodes* ont une marche bien différente; ils sont d'abord durs et se ramollissent lentement; le souffle y est peu net; le retentissement ganglionnaire, l'ulcération, la généralisation, la cachexie viendront bientôt lever tous les doutes. Quant aux *anévrysmes des os*, le diagnostic est parfois d'une difficulté extrême et de nombreuses erreurs ont été commises par des cliniciens rompus à l'examen des anévrysmes. Il faudra saisir des nuances fort délicates, analyser la nature des battements, la réductibilité plus ou moins grande, la façon dont se vide et se remplit le sac, le caractère du souffle, son étendue. Et l'on se rappellera que des chirurgiens tels que Paget, Broca, Verneuil, Richet ont pu longtemps hésiter avant d'établir un diagnostic ferme.

Dans un autre ordre de tumeurs, les mouvements sont communiqués par quelques troncs artériels volumineux; il n'y a plus expansion véritable, mais une sorte de battement, un soulèvement plus ou moins marqué. C'est ainsi que la confusion a été commise pour certains abcès de l'aine soulevés par l'artère iliaque, et l'erreur était d'autant plus facile qu'il y avait en outre une légère réductibilité. Des dilatations kystiques du creux poplité ont aussi prêté à confusion; l'absence d'expansion et de bruit de souffle devra être prise en sérieuse considération; si anévrysme et kyste sont réductibles, le premier par refoulement du sang dans l'artère, le second par pénétration du contenu dans la cavité articulaire, les deux tumeurs ne se rempliront pas de même manière : le sac se distend d'une manière brusque et soudaine, le kyste ne se regonfle que lentement.

L'erreur contraire a malheureusement été trop souvent commise : on a pris un anévrysme pour une autre tumeur, un abcès par exemple, surtout lorsqu'une inflammation a coagulé le sang contenu dans le sac et que souffle, expansion, battements ont disparu. On voit une tumeur douloureuse, chaude, molle, fluctuante, qui soulève la peau œdémateuse et rouge; on y plonge le bistouri pour évacuer le pus et un flot de sang vient démontrer la dangereuse méprise : les plus illustres s'y sont trompés, et Broca nous raconte comment les quatre derniers chirurgiens en chef de l'Hôtel-Dieu, Ferrand, Desault, Pelletan et Dupuytren commirent successivement cette redoutable méprise. Aussi toutes les fois qu'un abcès siégera au niveau d'un gros tronc artériel, à l'aine, à l'aisselle en particulier, on ne devra pas craindre de se livrer à l'analyse la plus minutieuse des commémoratifs.

Ce n'est pas tout : dans un certain nombre de cas le diagnostic est bien posé : il y a expansion, souffle, battements, c'est bien un anévrysme et le doute n'est pas possible : mais de quel anévrysme s'agit-il et de quel tronc artériel peut-il dépendre? La réponse est souvent hésitante : on ne saurait dire si le sac est sur l'aorte ou le tronc brachio-céphalique, la sous-clavière ou la carotide primitive, car la poche volumineuse et déformée empiète parfois sur les régions voisines. Le sphygmographe rend, dans ces circonstances, de signalés services et assure le diagnostic. Quant au siège, la détermination en est si difficile que, suivant la remarque de Le Fort, on a toujours méconnu le lieu d'implantation des anévrysmes de la vertébrale.

Traitement. — Nous avons vu que les moyens employés par la nature pour amener la guérison spontanée des anévrysmes circonscrits se réduisent à deux : 1° l'inflammation, voie dangereuse, semée d'écueils où peut périr le malade, mais qui a conduit quelquefois à l'oblitération du sac; 2° la coagulation de la fibrine, les dépôts successifs de caillots feuilletés; le procédé le meilleur, le plus efficace et en même temps le plus innocent, ce que Broca appelle « la guérison naturelle » : le chirurgien ne s'y prend guère autrement; il provoque l'un ou l'autre de ces processus et les méthodes qui ont pour résultat la production de caillots actifs sont évidemment les plus sûres.

Les innombrables procédés thérapeutiques imaginés pour la guérison des anévrysmes sont divisés en *médicaux* et en *chirurgicaux*. Des premiers nous ne dirons pas grand'chose; seule, la méthode de Valsalva, décrite en 1731 par Albertini son élève, mérite quelque crédit. Elle consiste en émissions sanguines répétées, accompagnées d'une diète sévère et de fréquentes purgations; le sang circule avec moins de rapidité, il devient, dit-on, plus coagulable et dépose sa fibrine sur les parois du sac. On n'ose guère appliquer un pareil traitement ; cependant Broca nous dit avoir lu plus de 30 observations où des anévrysmes *inopérables* ont été guéris par cette méthode. Jolliffe-Tuffnel préconise un traitement analogue, mais où la saignée est proscrite : repos au lit, décubitus continu, à peine permet-on la position assise pendant quelques minutes ; diète *sèche* pendant six semaines. Le malade ne boit, en 24 heures, que 200 grammes de lait environ et ne mange que 200 grammes de pain, 15 grammes de beurre et 90 grammes de viande. — On a conseillé l'emploi de certaines substances : seigle ergoté, digitale, belladone, aconit, vératrine, iodure de potassium, mais, les résultats ont été nuls ou presque nuls.

Les méthodes *chirurgicales* sont pour ainsi dire infinies : une classification est nécessaire. Nous accepterons celle qu'a proposée Le Fort et nous étudierons successivement : 1° les méthodes qui détruisent le sac ; 2° celles qui cherchent à obtenir la coagulation directe du sang contenu dans l'anévrysme ; 3° celles qui veulent atteindre le même but en agissant sur le sac et non sur le sang qu'il contient ; 4° celles qui poursuivent cette coagulation en agissant sur l'artère malade.

1° *Destruction du sac.* Cette méthode comprend plusieurs procédés : l'*incision* ou *méthode ancienne* préconisée par Antyllus, médecin grec du troisième siècle. Elle consiste à ouvrir le sac qu'on vide de ses caillots ; on cherche le bout supérieur et le bout inférieur de l'artère, dont on pratique la ligature : la poche, remplie par des bourdonnets de charpie, bourgeonne, granule et se comble. Cette opération très grave, inapplicable au cou et à l'aine où l'on ne peut pratiquer la compression au-dessus de l'anévrysme, n'a guère qu'un intérêt historique. Nous en disons autant de l'*extirpation* et la *cautérisation* par le fer rouge ou les caustiques chimiques, moyens barbares, dangereux et applicables seulement aux petits anévrysmes, curables d'ailleurs par tous les traitements.

2° *Coagulation directe du sang dans le sac.* A cette méthode correspond : l'*acupuncture* préconisée par Velpeau ; la *caloripuncture* d'Everard Home, qui enfonçait dans l'anévrysme des aiguilles rougies ; la *galvanopuncture* de Guérard et Pravaz, qui, dans les mains de Ciniselli, a donné quelques succès. Le passage du courant précipite des caillots fibrino-globulaires ; malheureusement il peut provoquer aussi l'inflammation, la gangrène, une hémorrhagie foudroyante.

D'après Le Fort, on écarterait ces dangers par des courants faibles, des aiguilles très fines et des séances fort espacées. L. H. Petit a réuni 150 faits, portés à 183 par Poinsot, où ce procédé a été employé : il y a eu 79 améliorations, 45 morts et 59 insuccès. Dans ce relevé, sur 114 cas d'anévrysme thoracique, on constate 69 améliorations dont 39 avec une survie de moins d'un an, 11 avec une survie d'un à deux ans et 15 d'un à cinq ans. *L'introduction de corps étrangers* dans le sac, fil de fer, ressort de montre, crins, catgut a donné des résultats bien médiocres. Il est vrai qu'on n'a guère eu recours à ce traitement que pour des anévrysmes internes déjà fort développés.

Les *injections coagulantes* de Monteggia furent perfectionnées par Pravaz, qui eut recours au perchlorure de fer porté au milieu du sac par la petite seringue imaginée par ce médecin lyonnais. Le manuel opératoire est des plus simples : l'artère est comprimée au-dessus et au-dessous de l'anévrysme; le courant sanguin, arrêté, ne pourra entraîner au loin ni le perchlorure de fer, ni les caillots. On injecte alors dans le sac quelques gouttes d'une solution à 20 degrés, la tumeur est malaxée légèrement pour mettre le liquide au contact de tout le sang de la poche; il se forme des caillots passifs, noyau autour duquel des concrétions fibrineuses pourront se faire et oblitérer la cavité. Ce procédé a quelque valeur, mais pour les petits anévrysmes

3° *Coagulation indirecte par action exercée sur le sac.* Cette méthode comprend des procédés nombreux : *application de perchlorure de fer sur la peau* qui recouvre la tumeur; emploi de *réfrigérants*, de *styptiques*, de *moxas*, tous moyens sans valeur. La *compression* médiate au-dessus des téguments a été employée par l'abbé Bourdelot sur lui-même; elle a réussi dans les tumeurs de petit volume; elle a servi d'adjuvant à la compression indirecte dans les anévrysmes plus gros. La *malaxation* de Ferguson détache les caillots qui tapissent la paroi; leurs débris peuvent oblitérer l'orifice de la tumeur ou l'artère elle-même, mais une embolie est à redouter et des hémiplégies ont été constatées après malaxation d'anévrysmes de la carotide; on ne saurait donc préconiser cette dangereuse manœuvre. La *flexion* proposée par Hart ne peut malheureusement être mise en usage qu'au niveau de l'articulation du genou, où elle agit en comprimant à la fois le sac et l'artère; les résultats ainsi

obtenus sont des plus remarquables; aussi doit-elle être toujours
tentée dans les anévrysmes poplités.

4° *Coagulation par action exercée sur l'artère malade.* Ce
groupe comprend les procédés' les plus usités et les plus efficaces;
la *ligature* d'abord, qui peut être pratiquée au-dessus et au-dessous
de la tumeur anévrysmale. La ligature *au-dessus* du sac fut employée
pour la première fois par Anel en 1710 et présente deux variétés;
la ligature immédiate au-dessus du sac comme l'a préconisé Anel,
ou à une certaine distance, au-dessus des collatérales, ainsi que l'a fait
Hunter; on évite ainsi les phénomènes inflammatoires du côté de la
poche anévrysmale et on jette le fil sur un point non malade de l'artère. Sous l'influence de la ligature, la tumeur s'affaisse, le souffle, les
battements, le mouvement d'expansion s'arrêtent; puis le membre se
refroidit, la température s'abaisse et, si la circulation collatérale ne
rétablit pas le cours du sang, la gangrène se déclare. Le plus souvent ces symptômes alarmants se dissipent, le sang reparaît dans les
tissus; il revient même dans le sac, qui s'anime encore de battements; là il trouve un caillot fibrino-globulaire qui s'est déposé lors
de la ligature et qui remonte jusqu'à elle. Grâce à cette circulation
nouvelle, des couches fibrineuses se déposent autour du caillot passif
qui se transforme en caillot actif : ainsi s'opère la guérison.

On ne l'obtient pas toujours : lorsque le sang, après rétablissement
de la circulation collatérale, aborde le sac avec trop de force, il peut
dissocier le caillot; l'anévrysme reparaît alors avec son volume primitif ou même accru dans ses dimensions. Dans d'autres cas, le
caillot provoque une inflammation du sac, la suppuration, la gangrène; la poche s'ulcère et une hémorrhagie, plus ou moins abondante suivant le calibre du vaisseau, est la conséquence de l'ouverture de l'artère. Ou bien encore les tissus situés au-dessus de la
ligature ne reçoivent plus une quantité assez grande de sang, la circulation collatérale est insuffisante et la gangrène survient; tous les
accidents des plaies, angioleucite, phlébite, phlegmon diffus, infection
purulente, hémorrhagie primitive ou secondaire, peuvent se développer au niveau du point où le vaisseau a été lié; on cite des cas
où un anévrysme nouveau s'est formé sur la striction, dans l'endroit
où l'on a posé le fil.

La ligature au-dessous du sac, ou *procédé de Brasdor*, a été pratiquée par ce chirurgien en 1781, et comprend deux variétés : dans le

procédé de Brasdor proprement dit, c'est directement au-dessous de la tumeur qu'on pose le fil ; dans celui de Wardrop on laisse une ou plusieurs collatérales entre la poche et la ligature. Le premier seul a quelque valeur et on lui doit un certain nombre de succès mentionnés dans les articles de Richet et de Le Fort ; mais il constitue un procédé de nécessité et on n'a recours à lui que lorsque toute autre intervention est impossible : par exemple pour certains anévrysmes de l'iliaque interne, de la sous-clavière, de la carotide primitive et du tronc brachio-céphalique.

Le procédé de Wardrop, peu appliqué d'ailleurs, n'aurait pas donné une seule guérison incontestable ; de même pour celui de Fearn qui consiste à jeter le fil, non sur l'artère malade, mais sur ses branches de bifurcation. Notons en terminant qu'on a proposé d'isoler le sac anévrysmal par une double striction l'une au-dessus, l'autre au dessous de la tumeur. C'est, en définitive, la méthode ancienne, moins l'ouverture du sac. Nous verrons que cette opération est fort rationnelle dans les anévrysmes artérioso-veineux et dans les anévrysmes diffus, mais non dans les anévrysmes circonscrits.

La *compression indirecte*, un des moyens les plus puissants que nous possédions, était ignorée en France avant les travaux de Giraldès, de Follin et de Broca, qui nous firent connaître le succès de Bellingham. Cette compression peut être exécutée à l'aide de certains instruments ou par le doigt du chirurgien, et sera, du reste, *continue*, *intermittente*, *interrompue*, *totale*, *partielle*, *graduelle*, *en deux temps* ou *alternative*. Ces mots s'expliquent assez par eux-mêmes ; nous dirons seulement que, si de trop vives douleurs ne s'y opposent pas, la compression devra être *totale* et *continue* ; si le malade souffre trop, on ne pourra exercer qu'une compression *intermittente* et *interrompue* ; mais on devra toujours essayer la compression *alternative* qui consiste à mettre le compresseur tantôt sur un point, tantôt sur un autre, afin d'éviter les excoriations et surtout les douleurs intenses que provoque la compression continue sur le même point du trajet artériel.

Nous ne décrirons pas les tourniquets à une ou deux pelotes, les appareils sans nombre imaginés pour faciliter ces manœuvres ; d'ailleurs, depuis les travaux de Vanzetti, popularisés par Broca et Verneuil, on a recours à la compression digitale beaucoup mieux supportée par le malade ; la pulpe du doigt est plus souple que la meilleure des pelotes; puis la compression est alternative, car on peut faire glisser son doigt sur l'artère et le poser en des points différents. Sous son influence, les battements s'affaiblissent progressivement dans le sac qui durcit : mais le temps exigé pour obtenir ce résultat est fort variable; tantôt quelques heures y suffisent, tantôt on échoue malgré des séances beaucoup plus prolongées. Lorsqu'elle est applicable, la compression indirecte sera la méthode de choix. N'est-ce pas elle qui, au moins de frais possible, donne les plus beaux succès? Quand elle échoue, la situation est la même qu'avant et on peut recourir aux autres procédés.

La *compression générale,* employée pour la première fois par Reid en 1875, consiste à envelopper dans une bande d'Esmarch le membre où siège l'anévrysme et, par conséquent, ne convient qu'aux tumeurs situées au-dessous de l'aine et de l'aisselle. Il faut l'appliquer avec certaines précautions : une première bande sera placée depuis l'extrémité du membre jusqu'à la limite inférieure de la poche; la seconde partira de la limite supérieure de la poche pour atteindre la racine du membre. Le sac et le segment correspondant de l'artère resteront donc distendus par le sang. Le même résultat pourrait être obtenu, mais moins régulièrement, en serrant à peine les tours de bande au niveau de l'anévrysme. La compression es d'abord facilement supportée; au bout d'une demi-heure elle devient presque intolérable; or, comme il faut laisser la bande une heure environ, quelques narcotiques, quelques inhalations de chloroforme seront peut-être nécessaires.

Lorsque la bande est enlevée, et pour empêcher la fragmentation du caillot mou qui emplit le sac, on mettra un compresseur au-dessus du sac ou on pratiquera la compression digitale pendant deux heures au moins. En général, une seule application suffit; parfois une deuxième est nécessaire ; mais si elle échoue, il est infiniment probable qu'une troisième restera sans effet; on pourra donc s'abstenir. Les résultats obtenus par le procédé de Reid sont remarquables : une statistique dressée par Gould et qui porte sur 65 cas, compte 34 guérisons et 31 insuccès dont 3 morts. Mais l'examen de ces trois faits ne charge guère la bande élastique, qui ne nous paraît pas responsable des accidents observés.

2° ANÉVRYSMES DIFFUS.

Le Fort appelle ainsi les épanchements sanguins profonds ou
sous-cutanés en communication plus ou moins directe avec la circulation artérielle et qui succèdent à l'ouverture d'une artère ou d'un
anévrysme circonscrit. L'irrégularité de la poche, le vague de ses
limites justifient la dénomination de *diffus*.

L'anévrysme est *diffus primitif* lorsqu'il a eu pour origine une
rupture d'artère; le sang épanché a refoulé le tissu cellulaire ambiant, l'a tassé pour ainsi dire; une inflammation modérée est survenue qui a transformé cette sorte de membrane en une paroi d'enkystement; il est *diffus consécutif* lorsqu'un anévrysme circonscrit
s'est ouvert. Dans ce cas, deux poches anévrysmales, l'ancienne et la
nouvelle, communiquent l'une avec l'autre. On voit que les anévrysmes
diffus sont des hémorrhagies dans le tissu cellulaire; ils n'en diffèrent que parce que le sang épanché reste plus ou moins soumis
aux variations de la pression artérielle.

La poche de formation nouvelle reçoit en effet une ondée sanguine
à chaque systole cardiaque; mais, bien que l'ouverture de communication soit large, la circulation, dans cette cavité anfractueuse,
mal limitée, à diverticules nombreux, ne saurait avoir la régularité
qu'elle présente dans le sac des anévrysmes circonscrits. Aussi, dans
les deux cas, l'anatomie et la physiologie pathologique sont-elles fort
différentes. Il n'est plus besoin de ces altérations des tuniques artérielles, de règle dans les anévrysmes spontanés; le traumatisme
qui ouvre le vaisseau rompt indifféremment des parois saines ou
malades; la membrane d'enkystement est mince, sans résistance;
elle ne se tapisse guère de dépôts fibrineux : ce sont surtout des caillots passifs qui encombrent la poche.

Il n'est pas rare d'observer, sur la peau qui recouvre l'épanchement, une ecchymose plus ou moins marquée; elle disparaît peu à
peu et ne se renouvelle plus lorsque l'enkystement est fait. On constate
alors les signes de l'anévrysme : battements isochrones aux systoles
cardiaques, expansion, frémissement, bruit de souffle, mais rien n'est
plus variable que leur intensité et souvent, pour les percevoir, il faut
un examen des plus minutieux; la plupart ou tous même peuvent
faire défaut. La tumeur mal soutenue, mal protégée, s'accroit : elle

apparaît sur la peau et la distend : l'inflammation se déclare et
on a un phlegmon anévrysmal : gangrène, suppuration, issue de
caillots fibrineux, hémorrhagies redoutables. On a cité des cas de
guérison spontanée par oblitération de la plaie artérielle et oblitération
du sac; cette terminaison est exceptionnelle.

Le diagnostic est parfois épineux, et, lorsque les commémoratifs
manquent, l'absence de battements, de souffle, d'expansion, les
signes de l'inflammation de la poche peuvent faire croire à un abcès :
dans ces sortes d'anévrysmes, surtout, des erreurs redoutables ont
été commises; le bistouri plongé dans la tumeur a provoqué une
hémorrhagie artérielle. Le traitement est difficile, les réfrigérants,
une compression méthodique ont permis de gagner du temps et,
dans des cas exceptionnels, amené la guérison, mais une intervention
plus active est presque toujours nécessaire. Le mieux, maintenant
qu'on possède la bande d'Esmarch, est de revenir à la méthode
ancienne; on ouvre le sac, on le débarrasse de ses caillots et on
cherche les deux bouts dont on pratique la ligature; cette pratique
fera sans doute disparaître les amputations et les désarticulations
autrefois trop nécessaires. Lorsqu'on ne peut appliquer la bande élastique, la méthode ancienne pourrait amener une hémorrhagie foudroyante; la ligature au-dessus du sac a été appliquée, mais elle
expose à l'inflammation de la poche.

3° ANÉVRYSMES ARTÉRIOSO-VEINEUX.

L'anévrysme artérioso-veineux est caractérisé par une communication anormale qui s'établit entre un tronc artériel et un tronc veineux.
Il a été observé par Sennert de Lyon en 1666, mais c'est à W. Hunter
qu'appartient l'honneur d'avoir reconnu son origine.

Anatomie pathologique. — Il en existe plusieurs variétés : dans
la première, artères et veines communiquent sans dilatation circonscrite, sans poche sur l'axe du vaisseau, c'est l'anévrysme artérioso-
veineux *simple* de A. Bérard, la *phlébartérie* de Broca; dans la
deuxième, il y a un sac qui est ou qui n'est pas de formation nouvelle. Dans ce dernier cas, et lorsqu'il s'agit d'une simple dilatation
des parois préexistantes, Broca l'appelle *anévrysme variqueux par
dilatation, simple* si l'artère ne s'ouvre que dans une veine, *double*
si elle s'ouvre dans deux. Quand le sac est de formation nouvelle et

dû à l'enkystement d'un caillot, l'anévrysme est *variqueux enkysté;* *intermédiaire* si la poche est entre l'artère et la veine, *artériel* si elle est sur l'artère, et *veineux* quand elle est sur la veine. Enfin il existe, dans la science, un fait indiqué par Larrey où, dans une cavité kystique du jarret, s'ouvraient le bout central de l'artère et de la veine poplitées, et le bout périphérique de l'artère; le bout périphérique de la veine était oblitéré; les artères articulaires naissaient du kyste lui-même, d'où le sang apporté par la poplitée sortait en deux colonnes, l'une qui descendait vers le pied, l'autre qui remontait vers le cœur par la veine poplitée.

Les artères et les veines qui portent la tumeur subissent certaines modifications; l'artère est plus développée, plus flexueuse, plus large au-dessus de l'anévrysme. Cette dilatation est due, d'après Broca, au plus grand afflux de sang amené lui-même par la moindre pression; le sang circule avec plus de facilité dans le vaisseau malade, aussi les artères voisines s'y déchargent-elles; en même temps ses parois s'amincissent et perdent de leur résistance. Un phénomène inverse se passe dans les veines, qui se dilatent aussi, mais dont les tuniques s'épaississent; elles prennent l'aspect et la rigidité des parois artérielles. Breschet croyait au passage du sang rouge dans la veine et du sang noir dans l'artère : il expliquait ainsi le changement de texture, l'amincissement de l'artère et l'épaississement de la veine, mais cette théorie repose sur une erreur. Tantôt le sac est formé par une dilatation de la veine, par une sorte d'ampoule variqueuse, libre de caillots, tantôt il est dû au tassement et à l'irritation du tissu conjonctif refoulé par l'épanchement, selon le mécanisme signalé à propos des anévrysmes diffus; la membrane est peu épaisse, difficilement isolable; elle contient un caillot fibrino-globulaire, grâce auquel l'oblitération du diverticule peut se faire et l'anévrysme artérioso-veineux se transformer en anévrysme artériel, comme Nélaton en a fourni la preuve.

Étiologie. — Bien que fort rare, l'anévrysme artérioso-veineux spontané existe et on en a signalé sur presque tous les points où une grosse artère et une grosse veine sont au contact : aorte et veine cave, carotide interne et sinus-caverneux, veine et artère fémorales et poplitées. Sur 60 faits de phlébartérie spontanée rassemblés par Barwell, 17 fois l'aorte ascendante et transverse communiquait avec l'artère pulmonaire, 6 fois avec l'oreillette droite, 5 fois avec le ven-

tricule droit, 6 fois avec la veine cave supérieure ; 7 fois l'aorte descendante communiquait avec la veine cave inférieure ; 10 fois les
artères carotides primitive, externe et interne communiquaient avec
la veine jugulaire interne et le sinus caverneux ; enfin 2 fois l'iliaque
externe, 3 fois la fémorale, 2 fois la poplitée et 1 fois la tibiale postérieure, communiquaient avec leurs veines satellites. Le mécanisme
de leur production est encore assez obscur. Se fait-il au préalable
un anévrysme artériel qui comprime la veine, la perfore après lui
être devenu adhérent et s'ouvre dans son intérieur ? ou bien une
plaque calcifiée détachée de l'endartère ne fend-elle pas à la fois,
par son bord tranchant, parois artérielles et parois veineuses ? Peut-
être faut-il accepter ces deux processus.

Dans la grande majorité des cas, l'anévrysme est d'origine traumatique : un grain de plomb, un coup de tranchet, la pointe d'un fleuret, un éclat de verre, une esquille osseuse, une balle, une aiguille,
voire un coup de parapluie, comme dans le cas célèbre de Nélaton,
et surtout une saignée maladroite, sont les causes les plus habituelles ; le relevé de Morvan montre que, dans plus de la moitié des
cas, l'anévrysme artérioso-veineux est au pli du coude et à gauche ;
sur 91 faits relevés par Bardeleben, 45 fois la phlébotomie était coupable. Tout, en effet, se trouve réuni pour réaliser les conditions de
la phlébartérie : l'artère est peu profonde ; elle est croisée par la veine
basilique, souvent plus grosse que la céphalique et par conséquent
plus accessible à la saignée ; l'opérateur traverse la veine, puis la paroi artérielle et la communication s'établit ; elle n'est pas toujours
immédiate ; parfois le sang épanché s'enkyste et forme une poche in
termédiaire ; parfois la paroi se réunit, mais le tissu cicatriciel cède
et un anévrysme consécutif se développe. Dans un cas de Roux, ce
n'est que quatre ans après la saignée que la tumeur apparut, et, dans
une observation de Rokitanski, l'existence de la tumeur ne fut reconnue que trente ans après une plaie par arme à feu.

Symptômes. — Les débuts de l'anévrysme sont en général insidieux : on voit peu à peu se développer une petite tumeur molle,
fluctuante, réductible ; parfois, lorsque des caillots se déposent dans
un sac adossé à l'artère, la résistance est plus grande. Mais on
perçoit déjà un certain nombre de signes caractéristiques : des battements isochrones aux pulsations artérielles, de l'expansion comme
dans les anévrysmes circonscrits et un frémissement continu et très

fort, le *thrill murmur* de Hunter, comparé au roulement de la lettre R, au bruit du rouet, au bourdonnement de l'abeille, au bruissement du fer rouge plongé dans l'eau. Il peut se décomposer en un bruit perçu par l'oreille et une vibration sentie par le doigt. On combine ces deux sensations en plaçant entre les dents une tige de sonde métallique appuyée sur l'anévrysme.

Cette vibration est continue comme le bruit et, comme lui, se renforce à chaque systole cardiaque; elle est surtout perçue au niveau de la tumeur; mais on l'entend à distance. L'onde sonore se propage en suivant les os, comme le veut Henry; elle remonte le long des veines et descend le long des artères, assez loin pour que Horner, dans un anévrysme de l'aine gauche, ait pu le sentir dans l'épigastre et dans la veine fémorale droite; il cesse alors d'être continu, et l'on ne constate que le bruit systolique. Ce bruit serait dû, d'après Broca, à la vibration du sang sur les bords de l'orifice de communication; aussi est-il plus énergique au moment de la systole cardiaque; il est assez intense pour troubler le sommeil du malade. Henry a signalé un piaulement particulier indépendant du frémissement.

A ces signes il faut ajouter la dilatation, les varicosités, le battement des veines, les flexuosités des artères, dont le pouls est affaibli au-dessous de la tumeur, comme l'avait remarqué Hunter. Il y a stase sanguine dans le membre et des troubles particuliers qu'Henry divise en quatre catégories : la première comprend les modifications de la sensibilité, l'engourdissement, les crampes, les douleurs irradiées le long des nerfs, certaines anesthésies : dans un cas célèbre de Moore, l'anévrysme s'était développé dans la substance du nerf poplité, et, bien qu'extrêmement petit, il provoquait de vives souffrances; la deuxième, englobe les troubles moteurs, l'affaiblissement musculaire; la troisième, les troubles de la calorification : le malade éprouve une sensation de froid et cependant il y a une augmentation notable de la température qui peut dépasser d'un degré et demi celle de la région correspondante; la quatrième enfin, des troubles de nutrition : augmentation de volume des os, des muscles, de la peau et de ses annexes, poils et ongles; hypertrophie des membres, quelques lésions trophiques rares : œdème et ulcération.

La marche de la tumeur est en général très lente; elle peut rester fort longtemps stationnaire; Verneuil observe, en ce moment, un

anévrysme de la région carotidienne qu'il avait déjà vu il y a seize
ans : la situation du malade est à peu près la même qu'au premier
examen. D'autres fois elle s'accroît rapidement et peut se rompre ;
enfin, il y aurait guérison spontanée ; mais cette terminaison exceptionnelle nécessite la transformation préalable de la phlébartérie en
un anévrysme artériel qui s'oblitérerait par les mécanismes que
nous connaissons déjà.

Diagnostic. — Il est en général des plus simples pour les anévrysmes traumatiques, et les commémoratifs, une blessure antérieure,
l'existence d'une cicatrice, le siège de la tumeur, son indolence, sa
réductibilité, le souffle continu avec renforcement, le frémissement
vibratoire ne sauraient laisser aucun doute ; lorsque la phlébartérie est
spontanée, ces derniers signes existent seuls, mais ce souffle et ce frémissement en un point où artères et veines sont en contact, suffisent
pour dissiper tous les doutes. Annandale a cité un cas d'anévrysme
de la tibiale postérieure où la compression des muscles voilait le bruit
du souffle ; on comprend combien le diagnostic doit alors être
laborieux.

On ne saurait confondre l'anévrysme artérioso-veineux avec l'*anévrysme artériel*, où le frémissement vibratoire fait défaut et dont le
souffle est intermittent ; l'*anévrysme cirsoïde* a bien un souffle continu, un frémissement analogue à celui de l'anévrysme artérioso-veineux, mais la tumeur est toujours spontanée, elle siège au cuir chevelu,
aux doigts, où la phlébartérie est exceptionnelle ; il sera facile
de retrouver les dilatations artérielles serpentines qui forment comme
une couronne pulsatile sur le pourtour de la tumeur, ainsi que nous
allons le voir dans le chapitre suivant. On déterminera la variété anatomique de l'anévrysme d'après l'existence ou l'absence de poche et
de caillots, le point où siège le sac ; mais il faut que les vaisseaux
soient superficiels ; une palpation attentive permettra de résoudre
ces questions.

Traitement. — La tumeur est souvent stationnaire ; lorsqu'elle
siège dans une région dangereuse, le mieux est de s'abstenir. On
n'agira que si le progrès de l'anévrysme fait craindre une rupture
ou si les troubles fonctionnels sont assez graves pour que le malade réclame une intervention. La *compression directe* a été efficace ; sous son influence, la tumeur s'est effacée et la guérison complète est survenue ; d'autres fois il y a eu transformation en anévrysme

artériel justiciable alors des divers procédés de traitement que nous avons examinés déjà. Vanzetti a ajouté la compression digitale à la compression directe, et les succès qu'il a obtenus doivent encourager. La bande d'Esmarch, utilisée dans ces dernières années, a donné de bons résultats.

Si ces procédés peu dangereux échouent, on aura recours à la méthode sanglante. Sera-ce par la méthode ancienne et faudra-t-il lier, comme l'a fait Verneuil, les deux bouts de l'artère et les deux bouts de la veine, puis ouvrir le sac et lier les collatérales qui s'y rendent, ou bien, comme cet auteur le propose maintenant, se contenter de faire la ligature de ces vaisseaux sans ouvrir la poche ? Nous pensons, pour notre part, que lorsque le chirurgien peut assez rapprocher les fils pour que le segment oblitéré ne reçoive pas de collatérale importante, l'opération de la double ligature artérielle sans toucher à la veine et sans ouvrir le sac est parfaitement indiquée. Lorsque, au contraire, des collatérales importantes ramènent dans le segment oblitéré assez de sang pour distendre le sac, il faut lier les vaisseaux afférents et efférents, ouvrir la poche et chercher l'embouchure des collatérales que la bande d'Esmarch permettra de saisir sans danger d'hémorrhagie.

4° ANÉVRYSMES CIRSOÏDES.

Ces tumeurs sont caractérisées par la dilatation des troncs, des rameaux et des ramuscules d'un ou plusieurs départements artériels. Un très grand nombre de synonymes leur sont appliqués : Breschet les appelle *anévrysmes cirsoïdes ;* Gosselin et Robin *tumeurs cirsoïdes artérielles ;* J. Bell, *anévrysmes par anastomoses,* Dupuytren, *varices artérielles ;* les mots d'*angiomes rameux,* de *tumeurs érectiles pulsatiles,* ont été aussi employés.

Ces termes n'ont probablement pas été attribués toujours aux mêmes tumeurs. D'une part, les anévrysmes cirsoïdes se rapprochent des dilatations, des flexuosités serpentines qui atteignent certaines artères séniles ou malades ; d'autre part, ils touchent aux angiomes artériels, et ici la délimitation est d'autant plus difficile que ces angiomes sont parfois l'origine des anévrysmes cirsoïdes. Nous dirons d'une manière générale que les anévrysmes cirsoïdes sont intermédiaires aux dilatations serpentines et aux angiomes caverneux ; qu'ils se développent sur les artères terminales, moins volumineuses que les troncs siège des dilatations serpentines, d'un calibre plus considérable que les capillaires des angiomes.

Étiologie. — L'influence des traumatismes ne saurait être niée; les contusions et les plaies ont été trouvées à leur origine. Mais comment s'exerce l'action de ces violences extérieures? Pour les uns, il y aurait rupture simultanée des artères et des veines, qui s'anastomoseraient pour constituer un véritable anévrysme artérioso-veineux; mais cette théorie s'effondre lorsqu'on songe à l'étendue des lésions et au nombre de vaisseaux que le traumatisme devrait atteindre. Pour d'autres, il y aurait, soit une paralysie vaso-motrice provoquée par la plaie, soit une inflammation dont la conséquence serait une dilatation des artères plus facile dans la cicatrice que dans les tissus normaux. Pour d'autres enfin, le traumatisme hâterait le développement de quelque nævus passé inaperçu; on invoque ce mécanisme pour les anévrysmes cirsoïdes du cuir chevelu, les plus fréquents de tous : la tache érectile, cachée sous les cheveux, apparaît à l'occasion du coup. Cette hypothèse ne saurait être généralisée, mais il est hors de conteste que nombre d'angiomes rameux ont, suivant la démonstration de Broca, un nævus comme origine.

Souvent le traumatisme manque dans les antécédents, l'anévrysme est dit spontané; on affirme que les émotions morales vives, les efforts souvent répétés, l'arrêt brusque des règles, la ménopause, la suppression d'une hémorrhagie habituelle, les hypertrophies cardiaques peuvent avoir quelque influence sur le développement de la tumeur. D'après Holmes, elle apparaîtrait de préférence de quinze à trente ans; Wardrop en aurait observé une peu après la naissance et Chélius à douze mois. Il est des régions du corps beaucoup plus prédisposées; le cuir chevelu, le front, le cou, sont le siège le plus habituel, et Wyeth a rassemblé plus de 90 cas de ligature de la carotide pour ce genre de tumeur; cette sorte d'élection s'expliquerait par la richesse musculaire des artères de la tête et surtout par la fréquence des angiomes au niveau de l'extrémité céphalique, autour des anciennes fentes branchiales. L'anévrysme cirsoïde se rencontre encore au niveau des membres, surtout à la main, où Polaillon en a relevé 14 cas.

Anatomie pathologique. — Existe-t-il dans les vaisseaux une lésion préalable qui puisse expliquer l'apparition de l'anévrysme

cirsoïde? On ne saurait répondre d'une manière affirmative; les
désordres que l'on a trouvés ne se présentent pas avec un caractère
suffisant de fixité. Robin a noté une hypertrophie de la tunique
élastique, une régression graisseuse des fibres musculaires; dans
un cas de Verneuil, Malassez a vu une transformation muqueuse de
la couche moyenne; mais, outre leur multiplicité qui en diminue l'importance, on ne sait si ces lésions sont primitives et si, au lieu de provoquer la dilatation des artères, elles ne seraient pas provoquées par
celle-ci. Par suite d'un trouble d'origine vaso-motrice, peut-être, le
sang passerait en plus grande abondance dans un département artériel; il y aurait inertie fonctionnelle et ce changement dans l'équilibre circulatoire suffirait pour motiver les altérations nutritives; les
tuniques, moins résistantes, céderaient à l'impulsion sanguine, et
cette dilatation secondaire s'ajouterait à la dilatation primitive. Pour
Heine, au contraire, il y aurait exagération de pression, déterminée le
plus souvent par la présence d'un angiome, et cette tension plus grande
aurait comme conséquence la dégénérescence des fibres musculaires.
On voit combien ces hypothèses sont obscures.

Cette dilatation artérielle est souvent énorme et très étendue; au
cuir chevelu, on voit les occipitales et les temporales, aussi volumineuses que l'artère du bras, aborder à ses quatre angles la tumeur
cirsoïde, bosselée, ampullaire, formée de vaisseaux enroulés en pas
de vis, flexueux, entrecroisés, superposés, semblables aux masses
variqueuses des membres inférieurs; leur volume diminue progressivement jusqu'au niveau des capillaires; ceux-ci ont changé de structure; on les trouve dilatés et multipliés, parsemés de glomérules de
Porta; on constate même l'existence de lacunes analogues à celles du
tissu caverneux : il s'agit en définitive de véritables angiomes.

Symptômes. — Le début de cet anévrysme est insidieux, surtout
lorsqu'il succède à un nævus ignoré du cuir chevelu; même lorsqu'il
a pour origine un traumatisme, un temps assez long s'écoule souvent entre la violence extérieure et l'apparition de la tumeur; cependant on a pu noter dans la région une certaine gêne, de la raideur,
des battements appréciés par le malade; les téguments sont comme
tendus; mais bientôt des vaisseaux se développent et, avec leur dilatation, surviennent les signes caractéristiques de l'angiome rameux.

Dans une région, presque toujours la même, aux pieds, à la main,
à la tête surtout, apparaît une tumeur molle, irrégulière, bosselée,

facilement réductible ; on peut chasser tout le sang qu'elle contient par une pression continue, et l'on sent, sous la main, comme une masse enchevêtrée de vers de terre, suivant la comparaison de J.-L. Petit. A son pourtour, se voient des artères volumineuses, serpentines, ampullaires dont les flexuosités et la dilatation remontent fort loin de l'anévrysme ; elles peuvent se creuser des gouttières sur les os qui les soutiennent ; dans un cas de Robert, le coronal était érodé par des sillons d'une profondeur remarquable, et M. Verneuil, de Montpellier, a signalé une perforation du crâne ; les vaisseaux ulcérés donnèrent du sang qui s'infiltra sous les méninges, et le malade mourut par compression cérébrale.

L'anévrysme cirsoïde est animé de battements ; à chaque systole cardiaque la tumeur se soulève, et ce mouvement d'expansion est des plus nets à l'œil et à la main exploratrice ; comme dans la phlébartérie, il existe un frémissement permanent, une vibration particulière, le thrill de Hunter, un bruit de souffle essentiellement lié à ce frémissement, comme lui continu, avec renforcement à chaque diastole artérielle. D'après Gosselin, la pression du stéthoscope pourrait modifier ce souffle, et provoquer dans la même tumeur un souffle continu ou un souffle intermittent. Les efforts, la toux, la position déclive, l'oblitération des veines afférentes augmentent la turgescence de l'anévrysme ; au contraire, une compression méthodique chasse le sang qui met un certain temps avant de remplir de nouveau les vaisseaux vides. Letenneur et Coyne ont montré qu'au niveau de la tumeur la température est plus élevée ; il existe dans les anévrysmes des membres une certaine gêne, de la lourdeur, de la douleur à la pression, une diminution des forces ; à la tête, de la céphalalgie, des éblouissements ; le sommeil est troublé par l'incessant murmure de l'angiome rameux.

Il est des cas où la marche de l'anévrysme cirsoïde est lente ; la tumeur semble s'être circonscrite et reste stationnaire de longues années sans provoquer de troubles généraux ou de lésions locales fâcheuses ; il en est d'autres où, à la suite d'un coup, d'une violence quelconque, d'efforts répétés, et, spontanément quelquefois, elle grossit, s'étend et envahit une grande étendue, toute la calotte crânienne, par exemple. La peau refoulée, distendue, adhère, s'enflamme, se sphacèle et des hémorrhagies rebelles se succèdent qui amènent une anémie rapide. Chez les femmes, les règles, les grossesses, l'accouchement, la ménopause exercent une influence incontestable sur l'évolution de cet anévrysme qui, d'après certains auteurs, pourrait guérir spontanément; mais leurs observations sont fort contestables, selon la remarque de Terrier.

Diagnostic. — On ne saurait confondre les anévrysmes cirsoïdes avec les *simples dilatations serpentines* des gros troncs artériels; le siège, l'aspect de la tumeur sont trop différents : il en est de même des *angiomes veineux*, bleuâtres, mous, qui n'ont ni expansion, ni frémissements vibratoires, ni souffle continu avec renforcement; il faut se rappeler toutefois les deux observations de Porta et de Demarquay où une tumeur érectile veineuse devint le point du départ d'un angiome rameux développé au niveau des artères afférentes; il est vrai que la tumeur primitive conserva ses caractères propres. Les *angiomes artériels* sont circonscrits, leurs battements plus doux, leur souffle moins fort, mais ici les limites sont difficiles à tracer et on peut considérer ces tumeurs érectiles comme un premier degré des anévrysmes cirsoïdes. Les *phlébartéries* se reconnaissent à leur siège particulier et au petit nombre des vaisseaux dilatés qui abordent la tumeur, moins volumineuse et qui n'offre pas le même enchevêtrement d'artères serpentines. Les *tumeurs pulsatiles malignes* se rencontrent aux extrémités osseuses; elles ne sont que peu réductibles; les vaisseaux variqueux y sont moins apparents.

Traitement. — Dans son excellente thèse d'agrégation, Terrier divise en quatre catégories les méthodes réellement curatives de l'anévrysme cirsoïde. La première renferme les procédés qui *arrêtent la circulation dans la tumeur en interrompant le courant sanguin dans le tronc principal, dans les troncs secondaires ou dans les rameaux qui alimentent l'anévrysme.* Tous sont inefficaces : pour les tumeurs du cuir chevelu où on a lié l'une des carotides primitives ou même les deux, Wyeth a relevé 98 cas; les résultats sont peu brillants; la mortalité immédiate a été de 30 pour 100, encore la moitié à peine des survivants ont-ils guéri. Fait bizarre, sur 9 cas de ligature double de la carotide primitive, il n'y a eu que 2 morts, mais, des 7 survivants, 1 seul fut guéri de sa tumeur et 2 ne furent qu'améliorés. La ligature des troncs secondaires pratiquée seulement pour les anévrysmes cirsoïdes des membres n'a pas été plus favorable; enfin la ligature ou l'oblitération des vaisseaux de la tumeur par l'acupressure, la ligature élastique sous-cutanée n'ont pas donné plus de succès.

La deuxième catégorie comprend les procédés qui ont pour résultat la *destruction de la tumeur elle-même :* La *cautérisation* au fer rouge ou par les caustiques n'est applicable qu'aux anévrysmes de petit volume ; de même pour l'*extirpation par le couteau et l'anse galvaniques.* L'*amputation* au bistouri est un procédé qui, avec nos moyens actuels d'hémostase, la forcipressure surtout, donne de remarquables guérisons et les bulletins de la Société de chirurgie en contiennent un certain nombre. Les pinces à pression continue, posées au cours de l'opération, rendront inutiles les ligatures préalables nécessitées par l'abondance des hémorrhagies. Cependant il est des cas où il ne faut avoir recours au bistouri qu'après échec des autres méthodes ; par exemple, lorsque l'angiome rameux recouvre tout le cuir chevelu, ne devrait-on pas scalper le malade pour espérer réussir? Dans certaines tumeurs cirsoïdes des membres, les désordres sont si profonds que l'*amputation* a dû être employée comme ultime ressource.

La troisième catégorie de Terrier renferme les procédés qui *modifient la tumeur cirsoïde en y faisant coaguler le sang.* L'*électropuncture* a donné quelques succès, mais elle expose aux hémorrhagies. On a eu recours au *séton,* à la *ligature de la tumeur sur des aiguilles.* La liqueur de Piazza, le perchlorure de fer ont été employés en application à la surface de la tumeur, en injections dans l'anévrysme, et cette méthode est une des meilleures ; nous avons vu des succès superbes entre les mains de Broca, au cuir chevelu surtout, où l'existence d'un plan osseux profond permet d'isoler, par la compression, un segment de la tumeur ; on évite ainsi que le coagulum, précipité par le perchlorure de fer, ne provoque quelque embolie. Malheureusement il peut survenir des eschares assez étendues, suivies d'hémorrhagie et, malgré la quantité considérable d'injections pratiquées, des échecs nombreux ont été enregistrés.

Enfin la quatrième catégorie consiste dans la *méthode mixte* où plusieurs des procédés précédents peuvent être simultanément employés : une ligature préalable du tronc principal ou des branches qui alimentent l'anévrysme diminue l'afflux du sang : puis la cautérisation, la compression, les injections de perchlorure de fer, l'acupuncture termineront ce que la première opération a commencé.

V

DILATATION SERPENTINE DES ARTÈRES.

Il survient parfois, surtout chez les vieillards dont les artères sont athéromateuses, des dilatations assez étendues et qui atteignent d'ordinaire l'humérale, l'axillaire, le tronc brachio-céphalique, l'iliaque primitive. On les rencontre aussi sur la temporale, la faciale, la radiale, la cubitale, la thyroïdienne supérieure. Ce sont des varices artérielles que Breschet nommait encore *anévrysmes cylindroïdes*.

Le vaisseau dilaté, allongé, élargi, s'infléchit plusieurs fois sur lui-même; il forme une tumeur irrégulière, bosselée, animée de battements et où l'on perçoit un souffle intermittent, parfois même un frémissement, un véritable thrill. Mais on ne peut confondre cette dilatation serpentine avec un véritable anévrysme, mieux circonscrit, à expansion plus nette, à souffle plus franc; on constatera d'ailleurs des dilatations analogues, des flexuosités semblables sur les artères principales des membres. On a employé, contre elles, la compression et la ligature.

CHAPITRE V

AFFECTIONS DES VEINES.

LÉSIONS TRAUMATIQUES.

I

CONTUSIONS.

Les *contusions des veines* se rencontrent rarement à l'état d'accidents isolés et s'accompagnent presque toujours de graves désordres des tissus qui les environnent, artères, nerfs, aponévroses

muscles et os ; elles succèdent le plus souvent à des violences extérieures, chutes d'un lieu élevé, attritions par le passage d'une roue
de voiture, fractures étendues, action des projectiles de guerre, intervention chirurgicale au niveau du paquet vasculo-nerveux. Sous
l'influence de ces causes, la nutrition ne se fait plus ou se fait mal
dans un segment de la paroi veineuse qui se mortifie ; l'eschare
tombe et une hémorrhagie secondaire se déclare ; Lidell nous en cite
trois cas des plus nets observés à la suite de coups de feu. Les lésions
peuvent être moins graves ; il y a simple irritation des tuniques contuses, épaississement, infiltration des tissus qui les forment et coagulation du sang dans le vaisseau. La suppuration est à redouter et le
chirurgien, pour l'éviter, doit tout mettre en œuvre, immobilité des
parties blessées, élévation du membre, compression légère et méthodique, antisepsie rigoureuse.

II

PLAIES DES VEINES.

On les divise en plaies *non pénétrantes* et en plaies *pénétrantes*.
Nous n'insisterons pas sur les premières, dont l'importance est médiocre ; il n'est, pour les reconnaître, d'autre signe que la constatation même, par la vue, de l'entamure faite aux parois ; l'hémorrhagie
est exceptionnelle, car la pression du sang sur les tuniques blessées
est presque nulle ; d'ailleurs la cicatrisation en est fort rapide.

La *dénudation* des gros troncs veineux, au cours des interventions
chirurgicales, au cou, à l'aisselle, dans le triangle de Scarpa, doit
être rapprochée des plaies non pénétrantes. Verneuil a démontré
qu'avec nos pansements actuels les dangers sont presque nuls : la
membrane externe granule et se cicatrise ; naguère il n'était pas
rare d'observer des accidents redoutables et la mort provoquée par
des thromboses, des embolies, une phlébite ou une infection purulente.

Parfois la dénudation veineuse a pour origine la chute d'une
eschare. Nous avons observé, avec Verneuil, un cas où la veine
saphène interne fut entièrement décollée, dans l'étendue de quelques
centimètres, au fond d'un foyer gangréneux du membre inférieur

gauche. Le segment exposé fut enlevé entre deux ligatures au bout
de quinze jours et nous trouvâmes une transformation embryonnaire
de la tunique externe épaissie; la lumière du vaisseau était un peu
rétrécie, mais elle restait perméable, le sang pouvait y circuler librement.

PLAIES PÉNÉTRANTES.

Elles sont produites par des instruments *piquants*, *tranchants* ou
contondants; elles succèdent encore à des *arrachements.*

Les *piqûres* sont rares et de peu d'importance; leur gravité est
presque nulle, comme en fait foi la saignée : l'hémorrhagie, lorsqu'elle a lieu, s'arrête spontanément et la cicatrisation survient après
hémostase provisoire par coagulation sanguine entre les lèvres de la
plaie et dans la gaine du vaisseau. Le plus souvent une légère compression suffit pour aider à la guérison; lorsqu'il s'agit de troncs volumineux, par exemple dans les piqûres de la jugulaire interne, au
cours d'extirpation de tumeurs du cou, on a pratiqué la ligature
latérale du vaisseau ou, ce qui est préférable, le bout périphérique et
le bout central ont été étreints par un fil immédiatement au-dessus
et au-dessous de la plaie.

Les *coupures*, lorsqu'elles sont *longitudinales*, se rapprochent
beaucoup des piqûres; l'écartement des lèvres est presque nul et
l'hémorrhagie sans importance; l'hémostase primitive est rapide
et l'hémostase définitive se fait sans encombre. Les plaies *transversales* sont parfois *incomplètes;* les bords s'écartent et, pour peu que
la veine soit de gros calibre, l'écoulement sanguin est abondant; en
effet, les deux bouts, maintenus par la lanière intermédiaire, ne peuvent se rétracter dans la gaine, ce qui aiderait à la formation du
caillot. Cependant la coagulation n'est que retardée; elle a lieu grâce
à l'obliquité du trajet, à la faible impulsion du sang dans les veines,
ou même à une syncope plus ou moins prolongée; le caillot remonte
d'habitude jusqu'à la première collatérale; puis l'hémostase définitive
survient. La cicatrice est peu résistante; son tissu fibreux et élastique,
sans éléments musculaires, cède souvent à l'impulsion sanguine et
une ampoule se forme à son niveau.

Lorsque la plaie est *complète*, pour peu que le tronc ne soit pas
trop volumineux, cas où l'effusion du sang est mortelle, les deux

lèvres s'affaissent et s'appliquent l'une contre l'autre; au niveau du bout périphérique rétracté dans la gaine, se fait un caillot qui remonte jusqu'à la première collatérale; le bout central, lorsqu'il possède des valvules, se vide; les parois se juxtaposent jusqu'à la première valvule, d'où part un caillot qui se dépose jusqu'à la première collatérale. D'ordinaire le bout périphérique donne seul du sang; mais le bout central en fournit aussi, s'il n'y a pas de valvule et qu'une grosse collatérale verse du sang près de la solution de continuité, ou bien, comme dans les vaisseaux de la base du cou, si le sang reflue de l'oreillette droite. Ici l'hémostase provisoire se ferait par le même mécanisme que dans le bout périphérique; caillot en bouchon dans la veine, couvercle dans la gaine et dans la plaie des parties molles.

L'hémostase définitive se produit par un mécanisme analogue à celui que nous avons exposé à propos des plaies artérielles; le caillot provoque une endophlébite, une prolifération des éléments qui tapissent la paroi interne; de véritables bourgeons charnus se forment qui pénètrent dans le caillot résorbé bientôt après la désagrégation moléculaire; le tissu nouveau se rétracte et la veine oblitérée ressemble à un cordon fibreux. Dans les piqûres, les tissus au contact se réunissent par première intention et les phénomènes sont des plus simples; dans les plaies latérales, dans les sections incomplètes, il ne peut y avoir adhésion immédiate comme l'affirment Malgaigne, Travers et Weber, mais écartement des lèvres de la plaie comme l'a montré Trousseau; le caillot se résorbe et un tissu cicatriciel se forme; il ne reproduit pas la structure des tuniques veineuses; et, sur ce point, l'assertion de Robin et d'Ollier est inexacte : Tripier a vu que le tissu nouveau contient, dans une substance amorphe abondante, des fibres élastiques et conjonctives, des cellules fibroplastiques, quelques capillaires; point d'éléments contractiles.

Les *plaies contuses* sont en général produites par des projectiles de guerre; leurs bords peuvent être nets, comme taillés à l'emporte-pièce; mais le plus souvent ils sont irréguliers, frangés, déchiquetés; aussi, lorsque le vaisseau n'est pas très considérable ou que l'ouverture est étroite, le sang se coagule sans peine dans le trajet anfractueux et l'hémorrhagie primitive est peu abondante; plus tard, à la chute de l'eschare, il peut y avoir des écoulements nouveaux et répétés. Aussi ces lésions sont-elles fort graves, dès qu'il s'agit de troncs volumineux et Gross n'a pas trouvé un fait de guérison de plaies de la jugulaire interne. « Tous les cas furent mortels : 62,5 pour 100 moururent d'hémorrhagie secondaire; 25 pour 100 de pyohémie; et 12,5 pour 100 d'hémorrhagie primitive. »

Les plaies par *arrachement* ne présentent pas au même degré les particularités intéressantes que nous offrent celles des artères. La tunique moyenne et la tunique interne se rompent, mais elles sont peu élastiques et ne se recroquevillent pas dans l'intérieur du vaisseau ; la tunique adventice s'effile moins; sa rupture se fait à 2 ou 3 millimètres au-dessous des autres. Ces plaies succèdent parfois à des manœuvres pour la réduction des luxations anciennes; l'effusion de sang est énorme et Lidell cite cinq cas de rupture de l'axillaire déterminées par cette cause: quatre furent mortels. Elles ont encore pour origine l'extirpation des tumeurs, et l'hémorrhagie est alors presque nulle; cependant, nous dit Verneuil, lorsqu'on arrache les grosses et courtes veines sans valvules, qui vont des ganglions du cou à la jugulaire interne, l'épanchement est si subit et si abondant qu'on croirait avoir ouvert ce tronc lui-même.

Symptômes. — L'hémorrhagie est le symptôme capital des plaies pénétrantes des veines; elle est plus ou moins abondante et varie suivant le genre de lésion et le volume du vaisseau. Souvent c'est un flot véritable, violet, noirâtre, marbré de plaques plus rouges ; il inonde la plaie, s'écoule en nappe ou par un jet constant, sans propulsion isochrone aux systoles cardiaques. Au cou, l'épanchement peut être tel que le blessé succombe en une ou deux minutes; Lidell cite le cas d'une jeune mulâtresse dont la jugulaire avait été coupée d'un coup de rasoir et qui tomba et mourut sans dire un mot. Gross rapporte quatre faits analogues. Mais outre le volume énorme du vaisseau, ne faut-il pas faire intervenir l'absence de valvules et la proximité du cerveau? Les sinus de la dure-mère se vident ; l'anémie cérébrale est immédiate.

Cette coloration noirâtre, cet écoulement en nappe ou par jet continu ne sont pas des caractères absolument constants; au cours de certaines maladies fébriles et dans des tissus enflammés, les veines peuvent donner du sang rouge; parfois une artère voisine les soulève et leur imprime des battements apparents. L'intensité de l'écoulement est sous la dépendance d'un certain nombre de causes : dans les régions qui avoisinent le thorax et lorsque les parois du vaisseau sont maintenues béantes par les aponévroses, le flot diminue ou même se tarit pendant les inspirations; il augmente au contraire pendant les expirations. Quel que soit le point blessé, les contractions musculaires font progresser le sang et accentuent l'hémorrhagie; la compression des veines entre la plaie et le cœur amène le même résultat. Enfin l'écoulement se suspend lorsque la circulation générale s'arrête; on peut le voir dans la syncope.

Il faut ajouter à ces signes, dont la plupart appartiennent en propre aux hémorrhagies veineuses, les symptômes généraux qui accompagnent toute effusion sanguine abondante, n'importe de quelle origine : la pâleur des téguments, la décoloration des lèvres, la sensation de froid, les horripilations, les frissons irréguliers, les sueurs abondantes, l'abaissement de la température, les nausées, les vomissements, les tintements d'oreilles, les éblouissements, l'obnubilation de la vue, les convulsions, les accès épileptiformes, la syncope, le coma. Si le sang ne s'écoule pas à l'extérieur ou s'écoule mal par une plaie sinueuse et étroite, s'il s'accumule sous la peau, dans le tissu cellulaire sous-cutané, une tumeur se forme, molle, pâteuse, fluctuante, sans battements, sans bruit de souffle. La thrombose révèle sa nature par la crépitation sanguine qu'on y perçoit et par l'ecchymose qui teinte bientôt les téguments. Cet amas sanguin se résorbe, s'enkyste ou s'enflamme.

De graves complications peuvent survenir : les unes *primitives* comme *l'introduction de l'air dans les veines* dont l'étude mérite un chapitre spécial, les autres *consécutives* comme les *hémorrhagies secondaires*, la *thrombose*, les *embolies* et la *phlébite*, l'*infection purulente*. Mais ces accidents, nous les connaissons déjà pour les avoir décrits à propos des complications des plaies en général; disons seulement que, grâce aux nouvelles méthodes de pansement, leur fréquence a beaucoup diminué, même dans les plaies par armes à feu, les plus redoutables de toutes.

Les plaies des veines sont facilement reconnues : quand il y a hémorrhagie, la couleur noirâtre du sang et son écoulement continu serviront à déterminer l'origine veineuse; mais, on doit se le rappeler, la source de l'épanchement est souvent mixte et vaisseaux noirs et vaisseaux rouges ont pu être ouverts par la blessure. Il est alors presque impossible d'établir le fait d'une manière précise. Lorsque la collection sanguine est sous-cutanée, le thrombus se distingue de l'anévrysme diffus par l'absence d'expansion, de souffle et de battement.

La gravité des plaies veineuses diffère beaucoup suivant le volume du vaisseau ; la blessure de canaux de petit calibre a beaucoup moins de danger que celle des artérioles de diamètre correspondant ; mais l'ouverture des veines maîtresses d'un membre serait, dit-on, plus redoutable que celle des vaisseaux rouges satellites ; il en serait de même, d'après Lidell, de la déchirure des veines axillaires, sous-clavières, iliaques primitives, externes et internes ; la minceur extrême de leurs parois, leur faible pouvoir rétractile, leur capacité plus considérable expliqueraient cette gravité ; nous devons dire cependant qu'au cours d'interventions dans le creux axillaire et à la région carotidienne, nous avons souvent réséqué des segments de jugulaire interne et de veine axillaire sans dommage pour l'opéré.

Traitement. — Nous n'insisterons guère sur ce point déjà étudié à propos des hémorrhagies. Pour combattre l'écoulement du sang, on a recours à la *compression*, qui réussit presque toujours pour les blessures des petites veines et qui est un adjuvant utile dans les lésions des gros troncs ; un tampon d'ouate, des morceaux d'amadou maintenus par une bande modérément serrée y suffisent. La *cautérisation* n'est que très rarement nécessaire ; on pourrait l'employer lorsque la plaie est profonde, anfractueuse, peu accessible au chirurgien ou lorsque l'hémorrhagie se fait en nappe et par un nombre considérable de petits vaisseaux invisibles ; la lame du thermocautère rendrait alors quelques services.

Où la compression a échoué, la *ligature* sera indiquée ; elle était proscrite autrefois comme une opération des plus dangereuses, mais cette croyance erronée n'a plus cours maintenant. On a employé la ligature latérale des gros troncs veineux dans les cas de plaies incomplètes ; malgré quelques succès enregistrés çà et là par les auteurs, il faut préférer la ligature *circulaire*, beaucoup plus sûre dans ses résultats. Autant que possible on jettera deux fils, le premier, évidemment le plus important, sur le bout périphérique, et le second sur le bout central qui, lorsque les valvules font défaut, peut verser dans la plaie le sang d'une collatérale importante. On a préconisé la ligature simultanée de la veine et de l'artère satellite pour empêcher le trop grand afflux du sang dans le membre, la stase consécutive et la gangrène ; cette pratique est abandonnée, à juste titre, malgré Lidell qui la conseille encore : les voies collatérales veineuses sont assez abondantes pour permettre, après la ligature du tronc principal, une facile progression du sang vers le cœur.

Nicaise a montré qu'il n'y avait pas ici, comme dans la ligature des artères, section de la tunique interne et de la tunique moyenne par le fil constricteur; les membranes sont seulement amincies. Un caillot se dépose dans le bout périphérique, les couches excentriques en sont fibrineuses; au centre on trouve encore des globules rouges et l'absence de strates; mais il est probable que peu à peu la transformation en caillot actif est complète. Les modifications qui se produisent dans le bout central ont été mal étudiées; on a constaté une adhérence des parois et l'existence d'un cordon fibreux oblitérant qui remonte jusqu'à la première collatérale importante. Cette hémostase définitive se fait par un mécanisme un peu différent dans le bout périphérique : le coagulum provoque une endophlébite, les bourgeons charnus émanés de la paroi se substituent aux couches fibrineuses qui sont résorbées; la veine est rendue imperméable par cette production de tissu fibreux.

III

INTRODUCTION DE L'AIR DANS LES VEINES.

Cet accident est un des plus graves qui puissent compliquer les blessures des veines; il est fort mal connu encore, et Velpeau, Blandin, Gerdy ont pu révoquer en doute son existence, à tort d'ailleurs, comme l'ont démontré les expériences d'Amussat et d'Oré, les thèses d'agrégation de Nicaise et de Couty, les recherches de Muron et de Laborde.

En 1818, Duchenne, chirurgien de l'hôpital Saint-Antoine, enlevait une tumeur de l'épaule; sous le bistouri, au niveau de la clavicule sciée, on entend un sifflement; on croit avoir ouvert la plèvre; le malade crie : « Mon sang tombe dans mon cœur, je suis mort! » la face est pâle, la tête renversée, la respiration facile, mais inégale, le pouls petit et irrégulier, le corps couvert de sueur froide; quelques mouvements convulsifs surviennent et le malade succombe. — Plus

tard Dupuytren opérait un fibrome cervical ; il entend un sifflement ;
au même moment la patiente se rejette en arrière ; un tremblement
convulsif la prend et elle meurt. Nous pourrions multiplier les
exemples, citer le fait de Mirault d'Angers, de Valentine Mott, de
Trélat, qui ont avec les précédents la plus grande analogie.

Comment se produit cet accident ? D'abord, disons-le, il n'a été
noté que dans les opérations pratiquées au niveau du creux axillaire, de la région sous-claviculaire et de la base du cou : il y a là
une zone « dangereuse » due à l'appel que l'inspiration exerce sur
les gros vaisseaux ; si la veine est ouverte, l'air pénètre avec le sang
et arrive jusqu'au cœur droit. En effet, la pression atmosphérique
ne peut ici aplatir les veines : ainsi que Bérard l'a montré, les
troncs volumineux de cette région traversent des aponévroses auxquelles ils adhèrent et qui maintiennent leurs parois béantes. Dans le
cas de Mirault d'Angers, la jugulaire était blessée, et, par deux fois,
on put constater l'introduction de l'air pendant l'inspiration.

Ce premier fait est hors de doute, mais le mécanisme de la mort
prête encore à controverse. D'après Jamin et Otto Weber, l'air est
chassé par le ventricule droit dans les capillaires du poumon ; or,
lorsqu'une colonne liquide est entrecoupée de bulles d'air, cette
colonne ne circule qu'avec une extrême difficulté et le cœur ne possède pas une force d'impulsion assez grande pour vaincre cette
résistance ; mais les expériences de Muron et de Laborde ont prouvé le
mal fondé de cette théorie ; pour Morgagni, Nysten, et tout récemment Couty, la distension du cœur par l'air légitimerait les accidents : le muscle ne pourrait se contracter à vide. Magendie et
Oré croient plutôt à une action directe de l'air sur le cœur :
Oré conclut, de ses recherches, qu'une quantité déterminée d'air
provoque des troubles beaucoup plus graves qu'une masse plus considérable d'oxygène, d'hydrogène et d'azote. Arloing et Tripier invoquent de leur côté une action directe exercée par l'air sur la pneumogastrique.

Voici ce que l'on observe : après la blessure d'une veine dans la
zone dangereuse, on entend un sifflement particulier, un ronflement
plus ou moins prolongé, une sorte de glouglou, et l'opéré, comme
nous l'avons vu dans le cas de Duchenne, se renverse, pâlit, son
corps est couvert de sueur froide, son pouls est irrégulier, petit,
puis s'arrête. Cette syncope est précédée de mouvements convul-

sifs, de secousses tétaniques, d'un tremblement généralisé. La mort
n'est pas la conséquence fatale de cet accident : dans un fait de Valentine Mott, l'opéré survécut et n'eut, comme troubles consécutifs,
qu'une hémiplégie passagère. Le malade de Mirault succomba, mais
au bout de trois heures et demie. A l'autopsie on trouva du sang báttu
et spumeux dans le cœur droit, l'artère pulmonaire et les capillaires
du poumon; les bulles examinées sous l'eau, dans un cas de Delpech, étaient bien formées par de l'air atmosphérique. Ce fluide aurait été encore rencontré dans le cœur gauche, dans les vaisseaux
de la grande circulation ; l'observation de Trélat nous montre la colonne sanguine des vaisseaux coronaires coupée par des bulles d'air.
Mais ne s'agissait-il pas d'une décomposition cadavérique? Le doute
ne put être levé.

La plus grande prudence est nécessaire lorsqu'on intervient au
niveau de la zone dangereuse, et le chirurgien devra toujours interposer
son doigt entre les gros vaisseaux et son bistouri. Nous avons vu
bien souvent Verneuil se débarrasser du segment veineux de la jugulaire et de l'axillaire qui encombrait le champ opératoire, par l'excision entre une double ligature. Si, malgré ces précautions, l'accident
se produit, on met immédiatement le doigt sur l'orifice et l'on jette
un fil au-dessus et au-dessous de la plaie; puis on pratique la respiration artificielle avec la plus grande constance. Vulpian a vu, chez
les animaux, la syncope disparaître après l'ouverture au trépan des
sinus latéraux des méninges.

IV

PHLÉBITE.

Depuis Breschet, on nomme *phlébite* l'inflammation des veines.
Son histoire a subi bien des fluctuations : dans une première
période, cette affection est inconnue et ses symptômes sont rapportés
aux « piqûres du nerf », témoin la saignée malheureuse faite sur
Charles IX et racontée par A. Paré; dans une deuxième, Hunter
isole la maladie : pour lui les accidents sont dus à l'inflammation
de la membrane interne du vaisseau; plus tard, Hodgson, puis Breschet complètent ses travaux. Alors commence une troisième pé-

riode : Cruveilhier, Blandin, Sédillot, Ribes, Ducrest et Castelnau
étudient la phlébite dans ses rapports avec l'infection purulente, et
pour un temps, ces deux mots deviennent synonymes.

La quatrième date de Virchow : jusqu'à lui on considérait, avec
Hunter, la phlébite comme une inflammation de la tunique interne
des veines; Virchow montre que cette endophlébite primitive n'existe
pas; l'endophlébite a pour cause, soit une périphlébite, soit une
coagulation spontanée du sang dans le vaisseau, une *thrombose*,
affection dont il trace l'histoire et qu'il sépare de la phlébite proprement dite. Le caillot provoque une irritation de voisinage, l'endothélium s'enflamme et telle est l'origine des altérations que le microscope révèle sur la tunique interne. Ce caillot peut se détacher, emporté par le courant sanguin, et provoquer des embolies, des infarctus
dans le poumon et les autres viscères. La question, on le voit, a
fait un grand pas sous l'impulsion de Virchow : bien des points cependant restent encore obscurs.

Anatomie pathologique. — On a admis quelque temps que les
lésions débutaient tantôt par la tunique interne, tantôt par la tunique
moyenne et tantôt par l'externe; de là les noms d'*endophlébite*, de
mésophlébite et de *périphlébite;* mais comme on n'a pu constater
l'inflammation isolée de la couche moyenne, la mésophlébite a été
rejetée. La périphlébite et l'endophlébite, qui lui succède ou qui la
précède, ont été bien étudiées par Cornil et Ranvier : dans la périphlébite, les vasa vasorum se dilatent et les leucocytes émigrent en grand
nombre dans les mailles du tissu conjonctif dont les cellules fixes
prolifèrent; ces éléments embryonnaires distendent la tunique œdémateuse, épaissie, soulevée çà et là par de petites collections purulentes, de véritables abcès; les désordres gagnent la tunique moyenne,
les fibres musculaires se détruisent et sont remplacées par des cellules jeunes dont les amas sont parcourus par des vaisseaux abondants, qui forment même, sur sa limite interne, des sinus tapissés
d'endothélium où aboutissent les capillaires de toutes les tuniques, y
compris la tunique interne.

En effet, celle-ci est devenue vasculaire; en certains points son
endothélium a proliféré; de véritables amas d'éléments embryonnaires se sont formés, que les capillaires partis des sinus voisins vont
parcourir. La structure de ces végétations est semblable alors à celle
des bourgeons charnus; elles ne s'arrêtent point là et pénètrent

dans les strates fibrineuses qui oblitèrent le plus souvent le calibre du vaisseau. A côté des inflammations productives se rencontrent des altérations d'un autre ordre : mal nourri, grâce au trouble circula- toire des vasa vasorum, l'endothélium s'altère, ses cellules tom- bent, la couche élastique même se détruit, et, par cette perte de substance, on a vu les collections purulentes des parois s'ouvrir dans la veine.

Sur ces parois rugueuses et végétantes se précipite la fibrine; dans quelques cas elle constitue une sorte de fausse membrane qui tapisse le vaisseau sans l'oblitérer, mais le plus souvent un caillot obstrue la veine; sa longueur est variable; parfois il occupe un très long seg- ment et remonte jusqu'aux capillaires; son bout central est en général aminci, effilé : sans cesse battu par le sang des collatérales, il peut être brisé, et ses fragments entraînés formeront des em- bolies lointaines. Il est plus dur, plus blanc à son centre, aussi suppose-t-on qu'une fois déposé, le coagulum se rétracte par exsuda- tion d'une certaine quantité de sérum; entre lui et les parois un espace se fait où pénétrera le sang qui se coagulera à son tour : ainsi se juxtaposent les couches concentriques des caillots.

Ce caillot a des destinées diverses : parfois il régresse, son centre se désagrège; sa fibrine, ses globules détruits ont un aspect jau- nâtre et crémeux qui a fait croire pendant longtemps à une collec- tion de pus véritable; on affirme qu'il peut se résorber complète- ment; la lumière du vaisseau redevient libre et le sang circule de nouveau; dans d'autres cas, les bourgeons charnus nés de l'endothé- lium pénètrent le caillot, le canalisent, l'absorbent, lui substituent des traînées de tissu conjonctif dont le pouvoir rétractile s'exerce bientôt; les parois opposées se froncent, se rapprochent, et un cordon fibreux remplace l'ancienne veine; la phlébite est alors *plastique;* elle n'a pas la gravité de la phlébite *suppurative* où les tuniques sont soulevées par des abcès; elles s'ulcèrent, le caillot est détruit par la suppuration, et les détritus, charriés par le courant sanguin, vont, dans les viscères, former des infarctus comme nous l'avons montré à propos de l'infection purulente.

Étiologie. — Les phlébites dites *spontanées* sont indépendantes d'un traumatisme; elles apparaissent parfois au cours du rhuma- tisme, et l'endothélium des veines se produirait au même titre que celui du cœur. Lelong, Empis et Peter ont publié des observations où cette cause nous semble mise hors de doute. On a incriminé aussi la goutte et la vérole; Bryant, Paget, Gay citent des faits où l'inflammation veineuse s'était montrée chez les podagres sans autre cause appréciable, et Hutchinson « estime avoir vu plusieurs cas où la phlébite était accompagnée de symptômes assez significatifs pour justifier l'hypothèse de la syphilis ». L'influence des fièvres graves et prolongées est incontestable. La phlébite peut survenir après l'impression du froid; elle complique les dilatations variqueuses; enfin une coagulation spontanée, une thrombose peut agir comme corps irritant et provoquer l'inflammation des parois veineuses.

La phlébite d'origine traumatique est la plus fréquente; elle succède souvent à une saignée faite avec une lancette rouillée, malpropre, chargée de matières septiques, ou bien lorsque les parties blessées ne sont pas immobilisées et qu'un pansement sec ou irritant les recouvre; on observe encore l'inflammation après la ligature des veines, les opérations sur les varices, incision, excision, isolement, injections coagulantes; elle complique les froissements des tissus, les plaies contuses, les suppurations de voisinage, phlegmons diffus, anthrax, adénites, foyers de fracture compliquée. La phlébite utérine est souvent la conséquence de la plaie placentaire après l'accouchement. Elle se développe d'autant plus facilement que l'organisme est atteint de quelque tare organique, ou de quelque dyscrasie : altération d'un viscère important, albuminurie, diabète, alcoolisme.

Symptômes. — Ils varient avec l'origine de l'inflammation, et une phlébite suppurative et diffuse, dont les complications septiques peuvent rapidement emporter le malade, ne ressemble en rien à ces endophlébites secondaires que provoque quelque thrombose insidieuse : la réaction presque latente ne se révèle alors par aucun signe appréciable. Ces dernières sont plutôt du domaine de la pathologie interne, et nous ne nous occupons que de la phlébite traumatique.

Lorsque la phlébite se développe à l'occasion d'une plaie, celle-ci se modifie : sa surface devient violette, marbrée; ses bourgeons charnus s'affaissent et se sèchent; la couche purulente qui les recouvre disparaît, et sur les bords tuméfiés, douloureux, rouges, renversés en dehors se font parfois des suintements sanguins répétés. La veine voisine et qui va être envahie semble dilatée, bleuâtre, puis son trajet prend une teinte rosée qui se fonce bientôt; il est rouge vif, lie de vin, rouge sombre, et l'on sent, sous le doigt, un cordon gros, dur, et comme noueux au niveau des valvules distendues par un coagulum sanguin.

Le malade éprouve au moindre mouvement, à la plus légère pression, une douleur très vive sur le trajet de la veine; aussi tient-il immobile le membre affecté qui devient lourd, œdémateux par gêne de la circulation; cependant les petits vaisseaux se dilatent pour livrer passage au sang dont la circulation est empêchée par l'oblitération des veines principales; on voit se dessiner sur les téguments le réseau des petites veines; çà et là apparaissent des phlyctènes remplies d'une sérosité limpide ou roussâtre. La phlébite est alors *diffuse;* elle occupe une région et s'étend à la fois vers la r - cine du membre et vers son extrémité. Il est des cas où le foyer inflammatoire étant beaucoup plus restreint, la phlébite reste *circonscrite.*

Ces symptômes locaux, cette douleur et cette rougeur le long de la veine, dure, distendue, moniliforme, cette circulation collatérale exagérée, ces veinosités de la peau, cet œdème peuvent rester stationnaires quelque temps, puis céder peu à peu et tout finit par rentrer dans l'ordre; par malheur la terminaison par résolution est loin d'être toujours obtenue et la suppuration survient; la peau se soulève sur le trajet de la veine et une ou plusieurs collections se forment. Ces abcès en chapelet se bombent, ulcèrent les téguments et le pus s'écoule à l'extérieur avec ou sans hémorrhagie concomitante. Parfois le foyer s'ouvre dans la veine et, si un caillot résistant n'en oblitère pas la lumière, le pus se mêle au sang et la pyohémie se déclare. Enfin on a noté la terminaison par oblitération du vaisseau enflammé; le cordon noueux persiste en diminuant graduellement de volume, et la circulation collatérale demeure avec ses premiers caractères.

Les phénomènes locaux de la phlébite n'évoluent pas sans retentir sur l'organisme tout entier; il y a souvent des symptômes généraux graves et qui rappellent les intoxications: frisson, céphalalgie, courbature, soif intense, nausées, vomissements; la température s'élève de plusieurs degrés. Des accidents cérébraux éclatent : dans les anthrax de la lèvre, par exemple, la phlébite de la face se propage jusqu'aux sinus de la dure-mère. Lorsque l'infection purulente succède à l'inflammation de la veine, on voit se dérouler la série des symptômes qui la caractérisent et sur lesquels nous ne saurions revenir ici.

Diagnostic. — Il ne présente de difficultés que lorsque la phlébite est *profonde*, née dans un foyer de fracture compliquée, par exemple, ou à la suite de la rupture de quelque veine variqueuse intra-musculaire, dans la forme grave du « coup de fouet. » Il existe alors des douleurs excessivement vives, exagérées par la pression; les mouvements du membre sont impossibles; la tuméfaction est extrême, la circulation collatérale très accentuée; à ces signes il faut ajouter la phlébite des veines superficielles qui vient souvent éclairer le diagnostic resté douteux jusque-là. Un examen attentif permettra presque toujours de distinguer la phlébite des lymphangites superficielles ou profondes, des coagulations veineuses spontanées, des phlegmons circonscrits ou diffus, affections qui ressemblent le plus aux inflammations veineuses.

Traitement. — Dès qu'une phlébite survient, les plus grandes précautions doivent être prises pour éviter les suppurations diffuses, les embolies, l'infection purulente dont on connaît le redoutable pronostic. Le repos absolu est de toute nécessité : des mouvements intempestifs, outre qu'ils augmentent la tendance à l'inflammation, peuvent décoller un caillot et provoquer des accidents mortels : le membre reposera dans une gouttière doublée d'ouate qui exercera une compression douce et méthodique sur les parties malades; on favorisera la circulation en retour en élevant un peu la région atteinte. Le foyer traumatique où s'est développée la phlébite, sera recouvert de compresses de tarlatane imbibées de liquides antiseptiques.

Lorsque les collections purulentes se sont formées dans les régions profondes ou soulèvent la peau, il faut les ouvrir de peur qu'elles ne fusent dans les tissus ou ne désagrègent le caillot qui sépare le pus du courant sanguin. Des débridements larges donnent d'excellents résultats, même lorsque ont éclaté les signes avant-coureurs de la pyohémie : Desmons prétend que, par l'incision des veines enflammées et leur lavage avec la solution de chlorure de zinc au douzième, il a guéri un malade en proie aux frissons et déjà en puissance de pneumonie infectieuse. Le traitement général ne sera pas négligé; certains médicaments, la quinine surtout, ont été préconisés; on alimentera, on tonifiera le malade, on soutiendra ses forces le plus possible.

V

VARICES

On nomme *varices* une inflammation chronique des veines caractérisée par la dilatation permanente de leurs parois.

Cette affection est connue de toute antiquité et nous ne signalerons, parmi les nombreux travaux qui ont été publiés à ce sujet, que la dissertation inaugurale de Briquet sur la *phlébectasie* en 1824, une série de mémoires publiés par Verneuil à partir de 1855, et les recherches histologiques de Cornil, qui datent de 1872.

Anatomie pathologique. — Les altérations des parois veineuses n'ont pas toutes la même gravité et, depuis Briquet, on admet généralement quatre degrés dans leur évolution. Dans un *premier degré* il y a simple dilatation du vaisseau sans lésion des tuniques; cet élargissement des veines s'observe lorsqu'un obstacle passager s'oppose à la circulation, lorsqu'une tumeur comprime et oblitère les voies d'écoulement du sang noir. Les phlébectasies de la grossesse, qui se dissipent après l'accouchement, rentrent dans cette catégorie rejetée par Cornil et Ranvier : pour eux, les varices véritables ne commencent que s'il y a modification dans la structure des parois.

Le *deuxième degré* se caractérise par une dilatation du calibre du vaisseau avec épaississement régulier de ses tuniques, surtout de la couche moyenne la plus hypertrophiée; les parois devenues rigides ne s'affaissent plus comme à l'état normal; elles restent béantes après leur section transversale et ressemblent à des artères. Au *troisième degré*, la dilatation est à peu près identique, mais l'épaississement est irrégulier. Certains points sont même amincis, foliacés, distendus en renflements, en diverticules semblables à des anévrysmes, tandis qu'à côté se rencontrent des segments durs, rigides, épais, incrustés de sels calcaires; les veines enroulées, enchevêtrées forment des tumeurs qui, sur une coupe, paraissent caverneuses; la membrane interne des aréoles, l'endothélium est soulevé par des saillies longitudinales; les valvules ont en partie disparu; à peine laissent-elles, comme vestiges, quelques tractus transversaux déformés ou déchirés. Le libre courant du sang est interrompu çà et là par des coudes brusques, une oblitération des diverticules; des kystes se forment ou des caillots se déposent qui parfois donnent naissance à des phlébolithes.

Dans le *quatrième degré*, la dilatation veineuse gagne les arborisations vasculaires cutanées; ces *veinosités*, bleuâtres ou violettes, sont souvent si abondantes qu'au premier abord on pourrait croire à une tache érectile; mais leur extrème diffusion et les intervalles de peau saine ne sauraient permettre une longue erreur. Depuis les travaux de Verneuil, on sait que ces varices superficielles s'accompagnent toujours de varices *profondes* et, comme la réciproque n'est pas vraie, comme les varices profondes ne se compliquent pas toujours de varices superficielles, il est assez naturel d'admettre que la phlébectasie, du moins au membre inférieur, débute par les veines intra-musculaires, d'où elle gagne bientôt les réseaux sous-cutanés.

Cornil a étudié les altérations histologiques qui caractérisent ces divers degrés. La tunique interne est, en général, peu altérée au début, cependant les valvules sont insuffisantes, renversées, aplaties, déchirées; elle ne forment qu'une saillie irrégulière, constituée par un amas de cellules proliférées et quelques concrétions sanguines et fibrineuses. La tunique moyenne très épaissie, de deux à dix fois plus considérable qu'à l'état normal, présente, dans sa couche la plus concentrique, un réseau élastique abondant que parcourent de gros faisceaux de tissu cellulaire : ce sont eux qui soulèvent l'endothélium par ces crètes longitudinales que nous avons déjà signalées. Plus en dehors s'accumulent des fibres musculaires à direction longitudinale et surtout transversale, dont les lames sont séparées par une hyperplasie conjonctive au milieu de laquelle existent des granulations du pigment sanguin. La tunique externe est, elle aussi, infiltrée et hyperplasiée.

Plus tard, les cellules endothéliales dégénèrent; des incrustations de sels calcaires se font, surtout dans la tunique moyenne; leurs plaques peuvent s'accumuler au point d'oblitérer quelques diverticules et former un phlébolithe. Dans les points où les parois sont amincies et constituent des renflements fusiformes ou ampullaires, les lésions rappellent celles qui caractérisent l'artérite : on constate une production exagérée de cellules embryonnaires qui se substituent aux fibres élastiques musculaires de la tunique moyenne; la paroi ne résiste plus à la pression sanguine; elle se dilate et peut se rompre. Les vasavasorum subissent des transformations remarquables : ils se développent, s'épaississent, se dilatent, s'anastomosent en un véritable plexus caverneux qui communique avec la cavité veineuse; de là ces tumeurs aréolaires, d'aspect érectile, que l'on trouve parfois sur le trajet des varices.

Les tissus circonvoisins sont altérés : sous l'influence de l'inflammation chronique de la veine et des troubles circulatoires consécutifs, survient un œdème dur, une sorte d'éléphantiasis; le tissu conjonctif est lardacé, infiltré de liquide, de leucocytes et de cellules plates : ces éléments embryonnaires s'accumulent parfois en petits abcès qui désorganisent les téguments et sont l'origine des ulcères si fréquents sur le trajet des artères. Les nerfs sont pris à leur tour et nous avons déjà décrit, à propos des ulcères variqueux, les dilatations des vasanervorum observées par Quénu, les altérations consécutives du névrilemme et les troubles fonctionnels qui en sont la conséquence.

Étiologie. — Il n'est guère de région où l'on n'ait rencontré de varices : on en a vu sur les jugulaires, l'azygos; certaines tumeurs veineuses du crâne qui s'ouvrent dans le sinus longitudinal ont quelque rapport avec la phlébectasie; on en a trouvé encore au membre supérieur, sur les parois du ventre, dans certains viscères, la vessie, l'estomac, l'œsophage, dans les os, comme Cornil et Ranvier en ont cité un exemple; dans des tissus pathologiques, autour des tumeurs érectiles veineuses, des anévrysmes artérioso-veineux. Mais leur siège de prédilection est l'extrémité inférieure du rectum, où les varices prennent le nom d'*hémorrhoïdes*, le cordon spermatique, où on les appelle *varicocèle*, et enfin le membre inférieur, où leur fréquence est telle que le mot « varices » sans désignation de lieu, se rapporte toujours aux dilatations veineuses de la jambe.

Les causes mécaniques ont surtout été invoquées pour expliquer leur apparition et l'on a incriminé toutes les conditions physiologiques ou anatomiques qui provoquent la stase sanguine. Pour la varicocèle, plus fréquente à gauche, on accuse la plus grande longueur du cordon de ce côté, sa compression par l'S iliaque, le mode d'abouchement des veines spermatiques gauches dans la veine rénale; pour les hémorrhoïdes, les troubles circulatoires éprouvés par la veine porte dans le foie, la compression des veines anales par le bol fécal chez les constipés, l'action du sphincter sur les rameaux les plus inférieurs, le refoulement du sang sous l'influence d'efforts multipliés et continus, dans la défécation difficile.'

Le même ordre de causes a été signalé au membre inférieur : on invoque la difficulté qu'a le sang de vaincre la pesanteur pour regagner les centres circulatoires et, de fait, Gerdy avait remarqué la plus grande fréquence des varices chez les individus de haute taille.' Les changements brusques de direction, le coude que forme la saphène interne et la saphène externe en traversant le fascia cribriformis et l'aponévrose du jarret, le passage à travers l'anneau du soléaire, ne seraient pas sans influence sur la tendance à la stase. Les liens constricteurs, les jarretières, les ceintures agissent plus directement encore, ainsi que les tumeurs qui compriment les veines, l'utérus gravide pendant la grossesse. Les professions qui exigent la station verticale prolongée sont dans le même cas : le sang circule mal ; au contraire, dans la marche, la contraction musculaire hâte sa progression. Voilà pourquoi les laquais, les imprimeurs, les scieurs de long, les menuisiers sont souvent atteints de varices, tandis qu'elles sont exceptionnelles chez les facteurs ruraux.

Ces causes, vraiment innombrables, ne peuvent provoquer que la dilatation des veines et non l'altération de leur paroi, nécessaire pour qu'il y ait tumeur variqueuse. Aussi est-il probable que cette hypérémie continue provoque des troubles nutritifs, une inflammation d'allure insidieuse, une phlébite d'évolution analogue à celle de l'endartérite et qui a pour résultat cette série de lésions étudiées déjà à propos de l'anatomie pathologique. Telle est, du moins, la conclusion qui semble découler des recherches pathogéniques modernes. Les travaux de Rienzi sur l'excessive fréquence des varices chez les pellagreux de la haute Italie confirme cette opinion. Les alcaloïdes du maïs fermenté paralyseraient les centres vasomoteurs et l'hypérémie neuro-paralytique des parois des vaisseaux aurait pour conséquence la phlébite chronique.

Symptômes. — Le tableau clinique diffère selon que les varices sont *superficielles* ou *profondes;* encore ne parlons-nous ici que de la phlébectasie des membres : les hémorrhoïdes, les varicocèles, les veinosités vésicales ou œsophagiennes doivent être étudiées à propos de chacun des organes où elles se développent.

Les varices *superficielles* se caractérisent par des saillies bleuâtres qui soulèvent la peau sur le trajet des veines : parfois il existe à peine un ou deux cordons irréguliers, à dilatations ampullaires, à bosselures molles, dépressibles, réductibles sous la pression du doigt ; parfois on trouve des masses énormes qui doublent ou triplent le volume du membre déformé, recouvert de tumeurs qui ressemblent à des sangsues, à des serpents entrelacés sous les téguments ; ces amas sont de consistance pâteuse, mollasse, mais leur réduction n'est plus que partielle ; on sent des portions dures dues aux parois épaissies, aux infiltrations calcaires, aux phébolithes, aux kystes intra-vasculaires, à l'œdème lardacé des tissus circonvoisins.

Le volume de la tumeur n'est pas toujours le même ; les masses variqueuses s'affaissent et diminuent au repos, dans le décubitus horizontal ; elles sont plus grosses dans les efforts, la toux, et, le soir, après les fatigues de la journée ; le matin, au réveil, l'œdème périmalléolaire est nul ou presque nul, du moins au début de l'affection, car plus tard il persiste la nuit et le membre prend un aspect éléphantiaque ; la peau mal nourrie, rugueuse, ardoisée, pigmentée de points jaunes ou bruns bien étudiés par Verneuil, se recouvre de veinosités ; elle est souvent le siège d'un eczéma, précurseur luimême d'ulcérations particulières. A cette période, il existe déjà des troubles de la sensibilité bien décrits par Terrier et Quénu et qui paraissent sous la dépendance des nerfs altérés par les dilatations variqueuses des vasanerorum.

Les varices *profondes* ne sont connues que depuis les travaux de Verneuil : leur diagnostic présente certaines difficultés ; cependant le membre est empâté, volumineux après la station verticale prolongée ; un œdème apparaît, le soir, autour des malléoles ; les muscles du mollet s'endolorissent plus vite par la fatigue, et les ascensions sont particulièrement pénibles ; il survient des crampes fort douloureuses : tous phénomènes qui s'atténuent ou disparaissent par le repos dans le décubitus horizontal ; la palpation attentive révèle quelques nodosités au milieu des muscles, caillots sanguins ou phébolithes. La peau s'altère ; elle se recouvre de ces points bruns et jaunes que nous avons signalés ; elle est le siège d'une démangeaison assez vive et d'une sécrétion sudorale exagérée ; enfin, au bout d'un temps plus ou moins long, les veines superficielles se dilatent et leur réseau bleuâtre et bosselé vient affirmer le diagnostic.

Complications. — Chez les individus soigneux, de la classe aisée, les varices peuvent persister longtemps sans provoquer de troubles bien appréciables; chez les manœuvres exposés, par leurs travaux, à tous les heurts et à toutes les violences extérieures, il est rare qu'il ne survienne quelques complications. Les plus fréquents sont les *ulcères* déjà étudiés, l'*hémorrhagie* due à la rupture ou à l'ulcération de la veine. Cet accident est parfois redoutable par la quantité de liquide qui peut sortir du vaisseau; on cite des cas où, au lieu de s'écouler en bavant, le sang jaillissait par une grosse colonne rutilante et d'apparence artérielle, phénomène que Briquet explique par un élargissement hypothétique des capillaires.

On a noté encore l'*inflammation* des tissus ambiants, le *phlegmon circonscrit* et le *phlegmon diffus;* la *phlébite*, accident fort commun qui peut provoquer lui-même la *thrombose* et les *embolies;* enfin le *coup de fouet*, rattaché par Verneuil à la rupture d'une veine variqueuse et non à celle toujours invoquée et jamais démontrée, du tendon du plantaire grêle. Sous l'influence d'une contraction musculaire, une veine profonde dilatée, à parois altérées, se déchire avec une douleur vive; à la suite, on constate souvent une ecchymose due au sang épanché, des coagulations veineuses péri et intra-veineuses; parfois même des accidents redoutables : une *phlébite suppurative* et l'*infection purulente*.

Traitement. — Il est *palliatif* ou *curatif*. C'est au premier qu'on a recours d'ordinaire. La *position* qui élève le membre inférieur pour activer la circulation en retour et dissiper l'œdème, n'est employée que dans les cas de complications; on ne saurait, pour une affection aussi légère que les varices, condamner le patient à l'immobilité. Pour la varicocèle, un suspensoir bien fait, ou mieux un caleçon de bain souple et étroit qui relève les testicules et les applique contre le pubis, rendront de grands services.

La *compression* constitue la méthode de choix : la jambe malade est enfermée dans un bas en coutil, en peau de chien souple, qu'on lace sur le côté, de façon à comprimer les parties, suffisamment et uniformément. Les bas en tissu élastique tendent à remplacer tous les autres; mais il faut les surveiller avec le plus grand soin; ils ne doivent être ni trop étroits, ce qui est fréquent lorsqu'on les achète, ni trop larges, ce qui arrive souvent au bout de quelques jours d'usage. Ils ne doivent pas non plus entraver les fonctions de la peau, provoquer des démangeaisons ou des douleurs. La bande

élastique du docteur A. Martin, du Massachusetts, appliquée le matin
et enlevée le soir, a donné de bons résultats. N'oublions pas que
la compression, surtout chez les femmes enceintes, n'est pas sans
dangers. Hérapath, Malgaigne, ont proposé, mais sans succès appré=
ciable, de pratiquer le débridement de l'orifice aponévrotique des
deux saphènes au creux poplité et dans le triangle de Scarpa. On
ne les imitera point.

Le traitement *curatif* peut être médical, et une substance extraite
de l'*hamamelis de Virginie*, sorte de coudrier, aurait donné d'excellents résultats. L'extrait fluide, à la dose de 5 à 7 grammes par jour
et donné par cuillerée à café, provoquerait, au bout d'un mois tout
au plus, la guérison des varices et de leurs complications, inflammations, ulcération, œdème. Mais, d'ordinaire, la cure radicale de
la phlébectasie est toute chirurgicale.

Les moyens sont innombrables, et on a proposé l'*extirpation*,
la *résection* des paquets variqueux, leur *section* à ciel ouvert ou sous-
cutanée, la *ligature* simple ou double, sous-cutanée ou à ciel ouvert,
avec ou sans excision du segment vasculaire. Ces divers procédés,
autrefois très dangereux par les phlegmons, les phlébites et les
pyohémies qu'ils provoquaient, ont perdu de leur gravité; mais leur
moindre défaut est d'être inefficaces : les altérations des parois persistent et les dilatations variqueuses se reproduisent au premier prétexte. Cependant, la double ligature antiseptique, avec le catgut ou la
soie phéniquée, a donné d'excellents résultats dans la varicocèle, et au
cas échéant, c'est à elle que nous aurions recours.

Nous la préférerions à la *cautérisation* par le fer rouge ou les
caustiques, qui avait sa raison d'être du temps de l'infection purulente, et lorsque nous n'étions pas aussi bien outillés contre les
hémorrhagies primitives et secondaires ; à l'*isolement* de Rigaud, qui
dénudait la veine dans un trajet de 4 à 5 centimètres et l'exposait à
l'air libre pour obtenir son oblitération ; à la *compression* sous
toutes ses formes : pelotes, serre-fines, pinces, suture enchevillée ;
à l'emploi du *séton;* enfin aux *injections coagulantes*, employées surtout par les chirurgiens de Lyon, qui faisaient pénétrer, avec la
seringue de Pravaz, trois à cinq gouttes de perchlorure de fer à 20°
environ, dans l'intérieur de la veine dont un segment était, au préalable, isolé par la compression.

CHAPITRE V

AFFECTIONS DES VAISSEAUX LYMPHATIQUES

I

PLAIES DES VAISSEAUX LYMPHATIQUES

L'abondance des vaisseaux blancs est telle que la moindre des diérèses en ouvre un très grand nombre. Cependant leur blessure passe presque toujours inaperçue, sans doute parce que la lymphorrhagie qui révélerait la solution de continuité des troncs et des réseaux, est voilée par l'écoulement sanguin ; le liquide incolore, teinté en rouge par les hématies, est pris pour du sang. Il se peut d'ailleurs que la *lymphostase* soit très rapide : la lymphe ne progresse guère que poussée par la *vis à tergo*, la pression dans les vaisseaux est presque nulle, aussi les parois s'affaissent, la fibrine se coagule et le liquide cesse de s'échapper au dehors.

On a cependant signalé des lymphorrhagies intenses et continues dans les plaies des régions où les vaisseaux blancs sont nombreux et volumineux, aux plis du coude et de l'aine, autour des malléoles, à la face interne de la cuisse, au mollet et au cou. Par la plaie, en général étroite, s'écoule un liquide clair, transparent, qui teinte parfois en rose quelques globules rouges ou que rendent blanchâtre des particules graisseuses en émulsion; il perle goutte à goutte ou s'échappe en nappe assez épaisse pour fournir près de 500 grammes en un jour. Dans un cas cité par Hewson, « un boucher laissa tomber son couteau, qui sectionna quelques-uns des troncs lymphatiques courant le long du tibia ; il s'écoula de cette plaie une quantité considérable de lymphe claire qui se coagula au contact des vêtements et forma une sorte de fongosité blanchâtre. »

Comme pour les plaies des veines, on tarit ou on augmente l'écoulement par la compression au-dessous et au-dessus de la diérèse ; on peut faire jaillir la lymphe en pressant du bout du doigt sur le trajet du vaisseau ouvert, rapidement et en remontant de l'extrémité du membre vers sa racine. La solution de continuité, maintenue béante par l'issue du liquide, ne se cicatrise pas et des *fistules* se forment, souvent fort persistantes. On en observe surtout dans les cas de dilatation variqueuse ; ces fistules ne sont pas sans danger, car elles peuvent être le point de départ d'érysipèles redoutables ou provoquer les symptômes d'une anémie profonde. Sappey a prétendu que la persistance de certains ulcères des membres inférieurs avait pour cause des fistules lymphatiques, mais il n'existe pas, à notre connaissance, d'examens anatomiques pour étayer cette assertion.

Ces fistules et ces lymphorrhagies sont trop rares pour que la thérapeutique en soit nettement fixée. On a proposé la *ligature* des troncs, opération qui nous semble un peu délicate, et la *cautérisation* de la plaie. La *compression* sur le trajet du vaisseau et sur la plaie a donné quelques succès et nous paraît la pratique la plus recommandable : un tampon de gaze iodoformée ou d'ouate hydrophile imbibée de liqueur de Van Swieten sera appliqué sur la région et maintenu par quelques tours de bande un peu serrés, pas assez toutefois pour gêner la circulation en retour.

II

LYMPHANGITE AIGUË.

On nomme *lymphangite*, *angioleucite*, ou même assez improprement *lymphatite* et *lymphite*, l'inflammation des vaisseaux lymphatiques.

Elle n'a guère été connue qu'à la fin du dernier siècle, grâce aux recherches d'Assalini en 1787 et de Sœmmering en 1795 ; dans notre siècle, Andral, Cruveilhier, Velpeau en 1836, puis Jules Roux, Bouisson, ont repris à nouveau son étude. Les travaux contemporains ont mieux fixé son anatomie pathologique et sa pathogénie.

Étiologie. — Elle succède le plus souvent à une solution de continuité, à une plaie légère et superficielle, égratignure, coupure insignifiante, écorchure, à quelque lésion des téguments d'origine pathologique : acné, eczéma, furoncle, engelure, ongle incarné, surtout lorsque l'ulcération, traumatique ou spontanée, existe dans une région riche en vaisseaux lymphatiques, les doigts, les orteils, les orifices naturels, anus, prépuce, vulve, lèvres et narines, au niveau des articulations, à la face interne des membres. L'épiderme ou l'épithélium une fois enlevé, les germes infectieux, les microbes spécifiques pénètrent dans les réseaux des papilles et l'inflammation se déclare.

En effet, l'origine virulente n'est plus discutée et bien avant les recherches de Pasteur, beaucoup admettaient la possibilité de l'inoculation et de la contagion de la lymphangite ; l'insertion sous le derme de substances septiques au cours d'une dissection ou d'une autopsie, toute l'histoire des piqûres anatomiques témoigne dans ce sens. Jules Roux, d'autre part, a vu se développer une véritable épidémie d'angioleucite sur les marins du *Montebello* où déjà régnait le typhus ; avant lui et après lui, nombre de cliniciens ont signalé la plus grande abondance des lymphangites dans les services hospitaliers où sévissaient l'érysipèle, l'infection purulente, les fièvres puerpérales, les septicémies de toutes sortes.

L'existence d'une plaie n'est pas toujours nécessaire pour que la lymphangite apparaisse, et Le Dentu, Terrier, d'autres encore ont vu des inflammations des troncs ou des réseaux survenir sans solution de continuité des téguments. Il est probable que le microbe, introduit par les muqueuses respiratoires ou digestives altérées, roule déjà dans le sang et que l'infection a eu lieu de dedans en dehors. Ces faits ne s'observent que lorsque le malade vit au milieu de foyers septicémiques, dans les casernes, les hôpitaux encombrés, ou lorsque son organisme affaibli, surmené, en proie à quelque dyscrasie profonde, est devenu, pour les germes, un « terrain de culture » particulièrement approprié. Ne sait-on pas que cette affection se développe plus fréquemment chez les diabétiques et les alcooliques?

Anatomie pathologique. — Elle est encore assez peu avancée et l'on n'a guère étudié que les altérations des gros troncs, l'angioleucite dite *trajective* ou *tubulaire* ou *ascendante ;* l'angioleucite *réticulaire* se confondrait vraisemblablement avec l'érysipèle ; Jalaguier et Quénu ont retrouvé la même dermite, caractérisée par la même diapédèse, la même pénétration des globules blancs dans les lacunes et les capillaires lymphatiques, la même prolifération des cellules fixes, avec cette différence toutefois que la dermite de la lymphangite serait plus intense dans la couche papillaire, tandis que la dermite érysipélateuse atteindrait primitivement et avec plus d'intensité les couches profondes du derme.

Dans la lymphangite *trajective*, les vaisseaux blancs, nous disent Cornil et Ranvier, sont dilatés tantôt par une lymphe coagulée presque transparente, tantôt par un exsudat composé de fibrine et de corpuscules de pus et bien étudié par L. Championnière dans la lymphangite utérine; l'endothélium est gonflé, desquamé, proliféré; les parois épaissies, rouges par dilatation des vasavasorum sont infiltrées de leucocytes et de cellules embryonnaires; l'inflammation s'étend au tissu cellulo-adipeux parcouru par les lymphatiques; ce tissu s'indure et fait corps avec le vaisseau qui forme un cordon résistant, noueux et assez gros pour être perçu, sous les téguments, par le doigt du chirurgien. Parfois on trouve de petits foyers purulents, de véritables abcès miliaires qui peuvent se réunir et former des collections abondantes.

Le liquide purulent qui distend les troncs lymphatiques et forme parfois, entre deux valvules, une sorte de lac, s'arrête au niveau des ganglions; cependant on a vu des cas où le pus franchit cet obstacle et se trouve dans les lymphatiques efférents d'où il peut être déversé dans le canal thoracique. S'arrête-t-il en ce point ou, par son passage dans le sang, va-t-il provoquer une infection purulente? Monnèret affirme qu'on n'a jamais trouvé d'abcès métastatique. La question n'est pas résolue : tantôt, à la suite d'une lymphangite, on a observé des symptômes de pyohémie, mais sans pratiquer l'autopsie, et tantôt l'examen nécropsique a eu lieu; mais, avec l'inflammation des vaisseaux blancs, on constatait de la phlébite qui pouvait bien être le point de départ des infarctus.

Symptômes. — La lymphangite aiguë est *superficielle* ou *profonde* et, comme nous l'avons déjà vu, la première est elle-même *réticulaire* ou *trajective*, selon qu'elle atteint les réseaux d'origine ou les gros troncs. Ces variétés diverses, il est vrai, peuvent coexister ou se succéder.

L'angioleucite *réticulaire* naît le plus souvent sur les bords d'une petite plaie qui devient douloureuse et rouge; la sécrétion purulente se tarit, et bientôt apparaissent des lignes ondulées d'un rose vif qui ne tardent pas à se confondre et à former des plaques sans relief appréciable et sans gonflement œdémateux bien net; parfois se détachent à leur pourtour quelques traînées rougeâtres, distinctes les unes des autres, et qui marchent parallèlement vers la racine du membre ; ce sont des troncs enflammés qui gagnent la pléiade ganglionnaire toujours engorgée et tuméfiée comme dans l'érysipèle. Au bout de quelques jours les plaques s'effacent et tous les signes d'inflammation se dissipent, rougeur, chaleur, douleurs cuisantes, non sans avoir pu laisser dans le derme quelques petits abcès dont la cavité se comble bien vite après l'évacuation du pus.

Cette lymphangite se développe surtout dans les points riches en vaisseaux blancs ; elle n'a pas toujours une solution de continuité de la peau comme lieu d'origine, et c'est cette forme que Le Dentu a vue apparaître sur les téguments intacts. En général les phénomènes généraux qui l'accompagnent sont sans gravité, et les cas sont rares où un frisson violent, une fièvre vive, une courbature intense, des troubles gastriques et cérébraux marquent les premières périodes de son envahissement. On cite des faits où, à la suite de piqûres anatomiques, l'inflammation a procédé par poussées successives, puis a pris une marche chronique.

L'angioleucite *trajective* ou *ascendante* est celle qui frappe les gros troncs lymphatiques ; elle est fréquente et d'autant mieux connue qu'on ne peut la confondre, comme on le fait parfois de la précédente, avec les plaques érysipélateuses. Ordinairement elle se développe à l'occasion d'une perte de substance des téguments, mais souvent, assez loin de la plaie et séparée d'elle par un intervalle de peau saine. Elle se caractérise par des lignes d'un rouge vif qui suivent le trajet connu des vaisseaux lymphatiques ; ces lignes marchent à peu près parallèlement vers les ganglions de la racine du membre qui sont enflammés ; entre les stries rouges, la peau n'est pas blanche, mais rosée ; sa teinte peut même s'accentuer assez pour que la coloration devienne diffuse et qu'un examen attentif soit nécessaire pour y distinguer les lignes plus sombres marquées par les troncs des vaisseaux blancs.

Du moins le doigt peut les percevoir, et la palpation fait découvrir, sous la peau, des cordonnets irréguliers, noueux ; ce sont les troncs lymphatiques dilatés par le pus et adhérents aux tissus voisins épaissis. Les téguments, à leur niveau, sont chauds, douloureux, tendus ; un œdème plus ou moins intense les soulève, provoquant l'oblitération des lymphatiques et l'arrêt des phénomènes d'absorption ; parfois apparaît un semis de petits îlots érysipélateux, de petites plaques rouges d'une durée très éphémère. Les symptômes généraux, nuls ou presque nuls d'habitude, sont quelquefois fort graves; un frisson violent marque leur début, puis éclatent des phénomènes ataxiques ou ataxo-adynamiques d'une telle violence que le malade peut être emporté dès les premières périodes de l'intoxication, surtout s'il s'agit d'individus épuisés, surmenés, dyscrasiques.

L'angioleucite *profonde* est plus difficile à reconnaître et se confond facilement avec un phlegmon diffus : on note cependant une douleur vive sur le trajet des lymphatiques, un engorgement des ganglions correspondants, un œdème du membre, un empâtement profond ; au bout de trois ou quatre jours, surviennent, à la peau, une rougeur diffuse, des plaques irrégulières parfois à peine marquées ou même des stries en lignes parallèles, une véritable lymphangite superficielle ; cette lymphangite *double*, comme dit Follin, vient alors confirmer le diagnostic.

Les différentes formes de la lymphangite peuvent se terminer par *résolution* et c'est le cas le plus fréquent; les plaques ou les stries s'effacent peu à peu ; la peau se sèche en ce point, se desquame et, sauf les ganglions dont l'engorgement persiste assez longtemps, tout rentre bientôt dans l'ordre. La *suppuration*, pour être plus rare, s'observe encore ; elle est parfois superficielle et les abcès se collectent dans l'épaisseur du derme lorsqu'il s'agit de lymphangite réticulaire ; mais les gros troncs sont atteints, c'est dans le tissu cellulaire sous-cutané que s'amasse le pus; le phlegmon n'est pas toujours circonscrit ; il se diffuse et l'on signale de vastes décollements, une mortification étendue. Enfin la *phlébite*, l'*érysipèle* et même l'*infection purulente* sont notées parmi les complications de l'angioleucite.

Jalaguier a récemment appelé l'attention sur une lymphangite à forme *gangréneuse* qui se montre chez les vieillards, les surmenés, les affaiblis et chez les alcooliques. Après une première période d'inflammation franche, qui varie de un à dix jours, d'énormes phlyctènes apparaissent sur les plaques rouges; elles renferment un liquide tantôt roussâtre et sanguinolent, tantôt séreux et ténu ; la bulle se rompt et on trouve, étalée sur la couche papillaire, une exsudation fibrineuse, une couenne véritable; au-dessous, la trame du derme est déjà mortifiée et on voit de petites taches d'un blanc grisâtre ou d'un noir jaunâtre qui restent isolées ou se fusionnent en une large plaque de sphacèle; on en a signalé d'une coloration absolument blanche, d'un blanc de lait. Mais quelle que soit leur teinte, elles deviennent sèches, résistantes et ne tardent pas à se momifier.

Cette gangrène, qui s'accompagne souvent de phlegmons circonscrits ou diffus, est le résultat d'une dermite intense dont les désordres sont surtout accusés dans la couche papillaire; les couches profondes sont moins malades et ne semblent atteintes que secondairement; c'est une complication extrêmement grave; sur 12 malades observés par Jalaguier, 6 ont succombé, 2 le septième jour, au milieu d'accidents ataxo-adynamiques, 3 du dix-septième au quarante-deuxième jour, par suite d'altérations viscérales; le sixième au cinquième mois, d'hémorrhagie cérébrale. Les indications thérapeutiques sont très bornées; on n'intervient avec énergie que si on assiste au développement d'un phlegmon diffus; la cautérisation avec le fer rouge peut seule enrayer le mal.

Diagnostic. — La lymphangite réticulaire présente les plus grandes analogies cliniques et anatomo-pathologiques avec l'*érysipèle :* la distinction est souvent impossible pour peu qu'on trouve des plaques rouges, sans rebords nets, sans bourrelets, sans limites précises. L'*érythème simple* diffère de la lymphangite par la coloration uniforme, sans apparence de réseau; par l'absence de réaction fébrile. L'*érythème noueux* offre, comme son nom l'indique, des élevures arrondies, lie de vin, rouge sombre; on constate souvent, en même temps que lui, des manifestations rhumatismales.

La lymphangite *trajective* ne présente guère de difficultés lorsqu'elle est superficielle, et des stries rouges, des cordons irréguliers et noueux qui aboutissent aux ganglions engorgés suffisent à faire reconnaître la maladie; mais lorsque l'angioleucite est profonde, des erreurs peuvent être commises; le phlegmon *circonscrit* et le phlegmon *diffus* seront d'autant plus difficiles à distinguer que parfois ils sont la conséquence d'une lymphangite. La *phlébite* se caractérise par un cordon plus volumineux, dû à la coagulation du sang dans la veine et à l'inflammation des tissus circonvoisins; il s'agira d'ailleurs d'un vaisseau dont le trajet est connu; les ganglions lymphatiques ne seront engorgés que s'il existe en même temps angioleucite et phlébite.

Pronostic. — Les lymphangites qui succèdent à certaines piqûres anatomiques, aux inoculations pendant une autopsie de péritonite puerpérale ou d'infection purulente ont une gravité particulière et les

malades peuvent être emportés en quelques jours au milieu de phénomènes ataxo-adynamiques. La même marche foudroyante a été
observée dans ces sortes d'épidémies où l'angioleucite éclate dans
des foyers infectés déjà par la pyohémie, l'érysipèle, les septicémies
de toutes variétés. Enfin l'inflammation des troncs ou des réseaux
qui apparaît tout à coup, sans cause bien appréciable, au cours de
quelques maladies générales, a de même une redoutable signification et la mort la suit de près. Mais, à côté de ces formes, la lymphangite inflammatoire est fort bénigne en somme et, pour peu que
l'individu atteint soit bien portant d'habitude, sans déchéance organique ni tare viscérale, une guérison rapide est de règle. Certaines
complications se présentent parfois, les unes assez légères, comme
de petits phlegmons circonscrits, d'autres plus graves, comme des
phlegmons diffus, des arthrites dans les jointures sous-jacentes, ainsi
que Verneuil et Bradley en ont cité des exemples.

Traitement. — Il sera surtout prophylactique et, depuis l'emploi
des méthodes nouvelles, les cas de lymphangite opératoire ont presque
disparu. Restent les inflammations qui, chez les gens peu soigneux,
succèdent aux écorchures et aux irritations de toute sorte du tégument
externe. Celles-là seront arrêtées par les *bains antiseptiques permanents*
ou longtemps continués; aux membres supérieurs leur application est des plus simples; aux membres inférieurs, on devra les
remplacer par des *pulvérisations phéniquées.* Des compresses de
tarlatane imbibées de liqueur de Van Swieten et recouvertes d'une
toile imperméable entoureront les parties malades dans l'intervalle
des bains ou des pulvérisations, et ce traitement donnera les meilleurs résultats.

Aussi les anciens *cataplasmes*, les onctions d'*onguent mercuriel* si
vanté autrefois, les *grands vésicatoires*, la *glace*, les *irrigations
continues* sont-ils abandonnés; nous en dirons autant de la *compression* méthodique préconisée par Velpeau. Elle pourrait rendre
quelques services lorsqu'il existe un œdème étendu et qui tarde à
se résoudre, mais il faudra prendre des précautions minutieuses
car, mal exécutée, la compression provoque des accidents. S'il
existe des abcès, des suppurations diffuses, on aura recours au débridement. Enfin le traitement général ne sera pas oublié; mais ses
indications devront beaucoup varier suivant la forme nettement septique ou franchement inflammatoire que la lymphangite revêtira.

III

LYMPHANGITE CHRONIQUE.

Cette maladie est des moins connues : il semble ressortir des recherches de ces quinze années que des poussées successives de lymphangite et d'érysipèle ont pour conséquence un œdème persistant de la peau et du tissu cellulaire souscutané ; elle serait la cause la plus ordinaire de l'éléphantiasis des Arabes.

IV

VARICES LYMPHATIQUES.

Cette affection, que l'on nomme encore *lymphangiectasie* ou *angiectasie*, est fort rare dans nos climats ; elle est assez mal décrite et, depuis Breschet, qui nous a donné sur ce sujet les premières notions un peu précises, nombre de points restent obscurs malgré les recherches de Demarquay, de Michel, de Desjardins, de Binet, de Viguier, les articles de Potain et de Le Dentu dans les dictionnaires en cours de publication.

Anatomie pathologique. — Les dilatations variqueuses se montrent dans les points où les lymphatiques sont le plus abondants, au pli de l'aine, à la partie interne des cuisses, au pli du coude, sur la face, aux lèvres, à la langue, au scrotum, à la vulve, à la verge, au prépuce, sur les parois abdominales. On en distingue deux variétés : les *varices des réseaux* et les *varices des troncs*.

Les premières constituent souvent des tumeurs diffuses, assez mal circonscrites, développées dans des tissus épaissis, œdémateux, chroniquement enflammés ; la peau y est chagrinée, piquetée comme l'écorce de l'orange et sa surface est recouverte de petites vésicules transparentes, analogues à des grains de sagou cuit ; lorsqu'on les déchire, il s'en écoule une substance incolore, un peu salée et qui se coagule spontanément ; c'est bien de la lymphe ; l'analyse chimique et l'examen au microscope permettent d'en reconnaître tous les élé-

ments. Les injections mercurielles, les recherches histologiques ont
montré que les cavités qui contiennent ce liquide sont, tantôt des
lacunes étroites et allongées, tantôt des diverticules en doigts de
gant, des ampoules plus ou moins élargies, nées des lymphatiques du
derme ou du chorion muqueux, des papilles hypertrophiées et œdé-
mateuses. Les travaux de Virchow, de Renaut de Lyon, de Variot
ne semblent-ils pas prouver que l'éléphantiasis des membres et du
scrotum, la macrochilie et la macroglossie ne sont, en définitive, que
le résultat d'une ectasie des réseaux lymphatiques?

Les secondes, les *varices des troncs*, peuvent compliquer les varices
des réseaux ou exister seules. Tantôt elles se présentent sous forme
de cordons moniliformes, noueux, à parois indurées ou assez minces
pour laisser passer la lumière ; la distension entre deux valvules est
telle que le lymphatique semble constitué par une série de vésicules,
de ballonnets, de vessies juxtaposées sur le trajet des vaisseaux. Ils
aboutissent aux ganglions souvent altérés et dilatés comme eux. Leur
calibre peut être considérable et Sappey cite un cas de Nélaton où
l'ectasie cylindroïde avait le volume du petit doigt. Elles se révèlent
sous forme de tumeurs arrondies, fluctuantes et mollasses, dépressibles et développées sur le trajet des lymphatiques. On oppose ces
varices circonscrites ou ampullaires aux varices diffuses et cylindroïdes.

Étiologie. — Cette affection se rencontre surtout dans les pays
chauds, au Brésil, à Bourbon, à Maurice, à Cuba, où l'on observe
également la chylurie, l'émission d'urine tenant en suspension des
matières grasses. Plusieurs auteurs, Gubler, en particulier, ont as-
similé cette chylurie à une lymphorrhagie, interprétation peu en
rapport avec l'anatomie qui conteste l'existence des lymphatiques de
la vessie. Les varices lymphatiques ont été aussi vues dans nos climats. Elles sont plus fréquentes chez les enfants et les adolescents
que chez les adultes, et peuvent même être congénitales. On a
invoqué, pour expliquer leur apparition, les traumatismes de toute
sorte, les irritations des ganglions lymphatiques dont l'oblitération
aurait pour conséquence une stase : la plus grande obscurité plane
encore sur cette pathogénie.

Symptômes. — Une dilatation cylindroïde, des cordons noueux et
semblables à de petites outres distendues et transparentes, placées
bout à bout dans les varices diffuses, une tumeur molle, dépressible ;

fluctuante dans les varices circonscrites, dans les varices des réseaux, un œdème dans une peau chagrinée, parsemée de petites vésicules opalines, analogues à des grains de sagou cuit, tels sont les aspects divers que présentent les angiectasies. Parfois la paroi du vaisseau se rompt spontanément ou après un traumatisme et une lymphorrhagie survient. Le malade de Fetzer vit le liquide s'écouler après une promenade ; celui de Demarquay jouait : il se sentit mouillé, et aperçut des gouttelettes qui perlaient sur la cuisse ; celui de Desjardins provoquait lui-même l'issue de la lymphe par une piqûre.

La lymphe, dans certains cas, est laiteuse et blanche, grâce aux particules graisseuses qu'elle tient en suspension ; ainsi s'expliquent ces cas bizarres publiés comme des « galactocèles » de l'aine, de la paroi abdominale ou du scrotum. D'autres fois, du sang s'est échappé de la plaie, et le malade de Desjardins, en proie à la fièvre causée par un coup de soleil, s'étant ouvert une varice lymphatique, provoqua, non une lymphorrhagie, mais une hémorrhagie. C'est un des faits sur lesquels s'appuie Sappey pour admettre la communication directe des capillaires lymphatiques et sanguins. La quantité de liquide qui s'écoule peut être énorme et dépasser plusieurs livres en un jour ; on a noté, comme conséquence, des troubles anémiques profonds, des palpitations, des éblouissements, des faiblesses, des tendances à la syncope.

L'évolution de ces varices est fort obscure ; on suppose qu'elles restent stationnaires ou qu'elles s'accroissent, atteignant les ganglions qui s'hypertrophient, le canal thoracique qui se dilate. La lymphangite, dit Le Dentu, est fort redoutable, et l'on cite un fait d'Amussat où une angiectasie de l'aine, prise pour une hernie, fut comprimée par un bandage ; la fièvre s'allume, le délire éclate et le malade meurt au milieu des phénomènes de l'infection purulente. Verneuil insiste beaucoup sur le danger des ponctions exploratrices dont il faut absolument s'abstenir ; mais, pour les varices superficielles, le diagnostic est facile, surtout lorsqu'il y a lymphorrhagie ; l'examen du liquide qui se coagule spontanément ne saurait laisser le moindre doute.

Traitement. — Il n'est guère soumis à des règles précises : on a pratiqué l'excision de la tumeur quand celle-ci est circonscrite, les injections coagulantes, dans les varices cylindroïdes ; on a recours

à la compression, surtout s'il y a effusion de lymphe; dans des cas
de lymphorrhagie, on a cautérisé l'orifice.

V

LYMPHANCITES VÉNÉRIENNES. — INFILTRATIONS NÉOPLASIQUES.

Le chancre mou ou chancrelle provoque souvent une inflammation
des vaisseaux blancs de la région infectée, la *lymphangite chan-
creuse;* c'est surtout au pénis qu'on l'observe, aussi renvoyons-nous,
pour son étude détaillée, au chapitre consacré aux affections des voies
génitales. Nous dirons seulement que cette inflammation, d'allure
très rapide, peut déterminer l'apparition d'abcès multiples dont le
pus est inoculable; son insertion dans les tissus a pour conséquence
le développement d'un nouveau chancre. Le chancre dur provoque
la *lymphangite syphilitique;* ici l'inflammation est chronique et la
suppuration exceptionnelle : la description en sera faite avec celle
des accidents de la vérole.

L'*infiltration tuberculeuse* était bien connue des anciens observateurs et l'on avait vu les tissus lymphatiques qui émergent de
foyers caséeux, dilatés par une substance molle, puriforme, en pleine
régression granulo-graisseuse. Plus récemment, Launelongue a étudié
les gommes développées sur le trajet des lymphatiques dont les radi-
cules naissent au niveau d'un os ou d'une articulation malades. Des
collections froides s'étagent parfois le long des troncs qui se dirigent de la périphérie vers le centre; elles s'ouvrent et donnent
naissance à un ulcère tuberculeux.

Les *infiltrations cancéreuses* ne sont pas rares dans les tumeurs
épithéliales et carcinomateuses et l'on sent quelquefois les cordons
indurés qui les caractérisent entre le foyer primitif et les ganglions
engorgés secondairement : par exemple, entre la mamelle et la région
axillaire; Troisier les a étudiées dans les lymphatiques superficiels
du poumon. D'après Debove, leur développement serait dû, non à la
greffe sur les parois du vaisseau d'un fragment de tumeur emporté
par la lymphe, mais à une prolifération de l'endothélium lympha-

tique. Nous avons observé un bel exemple de ces dégénérescences carcinomateuses sur les lymphatiques du cordon dans un cas de tumeur maligne des testicules : les vaisseaux infiltrés étaient durs, noueux, distendus par les cellules polymorphes.

CHAPITRE VII

AFFECTIONS DES GANGLIONS LYMPHATIQUES.

I

TRAUMATISMES.

Les *piqûres*, les *coupures*, les *contusions*, les *plaies contuses* des ganglions lymphatiques sont fort mal connues et l'on suppose leurs symptômes plutôt qu'on ne les décrit rigoureusement ; les phénomènes qui caractérisent leurs lésions se confondent avec ceux des solutions de continuité des parties molles environnantes. On a parlé, cependant, d'une lymphorrhagie plus ou moins abondante qui se révèle dès que l'écoulement sanguin primitif est tari ; cet épanchement incessant s'opposerait à la réunion des tissus et la cicatrisation en serait fort retardée. Du reste, il n'y aurait aucune indication thérapeutique spéciale, ces traumatismes devant être traités comme des traumatismes simples.

II

INFLAMMATION AIGUË.

L'inflammation franche des ganglions se nomme *adénite* ou *lymphadénite aiguë*. Elle complique toujours l'angioleucite, mais la réciproque n'est pas nécessaire et des adénites peuvent se rencontrer sans lymphangite appréciable.

Étiologie. — Les causes des adénites sont trop nombreuses pour ne pas être divisées en catégories ; les unes sont *directes* et l'on signale des inflammations consécutives aux plaies, aux contusions, aux piqûres des ganglions lymphatiques ; ces cas sont exceptionnels. Il en est de même des adénites provoquées par le froid et de celles qui succèdent à l'inflammation des tissus circonvoisins ; elles sont infiniment rares ; au contraire, c'est presque toujours le ganglion qui transmet sa propre inflammation à l'atmosphère cellûleuse qui l'entoure.

Les adénites ont surtout pour origine une inflammation propagée par les lymphatiques afférents, et l'on trouve, d'ordinaire, dans le territoire des vaisseaux blancs qui dépendent des ganglions atteints, une plaie grande ou petite, souvent une simple écorchure, la plus légère des excoriations. Tantôt cette solution de continuité des téguments a provoqué un angioleucite dont les réseaux ou les cordons moniliformes se dirigent vers les ganglions engorgés ; tantôt la lymphangite intermédiaire manque, et les cas sont fréquents où les agents septiques absorbés par la plaie, sont en trop petite quantité pour irriter le vaisseau qu'ils ne font que traverser ; mais ils s'accumulent dans les ganglions et l'inflammation se déclare.

Les solutions de continuité des téguments, point de départ des adénites, ne sont pas toujours d'origine traumatique ; les brûlures, les vésicatoires, les moxas, les éruptions cutanées de toutes sortes peuvent s'accompagner d'inflammation ganglionnaire ; le chancre mou provoque très fréquemment l'apparition des bubons, mais ceux-ci ont un caractère trop particulier pour être confondus avec les adénites vulgaires ; ils méritent une description spéciale. Enfin l'inflammation est parfois sous la dépendance d'une maladie générale ; au cours de la scarlatine, de la peste, de la morve, du farcin, de la variole, les ganglions peuvent s'engorger et suppurer sans qu'on trouve, dans le territoire de leurs lymphatiques, une lésion appréciable de la peau.

Anatomie pathologique. — On décrit, depuis Velpeau, trois degrés dans les lésions de l'adénite. Au début surviendrait l'*induration* caractérisée par le gonflement du ganglion, dont le tissu rouge, dense et résistant rappelle la chair musculaire ; il est parcouru par des vaisseaux dilatés, rompus en certains points ; aussi trouve-t-on çà et là de petits thrombus, des suffusions sanguines. Le microscope révèle une prolifération des cellules, un épaississement des travées fibrillaires dont les éléments sont beaucoup plus épais. Bientôt le ganglion œdémateux, congestionné, passe à la période de *ramollissement* : la rougeur est encore intense, mais plus sombre, violette, semblable à celle de la rate ; la trame en est friable et la moindre pression la dilacère ; les hémorrhagies interstitielles sont plus abondantes ; une diapédèse intense de globules rouges s'est faite et les vaisseaux sont entourés d'un épais manchon d'hématies, les fibrilles des travées sont tuméfiées, granuleuses et souvent rompues. Enfin la période de *suppuration* arrive : le ganglion volumineux, mou, presque diffluent, offre sur le fond rouge de sa coupe des îlots jaunâtres de matière purulente ; les foyers s'accroissent, se réunissent par suite de la dégénérescence des travées qui les séparent, et, en fin de compte, on trouve, à la place du ganglion, une sorte de coque fibreuse distendue par une collection purulente. Cette membrane d'enveloppe finit elle-mêmè par se détruire, l'abcès gagne les tissus environnants qu'il décolle dans une plus ou moins grande étendue avant de se faire jour au dehors, à travers les téguments ulcérés.

Symptômes. — Qu'elle survienne d'emblée ou qu'elle accompagne une lymphangite, l'adénite se caractérise par un gonflement des ganglions durs, arrondis, douloureux ; ils roulent sous le doigt et l'on signale, dans les régions habituelles, le plus souvent à la racine des membres, au pli de l'aine, dans l'aisselle ou bien encore au coude, dans le creux poplité, à la région cervicale, des tumeurs de volume variable, de la grosseur d'un haricot à celle d'une noix, et indépendantes encore les unes des autres ; la peau qui les recouvre est normale, sans coloration rouge et sans adhérence. Parfois les phénomènes s'arrêtent : la douleur diminue rapidement, mais la tuméfaction est plus lente à se dissiper : elle ne disparaît qu'après un assez long temps.

Lorsque l'adénite doit suppurer, les phénomènes, loin de s'amender, s'accentuent ; la douleur augmente, le gonflement s'accroît, l'atmosphère celluleuse des ganglions se prend et les petites tumeurs, d'abord mobiles et indépendantes, s'unissent en une masse unique, bosselée, une sorte de gâteau plus ou moins large et plus ou moins épais, à surface irrégulière ; la peau qui le recouvre est rouge, chaude, œdémateuse, adhérente ; c'est l'*adéno-phlegmon* de Velpeau ; bientôt on y perçoit de la fluctuation, les téguments s'amincissent, s'ulcèrent et du pus crémeux ou mal lié s'écoule au dehors. L'ouverture s'élargit ou reste fistuleuse et la cavité se comble — vite ou lentement — par la végétation des bourgeons charnus.

Cette inflammation peut évoluer localement, sans réaction appréciable ; à peine note-t-on, lorsque l'adénite apparaît ou lorsque le pus se collecte, un léger mouvement fébrile ou quelques troubles gastriques. Mais il est des formes fort graves où l'affection prend l'allure d'une intoxication véritable : elle débute par un frisson violent, par une fièvre intense ; des accidents cérébraux éclatent et la maladie prend une marche ataxique ou adynamique redoutable. Mais l'adénite ne devient alors qu'une épisode dont l'importance s'efface devant la gravité de la septicémie.

Diagnostic. — Il ne présente guère de difficulté ; on ne pourrait confondre l'adénite qu'avec le phlegmon et seulement à une période assez avancée pour que les ganglions soient déjà voilés par l'inflammation œdémateuse du tissu cellulaire environnant. Il est probable que l'erreur est souvent commise ; bien des phlegmons de la parotide, de la région rétro-pharyngienne, du médiastin, de la fosse iliaque, des ligaments larges, du cou, ne sont que des adénites ignorées ! — L'adénite une fois reconnue, il faut en déterminer l'origine, chercher la plaie qui lui a donné naissance et la nature de cette plaie ; s'agit-il d'une excoriation banale, d'une chancrelle ou d'un chancre induré ? ou l'inflammation ganglionnaire est-elle la conséquence d'une dyscrasie ? Mais nous ne saurions entrer ici dans cet examen dont la place est marquée ailleurs.

Traitement. — Les adénites ne doivent pas être négligées, et si quelques-unes se terminent par résolution, d'autres suppurent et provoquent de larges décollements, des ulcérations étendues de la peau, amincie, violacée, des cavités anfractueuses sans tendance à la réparation et, en fin de compte, des cicatrices irrégulières et vicieuses fort redoutées par les malades. Aussi mettra-t-on tout en œuvre pour empêcher la suppuration. La plaie, cause première de l'adénite et la lymphangite concomitante, seront traitées par l'immobilisation des parties, les applications antiseptiques, les bains tièdes prolongés ou continus, tous soins qui arrêteront les progrès de l'inflammation ganglionnaire.

Les onctions d'onguent mercuriel sur la région tuméfiée, les vésicatoires volants appliqués à plusieurs reprises ont donné de bons résultats et nous avons vu des bubons disparaître à la suite de leur emploi. La compression, très vantée aussi, est d'un maniement plus difficile. Lorsque le pus s'est déjà collecté, il ne faut pas attendre sa diffusion et les décollements étendus de la peau ; une incision assez large pour permettre le facile écoulement du liquide sera faite dans le point le plus déclive. Le drainage exact, les injections antiseptiques détersives, une légère compression des parties rendront alors d'utiles services.

III

ADÉNITES CHRONIQUES.

On décrit, sous ce nom, des affections très différentes et pour la plupart fort mal connues : l'*adénite chronique* proprement dite, l'*hypertrophie ganglionnaire*, l'*adénite scrofuleuse* et l'*adénite tuberculeuse*. Nous n'étudierons que l'adénite chronique proprement dite et l'adénite tuberculeuse. Nous ne savons en effet à quelle lésion anatomique correspond l'hypertrophie ganglionnaire dont l'histoire empiète tantôt sur l'adénite chronique, tantôt sur les formes bénignes du lymphadénome. Quant à l'adénite scrofuleuse, elle ressemble trop à l'adénite tuberculeuse pour que les deux descriptions ne puissent être confondues.

1°. ADÉNITE CHRONIQUE.

Étiologie. — Elle succède habituellement à des irritations répétées du réseau d'origine des lymphatiques afférents des ganglions ; c'est ainsi que chez les gens malpropres, peu soigneux de leurs pieds, dont les orteils ont des cors et des ongles incarnés, ou dont les jambes sont creusées d'ulcères rebelles, le triangle de Scarpa est très souvent le siège d'une adénite chronique ; on l'observe au creux de l'aisselle chez les manouvriers dont les mains ont un épiderme calleux, fendillé de crevasses, chez les individus atteints d'engelures chroniques. Sous l'influence de ces causes, l'engorgement survient peu à peu et s'établit sournoisement ; mais il éclate parfois à la suite d'une poussée aiguë dont la tuméfaction ne se résout pas. L'adénite de la syphilis est essentiellement chronique : son importance lui vaudra une description particulière.

Anatomie pathologique. — Cornil et Ranvier ne nous parlent pas des premières périodes de l'engorgement chronique; ils ne décrivent que les lésions ultimes, la transformation fibreuse et les dégénérescences calcaires : le ganglion est un peu hypertrophié et son tissu souvent infiltré de pigment. On constate une augmentation d'épaisseur des travées périvasculaires du système caverneux; elles sont doublées ou triplées de volume et, dans nombre de points, paraissent fibrillaires. « Le parenchyme folliculaire présente, par contre, une atrophie plus ou moins considérable et pouvant aller jusqu'à la disparition complète. Le plus souvent on n'en trouve que des îlots disséminés, particulièrement à la périphérie du ganglion. » Quant aux infiltrations calcaires, elles constituent des masses pierreuses qui, « préparées en lames minces, sont transparentes et présentent des fissures et des stries irrégulières. Elles sont en partie solubles dans l'acide chlorhydrique qui en dégage de l'acide carbonique. »

Symptômes. — Ils sont à peu près négatifs : dans les régions où siègent les grappes ganglionnaires on trouve, sous la peau normale, de petites tumeurs sphériques, indolores, mobiles les unes sur les autres; elles sont de nombre et de volume variables; en général leur grosseur ne dépasse guère celle d'une noisette. On a décrit des masses énormes qui déforment le pli de l'aine, l'aisselle, surtout la région cervicale où elles provoquent des compressions redoutables, mais il s'agit alors de ces lymphadénomes dont nous avons ailleurs présenté l'histoire.

Ces pléiades chroniquement enflammées peuvent se résoudre et, au bout d'un temps plus ou moins long, surtout lorsqu'on a pu supprimer les causes qui ont provoqué leur apparition, les petites tumeurs s'affaissent et disparaissent. Le plus souvent elles restent indéfiniment stationnaires, à moins qu'une poussée aiguë ne survienne qui parfois se termine par la production d'une suppuration plus ou moins étendue; ce phénomène se montre surtout dans l'adénite tuberculeuse.

Diagnostic. — Il est souvent fort malaisé, et, lorsqu'on constate l'existence de cet engorgement ganglionnaire, un examen fort attentif est nécessaire pour déterminer s'il s'agit d'une adénite chronique sans importance, d'un lymphadénome ou d'un engorgement provoqué par la syphilis, ou bien encore d'une dégénérescence sous la dépendance de la tuberculose ou même d'une tumeur maligne méconnue. Un interrogatoire rigoureux et des recherches minutieuses permettront presque toujours de résoudre ces diverses questions.

Traitement. — Le plus souvent la gêne provoquée par cette adénite est trop peu notable pour qu'il soit nécessaire d'intervenir. Une grande propreté du tégument externe évitera d'ailleurs les poussées aiguës. Une compression méthodique, des badigeonnages à la teinture d'iode, les onctions iodurées, l'emplâtre de Vigo, les injections interstitielles, les courants continus, puis, à l'extérieur, l'iodure de potassium, l'arsenic, l'huile de foie de morue ont été préconisés. Mais n'est-ce pas surtout contre les engorgements syphilitiques et tuberculeux ou dans les lymphadénomes que ces divers moyens doivent être utilisés ?

2° ADÉNITE TUBERCULEUSE.

Nous réunissons dans une même description l'adénite tuberculeuse et l'adénite scrofuleuse étudiées séparément par la plupart de nos auteurs classiques : la clinique ne nous donne aucun signe qui permette de distinguer ces deux affections ; l'anatomie pathologique n'est pas moins muette. Aussi considérerons-nous scrofule et tuberculose des ganglions comme une seule et même maladie.

Étiologie. — Elle apparaît surtout dans le jeune âge, chez les enfants pâles, chétifs, mal venus, mal nourris et de descendance suspecte ; chez les fils d'alcooliques, de syphilitiques et de scrofuleux. Il n'est pas rare cependant de la voir survenir sur des individus d'apparence robuste. Peu de groupes ganglionnaires y échappent, mais les plus fréquemment atteints sont ceux de la région cervicale ; la dégénérescence se montre à la suite des inflammations catarrhales des muqueuses, des érosions de la bouche et des fosses nasales, du cuir chevelu ; les poussées d'eczéma impétigineux s'accompagnent souvent d'engorgement des glandes du cou. L'impression du froid, les violences extérieures, les frottements répétés peuvent hâter leur développement.

Anatomie pathologique. — Les ganglions conservent parfois leur volume normal ; le plus souvent ils sont hypertrophiés, congestionnés, rouges ; et, au début, indépendants encore les uns des autres. Rarement, dans un groupe, un ganglion seul est atteint ;

l'inflammation, au contraire, en envahit plusieurs ; leur consistance, d'abord assez dure, élastique, rénittente, se modifie avec le progrès de la dégénérescence ; la tumeur d'un gris jaunâtre, pâle, montre une surface de section parsemée de points opaques dont quelques-uns ont bien l'aspect de granulations grises ; ils se réunissent en îlots caséeux, ramollis à leur centre et transformés en une masse qui, suivant son âge et sa période d'évolution, rappelle le pus, le mastic ou la craie. On a constaté même des infiltrations calcaires, de véritables pierres entourées d'une capsule fibreuse.

Nous serons bref sur l'examen histologique des ganglions tuberculeux. On y trouve, soit des granulations rares ou confluentes, soit des masses infiltrées plus ou moins étendues. « Les granulations sont constituées, à leur début, par le tissu réticulé dans lequel les cellules lymphatiques paraissent comme tassées, deviennent granuleuses et s'atrophient. Bientôt les capillaires s'oblitèrent et il se forme des cellules géantes. Le tissu réticulé qui avoisine les granulations se continue dans leur intérieur, de telle sorte que le tissu des granulations tuberculeuses des ganglions est très voisin du tissu réticulé normal. » La dégénérescence caséeuse est fréquente ; on constate aussi, assez communément, une transformation fibreuse du tissu réticulé. Cette inflammation chronique interstitielle se rencontre même dans les ganglions tuberculeux atteints de suppuration.

Cornil et Ranvier, à qui nous empruntons cette description, n'admettent pas l'identité des lésions scrofuleuses et tuberculeuses, et pour eux « bien que la terminaison par l'état caséeux soit la même dans la tuberculose et dans la scrofule, les lésions initiales paraissent bien différentes : dans la tuberculose au début, on observe, entre les granulations, une inflammation évidente caractérisée par l'accumulation de grosses cellules dans le sinus lymphatique. La scrofulose, au contraire, produit une adénite interstitielle généralisée, et les petits îlots qu'on constate alors ne doivent pas être confondus avec les granulations tuberculeuses. »

Symptômes. — L'adénite tuberculeuse peut débuter d'une manière aiguë ; une tuméfaction ganglionnaire survient à l'occasion d'un coup de froid, d'une irritation quelconque, parfois sans cause appréciable ; la région se soulève, et l'on sent rouler sous les doigts une ou plusieurs tumeurs douloureuses à la pression ; elles se réunissent, s'immobilisent dans le tissu cellulaire enflammé et l'on a le tableau clinique d'un véritable adéno-phlegmon; puis un abcès se forme, le pus s'écoule, mal lié et floconneux; la cavité ne se comble pas, mais évolue comme une ulcération scrofuleuse, à parois fongueuses, à lèvres amincies et décollées.

Le plus souvent, l'adénite s'établit d'une manière insidieuse; peu à peu les ganglions augmentent de volume; on perçoit, sous la peau, des masses en chapelet, dures, résistantes, indolores, mobiles. Cette période persiste presque indéfiniment; puis, ou la tumeur se résout, ou elle s'enflamme; dans ce dernier cas, les ganglions conglomérés adhèrent aux téguments qui rougissent par places; la fluctuation est bientôt manifeste en un point circonscrit; l'adénite suit la marche des formes aiguës dès le début; la peau s'ulcère et une substance puriforme, grumeleuse, s'évacue, laissant une sorte de caverne ou des fistules intarissables, tapissées de fongosités. A ce premier abcès en succède un deuxième, développé sur un ganglion voisin, puis un troisième, et la série en est souvent fort longue.

Lorsque l'adénite atteint les périodes de ramollissement et de suppuration, le diagnostic est en général des plus simples; on ne pourrait confondre l'inflammation ganglionnaire tuberculeuse qu'avec un adéno-phlegmon légitime; encore l'étude attentive et la recherche des commémoratifs révéleront-ils le plus souvent l'origine strumeuse du mal; l'évolution de l'adénite, l'aspect de la perte de substance, ses bords décollés, violacés, amincis, les fistules persistantes, le bourgeonnement fongueux dissiperont toutes les incertitudes. Lorsque l'engorgement est indolent, on peut confondre l'adénite scrofuleuse avec certaines hypertrophies ganglionnaires, certains lymphadénomes, et la marche de la maladie, les modifications provoquées par le traitement établissent seules le diagnostic.

Traitement. — Il doit s'attaquer d'abord à l'état général : une bonne hygiène, une nourriture substantielle, un exercice suffisant, le grand air; puis les frictions sèches sur tout le corps, et répétées chaque jour; les bains chlorurés sodiques, soit à la mer, soit surtout à Salies-de-Béarn; l'huile de foie de morue en hiver, l'iodure de potassium, les préparations martiales, l'arsenic feront le plus souvent disparaître les engorgements ganglionnaires; on aura soin d'ailleurs d'éviter toute cause d'irritation, l'exposition au froid, les frottements, les violences extérieures quelconques.

Les applications locales n'ont qu'une influence contestable sur la résolution de l'engorgement : les onctions d'onguent mercuriel, les badigeonnages à la teinture d'iode jouissent cependant d'une grande vogue et ont quelque valeur sans doute ; la compression méthodique, dans les régions où elle est applicable, a donné de réels succès ; les injections interstitielles dans la tumeur sont à peu près abandonnées et, si le chirurgien intervient, c'est d'une manière plus radicale : l'extirpation du ganglion, ou, lorsque la tumeur s'est abcédée, sa large ouverture et le grattage de la poche, la destruction totale de ses parois par la curette tranchante sont les opérations les plus habituelles.

On les a vues réussir ; mais nous croyons qu'il faut en user avec modération : ces interventions chez les tuberculeux ne sont pas toujours innocentes, elles peuvent hâter l'apparition d'une poussée granuleuse nouvelle en d'autres points de l'organisme ; de plus, elles sont souvent incomplètes ; on laisse dans quelque anfractuosité de la plaie, autour des gros troncs vasculaires ou nerveux, du tissu malade qui provoquera une récidive fréquemment observée. On n'aura donc recours au bistouri que si le traitement général a manifestement échoué et si l'anatomie de la région rend l'extirpation totale possible.

ADÉNITES VÉNÉRIENNES.

Elles sont de deux ordres : les unes dépendent d'un *chancre mou* qui peut provoquer, dans les ganglions correspondant à son siège, une adénite simple, ou plus souvent un adéno-phlegmon, virulent comme le chancre mou lui-même ; les autres sont d'origine syphilitique et l'on en distingue plusieurs variétés selon que l'engorgement accompagne les accidents primitifs, secondaires ou tertiaires.

1° ADÉNITE CHANCREUSE.

Étiologie. — Toutes les adénites qui compliquent une chancrelle ne sont pas chancrelleuses, et on a observé des bubons non virulents : l'ulcération spécifique a retenti sur les ganglions, tout comme l'aurait fait une ulcération banale, une excoriation de la peau. On ne connaît guère la proportion des bubons simples et des bubons infectieux : pour Turati, les seconds seraient aux premiers comme

1 est à 12; mais d'après un relevé général englobant 287 cas, Jullien
note 138 bubons chancrelleux et 147 inflammatoires. Straus, il est
vrai, conteste toutes ces statistiques, et, d'après ses recherches, le
pus des bubons n'est jamais primitivement virulent; il le devient
par contamination, et lorsqu'il y a mélange du pus du ganglion ab-
cédé avec le pus du chancre préexistant voisin.

Tout chancre mou ne se complique pas de bubons : le même auteur, sur un total de 2698 chancrelles, constate l'existence du bubon
1547 fois et son absence 1151; la proportion serait comme 5 est à 9.
Elle n'est plus que de la moitié dans les relevés de Beith; pour Diday,
il n'y aurait que 1 bubon pour 17 chancrelles, dans la clientèle
civile, il est vrai. S'il y a chancrelle sans bubon, peut-il y avoir bubon
sans chancrelle? le virus pénètre-t-il sans effraction de la muqueuse
ou de la peau, et inocule-t-il les ganglions sans ulcération concomitante au point de pénétration? Cette question du *bubon d'emblée* a
passionné bien des esprits. Elle est en général résolue par la négative et, malgré les observations publiées par Gamberini et Daniel
Mollière, on rejette le bubon d'emblée; la rapide évolution du chancre
guéri sans cicatrice explique, dans certains cas, l'absence apparente
de porte d'entrée pour le virus.

Les frottements, les contusions, l'irritation de la chancrelle, les
érosions vasculaires de ses parois favorisent l'absorption du pus virulent et l'apparition de l'adénite; aussi les chancres de la femme, en
général profondément situés et protégés par des replis cutanés et
muqueux, provoquent moins souvent les bubons que les chancres de
l'homme, plus superficiels, plus exposés, surtout lorsqu'ils siègent
aux environs du pénis; de fait, ce sont ceux-là qui se compliquent
le plus fréquemment de bubons. Enfin « n'est-il pas notoire, nous dit
Jullien, que cette variété d'adénite a beaucoup diminué de fréquence
depuis que la thérapeutique a remplacé par des solutions ou des
poussières le dur crayon de nitrate d'argent? »

Le bubon se développe dans les ganglions où se rendent les lymphatiques de la région atteinte par la chancrelle, et comme cette dernière a été observée un peu partout, il en est de même pour l'adénite
virulente; on l'a vue au cou, dans l'aisselle, au niveau de l'épitrochlée; mais, dans l'immense majorité des cas, elle siège au pli de
l'aine; le plus souvent elle envahit un ganglion superficiel du groupe
interne, du côté correspondant à la chancrelle; cependant, l'adénite

frappe aussi le groupe externe, même lorsque la chancrelle a pris naissance sur les organes génitaux et non sur l'anus. Enfin, depuis Hunter et Ricord, on sait que, d'ordinaire, la glande plus voisine de la surface ulcérée est la seule à s'enflammer et à suppurer; elle se prend presque toujours dans les premières semaines qui suivent l'infection; mais l'envahissement est à craindre tant qu'il reste un vestige d'ulcération.

Symptômes. — Une angioleucite précède souvent le bubon; les tissus sont rouges, douloureux, œdématiés sur le trajet des lymphatiques qui vont de la chancrelle à la glande enflammée; on peut sentir, sous la peau, des petits cordons irréguliers, noueux, moniliformes; en certains points, ils soulèvent les téguments et une collection purulente apparaît et s'ulcère; le liquide s'évacue pour faire place à une perte de substance dont l'aspect est absolument celui du chancre mou.

En même temps, un ganglion devient douloureux, un seul presque toujours et du côté correspondant à la chancrelle; mais on cite des cas où l'inflammation se développe du côté opposé et des faits plus rares encore où l'adénite est bilatérale. La douleur est extrèmement vive, et telle que les mouvements des jointures voisines en sont rendus presque impossibles; la glande grossit, elle se dessine sous la peau rouge ou violacée; elle est d'abord mobile, mais le tissu cellulaire s'affecte et l'on se trouve en présence d'un véritable adéno-phlegmon. Au pli de l'aine, son siège le plus fréquent, la collection elliptique, à grand diamètre transversal, semble située au devant du ligament de Poupart qu'elle déborde en haut et en bas.

La fluctuation est rapide; le pus a d'abord deux foyers distincts : il se développe dans les lames conjonctives péri-ganglionnaires, et dans le ganglion encore entouré d'une coque résistante; le premier de ces liquides, bien lié, jaune, franchement phlegmoneux, n'est pas virulent, tandis que l'inoculation du second, mal lié, grisâtre, provoquerait l'apparition d'un chancre mou. Lorsque les deux pus se mélangent, la masse totale deviendrait inoculable. Nous avons exprimé plus haut l'opinion contradictoire de Straüs, basée sur l'examen de quarante-quatre bubons dont aucun n'était virulent. Après ulcération de la peau, le liquide s'écoule au travers de la peau ulcérée et laisse une cavité anfractueuse, déchiquetée, à bords amincis et décollés et qui prend les allures de la chancrelle.

Le processus réparateur est des plus lents ; il faut des semaines et même des mois pour que la cicatrisation soit complète, encore est-elle souvent contrariée par de nombreuses complications : des décollements étendus, des fusées purulentes, une gangrène de la peau qui dénude de larges espaces, toute la région inguinale, le triangle de Scarpa, une partie de la paroi abdominale ; l'ulcération peut prendre la forme phagédénique, découvrir les troncs nerveux, les gros vaisseaux et s'éterniser avec des améliorations passagères suivies de recrudescences rapides. Fournier a soigné un de ces chancres qui durait depuis quatorze ans.

On a noté encore des hémorrhagies de causes diverses ; tantôt elles surviennent pendant les efforts du malade : le sang abdominal est refoulé vers le membre inférieur, la surface ulcérée du bubon se congestionne et saigne ; tantôt des vaisseaux d'un certain calibre sont mis à nu ; leur paroi, altérée par l'inflammation du voisinage, est peu résistante et se laisse rompre. Dans quelques cas exceptionnels, on a observé une orchite de voisinage chez ceux dont le testicule est retenu à l'anneau, et une péritonite assez grave pour entraîner la mort. Besnier, Bourdon et Clerc en ont cité des exemples. Enfin, chez les scrofuleux, des fongosités compliquent parfois les bubons.

Traitement. — Le bubon est d'un diagnostic fort aisé ; son origine se retrouve par la chancrelle concomitante ou, dans des cas fort rares, antérieure et déjà cicatrisée lorsque l'adénite se développe. L'inoculation, puis la marche de l'ulcération laissée par l'ouverture de la collection purulente, permettront de reconnaître s'il s'agit d'un bubon chancrelleux ou simplement inflammatoire. Dans le premier cas, le pronostic est grave par le phagédénisme, la gangrène, les hémorrhagies, les fistules dont il peut être le point de départ et les cicatrices vicieuses qu'il laisse souvent après lui.

Tout chancre mou doit être surveillé avec le plus grand soin : les pansements humides et souples, la protection des parties ulcérées, l'absence de traumatisme, d'irritation, seront le meilleur traitement prophylactique. Tarir la virulence par le procédé de chauffage d'Aubert, de Lyon, serait encore un moyen d'éviter le développement de l'adénite. On sait que, d'après Aubert, les germes de la chancrelle ne peuvent résister à une température supérieure à 38 ou 39°, ce qui explique pourquoi les ganglions superficiels du pli de l'aine sont seuls atteints et pourquoi le chancre du col ne provoque jamais l'apparition d'une adénite : les ganglions pelviens qui leur correspondent ont une température trop élevée pour cela.

Lorsque le bubon complique déjà la chancrelle, le traitement d'Aubert est encore applicable : il propose les demi-bains « au-dessus de 40°; il a pu les faire supporter assez facilement pendant 8 à 10 heures, ce qui élève la température du malade de 38°,5 à 39,5 ». Grâce à cette méthode, il guérit en quinze jours les bubons chancreux qui réclamaient autrefois de deux à quatre mois de soins assidus. « J'espère même, ajoute-t-il, en combinant les dernières heures du chauffage avec la présence d'un agent toxique pour le chancre et innocent pour les tissus (calomel, iodoforme), arriver bientôt à réaliser le programme dont je poursuis l'exécution et qui est de tarir la virulence du jour au lendemain. »

Cette méthode séduisante n'a pas encore subi un contrôle suffisant : aussi devons-nous signaler les autres procédés ; les vésicatoires volants, préconisés par Diday et dont l'application sera plusieurs fois répétée, suivant le conseil d'A. Guérin. Nous avons, à l'hôpital du Midi, obtenu de bons résultats par ce traitement. Les badigeonnages à la teinture d'iode, les onctions d'onguent mercuriel, la compression sont moins actifs, mais compteraient aussi quelques succès. Néanmoins, dans l'immense majorité des cas, le bubon évolue et suppure quand même. Faut-il alors intervenir d'une manière plus radicale?

Quelques auteurs sont pour l'expectation : leur pratique n'a pas prévalu. Les uns ouvrent largement le bubon, qu'ils cautérisent ensuite au fer rouge ou par les caustiques chimiques, ou, qu'ils essayent de modifier par des pansements à l'iodoforme ; d'autres ont recours aux ponctions aspiratrices précoces suivies d'injections intraganglionnaires d'acide phénique ou salycilique, de chloral, de chlorate de potasse, de sulfate de cuivre, de solutions camphrées. L'acide phénique semble avoir donné les meilleurs résultats. La ponction hâtive a été préconisée par Broca : il enfonçait au centre du ganglion la lame étroite d'un bistouri, puis comprimait énergiquement la tumeur pour en chasser le pus, répétant cette opération jusqu'à ce que la suppuration fût tarie. Cette méthode est trop douloureuse et trop infidèle pour être recommandée.

2° ADÉNITES SYPHILITIQUES.

On en décrit trois variétés : l'adénite *primitive*, l'adénite *secondaire* et l'adénite *tertiaire*.

a. Adénite primitive.

Elle est parfois précédée d'une lymphangite et, une fois sur cinq, d'après Bassereau, on trouve, entre le chancre et les ganglions engorgés, un ou plusieurs cordons durs, rectilignes, moniliformes, du volume d'une plume de corbeau, indolores, aphlegmasiques ; les téguments soulevés conservent leur coloration normale ; à peine, dans quelques cas exceptionnels, note-t-on une teinte rosée sur le léger relief formé par le vaisseau. Du reste, en moins d'un mois, cette tuméfaction disparaît ; elle se résout sans laisser de trace et les cas sont fort rares où elle se termine par un abcès ou une fistule.

Du septième au quinzième jour après l'apparition du chancre, l'adénopathie se développe dans les ganglions correspondants au territoire où siège l'ulcération spécifique. Cet engorgement est, pour ainsi dire, nécessaire, et si Ricord exagère lorsqu'il dit « qu'il accompagne le chancre aussi fatalement que l'ombre suit le corps », nous voyons, d'après un relevé général de Jullien, que sur 1361 cas de chancre syphilitique, l'absence d'adénite a été constatée 37 fois seulement ; la coïncidence est donc de 93 pour 100.

L'engorgement frappe sur plusieurs ganglions et, dans les chancres génitaux, les plus fréquents de tous, la plupart des ganglions de l'aine sont atteints et le plus souvent des deux côtés à la fois ; ils forment, sous la peau, une *pléiade* caractéristique de petites tumeurs du volume d'un pois à celui d'une noisette, dures, chondroïdes, indolentes, indépendantes les unes des autres, mobiles, globuleuses ou mamelonnées. En général, le ganglion le plus rapproché du chancre est le plus gros ; c'est « le ganglion anatomique », « le préfet de l'aine » de Ricord ; il est assez rare de le voir seul engorgé.

L'évolution froide de l'adénite de la vérole est de règle. On a constaté cependant des phénomènes inflammatoires et, sur 1683 cas de bubons syphilitiques primitifs, Jullien trouve 49 bubons suppurés, soit une proportion de 2,9 pour 100. Mais un examen attentif démontre presque toujours que la syphilis n'est plus seule en cause : l'individu est strumeux, ses ganglions sont agglomérés par inflammation du tissu cellulaire qui les environne; ils se tuméfient, la peau se soulève, rougit, s'ulcère ; une petite quantité de pus séreux et mal lié s'écoule et des fongosités s'élèvent du fond de la cavité à bords décollés et amincis. Encore a-t-on souvent vu le pus se résorber, même dans les cas où la fluctuation était des plus nettes.

D'autres fois, il s'agit d'une ulcération *mixte*, à la fois syphilitique et chancrelleuse. Ici deux cas se présentent : ou bien la chancrelle s'est syphilisée, ou bien le chancre dur s'est chancrellisé; dans le premier cas, la suppuration est beaucoup plus fréquente que dans le second, la syphilis oblitérant, dit-on, les voies lymphatiques. Il n'en est pas moins vrai que l'inflammation s'observe dans l'une et l'autre alternative. Enfin, elle peut être la conséquence de toutes les irritations possibles, et les traumatismes, les cautérisations intempestives, les pansements négligés se traduisent parfois par une adénite suppurée.

Il est établi maintenant que, d'ordinaire, l'adénite primitive prend tout son développement en douze ou quinze jours, puis reste stationnaire et persiste longtemps après la cicatrisation du chancre; elle peut s'accroître lors des éruptions cutanées de la période secondaire; aussi est-il fréquent de la retrouver, non seulement plusieurs mois, mais plusieurs années après son apparition, et Venning, cité par Jullien, a montré que, sur 48 syphilitiques soumis à un traitement rationnel, un seul, au bout de sept ans, était exempt de tumeur ganglionnaire inguinale.

b. Adénite secondaire.

Elle est précédée quelquefois d'angioleucite et l'on trouve, sous les téguments atteints d'éruptions plus ou moins confluentes, de petits cordons durs, moniliformes, parallèles, qui suivent le trajet connu des lymphatiques et se dirigent vers les ganglions : il n'y a ni douleur, ni coloration anormale de la peau; la résolution est assez rapide et se fait sans laisser de trace; aussi cette lymphangite échappe-t-elle à qui ne la recherche avec soin.

L'engorgement ganglionnaire est, au contraire, des plus nets : d'habitude on observe non seulement une sorte de poussée nouvelle du

côté de la pléiade biinguinale formée dès l'apparition du chancre
génital, mais d'autres régions se prennent, le cou aussi bien dans le
segment postérieur qu'en aval et sur les côtés, l'aisselle, l'épitrochlée,
le creux poplité; on trouve même des chaînes, des chapelets ou des
ganglions isolés en des points où l'anatomie n'en révèle pas d'ordinaire : dans le cuir chevelu, dans la région dorsale, près de l'omoplate, aux lombes, sur la clavicule, à la jambe.

« Sur vingt sujets observés par Campana, nous dit Jullien, voici
quelle était, par ordre de fréquence, la localisation de l'adénopathie;
les aines 20 fois, les côtés du cou 13, la nuque 8, les régions sous-
maxillaires 5, crurale 3, axillaire 2, parotidienne 2, épitrochléenne 2,
et sous-mammaire 2. » Cette sorte de généralisation a, pour le diagnostic de la syphilis, une importance qui ne saurait échapper. L'adénite secondaire ressemble de tous points à celle de la période primitive : on retrouve la même dureté, la même indolence, les mêmes
tumeurs lobulées, mobiles, sans changement de couleur à la peau.
Elle ne suppure que dans des cas exceptionnels, et lorsque le sujet
qui la porte est strumeux.

c. Adénite tertiaire.

Nous ne connaissons guère cette affection que depuis les recherches
de Verneuil, de Virchow, de Lancereaux, de Cornil et de Campana.
Elle n'est parfois que l'engorgement des premières périodes qui
persiste; parfois aussi, elle apparaît avec les accidents tertiaires et
revêt une physionomie spéciale. Tantôt elle prend la forme *scléreuse*
et tantôt la forme *gommeuse*.

L'adénite *scléreuse* est caractérisée par la multiplicité des ganglions atteints; les superficiels et les profonds, ceux du cou, de l'aisselle, de l'aine, aussi bien que ceux du médiastin, du mésentère,
des lombes et des bronches peuvent être envahis; ils sont petits,
durs, grisâtres à la coupe, d'aspect fibreux. L'adénite *gommeuse* est,
en général, plus circonscrite; un ou plusieurs ganglions se tuméfient; au début, leur masse est rosée, ferme, élastique, puis survient
la dégénérescence, la caséification; la trame jaunâtre se ramollit et
se transforme en une collection puriforme.

A ce moment des douleurs s'accusent, l'atmosphère celluleuse
s'enflamme; la peau rougit et devient adhérente; elle s'ulcère et le

pus s'écoule à l'extérieur. Cette suppuration, qui s'observe surtout chez les strumeux et à l'occasion du traumatisme ou d'une irritation des téguments, peut s'accompagner d'accidents graves, et, dans le cas d'adénite tertiaire inguinale rapporté par Verneuil, une sorte de phagédénisme creusa les tissus jusqu'à l'artère fémorale qui fut ouverte; le malade fut emporté par une hémorrhagie foudroyante.

En général, la perte de substance rappelle les ulcères syphilitiques tertiaires : une cavité profonde à bords cuivrés, rouges, taillés à pic, parfois décollés et frangés, à fond irrégulier, anfractueux, déchiqueté, pulpeux, recouvert de débris jaunes semblables au bourbillon de l'anthrax. Chez les scrofuleux, elle perd quelques-uns de ces caractères et se rapproche davantage des ulcères de la tuberculose; le diagnostic présente alors quelques difficultés, mais l'influence rapidement curative de l'iodure de potassium et des applications mercurielles sur la plaie seront un utile renseignement.

TUMEURS DES GANGLIONS.

Nous serons bref sur ce chapitre : on a signalé des *kystes* des ganglions de l'aine et du cou; nous en renvoyons l'étude aux maladies de ces régions. Quant aux *tumeurs malignes*, elles sont *secondaires* ou *primitives*. Les premières, de beaucoup les plus fréquentes, sont le fait de la propagation d'un carcinome ou d'un épithélioma, peut-être aussi d'un sarcome ou d'un chondrome. Nous nous en sommes déjà occupé à propos de ces divers néoplasmes.

Donc, nous dirons seulement que, dans tel ou tel cas, la tumeur ganglionnaire apparaît un certain temps après l'ablation de la tumeur primitive : c'est une cause d'erreur qu'il ne faut pas négliger. Il se peut aussi que la tumeur primitive soit petite, profonde, tandis que l'adénite est volumineuse et superficielle. Verneuil a beaucoup insisté sur des cancroïdes ignorés de la base de la langue ou de l'extrémité supérieure de l'œsophage qui se révélaient, tout d'abord, par un engorgement ganglionnaire fort apparent de la région sous-maxillaire ou carotidienne.

Un point est souvent délicat : l'adénite que l'on constate est-elle le signe d'une propagation de la tumeur maligne dont on a reconnu l'existence, ou s'agit-il d'un engorgement ganglionnaire simple provoqué par un examen trop brutal ou par quelque autre irritation? La réponse peut être difficile, et, dans le doute, si le chirurgien intervient, il doit extirper tous les ganglions assez volumineux pour être découverts par lui.

Les tumeurs malignes primitives sont trop rares, leur histoire est trop mal connue pour qu'on puisse en tracer un tableau d'ensemble; mais, à propos de chaque région ganglionnaire, on étudierait, avec quelque fruit, les diverses sortes de néoplasmes, sarcomes, épithéliomas, carcinomes.

CHAPITRE VIII

AFFECTIONS DES NERFS.

LÉSIONS TRAUMATIQUES.

Elles diffèrent suivant la nature du nerf atteint par la violence extérieure, et, les blessures des paires craniennes ne rappellent nullement celles des cordons rachidiens. Nous ne nous occuperons ici que de ces derniers, nerfs mixtes qui président à la motricité et à la sensibilité générale; les affections chirurgicales des nerfs craniens seront étudiées plus tard à propos des organes et des régions qu'ils animent.

Les lésions traumatiques varient encore suivant la nature du traumatisme, et nous établirons plusieurs catégories : et d'abord la *compression*, la *contusion*, l'*écrasement* du nerf. Laissant de côté la *commotion*, fort hypothétique et imaginée surtout pour juxtaposer, dans une exacte symétrie, les lésions des centres et des cordons nerveux, nous décrirons ensuite la *distension* et l'*arrachement*; enfin toutes les *plaies*, piqûres, coupures, plaies contuses et par armes à feu.

I

COMPRESSION ET CONTUSION DES NERFS.

Étiologie. — La *compression* n'est pas toujours d'ordre traumatique. Elle s'établit parfois d'une manière lente : une tumeur maligne, une hypertrophie ganglionnaire, un anévrysme, une exostose
ont pu, par leur développement progressif, refouler le nerf contre
un plan résistant aponévrotique ou osseux. C'est surtout dans le
canal rachidien et sur les racines des nerfs qu'on a observé cette
compression insidieuse; d'ordinaire elle a pour cause une pachyméningite, une déviation des vertèbres ou un abcès, un cancer vertébral, un kyste hydatique. Le nerf peut encore s'enflammer et
s'étrangler, pour ainsi dire, dans un canal inextensible. N'en est-il
pas de même dans certaines hypérémies du facial lors de son trajet
pétreux? S'il faut en croire Tripier, les ramuscules contenus dans
les cicatrices rétractiles et les troncs enfermés dans un cal vicieux ne
se comprimeraient que par suite de la dilatation des vasa-nervorum.

Une fausse position a souvent pour résultat la compression du
nerf. Panas a beaucoup insisté sur ce fait et son opinion semble rallier
tous les suffrages : il a montré que les paralysies radiales d'origine soi-disant rhumatismale, étaient dues à une compression du
nerf qui, pendant le sommeil, supporte le poids de la tête ou
repose sur le dossier d'une chaise ou d'un banc. Dans d'autres cas,
la compression est produite par le déplacement d'une extrémité
osseuse luxée ou par une béquille, l'anse d'un panier, d'un seau ou
d'un baquet; un lien constricteur trop serré, la bride du cheval enroulée autour d'un doigt du cavalier, le forceps dans les accouchements laborieux, ont eu pour résultat les altérations qui caractérisent
les compressions nerveuses.

La *contusion* est toujours le fait d'un traumatisme. Tantôt le corps
contondant est intérieur : les altérations nerveuses provoquées par
le déplacement d'une extrémité osseuse ne sont pas très rares ; on
a cité plusieurs cas de paralysie du circonflexe dans les luxations de
l'épaule ; les dislocations du coude peuvent amener semblable résultat du côté du cubital déchiré par une esquille. Tantôt le corps

contondant est extérieur et nous ne dénommerons pas ici les innombrables agents dont le choc peut contusionner le nerf.

Anatomie pathologique. — Les lésions nerveuses qui caractérisent les compressions et les contusions ne sont connues que grâce aux recherches physiologiques des expérimentateurs. Tillaux, Arloing et Tripier ont démontré que, chez les animaux, la compression rapide ou lente ne détermine guère qu'un trouble circulatoire. Weir Mitchell a trouvé de la congestion, quelques changements dans l'état du contenu des tubes nerveux, des désordres aussi caractérisés que ceux que l'on rencontre dans les cordons coupés depuis sept à huit jours, mais les descriptions sont assez peu précises.

On est mieux fixé sur les contusions des nerfs : lorsqu'elles sont légères, les tubes nerveux demeurent intacts et l'on constate à peine quelques suffusions sanguines sous le névrilème. Lorsqu'elles sont fortes, une hémorrhagie plus ou moins abondante infiltre le cordon, les gaines sont décollées, le périnèvre est rompu et le sang pénètre jusqu'aux tubes nerveux dont quelques-uns sont déchirés et altérés déjà dans leur structure; la fibre prend un aspect moniliforme, la myéline est fragmentée, puis le cylindraxe peut disparaître. On signale des cas où, au point contusionné, une prolifération se fait assez abondante pour constituer un renflement névromateux.

Symptômes. — La compression *rapide* et *faible,* étudiée expérimentalement par Bastien, Vulpian et Philippeaux, est caractérisée d'abord par des fourmillements, des crampes, une sensation de chaleur, puis une hyperesthésie de la peau, suivie d'une anesthésie progressive; les muscles se paralysent. Au bout d'un temps plus ou moins long, les fonctions réapparaissent : en premier lieu la contractilité musculaire, ensuite la sensibilité au toucher et à la douleur; plus tard encore, la sensibilité à la température.

Lorsque la compression est *forte,* on note une douleur très vive qui s'irradie dans tout le territoire animé par le nerf, des fourmillements, des élancements, puis un engourdissement de la région et une paralysie motrice complète ou incomplète. Ces phénomènes peuvent être de courte durée, et la sensibilité et la contractilité reparaître bientôt. Dans les paralysies radiales survenues pendant le sommeil, picotements et douleurs passent inaperçus ou n'existent pas : les désordres nerveux se révèlent par l'impotence fonctionnelle des muscles extenseurs de la main.

Les compressions lentes présentent un très grand intérêt. Celles qui ont pour cause l'emploi des béquilles ont été bien étudiées par Laféron et par Nicaise ; elles atteignent de préférence le radial, quelquefois le cubital ; c'est de l'extrémité du membre supérieur vers la racine que se développe la paralysie, dont la marche est en général, fort paresseuse ; elle peut cependant survenir tout à coup, après un effort, un saut, une enjambée exagérée ; quelquefois les filets sensitifs sont pris en même temps que les rameaux moteurs ; mais ces troubles sont passagers et le nerf récupère bientôt ses fonctions.

Lorsque la compression s'exerce sur les racines nerveuses, dans le canal rachidien ou au niveau des trous de conjugaison, elle se caractérise par de la douleur, des troubles trophiques et des paralysies. Nous n'insisterons sur aucun des termes de cette triade symptomatique, ni sur les douleurs en ceinture, les irradiations fulgurantes des membres inférieurs, les hyperesthésies de la peau, les anesthésies douloureuses ; ni sur les bulles, les zonas, les arthropathies ; ni sur les atrophies et l'impotence des groupes musculaires : tous phénomènes qui dépendent autant de l'inflammation des nerfs que de leur compression, et seront étudiés à propos du mal de Pott.

Les symptômes de la contusion ne diffèrent pas de ceux de la compression brusque ; ce sont les mêmes fourmillements, les mêmes douleurs, le même engourdissement des membres, la même anesthésie et la même paralysie musculaire. Parfois les phénomènes immédiats sont presque nuls : à la suite de quelques troubles de la sensibilité, tout paraît rentrer dans l'ordre, mais, quelques semaines après le traumatisme, surviennent des désordres plus ou moins graves, une paralysie sensitive et motrice, due très probablement à une névrite intercurrente.

Si la contusion a été légère, la compression passagère et faible, les troubles sensitifs et moteurs sont de peu de durée ; si la contusion et la compression ont été fortes, la paralysie et l'anesthésie, après un temps plus ou moins long, décroissent spontanément et finissent par disparaître ; des fourmillements, quelques élancements annoncent le retour de la contractilité ; celui de la motilité est précédé par la réapparition de la sensibilité électrique supprimée parfois. L'ordre du rétablissement des fonctions n'est pas toujours le même et l'impotence musculaire peut céder avant l'anesthésie. Quand, par malheur, une névrite a compliqué le traumatisme, des désordres irréparables, l'atrophie musculaire en sont souvent la conséquence. Certaines compressions lentes des racines nerveuses ont une gravité particulière, par l'extrème difficulté d'en supprimer la cause.

Il serait difficile de tracer ici le *diagnostic* de la compression et de la contusion des nerfs : il faudrait passer en revue les paralysies saturnines, l'atrophie musculaire progressive, les paralysies dites rhumatismales, les paralysies d'origine centrale. Aussi renvoyons-nous cette étude au moment où nous décrirons les affections chirurgicales de chaque nerf en particulier. Le *traitement* est des plus simples : le repos le plus absolu, une compression légère du membre sera prescrit pour éviter la névrite ; au bout de quelque temps, on électrisera les muscles afin de combattre leur atrophie.

II

DISTENSION ET DÉCHIRURE DES NERFS.

La *déchirure* et la *distension* accidentelles du nerf sont fort rares ; elles surviennent à la suite de luxations ou de fractures, dans les mouvements forcés et, surtout dans les tentatives de réduction, pour les déplacements invétérés des surfaces articulaires ; il peut y avoir alors *arrachement*, et l'on cite toujours les cas de Flaubert où les racines du plexus brachial se détachèrent au niveau de la moelle.

Ces désordres sont beaucoup mieux connus maintenant : on a souvent recours, comme intervention thérapeutique, à la distension des vaisseaux nerveux, et, depuis 1872, époque où Nüssbaum pratiqua la première *élongation*, — c'est ainsi que cette opération se nomme, — on a étudié avec plus de précision les phénomènes qui se produisent dans un nerf étiré ou déchiré, les lésions anatomiques qu'on y trouve et les modifications consécutives des téguments et des muscles de son territoire.

Et les cas sont nombreux où l'élongation a paru indiquée : on en a essayé dans les névralgies, surtout dans celles qui atteignent le sciatique, les branches sus-orbitaire et sous-orbitaire, le rameau mentonnier ; dans le tétanos, dans les accès épileptiformes d'origine périphérique, dans certaines paralysies de la sensibilité et de la motilité consécutives à un traumatisme ; on l'a pratiquée encore dans les cas de tic de la face, de paraplégie avec contracture, dans la lèpre anes-thésique, contre les douleurs fulgurantes de l'ataxie locomotrice : enfin on l'a proposée pour obvier aux troubles qui procèdent d'une paralysie infantile ou d'une hémorrhagie cérébrale.

Certes, la clinique n'a pas répondu favorablement à toutes ces ten-tatives. Beaucoup paraissent condamnées sans appel et celles qui semblent le plus efficaces sont fort inconstantes dans leurs résul-tats ; souvent l'intervention est de nul effet ; souvent encore la gué-rison n'est que temporaire ; les succès définitifs sont fort rares. Walsham, cité par Nicaise, nous dit que dans 48 observations de névralgies données comme guéries, il a pu retrouver 14 malades ; or, pour 9 seulement, la réussite semblait définitive ; on constatait déjà 5 récidives survenues au bout de 5, 7, 14 et 18 mois. En-core est-ce dans les cas de névralgies, surtout de névralgies d'ori-gine traumatique, que les succès sont les plus nombreux.

Le pronostic du tétanos est si grave qu'on n'hésitera pas à pra-tiquer l'élongation nerveuse malgré le très petit nombre de guérisons incontestables qu'elle a donné ; elle est surtout indiquée lorsqu'il existe des douleurs et des contractures dans les membres où siège la plaie, qu'on constate une sorte d'aura tétanique parti de la blessure et qui suit le trajet du nerf. On interviendra le plus tôt possible et sur le tronc de tous les nerfs dont le territoire cutané ou muscu-laire est atteint par le traumatisme. De même dans des cas d'épi-lepsie réflexe et dans certaines contractures d'origine périphé-rique.

Pour les autres affections, les indications deviennent de plus en plus rares : on a cependant guéri par l'élongation quelques pa-ralysies musculaires traumatiques, et, chez des ataxiques, atténué, pendant un temps plus ou moins long, les douleurs fulgurantes et l'incoordination. Aussi, comme l'opération est peu redoutable, du moins pour les nerfs rachidiens, on pourra y avoir recours lorsque les autres thérapeutiques auront échoué. On sera plus réservé au sujet des nerfs craniens : Tillaux et Nicaise ont signalé la fonte du globe oculaire provoquée par l'élongation d'une des branches du tri-jumeau.

Le nerf est très résistant et l'élongation, pour être efficace, néces-site le déploiement d'une force assez grande, variable d'ailleurs suivant le volume du cordon sur lequel on agit : c'est ainsi que les

branches sus et sous-orbitaire ne se rompent que par une traction
équivalente à 3, 4 ou 5 kilogs; le radial, le cubital, le médian, le
crural réclament de 25 à 40 kilogs, et le sciatique de 80 à 200. Mais
on ne cherche pas la rupture, et, pour ces gros nerfs, médian,
cubital, sciatique, on ne dépassera guère une traction de 15 kilogs.

Les désordres des cordons nerveux sont alors peu appréciables; on
trouvera quelques déchirures du névrilème, la rupture d'un certain nombre de vasa-nervorum, une coagulation de la myéline et la
division de quelques cylindraxes; la gaine de Schwann demeure
toujours intacte. Au bout de quelques jours le microscope révèle la
dégénérescence wallérienne de tubes nerveux, au-dessus et au-dessous
du point où l'élongation a été pratiquée ; le segment central possède
quelques tubes en train de se régénérer : c'est là tout ce qu'on
observe.

Il est donc fort difficile d'expliquer les résultats paradoxaux et
contradictoires que donne l'élongation : on l'a vue calmer les douleurs névralgiques et ramener la sensibilité dans des régions anes-
thésiées ; elle a fait céder des contractures rebelles et rendu le mouvement à des muscles impotents : elle modère ou elle active l'excitabilité sensitivo-motrice. Les théories invoquées sont trop nombreuses,
leur insuffisance est trop notoire pour que nous voulions les énumérer ici. Disons toutefois que les élongations légères augmenteraient
la sensibilité abolie par les tractions fortes ; les premières accroîtraient
la motilité que suppriment les secondes; enfin ce traumatisme
nerveux retentirait sur les centres qui, par réflexe, agiraient sur les
nerfs voisins en augmentant leur sensibilité. Nous retrouverons, à
propos de la suture nerveuse, cette théorie qu'on doit à Brown-
Séquard.

III

PLAIES DES NERFS.

Elles ont été divisées en *piqûres, coupures* et *plaies contuses.*
Nous allons décrire successivement chacune de ces variétés, en insistant surtout sur les coupures auxquelles on rattache l'étude de la
cicatrisation et de la régénération des nerfs.

a. Piqûres.

Les piqûres sont assez rares et dues à la pénétration, dans l'épaisseur des tissus, d'une aiguille, d'une alène de cordonnier, de la pointe d'un fleuret, d'un trocart, d'une lancette ou d'un bistouri ; une esquille osseuse peut encore la provoquer.

Le névrilème est déchiré au point atteint, un peu de sang s'épanche entre les lames conjonctives de la gaine fibreuse et les tubes sont violemment séparés et dissociés. Puis le sang se résorbe et si quelque phénomène grave, si quelque névrite ne survient, tout rentre bientôt dans l'ordre. Quand les fibres ont été détruites, elles subissent, au-dessus et au-dessous du traumatisme, le processus de dégénération et de régénération que nous aurons à décrire plus bas, à propos des coupures.

Lors de l'accident, le blessé perçoit une douleur vive qui s'irradie vers la périphérie, dans tous les rameaux du nerf, et remonte vers la racine. Au bout de quelques heures elle s'atténue ou cède, pour reparaître parfois par accès névralgique. A. Bérard s'étant soumis à l'acupuncture du frontal, éprouva tout d'abord une souffrance très vive qui disparut dès qu'on retira l'aiguille et revint quelques mois plus tard sous forme de névralgie localisée au point piqué ; elle revêtait le type intermittent et céda au sulfate de quinine.

Cette douleur immédiate peut s'accompagner d'hyperesthésie ou d'anesthésie des téguments, de contracture des muscles voisins ; on a observé des accidents convulsifs, des crises épileptiformes, des spasmes ; mais ces divers phénomènes sont dus, la plupart du temps, au développement d'une névrite : il en est de même des troubles trophiques signalés dans quelques cas. Enfin le tétanos peut se déclarer, et c'est ainsi que la simple piqûre d'un nerf a parfois la mort pour conséquence. La plus grande prudence est recommandée, et, lorsque le chirurgien a reconnu la piqûre d'un nerf, il doit insister sur le repos absolu du membre, sur l'emploi des antiseptiques ; on évitera l'action du froid sur les parties blessées.

b. Coupures.

Étiologie. — Elles sont fréquentes et le plus souvent accidentelles ; c'est à un éclat de verre, à un fragment de bouteille, au tranchant d'une faïence cassée qu'on rapporte presque toutes les coupures du médian, du radial et du cubital, observées surtout en clinique. Les sections nerveuses peuvent être encore imputables à la lame d'un couteau, d'une épée ou d'un rasoir ; à des projectiles de guerre, éclat d'obus, chevrotine, balle aplatie dans son trajet. On cite des cas où la solution de continuité avait pour cause une esquille osseuse. Parfois, le chirurgien la pratique de propos délibéré et la *névrotomie*, dans ces dernières années, a joui d'une certaine vogue.

Symptômes. — Les phénomènes que provoquent les coupures des nerfs sont *primitifs* et *consécutifs*. Ces derniers, très importants, sont à peu près analogues dans tous les traumatismes qui irritent ou désorganisent les tubes nerveux ; nous les étudierons dans un chapitre spécial, et nous ne nous occuperons ici que des accidents primitifs qui peuvent eux-mêmes être *locaux* ou *généraux*.

La douleur est un des premiers signes locaux : très variable d'ailleurs, elle diffère suivant la blessure. Lorsque la section est complète, à bords nets, la souffrance est immédiate, très vive et peu durable, parfois même nulle ou presque nulle pour les plaies de guerre, dans la chaleur du combat, si le blessé est sous le coup d'une émotion profonde, pendant l'ivresse, après une hémorrhagie profuse. Lorsque la section est incomplète, que les lèvres en sont contuses, irritées par un corps étranger, la douleur est persistante, sourde ou cuisante, coupée par des élancements. Elle ne siège pas toujours au niveau du traumatisme et peut être perçue à une certaine distance, surtout vers la périphérie, même du côté opposé au coup et dans un point correspondant.

Les troubles de la sensibilité sont aussi d'une certaine inconstance : lorsque la coupure est incomplète, les téguments animés par le nerf sont anesthésiés partiellement ; ils conservent tantôt la sensibilité tactile, tantôt la sensibilité à la douleur ou à la température ; rien n'est moins régulier. Lorsque la section est complète, l'anesthésie n'est pas toujours absolue et il n'est pas rare de constater immédiatement, et surtout quelques heures après le traumatisme, une sensibilité, affaiblie, mais encore très nette, dans le territoire du nerf coupé. Ce phénomène, souvent observé dans les plaies des cordons nerveux de la main, s'explique par les anastomoses des plexus terminaux du radial, du cubital et du médian.

Mêmes remarques pour la motilité : Elle est diminuée dans les sections incomplètes, absolue dans les sections complètes. Néanmoins on l'a vue persister dans ce dernier cas. Ici, il faut encore admettre des anastomoses entre les nerfs voisins : des filets de suppléance fonctionnent après la coupure du rameau principal. Verchère et Jalaguier n'ont-ils pas démontré l'existence fréquente, à la partie moyenne de l'avant-bras, de fibres anastomotiques non décrites entre le cubital et le médian, et qui expliquent comment, après la section du médian, on peut observer des mouvements dans les muscles qu'il innerve? Par contre, on a signalé la paralysie réflexe de muscles éloignés et sous la dépendance de nerfs situés en dehors de la zone traumatique.

Ces troubles sensitifs et moteurs sont souvent voilés par une sorte de stupeur locale qui dépasse de beaucoup les limites du territoire innervé par le cordon sectionné : le membre est froid, inerte, insensible, ou du moins engourdi. Du reste, le blessé est souvent en état de « choc ». Il est pâle, hébété, répond à peine aux questions qu'on lui pose ; son pouls est petit, irrégulier ; la température s'abaisse. D'autres fois on note des contractures, des tremblements, des spasmes toniques ou cloniques localisés, de véritables crises épileptiformes ; on signale toutes les complications des plaies des parties molles ; mais il en est de spéciales, pour ainsi dire, aux blessures du nerf : la névrite, les spasmes traumatiques, le tétanos, certaines formes de l'épilepsie. En outre, il survient très fréquemment des troubles fonctionnels ou trophiques dont nous ferons plus tard une étude moins hâtive.

La stupeur locale, la sensibilité et la motilité suppléées, rendent parfois le diagnostic de la lésion fort difficile : on ne saurait affirmer si la section est complète ou incomplète, et si un ou plusieurs cordons nerveux sont atteints. Quand la coupure est ancienne, il faudra se rendre compte de l'étendue des lésions, de l'état des muscles et rechercher si la lésion locale a retenti sur les centres nerveux. Le pronostic est grave lorsque le tronc coupé est important : non seulement des complications redoutables peuvent éclater, mais les fonctions sont abolies et, si l'individu n'est pas très jeune, il est à craindre que le traitement le plus rationnel ne puisse conjurer l'impotence du membre blessé.

Traitement. — Que la coupure soit complète ou incomplète, la

première indication est l'immobilisation de la région atteinte : Tripier
conseille un appareil silicaté; une gouttière plâtrée permet de mieux
surveiller les parties; il faut avant tout éviter la névrite. Si la section
est complète, on doit donner au membre une position telle que les
deux bouts soient au contact; la suture amène plus sûrement ce résultat. Une cicatrice, comme certains chirurgiens l'espèrent, rétablira-
t-elle la continuité du nerf qui reprendrait ses fonctions? Ce point
est des plus délicats et nous devons y insister.

Depuis les travaux de Waller, de Vulpian, de Ranvier et de Tripier,
on sait les modifications que les nerfs sectionnés subissent dans leur
structure : au bout d'un temps variable suivant l'espèce animale, le
quatrième jour chez le chien, le segment périphérique a perdu ses
propriétés : il devient inexcitable et l'examen histologique donne
la clef de cette déchéance : les cellules appliquées sur la face interne
de la gaine de Schwann se gonflent; elles s'entourent de protoplasma
et creusent, aux dépens de la myéline, une échancrure en forme de
nacelle; le protoplasma s'accroît encore; sa masse atteint le cylindraxe entamé d'abord, puis coupé; l'élément essentiel du nerf est
détruit et toute communication rompue entre la périphérie et les
centres nerveux.

Les transformations ultérieures du bout périphérique sont de moindre importance : le filament axile, fragmenté et dont les segments
sont englobés dans des boules de myéline, disparaît bientôt devant la
prolifération de la cellule primitive qui se subdivise à l'infini. Aussi
le tube nerveux n'est-il, vers le vingtième jour, qu'une gaine de
Schwann un peu flasque et mal remplie de protoplasma et de noyaux.
Ces éléments ne tardent pas à se résorber en partie; ils tendent à
disparaître d'une manière graduelle et, en fin de compte, les gaines
à peu près vides se perdent au milieu du tissu fibreux péritubulaire.

Le bout central, celui qui reste en rapport avec la moelle, subit
aussi des tranformations importantes; mais il n'est pas atteint dans
sa totalité et l'extrémité de ces tubes est seule altérée : les lésions
ne dépassent jamais le premier étranglement annulaire situé au-
dessus de la section. C'est dans ce court espace que la cellule du
« segment interannulaire » se divise; la prolifération est active; la
myéline se fragmente. Mais le processus destructeur respecte le
cylindraxe qui devient le siège d'une néoformation spéciale, et, grâce

à lui, commencent, vers le vingtième jour, les phénomènes de *régénération*.

Au niveau de l'étranglement, chacun des cylindraxes bourgeonne ; il donne naissance tantôt à un, tantôt à trois filaments axiles qui se recouvrent de myéline et forment des segments interannulaires très courts ; ils parcourent la gaine de Schwann au milieu des noyaux et du protoplasma non encore résorbé ; le cylindraxe peut être nu et ce n'est qu'après une première bifurcation qu'il s'entoure de myéline. Cette bifurcation d'ailleurs est de règle, et, par suite de ces dichotomies successives, un seul tube engendre de trente à quarante tubes nouveaux. Aussi le nombre des cylindraxes qui vont aborder le bout périphérique pour le régénérer, est-il considérable.

Parfois la distance qui sépare les deux extrémités nerveuses dépasse 5 centimètres ; dans ce cas, les bouts se cicatrisent d'une manière indépendante ; la solution de continuité persiste et le bout inférieur isolé ne se régénère pas. Mais, lorsque les deux extrémités sont au contact ou que l'intervalle n'atteint pas 5 centimètres, les jeunes cylindraxes du segment central s'avancent au travers d'une masse fibreuse, tissu de cicatrice qui s'est déposé entre les deux bouts ; les filaments axiles gagnent le bout périphérique dont les gaines de Schwann, naguère affaissées, contiennent à peine quelques bouts réfringents, vestige de l'ancienne myéline, un peu de protoplasma et quelques noyaux.

Ces gaines, maintenant, reçoivent un plus ou moins grand nombre de tubes fort grêles sans doute, mais complètement formés. Ils ne sont pas tous contenus dans les gaines de Schwann ; parfois, nous dit J. Renaut, dans son excellent article du *Dictionnaire encyclopédique*, ils sont placés en dehors et s'enroulent autour d'elles comme une touffe de lianes autour du tronc d'arbre qui la soutient ; parfois ils sont absolument libres et forment, soit des faisceaux rectilignes dont les tubes se branchent plus ou moins fréquemment en Y, soit des sortes de nattes entremêlées et constituant un lacis inextricable.

Le nerf est désormais régénéré ; les tubes de fonction nouvelle peuvent transmettre jusqu'au muscle l'excitation du centre, et conduire jusqu'au centre les excitations périphériques. La démonstration de ce fait est maintenant hors de doute, et, lorsque les animaux sont jeunes, quand la suture des deux extrémités nerveuses a été faite avec toutes les précautions désirables, et la réunion obtenue

sans phénomènes inflammatoires graves, on voit reparaître au bout
d'un temps variable, suivant l'espèce animale, les propriétés essentielles du nerf dont les fonctions ne tardent pas à se rétablir.

Ces résultats obtenus par les expérimentateurs, éveillèrent de grandes
espérances chez les chirurgiens, d'autant qu'on indiquait déjà quelques observations satisfaisantes chez l'homme; un cas de Béclard qui
vit, chez un jardinier, reparaître progressivement la sensibilité abolie
au petit doigt et à l'annulaire après section du cubital ; un premier
fait de Paget où la suture du médian et du radial ramenait, au bout
d'un mois, la sensibilité éteinte ; un deuxième fait où l'anesthésie
provoquée par la section du médian disparaissait douze jours après
l'affrontement exact des deux bouts divisés.

Vinrent alors les observations retentissantes de Laugier et de
Nélaton. Le premier, dans un cas de section incomplète du radial
et de section complète du médian, pratiqua la suture de ce dernier
nerf et, dès le soir, la sensibilité reparut. Le second, après résection d'une portion du médian et suture des deux bouts de ce nerf,
la vit se rétablir en moins de huit jours. On se crut autorisé à en
conclure que la réunion immédiate des nerfs peut être obtenue. Malheureusement, un cas de Richet vint compromettre cette hypothèse :
après une section complète du médian, et avant la suture, ce chirurgien explora la sensibilité et constata, non sans surprise, qu'elle
persistait dans presque toute l'étendue du territoire animé par le
nerf coupé.

Les travaux d'Arloing et Tripier ont éclairé d'une vive lumière ce
fait physiologique. On sait maintenant que, au membre supérieur, la
sensibilité peut persister après la section d'un nerf, grâce aux fibres
récurrentes que s'envoient les divers cordons : les anastomoses
s'abordent les unes les autres au niveau du réseau terminal, au voisinage de la peau ou dans son épaisseur; elles remontent le long des
divers troncs pour s'épuiser et disparaître plus haut. Après la diérèse
du cordon, ces fibres restent intactes dans le bout périphérique, tandis
que dégénèrent les fibres directes, celles du nerf lui-même. C'est donc
aux fibres récurrentes que l'on doit la persistance de la sensibilité :
celle-ci serait *conservée* et non *récupérée*.

Cette théorie est vite devenue exclusive et le rétablissement des
fonctions par régénération des fibres nerveuses n'est plus considéré
par nombre de chirurgiens que comme l'apanage des animaux jeunes;

l'influx nerveux, chez l'homme, ne sauraient traverser un tissu de cicatrice. Il y a, croyons-nous, exagération évidente et l'on trouve çà et là quelques observations où la sensibilité et la motilité, abolies à la suite d'une section, ont reparu progressivement après la suture du nerf. Chrétien de Nancy a noté une observation qui prouve, jusqu'à l'évidence, la possibilité de la régénération nerveuse chez l'homme, et le rétablissement des fonctions du cordon sectionné.

Tillaux vient de publier deux faits fort extraordinaires : les bouts du nerf médian sectionné depuis quatre mois, dans un cas, depuis quatorze ans dans l'autre, ont été suturés et, dès le lendemain, on voyait chez les deux opérés reparaître la sensibilité et la motilité. Ces cas sont en opposition directe avec nos connaissances physiologiques actuelles : le retour de la sensibilité et de la motilité dans les vingt-quatre heures suppose une réunion immédiate des tubes rapprochés ; or, tous les expérimentateurs sont d'accord pour rejeter la possibilité de l'adhésion primitive des filaments axiles entre eux ; le bout périphérique séparé du bout central dégénère fatalement. Il faudrait donc admettre qu'après la suture et en deux jours, le cylindraxe a pu se reformer dans toute l'étendue du cordon, rétablir ses rapports délicats avec les appareils sensitifs de la peau et les plaques motrices des fibres musculaires.

Reste la théorie émise par Brown-Séquard. Pour lui, les filets d'association périphérique, les anastomoses récurrentes qui unissent le nerf coupé aux nerfs voisins sont demeurés intacts dans le bout périphérique dégénéré ; seulement ils n'ont pas un degré d'activité suffisante pour exercer une suppléance efficace. L'irritation violente portée sur le bout central par l'avivement et la suture a, par certains réflexes, augmenté l'énergie des nerfs voisins dont les fibres récurrentes ont alors manifesté leur sensibilité et leur motricité, latentes jusque-là.

De ces développements il résulte pour nous, que la suture doit être pratiquée après la section des nerfs ; elle est innocente par elle-même et ne provoque ni la névrite ni le tétanos lorsqu'on y procède avec la méthode antiseptique : peut-être, grâce à elle, verra-t-on revenir la sensibilité et la motricité, autrement perdues sans retour. Nous n'avons point à parler du manuel opératoire : les deux extrémités nerveuses bien avivées seront nettement juxtaposées, sans interposition du névrilème ; un brin de crin de Florence ou un fil de soie

passés avec une aiguille très fine les maintiendra au contact.
On suturera les téguments au-dessus des nerfs après drainage régulier. Toutes les précautions seront prises pour éviter une inflammation qui compromettrait le résultat.

c. Plaies contuses.

Elles sont surtout produites par les projectiles de guerre. Une balle,
un éclat d'obus, un grain de mitraille sectionnent parfois le nerf, et
la solution de continuité est nette comme après une coupure; parfois
les lèvres en sont frangées, déchiquetées, meurtries; parfois enfin il
y a perte de substance et un segment du cordon a été enlevé; des
corps étrangers, éclats de pierre ou de bois, fragments de métal,
lambeaux de vêtement, restent souvent dans la plaie et sont une
des causes les plus fréquentes des complications qui peuvent survenir.

Les lésions anatomiques tiennent de la contusion des nerfs et de
la coupure : non seulement les tubes nerveux sont rompus à des
hauteurs diverses, mais, au-dessus et au-dessous de la solution de continuité, on constate des déchirures du névrilème, de petites ecchymoses, des amas de globules sanguins. Ces plaies sont plus exposées
que les sections nettes au développement des inflammations; aussi
constate-t-on fort souvent les altérations de la névrite. D'ailleurs, les
dégénérescences consécutives à toute dièrèse du cordon nerveux ne
tardent pas à survenir : le bout central et le bout périphérique voient se
succéder les phénomènes qui aboutissent à la disparition de la myéline
et à la destruction du filament axile. La régénération est souvent
troublée par l'étendue de la perte de substance et surtout par la
névrite.

Les phénomènes immédiats que l'on observe après la blessure sont
une douleur qui n'est pas toujours très vive, une perte de la sensibilité et de la motilité, au-dessous de la section nerveuse, et, au-dessus,
une stupeur du membre; du reste, ces signes varient suivant que le
cordon est ou n'est pas complètement coupé. Toutes les paralysies
n'ont pas la même intensité; parfois le mouvement est aboli, tandis
que la sensibilité persiste; le contraire est plus rare, mais il y a
souvent dissociation de la sensibilité : on constate de l'analgésie sans

anesthésie ; ou bien toutes les sensibilités se conservent, sauf la sensibilité à la température.

Les phénomènes généraux qui caractérisent le choc traumatique apparaissent d'habitude : l'abaissement de la température, l'affaiblissement du pouls, l'incohérence des idées, l'état syncopal, les nausées, les vomissements, le coma, qui persiste parfois jusqu'à la mort; le plus souvent survient une réaction salutaire : le pouls se relève, la température remonte, les troubles gastriques disparaissent et l'activité cérébrale renaît. Malheureusement, la névrite peut se manifester alors et l'on voit se succéder des troubles moteurs, sensitifs et trophiques d'une extrême gravité.

Cette névrite fréquente, l'imminence du tétanos, l'impotence du membre font des plaies contuses des nerfs une affection redoutable et le traitement doit être rigoureux. L'immobilité la plus grande, l'antisepsie la plus sévère sont indiquées; on évitera le froid et tout ce qui provoquerait l'inflammation ou les spasmes musculaires. Si la perte de substance n'est pas trop considérable, et si l'on peut rapprocher les deux bouts nerveux, on en avive les extrémités et on a recours à la suture qui favorise la régénération des tubes et le rétablissement des fonctions.

IV

TROUBLES CONSÉCUTIFS AUX BLESSURES DES NERFS.

Nicaise, dans son article de l'*Encyclopédie internationale*, les divise en deux catégories : les troubles *périphériques* et les troubles *par irritation centrale*. Nous suivrons ce classement qui nous paraît le plus simple.

1° TROUBLES PÉRIPHÉRIQUES.

Ils se subdivisent eux-mêmes en troubles de la *sensibilité*, de la *motilité* et de la *nutrition*. Nous connaissons déjà les modifications immédiates que le traumatisme apporte dans le fonctionnement normal de la sensibilité et de la motilité; les phénomènes tardifs ne nous ont pas encore occupé; aussi, avant d'étudier les troubles trophiques, est-il nécessaire de reprendre brièvement la description des troubles sensitifs et moteurs.

Les troubles *sensitifs* se caractérisent par une douleur très vive au moment du traumatisme; intense surtout dans les piqûres et dans les coupures, lancinante, irradiée vers toutes les branches du nerf, elle est sourde, contusive ou cuisante dans les plaies par armes à feu; alors même elle manque souvent, sans doute à cause de l'excitation du combat, et sur 91 faits relevés par Weir Mitchell, elle ferait défaut dans plus d'un tiers. Si la section du cordon nerveux est complète, on constate une anesthésie de tout le territoire tégumentaire correspondant. Si la section est incomplète, il est très fréquent, au contraire, de noter de l'hyperesthésie.

L'*anesthésie* est rarement absolue, et l'on observe souvent une dissociation de la sensibilité tactile et douloureuse qui persiste, mais bien diminuée; Tripier a montré qu'après section complète du nerf, le blessé ne percevait jamais les deux pointes du compas de Weber, quelque grand que fût leur écartement. Ce reste de sensibilité, si paradoxale au premier abord, s'explique, nous l'avons vu, par l'existence de fibres récurrentes, des anastomoses des nerfs voisins intacts au niveau des plexus terminaux dans l'épaisseur du derme.

L'*hyperesthésie* se constate un certain temps après les blessures; Weir Mitchell l'explique par des troubles circulatoires et nutritifs; il est probable qu'elle tient à une névrite; les douleurs brûlantes qu'elle provoque sont souvent décrites sous le nom de *causalgie;* elles siègent presque toujours aux mains et aux pieds, de préférence sur la face palmaire de la main et des doigts, sur la face dorsale des pieds et des orteils : à ce niveau la peau est altérée, rouge, dénudée comme par un vésicatoire, les souffrances rappellent celles qu'éveillent les brûlures de sinapismes longtemps maintenus, une lame rougie appliquée sur les téguments.

La douleur se réveille au moindre prétexte : le plus léger contact des vêtements, le moindre frôlement de la peau, un souffle, un bruit même, le froissement d'un papier provoque une crise qui dure de quelques minutes à quelques heures; aussi la santé générale en est-elle compromise; le caractère s'aigrit, la vie devient insupportable, d'autant que ces névralgies sont horriblement rebelles ; parfois le malade amortit la douleur en plongeant la main ou le pied atteints dans l'eau très froide ou très chaude; mais souvent la glace, l'immobilité absolue, les sangsues sur le trajet du nerf; les vésicatoires, les injections sous-cutanées de morphine, la névrotomie même sont impuissants et l'on a recours à l'amputation.

Les troubles *moteurs* immédiats ou consécutifs sont aussi très variables et diffèrent suivant que la section nerveuse est complète ou incomplète. Dans la section complète, les muscles qui reçoivent leurs nerfs du tronc coupé, deviennent inertes. L'impotence, cependant, n'est pas toujours absolue et quelques mouvements persistent par motilité « collatérale ». Les sections incomplètes provoquent, dans certains cas, une sorte d'*hyperesthésie* musculaire, des spasmes, des contractions fibrillaires, des contractures passagères ou permanentes. Ces faits sont fort rares, mais on en trouve quelques-uns dans les auteurs.

La *contractilité électrique* des muscles après les blessures des nerfs a provoqué bien des discussions ; l'excitation exercée sur le bout périphérique du nerf ne se transmet plus au-muscle six ou sept jours après la solution de continuité ; nous en savons la cause : le cylindraxe est déjà dégénéré ; mais on croyait que si la section était nette, s'il n'y avait pas de névrite consécutive pour désorganiser rapidement la structure du muscle, celui-ci demeurait à peu près intact et l'excitation appliquée directement sur les fibres amenait leur contraction. Cette opinion n'est plus acceptée et voici ce que l'expérience démontre :

Pendant les quinze premiers jours, dit Nicaise, la courbe de faradisation se déprime peu à peu. A partir de la troisième semaine, le membre n'est plus excitable, du moins à travers la peau par le courant interrompu. Autre est la courbe de galvanisation : pendant la première quinzaine elle suit la courbe faradique, puis, après la troisième semaine, quand les courants interrompus sont impuissants, la réaction galvanique s'exagère, dépasse la normale et atteint son maximum lorsque la réaction faradique est à son minimum.

Ici deux cas se présentent : ou le nerf ne se régénère pas, ou il se régénère ; dans la première alternative, la courbe galvanique s'abaisse peu à peu, atteint la normale et tombe encore jusqu'à ce que la réaction soit nulle : la contractilité du muscle est à tout jamais perdue. Dans la seconde alternative, à mesure que les tubes se reconstituent, l'excitabilité faradique reparaît progressivement; de son côté, l'excitabilité galvanique diminue, et les deux courbes se rencontrent lorsque l'une et l'autre ont atteint l'excitabilité normale.

Il ressort, de ces expériences, que la contractilité musculaire ne persiste pas indéfiniment, comme on l'affirmait il y a quelques années. En effet, la section des nerfs amène toujours des troubles trophiques dans le muscle. Ces troubles, que nous étudierons plus loin, sont graves et d'une évolution très rapide, lorsque la névrite se développe après les piqûres, les plaies incomplètes ; ils sont lents lorsque la section est nette et que l'inflammation fait défaut ; la régénération des cylindraxes survient alors avant que des lésions trop profondes aient supprimé la puissance contractile du muscle, et l'on s'explique ainsi l'opinion erronée des premiers observateurs sur la persistance indéfinie de la contractilité électrique.

Les troubles *nutritifs* consécutifs aux blessures des troncs nerveux sont connus depuis une vingtaine d'années, grâce aux travaux de Charcot, de Paget, au livre de Weir Mitchell, Morehouse et Keen, aux recherches de Brown-Séquard, de Samuel et de Vulpian, aux thèses de Mougeot et de Couyba. Ils peuvent atteindre tous les tissus et nous étudierons successivement les lésions de la peau, des poils et des ongles, celles du tissu cellulaire sous-cutané, des articulations, des os et des muscles, puis nous dirons quelques mots des hypothèses émises sur le mécanisme de ces lésions trophiques.

Les lésions de la peau sont très variables : parfois elle est rouge, lisse, comme vernissée ; cet aspect caractéristique se rencontre surtout aux mains et aux pieds, et l'on trouve les doigts ou les orteils effilés, glabres, sans rides et luisants comme s'ils étaient atteints d'engelures. C'est la *glossy skin* des Anglais ; elle s'accompagne souvent de cette hyperesthésie particulière que nous avons déjà décrite sous le nom de *causalgie ;* dans quelques cas, on constate en même temps des éruptions diverses : bulles, phlyctènes distendues par un liquide séreux, séro-sanguinolent, ou même purulent ; elles se crèvent ; l'épiderme se détache et laisse à nu la couche des papilles ; des ulcérations atones leur succèdent qui n'ont aucune tendance à la cicatrisation.

L'herpès est un des troubles trophiques les plus fréquents ; il apparaît d'ordinaire dans les cas où les douleurs sont vives et souvent sur le trajet du nerf, au-dessous de la blessure. Verneuil a montré qu'on pouvait rencontrer aussi un herpès *de voisinage*, non loin du tronc atteint et un herpès à *distance* provoqué sans doute par quelque irritation réflexe. Quel que soit son siège, d'ailleurs, il rappelle de tous points le zona médical, et l'on trouve des groupes plus ou moins abondants de vésicules transparentes qui finissent par se dessécher ; quelques-unes se crèvent et sont souvent l'origine d'une ulcération rebelle.

L'épiderme épaissi, écailleux, jaune ou brun se détache par petites lamelles sèches ou par larges plaques ; autour des ulcérations, il peut s'accumuler en bourrelets plus ou moins surélevés et constitue, au pied, des lésions en tout semblable au mal perforant, comme Porson l'a démontré. Les poils se fendillent et tombent lorsque la peau est vernissée, rouge et lisse ; ils s'hypertrophient parfois dans les membres atteints de névralgies rebelles. Les ongles, sur le pourtour desquels peut se développer une tourniole, sont durs et fragiles, cassants, fendillés, incurvés, noircis, rugueux ; leur croissance est des plus lentes ; la peau qui les entoure se rétracte et déchausse la racine, la lame cornée se sépare de la matrice, elle s'élimine et il n'en repousse que des fragments irréguliers.

La température des téguments est mal déterminée ; il y aurait, au début, un léger excès de chaleur par paralysie vaso-motrice ; plus tard on constaterait un refroidissement notable des parties, qui s'explique par l'atrophie et l'impotence fonctionnelle. La sécrétion de la sueur est modifiée. Dans les cas de section complète, elle est supprimée ; mais pour les blessures incomplètes, pour les plaies contuses, lorsque la névrite s'allume, il n'est pas rare de voir les téguments se recouvrir de sueur, surtout au cours des accès névralgiques.

Le tissu cellulaire est souvent infiltré et cet œdème chronique peut donner naissance à une véritable éléphantiasis ; W. Mitchell en cite un cas ; on a noté la suppuration, mais elle est absolument exceptionnelle. Les lésions articulaires sont fort rares et consistent en arthropathies, qui semblent provoquées par la névrite. Elles sont en général tardives, bien que Mitchell en ait observé une dès le troisième jour ; la jointure est gonflée, douloureuse, les mouvements en sont limités ; ces phénomènes disparaissent assez vite, non sans laisser parfois des nodosités, des épaississements capsulaires, des érosions cartilagineuses, une ankylose incomplète ou de la subluxation. Les os peuvent être raréfiés ; leur substance compacte s'amincit.

Les altérations musculaires accompagnent la dégénérescence du tube nerveux. D'ailleurs, on doit considérer, avec Ranvier et Charcot, la cellule motrice des cornes antérieures de la moelle, le filament axile qui en émane, la plaque motrice qui termine ce filament et la fibre musculaire sur laquelle s'épanouit cette plaque, comme solidaires et formant un tout, véritable système neuro-musculaire. En conséquence, la destruction des cylindraxes, accomplie du quatrième au septième jour après la blessure, retentit sur le faisceau musculaire. Les noyaux du myolème prolifèrent, la substance striée s'atrophie peu à peu, le périmysium s'hyperplasie et étouffe de plus en plus les faisceaux musculaires qui disparaissent enfin sous le tissu fibreux et la graisse, si le nerf, en se régénérant, ne s'oppose au progrès de cette cirrhose interstitielle.

Les hypothèses invoquées pour expliquer l'apparition de ces troubles trophiques sont très précaires encore. On a prétendu d'abord que la paralysie vaso-motrice due à la section du nerf amenait une hypérémie, un état congestif des parties, premier stade d'une phlegmasie imminente. Cette théorie a été bientôt abandonnée : une expérience d'O. Weber montre qu'une irritation du grand sympathique, continuée pendant près d'une semaine, n'a pas provoqué le moindre trouble nutritif dans le côté correspondant de la face. « Il est démontré, nous dit Charcot, que l'hypérémie neuro-paralytique n'est jamais suffisante pour occasionner à elle seule une altération dans la nutrition des tissus. »

D'autres ont affirmé qu'il existe, dans les nerfs mixtes, des fibres particulières qui exercent sur les tissus une influence trophique directe. Certaines expériences sur la section du pneumogastrique et surtout du trijumeau semblent prêter un appui solide à cette opinion : après la blessure du tronc de la cinquième paire on voit survenir une fonte purulente de l'œil. Mais quelques expérimentateurs prétendent que si l'on soustrait aux violences extérieures le globe oculaire anesthésié, les troubles nutritifs n'éclatent pas. Il est difficile de se reconnaître au milieu de tant d'affirmations contradictoires; le mieux, à cette heure, est de conclure avec Vulpian « qu'on se trouve en présence d'hypothèses sur la valeur desquelles on n'est pas suffisamment éclairé. »

2° TROUBLES PAR IRRITATION CENTRALE.

Les lésions que nous venons de décrire siègent au-dessous de la plaie nerveuse; elles sont sous la dépendance du bout périphérique altéré ; le bout central provoque beaucoup plus rarement des désordres ; il n'en est pas moins vrai que ses irritations retentissent parfois sur la moelle et l'encéphale et déterminent, en fin de compte, des accidents fort graves.

C'est, en général, une inflammation du cordon nerveux blessé qui provoque les désordres des centres. Hayem a publié une série de mémoires sur cette *névrite ascendante*; il montre que, consécutivement aux traumatismes, sections, résections, écrasements, irritations quelconques, il se produit parfois dans la moelle une myélite diffuse, peu marquée ou très intense. Elle survient par propagation, grâce peut-être aux gaines lymphatiques qui entourent les fibres nerveuses. On trouve, en effet, dans le bout central du nerf, de la névrite interstitielle et presque toujours quelques tubes nerveux altérés, un gonflement moniliforme des filaments axiles, une multiplication des noyaux de quelques gaines avec dégénérescence granulo-graisseuse de la myéline.

Cette irritation ascendante qui, par le bout central du nerf, se propage jusqu'à la moelle, jouerait un rôle prédominant dans la pathogénie des lésions trophiques. Hayem a vu, dans la plupart de ses expériences, les altérations médullaires, d'abord limitées au côté correspondant au nerf lésé, gagner plus ou moins vite le côté opposé. On observe des phénomènes semblables dans les cas d'amputation ancienne, et outre l'atrophie bien connue depuis les travaux de Vulpian et de Dickinson, on décrit des lésions irritatives légères mais évidentes, étendues aux deux côtés de la moelle et aux nerfs des deux côtés.

Ces lésions, caractérisées par leur tendance envahissante et leur symétrie, consistent en une irritation des méninges, une pachyméningite, plus rarement une myélite dont les foyers épars peuvent remonter jusqu'au bulbe ; ces foyers sont constitués par des masses dégénérées et ramollies ; la substance grise est désorganisée, les cellules motrices des cornes antérieures sont détruites, les fibres qui en émanent tuméfiées ou désagrégées et leurs débris étouffés par une prolifération exagérée des éléments de la névroglie.

Ces désordres du nerf blessé et des centres nerveux se traduisent par des troubles moteurs et sensitifs, parmi lesquels un des plus graves est la *névralgie traumatique*. A propos du plus léger choc, d'un frôlement sur les téguments de la région malade, l'accès peut éclater ; une douleur aiguë, fulgurante, s'irradie vers les extrémités ou remonte vers la moelle pour retentir souvent sur le membre opposé ; on dirait que des aiguilles rougies traversent les tissus ou qu'une tenaille les arrache ; la souffrance est parfois telle que la face devient pâle, contractée, couverte de sueur ; des convulsions localisées ou générales surviennent si la crise dure plus d'une à deux minutes.

Weir Mitchell explique les irradiations névralgiques par une névrite propagée par voie d'anastomose. Pour Vulpian, il pourait y avoir aussi modification de la substance grise médullaire correspondant au nerf blessé : de ce point partent les élancements douloureux propagés dans les cordons voisins et dans les troncs du côté opposé. Le patient est alors atteint de *tétanos sensoriel*, et tout devient prétexte à crises atroces, à souffrances insupportables dans un territoire nerveux presque illimité. Il se manifeste alors des spasmes traumatiques, une chorée, une épilepsie qui peut être localisée au membre blessé ; parfois elle se généralise et il existe dans la science de nombreuses observations de haut-mal consécutif à des blessures des nerfs.

A côté de cette hyperexcitabilité musculaire, de l'épilepsie traumatique et du tétanos, il faut citer des paralysies réflexes dont le mécanisme paraît encore bien obscur. L'impotence du muscle est tantôt *immédiate* et tantôt *tardive*. Des paralysies réflexes *immédiates* se constatent chez le blessé dès qu'a disparu la stupeur première ; elles apparaissent, lors de la blessure, dans des groupes musculaires qui n'ont aucune relation connue avec le nerf atteint. C'est ainsi qu'une plaie du sciatique et du crural s'accompagne d'une paralysie du bras ; une lésion du testicule droit amène une lésion du tibial antérieur et du long péronier droit ; un projectile qui pénètre dans la cuisse provoque une impotence des quatre membres. Ces paralysies sont sans gravité et disparaissent assez rapidement.

Les paralysies *tardives*, incurables au contraire, sont amenées par des lésions définies de la moelle, une inflammation subaiguë, des troubles portant soit sur les cornes antérieures, soit sur les cordons postérieurs et qui provoquent une atrophie musculaire ou une ataxie locomotrice. Cette dernière est rare ; Vulpian l'a constatée après une amputation de jambe, Duplay, Desnos et Nicaise à la suite de froidures. Charcot a observé une atrophie musculaire dans un cas de phlegmon diffus de l'avant-bras gauche dont l'incision intéressa sans doute une branche du radial ; des douleurs survinrent, des fourmillements dans la région blessée, puis on nota une anesthésie des téguments et l'impotence des muscles.

Ce cas est loin d'être isolé, et les recueils scientifiques en contiennent un assez grand nombre. Parfois c'est dans le territoire musculaire des cordons voisins du nerf blessé, dans un même membre, que se montrent les paralysies réflexes; Vulpian et Hayem en ont cité des exemples; parfois, c'est dans le membre opposé, comme en font foi les faits de Charcot, de Le Dentu et de Terrier; parfois enfin les lésions musculaires se généralisent et l'on a vu les quatre membres devenir impotents. Dans une observation de Heurtaux, une section du sciatique gauche provoque d'abord l'impotence du membre inférieur correspondant; puis surviennent l'atrophie et l'anesthésie du membre inférieur droit; les membres supérieurs se prennent à leur tour; il y a incontinence de l'urine et des matières fécales. Le malade meurt, et l'autopsie démontre une diffluence à peu près totale de la moelle.

Cette observation concorde avec les recherches expérimentales d'Hayem; il a constaté que la névrite ascendante provoque une myélite grise qu'accompagne une dégénérescence des cellules motrices antérieures. Aussi comprend-on l'existence de douleurs vives et irradiées, les anesthésies plus ou moins étendues, les atrophies et l'impotence des muscles. L'origine des paralysies tardives est donc bien moins obscure que celle des paralysies immédiates, rapportées sans preuves par Weir Mitchell à une sorte de commotion « sur un groupe limité de cellules motrices; de même que les désordres mentaux passagers, observés aussi quelquefois à la suite des blessures des nerfs, seraient dus à « un contre-coup sur l'appareil de l'idéation et les centres émotionnels ».

V

LÉSIONS INFLAMMATOIRES.

Nous étudierons, dans ce chapitre, la *congestion* des nerfs et l'inflammation proprement dite qui, suivant l'acuité de sa marche, a été divisée en *névrite aiguë* et *névrite chronique*.

1° CONGESTION.

Elle est provoquée par une inflammation de voisinage, par un phlegmon, une brûlure. Elle succède encore à l'impression du froid ; un courant d'air peut la déterminer ; elle est fréquente à la suite des gelures, et c'est par la réfrigération des tissus que Weir Mitchell a étudié expérimentalement la congestion des nerfs chez les animaux. Les traumatismes légers, les compressions sont aussi des causes de cet accident.

Les lésions consistent en un gonflement du nerf ; les vaisseaux qui s'anastomosent à la périphérie du cordon, ceux qui pénètrent dans son épaisseur pour cheminer dans les travées conjonctives sont dilatés, parfois rompus : le tronc, de blanc qu'il était, devient rose, et çà et là, on trouve quelques ecchymoses, de petites hémorrhagies interstitielles ; un œdème, une exsudation séreuse plus ou moins abondante écartent parfois et dissocient les faisceaux. Sous l'influence de cette compression, des tubes peuvent dégénérer et l'on s'explique les troubles nutritifs, les ulcères rebelles, les désordres de la motilité et de la sensibilité observés dans les congestions nerveuses, en particulier dans celles qui succèdent aux froidures.

Il est difficile d'isoler les symptômes de la congestion ; ils se confondent avec ceux de l'inflammation de voisinage, de la brûlure, de la gelure, du traumatisme qui l'a provoquée. On lui attribue cependant une sorte de stupeur de la région atteinte, des fourmillements, des picotements, de l'hyperesthésie même et des élancements douloureux. La pression sur le trajet du nerf éveille une vive souffrance. Les muscles sont affaiblis ; ils se paralysent dans quelque congestion *a frigore*, mais cette impotence n'est que passagère ; on a noté des spasmes musculaires qui peuvent dégénérer, dit-on, en tétanos véritable. Là n'est pas le seul danger et la congestion constitue parfois le premier degré de la névrite. Aussi doit-on prendre de grandes précautions, et, dès que la congestion sera constatée, maintenir les parties malades dans la plus grande immobilité ; on aura recours aux révulsifs et aux antiphlogistiques.

2° NÉVRITE AIGUE.

Étiologie. — L'inflammation des nerfs est souvent d'origine *traumatique* et déjà nous avons montré que plusieurs des symptômes étudiés dans les piqûres, les coupures, les plaies contuses des nerfs appartiennent en propre à la névrite consécutive. On sait que les blessures irrégulières, déchiquetées, meurtries, compliquées de corps étrangers s'enflamment beaucoup plus facilement que les sections nettes. Dans certaines luxations, l'extrémité osseuse peut contondre le nerf; c'est ce que l'on observe parfois pour le nerf axillaire, dans les déplacements de la tête humérale.

On décrit encore des névrites *secondaires :* elles peuvent dépendre d'une irritation de voisinage; tel cordon qui traverse une collection phlegmonneuse arrive à s'enflammer; mais ces faits sont exceptionnels, et Cornil et Ranvier ont confirmé par leurs expériences ce que démontre la clinique : l'endurance particulière du névrilème que le pus n'entame pas. On a cité quelques cas de névrite des intercostaux dans les affections pleurétiques, des nerfs dentaires dans la périostite des alvéoles, des nerfs des membres lorsqu'une tumeur les entoure, qu'un cal les comprime, quand ils passent par le foyer d'une arthrite ou d'une ostéite.

Une maladie infectieuse provoque aussi les névrites secondaires; on connaît les paralysies particulières consécutives à la diphthérie; on en a cité de semblables après la fièvre typhoïde ou dans la lèpre, chez les alcooliques, les syphilitiques, les rhumatisants, les goutteux; dans certains empoisonnements par le plomb et l'oxyde de carbone. Enfin le froid, surtout le froid humide, a pu déterminer l'apparition d'une névrite qualifiée alors de *spontanée* ou de *primitive*.

Anatomie pathologique. — Les lésions initiales de la névrite ne diffèrent pas de celles de la congestion : les réseaux capillaires sont dilatés autour du cordon nerveux et dans son épaisseur; il y a des suffusions sanguines, des ecchymoses, une exsudation fibrineuse entre les tubes, puis une prolifération de cellules conjonctives, une hyperplasie lamineuse. Lorsque les désordres en restent là, la névrite est seulement *interstitielle*, mais l'inflammation retentit parfois jusque sur les tubes; les cellules des segments interannulaires s'entourent de protoplasma, leur noyau prolifère, la myéline se fragmente, le filament axile se rompt; la névrite est alors *parenchymateuse.*

Le nerf est gonflé, rouge, ramolli; sa résistance a diminué; il se déchire à la moindre traction et se transforme même en une pulpe grise ou rouge que l'ongle peut entamer. La suppuration est exceptionnelle, du moins dans les névrites qui n'ont pas un traumatisme pour origine. Lorsque l'inflammation succède à une plaie contuse, le névrilème est rompu, et les globules purulents, qui n'ont plus cette barrière à franchir, s'insinuent parfois dans les lames intrafasciculaires. Lorsque les altérations des tubes nerveux n'ont pas été généralisées, lorsqu'un segment peu étendu d'un nerf est atteint, on observe la régénération du filament axile.

Il est des cas bien décrits par Gombault, dans l'inflammation des nerfs par compression, dans certaines névrites de cause générale, celle de la diphthérie, par exemple, où le filament axile n'est pas détruit dans sa continuité; il se gonfle tout au plus, mais, en aucun point, on ne trouve de solution de continuité. Les cellules s'entourent de protoplasma, la myéline se fragmente, les noyaux prolifèrent. C'est la *névrite segmentaire périaxile.* La persistance du cylindre-axe explique la rapide disparition de la paralysie, le brusque retour des fonctions.

Symptômes. — Ils consistent en *troubles trophiques* et en désordres de la *motilité* et de la *sensibilité.* Les premiers ont été déjà décrits et nous connaissons ces altérations particulières des téguments nommés *causalgie* et *glossy skin*, ces éruptions bulleuses, eczémateuses et pemphigoïdes, ces herpès, ces ulcérations atones et rebelles, la chute des poils et des ongles ou leur hypertrophie, les lésions des muscles, des articulations et des os. Bien que ces troubles trophiques aient été étudiés à propos des blessures des nerfs, nous avons dit que, pour nombre d'auteurs, la névrite est un intermédiaire à peu près obligé : la plaie engendre l'inflammation, qui, elle, se traduit par les désordres nutritifs. Cette opinion n'est pas celle de plusieurs auteurs qui croient la simple suppression de l'action nerveuse suffisante pour provoquer les troubles trophiques.

Les troubles *sensitifs* se caractérisent surtout par une douleur spontanée, tantôt sourde, gravative, continue, sans exacerbation, tantôt lancinante, irradiée vers la périphérie, plus rarement vers les centres et coupée par des accès, de véritables crises souvent nocturnes

où les souffrances sont intolérables. La pression sur le segment enflammé du nerf exagère la douleur, qui peut persister, même lorsque
es lésions progressives des tubes nerveux ont provoqué l'anesthésie
des téguments ; cette insensibilité tactile d'une région limitée de la
peau coïncidant avec une douleur spontanée, se nomme *anesthésie
douloureuse.*

Les troubles *moteurs* sont d'intensité très variable ; ils consistent
en une impotence musculaire plus ou moins accentuée ; souvent des
tremblements, des convulsions, des contractions fibrillaires précèdent
la paralysie, fort grave lorsque le muscle ne réagit plus sous l'excitation électrique. Le « système neuro-musculaire » est alors gravement
compromis et le tube nerveux doit être dégénéré ; lorsque la con-
tractibilité faradique persiste, il y a probablement périnévrite et non
névrite parenchymateuse, ou bien encore on se trouve en présence
de la névrite segmentaire périaxile de Gombaud. L'atrophie des
masses musculaires est aussi un bon élément de pronostic et, quand
elle est très marquée, il faut craindre une impotence incurable sans
toutefois oser l'affirmer.

Lorsque le nerf est superficiel et l'inflammation vive, on sent
parfois un cordon dur, gonflé, très douloureux, dont l'exploration
est rendue difficile par les souffrances qu'elle réveille ; la congestion
peut ne pas rester confinée aux parties profondes ; la peau est rouge,
chaude, légèrement tuméfiée. Dans ce cas, quelques phénomènes généraux se déclarent ; une fièvre plus ou moins ardente, des troubles
gastriques, de l'excitation cérébrale, du délire, une sorte d'éréthisme
particulier semblable à celui qu'on observe chez certains hystériques.

Traitement. — Il doit être rigoureux, car les névrites intenses,
les névrites parenchymateuses, celles qui se terminent par la destruction du filament axile, sont graves : la régénération est douteuse ou précaire ; l'impotence devient incurable. Aussi la région
sera-t-elle immobilisée ; on aura recours aux antiphlogistiques, aux
injections sous-cutanées de morphine pour apaiser les douleurs.
Lorsque la névrite aura pour cause une diathèse, rhumatisme, goutte
ou syphilis, on essayera du traitement général, qui seul pourra
donner des succès durables.

5° NÉVRITE CHRONIQUE.

Elle succède rarement à la névrite aiguë et, d'ordinaire, elle s'établit d'emblée à la suite d'un traumatisme quelconque, coupure ou plaie contuse, distension par une tumeur, une extrémité osseuse luxée; elle peut naître au cours de certaines maladies générales, la syphilis, le rhumatisme, la goutte, la lèpre. On l'a vue se développer sous l'influence du froid; enfin, certaines altérations périphériques, des brûlures étendues de la peau, par exemple, engendrent parfois des névrites *ascendantes* qui, partant des terminaisons des nerfs sensibles, gagnent les troncs et atteignent la moelle; de même, plusieurs lésions des centres nerveux retentissent sur les cordons qu'envahit une inflammation interstitielle particulière, la névrite *descendante* bien étudiée par Vulpian, Charcot, Bouchard et Cornil.

Le nerf est alors plus gros, plus dur, souvent irrégulier, renflé par places, et grisâtre; la vascularisation en est irrégulière et beaucoup plus développée en certains points qu'en d'autres; le tissu conjonctif périfasciculaire et intrafasciculaire est très hyperplasié et son inégale répartition forme des épaississements limités, des quasi-névromes qui donnent au cordon nerveux un aspect moniliforme. Le tube lui-même peut être respecté, mais dans plusieurs cas il subit la dégénérescence wallérienne, la multiplication des cellules, la fragmentation de la myéline, la destruction du filament axile. Encore faut-il remarquer que quelques fibres seulement subissent ces altérations : le plus grand nombre reste intact au milieu du tissu fibreux hypertrophié.

Dans cette forme chronique on constate parfois, lorsque le trajet du nerf est superficiel, l'existence d'un cordon plus dur, plus volumineux qu'il n'est d'habitude; la pression y réveille des douleurs. plus vives au niveau du point d'émergence des nerfs, quand ils quittent des canaux osseux ou des gaines aponévrotiques serrées. La souffrance continue est entrecoupée d'accès plus ou moins longs. Les troubles sensitifs sont plus constants que ceux de la motricité, nuls assez souvent ils consistent en une hyperesthésie des téguments, la disparition et l'affaiblissement de la sensibilité tactile. Les altérations nutritives complètent le tableau; nous les connaissons déjà et n'y reviendrons plus.

La gravité est très grande de ces névrites chroniques, souvent sournoises, souvent insidieuses dans leur développement. Elles ont parfois une tendance extrême à la diffusion : un nerf tout entier, les cordons voisins, la moelle même se prennent successivement et les troubles fonctionnels et trophiques qui se déclarent dans le territoire nerveux correspondant peuvent être totalement incurables. Le pronostic est d'autant plus sombre que le traitement est à peu près nul ; le repos absolu, l'immobilisation dans les appareils silicatés et plâtrés, l'application de la glace, les courants électriques continus ou interrompus, les injections hypodermiques sont des agents bien infidèles. L'élongation aurait, dans quelques cas, arrêté le processus destructeur et amélioré certains troubles moteurs ou sensitifs.

VI

TUMEURS DES NERFS.

Nous connaissons déjà les *névromes,* tumeurs constituées par une hyperplasie des éléments nerveux ; nous n'étudierons ici que les néoplasmes formés d'un tissu différent de celui des nerfs. On pourra bien y trouver un certain nombre de cylindres-axes ; mais ils appartiennent au cordon lui-même et ne sont pas de formation nouvelle.

Ces *pseudo-névromes,* comme les appelle Foucault, sont de nature variée ; on a d'abord les *fibromes,* de beaucoup les plus fréquents, puis les *myxomes;* les *carcinomes* et les *épithéliomas* sont secondaires dans l'immense majorité des cas ; le cordon nerveux a fini par se laisser envahir : le tissu morbide d'un foyer voisin a détruit le névrilème et s'est infiltré au milieu des faisceaux. Ajoutons enfin que ces néoplasmes peuvent se creuser de cavités remplies de liquide et parfois étudiées à part sous le nom de *kystes* des nerfs.

Les **fibromes** présentent eux-mêmes de nombreuses variétés ; il en est une que nous laisserons de côté pour l'avoir rangée parmi les névromes vrais ; ce sont ces tumeurs arrondies, en forme de massue et qui se développent aux extrémités des nerfs coupés dans les amputations : on s'accorde maintenant à reconnaître que si une partie du néoplasme est constitué par du tissu fibreux hyperplasié, on rencontre aussi une très grande abondance de tubes nerveux à myéline, enchevêtrés en un feutrage inextricable. Nous en dirons autant du névrome *plexiforme* de Verneuil, que quelques auteurs qualifient de *péri-névrome*. Ce point a été examiné déjà. Enfin nous savons que les *tubercules sous-cutanés douloureux* forment un groupe factice rassemblé par la clinique et où l'on voit côte à côte, de vrais névromes, des fibromes, des sarcomes, des lipomes, voire des tumeurs imaginaires.

La tumeur est en général arrondie ou fusiforme ; tantôt elle est comme « embrochée » par le cordon nerveux renfermé dans une gaine, d'où l'on peut facilement le dégager. D'autres fois l'union est intime entre le nerf et le tissu morbide ; les tubes sont épars dans cette gangue et ne sauraient être séparés par une dissection, même minutieuse. Les rapports différents du nerf et de la tumeur faisaient admettre à Lebert des névromes *périphériques*, des névromes *centraux*, des névromes *latéraux* et des névromes *diagonaux*. Leur volume, en général, ne dépasse guère celui d'une amande ou d'une noix ; mais il peut ne pas atteindre la grosseur d'un grain de chènevis ou l'emporter sur le poing d'un adulte. Le plus souvent il n'en existe qu'un, cependant les cas de fibromes multiples sont loin d'être exceptionnels et, suivant Poinsot, les tumeurs se développent soit sur le même nerf, qui prend l'aspect d'un chapelet, soit sur plusieurs nerfs d'une même région, soit sur des nerfs de région très différente. Dans une observation de Nicaise on comptait 250 névromes ; il en existait 2000 dans un fait rapporté par Smith.

Il est peu de nerfs où l'on n'ait rencontré de fibrome ; l'olfactif et l'auditif seuls n'en présenteraient pas d'exemple. Houël et Lebert en ont vu sur le grand sympathique ; ils siègent de préférence sur les nerfs rachidiens. On a noté des fibromes multipliés sur le sciatique, le médian, le cubital et le radial, le pneumogastrique, le grand splanchnique ; au membre supérieur on a signalé des faits où les divers rameaux cutanés de la main et de l'avant-bras étaient envahis simultanément ; mêmes observations pour les plexus brachial et sacré, pour les nerfs intercostaux et les saphènes. Enfin, il n'est pour ainsi dire pas de nerf de l'organisme qui ne puisse porter un ou plusieurs fibromes.

La structure des fibromes des nerfs est encore fort obscure ; à la

loupe, la surface est souvent rosée ou grise, et comme fasciculée, d'une
densité assez grande ; parfois le tissu se creuse de kystes remplis d'une
substance séreuse, muqueuse, gélatiniforme, jaunâtre ou colorée par
du sang extravasé. Les analyses histologiques n'en sont pas nombreuses ; on admet que la tumeur peut prendre naissance dans le
névrilème : en parlant de la névrite chronique nous avons déjà signalé
des épaississements circonscrits du nerf, des renflements noueux,
une néoplasie conjonctive, origine fréquente de ces fibromes périphériques.

Le fibrome naît encore au milieu même du nerf, dans la substance
conjonctive qui sépare les tubes. Nicaise, dans son article de l'*Encyclopédie internationale*, nous donne deux examens pratiqués par Cornil et
Variot : « Le tissu nouveau existe uniquement à l'intérieur de la gaine
lamelleuse ; il forme une zone épaisse en dedans de celle-ci et
repousse les tubes nerveux au centre du faisceau. Chacun des tubes
est entouré d'une production nouvelle de fibrilles conjonctives ; la gaine
de Schwann présente une multiplication de ses éléments cellulaires.
La substance médullaire et le cylindraxe sont conservés intacts ; le
névrilème ne prenait pas part à la constitution de la tumeur. » Dans
ces deux cas les cylindraxes passaient inaltérés au milieu du fibrome.
Il n'en est certainement pas toujours ainsi et les paralysies notées
dans quelques observations témoignent des altérations du filament
axile.

Les **myxomes** des nerfs sont fréquents ; on les a observés sur la
plupart des troncs nerveux ; leur siège le plus habituel est le médian,
le sciatique et le radial ; la tumeur est en général unique, mais on
en a signalé plusieurs sur le même cordon, et Trélat cite un fait où la
dégénérescence avait envahi la presque totalité du sciatique, dont la
coupe rappelait celle d'un « câble ». Leur volume est souvent
énorme ; ils sont parfois lobés ; une enveloppe conjonctive résistante
peut leur donner une certaine dureté, mais, d'ordinaire, ils sont
mous, gélatineux, transparents ; un liquide gommeux s'écoule à la
section. Cependant rien n'est plus variable et l'aspect diffère selon
que le myxome est hyalin, lipomateux, fibreux ou kystique.

Ses rapports avec le cordon nerveux sont les mêmes que ceux que
nous avons signalés pour le fibrome : tantôt la tumeur est tangente
au nerf — et nous avons enlevé un myxome du cubital en respec-

tant la presque totalité des tubes nerveux ; — tantôt le néoplasme engaine le nerf perdu dans la gangue du tissu morbide. On a cité des cas où un pédicule plus ou moins étroit unissait le myxome au nerf. La membrane d'enveloppe présente un grand intérêt : lorsqu'elle est résistante, continue, la tumeur est beaucoup moins envahissante et, après extirpation, la récidive et la généralisation sont moins à craindre ; le myxome du cubital dont nous avons parlé est extirpé depuis trois ans et n'a pas reparu.

Les **sarcomes** ne sont pas très rares, bien que Virchow nie leur existence : on les a rencontrés sur presque tous les cordons nerveux de quelque importance : médian, cubital, sciatique, tibial postérieur ; plusieurs tumeurs peuvent se développer sur le même tronc : Winiwarter en a constaté un certain nombre sur le plexus brachial. Ils forment tantôt des masses dures, fasciculées, peu vasculaires, blanches et presque sèches à la coupe ; tantôt des productions ramollies, diffluentes, dégénérées, creusées de kystes remplis de sang fluide ou de caillots. Ce néoplasme est d'un pronostic grave ; il s'étend avec une rapidité fort grande parfois ; il récidive après extirpation, et Dolbeau, Nélaton, Wolkmann, d'autres encore, ont cité des cas de généralisation.

Les **épithéliomas** et les **carcinomes** des nerfs sont presque toujours secondaires ; on se demande même s'il existe un cas bien authentique d'une de ces tumeurs primitivement développée sur un cordon nerveux. Velpeau aurait enlevé un cancer mélanique et Förster aurait vu des carcinomes nés dans le nerf, bientôt détruit par l'accroissement progressif du tissu morbide.

Les tumeurs secondaires se développent le plus souvent par propagation de voisinage : les nerfs juxtaposés à des foyers cancéreux peuvent résister longtemps, mais le névrilème finit par céder et l'envahissement commence ; dans le cancer utérin on peut suivre le phénomène pas à pas, et Cornil a montré comment les plexus nerveux sont atteints : tantôt le cordon, entouré de toutes parts, disparaît au milieu de la tumeur qui se substitue à lui ; tantôt il reste libre, mais on le voit se gonfler par places et former des nœuds, des renflements arrondis dus à une active prolifération du tissu cancéreux dans le névrilème ou le périnèvre.

Les cancers secondaires des nerfs peuvent se développer encore par un mécanisme différent : des tumeurs apparaissent par généralisation dans les cordons, souvent fort éloignés du foyer primitif, comme elles naîtraient dans d'autres tissus, le poumon, la colonne vertébrale, l'orbite, les os. Cornil a constaté trois fois une dégénérescence semblable des nerfs dans des carcinomes du sein. Les noyaux sont alors peu volumineux, multiples parfois. Tous les éléments des nerfs sont atteints, névrilème, périnèvre, tubes nerveux.

Les tumeurs des nerfs, fibromes, myxomes, sarcomes et cancers, sont d'une *étiologie* bien obscure. On a invoqué l'influence du traumatisme, celle d'une inflammation de voisinage ; une carie du poignet aurait provoqué un névrome du segment du médian situé sur le foyer malade. La syphilis, la lèpre, l'éléphantiasis, le myxœdème ont été incriminés, mais sans preuves bien convaincantes. Les néoplasmes des nerfs seraient plus fréquents chez l'homme que chez la femme, à l'âge adulte que dans la vieillesse ; ils peuvent être congénitaux, surtout les fibromes multiples et Nicaise a constaté leur hérédité possible. Disons enfin qu'ils seraient plus fréquents aux membres supérieurs qu'aux inférieurs, et que les rameaux sous-cutanés seraient plus atteints que les branches profondes.

Aussi la tumeur est en général très accessible : on sent, sur le trajet connu du nerf, une masse arrondie ou allongée et fusiforme dont le grand diamètre est parallèle ou perpendiculaire à l'axe du cordon ; elle est solide, élastique, résistante ou molle et presque fluctuante dans les cas de sarcomes ramollis ou de productions kystiques. D'habitude elle est mobile sous les téguments dont la coloration est normale ; cependant des adhérences peuvent se faire, et la peau rougit, puis s'ulcère par les progrès d'un néoplasme de nature maligne. Mais avant cet envahissement des tissus voisins, on constate que la tumeur est, sans difficulté, déplacée latéralement, dans un plan perpendiculaire à la direction du nerf : elle reste immobile lorsqu'on essaye de la mouvoir dans le sens du tronc où elle a pris naissance.

Les pseudo-névromes, surtout s'ils sont peu volumineux et profondément situés, sont quelquefois indolents ; la souffrance qu'ils produisent est néanmoins un de leurs caractères les plus nets ; un heurt, un traumatisme, le plus léger frôlement au niveau du néoplasme peuvent la réveiller ; elle est vive, lancinante, suit, comme un éclair, le tronc nerveux vers la périphérie et vers le centre ; cet accès névralgique est de durée variable et laisse souvent après lui un endolorissement continu. La douleur n'est pas toujours provoquée et la crise éclate spontanément : sous l'influence d'une fatigue, de l'impression du froid, de la chaleur du lit, lorsque vont apparaître les règles, à l'occasion d'un mouvement ou même sans cause appréciable, le cordon nerveux est comme meurtri, tenaillé, mordu ; le sommeil devient impossible, la nutrition générale souffre, la santé s'altère, et le malade se cachectise.

D'ordinaire, les muscles ne restent pas inactifs ; on note souvent des secousses, des tressaillements, des crampes tantôt localisées dans les muscles innervés par le nerf atteint, tantôt généralisées dans le membre entier ; il n'est pas rare de voir des convulsions survenir et un véritable accès épileptiforme éclater ; un « aura » parti du névrome peut avertir le patient de l'imminence d'une crise. Dans certains cas, les phénomènes prennent une autre forme et accusent les caractères d'une angine de poitrine. Ces manifestations douloureuses, ces attaques convulsives ont pu être conjurées par l'application d'eau froide sur le névrome, par la compression digitale sur le nerf au-dessus de la tumeur, par la ligature du membre et par l'application de la bande d'Esmarch.

Les troubles trophiques sont exceptionnels ; les examens histologiques nous ont d'ailleurs montré que le filament axile est presque toujours intact, sauf lorsqu'il s'agit de tumeurs malignes : les sarcomes peuvent détruire la continuité du nerf. Les éruptions bulleuses, les ulcérations, la causalgie font défaut. Cependant on a noté quelques modifications dans les téguments qui, au-dessous de la tumeur, deviennent secs, rugueux, fendillés ; la sécrétion sudorale s'y exagère pendant les crises douloureuses ; la peau s'atrophie surtout au niveau des doigts, qui s'effilent ; les masses musculaires diminuent de volume. Terrier, dans un cas de névrome du radial, a vu survenir un œdème assez considérable du dos de la main.

Le tableau clinique des pseudo-névromes multiples, des fibromes généralisés est différent ; l'évolution de la maladie comprend *trois périodes*. La *première*, fort insidieuse, passe souvent inaperçue : les tumeurs petites, profondes, quelquefois indolores ne se révèlent par aucun signe ; à peine a-t-on noté, dans certains cas, des fourmillements, un endolorissement prémonitoire du membre, quelques éclairs douloureux ou des souffrances fixes confondues parfois avec des manifestions rhumatismales. Mais peu à peu les tumeurs se développent; les plus superficielles deviennent accessibles, et l'on trouve sur les rameaux sous-cutanés des noyaux du volume d'un pois à celui d'une noisette, irrégulièrement échelonnés, mobiles, de forme régulière : Pendant la *deuxième période* ils grossissent, éveillant tout au plus quelques légers troubles moteurs ou sensitifs. Les cas sont rares où l'on a observé des crampes, des paralysies, des crises épileptiformes ou des douleurs intenses.

Nicaise, cependant, a publié l'observation d'un homme de 24 ans, sur lequel on put compter 258 pseudo-névromes, nombreux surtout aux cuisses, aux membres supérieurs, au cou, au cuir chevelu, sur la face, la paroi abdominale. Les tumeurs étaient indolores, mais la pression déterminait de l'engourdissement et des fourmillements dans les régions innervées par le tronc comprimé. Plus tard on signala des crampes très douloureuses, de la parésie, de la contracture, une atrophie des muscles ; « les symptômes durèrent plus de trois mois, puis disparurent lentement sous l'influence du bromure de potassium à la dose de 5 grammes par jour. » Au bout d'un an, les crampes et les contractures se montrèrent de nouveau, pour céder encore après l'extirpation de quelques tumeurs et l'emploi du bromure.

La *troisième période* est souvent caractérisée par l'apparition de la cachexie et si, parfois, ces fibromes généralisés sont compatibles avec la persistance de la santé, il n'est pas rare de voir survenir, sous l'influence des douleurs et de la perte de sommeil, des troubles de nutrition fort graves : les malades, surtout lorsque les tumeurs ont pour siège le grand sympathique, sont pris de nausées, de vomissements, de diarrhée; ils pâlissent, s'anémient d'une manière progressive ; les membres s'infiltrent et la mort est la conséquence de ce marasme envahissant. La terminaison fatale peut avoir une autre cause : tout à coup une des tumeurs s'accroît, prend une marche rapide et évolue comme un sarcome. Virchow cite un cas où on dut pratiquer l'amputation du bras; Nicaise extirpa un néoplasme situé à la cuisse qui, si on en croit un certain nombre de faits, serait un siège de prédilection.

Nous n'insisterons pas sur le diagnostic de ces tumeurs; pour peu qu'ils soient superficiels, les pseudo-névromes isolés se reconnaîtront assez facilement : leur siège sur le trajet connu d'un nerf, les troubles de motilité ou de sensibilité qu'ils provoquent, ne laissent pas place au doute ; la plus grande difficulté est de déterminer la nature du néoplasme. Les tumeurs généralisées se distinguent sans peine dès qu'elles ont acquis un volume assez considérable pour être perçues au milieu des tissus ; ici encore, on ne saurait à l'avance affirmer quelle est la texture du pseudo-névrome ; or ce point n'est pas indifférent pour le pronostic : le névrome vrai, le fibrome, le myxome, le sarcome n'ont pas semblable évolution.

Le traitement médical est à peu près sans valeur : cependant les compresses froides, l'eau très chaude, les injections hypodermiques pourront apaiser les souffrances ; Nicaise, dans son cas de pseudo-névromes généralisés a vu disparaître non seulement la douleur, mais les contractures et les atrophies par l'emploi du bromure de potassium à haute dose. L'intervention chirurgicale n'est point la même pour les néoplasmes isolés et pour les pseudo-névromes multiples ; on se gardera d'enlever ces derniers, à moins que l'une des tumeurs ne s'accroisse et ne devienne douloureuse, auquel cas il est nécessaire de l'extirper ; on peut être ainsi conduit à pratiquer plusieurs opérations successives. Il en fut ainsi dans le fait de Nicaise : après ces ablations, la santé paraît s'être affermie.

Pour les névromes solitaires, douloureux ou à marche rapide, on ne manquera pas d'intervenir : la dissection de la tumeur sera faite avec le plus grand soin ; on aura recours à la bande d'Esmarch, grâce à laquelle le sang ne voilant pas les tissus, on peut reconnaître exactement le trajet du nerf que l'on essayera de respecter ; lorsqu'il ne s'éparpille pas au milieu du néoplasme, lorsque ses faisceaux serrés et compacts traversent la tumeur, on le dégagera par une sorte de sculpture ; l'isolement sera plus facile encore si le pseudo-névrome est tangent au cordon nerveux. Mais l'enchevêtrement des tubes et des tissus morbides est tel, dans certains cas, que la section du nerf devient inévitable.

On n'hésitera pas à la pratiquer ; on tâchera, la résection faite, de juxtaposer les deux bouts et de les suturer sans trop compter sur la régénération et le rétablissement des fonctions, qui d'ailleurs, ne sont pas toujours complètement abolies après l'extirpation de la tumeur. Lorsqu'on lutte seulement contre la douleur, lorsque le néoplasme n'est pas de nature maligne, la névrotomie ou la névrectomie au-dessus de la tumeur a été proposée si le néoplasme est

profondément placé ou d'un abord difficile. On cite quelques observations où l'amputation, a été tentée pour des névromes multiples
d'un membre.

———

CHAPITRE IX

AFFECTIONS DES MUSCLES.

I

LÉSIONS TRAUMATIQUES.

Nous étudierons successivement les *contusions*, les *plaies*, les
ruptures, le *diastasis* et les *hernies musculaires*.

1° CONTUSIONS.

Elles succèdent le plus souvent à une violence extérieure, chute,
coup de pierre ou de bâton, passage d'une roue de voiture, tamponne-
nement ; dans des cas exceptionnels, le corps vulnérant est intérieur ;
un fragment osseux dans les fractures, une surface articulaire luxée
ont pu contondre les masses musculaires. Celles-ci sont d'autant
plus facilement désorganisées que leur texture est plus délicate,
qu'elles sont moins protégées par des aponévroses ou un panicule
graisseux épais, qu'un plan osseux sous-jacent offre un point d'appui
sur lequel s'écrase le muscle ; il ne faut pas oublier que les fibres
contractées se rompent plus aisément ; elles ne fuient pas devant
l'objet vulnérant comme le fait le muscle au repos.

Les désordres n'ont pas toujours la même intensité : quelquefois on
note à peine la rupture de quelques capillaires, une petite hémorrhagie interfibrillaire qui se traduira par une ecchymose cutanée ;
la résorption dans le muscle est extrêmement rapide ; il faudrait une
effusion abondante pour que le sang traversât l'aponévrose et vînt
colorer la peau ; on constaterait alors une douleur profonde assez vive,
un engourdissement, une stupeur du muscle assez marquée, un gon-

flement appréciable et même, si au milieu des fibres déchirées se collecte une certaine quantité de sang, une crépitation particulière due à l'écrasement des caillots par le doigt explorateur.

Les lésions peuvent être plus profondes encore : l'aponévrose est déchirée, les muscles sont rompus et réduits en bouillie, des vaisseaux volumineux ouverts ; aussi l'épanchement sanguin est-il considérable ; mais ces délabrements, nous les connaissons pour les avoir déjà étudiés dans les contusions au troisième et au quatrième degré ; il y a, en outre, une rupture musculaire dont nous parlerons plus bas. Lorsqu'elles sont peu étendues, ces contusions guérissent vite. Cependant une inflammation peut survenir, surtout lorsqu'il existe quelque tare organique ou viscérale, du diabète, de l'albuminurie, de l'alcoolisme.

Le traitement est des plus simples : le repos, l'immobilité des parties, ou même le massage, une compression légère amenant la résorption rapide du sang épanché : on a préconisé l'application de quelques sangsues, les ventouses scarifiées ; lorsque la douleur est vive, les injections sous-cutanées de morphine ou d'eau pure peuvent la faire disparaître rapidement. Dans les cas plus graves, on emploierait avec précaution la bande élastique enveloppant tout le membre, de son extrémité au delà du foyer traumatique. Maurice Jeannel conseille, dans le même ordre d'idées, l'appareil ouaté d'A. Guérin.

2° PLAIES DES MUSCLES.

Elles varient selon qu'elles sont produites par un instrument *piquant*, *coupant*, ou *contondant ;* que leur direction est *longitudinale* ou *transversale ;* qu'elles sont *complètes* ou *incomplètes ;* les piqûres, les plaies longitudinales, les sections incomplètes ne présentent d'ordinaire qu'un intérêt médiocre, l'hémorrhagie est peu abondante et l'écartement des fibres divisés peu considérable. Nous ne parlerons donc que des plaies transversales complètes, déterminées par un instrument contondant ou coupant.

L'hémorrhagie et l'écartement des deux tronçons musculaires sont les phénomènes qui caractérisent ces plaies ; l'effusion sanguine est en général très abondante au début ; on connaît en effet la grande vascularité des muscles ; mais comme les canaux sont de petit calibre, que la rétraction tend à oblitérer leur lumière, l'hémostase est rapide et le chirurgien n'interviendra que dans le cas assez rare où un rameau de quelque importance aurait été atteint. L'écartement des deux moignons tient à la contraction, phénomène passager, et surtout à la tonicité, force permanente et qui s'exerce d'autant plus puissamment que le muscle est plus long, que la section est plus nette, que la stupeur est moindre et l'intégrité des nerfs sensitifs et moteurs plus parfaite. Les diérèses d'amputations réalisent, dans cet ordre d'idées, les conditions des plus favorables.

L'évolution des plaies musculaires a été étudiée avec grand soin par les expérimentateurs; la pratique de la myotomie dans la chirurgie humaine a aussi jeté quelque jour sur cette question. Du sang s'épanche et comble l'espace qui sépare les deux moignons; sous la peau ou sous un pansement antiseptique, la résorption en est rapide; les éléments du tissu conjonctif interfibrillaire, les cellules du sarcolème, et la diapédèse amoncellent, dans le foyer traumatique, des cellules embryonnaires innombrables qui s'organisent en un tissu conjonctif jeune. Celui-ci, doué des propriétés du tissu cicatriciel, se rétracte, rapproche les deux tronçons, et bientôt on ne trouve qu'une zone fibreuse, sorte d'intersection parfois à peine visible, parfois au contraire assez large et donnant au muscle un aspect digastrique.

La réparation peut-elle être plus complète encore et le tissu musculaire se régénérera-t-il sans l'interposition d'une intersection fibreuse? O. Weber le prétend; dans un certain nombre de cas on verrait, huit ou dix jours après la blessure, des éléments fusiformes se développer au voisinage des faisceaux musculaires; ils se strieraient bientôt et le muscle y naîtrait comme, chez l'embryon, il apparaît au milieu des éléments embryonnaires. Volkmann ne croit guère à cette régénération et Hayem, dans ses expériences sur les animaux, ne l'a jamais constatée; il n'a point observé ce qu'il a si bien décrit dans la myosite typhique, la régénération de la fibre musculaire atrophiée. La question est encore à l'étude.

Lorsqu'un corps étranger est resté dans la plaie, si le blessé est atteint de quelque diathèse ou d'une tare constitutionnelle, si on n'a pas su obtenir l'asepsie du foyer traumatique, la suppuration peut survenir qui compromettra la vitalité d'une certaine quantité de fibres musculaires; l'intersection fibreuse sera augmentée d'autant; ces phénomènes inflammatoires provoqueront encore des adhérences entre le muscle d'une part, les os ou les téguments voisins de l'autre;

compromettant ainsi le rétablissement des fonctions. Enfin, lorsque l'écartement entre les deux tronçons est considérable, la cicatrisation des bouts se fait isolément et la fonction est compromise; il en sera de même si les nerfs coupés ne se sont pas régénérés.

En général, le traumatisme n'est pas assez grave ou les conditions assez défavorables pour que ces accidents s'observent : le rétablissement fonctionnel est de règle. On le préparera par une thérapeutique attentive : la plus minutieuse propreté, l'asepsie la plus rigoureuse, nécessaires ici comme partout; point de suture musculaire, qui ne tiendrait pas, mais on placera le membre dans une attitude telle que les deux segments soient au contact. Les parties seront maintenues dans cette position par un appareil plâtré. Des courants continus faibles entretiendront la nutrition du membre; plus tard, lorsque la cicatrice sera solide, on aura concurremment recours aux excitations faradiques.

3° RUPTURE DES MUSCLES.

Le mot de *rupture* musculaire ne s'applique qu'aux solutions de continuité produites par une contraction énergique des muscles. Lorsque la déchirure est provoquée par un agent extérieur ou par la traction violente de quelque machine en mouvement, les désordres que l'on observe rentrent dans les contusions, les plaies contuses ou les plaies par arrachement.

Étiologie. — L'altération des fibres musculaires favorise beaucoup leur rupture; les dégénérescences vitreuses ou graisseuses qui résultent d'affections locales ou de maladies générales — et la fièvre typhoïde nous en donne de fréquents exemples — précèdent souvent la déchirure des muscles; elle survient aussi sans désordre préalable, dans un effort énergique, une contraction violente, dans certaines crises convulsives : l'épilepsie, l'éclampsie, le tétanos; dans les mouvements involontaires inspirés par la terreur ou lorsque le membre est dans une fausse position. Ce sont alors les muscles les plus gros qui sont atteints, du côté droit, et chez des individus des plus vigoureux. Les fléchisseurs à corps charnu très long, à tendons courts, le grand droit, le biceps brachial, le psoas iliaque, le biceps crural, le couturier, payent le plus lourd tribut. Cependant ces déchirures ont été observées sur des extenseurs ; le droit antérieur de la cuisse, le triceps crural, le deltoïde.

Les ruptures tendineuses, au contraire, s'observent surtout dans les extenseurs : c'est ainsi que sur 43 cas relevés par Nélaton, la lésion atteignait 31 fois ceux du membre pelvien. Cette statistique intéressante montre encore que sur les 43 faits, dans 14, soit un tiers, le muscle seul était déchiré ; 29 fois la solution de continuité portait sur le muscle et le tendon ou sur le tendon seul ; 4 fois l'accident a pour siège le grand droit de l'abdomen ; le sterno-mastoïdien ; le biceps et le deltoïde du membre supérieur, 2 ; les fléchisseurs du muscle inférieur, 4 ; enfin, comme nous l'avons dit, les extenseurs, 31.

Anatomie pathologique. — La rupture est, en général, assez nettement transversale, à bords réguliers, sans franges ; il n'y a pas décollement des fibres tendineuses, comme le croyait Jean Sédillot, mais déchirement réel, intéressant assez souvent muscle et tendon à la fois. L'écartement entre les deux tronçons diffère selon la longueur du corps charnu ; au biceps brachial et crural, il peut être considérable. Du sang s'épanche qui s'interpose aux deux bouts musculaires ; la collection est parfois abondante et, dans un cas de Larrey, il y en avait plus de deux livres. Si l'aponévrose d'enveloppe est rompue, le liquide fuse rapidement jusqu'au tissu cellulaire sous-cutané et l'ecchymose est rapide ; mais si la gaine est intacte, la coloration des téguments est tardive et peut même ne pas survenir.

En effet, la résorption du sang au milieu des muscles est excessivement rapide ; elle s'opère par la voie des lymphatiques et serait hâtée, d'après Cornil et Ranvier, par les mouvements et par la contraction musculaire. Il n'est pas rare cependant d'observer l'enkystement du liquide ; une inflammation légère organise en une membrane d'enveloppe le muscle et le tissu cellulaire ambiant refoulé. Lorsque des caillots se sont déposés, lorsque le sérum se résorbe, que la paroi s'épaissit, on a pu croire à l'existence d'un fibrome intra-musculaire ; dans d'autres cas la matière colorante du sang disparaît, la paroi sécrète un liquide séreux et un kyste se forme. Enfin, on a cité des cas de suppuration, et les abcès hématiques consécutifs aux ruptures complètes ou incomplètes des muscles ne sont pas exceptionnels.

Nous connaissons déjà, pour les avoir étudiés, à propos des plaies, les phénomènes de réparation : des cellules embryonnaires provenant sans doute de la prolifération du tissu cellulaire, du muscle lui-même ou issues par diapédèse des capillaires avoisinants, s'accumulent entre les deux tronçons. Ces éléments s'organisent et forment une bande fibreuse étendue entre les deux bouts ; ce tissu cicatriciel jouit de propriétés rétractiles ; aussi rapproche-t-il les moignons : on ne trouve plus bientôt qu'une intersection fort étroite ; la continuité du muscle est rétablie et l'organe ne tarde pas à recouvrer ses fonctions.

Symptômes. — Les ruptures d'ordre pathologique qui surviennent dans les maladies générales, fièvre typhoïde, rougeole ou variole sont très souvent insidieuses ; cependant un examen attentif permettra de reconnaître un gonflement sur le trajet du muscle, un œdème assez apparent, surtout une douleur très localisée au niveau de laquelle on percevra une sorte de dépression, de gouttière plus ou moins large due à l'écartement des deux moignons. La crépitation sanguine des caillots écrasés par le doigt et une ecchymose, plus ou moins lente à paraître selon la profondeur des muscles et l'épaisseur de la gaine aponévrotique, viendront confirmer le diagnostic.

La rupture primitive, sans altération préalable du muscle, survient pendant un effort énergique, souvent involontaire ou mal coordonné ; elle se caractérise par une douleur soudaine, dont l'intensité peut provoquer une défaillance. Le malade a éprouvé tout à coup une sensation de craquement ; il a même parfois entendu un bruit semblable à celui d'un coup de fouet, à la détonation d'un pistolet ; l'impuissance de l'organe atteint est presque absolue et le patient peut tomber si la lésion a pour siège le membre inférieur ; en tout cas la marche est impossible ; le muscle rompu est impotent.

Cette douleur intense, subite, et telle que le blessé croit avoir été frappé d'un bâton, d'une pierre lancée avec force ; ce craquement particulier, cette impuissance fonctionnelle s'accompagnent de signes locaux que nous connaissons déjà : la déformation de la région, une dépression, une gouttière plus ou moins profonde limitée par le bourrelet que forment les deux moignons, un épanchement sanguin fluctuant, la crépitation de caillots écrasés, une ecchymose dont l'apparition est d'autant plus rapide que le muscle est moins profond et la gaine aponévrotique moins épaisse.

Lorsque la rupture est incomplète, la douleur, la sensation de craquement, le gonflement, l'ecchymose existent toujours, mais le signe caractéristique, l'écartement des deux segments du muscle fait défaut; ou n'a plus cette gouttière que la contraction agrandit encore et ces bourrelets formés d'une masse molle que des pressions douces, des massages réguliers peuvent affaisser et étendre jusqu'à combler la dépression primitive. Virchow, cité par Jeannel, dit que, dans une rupture du biceps brachial chez un alcoolique atteint de delirium tremens, le bout supérieur du muscle rétracté donnait la sensation d'un kyste, mais on parvenait, par des manœuvres, à allonger le tronçon et à le replacer dans sa position normale.

Le diagnostic ne présente donc de difficulté que si la rupture est incomplète : on pourrait croire alors à quelque entorse d'une articulation sous-jacente. A la jambe, on incrimine souvent le coup de fouet dont la lésion hypothétique consisterait en une rupture du tendon du plantaire grêle. Verneuil a prouvé jusqu'à l'évidence que, d'habitude, il n'y a là ni rupture tendineuse, ni rupture musculaire, mais déchirure d'une veine variqueuse intra-musculaire : les phlébites consécutives et même la pyohémie observée dans un certain nombre de cas sont venues confirmer l'opinion de Verneuil. Le siège de la lésion au-dessous du corps charnu et l'absence d'ecchymose permettront de reconnaître facilement la rupture tendineuse.

Traitement. — Il est des plus simples : l'immobilité absolue du membre, le rapprochement de deux tronçons musculaires, leur coaptation pour hâter la cicatrisation, une compression soutenue pour aider à la résorption du sang, telles sont les conditions essentielles d'une thérapeutique régulière. L'appareil ouaté de Guérin remplit admirablement ce programme; il immobilise la région, refoule l'un vers l'autre les deux segments du muscle et, par sa compression énergique, chasse le sang dans les interstices cellulaires où il se résorbe. Les frictions, les massages, les douches, les courants électriques continus ou interrompus seront employés après la cicatrisation pour rendre au muscle son énergie première.

4° HERNIES MUSCULAIRES.

On appelait ainsi la tumeur formée par le passage d'une portion de muscle au travers de la gaine aponévrotique déchirée. Mais

Farabeuf a démontré que les descriptions données par les auteurs correspondent, non à une simple hernie d'un muscle intact, mais à une véritable rupture musculaire.

Ces hernies, en effet, s'observent sous l'influence d'un effort brusque et énergique, le plus souvent quand on essaye de monter à cheval lorsque la bête est en mouvement et s'enfuit; le cavalier perçoit alors un craquement dans les muscles adducteurs ; il ressent une douleur vive et l'on trouve, au niveau du triangle de Scarpa, une tumeur molle, dépressible en partie ou complètement réductible lorsque le muscle est au repos; le doigt peut pénétrer dans une déchirure de l'aponévrose dont on délimite le rebord tranchant. Sous l'influence de la contraction, la hernie se reproduit, elle durcit, et l'auscultation y démontre l'existence du bruit rotatoire caractéristique du muscle qui se contracte.

Serait-ce là une hernie musculaire?-Farabeuf nous prouve que la physiologie s'y oppose : d'abord un muscle remplit à peine sa gaine aponévrotique; il n'a donc aucune tendance à s'échapper de son enveloppe, encore moins lorsqu'il se contracte, puisqu'à ce moment, il se tasse et diminue plutôt de volume; d'ailleurs sous l'influence de la contraction, les fibres tendent à devenir rectilignes, à se rapprocher de l'axe des muscles, à s'éloigner, par conséquent, de la solution de continuité de l'aponévrose : lors de sa contraction, une partie du muscle non déchiré et hors de sa gaine rentrerait plutôt dans celle-ci au lieu d'en sortir. Du reste, dans les cas si nombreux où la chirurgie ouvre largement une aponévrose sans toucher aux muscles, a-t-on jamais vu une hernie se produire?

Non, la tumeur que l'on sent, molle, réductible au repos, dure, saillante, globuleuse pendant la contraction, est une portion de muscle dont les insertions sont rompues. La hernie n'est donc qu'une variété des ruptures précédemment étudiées et tout autre serait le tableau clinique d'une hernie selon la conception ancienne. Larger nous en a montré un exemple à la Société de chirurgie : il s'agissait, sans doute, d'une rupture musculaire avec saillie au travers d'une solution de continuité de la gaine aponévrotique; sans doute encore, une cicatrisation était survenue et l'intersection fibreuse entre les deux tronçons était assez lâche pour ne pas réintégrer la portion herniée dans la gaine. Toujours est-il qu'on la percevait sous les téguments, mais, saillante au repos, elle disparaissait dès que le muscle se contractait ; on sentait alors la boutonnière de l'aponévrose.

La hernie musculaire fausse ou vraie, type ancien ou type nouveau, est sans gravité ; au bout de peu de temps la douleur disparaît ; les troubles fonctionnels s'atténuent, l'affaiblissement du groupe musculaire n'est plus appréciable et le malade est tout au plus un peu gêné par cette tumeur à volume médiocre, du reste : une compression légère sur la tumeur suffira d'habitude et l'on n'aura recours à aucune des opérations chirurgicales proposées et qui sont pour le moins inutiles.

5° DIASTASIS MUSCULAIRE.

Cette affection, bien étudiée par Gubler, consiste en une douleur très vive, parfois syncopale, et qui se produit surtout dans les muscles du mollet et de la masse sacro-lombaire, au cou, à l'épaule, au dos et à la poitrine ; elle est, en général, passagère et se montre à l'occasion d'un mouvement brusque et mal coordonné ; dans certains efforts énergiques et involontaires, l'éternuement, les quintes de toux, les sanglots ; nous l'avons vue se produire dans les bâillements avortés, au niveau des muscles du cou.

On ne saurait guère dire ce qui se passe au niveau du muscle ; il survient une sorte de crampe, la masse semble se rétracter et la souffrance est telle que la respiration en est arrêtée. Et cependant une compression énergique sur la région malade n'exaspère pas la douleur ; quelquefois on constate du gonflement et un peu d'œdème. Si la crise persiste ou se renouvelle, on aura recours aux sinapismes, aux injections sous-cutanées de morphine ou d'eau pure, aux applications de linges chauds, au massage et surtout aux courants interrompus. Nous avons vu des douleurs au cou et dans la région sacro-lombaire cesser dès la première séance.

II

INFLAMMATIONS DES MUSCLES.

Les inflammations des muscles ou *myosites* sont encore assez mal connues malgré les recherches contemporaines de Cornil et Ranvier et d'Hayem. On en décrit un très grand nombre de variétés, myosites aiguës et. chroniques, traumatiques et spontanées, primitives et secondaires; myosites suppurées, diffuses ou circonscrites; myosites infectieuses; myosites ossifiantes. L'importance chirurgicale de ces diverses formes est loin d'être la même et nous n'étudierons ici que les principales.

Étiologie. — On connaît déjà les divers traumatismes qui peuvent atteindre un muscle, piqûres, coupures, contusions, plaies contuses souvent compliquées par la présence de corps étrangers, ruptures. Ce sont là les causes les plus fréquentes de la myosite dite *primitive;* on y ajoute l'impression vive du froid et le surmenage, mais, dans ce dernier cas, on doit se demander si la fibre altérée par une fatigue excessive ne s'est pas rompue et s'il ne s'agit pas encore d'une myosite traumatique, fort grave, d'ailleurs, lorsqu'au lieu de rester limitée à un muscle, elle atteint à la fois plusieurs groupes et finit par suppurer : des phénomènes infectieux éclatent et la mort en est souvent la conséquence.

La myosite traumatique se développe plus fréquemment dans certains muscles; on signale surtout les extenseurs de la jambe et du pied, les deux biceps, le psoas, les adducteurs du bras, et on connaît les abcès du grand pectoral du côté gauche chez les forgerons : le mouvement énergique de la main gauche tordant le fer provoque parfois la rupture de quelques fibres du muscle, un épanchement sanguin et une collection purulente arrondie, globuleuse, désignée dans certains pays sous le nom de « mamelle ».

Le groupe des myosites *secondaires* comprend les inflammations consécutives aux fièvres graves infectieuses, la scarlatine, la rougeole, la variole, la fièvre typhoïde surtout, où les altérations des muscles sont très fréquentes et observées depuis fort longtemps, l'infection purulente qui s'accompagne si souvent d'infarctus et d'abcès métastatiques, la morve, le farcin; on a signalé encore la myosite dans l'érysipèle, au cours de l'ictère grave, peut-être au cours du rhumatisme, dans la tuberculisation aiguë, dans la syphilis, mais ici l'allure de l'affection est si particulière qu'elle mérite une description spéciale.

Enfin l'inflammation peut se propager d'un foyer voisin à un muscle : on sait la fréquence du psoïtis à la suite des abcès du ligament large et de la fosse iliaque, les suppurations musculaires de la pérityphlite. Les abcès par congestion ont, dans certains cas, provoqué des désordres semblables dans les muscles qui les limitent. On a vu aussi des arthrites fongueuses, des nécroses, des clapiers osseux, ou des ulcères invétérés de la peau amener dans des muscles sous-jacents des altérations profondes, mais ici le processus est en général beaucoup plus lent et la myosite presque toujours *chronique* ou *scléreuse*.

Anatomie pathologique. — Au milieu des grands foyers traumatiques enflammés, dans les plaies contuses profondes, il est facile d'étudier la myosite; au début, les muscles ou les lambeaux de muscles sont indurés, ecchymotiques ou violacés; puis ils se ramollissent, s'infiltrent de pus et se désagrègent; ils deviennent grisâtres ou même verdâtres et forment un détritus pultacé où se rencontrent quelques débris dont la nature musculaire est encore appréciable.

On a pu, par des expériences sur les animaux, suivre pas à pas les altérations du muscle : sous l'influence de l'irritation produite par le traumatisme, les éléments du tissu conjonctif délicat qui entoure les faisceaux prolifèrent; les cellules du sarcolème se segmentent elles aussi; la substance contractile se trouble, se résout en granulations graisseuses et se résorbe plus ou moins complètement; de là une atrophie ou une disparition complète du faisceau strié. Quant aux cellules embryonnaires, elles s'organisent en bourgeons charnus si la mort n'est pas la conséquence du traumatisme ou de ses complications; une membrane granuleuse se forme et une cicatrice fibreuse comble bientôt la perte de substance. On n'admet guère, dans cette variété de myosite, la régénération de la fibre musculaire.

Dans certains cas, le processus réparateur est entravé par la suppuration : celle-ci peut être *diffuse*, pénétrer par des fusées dans les interstices cellulaires et décoller au loin les muscles; les globules blancs infiltrent, avant de se collecter, les mailles du tissu conjonctif périfasciculaire; ils proviennent de la prolifération des éléments de ce tissu et d'une diapédèse active des capillaires, fort abondants en ces points. Avec le pus, d'ailleurs, on rencontre souvent des hématies, de petits caillots dus à la rupture des parois vasculaires altérées. Ces épanchements sanguins, parfois très multipliés, ont fait donner à ces variétés anatomo-pathologiques le nom de myosites *hémorrhagiques* ou *apoplectiformes*.

Ces infiltrations sanguines s'observent surtout dans les myosites secondaires, consécutives aux fièvres graves ; dans ces cas, elles peuvent même précéder l'apparition du pus et l'abcès se collecte autour d'un caillot ou d'une veine oblitérée. Ces dépôts s'observent surtout dans l'infection purulente, la fièvre puerpérale, dans la scarlatine,, la morve et le farcin. Aussi, lorsque la poche est ouverte, voit-on s'écouler une substance tantôt noirâtre, tantôt rougeâtre, quelquefois jaune, mais striée de noir par des caillots sanguins ; elle entraîne avec elle des débris mortifiés, vestiges du tissu musculaire détruit.

Dans ces myosites suppurées, la guérison, lorsqu'elle s'effectue, se fait encore par production de bourgeons charnus qui s'organisent en un tissu fibreux rétractile. Si le pus ne se forme pas, la myosite secondaire peut se terminer par une régénération véritable des faisceaux atrophiés. Les noyaux du sarcolème prolifèrent et engendrent des éléments particuliers, fibres musculaires embryonnaires qui finissent par atteindre l'état parfait. O. Weber et Hayem ont beaucoup insisté sur cette reconstitution du faisceau primitif.

La myosite *chronique* s'observe surtout au pourtour des vieux foyers inflammatoires, sur les muscles qui entourent un os nécrosé, une ostéite ancienne, une arthrite fongueuse ; les corps étrangers intra-musculaires, les kystes hydatiques, les gommes provoquent à leur limite une sclérose plus ou moins étendue ; les extrémités osseuses déplacées dans les luxations anciennes, les productions nouvelles de l'arthrite sèche et du rhumatisme chronique amènent aussi le même résultat, une véritable cirrhose du muscle.

Le muscle a perdu sa couleur, il n'est plus rouge, mais blanc grisâtre ou rosé ; sa consistance est beaucoup plus grande ; il se déchire difficilement ; les fibres primitives ont disparu par places, étouffées par l'abondante prolifération du tissu conjonctif. Au microscope, en effet, on constate l'existence de travées lamineuses dont les faisceaux des fibrilles sont séparés par des éléments cellulaires arrondis ou fusiformes ; une substance intermédiaire amorphe existe au début et se résorbe peu à peu, comme dans tout tissu de cicatrice : la sclérose musculaire est alors constituée.

Symptômes. — La myosite *aiguë* qui succède aux violences extérieures est celle dont la clinique est le mieux connue ; elle se caractérise par une douleur vive au niveau du muscle dont le tissu est tuméfié, œdémateux et d'une résistance presque ligneuse au début ; il est vrai que le noyau dur peut se ramollir ; une collection fluctuante le remplace même parfois; dans ce cas, les souffrances spontanées ou provoquées s'exaspèrent; la peau, déjà plus chaude, mais peu colorée, rougit, et l'abcès musculaire ne tarde pas à s'ouvrir.

Mais cette suppuration, qui d'ailleurs est loin d'être fatale, ne s'établit pas sans qu'on observe auparavant une contracture particulière : Hayem nous montre le malade raidissant ses muscles pour donner à la région atteinte l'immobilité la plus complète. Non seulement le membre prend une attitude telle que les deux insertions du muscle enflammé soient le plus rapprochées possible, mais la vigilance des muscles voisins est aussi en éveil; tous les groupes se contractent à ce point que la flexion arrive à ses dernières limites; à la contracture active succède une rétraction passive, et désormais l'attitude vicieuse est permanente.

Les phénomènes généraux sont d'habitude peu marqués; à peine note-t-on une fièvre légère, de la soif, de l'inappétence, quelques petits frissons lorsque la myosite suppure et qu'un abcès se forme. Les troubles profonds de l'organisme, l'aspect typhoïde, les symptômes adynamiques ou ataxo-adynamiques n'éclatent que dans quelques formes *infectieuses* et suraiguës sur lesquelles Nicaise a appelé l'attention et dont le tableau clinique rappelle celui de certains phlegmons diffus, de l'ostéomyélite spontanée et même de l'infection purulente. Elle se déclare tout à coup chez des individus jeunes, surmenés, affaiblis. Un ou plusieurs groupes musculaires sont atteints à la fois et le patient est emporté en quelques jours.

Les myosites *secondaires* sont fort différentes les unes des autres; souvent leurs symptômes sont voilés par ceux de la maladie qui les provoque. L'altération de la fibre musculaire et sa rupture, l'oblitération des vaisseaux, la déchirure de leurs parois, la suffusion sanguine, qui précèdent souvent l'inflammation, peuvent avoir une évolution insidieuse dans la fièvre typhoïde, la scarlatine, la rougeole, l'infection purulente. Cependant une tuméfaction plus ou moins limitée, rouge, ecchymotique, douloureuse spontanément ou à la pression, dure d'abord, puis fluctuante, permettra de reconnaître la lésion et son origine. Le psoas, le grand droit de l'abdomen, les muscles de la cuisse et de l'épaule sont plus fréquemment atteints.

Bien plus sournois encore est le développement de la myosite *chronique* et on ne constatera son existence que par la résistance ligneuse que prendra le muscle, son impotence graduelle et l'attitude vicieuse du membre. On a décrit, comme myosite chronique, une altération caractérisée par une induration cartilagineuse, une imprégnation calcaire survenant chez les fantassins dans l'épaisseur du deltoïde et du biceps, chez les cavaliers dans les adducteurs, et qui ont pour cause les pressions multipliées exercées sur ces muscles par la bretelle du fusil ou par le rebord de la selle.

Ce n'est pas tout : on a observé une affection bizarre qu'Hayem donne comme une sorte d'atrophie et qu'on a nommée *myosite ossifiante progressive;* elle apparaît dans le jeune âge et l'on voit, peu à peu, ou par poussées plus ou moins éloignées, se prendre les divers groupes musculaires ; d'abord ceux de la nuque et du dos, puis ceux de l'épaule; la masse sacro-lombaire, le ligament cervical de la colonne vertébrale, les muscles du bras, de la cuisse, de la jambe, les masticateurs sont atteints successivement : le diaphragme, le cœur, la langue, les muscles de la glotte et du périnée échapperaient seuls à cet envahissement.

Sous l'influence d'un traumatisme léger, même d'une simple pression, souvent sans cause appréciable, le muscle se tuméfie, puis devient douloureux; lorsque cette poussée aiguë se dissipe et que l'empâtement se résout, on trouve la masse musculaire « comme rembourrée » de noyaux durs, résistants; ce sont des nodosités cartilagineuses qui ne tarderont pas à s'ossifier. La substance musculaire, les tendons se transforment peu à peu ; il est rare cependant que le muscle tout entier ait disparu sous le progrès de la myosite ossifiante; il reste toujours quelques points intacts où persistent les faisceaux striés.

Malheureusement la myosite est progressive : après ce muscle un autre est atteint, puis le groupe en entier; à leur tour des groupes voisins ou éloignés sont envahis ; les mouvements deviennent impossibles et le malheureux « se pétrifie » enveloppé dans une sorte de « carapace ». La cavité thoracique se soulève avec difficulté et une asphyxie lente emporte le malade : les muscles masticateurs ossifiés refusent leur service : l'alimentation est devenue absolument précaire. Il n'en faut pas moins plusieurs années pour que la mort arrive; pas de traitement qui ait pu, jusqu'à ce jour, enrayer la marche de la myosite progressive.

Diagnostic. — Les myosites aiguës *traumatiques* qui évoluent sous la peau ou dans un foyer ouvert, se reconnaîtront à la douleur bien localisée dans la masse charnue, résistante, d'une dureté ligneuse; les mouvements sont impossibles et provoquent une souffrance vive. Les commémoratifs éloigneront l'idée du rhumatisme ; disons cependant que la myosite primitive peut succéder à l'impression du froid et que, d'autre part, Volkmann regarde le rhumatisme musculaire comme une véritable myosite. En tout cas les antécédents du malade permettront de retrouver des traces de la diathèse.

Les myosites *secondaires* ne sont souvent qu'un épisode sans grande importance au cours d'une maladie générale et passent longtemps inaperçues. Mais, lorsque la douleur est un peu vive, l'ecchymose intense, lorsque la tuméfaction est forte et qu'une collection se forme, on reconnaîtra sans peine l'existence d'un abcès dont l'origine sera révélée par sa position sous-aponévrotique, et ses déplacements dans les mouvements du muscle. Les myosites *infectieuses* caractérisées par des foyers multiples et les phénomènes généraux ataxo-adynamiques peuvent se confondre avec l'infection purulente, l'ostéomyélite diffuse ou même la fièvre typhoïde. Une analyse minutieuse des symptômes mettra seule sur la voie du diagnostic véritable.

Les myosites *chroniques*, si insidieuses dans leur évolution, sont trop souvent méconnues et parfois leur diagnostic n'est établi que lorsqu'une atrophie indélébile, une impotence incurable, une contracture suivie de rétraction atteignent déjà la région malade. Aussi surveillera-t-on avec le plus grand soin le muscle voisin d'un foyer d'ostéite, d'arthrite, de luxation ancienne, de tumeur du corps charnu, causes ordinaires de ces myosites chroniques. Quant à la myosite *ossifiante* progressive, son tableau clinique est trop net, et diffère trop de toutes les autres affections musculaires pour qu'on ait besoin d'insister.

Traitement. — Il ne saurait être le même dans les diverses formes ; une myosite traumatique simple guérira très bien sous l'influence du repos, d'une compression légère, d'applications émollientes; si un abcès se formait, il faudrait ouvrir la collection et donner une issue facile au pus pour éviter les décollements lointains. Les suppurations diffuses, à foyers multiples, sont d'un pronostic des plus graves chez les individus surmenés, et, trop souvent, les malades sont emportés au milieu de phénomènes typhoïdes malgré l'emploi soutenu des toniques, des excitants, malgré l'ouverture attentive et précoce de tous les foyers ramollis.

III

TUMEURS DES MUSCLES.

Les variétés en sont aussi nombreuses que la fréquence en est rare. On distingue les tumeurs *liquides*, hématomes, kystes, abcès, et les tumeurs *solides* : angiomes, lipomes, sarcomes, carcinomes, myomes, fibromes, myxomes, épithéliomas et gommes syphilitiques, ces dernières se rencontrant assez souvent pour mériter une description spéciale.

Les *hématomes* des muscles succèdent à un traumatisme, à une rupture consécutive à une contraction trop énergique ou à une déchirure préparée par une altération des fibres musculaires sous l'influence d'une maladie générale : le sang épanché se collecte et s'enveloppe d'une membrane enkystante, mince et souple, ou épaisse et dure. Le contenu est très variable : tantôt un caillot fibrino-globulaire se dépose dont la consistance devient considérable ; tantôt le sang reste liquide et conserve sa couleur et ses caractères primitifs ; mais la matière colorante se résorbe parfois et un kyste séreux peut se constituer.

Les *abcès* des muscles ont souvent pour origine ces épanchements sanguins : peut-être aussi, dans certains cas, proviennent-ils du ramollissement d'un foyer tuberculeux. Toujours est-il qu'on a signalé des gommes scrofuleuses intra-musculaires déposées à froid, sans douleur, sans stupeur, sans réaction inflammatoire ; elles ont le volume d'un pois ou d'une noisette ; la matière puriforme qu'elles contiennent se résorbe, ou se déverse à l'extérieur par ulcération progressive des couches sous-jacentes. On ne confondra pas ces abcès « autochtones » avec des abcès par congestion venus de la colonne vertébrale ou d'un os voisin et qui auraient infiltré le muscle après usure de la gaine.

Les *kystes hydatiques*, rares d'une façon absolue, sont assez fré-

quents d'une façon relative pour qu'on ait pu dire : toute tumeur
des muscles est une gomme, un abcès ou un kyste hydatique. On
en a rencontré à peu près dans tous les muscles; le sterno-mastoïdien, le trapèze, les fessiers, le grand pectoral, le deltoïde, le
triceps, le biceps huméral, le grand dorsal, le dentelé, la masse
sacro-lombaire, les muscles de l'abdomen, le cœur qui, d'après un
relevé de Welling, aurait été atteint à lui seul plus de 50 fois.
Le parasite s'établirait dans le tissu conjonctif interfibrillaire : la
structure de la poche serait identique à celle des kystes du foie.

On ne sait rien de précis sur leur étiologie : on a constaté cependant que les traumatismes agissent d'une façon non douteuse : les
parasites, roulés par le sang, pénètrent, après la déchirure des vaisseaux, dans les tissus où le ver se développe. Il se forme une tumeur
arrondie, à un ou plusieurs lobes, plutôt élastique que fluctuante. On
y aurait noté le frémissement hydatique. Nous avons opéré un kyste
du triceps huméral; il existait deux lobes séparés par une sorte de
goulot très étroit; lorsqu'on refoulait le liquide d'une poche dans
l'autre, on éprouvait une sensation absolument semblable à celle que
donnent les synovites à grains riziformes.

Des cysticerques peuvent évoluer dans les muscles : on trouve, au
milieu des fibrilles rejetées à la périphérie de la tumeur, de petites vésicules de 1 à 2 centimètres de long sur 1/2 de large,
blanches, élastiques, des ballonnets percés d'un orifice qui livre
passage à la tête du parasite. On connaît l'observation de Broca :
un individu atteint du tænia avait, un peu partout, mais surtout
dans le grand pectoral, dans les muscles de l'épaule et du dos,
de petites tumeurs dont l'une fut ouverte et donna issue à un cysticerque. Nous avons, en 1883, incisé une bosselure prise pour un
abcès d'origine dentaire et qui était un cysticerque du canin.

Les tumeurs solides sont, à peu près toutes, des raretés pathologiques : les *lipomes* des muscles ne se rencontrent guère qu'à la
langue. Volkmann en a observé un dans le demi-membraneux,
Farabeuf dans les couturiers, Laboulbène et nous dans le biceps huméral. Notre cas présentait ceci de curieux que la tumeur était bilatérale. Les *fibromes* sont plus exceptionnels encore; il n'y en a même
pas d'observations absolument probantes et, dans la plupart des cas
publiés, il s'agissait soit de sarcomes, soit de dégénérescences fibreu-

ses, de scléroses consécutives à une myosite chronique. Les *myxomes* ne se rencontreraient que mêlés aux lipomes et les *enchondromes* rentreraient dans l'étude de la myosite ossifiante.

Les *angiomes* ont une existence incontestable et plusieurs auteurs en ont cité des observations authentiques; il n'en en est pas moins vrai que le diagnostic n'a été porté que dans le cas de Liston; ils sont circonscrits, diffus et d'origine congénitale. Les *myomes* striés accompagnent presque toujours des tumeurs tératoïdes. Nous nous sommes, plus haut, expliqués sur ce point et n'y reviendrons pas. Les myomes lisses se rencontrent fréquemment dans le muscle utérin, et nous en renvoyons la description au chapitre des affections chirurgicales de la matrice.

Les tumeurs malignes, *sarcomes, épithéliomas, carcinomes,* sont, presque toujours, des tumeurs secondaires. Les sarcomes prennent naissance dans les aponévroses engainantes ou dans le périoste voisin; cependant on ne saurait nier l'existence du sarcome primitif, et Combet, dans sa thèse, en a réuni 16 cas : il naîtrait dans le tissu interfasciculaire ou même des noyaux du sarcolème. Les épithéliomas et les carcinomes apparaissent dans la peau, dans les glandes, sous les muqueuses et gagnent de proche en proche les muscles sous-jacents. Mais lorsque la tumeur se généralise, des noyaux peuvent se montrer au milieu des muscles : il n'y a plus ici simple propagation par continuité de tissu.

Ces diverses tumeurs ont un certain nombre de symptômes communs : on sent plus ou moins profondément, en un point qui correspond au siège connu d'un muscle, une masse de consistance variable qui suit les mouvements du corps charnu. Elle est immobile lorsque le muscle est contracté; elle est mobile latéralement lorsque le muscle est au repos; et, même dans ce cas, le chirurgien ne saurait la déplacer dans le sens vertical, selon l'axe du muscle. Enfin, quand le néoplasme est au milieu même du muscle et recouvert par des fibres, il semble durcir dès que le corps charnu se contracte, et son exploration devient des plus difficiles.

Mais si l'on peut sans grand effort arriver au diagnostic de tumeur musculaire, il est presque impossible de préciser la nature du néoplasme : on songera dès l'abord à un syphilome, à un kyste hydatique, à un épanchement sanguin enkysté ; les antécédents du malade, l'existence d'un traumatisme antérieur, la consistance de la tumeur, son évolution plus ou, moins lente permettront peut-être de se prononcer avec quelque certitude. Quant à reconnaître d'emblée, — sans ponction, sans arrachement avec le harpon explorateur d'un fragment du tissu morbide, — qu'il s'agit d'un fibrome, d'un angiome, d'un sarcome ou d'un épithéliome primitif, il ne faut guère y songer.

Le traitement ne saurait être le même pour toutes les tumeurs : lorsque le néoplasme est bénin, on pénètre dans le muscle en écartant les faisceaux de manière à ne couper que le minimum de fibres possible ; on dissèque la tumeur, on l'extirpe ; encore la laisse-t-on si elle est peu gênante et pas douloureuse. Dans notre observation de kyste hydatique du triceps, nous avons ouvert la poche ; la paroi en a été ruginée et elle-même drainée. Le résultat fut excellent de tous points.

IV

SYPHILIS DES MUSCLES.

La vérole retentit de différentes façons sur les muscles et l'on décrit, comme accidents syphilitiques, des douleurs rhumatoïdes, des contractures spéciales, peut-être sans lésions des fibres musculaires, une myosite scléreuse, enfin des dépôts gommeux.

Les *douleurs rhumatoïdes* apparaîtraient au cours de la période secondaire ; elles pourraient cependant suivre la vérole dans les diverses phases de son évolution ; elles se confondent facilement avec les arthralgies ; vives, surtout pendant la nuit, elles disparaissent souvent avec les mouvements et la marche. Les souffrances sont erratiques, sautent d'un point à un autre et se caractérisent par une lassitude générale ; le moindre effort est pénible, et ce n'est que quelques heures après le réveil que se dissipe cette courbature, cette fatigue énervante, cet endolorissement des muscles qui s'accompagne, dans certains cas, d'une véritable contracture.

Ces *contractures* sont entourées encore d'une obscurité très grande et l'on ignore si elles sont le fait du muscle lui-même ou si elles ne

dépendent pas du système nerveux ; elles ne sont pas généralisées
comme les douleurs ; un seul muscle ou un seul groupe de muscles
est atteint : le biceps crural, le demi-tendineux, les masticateurs, le
sterno-mastoïdien et le trapèze, la masse sacro-lombaire, un des
muscles de l'orbite — et, de fait, la flexion de la jambe à angle droit
sur la cuisse, le trismus, le torticolis, le lumbago, le strabisme, ont été
observés au cours d'une syphilis ; il faudrait même ajouter la stricture
spasmodique des fibres rectales et œsophagiennes, origine de certains
rétrécissements passagers. Mais la contracture de beaucoup la plus
fréquente est celle du biceps huméral.

Le malade éprouve tout à coup une douleur intense dans ces muscles ; des irradiations fort pénibles les suivent dans toute leur étendue,
vives surtout pendant la nuit ; les mouvements sont difficiles ; l'articulation du coude se fléchit à demi, et il est aussi douloureux de ramener le membre à l'extension que de le fléchir complètement ; parfois on note de véritables spasmes. Mais, le plus souvent, la contracture
s'établit peu à peu ; les mouvements sont comme bridés ; la flexion,
d'abord légère, s'accuse de plus en plus, l'extension est impossible et
l'on constate que le biceps est dur, globuleux ; un tendon forme,
au niveau du pli du coude, une corde rigide. Si l'on parvient, malgré
la résistance des parties, à étendre le bras, la flexion première se rétablit en quelques minutes.

Les contractures apparaissent à divers âges de la syphilis. Mauriac
les a vues survenir presque au début des accidents secondaires ; ce serait
vers la deuxième ou la troisième année qu'elles surviendraient d'habitude ; enfin elles peuvent éclater en pleine période tertiaire. La
marche en est assez mal connue ; elles guérissent parfois spontanément et, dans ce cas, la guérison définitive, dit Jullien, est souvent
précédée d'amélioration intermittente. D'ailleurs, le traitement spécifique est ici du meilleur emploi : le mercure et l'iodure font disparaître la contracture en quelques jours.

Les lésions tertiaires de la syphilis des muscles, la *myosite scléreuse*
et les *gommes* sont des accidents relativement rares ; dans ses relevés
Jullien les note 10 fois sur 204 cas, soit près de 5 %. « Elles font
partie du stade moyen de la période tertiaire ; si, en effet, nous exceptons une observation où elle parut dès le deuxième mois de
l'infection, l'âge de la vérole consigné dans les autres est huit ans,
quatre et demi, cinq et demi et sept. » Les désordres, quelquefois

symétriques, affectent de préférence les muscles du mollet et de la cuisse, de la fesse, le grand pectoral, le sterno-mastoïdien, la langue, le cœur, le diaphragme.

La myosite diffuse se caractérise par une prolifération des cellules du tissu conjonctif interfibrillaire; les éléments embryonnaires s'organisent et forment une trame cicatricielle qui étouffe bientôt les fibres striées. On trouve alors une substance dure, criant sous le scalpel, blanche ou grisâtre et qui s'infiltre parfois de noyaux cartilagineux ou osseux; les tendons et les aponévroses peuvent subir une semblable dégénérescence. Au début le muscle est tuméfié, douloureux, raide, contracturé; puis il s'atrophie peu à peu et bientôt on ne trouve plus à sa place qu'une bande fibreuse. Dans la période d'hyperplasie, une médication énergique réussit à sauver les muscles, mais plus tard, lorsque la fibre striée a disparu, les désordres sont indélébiles.

La *gomme* forme au sein du muscle des noyaux de volume variable, en général gros comme une noisette, jaunes ou blanchâtres, grisâtres même ou roses au début; puis elle subit une dégénérescence progressive, se ramollit, devient diffluente et l'on trouve une substance fluide, semblable à une solution « gommeuse » au milieu de laquelle sont des détritus enchevêtrés, une masse analogue au bourbillon de l'anthrax. Sur le pourtour de ce foyer, le muscle est atteint de myosite chronique; il forme plusieurs couches concentriques de tissu scléreux qui limite exactement la masse caséeuse.

La gomme se dépose sournoisement au milieu des muscles; on observe cependant au début quelques douleurs, de la gêne dans les mouvements; puis on sent une tumeur arrondie, assez régulière, immobile dans le corps charnu. Il peut s'en rencontrer plusieurs à la fois, séparées les unes des autres par du tissu sain. A la langue, lorsque les gommes sont multiples, l'organe est « comme rembourré de noisettes ». Leur résistance, d'abord ligneuse, diminue peu à peu; une poussée aiguë survient; des adhérences se font; la peau ou la muqueuse rougit, puis s'ulcère et le pus s'écoule, laissant une perte de substance profonde, taillée à pic, à bords non décollés, à fond grisâtre recouvert d'un enduit jaune et de débris de bourbillon.

Nous n'insisterons pas sur le diagnostic : quand on constate l'existence d'une tumeur musculaire, on songera toujours à une gomme, et un interrogatoire sévère, un examen attentif sont de rigueur; mais, dans le doute, on n'aurait qu'à prescrire le traitement spécifique ; la fonte rapide du néoplasme en indiquerait l'origine. Le pronostic est grave si les dépôts sont nombreux et si l'intervention du médecin est tardive ; il peut se faire alors des désordres irréparables, des scléroses indélébiles, des contractures, une impotence fonctionnelle incurable.

CHAPITRE X

AFFECTIONS CHIRURGICALES DES TENDONS.

I

LÉSIONS TRAUMATIQUES.

Nous laisserons de côté les *contusions* qui n'ont pas d'histoire clinique ; nous ne dirons qu'un mot des *ruptures* dont la description se confond presque avec celles des ruptures musculaires ; nous serons plus bref encore sur les *luxations* extrêmement rares, du reste, et ne parlerons avec quelques détails que des *plaies tendineuses* dont l'importance chirurgicale est fort grande.

1° PLAIES TENDINEUSES.

On les divise en *piqûres, coupures* et *plaies contuses.*—Les *piqûres* sont d'ordinaire sans gravité ; si la plaie est étroite, si l'instrument vulnérant n'est pas chargé de matières septiques, la réunion immédiate s'observe, la guérison est rapide ; au point piqué, il reste à peine comme vestige de la blessure, une petite nodosité qui finit elle-même par disparaître. Les *plaies contuses* sont les plus dangereuses : elles peuvent provoquer une synovite purulente dont nous avons déjà tracé l'histoire, et la solution de continuité du tendon entraîne des désordres fonctionnels que nous étudierons à propos des coupures. Seule-

ment, le pronostic est plus sombre ; outre que l'inflammation si fréquente est sérieuse par elle-même, elle peut entraîner des adhérences, des cicatrices vicieuses qui conduisent à l'impotence fonctionnelle. Le traitement diffère en ceci, que, avant de tenter la
réunion, il est souvent nécessaire d'ébarber et d'aviver les extrémités
frangées et meurtries du tendon.

Les *coupures* sont complètes ou incomplètes. Nous ne parlerons
pas des coupures *incomplètes*, graves seulement par la synovite suppurée qui peut atteindre la gaîne ouverte ; ou par des adhérences
compromettant les mouvements, et qui s'établissent parfois entre le
tendon et les parties adjacentes, coulisse de glissement, tissu cellulaire sous-cutané ou peau. Les coupures *complètes* sont *obliques* ou
transversales, distinction sans importance clinique. Il n'en est pas
de même de la division en plaies tendineuses *exposées* et en plaies
sous-cutanées. Ces dernières, d'ailleurs, sont toujours le fait d'une
intervention chirurgicale et voulues de l'opérateur qui, par elles,
cherche à atteindre un but thérapeutique.

Les plaies *exposées* ne s'observent guère qu'en certaines régions où
les tendons sont superficiels et saillants : autour du genou, au cou-
de-pied, au coude et surtout près de l'articulation radio-carpienne,
soit sur la face palmaire, soit plutôt sur la face dorsale : les gaines
sont presque sous-cutanées, et la main, par ses fonctions mêmes, est
extrêmement sujette aux sections tendineuses : neuf fois sur dix
elles y sont localisées ; les éclats de verre ou de faïence, la lame
d'un rasoir ou d'un couteau provoquent le plus souvent ces coupures.

Elles se caractérisent, — en dehors des signes propres à toutes
les sections de la peau, douleur, écoulement sanguin qui, dans l'espèce, est parfois mêlé d'un peu de synovie, — par l'écartement des
deux bouts du tendon ; le bout supérieur ou musculaire est attiré en
haut, grâce à la tonicité du corps charnu ; le bout inférieur ou osseux
reste au même point, ou bien est attiré en bas sous l'influence des
muscles antagonistes, désormais sans contrepoids. Les contractions
musculaires restent impuissantes à mouvoir le membre et l'impotence fonctionnelle est absolue quand les muscles congénères ne
peuvent suppléer le muscle blessé.

Que va-t-il advenir de la plaie? Si l'on n'a pas eu recours à un pansement rigoureux et si, par un artifice quelconque, les deux bouts

tendineux n'ont pas été mis au contact, l'inflammation s'allume, du pus s'amasse dans la gaine, les extrémités des tendons granulent et leurs bourgeons charnus les unissent à une des parties environnantes : des adhérences vicieuses se font avec le tissu cellulaire ou la peau. Aussi, lorsque le muscle se contracte plus tard, il est sans action sur le membre, et ne peut que tirailler la cicatrice qui parfois se déchire et s'ulcère. Si, au contraire, les deux tronçons tendineux sont juxtaposés sous un pansement antiseptique, il peut y avoir réunion immédiate et absence d'adhérence vicieuse.

Les plaies *sous-cutanées* sont toujours d'origine chirurgicale; on introduit sous la peau, à une certaine distance du tendon et par un trajet oblique, un instrument mince et étroit, un ténotome qui va sectionner la corde fibreuse : c'est le tendon d'Achille, que l'on coupe le plus fréquemment, mais, pour les luxations non réduites, dans certaines rétractions musculaires, dans le torticolis et le strabisme, d'autres tendons ont été divisés à l'épaule, à la hanche, au genou, au coude, au poignet, autour de l'articulation tibio-tarsienne, au cou près de la clavicule, sur le globe oculaire. Autrefois rien n'était plus fréquent que cette opération; une meilleure observation en a limité l'usage.

Le chirurgien qui attaque le tendon, le sent crier sous le ténotome; la section terminée, les deux bouts s'éloignent, surtout lorsqu'on redresse le membre dévié, et, pour peu que le tendon soit volumineux, au niveau du tendon d'Achille par exemple, le doigt sent, entre les deux tronçons, une dépression profonde que vient combler un épanchement sanguin plus ou moins considérable et l'affaissement des parties voisines. Quand l'opération a été bien faite, il n'y a pas d'inflammation ulcéreuse et voici les phénomènes que l'on observe :

Si les deux bouts tendineux restent juxtaposés, une réunion immédiate se fait par le mécanisme ordinaire, celui que nous avons étudié déjà. D'habitude, les extrémités sont distantes de deux à trois centimètres et même plus. N'intervient-on pas, en effet, pour redresser un membre? ce redressement ne peut avoir lieu que par l'écartement des deux bouts du tendon sectionné. On assiste alors à des phénomènes fort connus maintenant, mais sur lesquels on a beaucoup discuté autrefois; nous voulons parler de la *régénération* du tendon.

L'irritation provoquée par le traumatisme se traduit par une prolifération abondante des cellules des deux extrémités tendineuses :

au quatrième jour, elles commencent à s'arrondir en massue ; les
noyaux de la gaine ou du tissu lamelleux qui, autour de certains
tendons, remplace cette gaine, prolifèrent aussi ; ces éléments embryonnaires, joints aux leucocytes qu'apporte la diapédèse, comblent
peu à peu l'espace qui séparait les deux extrémités maintenant renflées
et que remplit un caillot sanguin dont la résorption progressive ne
tarde pas à se faire. La substance embryonnaire, molle, pulpeuse,
gélatiniforme se durcit ; ses éléments s'organisent en tissu fibreux
dont les faisceaux, étendus d'un tronçon à l'autre et jetés comme
un pont sur la solution de continuité, s'assemblent et se juxtaposent
de façon à reproduire la texture de l'ancien tendon ; la régénération
est alors complète.

On a pu déterminer assez exactement le temps que nécessite l'évolution de ces diverses phases ; c'est vers le quatrième jour que se
constatent les premiers effets de la prolifération, le gonflement des
extrémités tendineuses et de la gaine ; le neuvième jour on trouve
déjà, entre les deux tronçons, un cordon mou de substance embryonnaire, entremêlé de quelques fibrilles jeunes ; il est aminci en son
milieu et rappelle un double cône dont les deux pointes se correspondraient. Au bout de la deuxième semaine environ, l'organisation est
déjà telle que les faisceaux fibrillaires l'emportent sur les cellules ;
néanmoins, le tendon régénéré ne possède guère la résistance du
tendon primitif avant la cinquième ou sixième semaine. La couleur
seule diffère, et le tronçon de formation nouvelle est plus gris, plus
terne, et sans reflets nacrés.

Certaines circonstances influent sur la rapidité de la réparation ;
les sujets jeunes, « plastiques », refont beaucoup plus facilement
leurs tissus ; la vascularité des tissus voisins joue aussi un rôle capital
et les tendons, sans gaines véritables, entourés de tissu celluleux
où rampent de nombreux capillaires sont ressoudés très vite ; le
tendon d'Achille, qui remplit ces conditions, est reconstitué en trois
semaines. Enfin, lorsque le corps charnu est très long, qu'il écarte
par sa tonicité le bout supérieur non bridé par un mésotendon et
qui glisse sans difficulté dans une gaine peu vasculaire, la distance
entre les deux tronçons est souvent trop grande pour être comblée
par la prolifération cellulaire ; les deux bouts se cicatrisent isolément ;
il n'y a pas de régénération.

Traitement. — Nous ne parlerons ici que du traitement des plaies exposées : les plaies sous-cutanées, les ténotomies faites par le chirurgien ne nécessitent que l'application, au point de pénétration de l'instrument, d'un emplâtre agglutinatif, un morceau de diachylon, de l'ouate ou de la baudruche collodionnée pour éviter la pénétration de l'air ; puis on immobilise les parties : quelque mouvement pourrait provoquer l'inflammation qu'il faut éviter à tout prix.

Un tendon est coupé, l'indication formelle est d'en rétablir la continuité pour éviter la perte de la fonction ; il faut donc mettre les deux bouts sectionnés au contact et tâcher d'obtenir la réunion immédiate. Dans certains cas, rien de plus simple : il n'y a pas d'exérèse, les lèvres de la plaie sont nettes ; elles n'ont pas besoin d'être avivées et on les juxtapose sans difficulté en donnant au membre une position convenable ; on le place dans un appareil inamovible ; on draine la plaie cutanée, on la suture pour assurer, sous un pansement antiseptique, l'adhésion primitive des tissus.

Lorsqu'il y a exérèse, destruction d'un segment tendineux ou plaie contuse qui nécessite l'ébarbement des deux bouts, raccourcissement et par conséquent une certaine difficulté dans l'affrontement, on doit combiner la position la plus favorable du membre avec la suture des extrémités : une aiguille fine armée d'un catgut souple, d'un fil de soie phéniqué ou d'un crin de Florence, unira les deux bouts avivés. Une suture semblable sera pratiquée sur la plaie des téguments si les lèvres n'en sont pas contuses ; mais si les bords en sont meurtris, on aura recours au pansement ouaté de Guérin, qui diminuera la suppuration ou même l'empêchera complètement.

Il est des circonstances plus fâcheuses encore : la perte de substance tendineuse est telle que l'affrontement des deux bouts devien absolument impossible, ou bien la rétraction musculaire est si énergique, que le bout supérieur échappe aux recherches du chirurgien ; dans d'autres cas, on ne peut retrouver l'extrémité osseuse. Et ces faits s'observent surtout dans les traumatismes anciens, lorsque l'impotent réclame une intervention pour une plaie déjà cicatrisée. On cherche alors l'extrémité musculaire, on l'avive et on l'anastomose avec un tendon voisin sur lequel on pratique une légère perte de substance de façon à pouvoir affronter deux surfaces cruentes.

On ne fait, par cette manœuvre, qu'augmenter l'énergie des mouvements des tendons non sectionnés, mais sans rendre la fonction au segment du membre dont le tendon est coupé. L'anastomose du bout osseux, au contraire, rétablit- le mouvement. C'est ainsi que si l'on suture le bout osseux du tendon extenseur de l'annulaire au même tendon du médius, l'extension du médius entraîne avec elle celle de l'index ; certes, des mouvements indépendants seraient préférables ; du moins, par cette suture, les fléchisseurs conservent un antagoniste.

Malheureusement, il se trouve des cas à peu près au-dessus des ressources de l'art : la perte de substance est trop considérable pour permettre la suture des deux bouts ; les anastomoses sont impossibles faute de tendons dans le voisinage immédiat. On a tenté alors de dédoubler le tendon, dans une certaine étendue, de manière que l'une des moitiés, restée adhérente à l'un des deux bouts, vienne se juxtaposer à l'autre bout avec lequel on la suture. Mais ces essais sont infructueux et le segment dédoublé s'exfolie. La « vaginoplastie tendineuse » de Daniel Mollière est presque aussi stérile : elle consiste à unir les débris de la gaine au bout osseux et au bout musculaire ; mais ce segment intermédiaire est à peu près sans résistance et ne rétablit la continuité que très incomplètement.

Chassaignac, dans un cas, sutura le bout musculaire, non au bout osseux, mais à la cicatrice cutanée où adhérait ce bout osseux ; la peau fort mobile servait d'intermédiaire et les mouvements furent en grande partie rétablis. On affirme, en Allemagne, avoir obtenu de bons résultats en unissant par une anse de catgut, les deux bouts écartés du tendon.

2° RUPTURES TENDINEUSES.

Tantôt elles succèdent à une violence extérieure, à une traction trop puissante, et alors il y a toujours une déchirure de la peau ; nous connaissons ces faits pour les avoir étudiés à propos des plaies par arrachement ; tantôt elles ont pour cause une contraction musculaire exagérée, secondée peut-être, dans certains cas, par une friabilité plus grande du tendon. Ces ruptures sont sous-cutanées et se rapprochent beaucoup des ruptures musculaires décrites déjà. Aussi serons-nous fort bref.

Les tendons les plus souvent atteints sont d'abord le tendon d'Achille, puis celui du droit antérieur, et le tendon rotulien ; plus rarement celui du jambier antérieur. On connaît un très petit nombre de faits isolés de rupture du tendon qui parcourt la gouttière bicipitale. Encore est-il probable qu'il existait d'avance quelque altération. On constate, en effet, que la contraction musculaire ne saurait à elle seule expliquer la diérèse. Després n'a-t-il pas cité un cas où la déchirure était survenue en montant simplement un escalier? N'avons-nous pas vu d'ailleurs, lors de notre description de la synovite, que les lésions tendineuses vont parfois jusqu'à la solution de continuité? Le moindre effort musculaire y suffit.

Aussitôt après la rupture, les deux bouts s'écartent, grâce à la tonicité musculaire; du sang s'épanche qui comble l'espace laissé libre: plus tard ce sang se résorbe et les phénomènes de réparation se font, en tout semblables à ceux que nous avons décrits à propos des plaies tendineuses; il y a régénération, à moins toutefois que les deux extrémités rompues ne soient trop éloignées; dans ce cas elles se cicatrisent séparément.

La rupture se reconnaît à une douleur vive, subite, que le malade ressent après une violente contraction musculaire; parfois il perçoit un bruit sec semblable à celui d'un coup de fouet; au niveau des points douloureux, le doigt sent, sur le trajet du tendon, une dépression de plusieurs centimètres d'étendue, une brèche véritable lorsqu'il s'agit d'un tendon aussi épais que le tendon rotulien ou le tendon d'Achille. Le sang accumulé crépite lorsqu'on l'écrase et la peau qui recouvre le foyer ne tarde pas à prendre une teinte ecchymotique.

L'impotence fonctionnelle qui suit la rupture disparaît peu à peu lorsque la régénération du tendon s'opère. Mais elle persiste évidemment quand les deux bouts, trop éloignés, se cicatrisent d'une manière indépendante. Pour éviter cette grave terminaison, il faut donner aux parties une attitude telle que l'affrontement des deux extrémités se fasse sans peine, et placer le membre dans un appareil inamovible. Si la cicatrisation des deux bouts est déjà faite, le chirurgien sera autorisé à chercher les deux extrémités, à les aviver et à pratiquer la suture.

5° LUXATION DES TENDONS.

C'est une affection rare et qui ne s'observe guère qu'autour du cou-de-pied; le tendon des péroniers latéraux, celui du tibial antérieur sont à peu près les seuls qui en aient fourni des cas authentiques; il

faudrait ajouter encore le tendon de la longue portion du biceps
huméral. Sous l'influence d'un traumatisme violent, d'une chute d'un
lieu élevé, un mouvement trop étendu au niveau de l'articulation
amène une déchirure de la gaine et le tendon quitte sa gouttière,
son canal ostéo-fibreux.

Une douleur très vive, qui s'oppose à tout mouvement articulaire
et qui simule celle de l'entorse, une ecchymose, une tuméfaction voilant à peine une dépression au point où existe normalement le tendon,
une saillie insolite au voisinage, la présence d'un cordon résistant,
arrondi et mobile au milieu des tissus, sont des signes qui établissent
nettement le diagnostic. Souvent, il est vrai, le gonflement est tel
qu'il est difficile de se rendre un compte exact de ces désordres
anatomiques.

Le traitement est des plus simples : il consiste à réduire le tendon
que l'on replacera dans sa gaine ; puis on mettra un appareil inamovible jusqu'à cicatrisation de la gouttière ostéo-fibreuse. Malheureusement les récidives sont très fréquentes, et le tendon se luxe de
nouveau à la moindre contraction musculaire exagérée. Aussi im-
pose-t-on parfois au malade des appareils qui maintiennent la région
et en limitent les mouvements. Lorsque l'accident est déjà ancien,
la réduction sera souvent impossible. On a essayé, dans ce cas, de
créer une nouvelle gaine au tendon, mais ces entreprises sont toujours
fort délicates.

II

INFLAMMATION DES TENDONS.

L'inflammation qui succède aux ruptures, aux plaies sous-cutanées, à la ténotomie, aboutit d'ordinaire soit à la régénération tendineuse, soit à la cicatrisation indépendante des deux extrémités trop
éloignées l'une de l'autre pour se réunir par du tissu de formation
nouvelle, soit enfin à la suppuration. Cette dernière terminaison ne
s'observe que s'il existe quelque tare organique, une dyscrasie grave
ou lorsque des topiques irritants, la pénétration de substances septiques, des mouvements intempestifs ont enflammé la plaie.

L'inflammation se produit assez souvent au fond des plaies exposées, surtout lorsque les bords en sont meurtris. Le tendon semble

résister d'abord et conserve son aspect brillant et nacré, mais peu à
peu il devient terne, grisâtre ; il peut même se nuancer de rose ; les
capillaires ténus qui rampent dans les minces cloisons conjonctives
se congestionnent, les cellules prolifèrent et des bourgeons charnus
apparaissent qui ne tardent pas à s'unir à la membrane granuleuse
des tissus environnants ; une adhérence fâcheuse en est la conséquence : le tendon ne glissera plus dans sa gaine et les mouvements
seront enraidis.

Dans d'autres cas, les phénomènes inflammatoires sont plus intenses encore : du pus se forme dans la gaine ; le tendon grisâtre et
mat baigne dans un liquide ichoreux. Sa substance se désagrège,
s'exfolie, se résout en une matière semblable à de l'étoupe mouillée
et s'élimine ; la perte de substance est plus ou moins étendue : le
muscle d'où émanait le tendon devient impotent par ce fait. Ces destructions s'observent surtout lorsque les tendons sont engainés, libres
dans une grande longueur et sans mésotendons qui amènent de nouveaux vaisseaux jusqu'à eux. Leur nutrition est alors des plus précaires
et leur nécrose en est facilitée d'autant.

Dans les plaies contuses, déchiquetées, meurtries et lorsque le tendon lui-même a été touché par le traumatisme, il est souvent impossible d'en éviter la mortification. Si les lésions sont moins graves,
il faut modérer autant que possible les phénomènes inflammatoires
par un pansement antiseptique. Enfin, quand les lèvres de la blessure le permettent, on tentera la réunion immédiate de la peau
sous-jacente afin de recouvrir le tendon de parties molles, ce qui pourra
conjurer une exfoliation. Lorsque des adhérences se sont formées
entre le tendon et sa gaine, le massage, les frictions, les mouvements
méthodiques peuvent relâcher les brides fibreuses. On devra essayer
de ces moyens avant de tenter la libération du tendon par une opération chirurgicale dont le résultat est absolument incertain.

III

TUMEURS DES TENDONS.

Elles sont infiniment rares et les cas de fibrome, de sarcome, d'é-
pithéliomas et de carcinomes qu'on a pu mentionner, se rapportent
plutôt à des néoplasmes de la gaine. Au niveau du tendon lui-même,
nous ne signalerons que certaines infiltrations, de petites nodosités
étudiées par Gubler chez les saturnins. Nous avons déjà parlé des ossifications des tendons, physiologiques d'ailleurs dans certaines espèces,
et l'on connaît les aiguilles osseuses qui, chez le poulet, s'insinuent
dans les tendons des pattes.

Les tumeurs syphilitiques sont moins exceptionnelles : elles sont
constituées par de petits nodules gommeux qu'on trouve surtout
dans les gros tendons, le tendon d'Achille et le tendon du biceps
fémoral en particulier. La structure du néoplasme est mal connue :
tantôt il s'agirait d'une hyperplasie conjonctive, d'une sclérose véritable ; tantôt la substance embryonnaire de formation nouvelle s'ossi-
fierait pour donner naissance à des os sésamoïdes ; tantôt enfin on
aurait un dépôt blanc jaunâtre situé au centre ou à la surface du
tendon et dont le tissu rappellerait exactement celui de la gomme.

Ces tumeurs en auraient du reste l'évolution. On sentirait d'abord,
sur l'un des tendons indiqués, une petite tumeur dure, élastique, et
obéissant aux mouvements des muscles. Le néoplasme ne tarde pas à
se ramollir ; il adhère aux téguments qui rougissent et s'ulcèrent et
la matière bourbillonneuse s'évacue au dehors. Un traitement anti-
syphilitique peut en arrêter la marche et provoquer la résorption de
la gomme, qui s'opère sans rétraction consécutive du tissu infiltré.

CHAPITRE XI

AFFECTIONS DES OS.

LÉSIONS TRAUMATIQUES.

Nous serons bref sur les *contusions* et les *plaies* des os, *piqûres* et *coupures ;* ces accidents sont rares et leur histoire est mal connue. Mais nous étudierons avec soin les *fractures*, leur mode de consolidation, la formation et les maladies du *cal*.

I

PLAIES DES OS.

Les instruments *piquants*, fleurets, baïonnettes, couteaux à lame étroite, canifs mêmes pour les os superficiels, peuvent atteindre le squelette et produire des désordres variés. Si des corps étrangers n'ont pas été introduits dans la plaie, si la région est immobilisée, si l'orifice cutané est oblitéré avec soin, la guérison est souvent rapide ; il n'y a pas eu d'hémorrhagie, la douleur a été presque nulle ; les tissus, un instant écartés, sont revenus sur eux-mêmes : la réunion immédiate est de règle en ce cas. D'autre part, on comprend les désordres qui éclateront dans les conditions défavorables : inflammations plus ou moins intenses, nécroses dont nous parlerons tout au long.

Les plaies des instruments *tranchants* sont plus rares encore ; on les a surtout observées au crâne et nous les décrirons avec les affections chirurgicales de cette région ; un fragment d'os est parfois enlevé avec le périoste qui le recouvre ; la suppuration est alors à craindre, à moins que la perte de substance ne soit bien protégée par les parties molles sous-jacentes : la réunion immédiate serait possible, et, par suite, une prompte guérison. Lorsqu'un lambeau de périoste persiste, et peut être appliqué sur la perte de substance, la nécrose est moins à redouter.

Les instruments *contondants* provoquent des désordres que nous avons déjà étudiés à propos des contusions au quatrième degré. L'os broyé forme une sorte de bouillie rouge, grâce au sang qui s'est épanché en abondance; l'état des parties est souvent tel que l'amputation devient la seule ressource. Lorsque les lésions ne sont pas assez graves pour qu'on en arrive à cette extrémité, des complications funestes sont à craindre, une ostéomyélite, des fusées purulentes sous le périoste, des nécroses étendues, sans compter les accidents communs à toutes les plaies, l'érysipèle, le phlegmon diffus, l'infection purulente, redoutable surtout dans les plaies osseuses.

II

FRACTURES.

On nomme *fracture* toute solution de continuité des os produite brusquement. — La fracture est *traumatique* lorsqu'elle succède à une violence extérieure ou à une contraction musculaire énergique; elle est *pathologique* lorsqu'elle est facilitée par une altération préalable du tissu osseux.

Étiologie. — Les causes des fractures sont *prédisposantes* ou *déterminantes*.

Les causes *prédisposantes* résident parfois dans certaines particularités anatomiques, physiologiques ou pathologiques. C'est ainsi que la forme de l'os n'est pas indifférente et les os longs sont beaucoup plus souvent atteints que les os courts ou les os plats : dans une statistique générale de Gurlt, on voit, sur 13 041 fractures, les os des membres compter pour 10 774 cas. Ils sont plus superficiels et, par conséquent, plus accessibles aux violences extérieures.

Les fractures sont plus fréquentes chez l'homme que chez la femme, moins exposée d'ordinaire aux traumatismes. L'âge a son influence et on les observe surtout chez les adultes, car c'est à la période de la plus grande énergie musculaire qu'on se livre aux travaux les plus rudes; il n'en est pas moins vrai que les os des vieillards, spongieux et raréfiés, résistent moins et, à violence égale, se cassent plus facilement. Ceux des enfants, au contraire, échappent grâce à leur flexibilité.

Enfin il existe de nombreuses observations de fractures où la cause déterminante est si légère qu'il faut faire intervenir comme facteur une fragilité particulière de l'os. Parfois on ne sait à quelle modification de texture attribuer cette tendance à la cassure; on ne peut que la constater. Esquirol a trouvé, sur un squelette, les vestiges de plus de deux cents fractures; on cite une fille qui, à quatorze ans, en avait eu déjà trente et une; un garçon, dont parle Gibson, en était, à neuf ans, à sa vingt-quatrième.

Mais il est des états pathologiques bien connus qui prédisposent aux fractures; le rachitisme, l'ostéomalacie, les kystes des os, les tumeurs malignes, sarcomes et cancer, l'ataxie locomotrice; à la Salpêtrière on ne compte plus les cas des tabétiques qui, au moindre effort, se cassent un membre. L'influence du scorbut, de la scrofule et de la goutte est encore à démontrer. Celle de la syphilis est discutée; cependant, la thèse de Gellé ne devrait laisser aucun doute; elle nous donne plusieurs observations décisives parmi lesquelles celles de Debove, de Bréda, de Dreschfeld, de Vinot, etc. J'observe, avec mon collègue Raymond, une dame de cinquante-cinq ans, dont le frontal est soulevé par des exostoses et qu'une gomme cérébrale a rendue aphasique. Or, récemment, en marchant à petits pas, dans son salon, elle s'est affaissée tout à coup avec une fracture sous-trochantérienne.

Les causes *déterminantes* se rangent sous deux chefs : les violences extérieures, les contractions musculaires exagérées. Les premières produisent des fractures *directes* ou *indirectes*. La fracture est directe lorsque la solution de continuité se fait au point d'application du corps vulnérant, un coup de bâton, un coup de pied de cheval, une roue de voiture, le tampon d'un wagon cassent ou écrasent l'os à l'endroit touché. Au contraire dans les chutes, par exemple, l'os pris entre la résistance du sol et le poids du corps se courbe en arc et rompt au point le plus faible : la fracture est indirecte. Un mouvement de torsion peut provoquer le même résultat.

Les fractures par *contraction musculaire* sont plus rares. On les observe sur les os où s'insèrent des muscles puissants : la rotule en premier lieu, l'olécrâne et le calcanéum sur lesquels viennent s'attacher les trois triceps. Encore faut-il que la contraction soit d'une énergie exceptionnelle et mal coordonnée. On l'a constatée dans les

faux pas, lorsqu'on essaye d'éviter une chute ; au cours d'attaques
convulsives, dans l'épilepsie, l'éclampsie, le tétanos. « Parker, nous
dit Hamilton, rapporte un cas de fracture de l'humérus observé chez
un prédicateur nègre, et qui se produisit dans un geste violent ; un
autre de fracture de la clavicule en allongeant un coup de fouet à un
chien ; deux. fois l'humérus se brisa dans un effort : la première,
pour jeter une pierre, la seconde pour arracher une dent. »

Les causes des fractures intra-utérines ne sont pas très nettement
connues. Nous ne parlons évidemment pas de celles que peut faire
l'accoucheur dans les manœuvres obstétricales et qui rentrent dans les
fractures ordinaires. Les chutes de la mère, les violences extérieures
que subit parfois l'utérus gravide, paraissent être les facteurs les plus
ordinaires des fractures du fœtus. Dans un cas d'Hamilton, la solution
de continuité de la clavicule pouvait être rapportée à un choc du ventre de la mère contre un cuvier, quinze jours avant l'accouchement.
Dans un fait de Laurence Proudfoot, l'abdomen de la mère, violemment
serré au sixième mois de la grossesse, fut la cause d'une fracture du
tibia du fœtus ; une cicatrice du tégument à ce niveau prouvait que
la cassure avait été compliquée.

Dans ces observations et dans d'autres semblables rapportées par
Devergie, Malgaigne, Schubert, Broadhurst, beaucoup d'autres encore,
la violence extérieure a brisé les os sains d'ailleurs, à travers les pa-
rois· abdominales et utérines de la mère. Mais, dans une autre série
de faits, les contractures de l'utérus ont suffi pour rompre les os du
fœtus, altérés sans doute dans leur structure. On connaît les cas de
Chaussier, de Monteggia, d'Hamilton où, chez des enfants rachitiques, on constatait, au moment de la naissance, 12, 45, 112 fractures. On a voulu en expliquer quelques-uns par des convulsions
intra-utérines.

Anatomie pathologique. — Suivant que le trait de fracture
intéresse tout ou partie de l'épaisseur de l'os, la fracture est dite *complète* ou *incomplète*. Follin décrit quatre variétés de ces dernières :
les *fissures* ou *fêlures*, les *enfoncements* ou les *inflexions*, les fractures *esquilleuses* ou par *arrachement ;* enfin les *perforations* des os.

Les *fissures* ou *fêlures* sont bien connues depuis les recherches de
Duverney et de Bécane, au siècle dernier. Campaignac en 1829, puis
Malgaigne en ont publié des faits incontestables ; Hamilton emprunte
aux auteurs des exemples de fissures de la plupart des os longs ou lar-

ges : maxillaire inférieur, vertèbres, côtes, omoplate, humérus, cubitus, os iliaque, diaphyse et col du fémur, rotule, tibia et crâne. Elles accompagnent souvent des fractures complètes et l'on sait la fréquence des fissures spiroïdes dans les cassures en V du tibia. Elles succèdent d'ailleurs à des violences directes ou indirectes; cependant les premières, surtout les projectiles de guerre, sont les plus souvent notées dans les observations.

Caractérisées par une fente dont les deux lèvres sont au contact ou éloignées tout au plus de 1 à 2 millimètres, elles sont très difficiles à découvrir, même à l'autopsie; pour les reconnaître, il faut parfois gratter l'os et en imprégner la surface d'encre. Sans doute, beaucoup de ces fêlures passent inaperçues et guérissent, comme le remarque Malgaigne, sans éveiller l'attention des cliniciens. Il n'en est pas moins vrai qu'on observe parfois des accidents graves d'ostéomyélite, des infections purulentes, des désordres articulaires profonds; la fissure a, dans ces cas, gagné l'épiphyse et pénétré jusque dans la jointure.

Les *inflexions* ne s'observent guère que dans l'enfance et sur un certain nombre d'os, ceux du crâne, de l'avant-bras; sur la clavicule et le péroné. Hamilton en distingue plusieurs variétés; une première que le chirurgien n'a jamais surprise et qui n'a été observée qu'expérimentalement sur de jeunes poulets : la *flexion avec retour immédiat et spontané de l'os à sa forme primitive*. Des expériences sur des agneaux, des pigeons, des lapins ont prouvé la possibilité de la *flexion sans retour immédiat et spontané de l'os à sa forme primitive*. Encore faut-il que l'os voisin soit cassé. Le péroné ne conserve sa courbure que si le tibia est fracturé. Il n'existe pas de faits incontestables de ce genre dans l'espèce humaine, du moins pour les os longs, car on admet que les os plats et, en particulier ceux du crâne, peuvent présenter des dépressions persistantes sans fractures. Scultet en a vu des exemples.

Les flexions avec *fracture partielle* de l'os sont plus fréquentes. Hamilton en décrit deux variétés : dans l'une, fort mal connue, l'incurvation n'est que passagère et l'os reprend immédiatement et spontanément sa forme primitive. On la rencontrerait surtout au niveau de la clavicule; Demons, de Bordeaux, l'a observée sur l'humérus. Lorsqu'on examine le malade, on constate qu'il existe, comme seule déformation, une tumeur indolente, lisse, très dure, implantée manifestement en un point de l'os et qui n'est autre que le cal.

Lorsque les lésions sont plus avancées, qu'il y a rupture d'une plus grande quantité de fibres, l'os *ne recouvre pas* spontanément et immédiatement sa forme primitive. Cette variété nouvelle est celle que l'on a décrite souvent sous le nom de fracture « en bois vert ». Elle a été observée sur la clavicule, l'humérus, le radius et le cubitus, le tibia, le péroné, et toujours chez des enfants ; on la reconnaîtra à la courbure de l'os, à la douleur au point le plus saillant, à l'absence de crépitation ; les fonctions du membre sont difficiles. La réduction de la courbure est parfois à peu près impossible ; il faut alors compléter la fracture pour mieux coapter les fragments ; d'ailleurs, qu'on ne s'en préoccupe pas : « l'expérience a appris qu'au bout de quelques mois ou de quelques semaines, l'os revient spontanément à sa direction naturelle. »

Les *enfoncements* proprement dits s'observent surtout sur les côtes, sur les os du crâne ; les épiphyses des os nous en montrent aussi des exemples. Malgaigne appelle fractures *esquilleuses* celles dans lesquelles plusieurs fragments ont été détachés du corps de l'os, faisant une échancrure qui n'altère pas la solidité du levier osseux. Un instrument tranchant, un projectile peut, en prenant l'os en écharpe, en rencontrant un condyle, une apophyse, emporter ainsi un éclat. Dans les tractions violentes, dans les mouvements de torsion exagérés, les ligaments articulaires peuvent *arracher* la portion d'os sur laquelle ils s'insèrent et provoquer encore une fracture incomplète. Enfin une balle de petit calibre peut trouer un os de large diamètre et déterminer une *perforation* qu'un instrument aigu amènerait encore.

Les fractures *complètes* sont de beaucoup les plus fréquentes et leurs variétés anatomiques des plus nombreuses. Elles se divisent d'abord en fractures *simples* et en fractures *multiples*. Dans les premières, l'os n'a été rompu qu'en un point, tandis que, dans les secondes, appelées encore *comminutives*, il existe deux ou plusieurs traits qui isolent un plus ou moins grand nombre de fragments.

Les fractures simples sont appelées *transversales* ou *en rave*, lorsqu'elles sont perpendiculaires à l'axe de la diaphyse ou, du moins, peu obliques et que le trait de cassure est net, sans dentelures ; on les appelle encore fractures « en tuyau de pipe ». La fracture est *dentelée, oblique, en bec de flûte* dans les conditions contraires.

Les fractures *en V., en bec de plume, en coin*, sont presque spéciales au tibia : le fragment supérieur présente une saillie cunéiforme qui pénètre dans une dépression en V du sommet de laquelle part souvent une fente *spiroïde* prolongée d'habitude jusqu'à l'articulation sous-jacente.

Il est des cas, malheureusement fort rares, où les fragments restent au contact, maintenus qu'ils sont par la membrane périostale intacte ; ces fractures *sous-périostées* guérissent très vite, sans raccourcissement, sans déformation ; mais ces faits ne s'observent guère que chez les très jeunes sujets. Presque toujours on note des déplacements qui affectent plusieurs types : déplacement suivant l'*épaisseur*, suivant la *direction*, la *longueur;* déplacement par *pénétration*, par *rotation*, par *écartement*. Ces mots s'expliquent assez par eux-mêmes et nous n'avons pas besoin d'insister.

Les fractures multiples ou comminutives présentent aussi plusieurs variétés : elles peuvent être *esquilleuses* lorsque les éclats osseux sont petits, qu'ils ne comprennent pas toute l'épaisseur de l'os, qu'ils sont détachés du périoste ; leur ablation est sans grande importance et la consolidation aura lieu sans raccourcissement. La fracture est *fragmentaire* si les cassures comprennent toute l'épaisseur de la diaphyse divisée en un certain nombre de segments plus ou moins entourés de périoste et dont chacun est utile à la réparation définitive. La fracture est dite par *écrasement* quand l'os a été menuisé en un nombre considérable de parcelles que le sang épanché transforme en une bouillie. Enfin la fracture est *composée* ou *complète* lorsque deux os juxtaposés, radius et cubitus, tibia et péroné, sont brisés simultanément. Ajoutons en terminant que, dans certains traumatismes violents, dans les chutes d'un lieu élevé, un très grand nombre d'os peuvent être cassés.

La fracture simple ou comminutive s'accompagne de désordres plus ou moins graves des tissus voisins ; non seulement le périoste est déchiré ainsi que les vaisseaux nourriciers qui l'abordent, mais les muscles sont contus, meurtris, labourés par les dentelures et les pointes des fragments osseux : l'ensemble de ces lésions constitue le foyer de la fracture. Dans certains cas fort rares, heureusement, les principaux vaisseaux des membres, artères et veines, ont été ouverts, les nerfs ont été rompus. Mais il s'agit de véritables complications que nous n'avons pas à étudier ici.

Du moins, avant de terminer ce qui a trait à l'anatomie pathologique, dirons-nous un mot des *décollements épiphysaires* dont l'existence a été démontrée par Reichel en 1759. Bertrandi, puis Monteggia, Guérétin, Salmon et Colignon en ont fait des études fort
importantes. Cette divulsion est particulière à l'enfance ; on l'observe
surtout d'un à quatre ans ; après douze, elle est exceptionnelle. Avant
cette époque, en effet, le cartilage de conjugaison qui unit l'épiphyse à la diaphyse est plus long, sa résistance est moindre, il cède
plus facilement aux tractions énergiques, aux traumatismes de toutes
sortes. La flexion et l'extension forcées, la torsion, la rotation sont
surtout efficaces. Il peut y avoir des causes prédisposantes et la syphilis
héréditaire provoque très souvent la disjonction épiphysaire. L'impuissance du membre est alors désignée sous le nom de pseudo-
paralysie infantile. L'humérus à son extrémité supérieure, le fémur
au même point, le tibia et le cubitus sont les os où cet accident
a été particulièrement observé, après le radius, toutefois, dont l'extrémité fournirait le plus grand nombre de décollements épiphysaires.

Il faut distinguer le décollement épiphysaire de la fracture épiphysaire. Le décollement s'opère pendant les manœuvres de l'accouchement ou dans les premiers mois de la vie extérieure. Les
surfaces décollées sont plus arrondies, recouvertes de saillies et de
dépressions qui se correspondent d'un fragment à l'autre ; on les a
comparées aux cotylédons du placenta ; dans les fractures, au contraire, le cartilage présente des arêtes vives ; même dans ce cas, il
n'y a pas de crépitation réelle, mais la sensation que donnerait le
frottement de deux surfaces irrégulières et dures.

Symptômes. — Nous avons montré qu'au point de vue étiologique, les fractures se divisent en pathologiques et traumatiques ; les
dernières en fractures incomplètes ou complètes, et celles-ci enfin
en simples ou multiples. Au point de vue clinique, une classification
exacte n'est pas moins importante, et il faut distinguer les fractures
banales, non communicantes, fermées, des fractures *compliquées,
communicantes, à foyer ouvert*. Nous allons étudier d'abord les
fractures fermées, dont les signes sont *physiques* ou *rationnels*.

Les signes *rationnels* sont la douleur, l'impuissance du membre,
le gonflement des parties molles, l'ecchymose, ou les épanchements
sanguins, les phlyctènes.

L'importance de la *douleur* est extrême, et certaines fractures, celles de la malléole externe par exemple, peuvent se diagnostiquer sur ce seul signe ; elle est caractérisée par son siège précis au niveau du trait de la cassure. On doit suivre le trajet de l'os à partir d'une de ses extrémités : lorsque le doigt explorateur, ascendant ou descendant, arrive sur la solution de continuité, la souffrance est intolérable et souvent le blessé l'accuse par un cri. Qu'on n'oublie pas non plus d'appuyer sur les extrémités osseuses ; la douleur excitée par ce mouvement sera ressentie, non au niveau du point pressé, mais plus loin, dans le foyer de la fracture. Ce signe ne perd de sa valeur que chez les individus dont la sensibilité est émoussée, chez les alcooliques en crise de delirium tremens, au cours de certaines névroses ou bien en état de « choc ».

L'*impuissance du membre* est encore un signe de la plus grande valeur ; elle est sous la dépendance de la rupture du levier osseux et de la douleur que provoquent, au niveau du foyer de la fracture, les mouvements des fragments brisés ; lorsque l'humérus et le fémur, les deux os de la jambe et les deux os de l'avant-bras sont cassés complètement, la contraction musculaire ne peut mouvoir le membre. Si cependant la fracture est sous-périostée, si la membrane fibreuse maintient les fragments au contact ; si les dentelures s'engrènent, si les extrémités osseuses se pénètrent réciproquement, ou bien encore lorsqu'un seul os est fracturé dans un segment de membre soutenu par deux os, radius ou cubitus à l'avant-bras, tibia ou péroné à la jambe, l'impuissance du membre est due à la douleur ; elle dépend de la plus ou moins grande sensibilité du malade, et l'on a vu des ivrognes marcher, malgré l'existence d'une fracture incontestable du fémur.

Le *gonflement des parties molles*, les *épanchements sanguins*, les *ecchymoses* n'ont en général qu'une importance bien secondaire, car ces accidents sont l'apanage de tous les traumatismes ; ils nuisent plutôt au diagnostic en recouvrant le foyer de la fracture de masses plus épaisses ; l'os se dissimule plus profondément sous l'œdème et les infiltrations sanguines, dont il faut parfois attendre la disparition pour reconnaître l'état des parties sous-jacentes. Il est cependant certaines ecchymoses d'une grande utilité ; celles du cou-de-pied et de la jambe révèlent souvent une fracture du péroné ; les ecchymoses pharyngiennes et sous-conjonctivales précoces doivent être prises en grande considération ; elles ont suffi pour dévoiler certaines fractures de la base du crâne. Signalons enfin les *phlyctènes* dont l'apparition rapide sur les jambes après un traumatisme est un bon signe de rupture osseuse.

Les signes *physiques* ont été nommés parfois « signes de certitude » : lorsqu'on a constaté la crépitation, la mobilité anormale et la déformation, on ne saurait douter de la fracture.

La *crépitation* est rarement entendue, mais elle se perçoit par le toucher et, lorsqu'on explore le membre dont on soupçonne la fracture, on éprouve, à travers les parties molles, une sensation particulière fort difficile à décrire et provoquée par le frottement des deux fragments osseux. On ne la confondra pas avec la crépitation de l'emphysème, due à des bulles d'air ou de gaz que l'os chasse dans les mailles du tissu cellulaire sous-cutané, avec la crépitation sanguine provenant de l'écrasement des caillots, avec la crépitation amidonnée de deux séreuses enflammées, gaines tendineuses, bourses muqueuses superficielles ou profondes, enfin avec la crépitation beaucoup plus grosse de surfaces articulaires luxées. Qui les aura toutes perçues saura les distinguer.

Toutes les fractures ne s'accompagnent pas de crépitation : celle-ci manque dans les fractures sous-périostées et dans les fractures par pénétration. Les fragments immobiles ou engrenés ne peuvent alors jouer l'un sur l'autre et produire cette sensation « dure, sèche, comparable à un craquement, quelquefois à un bruit de cliquet ». Chez les enfants, elle fait défaut dans certaines fractures, surtout dans celles de la clavicule et de l'avant-bras ; chez les adultes, dans les fractures de l'extrémité inférieure du radius, et dans celles de la malléole externe. D'ailleurs, il y a souvent danger à la chercher : les mouvements qu'on imprime aux fragments peuvent éveiller une douleur excessive, provoquer des spasmes musculaires, détruire des brides périostales, ouvrir des vaisseaux, détacher un caillot oblitérateur ou contondre plus encore le foyer de la fracture. Il faut savoir se passer de ce signe.

La *mobilité anormale* est, pour ainsi dire, le corollaire de la crépitation ; l'une suppose l'autre. Lorsqu'on saisit le membre à ses deux extrémités et qu'il s'infléchit en un point où il n'existe pas d'articulation, c'est évidemment que la continuité de l'os est brisée.

Ce caractère manquera dans les fractures par pénétration ; il sera à peine appréciable dans les fractures sous-périostées, ou lorsque la cassure est trop près d'une articulation que l'on peut accuser d'être le siège des mouvements perçus. Puis lorsqu'il existe deux os dans le segment du membre, l'un sert d'attelle à l'autre et empêche la mobilité. Dans le massif osseux du carpe et du tarse, le petit volume des os, la résistance des ligaments s'opposent encore à la perception de ce signe. Il en est de même lorsque la conformation de la région ne permet pas de manier l'os. Au niveau des côtes, par exemple, comment imprimer des mouvements en sens contraires ?

La *déformation du membre* est aussi une présomption excellente et qui souvent permet, à elle seule, d'affirmer l'existence d'une fracture. « Le coup de hache » de Dupuytren, à l'extrémité inférieure du péroné, et « le dos de fourchette » de Velpeau, au niveau de l'extrémité carpienne du radius, sont caractéristiques des fractures de ces os. Mais ici encore que de causes d'erreurs ! Une luxation, une exostose, les traces d'une fracture ancienne peuvent déformer la région. Le gonflement inflammatoire, l'œdème voilent les parties et empêchent parfois de voir s'il s'agit d'un véritable *déplacement* des fragments osseux. Lorsqu'il y a chevauchement, on notera par la mensuration, souvent fort difficile à pratiquer d'une manière exacte, un *raccourcissement* plus ou moins considérable du membre.

On s'est beaucoup préoccupé des causes de la déformation. Elles sont multiples et l'on incrimine à la fois l'agent vulnérant qui, après avoir cassé l'os, peut continuer son action et entraîner les fragments ; le poids du corps et celui des parties sous-jacentes à la fracture ; la contraction et la tonicité musculaires, absolument prépondérantes, et grâce auxquelles les fractures d'une région prennent une attitude presque toujours la même et, par conséquent, caractéristique. Cette contraction et cette tonicité s'opposent à la réduction ou détruisent la coaptation lorsqu'elle a été obtenue. Pour lutter contre ces forces permanentes, on doit leur opposer une force permanente aussi ; de là ces recherches, si longtemps décevantes, d'un bon appareil à extension continue.

Les fractures *compliquées* peuvent montrer, à leur tour, tous les signes rationnels ou physiques que nous venons de passer en revue. Ce qui les caractérise, c'est la destruction des téguments au niveau de la fracture dont le foyer communique avec l'extérieur; souvent on peut voir et toucher les fragments osseux et leurs dentelures; il y a là une preuve nouvelle qui, évidemment, dispenserait de toutes les autres.

Lorsqu'un projectile de guerre de petit calibre a fracturé l'os après avoir perforé la peau, ou bien que celle-ci aura été trouée de dedans en dehors par un fragment pointu déplacé, l'orifice de communication entre le foyer de la fracture et l'air peut être fort étroit; aussi, quand la plaie est aseptique, propre, non irritée par la présence de corps étrangers, pratique-t-on souvent l'occlusion de cet orifice pour transformer ainsi une fracture ouverte en une fracture fermée.

Si, au contraire, la plaie des téguments est large, qu'il existe une perte de substance étendue, si les bords en sont déchiquetés, contus, meurtris, s'il y a des corps étrangers dans le foyer de la fracture, l'évolution du traumatisme est fort différente : il n'y aura pas cicatrisation, réunion des fragments, formation du cal comme dans les fractures sous-cutanées sans production de pus; une inflammation grave est à craindre. Autrefois ces traumatismes étaient souvent mortels; maintenant, sous l'appareil ouaté de Guérin, ou grâce aux pansements antiseptiques, les terminaisons funestes deviennent exceptionnelles et la grande division clinique entre les fractures ouvertes et les fractures fermées a un peu perdu de sa redoutable importance.

Il n'en est pas moins vrai que des accidents s'observent encore, surtout chez les individus atteints de quelque dyscrasie ou de tare viscérale; les glycosuriques, les alcooliques, les diabétiques. Une ostéite se déclare qui ne reste pas toujours limitée : la suppuration décolle au loin le périoste, l'os se nécrose, des fusées purulentes dissèquent les muscles et l'on assiste à l'évolution de véritables phlegmons diffus; des angioleucites, des phlébites, des gangrènes foudroyantes, toutes les septicémies peuvent éclater au milieu d'accidents ataxo-adynamiques graves. Quelques-unes de ces complications ne sont pas mortelles, mais la consolidation de la fracture en est, pour le moins, retardée; il faut plusieurs mois avant que les fragments soient bien soudés; encore persiste-t-il parfois quelque fistule qui témoigne d'une esquille osseuse invaginée.

Complications. — Dans le langage chirurgical, *fractures compliquées* et *complication des fractures* ne sont nullement deux termes synonymes. Les fractures compliquées sont les fractures à foyers ouverts ou communiquant avec l'air extérieur ; quant aux complications, on nomme ainsi tout accident général ou tout désordre local « de nature à aggraver la lésion principale, à retarder ou à compromettre la consolidation et à nécessiter une thérapeutique particulière. » Elles sont donc de deux sortes et nous étudierons successivement les complications *locales* et les complications *générales*.

Encore serons-nous très bref sur ces dernières, qu'on observe surtout dans les fractures à foyer ouvert ; leur énumération a été déjà faite à propos des accidents qui peuvent survenir quand les téguments sont détruits et les fragments exposés. Nous avons signalé l'ostéo-périostite, la nécrose, les suppurations profuses, désordres locaux qui provoquent eux-mêmes la fièvre, les septicémies, les gangrènes foudroyantes, les lymphangites et les phlébites, l'érysipèle, la pyohémie, le tétanos. Quelques-unes de ces complications, du reste, communes à toutes les plaies, phlébite, tétanos, infection purulente, sont particulièrement fréquentes au cours des fractures compliquées.

Une fracture primitivement fermée peut se transformer en une fracture ouverte ; le traumatisme violent a contusionné la peau et les parties sous-jacentes ; les éléments anatomiques meurtris se gangrènent, surtout lorsqu'une inflammation survient ; les téguments, le tissu cellulaire sous-cutané se sphacèlent, et le foyer de la fracture communique alors avec l'extérieur. On comprend la gravité de ces *contusions* étendues : le chirurgien évitera tout ce qui pourrait provoquer l'irritation des parties, et s'il se forme une eschare, il tâchera d'en retarder la chute jusqu'à ce que l'os se soit consolidé à l'abri du contact de l'air, ou, du moins, qu'une couche granuleuse oblitérante se soit constituée au-dessous de la peau.

Les complications *locales* nous arrêteront plus longuement ; pourtant, laissant de côté certains accidents propres à des fractures particulières : inflammations des méninges et de l'encéphale provoquées par la fracture du crâne, plaies des poumons, hémoptysies des fractures de côtes, déchirures de la vessie et de l'urèthre, péritonites consécutives aux ruptures du bassin, nous ne parlerons, dans ce chapitre de généralités, que des complications qui peuvent survenir au cours d'une fracture quelconque.

Il en est plusieurs que nous connaissons déjà et sur lesquelles nous passerons rapidement : l'*emphysème* est de ce nombre et nous avons montré qu'il en existe deux sortes : l'un qui succède à la fracture d'un os de la cage thoracique, côte ou clavicule et où le fluide épanché dans le tissu cellulaire est de l'air atmosphérique ; l'autre, d'origine septicémique, et dont l'étude se confond avec celles des *gangrènes* dans les fractures.

Celles-ci ne sont pas rares et comprennent plusieurs variétés : Nepveu nous décrit des *gangrènes infectieuses* et des *gangrènes mécaniques*. Les premières provoquent le développement de gaz putrides dans le tissu cellulaire sous-cutané et le long des vaisseaux jusqu'à la racine des membres. Nous en avons déjà tracé le tableau clinique d'après Chassaignac, Velpeau et Maisonneuve; nous avons dit que, le plus souvent, elles éclatent sur un organisme débilité, atteint de quelque dyscrasie profonde. Quant aux gangrènes mécaniques, elles sont le fait d'une compression trop énergique des membres par un bandage trop serré, d'une altération des éléments anatomiques des tissus par la violence extérieure, d'une lésion des gros vaisseaux.

Ceux-ci, en effet, peuvent être atteints : une esquille, la pointe d'un fragment vient percer une artère ou une veine. Lorsque la fracture est exposée, il en résulte une *hémorrhagie* souvent fort difficile à tarir à cause de la profondeur et des irrégularités du foyer. Autrefois, ces écoulements sanguins incoercibles pouvaient nécessiter l'amputation du membre ; aujourd'hui, avec la bande d'Esmarch et la forcipressure permanente, il est exceptionnel d'en être réduit à cette extrémité. Le sang ne provient pas toujours d'un vaisseau volumineux : des canaux veineux et artériels d'un moindre calibre, mais rompus en grand nombre, donnent aussi lieu à des hémorrhagies inquiétantes qu'une compression méthodique arrêtera néanmoins.

Lorsque la fracture est fermée, le sang des artères déchirées refoule le tissu cellulaire, décolle les interstices des muscles et se crée un foyer irrégulier que nous avons déjà étudié à propos des *anévrysmes diffus*. On aura une collection sanguine plus ou moins profonde, caractérisée par un souffle voilé, des battements isochrones à la systole cardiaque, un mouvement d'expansion, une fluctuation assez nette, parfois un très léger degré de réductibilité et la teinte ecchymotique de la peau qui recouvre l'épanchement. La conduite du chirurgien est délicate, car la guérison spontanée est rare et l'inflammation de la poche serait à redouter. Grâce à la bande d'Esmarch, il est facile d'ouvrir la poche, de la débarrasser de ses caillots et de lier, dans la plaie, les deux bouts de l'artère; malheureusement on peut craindre la gangrène, et l'expectation, si elle est possible, doit être préférée.

Dans d'autres cas, le fragment osseux a déchiré l'artère; la plaie s'est refermée et le tissu de cicatrice s'est laissé distendre en un *anévrysme circonscrit*. Cette complication, surtout observée à la jambe, est moins grave que la précédente et d'un traitement plus aisé : la compression élastique, la ligature peuvent en avoir raison et nous renvoyons, sur ce point, à notre chapitre des anévrysmes. On a signalé encore des *plébartéries* : artère et veine, déchirées par une esquille, communiquent ensemble et constituent une tumeur caractérisée par son souffle continu à redoublement systolique, son expansion, son frémissement vibratoire, sa réductibilité, la dilatation serpentine des artères et les varicosités des veines afférentes et efférentes. Enfin, lorsqu'une veine seule est blessée, il se forme un ***thrombus*** qui se résorbe ou s'entoure d'une membrane enkystante : son histoire se confond alors avec celle des hématomes.

Ce ne sont point les seules complications vasculaires. Velpeau a signalé, en 1862, et Azam a étudié depuis, avec le plus grand soin, les coagulations qui se produisent dans les veines des membres fracturés. Ces *thromboses* se voient surtout à la jambe et leur mécanisme est encore obscur; l'immobilité du membre, les compressions irrégulières d'un appareil mal fait, l'irritation provoquée par le foyer traumatique, l'accroissement successif du caillot normal qui oblitère les vésicules déchirées, toutes ces causes réunies ont sans doute quelque influence sur l'oblitération veineuse. Elle se caractérise par une tuméfaction du membre, l'apparition d'une circulation collatérale superficielle plus active, et un œdème plus ou moins volumineux.

Dans des cas, heureusement fort rares, le caillot se détache et cette *embolie* peut avoir les plus graves conséquences; le bloc fibrino-globulaire arrive dans l'oreillette droite, puis dans le ventricule droit, où on l'a vu s'arrêter et provoquer des troubles fonctionnels si intenses que la mort s'en est suivie; le plus souvent, l'embole est lancé dans l'artère pulmonaire et s'arrête lorsque son diamètre est supérieur à celui du rameau vasculaire qu'il parcourt. Cet accident survient à propos d'un mouvement intempestif, d'un changement d'appareil, à l'occasion d'une ondée sanguine plus vigoureuse qui chasse devant elle le caillot ; il n'éclate, en général, qu'au cours du deuxième mois de la fracture., et, pour peu qu'une thrombose soit soupçonnée, le chirurgien évitera tout ce qui pourrait déplacer le coagulum.

Enfin, nous connaissons déjà les *embolies graisseuses;* nous savons que, dans les fractures, les vésicules adipeuses de la moelle sont mises en liberté par le traumatisme ; elles sont absorbées par les capillaires veineux qui les emportent jusqu'au cœur droit, d'où elles sont chassées dans le poumon. Wagner, Gosselin, Chassaignac, Déjerine ont bien étudié ces faits et l'on a souvent trouvé les réseaux vasculaires de la petite circulation encombrés par des gouttelettes réfringentes. Elles provoquent parfois une terminaison fatale ; on a même noté la mort subite ; dans les fractures ouvertes, l'embolie serait un des véhicules des germes infectieux et l'une des origines des infarctus.

Les *esquilles*, lorsqu'elles sont nombreuses, sont rangées aussi parmi les complications. En effet, leur périoste est en général détaché, les vaisseaux qui les nourrissent sont rompus : elles jouent le rôle de corps étrangers. Dans les fractures fermées, bien immobilisées, ces fragments peuvent se greffer sur les parties voisines et la consolidation se faire sans suppuration et sans issue des esquilles. Dans les fractures ouvertes, il faut les retirer quand aucun lien fibro-vasculaire ne les unit à l'os. Ce sont là les esquilles *primitives* de Dupuytren. Les esquilles *secondaires* sont celles que détache l'inflammation ; le périoste se décolle et le fragment devient libre au milieu du pus. Enfin, les esquilles *tertiaires* faisaient partie intégrante d'un des fragments ; mais, dépouillées de leur périoste, et ne pouvant plus vivre, elles se mortifient, provoquent des abcès, des fistules et finissent par se détacher. Si l'os nouveau les invagine, l'intervention du chirurgien est souvent nécessaire.

La fracture s'accompagne parfois de *luxation;* le diagnostic est alors difficile et l'on peut méconnaître l'un ou l'autre des traumatismes. Puis la réduction du déboîtement articulaire en est fort empêchée : c'est surtout à l'épaule qu'on observe cette complication, et comme la fracture siège en général très haut, le bras de levier qui permettait d'agir sur les surfaces déplacées est trop court pour être saisi par le chirurgien. Nous verrons, à propos de chacun des os en particulier, les manœuvres délicates auxquelles on aura recours, tout en sachant qu'on peut y échouer.

Lorsque le trait de fracture est peu éloigné de l'articulation, une *arthrite* en est souvent la conséquence ; la jointure gonfle et la synoviale est bientôt distendue par une certaine quantité de liquide. On a beaucoup discuté sur la cause immédiate de ces inflammations articulaires ; les uns veulent que l'irritation se propage du foyer de la fracture à la séreuse ; les autres affirment que l'épanchement sanguin qui accompagne la rupture de l'os, gagne de proche en proche, atteint la synoviale au travers de laquelle le sang se filtre pour ainsi dire, ne laissant passer que sa portion séreuse. Cette théorie, invoquée par Gosselin et Berger pour expliquer l'hydarthrose du genou, à peu près constante dans les fractures, s'appuie sur quelques pièces anatomiques intéressantes. Mais lorsqu'on sait que cette même hydarthrose du genou peut se montrer dans les fractures de la jambe et même du pied, on admet plus volontiers qu'un même traumatisme a produit à la fois une cassure de l'os et une contusion de la jointure voisine.

Dans certains cas, la fracture est *articulaire;* les ruptures de l'olécrâne et de la rotule, celles du col du fémur, les fractures spiroïdes du tibia, les fractures intra-condyliennes de l'humérus et du fémur présentent toujours cette complication. Lorsque la fracture est ouverte, les accidents les plus graves peuvent éclater, par exemple, une arthrite purulente fort redoutable, naguère fréquemment suivie de mort. Maintenant, sous les pansements antiseptiques, sous l'ouate de Guérin, la guérison, même sans raideur articulaire, est assez souvent obtenue pour que certains chirurgiens préconisent, dans les fractures fermées de la rotule, l'ouverture de l'articulation et la suture des fragments.

Les fractures fermées ne provoquent d'ordinaire qu'un épanchement séreux sans grande importance. Cependant il y a parfois inflammation plastique, formation de brides fibreuses entre les surfaces articulaires et un certain degré d'*ankylose* qui gênera les mouvements pendant un temps plus ou moins long. Un autre inconvénient est un retard ou même un arrêt dans la formation du cal : le phénomène a été bien souvent observé au niveau de la rotule et de l'olécrâne, au col du fémur. Il n'y a point soudure osseuse comme dans les autres fractures ; presque toujours un cal fibreux unit les deux fragments.

Pour expliquer la rareté des cals osseux dans les fractures intra-articulaires, plusieurs causes sont invoquées : l'interposition entre les fragments d'un lambeau de la synoviale, d'une frange capsulaire ou ligamenteuse; l'inflammation de la séreuse dont la sécrétion éloigne les surfaces fracturées; la contraction musculaire qui, elle aussi, sépare les extrémités osseuses. Dans les fractures de l'olécrâne et dans celles de la rotule, la tonicité du triceps attire en haut le fragment supérieur. Ces conditions ont bien leur importance, mais il faut incriminer surtout la médiocre vitalité des fragments. La tête humérale privée complètement de vaisseaux, l'apophyse olécrânienne nourrie seulement par les quelques capillaires émanés du triceps, la sphère du fémur abordée par les seuls vaisseaux du ligament, ne peuvent fournir une assez grande abondance de matériaux pour une consolidation osseuse. Du reste, pour consolider ces fragments non entourés de parties molles, il n'y a pas, comme dans les fractures de la diaphyse, le renfort des éléments anatomiques émanés des muscles et du tissu cellulaire environnants.

Les complications dérivées des désordres musculaires sont importantes : notons d'abord les *spasmes*, les soubresauts des tendons si fréquents dans les fractures des membres inférieurs. Il ne faut pas confondre cet accident sans gravité avec certaines contractures que nous avons déjà étudiées, accident fort rare heureusement, et qui est parfois le prélude du tétanos. Il n'en est pas de même des *atrophies*, bien étudiées par Gosselin, et auxquelles on a fait jouer récemment un grand rôle dans l'impotence trop souvent consécutive aux fractures de la rotule.

Et de fait, les muscles qui s'insèrent sur l'os brisé s'affaissent bientôt et perdent leur relief. Pour Gosselin, ils n'en ont pas moins conservé leur puissance; s'ils ne se contractent pas, « c'est que les leviers sont encore défectueux »; il reste un certain degré d'arthrite douloureuse, une raideur due à des adhérences entre les surfaces articulaires, à des épaississements des tissus fibro-synoviaux. Dès que le muscle pourra se contracter sans éveiller de souffrance, il recouvrera son intégrité fonctionnelle, quelque atrophié qu'il paraisse encore. Sa diminution de volume « porte plus sur les tissus conjonctifs et graisseux que sur la fibre musculaire elle-même ». Et, pour s'en tenir aux fractures de la rotule, le triceps ne serait point responsable des difficultés de la marche. Cette opinion est fort contestée.

Pronostic. — C'est surtout au point de vue du pronostic qu'il faut séparer les fractures fermées des fractures ouvertes : on sait la gravité extrême que peuvent présenter celles-ci, lorsque les téguments sont détruits dans une grande étendue, que les tissus voisins sont meurtris et que l'os est brisé en plusieurs fragments. Non seulement les appareils sont difficiles à poser, la réduction exacte presque impossible à maintenir, le raccourcissement et la production de cals irréguliers sont à peu près de règle, mais des accidents mortels éclatent souvent ; les fractures par projectile de guerre sont spécialement redoutables et, autrefois, avant l'emploi rigoureux des appareils immobilisateurs et des pansements antiseptiques, l'amputation, malgré ses dangers, était la seule ressource du blessé.

Les fractures fermées sont évidemment moins graves ; encore fera-t-on un départ entre les fractures des membres et celles du tronc : on verra comment les os qui protègent certains viscères, la boîte crânienne et la colonne vertébrale, la ceinture pelvienne et la cage thoracique peuvent les blesser par un fragment déplacé. Les fractures des membres elles-mêmes ont un pronostic différent, selon que l'os est gros ou petit, que la diaphyse ou que l'épiphyse est atteinte, que la jointure est intacte ou déchirée, que les fragments sont intra ou extra-articulaires.

Toute fracture, même la moins grave, altère peu ou prou la fonction, et le retour à l'intégrité première est presque exceptionnel ; on observe un léger raccourcissement, même avec l'emploi des merveilleux et récents appareils à extension continue ; les muscles perdent de leur énergie, les articulations voisines de leur souplesse ; le point brisé est devenu un lieu de moindre résistance, où s'abattent souvent des douleurs névralgiques ou rhumatismales. En outre, le repos absolu qu'exigent certaines fractures, le décubitus horizontal nécessité quand la cassure de l'os siège au membre inférieur, entraînent souvent des complications viscérales et l'on sait combien il faut redouter les congestions pulmonaires chez les vieillards. Nous ne parlerons point des eschares sacrées ou trochantériennes.

On a prétendu que les fractures se consolidaient beaucoup plus rapidement chez les enfants que chez les vieillards ; il est certain que les fractures sous-périostées, les fractures en bois vert, les décollements épiphysaires se soudent avec la plus grande facilité ; mais on commence à s'élever contre cette assertion que les fractures guérissent mal chez les gens âgés, et, dans 15 faits recueillis par G. M. Humphy, le cal s'est formé dans les limites ordinaires. Gross, chez une femme de cent ans, a vu se consolider rapidement une fracture de l'humérus ; et, chez une autre de ses malades fort âgée aussi, une fracture de l'extrémité inférieure du fémur fut guérie en sept semaines.

Traitement. — Nous nous occuperons d'abord des *fractures fermées*. La tonicité musculaire, le traumatisme lui-même ont d'habitude déplacé les fragments osseux : il faut remettre ces fragments en place, les *réduire*, comme on dit ; puis on maintiendra la réduction par des appareils appropriés.

Pour réduire une fracture, un aide pratique une traction sur le fragment inférieur, tandis qu'un autre aide maintient la racine du membre ou mieux encore le corps pour l'empêcher d'être entraîné par la traction. Grâce à ce double mouvement en sens inverse, *extension* et *contre-extension*, le chevauchement cesse, les segments osseux se remettent dans l'axe et le chirurgien peut veiller à la *coaptation* qui consiste à donner aux fragments la situation exacte qu'ils avaient avant la fracture.

Autrefois l'extension présentait de grandes difficultés ; chez les individus vigoureux, les muscles, irrités par les irrégularités des os, se contractaient puissamment et opposaient une résistance presque invincible aux tractions des aides : on avait alors recours à des lacs, à des moufles, à des systèmes de poulies, supprimés ou à peu près depuis l'emploi de l'anesthésie et de l'extension continue ; une force permanente telle que celle d'une bande élastique ou d'un poids, même peu considérable, suffit pour fatiguer le muscle et en vaincre la tonicité en très peu de temps.

Le maintien des fragments est une partie de l'art qui a fait aussi, dans ces trente dernières années, des progrès incontestables : on sait manier certaines substances qui se moulent sur le membre, en épousent toutes les saillies et toutes les dépressions, se solidifient et s'opposent alors à tout déplacement nouveau ; le silicate et surtout le plâtre nous rendent, sous ce rapport, d'inappréciables services. Le cal se forme à l'aise dans cette immobilité absolue des fragments étroitement juxtaposés ; les vices et les retards de consolidation sont en partie conjurés depuis l'emploi régulier de ces appareils contentifs dont la description sera faite, à propos des fractures en particulier.

L'extension continue mérite aussi une mention spéciale. Autrefois, la réduction des fractures du membre inférieur, de la diaphyse fémorale surtout, ne pouvait être maintenue; les appareils plâtrés eux-mêmes ne s'opposaient pas à un certain chevauchement des fragments qui se traduisait par un raccourcissement de plusieurs centimètres. La claudication en était souvent la conséquence. Grâce à la traction continue avec les bandelettes de diachylon adhérentes à la cuisse au-dessous du trait de fracture, puis à la jambe et formant, sous le pied, un étrier où se noue une ficelle glissant sur une poulie et soutenant un poids de quatre à cinq kilogrammes, la réduction s'opère et se maintient avec la plus grande facilité. A cette heure les fractures du membre inférieur, bien soignées, guérissent sans raccourcissement appréciable.

Tous ces points sont maintenant hors de discussion. On est aussi à peu près d'accord sur le moment où il faut réduire les fractures; les principes de Dupuytren et de Velpeau ont prévalu et on coapte les fragments le plus tôt possible; on évite ainsi les irritations que font subir aux muscles les extrémités osseuses. Il faut, de même, appliquer l'appareil contentif après la réduction; non seulement les douleurs que tout mouvement inflige au blessé seront conjurées, mais l'immobilité est le meilleur des antiphlogistiques et l'on échappera à la plupart de ces gonflements et de ces inflammations si fréquents autrefois. Certainement le membre devra être surveillé avec le plus grand soin, l'appareil éventré à la première menace de compression; on ne perdra pas de vue, toutefois, que ce n'est pas la compression qui est dangereuse, mais la compression irrégulière. N'a-t-on pas vu souvent, sous l'ouate de Guérin, se dissiper l'œdème, la congestion, la tuméfaction inflammatoire?

Le seul inconvénient de cette pratique c'est d'avoir parfois à poser plusieurs appareils : sous l'influence de l'immobilité, les engorgements se dissipent et le membre, exactement maintenu, se dégonfle; il joue pour ainsi dire, et quelques déplacements deviennent possibles. D'ailleurs, il n'est pas besoin d'avoir recours, d'emblée, aux appareils trop adhérents et d'un enlèvement difficile; les premiers jours, une gouttière en fil de fer abondamment doublée d'ouate est indiquée;

puis, lorsque tout œdème a disparu, le plâtre et le silicate trouvent leur emploi. C'est du 5e au 8e jour, au moment où commencent les phénomènes de réparation osseuse, que les bandages inamovibles sont le plus utilement appliqués.

On les laissera en place jusqu'à l'époque présumée de la consolidation; celle-ci est variable suivant le volume des os, la forme de la fracture, sa coaptation plus ou moins parfaite. Ce n'est pas le lieu d'insister sur ces particularités. Certains chirurgiens, préoccupés des raideurs articulaires que l'immobilité trop prolongée déterminerait, dit-on, conseillent d'enlever quelquefois l'appareil inamovible pour fléchir et étendre avec précaution les articulations voisines. On n'imite guère cette pratique et l'on pense, à juste titre, que les raideurs des jointures sont plutôt le fait d'une inflammation que de l'absence de mouvements. On n'admet guère d'exception que pour les fractures de l'avant-bras et, d'ordinaire, on laisse aux doigts leur liberté, espérant ainsi conjurer les raideurs si fréquemment observées.

Le traitement général ne sera pas négligé : il faudra, autant que possible, immobiliser le membre mais non le malade, surtout lorsqu'il s'agit de vieillards fort sujets aux « pneumonies hypostatiques ». Si la fracture siège au membre supérieur, rien de plus facile, mais si le membre inférieur est blessé, la difficulté commence. Avec les nouveaux appareils à extension continue, l'individu peut, du moins, se mettre sur son séant; on l'y maintiendra plusieurs heures par jour; si même quelque complication thoracique semblait imminente, on compromettrait plutôt la consolidation de la fracture que la vie du malade qu'on lèverait tous les jours.

En même temps les forces seront soutenues; une alimentation tonique et fortifiante sera de rigueur. On veillera à la liberté du ventre, souvent compromise par l'immobilité forcée; chaque jour, si besoin est, on aura recours aux lavements simples ou purgatifs. On ne négligera jamais, chez les alcooliques, de donner, du moins au début, des spiritueux en assez grande abondance et de l'extrait thébaïque, à la dose de 5 à 10 centigrammes pour conjurer une attaque de delirium tremens, toujours à redouter après un traumatisme.

Le traitement des fractures *ouvertes* a beaucoup profité des pansements antiseptiques et, depuis Lister et Guérin, la mortalité qu'elles entraînaient s'est abaissée de plus des trois quarts. Du reste, les indications sont variables suivant l'étendue des lésions ; nous savons déjà que lorsque l'orifice.de communication est étroit, il devra être oblitéré par un emplâtre adhésif, de l'ouate ou de la baudruche collodionnée ; la fracture sera ainsi transformée, en fracture non exposée.

Il est des cas où le fragment supérieur, poussé par le poids du corps, traverse les téguments et fait, au dehors, une saillie plus ou moins grande. Ce fragment doit alors être nettoyé avec le plus grand soin ; on doit enlever les corps étrangers qui le souillent ; si son extrémité est dénudée, privée de périoste, très aiguë, elle est vouée problablement à la mortification. Aussi le chirurgien la réséquera-t-il avant de la réduire et d'oblitérer la déchirure de la peau. Cette résection sera d'autant plus indiquée que parfois le fragment s'oppose à la réduction.

Lorsque les déchirures cutanées sont plus étendues, que le foyer de la fracture communique largement avec l'extérieur, toute tentative d'occlusion serait stérile ; il faut alors laver la plaie, extraire avec le plus grand soin celles des esquilles osseuses qui sont dépourvues de périoste et dont la mortification est certaine : leur ablation diminuera d'autant les causes de la suppuration. Puis on immobilise le membre dans un appareil inamovible, fort difficile à placer d'ailleurs, car il. faut laisser à découvert le foyer de la fracture. L'appareil de Guérin rend ici les plus grands services : il s'oppose à tout mouvement, assure la réduction par la parésie musculaire que la compression provoque, et maintient les parties dans une température constante. Malheureusement, Broca a constaté que les phénomènes de réparation étaient parfois très retardés.

Lorsque les lésions osseuses sont graves et étendues, que la diaphyse est divisée en un nombre considérable d'esquilles privées de leur périoste, on peut tenter la résection partielle de l'os. Elle réussira chez les sujets jeunes, si les tissus voisins sont à peu près intacts, s'il n'y a ni contusion musculaire, ni altération profonde des nerfs et des vaisseaux. Tout en prenant les précautions les plus minutieuses pour en atténuer l'activité, on attendra, avant d'intervenir, les premiers phénomènes inflammatoires ; sous leur influence, le périoste se décolle plus facilement et l'on conservera un étui membraneux dans lequel un os nouveau se reproduira peut-être.

Enfin, dans certains cas, les lésions cutanées, les déchirures musculaires sont telles, les désordres de l'os si graves qu'on ne saurait songer à conserver le membre et que se pose la question d'amputation : les écrasements des gros troncs nerveux, la rupture des veines et des artères sont encore parmi les altérations qui peuvent exiger ce sacrifice. Naguère, avant les antiseptiques, il fallait prendre une décision rapide, car une fois la fièvre allumée, l'opération était des plus graves : la mortalité des amputations *secondaires* l'emportait de beaucoup sur celle des amputations *primitives*. Il n'en est plus de même aujourd'hui, et, pour peu qu'existe quelque doute, mieux vaut conserver que couper.

III

CAL.

Les fragments osseux se consolident par un tissu de formation nouvelle auquel on donne le nom de *cal* et dont l'histoire est assez importante pour mériter un chapitre distinct.

Cette cicatrisation des os a préoccupé les chirurgiens de toutes les époques et, depuis Galien, on a accumulé les théories sur le mécanisme de cette régénération. On admet d'abord l'existence d'un suc glutineux, sorte de *colle* organique susceptible, en se durcissant, de maintenir les fragments au contact : pour quelques-uns, le sang, épanché dans le foyer de la fracture, fournissait les matériaux de cette substance unissante. Au siècle dernier, des expériences vraiment scientifiques furent instituées et donnèrent aux hypothèses quelque solide appui.

Plusieurs, comme Troja, Bichat, Callisen, Richerand, affirmèrent qu'il en était de la réunion des os comme de celle des plaies des parties molles ; des lèvres opposées partent des bourgeons charnus dont la coalescence a, pour conséquence évidente, la soudure des extrémités brisées. Pour Duhamel, le périoste d'une part, la moelle de l'os de l'autre, forment, en dehors et en dedans du cylindre osseux, une double gaîne dont la rigidité immobilise les fragments. Cette opinion reprise, développée et exposée magistralement par Dupuytren, a joui, pendant plus d'un demi-siècle, d'une incontestable faveur.

D'après cette théorie, le périoste sécrète une abondante quantité de tissu osseux qui forme, autour des deux fragments, un véritable manchon d'une grande résistance, une sorte de *virole externe ;* c'est le *cal provisoire* ou primitif, complété à l'intérieur de l'os par un bouchon, la *virole interne.* Lorsque l'immobilisation des extrémités est bien assurée, de la substance osseuse se dépose entre la virole externe et la virole interne, dans l'interstice qui sépare les deux fragments : c'est le *cal définitif.* Alors commence un travail de régression qui tend à faire disparaître le bouchon médullaire et le manchon sous-périostique ; le cal provisoire se résorbe : il ne reste bientôt que le cal permanent.

Les recherches de Cruveilhier, de Villermé, de Lambron, l'école micrographique et les histologistes contemporains ont sensiblement modifié la doctrine de Dupuytren. On admet à cette heure que l'os se régénère, grâce à la production d'éléments embryonnaires abondants venus par diapédèse de vaisseaux voisins, ou nés de la prolifération des cellules jeunes ou rajeunies de la moelle du périoste, du canal central de l'os et des canalicules de Havers ; le tissu cellulaire voisin, les traînées conjonctives des muscles limitant le foyer traumatique, concourent aussi, pour une part plus ou moins grande, à l'accumulation de ces éléments embryonnaires dont l'organisation progressive aura, comme résultat définitif, la soudure des fragments.

Nous avons vu que les fractures sont divisées, au point de vue clinique, en fractures fermées et en fractures ouvertes ou compliquées ; les phénomènes de réparation ne sont pas absolument les mêmes pour les deux cas ; aussi allons-nous étudier le processus réparateur dans l'un et dans l'autre de ces traumatismes. Nous commencerons par le plus simple.

Une fracture sous-cutanée a lieu, la réduction a été opérée, les fragments sont au contact et maintenus par un appareil : que va-t-il se passer ? Pour certains auteurs, pour Hamilton par exemple, il peut y avoir réunion immédiate, adhésion primitive des surfaces fracturées « sans interposition d'aucune substance réparatrice ». Les os courts, les épiphyses des os longs, surtout s'il y a pénétration, engrènement, pourraient cicatriser par ce procédé. Les fractures extra-capsulaires du col du fémur, lorsque celui-ci s'enfonce comme un coin dans le grand trochanter, la fracture classique de l'extrémité inférieure du radius, se consolideraient ainsi. C'est possible, mais nous ne sachions pas que le fait soit prouvé par des expériences et des observations solides.

Dans les fractures ordinaires, voici ce que l'on observe : du sang s'épanche entre les fragments : il soulève le périoste et s'insinue même au milieu des muscles voisins et de leurs faisceaux. Du reste, il se résorbe bientôt et une substance séreuse, incolore, un « blastème » est exsudé en assez grande abondance et le remplace. Le périoste décollé se gonfle : sa surface externe adhère aux muscles tandis que l'interne prend un aspect glutineux comme le blastème auquel elle confine. Cette substance molle s'épaissit et forme une sorte de manchon, premier stade de la virole externe; du cal provisoire de Dupuytren. Au microscope, elle est constituée par des éléments embryonnaires dont on pressent l'origine : les capillaires et les cellules fixes de tous les tissus traumatisés, moelle, os, périoste, muscles voisins ont contribué à les fournir.

Une deuxième période commence alors : les éléments embryonnaires, dans leur évolution progressive, avaient constitué un cal *fibrocellulaire* au sein duquel se développent, vers le 15e jour, des cellules cartilagineuses entourées de substance fondamentale hyaline. La virole externe est dure, résistante, bleuâtre; elle adhère si intimement aux muscles que Gosselin la nomme « capsule musculo-périostique ». La virole interne s'est organisée d'un pas égal : la moelle, d'abord jaune, est devenue rouge; ses vésicules graisseuses se sont résorbées; les éléments embryonnaires prolifèrés se sont accumulés en « un bouchon » grisâtre, résistant, d'abord fibro-cellulleux, puis fibro-cartilagineux. En général, son volume est bien moindre que celui du manchon sous-périostique. L'os fracturé fournit lui-même très peu de tissu de formation nouvelle : ses canalicules de Havers sont agrandis, leur moelle bourgeonne un peu ; mais, il faut le reconnaître, les matériaux les plus abondants sont dus à l'activité du périoste.

La production de capsules cartilagineuses au sein du cal fibro-celluleux et de substance fondamentale hyaline est rejetée par bien des auteurs pour lesquels il y a transformation directe du tissu fibreux en tissu osseux sans état cartilagineux intermédiaire. André Bonn s'est fait le défenseur de cette idée qu'accueille Hamilton : pour ce dernier, le cartilage n'apparaîtrait guère que dans le cal des enfants. Les recherches de Ranvier, celles de Virchow, de Billroth et d'Ollier prouvent que le doute ne saurait être permis et qu'il faut admettre la description classique. Du moins faut-il affirmer que la virole externe et la virole interne ne présentent pas toujours une régularité parfaite. C'est ainsi que « pendant le travail de réunion, la diaphyse du tibia n'a pas de cal extérieur sur ses faces antérieure et interne, tandis qu'en arrière et en dehors, sa circonférence est recouverte d'un dépôt osseux volumineux. »

La deuxième période s'étend, d'après Gosselin, du 15e au 40e jour, et la troisième du 40e au 60e. Ces corpuscules osseux, les noyaux calcaires dont on avait déjà aperçu quelques dépôts dans la deuxième période, deviennent plus abondants, leur production s'accentue et déjà la virole externe et la virole interne ne se laissent entamer que difficilement par le scalpel; le cal provisoire de Dupuytren est constitué. Mais, comme son nom l'indique, sa durée serait éphémère et, déjà au cours de la troisième période, commencerait sa résorption graduelle : la virole interne disparaîtrait peu à peu et le canal médullaire se reformerait, selon Ollier, chez les jeunes seulement. Le manchon sous-périostique s'affaisserait de son côté, et il ne resterait, après un laps de temps qui varie du 60e au 120e jour, que le tissu osseux intermédiaire aux extrémités fracturées.

Les mêmes phénomènes s'observent dans les fractures des os plats et des os courts, avec cette différence que, dans les os plats, le manchon sous-périostique est très peu volumineux; dans les os courts, au contraire, et dans les épiphyses des os longs, la virole externe est ordinairement considérable. Le mécanisme de la consolidation ne subit de grandes modifications que lorsque les fragments, au lieu d'être nettement juxtaposés, empiètent l'un sur l'autre et *chevauchent*. Il ne saurait être question ici de virole interne et de virole externe. Le cal qui se dépose est latéral, intermédiaire. Cette jetée osseuse se formerait, d'après Ollier, autour d'un lambeau de périoste, sorte de « pont » ou de « sautoir », débris qui ne ferait jamais défaut entre les extrémités osseuses. Il devient le centre d'une prolifération active dont le dernier terme est l'édification d'un véritable « cal interfragmentaire » qui, chez les jeunes sujets, se creuse d'un canal médullaire en communication avec celui de l'os ancien.

Lorsque la fracture est ouverte, les phénomènes diffèrent selon qu'il y a ou qu'il n'y a pas suppuration. L'absence d'inflammation du foyer traumatique est maintenant beaucoup plus fréquente et, depuis l'emploi rigoureux de l'immobilisation et des pansements antiseptiques, les fragments se consolident d'après un processus semblable à celui qu'on observe dans les fractures fermées. Il est, cependant, des cas où apparaissent des symptômes inflammatoires d'une intensité variable.

Nous ne parlerons pas des formes graves, celles dans lesquelles une ostéomyélite étendue se déclare, qui s'accompagne souvent de phlébite et se termine par une infection purulente, de ces inflammations diffuses, de ces décollements étendus du périoste qui provoquent la mortification de la plus grande partie des fragments; nous étudierons ces faits à propos des nécroses et ne décrirons ici que les cas où une ostéite limitée atteint les extrémités des deux fragments. Les canalicules de Havers s'élargissent, la moelle qui entoure les capillaires prolifère abondamment et forme du tissu embryonnaire; le périoste, les parties molles adjacentes fournissent aussi des éléments jeunes qui s'organisent bientôt en bourgeons charnus dont la surface est baignée d'une couche purulente plus ou moins épaisse.

Des deux fragments partent alors des aiguilles, sorte de travées directrices de l'ossification; elles vont à la rencontre les unes des autres et limitent des espaces aréolaires remplis d'éléments embryonnaires. Sur ces aiguilles, les ostéoblastes se rangent par séries régulières qui s'encroûtent bientôt de sels calcaires. Ainsi se constituent des canalicules parcourus par les vaisseaux et l'os nouveau est formé. On le voit, la différence n'est pas grande entre la manière dont se forme le cal dans les fractures ouvertes et dans les fractures fermées, car il y a toujours production abondante d'éléments embryonnaires; mais, dans le premier cas, les bourgeons charnus baignés de pus donnent directement naissance à l'os, tandis que, dans le second, il n'y a pas suppuration et le tissu cellulo-fibreux passe par l'état cartilagineux avant de devenir de l'os.

Telle est l'évolution habituelle du cal dans les fractures ouvertes et dans les fractures fermées. Mais sa formation est loin d'être toujours régulière. Elle peut être retardée, elle peut manquer même;

elle peut encore s'effectuer d'une manière vicieuse; le tissu nouveau devient le siège de douleurs vives ou se laisse envahir par des fongosités : nous étudierons ces complications importantes dans les deux chapitres qui vont suivre.

IV

RETARD OU DÉFAUT DE CONSOLIDATION DES FRACTURES.
PSEUDARTHROSES.

Un cal solide est constitué en un ou deux mois pour les fractures fermées, en deux ou trois pour les fractures ouvertes. — Lorsque ces limites sont dépassées et que les fragments restent encore mobiles, il y a *retard* dans la réparation. Si la soudure n'est pas effectuée au bout de six mois, huit mois, un an, si les deux extrémités sont mobiles l'une sur l'autre, on dit qu'il y a *absence* de consolidation ou *pseudarthrose*.

Étiologie. — Il n'est guère de cause qui n'ait été invoquée, et cette multiplicité même est une preuve de notre ignorance sur les conditions réelles de la pseudarthrose, accident assez rare et qu'un même chirurgien n'observe d'habitude qu'un nombre très limité de fois. Walker, d'Oxford, n'en trouve que six à huit sur un millier de cassures; Lonsdale cinq ou six sur près de quatre mille; sur neuf cent quarante-six fractures traitées à l'hôpital de Pensylvanie, entre 1830 et 1840, il n'y eut pas un seul fait de non-consolidation. Hamilton, qui rappelle ces diverses statistiques, n'a jamais constaté, en dehors des ruptures intra-articulaires, d'absence définitive de soudure; en tout cas, la proportion des pseudarthroses serait à peine de une pour cinq cents fractures.

Les os longs sont plus souvent le siège des pseudarthroses que les os plats et les os courts; certains os longs sont eux-mêmes beaucoup plus fréquemment atteints, l'humérus, le fémur, les os de la jambe et ceux de l'avant-bras. C'est ainsi que, dans un relevé de Norris, l'humérus comptait 48 cas, le fémur aussi 48, la jambe 33, l'avant-bras 19 et la mâchoire inférieure 2 seulement. D'après Bérenger-Féraud et Hamilton, le défaut de consolidation s'observerait surtout à l'humérus.

Les causes *générales* que l'on incrimine sont presque toujours

banales. L'influence de l'âge est contestable ; elle a été déduite de
ce fait de physiologie que les fractures guérissent plus rapidement
chez les jeunes animaux. En tout cas, l'observation clinique ne nous
donne aucun renseignement précis chez l'homme ; c'est de vingt à
trente ans, époque, il est vrai, où les fractures sont surtout nombreuses, que les pseudarthroses sont les plus fréquentes. Rappelons-
nous encore que, d'après Humphry, les traumatismes des os se
réparent aussi bien chez les vieillards que chez les adultes. Les
hommes sont plus souvent atteints, les fractures étant, chez eux, plus
fréquentes : sur 656 cas réunis par Franck Muhlenberg, 565 por-
taient sur des individus du sexe masculin. Cependant les femmes
en état de grossesse seraient fort exposées et, dans un cas de Dupuy,
de Bordeaux, la consolidation, retardée jusqu'alors, survint sans peine
après l'accouchement ; on trouverait dans la science une dizaine de
faits semblables. Nous ne parlerons ni de l'onanisme, ni du surmenage, ni de la convalescence des fièvres graves, ni de la dépression
morale, bien que leur action paraisse incontestable dans certaines
observations.

Si l'influence de la *scrofule* est plus que douteuse, il n'en est pas
de même du *rachitisme* à sa période d'état ; les relevés de Guersant
prouvent qu'il retarde la consolidation jusqu'à ce que la maladie
entre dans la phase de réparation. La syphilis, incriminée par Sanson
et Valette, a été innocentée par Lagneau, Oppenheim, Bérard et Gosselin. Les observations qui ont trait aux pseudarthroses du scorbut
semblent probantes. Les intoxications produites par le plomb, le
phosphore, l'arsenic, le mercure ont une action incertaine et il n'est
pas démontré, comme on l'a dit, que chez les ouvriers des mines
d'Almaden, les fractures soient plus fréquentes et plus lentes à se
réparer. Enfin on a invoqué la phosphaturie.

Les causes *locales* ont une importance autrement grande. On a
signalé l'influence des *épanchements sanguins* volumineux dans le
foyer de la fracture, et, c'est à cette cause qu'Heydenreich attribue la
difficile consolidation des épiphyses, de l'épiphyse supérieure du tibia
en particulier. Un nombre considérable d'*esquilles* dépouillées de
leur périoste provoquent parfois une irritation intense, de la suppuration, et des séquestres s'invaginent qui entretiennent des fistules
intarissables ; cette inflammation s'oppose à la coalescence des
bourgeons charnus et au dépôt du tissu osseux. Il en est de même

des *corps étrangers*, projectiles de guerre, fragments de pierre ou de verre, lambeaux de vêtements; nous en dirons autant de l'*interposition* entre les deux extrémités de l'os, d'un débris du muscle, d'une frange aponévrotique, tendineuse ou capsulaire. Aussi comprend-on que les pseudarthroses soient plus fréquentes dans les cas de fractures par armes à feu.

Ces causes locales qui, dans la classification de Bérenger-Féraud, se rattachent aux conditions de pseudarthroses dépendant de la fracture elle-même, ne sont pas les seules : il faut noter encore le défaut de coaptation des fragments, leur *écartement* ou leur *chevauchement* : le retard ou l'absence de consolidation s'observe surtout dans les régions où des muscles puissants s'opposent à la juxta-position exacte des fragments, au fémur, à l'humérus. Il en est de même pour la rotule et pour l'olécrâne, entraînés par la tonicité des biceps. Mais, dans ces cas, d'autres facteurs interviennent et nous avons vu, à propos des fractures intra-articulaires, les causes nombreuses qui empêchent la formation d'un cal solide et régulier.

La plus efficace est évidemment le *défaut de nutrition* des fragments, qui explique l'absence de soudure après la fracture de la tête humérale; privée alors de ses vaisseaux et ne pouvant se greffer sur les parties voisines, elle devient assimilable à un corps étranger : elle s'atrophie et joue, tout au plus, le rôle d'un ménisque inter-articulaire. Le trait de fracture qui sépare la tête fémorale n'enlève pas à celle-ci ses moyens de nutrition; les injections de Guérin et de Sappey ont montré que les vaisseaux des ligaments ronds irriguent très convenablement cette tête fémorale, et, ce n'est pas à un apport trop précaire du sang qu'il faut attribuer les cas fréquents des pseudarthroses.

Écartement considérable des fragments par la tonicité musculaire, difficulté extrême de la coaptation dans ces régions profondes, faible apport de liquide nourricier, telles sont quelques-unes des origines du retard et de l'absence de consolidation dans les fractures intra-articulaires; il faut y ajouter l'absence des parties molles qui, dans les fractures diaphysaires, apportent leur contingent d'éléments embryonnaires pour l'édification du cal; l'arthrite concomitante elle-même et l'abondante exsudation séreuse qu'elle provoque, expliquent aussi comment les soudures osseuses sont si rares dans les fractures intra-articulaires; on a pu en nier l'existence.

Quelques auteurs, parmi lesquels A. Bérard et Guérétin, ont prétendu que le siège de la fracture, par rapport à l'artère nourricière du membre, influait sur la rapidité de la consolidation. La soudure serait plus rapide quand la cassure se fait vers le point où se dirige le vaisseau. Pour l'humérus, par exemple, où l'artère nourricière pénètre de haut en bas, les fractures de l'extrémité inférieure se répareraient plus vite. Dans les 35 cas de pseudarthroses étudiés par Guérétin, cette assertion se vérifie 25 fois. Mais Malgaigne et Follin ont prouvé l'inanité de cette prétendue loi et, dans 41 cas analysés par Norris, la proportion inverse est à peu près observée. Il faut donc rejeter cette opinion, aussi bien que celle de Curling, d'après laquelle la portion d'os privée par la fracture de l'artère nourricière subirait un élargissement du canal médullaire, une raréfaction et une atrophie de ses parois.

Dans une deuxième catégorie, Bérenger-Féraud place les causes qui dépendent d'un traitement mal dirigé. On a signalé un « scorbut local » déterminé par l'emprisonnement prolongé du membre qui, « soustrait au contact de la lumière, éprouve une espèce d'étiolement ». Broca a observé un retard considérable de la consolidation sous l'appareil ouaté de Guérin. Il est vrai que la compression diminue l'afflux du sang autour du foyer traumatique. On a incriminé encore l'abus des topiques émollients, des saignées copieuses, l'humidité des appareils; mais ces dernières assertions sont à peu près théoriques.

La *mobilité des fragments*, mal maintenus par un appareil trop lâche et sollicités par des muscles vigoureux, est une cause fréquente de pseudarthroses. Ne l'observe-t-on pas surtout au niveau des os d'une extension difficile, le fémur et l'humérus? Les extrémités souvent obliques glissent facilement l'une sur l'autre; aussi le moindre effort musculaire suffit-il pour les déplacer, d'autant que l'épaisseur des parties molles s'oppose à une coaptation rigoureuse. Il est vrai qu'à la cuisse, l'extension continue fait équilibre à la tonicité musculaire et, depuis son emploi méthodique, la réduction des fractures de la diaphyse fémorale, autrefois si difficile à obtenir, est devenue d'une extrême simplicité.

Enfin, la troisième catégorie de Bérenger-Féraud renferme les causes qui ne dépendent ni de la fracture, ni de son traitement. Elles sont fort obscures. On a signalé l'influence des *paralysies* du membre fracturé : la nutrition y serait trop précaire pour permettre la formation d'un cal régulier; les *altérations* profondes des *vaisseaux* principaux, en s'opposant à l'apport du sang, provoqueraient un résultat analogue. Les *pyrexies*, ainsi que les inflammations locales, troubleraient de même le travail de régénération osseuse. Disons enfin que les fractures spontanées, provoquées par un noyau cancéreux ou des dépôts de tubercules, n'ont aucune tendance à la cicatrisation.

Anatomie pathologique. — Les pseudarthroses ne sont pas toutes constituées d'une manière identique, aussi en décrit-on plusieurs variétés. Des classifications proposées par les auteurs, la plus fréquemment reproduite est celle de Bérenger-Féraud qui admet cinq types distincts.

Le premier consiste en un arrêt de la consolidation; les extrémités osseuses sont arrondies, plus volumineuses, en forme de massue; la prolifération, néanmoins, n'a pas été assez abondante pour permettre la fusion des deux fragments. C'est la *pseudarthrose incomplète*. Le deuxième correspond à la *pseudarthrose flottante :* les deux extrémités sont amincies, effilées; il y a eu plutôt résorption que production nouvelle d'os; dans quelques cas, cependant, un des deux fragments offre quelques ostéophytes. Ce membre est amaigri et impuissant.

Dans le troisième, les fragments sont unis par du tissu fibreux, sorte de charnière d'une longueur et d'une épaisseur variables. Lorsqu'elle se rétracte suffisamment, les surfaces sont mises au contact et, plus tard, une soudure osseuse pourra se faire. Il est des cas où ces *pseudarthroses fibreuses* présentent une jetée osseuse surajoutée et due, d'après Bérenger-Féraud, à un lambeau de périoste. Dans le quatrième, la *pseudarthrose ostéophytique* est caractérisée par une néoformation exagérée; des stalactites environnent chacune des extrémités ou l'une seulement, mais elles sont indépendantes ou mal unies et le moindre heurt peut les briser; il existe d'ordinaire quelque altération de l'os, des dépôts cancéreux ou tuberculeux, une ostéite ou une nécrose, un kyste hydatique qui trouble le travail de régénération.

Enfin, le cinquième type, les *pseudarthroses fibro-synoviales*, succède parfois au premier, au troisième et au quatrième. Leur organisation se complète: les trousseaux fibreux forment des ligaments,

les extrémités osseuses s'encroûtent de cartilages, une synoviale même
se développe qui en lubrifie les surfaces et cette fausse jointure
ressemble étrangement à une vraie. Aussi des mouvements nombreux
peuvent avoir lieu à son niveau, mouvements évidemment nuisibles
au fonctionnement normal du membre devenu impotent et dont les
muscles sont atrophiés. L'existence de ces pseudarthroses n'est plus
contestable; un trop grand nombre de pièces viennent en témoi-
gner : Cruveilhier, Ribes, Chassaignac, Malgaigne, pour ne citer
que ceux-là, en ont fourni d'incontestables exemples.

Symptômes. — Quelques-unes de ces formes anatomiques ne sont
que passagères; au bout d'un temps plus ou moins long, une ossification régulière se fait et un cal solide unit les deux fragments; il y
a retard de la soudure et non pseudarthrose véritable. Il est très difficile, au point de vue clinique, d'affirmer qu'il s'agit d'une absence
définitive de consolidation. Certains auteurs, évidemment trop pressés,
prononcent le mot de pseudarthrose dès le quatrième mois, d'autres
demandent qu'on attende la fin de la première année.

Le grand signe de pseudarthrose est la mobilité anormale : lorsque
un temps suffisant s'est écoulé déjà pour permettre à un cal solide de
se déposer, les fragments jouent encore l'un sur l'autre et le membre
a perdu tout ou partie de ses fonctions. Si la région n'est ni tuméfiée
ni trop douloureuse, une palpation méthodique permet souvent de
reconnaître, au travers des muscles atrophiés, les extrémités osseuses
volumineuses, sensibles à la pression, gonflées dans les simples retards
de la consolidation; effilées, amincies, parfois distantes l'une de l'autre
dans les pseudarthroses flottantes.

Lorsqu'une bande fibreuse existe qui unit les deux fragments, les
symptômes varient suivant la résistance et la brièveté de cette sorte
de charnière; si elle est épaisse, très courte, si les deux extrémités
sont presque au contact, ce cal est assimilable aux disques intervertébraux qui donnent une certaine flexibilité au rachis, sans en exclure
la solidité; les fonctions sont encore possibles. Dans les fractures de
la rotule, l'intersection fibreuse permet souvent une marche fort régulière; il en est de même, mais à un moindre degré, des fractures
intra-capsulaires du col du fémur. L'olécrâne, uni par un cal fibreux
résistant, ne s'oppose pas à l'extension. En conséquence, la mobilité
anormale est très difficile à percevoir et, dans certains cas, au niveau

de la rotule, on a pu croire à un cal osseux, tant les fragments paraissaient immobiles l'un sur l'autre.

Lorsque la bande fibreuse est longue et mince, l'impotence est souvent absolue. On sait combien la progression peut devenir difficile dans les fractures de la rotule réunies par une sorte de membrane de plusieurs centimètres. Il est pourtant des cas où, malgré ce fâcheux état local, on voit les individus marcher encore et même courir. Aussi certains chirurgiens ont-ils voulu rendre responsable de l'impotence fonctionnelle plutôt l'atrophie du triceps que l'écartement des fragments. Gosselin s'inscrit en faux contre cette doctrine et, pour lui, les difficultés de la marche sont dues alors « à l'arthrite prolongée du genou, à la raideur articulaire, au raccourcissement du ligament rotulien, à l'écartement qui s'oppose à ce que le triceps agisse efficacement sur le fragment inférieur abaissé ».

La *pseudarthrose ostéophytique* se reconnaît au développement exagéré des extrémités osseuses irrégulières, bosselées, douloureuses parfois et où l'on peut constater les signes d'une inflammation, d'un dépôt tuberculeux, d'une dégénérescence maligne : à ces causes sont dues les productions exubérantes d'os. Si ces affections guérissent, leur cicatrisation régulière survient, mais il reste toujours un cal énorme, vestige de la maladie première. Quant à la pseudarthrose *fibro-synoviale*, la mobilité anormale persiste et ne peut disparaître que par une intervention chirurgicale. Il sera d'ailleurs fort difficile, malgré l'atrophie des muscles, de se rendre un compte exact du degré d'organisation des parties et de distinguer cette pseudarthrose d'une pseudarthrose fibreuse.

Pronostic. — Les pseudarthroses ne sont véritablement graves que lorsqu'elles témoignent d'une dégénérescence osseuse, d'un cancer ou d'une tuberculose qui peuvent se généraliser ; le pronostic est alors celui de ces maladies. Mais la pseudarthrose en elle-même n'a d'importance qu'au point de vue fonctionnel. Il faut donc faire le départ entre une simple absence de consolidation qu'un meilleur appareil, une hygiène mieux entendue, la seule patience suffira parfois à guérir, et des pseudarthroses flottantes, à fragments amincis et distants, sans aucune tendance à la réparation. La chirurgie est alors trop souvent impuissante. Elle peut agir utilement dans des pseudarthroses fibro-synoviales, mais l'intervention est chose délicate.

Il existe de grandes différences entre les pseudarthroses du membre inférieur et celles du membre supérieur. La jambe et la cuisse ont à supporter le poids du corps et une grande solidité est indispensable ; par suite, l'absence de consolidation de la diaphyse fémorale, d'une part, des diaphyses tibiales et péronières d'autre part, s'opposent absolument à la marche et il faut intervenir. Au bras, à l'avant-bras, les pseudarthroses sont mieux tolérées ; et dans certains cas, un simple appareil suffit à conjurer la plupart des inconvénients qu'elles entraînent ; n'a-t-on même pas signalé certaines absences de consolidation qui n'entraînaient aucune impotence fonctionnelle ? on en a vu de semblables sur la clavicule, les côtes, la rotule, l'avant-bras et même les jambes.

Traitement. — La thérapeutique *médicale* peut rendre quelques services : lorsqu'il s'agit d'absence de consolidation due à une maladie générale, tuberculose, rachitisme, scorbut, syphilis, les toniques, les reconstituants, le bon air, le fer, le mercure, l'iodure de potassium peuvent être utilement employés. On a eu recours aussi au phosphate de chaux dans les consolidations retardées ; on sait que ce médicament ne s'assimile guère ; plusieurs cliniciens cependant en ont vanté les effets.

Le traitement *chirurgical* peut n'être que *palliatif :* nous ne saurions décrire ici la multitude des appareils imaginés pour remplacer, par un squelette rigide extérieur, l'os devenu mobile à la suite d'une pseudarthrose. Ils varient d'ailleurs suivant les régions, et c'est à chacune des fractures non consolidées des os que leur étude doit être renvoyée. Disons seulement, qu'au membre supérieur, les tuteurs ne prennent que le segment où siège la fausse articulation, tandis qu'à l'inférieur, où une grande solidité est nécessaire, il faut souvent emprisonner plusieurs jointures et prendre un point d'appui sur la hanche.

Les méthodes *curatives* sont fort nombreuses. Beaucoup sont tombées en désuétude ; nous ne les signalerons même pas. Chaque variété de pseudarthrose a d'ailleurs ses procédés de choix. Lorsqu'il s'agit d'un simple retard dû à un vice dans l'appareil, lorsque les gouttières sont trop lâches et permettent aux fragments de jouer l'un sur l'autre et de chevaucher, l'extension continue ou un plâtre bien fait, immobiliseront les deux extrémités dans une bonne position et la guérison en sera hâtée. Lorsqu'on soupçonnera du « scorbut local » le massage, les douches, les révulsifs, sinapismes, vésicatoires, teinture d'iode, cautérisations ponctuées, le membre mis à l'air libre, maintenu immobile par une simple attelle plâtrée, tels sont les moyens très simples qui ont été souvent couronnés de succès.

Une des méthodes les plus employées et dont les procédés varient à l'infini consiste à irriter les deux extrémités fracturées de façon à provoquer une plus grande activité nutritive et la néoformation du tissu osseux. Le *frottement* des fragments l'un contre l'autre soit par le chirurgien, soit par le malade lui-même lorsqu'il se sert de son membre, a, dans des cas fort rares, provoqué la guérison. On pourra essayer de ce moyen lorsque les surfaces cassées sont d'un large diamètre, mais, dans les pseudarthroses flottantes, on échouera certainement. L'*acupuncture* qui consiste à enfoncer des aiguilles entre les fragments, l'*électro-puncture*, le *couteau-scie* de Denucé, les *trocarts*, les *sétons* simples ou doubles en soie, en coton, en laine et laissés entre les extrémités osseuses de huit à quinze jours, les *sections linéaires* à l'aide d'un fil métallique entourant la pseudarthrose et dont les deux chefs sortent par le même orifice cutané, la *section* par la lame étroite d'un bistouri, tous les poinçons, tous les perforateurs, les *cautérisations profondes*, les *injections irritantes*, l'*implantation de corps étrangers*, chevilles d'ivoire, fragments de baleine, clous de plomb, tous ces moyens se réduisent en réalité à l'irritation des extrémités osseuses.

La plupart ont donné de bons résultats. Mais ils sont bien aveugles et trop souvent inefficaces. De nos jours, où les progrès immenses de la chirurgie antiseptique font l'opérateur à peu près maître de la plaie qu'il crée, on aura plus souvent recours à la *résection des extrémités avec suture* et *immobilisation des fragments.* Quand on aura la certitude qu'il ne s'agit pas d'un simple retard dans la consolidation, quand une immobilisation rigoureuse, les frictions, les massages du membre, son exposition à l'air et à la lumière, le frottement méthodique des fragments, seront restés sans résultat, quand les méthodes innocentes et parfois suivies de succès, telles que les injections iodées dans le foyer de la pseudarthrose, l'électrolyse, auront échoué, et si, d'autre part, les troubles fonctionnels réclament une intervention, c'est à la résection qu'on aura recours.

On pratiquera donc une incision suffisante au niveau de la pseudarthrose; le tissu intermédiaire fibreux, lorsqu'il en existe, sera

enlevé avec le plus grand soin: les extrémités elles-mêmes seront
avivées et les deux surfaces régulièrement juxtaposées. Pour les maintenir au contact, une suture sera nécessaire. On a essayé de fils résor-
bables comme le catgut; mais ils disparaissent beaucoup trop tôt, bien
avant que la consolidation ait même commencé, et les fragments se
déplacent. Nous conseillerons les fils métalliques; certainement ils
ont un inconvénient : il faut les enlever lorsque la consolidation est
suffisante; mais si on place les points en une région accessible, la difficulté ne sera pas très grande. Inutile d'ajouter qu'on immobilisera
le membre dans un appareil plâtré.

Dans certains cas, tout traitement échoue et nous ne parlons pas ici
seulement des pseudarthroses qui ont été notées au cours d'un cancer
des os; il y a aussi des pseudarthroses flottantes où « l'étoffe osseuse »
fait pour ainsi dire défaut et où toutes les méthodes, tous les procédés
restent sans résultats. Ces faits sont d'ailleurs ceux où les appareils
contentifs sont le plus souvent insuffisants. On comprendra donc que
l'amputation du membre soit parfois jugée le seul traitement applicable à certaines pseudarthroses.

IV

CONSOLIDATIONS VICIEUSES.

Aux retards, à l'absence, il faut ajouter les vices de consolidation
des fractures. Le cal peut être exubérant ou difforme; il peut encore
être le siège de douleurs très vives, qui n'ont pas toujours pour cause
l'exubérance ou la difformité du tissu osseux de formation nouvelle.
Aussi, à l'exemple de Terrier, étudierons-nous séparément les cals
difformes et les cals douloureux.

1° CAL DIFFORME.

Il est dû tantôt à une production exagérée de tissu osseux au niveau du trait de fracture; c'est le cal *exubérant;* — tantôt à la consolidation dans une attitude vicieuse des fragments mal réduits ;
c'est le cal *difforme* proprement dit.

Les causes de l'exubérance sont mal connues; on a incriminé une
irritation trop vive ou trop prolongée du foyer de la fracture, l'exis-

tence d'un corps étranger, une ostéo-périostite liée à des mouvements trop fréquents, à des appareils défectueux, à quelque tare organique, cancer, scrofule ou rachitisme, à la présence d'hydatides, à quelque lésion vasculaire ou nerveuse.

Or ces exubérances ne sont pas sans danger; dans le canal rachidien, au crâne, sur la ceinture pelvienne, à la face, elles peuvent produire des compressions dangereuses sur les organes sous-jacents, sans parler de l'altération des formes, chose fort regrettable. La peau, soulevée et distendue, peut s'ulcérer au niveau de ces hypérostoses ; Poncet en signalait un exemple au membre inférieur ; le paquet vasculo-nerveux est souvent comprimé, et Delens a dû réséquer le cal exubérant de la clavicule, qui, par refoulement du plexus brachial, atrophiait les muscles du bras. Autour d'une articulation, des productions ostéophytiques volumineuses limitent les mouvements et provoquent même une fausse ankylose.

Les difformités tiennent à la nature de la fracture et à son mode de traitement. Lorsqu'il existe plusieurs fragments avec déchirure large du périoste, il est très difficile d'agir sur les segments intermédiaires, qui prennent une position plus ou moins oblique et se soudent, sous des angles très différents, aux extrémités supérieures et inférieures. De là ces formes de l'os en Z et en N, peu compatibles d'ordinaire avec l'harmonie et les fonctions du membre. Lorsque les puissantes insertions musculaires qui se font autour des épiphyses entraînent le petit fragment des fractures pré-articulaires, celui-ci se greffe parfois perpendiculairement sur l'axe de la diaphyse : les cals en crosse de pistolet en sont le résultat. Enfin, lorsque la boîte crânienne, la cage thoracique, la ceinture du pelvis ou le canal rachidien sont brisés, il est souvent impossible de redresser les fragments qui exercent sur les viscères des compressions redoutables.

L'habileté et la science du chirurgien jouent un rôle important dans plusieurs de ces cas. Grâce à des appareils soignés et surveillés, à l'emploi judicieux de l'extension continue et de la compression, des fragments sont redressés qui, dans des mains inexpérimentées, se seraient consolidés vicieusement. L'importance d'une coaptation exacte est extrême : on comprend, en effet, les lésions graves et les troubles fonctionnels que peuvent provoquer les fragments en saillie dans la boîte crânienne et le canal vertébral ; aux membres, le chevauchement des os et leur consolidation vicieuse ont pour conséquence un raccourcissement plus ou moins considérable et la claudication; à l'avant-bras, lorsque le cal comble l'espace interosseux, il solidarise le cubitus et le radius et supprime les mouvements de pronation et de supination.

Aussi essaye-t-on souvent d'atténuer ces complications : contre les cals exubérants nous ne connaissons guère que la résection des parties trop saillantes. Lorsque tous les moyens thérapeutiques ont été employés pour combattre l'inflammation locale ou la cause générale qui provoque l'exubérance, lorsque le tissu osseux de formation nonvelle est définitivement constitué, il ne reste au chirurgien que l'excision avec la gouge et le marteau. La plupart des accidents amenés autrefois par cette intervention sont aujourd'hui conjurés par l'antisepsie ; on excise les parties saillantes, on nivelle l'os, et la réunion immédiate est souvent obtenue.

Lorsqu'il s'agit d'un cal difforme, d'une consolidation vicieuse par déplacement angulaire, par chevauchement on par fusion de la virole externe de deux os voisins, une question préjudicielle se pose : à quelle époque le cal présente-t-il une résistance telle que son redressement ne puisse être opéré sans fracture nouvelle? Les observations déjà anciennes de Dupuytren et de Jacquemin prouvent qu'au bout de deux mois il est encore temps, et qu'on a obtenu des succès après trois, quatre mois et même plus. Mais ces essais de redressement et les autres méthodes, l'ostéotomie et l'ostéoclasie, ne seront tentés, malgré leur innocuité actuelle, que lorsque les déformations seront assez visibles, les troubles fonctionnels assez graves pour gêner sérieusement le malade.

Quand l'intervention sera décidée, on devra opter, selon les indications particulières, entre le *redressement*, l'*ostéotomie* et l'*ostéoclasie*. On choisira toujours le redressement manuel ou à l'aide d'appareils spéciaux lorsque le cal est encore assez malléable pour céder aux tractions. Mais si la consolidation est définitive, il ne reste que l'ostéotomie ou l'ostéoclasie. D'une manière générale, nous préférons la rupture osseuse sous-cutanée, l'ostéoclasie, à la fracture ouverte que crée l'ostéotomie, d'autant qu'à cette heure, on possède des ostéoclastes d'une précision, d'une puissance et d'une sécurité remarquables. Néanmoins, pour les cals difformes, la pratique anglaise et quelques observation françaises semblent prouver que l'ostéotomie, avec ou sans excision d'un fragment cunéiforme, serait la meilleure méthode : grâce à la série de nos ostéotomes on peut sectionner l'os à très peu de frais, sans dégâts des parties molles avoisinantes et sans contusion ; le membre est redressé, placé dans un appareil plâtré et, d'ordinaire, la plaie guérit en quelques jours.

2° CALS DOULOUREUX.

Les fractures récentes ou anciennes peuvent être le siège de douleurs extrêmement vives, dont la pathogénie est souvent fort obscure. Dans le premier mois on explique les souffrances par les altérations nerveuses du foyer traumatique et l'irritation que provoquent les fragments mobiles. Mais lorsque le cal est formé, il faut renoncer à invoquer cette cause.

D'ans certains cas, on incrimine une inflammation du cal, une ostéite prolongée due à quelque corps étranger, à quelque séquestre invaginé dans l'os nouveau ; dans d'autres, on fait intervenir une cause générale pour rendre compte des irradiations névralgiques ; on accuse la goutte, la syphilis, les rhumatismes sans que la démonstration bien nette ait pu en être donnée. Gosselin parle d'une *ostéonévralgie* : mais ce n'est qu'un mot qui sert à masquer l'absence de lésions anatomiques appréciable. Pasturaud insiste sur les violences subies par les nerfs voisins de la fracture et contemporaines du traumatisme.

Cette cause nous semble avoir une grande valeur, et, dans une thèse récente, Boularan, après des recherches qu'il déclare incomplètes, nous donne une trentaine d'observations où les fragments osseux, le cal exubérant, une esquille séparée de l'os ou du cal, une aiguille osseuse nouvellement formée, du tissu cicatriciel produit par le frottement des fragments ou même sous la dépendance du traumatisme primitif, ont provoqué la compression du nerf et la série des troubles que nous aurons à énumérer. Les nerfs sont alors souvent enveloppés dans un canal osseux ou ostéo-fibreux qui les étrangle ou sur lesquels ils s'étranglent, pour peu qu'il deviennent le siège d'une inflammation ou d'une hypérémie quelconque.

Le cordon nerveux est, ou aplati au milieu du cal, ou cylindrique ou fusiforme ; on l'a vu encore renflé au-dessus et au-dessous de l'étranglement. Les altérations en sont très variables ; tantôt il n'y a guère que de la congestion, tantôt il y a névrite véritable, la myéline se fragmente, le cylindre-axe peut être détruit tandis que le tissu cellulaire interfasciculaire s'hyperplasie. Dans une observation de Berger, le nerf radial, comprimé à la suite d'une fracture du col chirurgical de l'humérus, avait l'aspect d'un cordon fibreux rougeâtre, et, sur une longueur de 5 centimètres, son volume était réduit des deux tiers : cette portion était en pleine dégénérescence granulo-graisseuse ; les altérations se continuaient jusque dans les branches que le radial fournit à ce niveau.

Ces compressions compliquent surtout les fractures du membre supérieur : Polaillon, Dubreuil, Delens les ont observées à la suite d'une rupture de la clavicule dont le cal exubérant et irrégulier refoulait le plexus brachial; plus souvent encore les fractures du bras et de l'avant-bras provoquent des troubles nerveux. Le cubital a été comprimé à la suite des fractures de l'épithrochlée; Granger, dès 1818, en signalait déjà trois cas; Boularan cite des observations semblables de Dénucé et de Panas; le médian a été emprisonné dans un cal de l'extrémité inférieure du radius, comme l'ont vu Hamilton, Paget et Bouilly. Le radial est certainement le nerf le plus souvent atteint, grâce, sans doute, à ses rapports avec l'humérus dans la gouttière de torsion : Ollier, Verneuil, Berger, Lannelongue, Trélat, Tillaux, Delens, Paquet, Le Fort, Polaillon, Terrier en ont publié des faits remarquables. Les nerfs des membres inférieurs ne sont pris qu'exceptionnellement; cependant une des plus anciennes observations est celle que Nicod donna, en 1818, d'un filet nerveux renfermé dans le cal d'une fracture compliquée de jambe.

Le symptôme capital est une douleur tantôt sourde, continue, localisée au lieu de la fracture, tantôt lancinante, intermittente, irradiée le long du membre; elle est spontanée, ou se réveille et s'exagère sous l'influence d'un mouvement, d'une pression, d'un heurt quelconque. Elle peut être nocturne comme les douleurs ostéocopes, sans que pour cela on doive incriminer la syphilis ; les variations de la température, l'état hygrométrique de l'air jouent un rôle souvent majeur dans son apparition. Les téguments qui recouvrent le cal sont ordinairement normaux, sans changement de couleur; mais on cite des cas où ils rougissent, se gonflent et sont le siège de troubles sensitifs plus ou moins profonds, plaques anesthésiques ou hyper-esthésie.

En outre, dans nombre de cas, on signale des désordres sensitifs, moteurs et trophiques sur lesquels nous serons très brefs, les ayant déjà étudiés à propos des compressions nerveuses. Disons simplement que les malades de Polaillon et de Terrier avaient un retard de la sensibilité; que chez ceux de Delens et de Trélat, la température du membre atteint était plus haute que celle du membre opposé, ce qui, d'ailleurs, est le contraire de ce qu'on voit ordinairement; on a noté de la parésie et de la paralysie musculaires, les déformations caractéristiques produites par la tonicité des muscles sans antagonistes, puis des éruptions cutanées, des atrophies, des ulcères.

Le traitement varie beaucoup selon les causes des douleurs : lorsqu'il s'agit d'inflammation du cal ou de simples névralgies, les antiphlogistiques et les révulsifs, dans le premier cas ; les injections sous-cutanées, les massages, les applications d'eau très chaude, les sinapismes, les vésicatoires dans le second, pourront faire disparaître les accidents. Mais s'il y a compression nerveuse, emprisonnement d'un rameau par un cal exubérant, il faut aplanir la néoformation osseuse réséquer les portions saillantes et dégager le nerf. Qu'on ne s'attende pas à une amélioration immédiate : peu à peu seulement les troubles moteurs et sensitifs s'affaibliront. La guérison « a été complète ou presque complète, chez tous les malades qui ont été longtemps suivis ».

V

INFLAMMATIONS DES OS.

De tout temps on a reconnu à l'os trois parties distinctes : le périoste, l'os proprement dit et la moelle du canal de la diaphyse ; mais il existe entre elles la plus étroite solidarité : le périoste, dans sa couche profonde, contient une substance molle formée d'éléments embryonnaires qui s'insinuent avec les vaisseaux dans les canalicules de Havers, et qui, avec ceux-ci, pénètrent dans le canal central. Cette substance molle du périoste et des canalicules de Havers est en tout semblable à celle qui remplit le canal médullaire. Cornil et Ranvier ont pu dire que l'os est absolument « baigné » dans la moelle, continue à elle-même et communiquant du périoste au canal central par les canalicules de Havers.

Les inflammations de l'os atteignent primitivement ce tissu embryonnaire ; elles se limitent donc avec la plus grande difficulté, et
l'on ne comprendrait guère comment le processus se développerai
dans la couche sous-périostique tout en respectant la moelle des canalicules, ou pourrait se cantonner dans celle-ci sans retentir sur
le périoste et le canal médullaire. Les auteurs anciens avaient in-
stinctivement tenu compte de cette solidarité et décrivaient l'inflammation de l'os tout entier sans faire de distinction subtile entre le
périoste, l'os et la moelle.

En 1759, Kaltschmidt publie ses recherches sur les inflammations
du périoste, qu'il sépare des inflammations osseuses. Cette première
division est assez raisonnable, car, si dans toute périostite il y a
ostéopériostite, du moins les lésions de celle-ci sont assez légères
pour être négligées ; mais lorsque, poussant plus loin l'analyse, on a,
comme Gerdy, distingué les inflammations du canal médullaire de
celles de l'os lui-même, on a fait un départ que la clinique ne
sanctionne pas, et, dans la nosographie, le mot ostéomyélite a, sans
tarder, remplacé celui de médullite.

Nous acceptons, comme tous nos devanciers, les mots de périostite, d'ostéo-périostite, d'ostéomyélite ; ils s'appliquent à des formes
où les désordres paraissent plus profonds au niveau du périoste, du
périoste et de l'os, de l'os et du canal central, mais des réserves
formelles devaient être faites sur leur valeur absolue. Nous allons
décrire successivement l'*ostéite traumatique* dont l'anatomie pathologique nous servira de type, au cours des autres inflammations du
tissu osseux. Les *ostéomyélites diffuses* ou *circonscrites de l'adolescence*, les *abcès des os*, *la nécrose* auront ensuite leur tour ; puis
viendront les *ostéites diathésiques*, *ostéites tuberculeuses et carie*,
ostéites syphilitiques.

I

OSTÉITE TRAUMATIQUE.

Nous confondons ici, dans une même description, les affections
nommées par les auteurs *ostéite*, *ostéomyélite*, *médullite*, *myélite*,
moellite. Ces mots, lorsqu'ils ne sont pas absolument synonymes,
désignent tout au plus des degrés différents du même processus.

Étiologie. — On peut incriminer tous les traumatismes des os, les fractures, les contusions, toutes les interventions chirurgicales sur le squelette, amputation, évidement, trépanation, résection. Lorsque la lésion est sous-cutanée, comme dans une fracture simple, l'ostéite est absolument exceptionnelle, et nous avons vu, en étudiant le cal, que du tissu embryonnaire se forme sans production du pus. Pour que l'inflammation survienne, il faut que des manipulations intempestives, des mouvements prolongés et fréquents, un appareil mal fait, irritent le foyer de la fracture; il faut surtout qu'un mauvais état général, quelque dyscrasie, favorise l'éclosion des phénomènes inflammatoires.

L'ostéomyélite s'observe donc, en général, lorsque le foyer osseux communique avec l'air extérieur, dans les fractures exposées, par exemple; et les accidents sont d'autant plus graves que les lésions sont plus étendues; les écrasements des os, les fractures esquilleuses par projectile de guerre, avec large destruction du périoste, déchirure des muscles, s'accompagnent souvent de phénomènes inflammatoires redoutables. Mais il est probable que, dans beaucoup de ces cas, la gravité des accidents est due à un agent infectieux qui vient compliquer l'ostéite; ce n'est pas elle, mais une septicémie concomitante qu'il faut rendre responsable des symptômes ataxo-adynamiques trop fréquemment observés.

Anatomie pathologique. — Les lésions de l'ostéite peuvent passer par trois périodes successives : la phase *raréfiante*, la phase *productive*, et la phase *de suppuration;* du reste, cette marche n'est pas fatale et le processus inflammatoire s'arrête souvent avant d'avoir parcouru le cycle tout entier.

Dans la période *raréfiante,* le périoste se gonfle et rougit; les vaisseaux se dilatent et la couche profonde est soulevée par une substance molle et glutineuse; aussi les adhérences entre l'os et sa membrane d'enveloppe sont-elles presque nulles; la moindre traction provoque un décollement jusqu'à la limite des régions irritées. Le tissu osseux, au-dessous, est parsemé de taches rouges; ce sont des bourgeons charnus qui s'élèvent des canalicules de Havers, élargis, et dont le diamètre mesure, non 10 à 40 μ comme à l'état normal, mais bien 100 à 300 : ils sont presque réunis et les bourgeons charnus confluents forment, à la surface de l'os, une membrane granuleuse. La dilatation est d'autant plus grande qu'on se rapproche du foyer traumatique; elle s'atténue progressivement dans les zones moins irritées.

Des phénomènes semblables s'observent du côté de la moelle contenue dans le canal diaphysaire; elle est rouge, ecchymotique et présente des épanchements sanguins à côté d'exsudats fibrineux; la coloration jaunâtre, si fréquente, a disparu et les vaisseaux dilatés se continuent, par des orifices aussi agrandis que ceux de la surface externe, avec les capillaires qui parcourent les canalicules de Havers élargis. On comprend maintenant le nom d'ostéite *rarefiante* donné à cette phase : le tissu osseux proprement dit s'est en partie résorbé, et les canalicules de Havers ont étendu leur territoire à ses dépens.

Le microscope confirme ces constatations : à un faible grossissement, et, sur des coupes transversales, on reconnaît la dilatation des canalicules de Havers qui porte sur leur trajet à travers la substance compacte, et sur leur embouchure, à la surface de l'os, du côté du périoste et du côté du canal médullaire. Ces canalicules sont remplis par une substance rougeâtre qui, en dehors, forme la couche des bourgeons charnus, et, en dedans, se continue avec le tissu médullaire irrité. Cette substance n'est autre que la moelle, qui s'est accrue par l'active prolifération de ces éléments cellulaires.

Ces éléments ne sont pas tous semblables; les uns, les médullocèles, ont un gros noyau entouré d'une mince couche de protoplasma; d'autres, plus volumineux, ont un protoplasma plus abondant; d'autres, les myéloplaxes, sont larges, aplatis et contiennent un très grand nombre de noyaux; on trouve aussi des leucocytes; issus par diapédèse; quant aux cellules graisseuses normales, elles ont complètement disparu. Ces divers éléments pressés les uns contre les autres, à peine séparés par une petite quantité de matière amorphe, sont identiques sous le périoste, dans les canalicules de Havers, autour des capillaires dilatés et gorgés d'hématies.

Les lamelles osseuses, dont la juxtaposition concentrique forme les canalicules de Havers, s'érodent, d'après un mécanisme inconnu, sous la pression des cellules proliférées nommées parfois, pour cette raison, « ostéophages » ou « ostéoclastes »; le tissu compact se creuse de lacunes, de dépressions qui finissent parfois par détruire la cloison intermédiaire à deux canalicules. En tout cas, cette résorption de la substance fondamentale de l'os met à nu les cellules osseuses contenues dans la cavité des ostéoplastes; elles tombent et se confondent avec les éléments embryonnaires, la moelle des canalicules.

La deuxième période, la phase d'*ostéite productive*, commence lorsque le processus irritatif s'apaise. La substance glutineuse située entre l'os et le périoste s'épaissit et devient plus consistante, et on y rencontre des granulations calcaires qui adhèrent à l'os dont la surface est rugueuse; il se forme même des aiguilles osseuses qui tapissent la diaphyse d'une sorte de canevas à réseaux plus ou moins larges et remplis de moelle rouge; le diamètre des canalicules de Havers a diminué; quant à la moelle du canal central, elle est plus dense et moins rouge; ses éléments embryonnaires se sont progressivement organisés en tissu fibreux.

Le microscope nous montre comment se sont faites les néoformations osseuses. Les éléments embryonnaires de la moelle contenue dans les dépressions de la surface diaphysaire, les lacunes d'Howship, comme on les nomme, dans le trajet ou aux embouchures des canalicules de Havers, se déposent en séries régulières sur les lamelles osseuses; ces cellules et ces ostéoplastes ne tardent pas à s'entourer de substance calcaire; sur la première couche vient s'en placer une deuxième, puis une troisième sur cette deuxième, et c'est ainsi que se juxtaposent, dans les néoformations régulières, les lamelles osseuses qui rendront aux canalicules de Havers leur diamètre primitif : c'est l'*ostéite restitutive.*

L'ossification n'est pas toujours aussi normale; on n'observe pas la même stratification et les masses calcaires contenant les ostéoplastes forment des noyaux osseux déposés sans ordre bien apparent; dans certains cas, les éléments qu'emprisonne la substance osseuse ont déjà subi des modifications qui en font plutôt une cellule fibroplastique qu'un ostéoplaste; enfin, on a vu des noyaux cartilagineux se développer sous le périoste, et l'ossification se faire suivant le processus étudié déjà à propos du cal.

Mais l'ostéite productive peut n'être pas simplement restitutive; elle dépasse parfois le but, et les lamelles néoformées sont plus abondantes et plus épaisses que la substance résorbée; l'ostéite est alors *condensante;* l'os est plus lourd; il y a « hypérostose », sa consistance plus grande rappelle celle de l'ivoire; les canalicules de Havers sont rétrécis ou même oblitérés par la multiplication des couches concentriques juxtaposées. Les vaisseaux sont étouffés et la mortification de l'os peut être la conséquence de cette difficulté ou de cet arrêt de la circulation.

La troisième période, la phase d'*ostéite suppurée,* ne succède que très rarement à l'ostéite productive; elle continue l'ostéite raréfiante et peut même, dès les premiers jours, se substituer à elle. Il existe, du reste, des degrés dans cette inflammation, qui tantôt se borne à recouvrir d'une couche légère de leucocytes la membrane des bourgeons charnus, et tantôt décolle le périoste dans une grande étendue, remplit le canal médullaire d'une collection purulente, et frappe de mortification tout ou partie de la diaphyse et de l'épiphyse.

Les altérations ne sont pas les mêmes dans tous les points de l'os. Au niveau du foyer, on trouve souvent des esquilles brisées par le traumatisme et baignées d'un liquide purulent, strié de caillots sanguins. Ce liquide décolle le périoste dans une certaine étendue, par en haut et par en bas; cette limite atteinte, il n'est pas rare de constater, sous le périoste, la substance glutineuse de l'ostéite productive, et, sur l'os, les taches rouges des canalicules de Havers dilatés, les sillons et les lacunes de Howship.

Le décollement du périoste, l'envahissement par le pus du canal médullaire, les leucocytes accumulés dans les canalicules de Havers provoquent la rupture et la compression des vaisseaux nourriciers de l'os; la circulation ne se fera plus et, en conséquence, les régions privées de sang ne tarderont pas à se mortifier. Aux limites de la nécrose, et sur la portion d'os, vive encore, naîtront des bourgeons charnus qui résorberont le tissu osseux; à ce niveau un sillon se creusera et le séquestre — ainsi nomme-t-on les eschares des os — deviendra mobile.

Nous n'insistons pas sur la description de ces phénomènes, sur la séparation du séquestre, sur les néoformations que le périoste décollé peut fournir et qui constitueront une gaine osseuse nouvelle autour de l'os ancien mortifié. Chacun de ces points sera traité dans notre étude générale de la *nécrose.* Nous ne parlerons pas non plus des substances putrides mêlées au pus et qui, dans certaines ostéomyélites, remplissent le canal médullaire d'un liquide gris ou brun à odeur infecte. Il n'est pas rare de constater en outre des angioleucites, des phlébites, des infarctus et toutes les lésions de l'infection purulente.

Symptômes. — Plusieurs des signes qu'on observe au cours de ces ostéites dépendent du traumatisme, de la plaie des parties molles et des complications qui peuvent survenir. Il est donc fort difficile d'isoler les symptômes qui appartiennent en propre à l'inflammation osseuse, d'autant qu'ils diffèrent beaucoup suivant que les phénomènes sont *localisés* ou *diffus*, que l'ostéite est *plastique* ou *suppurée*.

Dans les fractures exposées, dans les plaies opératoires des os, on peut voir les fragments dont le périoste est décollé se recouvrir d'un piqueté rouge; ce sont les canalicules de Havers qui s'élargissent et par où exubèrent des bourgeons charnus. Lorsque le canal central est ouvert, la moelle végète et un champignon rouge, mollasse, ecchymotique déborde l'orifice de sortie. Bientôt ce champignon est rejoint par la membrane granuleuse formée par la fusion des bourgeons charnus développés à la surface de l'os. Et c'est dans l'épaisseur de ce tissu jeune que se fera la réparation osseuse, suivant le mécanisme étudié déjà.

Dans les *amputations*, il n'était pas rare, avant l'antisepsie, de voir la plaie s'enflammer; du pus se formait entre l'os et le périoste décollé à une certaine hauteur et des fongosités mollasses, une sorte de champignon s'exprimait au travers du canal médullaire ouvert, pour s'étaler sur l'extrémité osseuse. Lorsque des accidents inflammatoires ou septiques n'emportaient pas l'opéré, l'inflammation se limitait bientôt, mais non sans avoir mortifié auparavant, à l'extrémité de l'os sectionné, une virole plus ou moins haute, qui finissait par se séparer du vif. Après la chute du séquestre, l'ossification des bourgeons charnus ne tardait pas à se faire.

Dans les formes *plastiques* et *circonscrites* la douleur est presque nulle; on ne la réveille que par la pression; le gonflement est aussi fort limité; il ne dépasse guère les limites du foyer traumatique. Dans les formes *diffuses*, au contraire, les souffrances sont vives, spontanées; la tuméfaction remonte très haut ou descend très bas le long du membre et, lorsqu'on explore l'os à travers les parties molles, on le trouve plus gros et douloureux. La suppuration est abondante et un liquide séro-sanguinolent et fétide s'écoule à l'extérieur. Si la plaie est profonde et anfractueuse, le stylet, introduit dans le trajet, permet d'arriver sur les surfaces osseuses dénudées.

Enfin, dans les formes *putrides*, à côté de la tuméfaction générale du membre, des décollements lointains du périoste, des fusées purulentes et des douleurs intenses, de l'écoulement par la plaie d'un liquide sanieux et d'odeur repoussante, on constate des angioleucites superficielles et profondes, des phlébites, des érysipèles bronzés; des frissons éclatent, et l'on voit se dérouler tous les signes d'une septicémie aiguë ou d'une infection purulente. Parfois la maladie prend une marche lente bien étudiée par J. Roux; le membre est inerte, le moindre mouvement y réveille des souffrances intolérables; il est dur, tuméfié; les articulations voisines sont prises et le blessé est emporté, en quinze jours ou trois semaines, au milieu de phénomènes adynamiques.

Traitement. — Il est presque complètement prophylactique : lorsqu'une lésion osseuse existe, l'immobilité absolue, une compression légère et surtout les pansements antiseptiques modèrent l'inflammation et l'on assiste à l'évolution d'une ostéite plastique dont le dernier terme est la réparation de l'os. Les précautions seront d'autant plus nécessaires, si le blessé est atteint de quelque dyscrasie ou de quelque tare organique : dans ce cas, les complications sont, pour ainsi dire, imminentes. On ne saurait donc prendre des soins trop minutieux chez les alcooliques, les diabétiques, les albuminuriques, tous ceux chez qui l'on soupçonne une lésion viscérale quelconque.

Si les accidents éclatent, si l'on se trouve en présence d'une ostéomyélite diffuse, il faut ouvrir les foyers purulents, favoriser l'écoulement du pus, essayer de limiter les désordres, parfois même ne pas craindre de sacrifier le membre : malgré qu'on en ait dit, des succès ont été obtenus par l'amputation ou la désarticulation faite au début d'une septicémie. Le mieux, alors, est de ne pas chercher la réunion immédiate. Nous avons vu Verneuil réussir dans un de ces cas désespérés en laissant la plaie ouverte sous la pulvérisation phéniquée continue.

II

OSTÉOMYÉLITE DES ADOLESCENTS.

Pendant l'enfance et l'adolescence, lorsque les os qui s'accroissent sont le siège d'une grande activité nutritive, on peut observer des accidents de gravité très variable et qui vont d'une hyperémie, d'une congestion simple à une suppuration totale. Entre ces degrés extrêmes se rencontrent bien des intermédiaires ; mais, pour la facilité de la description, on admet trois types principaux : la *fièvre de croissance*, la *périostite circonscrite* et l'*ostéomyélite phlegmoneuse diffuse*.

1° FIÈVRE DE CROISSANCE.

Ce nom, d'origine populaire, n'a de sens précis que depuis les recherches contemporaines. Un de nous, Bouilly, a démontré, dans un mémoire de 1879, que les mouvements fébriles, l'appareil symptomatique léger ou grave qui accompagnent la croissance rapide ou exagérée, sont dus à des lésions osseuses au voisinage du cartilage juxta-épiphysaire.

La fièvre de croissance peut éclater de la naissance à l'époque de la soudure des épiphyses. Bouchut l'a observée chez un enfant de vingt-cinq mois dont la taille s'accrut de huit centimètres en six semaines. Bouilly l'a rencontrée sur un jeune homme de vingt et un ans. C'est entre sept et quinze ans et particulièrement à treize qu'elle est surtout fréquente. Les mouvements exagérés, la fatigue, l'impression vive du froid provoquent souvent son apparition ; certaines pyrexies, la rougeole, la scarlatine, la fièvre typhoïde paraissent influer sur son développement.

Tous les os ne sont pas également atteints et les lésions que traduit la fièvre de croissance ont surtout pour siège les épiphyses les plus *fertiles*. Certains cartilages de conjugaison produisent beaucoup plus que d'autres. Ollier a démontré que le cartilage supérieur de l'humérus fournit sept fois plus d'os que l'inférieur ; l'inférieur du radius et du cubitus trois ou quatre fois plus que le supérieur ; le supérieur du tibia deux fois plus que l'inférieur ; l'inférieur du fémur quatre fois plus que le supérieur qui ne compte à peine que pour sept centimètres dans les vingt-huit d'accroissement moyen de l'os entier.

L'extrémité inférieure du fémur, l'extrémité supérieure de l'humérus, la supérieure du tibia, l'inférieure de l'humérus, le col du fémur sont donc les plus souvent pris ; cependant il n'est pas d'os, long ou plat, sur lequel on n'ait constaté les points douloureux de la fièvre de croissance. On ne sait pas au juste quelles sont les altérations de l'épiphyse; il est probable que dans les cas les plus légers il s'agit d'une congestion, d'une hypérémie plus ou moins vive. Une fois Guillet a constaté une tuméfaction notable et durable, une hypérostose du condyle interne du fémur.

Les symptômes de la fièvre de croissance sont encore assez mal groupés : chez les enfants, dit-on, la santé se trouble, des céphalalgies rebelles surviennent, des vertiges, des syncopes même, des palpitations; le sommeil se perd, le caractère s'assombrit; on note de l'embarras gastrique, des épistaxis; la fièvre s'allume par intervalles et les membres qui s'allongent sont amaigris et sans vigueur. — Voilà bien des phénomènes qui ne sont pas tous sous la dépendance directe de la fièvre de croissance : pour nous, elle est caractérisée par des points douloureux péri-articulaires constants, par un accroissement rapide de la taille et par des mouvements fébriles dont il existe, d'après Bouilly, trois types principaux.

Tantôt elle se déclare tout à coup, comme au début d'une scarlatine ou d'une pneumonie; le soir ou la nuit, souvent après une journée de fatigue excessive, l'enfant est pris d'agitation, de délire, parfois même de convulsions; le pouls est rapide et la température atteint 40 degrés. Cet accès ne dure guère qu'un ou deux jours et l'apyrexie devient complète. Il n'est pas rare, du reste, de voir bientôt surgir un accès semblable et l'on peut en compter plusieurs au cours de la même année. Telle est la *forme aiguë rapide.*

La *forme aiguë prolongée* prend souvent les allures d'une fièvre continue; elle est parfois précédée de prodromes et l'on note, pendant plusieurs jours, de légers frissons, de la courbature, de l'inappétence, des malaises; il survient des épistaxis; puis, tout à coup, éclate un violent frisson, du délire et la température monte à 40 et même 41 degrés. La langue est sèche, le ventre ballonné, la rate volumineuse; il y a des râles de bronchite, du gargouillement de la fosse iliaque et un état adynamique inquiétant. Mais la maladie tourne court; seulement, lorsqu'on explore les os, on constate dans la région juxta-épiphysaire, au genou, à la hanche, à l'épaule, les points douloureux caractéristiques.

La *forme traînante* n'a rien de l'invasion brusque qui caractérise les deux types précédents : la fièvre s'allume à tout propos, peu intense, d'habitude; les accès, fort courts, sont désespérants par leur fréquence. Après un léger frisson, survient une ascension ther-

nique qui ne dépasse guère 39 degrés; la défervescence a lieu au
bout de·trois ou quatre heures. Il reste, il est vrai, de la lassitude,
de l'inappétence, un amaigrissement notable, de la tristesse, de la
nonchalance, un étiolement général qu'augmente de temps à autre
une crise nouvelle.

Ces trois éléments, accès fébriles de types variés, douleurs juxta-
épiphysaires, accroissement·rapide de la taille, permettent, dans la
plupart des cas, d'établir le diagnostic. Cependant, au début, on peut
hésiter entre toutes les pyrexies possibles, et la fièvre de croissance·a
été prise pour une fièvre typhoïde, une méningite tuberculeuse, une
granulie, une chlorose fébrile, un rhumatisme. Nous avons soigné un
enfant de dix ans atteint de fièvre de croissance et chez qui un confrère fort distingué· avait diagnostiqué une coxalgie commençante.
La marche de la maladie, sa terminaison rapide et même son traitement, éclaireront le diagnostic. Le repos, quelques prises de sulfate
de quinine, puis une hygiène rigoureuse et une bonne alimentation
suffisent le plus souvent.

2° PÉRIOSTITE CIRCONSCRITE.

L'inflammation limitée du périoste et des couches osseuses sous-
jacentes qui· constitue la *périostite circonscrite* est ·provoquée par·
des causes très diverses : les traumatismes de toutes sortes peuvent
avoir pour conséquence des abcès sous-périostiques; il en est de
même des brûlures profondes faites par les caustiques chimiques ou
les objets incandescents; une inflammation de voisinage gagne parfois le périoste et l'os; nous citerons les érysipèles du cuir chevelu
et les périostites crâniennes, les ulcères de jambe et les inflammations du tibia, les otites et les lésions de l'apophyse mastoïde; enfin
certaines causes générales, le scorbut, le rhumatisme, surtout la tu-
berculose·et la syphilis, sont l'origine incontestable d'un très grand
nombre de périostites circonscrites.

Nous avons signalé déjà les périostites traumatiques dans le chapitre précédent; à propos des ulcères de jambe, nous avons parlé
des périostites de voisinage; les périostites scorbutiques et rhuma-
·tismales sont du ressort de la pathologie interne; celles que provoquent la syphilis et la tuberculose ont une importance trop grande
pour que nous ne leur accordions pas une description spéciale. Il ne

reste donc à étudier ici que la périostite circonscrite des enfants et
des adolescents, forme discrète ou atténuée de l'ostéomyélite phlegᵗ
moneuse diffuse. Au lieu d'envahir tout un segment de membre,
l'inflammation se cantonne en un point du périoste et se traduit par
une collection purulente bien limitée; il y a parfois nécrose superficielle et formation d'un petit séquestre lamelleux.

Nous serons bref sur les lésions anatomiques : le périoste est
épaissi, rosé d'abord, puis rougeâtre ; les vaisseaux qui le parcourent
sont dilatés et l'on trouve çà et là des foyers hémorrhagiques inter-
stitiels ; la couche ostéogène prend un aspect gélatineux ; elle est
plus molle et se détache facilement de la diaphyse. Bientôt apparaissent des îlots purulents qui se réunissent en un abcès situé entre
l'os et le périoste. On a prétendu récemment que la collection pouvait se faire en dehors du périoste, mais il est probable que, dans un
grand nombre de cas, ces périostites *externes* de Gaujot sont les
amas ramollis d'un dépôt tuberculeux.

Tandis qu'aux limites de l'abcès, le périoste, moins irrité, organise
sa couche ostéogène et forme des ostéophytes, des couches nouvelles
de tissu osseux, il se perfore et se détruit à la partie centrale; le
pus fuse dans les parties molles. Les lésions superficielles ont leur
contre-coup dans l'os; on observe d'abord de l'ostéite raréfiante, une
« médullisation » des canalicules de Havers qui s'agrandissent. Les
lésions peuvent s'arrêter là ; l'irritation s'apaise, les cellules embryonnaires s'organisent et l'os reprend son aspect primitif; parfois on note un peu d'hyperostose et d'ostéite condensante. Si l'inflammation continue, le pus infiltre l'os et l'on aura un séquestre
plus ou moins volumineux, ou un abcès du tissu compact ou spongieux.

Le tableau clinique varie beaucoup selon que les lésions locales
s'accompagnent ou non de phénomènes généraux. Ceux-ci peuvent
en effet être fort graves, mais, d'ordinaire, un appareil symptomatique
redoutable est surtout le fait de l'ostéomyélite diffuse. La périostite
circonscrite se traduit par une douleur vive en un point du membre:
elle est contusive, pulsatile; la moindre pression l'exaspère ; parfois
elle s'irradie au loin. Par la palpation, on perçoit un empâtement
profond qui gagne peu à peu ; bientôt la peau se marbre, la circulation veineuse périphérique paraît plus active; la région devient
chaude et l'on sent une fluctuation éloignée qui se rapproche à me-

sure que le pus se, fraye un passage vers les couches superficielles.

Telle n'est pas toujours la marche de la périostite; elle peut se terminer par résolution; elle peut ne point suppurer et provoquer à peine une légère tuméfaction de l'os, une hypérostose sans importance; un abcès se forme dans l'épaisseur du tissu osseux : nous en verrons l'évolution plus loin. L'affection prend parfois une allure chronique, et ce cas sera étudié à propos des ostéomyélites « prolongées » de Lannelongue et Comby. Le traitement est des plus simples. On essaye de modérer l'inflammation profonde par l'immobilité, une compression méthodique, l'élévation du membre. Dès que la fluctuation sera soupçonnée, on ouvrira le foyer pour donner issue au pus et s'opposer au décollement du périoste et aux fusées lointaines. Si l'os, mis à nu par l'incision, paraît malade, il faudra peut-être le trépaner pour évacuer une collection purulente profonde.

3° OSYÉOMYÉLITE DES ADOLESCENTS.

Schutzemberger, en 1853, la décrivit le premier sous le nom de *périostite rhumatismale;* en 1856, sous l'empire d'idées nouvelles, il l'appelait *périostite phlegmoneuse.* En même temps que paraissaient ces recherches, Chassaignac publiait des cas d'*abcès sous-périostiques aigus* en tout semblables à l'affection étudiée par le médecin de Strasbourg. En 1858, Gosselin prouvait que cette maladie n'atteint que les enfants et les adolescents; il montrait en outre que le point de départ habituel de l'inflammation est la région épiphysaire; de là cette désignation d'*ostéite épiphysaire des adolescents.*

Les idées de Gosselin sont défendues par Gamet, qui nomme la maladie *ostéo-périostite juxta-épiphysaire,* par Salès, par Ollier qui acceptent à peu près cette désignation, par Klose qui imagine le mot de *décollement aigu des épiphyses.* Puis des tendances nouvelles se font jour : au lieu de localiser la maladie dans le périoste comme Bœckel, Giraldès, Holmes, Volkmann, ou dans la région épiphysaire comme Gosselin, Gamet, Salès, Klose, Ollier, on la regarde comme essentiellement diffuse et atteignant à la fois les diverses parties de l'os.

Culot précise la question : l'inflammation a bien pour point de départ à la fois le périoste, l'os, la cavité médullaire, mais dans leurs éléments embryonnaires seulement, la couche ostéogène du périoste, la couche de cellules jeunes qui entourent les vaisseaux des canalicules de Havers, les aréoles du tissu spongieux, la moelle du canal central, et il propose d'appeler l'affection *médullite*, mot qui n'a pas prévalu, bien que l'idée qu'elle recouvre soit généralement acceptée. Lannelongue, depuis, et par des travaux remarquables, a montré mieux que tout autre que, dans l'*ostéomyélite aiguë pendant la croissance*, la suppuration est en même temps sous-périostale et intra-osseuse.

Étiologie. — L'ostéomyélite est une maladie de l'enfance et de l'adolescence; elle se développe surtout à l'époque où le squelette s'allonge le plus, de huit à quinze ans, en général. Mais elle peut être beaucoup plus précoce et on l'aurait observée chez un enfant de neuf jours; de même on l'a signalée après vingt-cinq ans; à trente il faudrait, dit-on, douter du diagnostic. Tous les os ne sont pas atteints avec la même fréquence, et, dans un relevé de Lannelongue portant sur 85 cas, le fémur est pris 41 fois, le tibia 30, le péroné 5, l'humérus 6, le radius 3. Les os courts de la main et du pied, les os plats, l'iliaque, la clavicule, les vertèbres, l'omoplate, les maxillaires, la boîte crânienne, la rotule, le calcanéum pour être très rarement le siège de l'ostéomyélite, n'en ont pas moins fourni des observations indiscutables de « phlegmon des os ».

Les filles sont moins atteintes, sans doute parce qu'elles s'exposent moins aux causes occasionnelles. Certaines diathèses ont été incriminées : la scrofule, la syphilis, le rhumatisme surtout, et, de fait, on le trouve signalé dans un certain nombre d'observations; mais les patientes recherches de Culot sont restées négatives sur ce point et, pour lui, on doit accuser le froid humide comme agent physique, et non comme metteur en œuvre de la diathèse rhumatismale; la péricardite observée dans nombre d'ostéomyélites relèverait de la septicémie et non du rhumatisme.

Les causes occasionnelles ont une influence indiscutable. Tandis qu'on ignore si la « dyscrasie » invoquée par Bœckel, le « vice interne » de Gosselin, sont pour quelque chose dans le développement de l'ostéomyélite, on ne peut douter de l'action des traumatismes, de la fatigue excessive et du froid. Sur 47 observations où l'étiologie est nettement indiquée, Culot trouve 21 cas où l'influence d'une violence extérieure est évidente, 12 où le froid doit être incriminé, 3 où l'on constate à la fois froid et fatigue ; dans 6 la maladie semble être absolument spontanée.

Depuis longtemps on considérait l'ostéomyélite comme proche parente des septicémies, mais son origine parasitaire n'est démontrée que depuis peu : Klebs, Recklinghausen, Lücke ont constaté, dans les viscères d'individus morts de phlegmon des os, des micro-organismes retrouvés depuis par Rosenbach, Kocher, Max Schüller, Becker, Fédor Krause. On ne discute plus sur leur existence, admise par tous les expérimentateurs, on les considère même comme la condition essentielle du développement de l'ostéomyélite ; mais on se demande si ce micrococcus est spécifique ou s'il s'agit là d'un microbe pyogène banal, qui engendre l'inflammation osseuse uniquement parce qu'il a été semé sous le périoste.

Le problème n'est point encore résolu. Rosenbach est pour la première des solutions, Kocher pour la seconde. Dans un récent travail, Rodet, de Lyon, montre que les injections intra-veineuses avec un liquide contenant les micrococcus de l'ostéomyélite déterminent des altérations dans les muscles, les articulations et les os, un foyer ecchymotique qui se transforme bientôt en abcès miliaires constants sous le périoste. Les viscères sont épargnés, aussi ne peut-on croire à une infection purulente. Rodet se rangerait volontiers à l'opinion de Rosenbach : pour lui, le microbe de l'ostéomyélite serait spécifique.

Anatomie pathologique. — En général un seul os est pris, mais il n'est pas rare que plusieurs soient atteints à la fois. Pour chacun d'eux l'étendue des lésions varie ; il est exceptionnel de voir un os altéré dans toute son étendue et, le plus souvent, une moitié, un tiers, l'une des extrémités épiphysaires est respectée. Enfin les lésions sont très irrégulièrement réparties : l'inflammation ne part pas d'un foyer central en s'atténuant peu à peu jusqu'aux régions saines ; les collections purulentes, les îlots hypérémiques, les points d'ostéites productives, les parties relativement normales se succèdent ou s'enchevêtrent sans aucune régularité apparente.

Depuis les recherches de Gosselin, en partie confirmées par celles de Lannelongue, on reconnaît que les lésions sont, en général, plus avancées au niveau du cartilage épiphysaire, là où se concentre la plus grande activité nutritive de l'os. Lannelongue est très précis et, pour lui, l'extrémité de la diaphyse, le point où elle s'unit au cartilage conjugal, le *bulbe* de l'os, selon son expression, est le point de départ habituel de l'ostéomyélite, et, lorsqu'il existe du pus sous le périoste, on est sûr d'en rencontrer dans l'épaisseur du bulbe. La trépanation au cours des phlegmons osseux et l'examen d'un très grand nombre de pièces anatomiques lui auraient fourni la démonstration de ce fait.

Lorsqu'on étudie les lésions de l'ostéomyélite sur un os long verticalement fendu, on trouve le périoste épaissi, infiltré, irrégulièrement injecté ; il est terne et pâle en certains points, tandis qu'en d'autres il est le siège d'ecchymoses et de suffusions sanguines ; sa surface interne est, au début, séparée de l'os par une couche gélatineuse due à une prolifération abondante et contenant, au milieu d'une substance amorphe, des cellules embryonnaires, médullocèles, globules blancs, myéloplaxes et quelques hématies. Bientôt les leucocytes dominent ; leur accumulation décolle le périoste soulevé, ulcéré, détruit par places. Quarante-huit heures y suffisent parfois et l'on peut constater, dès le troisième jour, une fluctuation évidente.

Le pus n'a pas toujours le même aspect : d'ordinaire il est blanc, crémeux, parfois strié de lignes rougeâtres par rupture de quelques vaisseaux, séro-albumineux dans des cas bien étudiés par Poncet et Ollier. Sa décomposition peut être rapide ; il est alors ichoreux, d'une odeur fétide ; il tient en suspension des gouttelettes huileuses. Aux limites de la collection, le périoste moins irrité prolifère, les éléments embryonnaires s'organisent en tissu osseux ; celui-ci se dépose autour des vaisseaux qui du périoste vont gagner l'os ; aussi, comme le remarque Ranvier, les canalicules de Havers de ces ostéophytes ont une direction perpendiculaire à celle des anciens, ce qui permet de reconnaître les strates de l'os néoformé.

Les lésions de l'os peuvent être très légères ; peuvent elles-mêmes faire complètement défaut ? certains auteurs l'affirment et une pièce de Berger semble le démontrer. En tous cas la chose est exceptionnelle et l'on trouve, au début, un piqueté rougeâtre dû à l'élargissement des canalicules de Havers et à la prolifération des éléments cellulaires qui environnent les vaisseaux. Plus tard, le pus apparaît ; on le rencontre dans les aréoles du tissu spongieux, dans le canal médullaire ; il infiltre même la substance compacte, il remplit les canalicules dont il oblitère les capillaires ; la circulation en est entravée ;

c'est là une des causes de la mortification du tissu osseux et de la
nécrose de l'os.

La suppuration se collecte et un abcès véritable se forme, tapissé
d'une membrane pyogénique. On en rencontre surtout dans le bulbe
de l'os, à l'extrémité du canal médullaire, dans le tissu spongieux de
l'épiphyse. Le cartilage conjugal est détruit parfois, comme Klose l'a
démontré dans ses recherches sur le *décollement aigu* des épiphyses.
Il ne faut pas confondre cette solution de continuité avec des fractures
véritables qui peuvent survenir sur un os érodé par un séquestre ou
affaibli par la présence d'une cavité remplie de pus.

La nécrose est souvent très rapide et, dès le huitième jour, on peut
trouver des lamelles osseuses mortifiées. Les segments sont parfois
énormes et on cite des cas où la presque totalité de l'os est détruite.
Nous avons, chez un malade de quatorze ans, extirpé un péroné tout
entier et le tiers inférieur d'un tibia frappé de mort. Sur le pourtour
du séquestre apparaissent des bourgeons charnus et le mort se sépare
du vif. Trop souvent l'os ancien est enveloppé par des couches osseuses nouvelles et il faut une intervention chirurgicale pour dégager
le fragment nécrosé. Nous étudierons tous ces cas particuliers dans
un chapitre spécial où nous montrerons que la nécrose de l'ostéomyélite est provoquée par la destruction plus ou moins étendue du
périoste, son décollement et la rupture des vaisseaux qui du périoste
se distribuent à l'os. La production du pus qui étouffe les capillaires
dans les canalicules de Havers, la compression des mêmes capillaires
par une ostéite condensante, amènent au même résultat.

Le périoste, l'os et son canal médullaire, son cartilage de conjugaison et ses épiphyses ne sont pas les seules parties atteintes : l'articulation voisine peut être prise, et l'on cite des cas où le cartilage
diarthrodial perforé a permis au pus de l'épiphyse d'être versé dans la
jointure : une arthrite suraiguë en a été la conséquence ; dans d'autres cas, il y a inflammation de voisinage et les accidents articulaires
sont moins formidables. Le pus qui fuse dans les parties molles à travers le périoste détruit y provoque les désordres du phlegmon diffus.
Enfin ajoutons les phlébites, l'infection purulente, les pleurésies et
les péritonites septicémiques ; on cite des cas où la mort a été provoquée par des embolies graisseuses.

Symptômes. — A la suite d'un traumatisme, sous l'influence de
l'impression du froid, plus rarement sans cause connue, éclate le grave

appareil de l'ostéomyélite phlegmonneuse diffuse. D'habitude, les symptômes généraux débutent avec des signes locaux assez peu bruyants dès l'abord pour être voilés par eux. Gosselin divise la maladie en trois périodes : la période *médicale*, la période *chirurgicale* et la période d'*épuisement*.

· Le tableau clinique n'est pas toujours le même et l'ostéomyélite revêt deux types différents, la forme inflammatoire et la forme typhoïde, reliées d'ailleurs par de nombreuses variétés. La première débute par un frisson intense; le malade claque des dents comme dans un accès de fièvre intermittente; il éprouve de la courbature, de la céphalalgie; la soif est vive; il survient des nausées, des vomissements; l'anorexie est complète, la face est rouge, les yeux animés; le délire est fréquent; la température monte à 40 ou 41 degrés : on pourrait croire à l'invasion d'une phlegmasie pulmonaire.

La forme typhoïde se caractérise par une certaine hébétude, une grande torpeur intellectuelle; le malade semble étonné; ses réponses sont lentes; il a des vertiges, des éblouissements, des tintements d'oreille; il titube s'il marche; la langue est sèche, bientôt fuligineuse; il survient de la diarrhée, le ventre se ballonne, les fosses iliaques sont douloureuses; il y a des saignements de nez et l'amaigrissement est rapide. Les symptômes sont parfois assez intenses pour masquer les signes locaux et le malade peut être emporté avant qu'on ait reconnu la nature du mal.

Il existe cependant en un point du corps, le plus souvent à la cuisse, une douleur sourde, spontanée, continue; à peine laisse-t-elle quelque repos au malade; souvent elle s'exacerbe la nuit et devient pongitive, « excruciante »; la pression, les mouvements l'exagèrent; aussi les malades laissent-ils leurs membres inertes comme si les os en étaient brisés. La peau qui recouvre le foyer profond reste normale, il n'est pas rare pourtant d'observer à son niveau quelques marbrures bien signalées par Giraldès.

Bientôt une tuméfaction apparaît, et la palpation révèle un empâtement profond qui fait corps avec l'os; il est d'abord dur, puis il se ramollit et l'on perçoit une fluctuation obscure. Lorsque le périoste est ulcéré, que le pus fuse entre les muscles, détruit les aponévroses et s'accumule sous les téguments, la peau s'échauffe, rougit, et la présence du liquide est facilement reconnue. On ouvre la tumeur et il s'écoule au dehors une énorme quantité de pus jaune, crémeux, parfois strié de sang et tenant en suspension des gouttelettes huileuses. Un stylet, introduit par l'orifice, arrive, si le trajet est direct, sur l'os dénudé.

L'impotence du membre ne provient pas seulement des douleurs que les mouvements provoquent et des arthrites de voisinage; on note parfois des solutions de continuité dues tantôt à un décollement de l'épiphyse, à une véritable fonte du cartilage de conjugaison, tantôt à une fracture survenue en un point de l'os affaibli par une ostéite raréfiante et la présence d'un foyer purulent. A ces désordres s'ajoute souvent un œdème considérable du membre; les veines s'enflamment et les altérations de la phlébite peuvent remonter très haut; une infection purulente en est la conséquence fréquente; des épanchements purulents se font dans les séreuses, des abcès métastatiques se développent dans les viscères.

L'évolution de l'ostéomyélite est souvent très rapide et le jeune malade peut être emporté, dès les premiers jours, par des complications inflammatoires ou adynamiques. La terminaison fatale est plus fréquente à partir de la deuxième semaine; l'abondance de la suppuration dont l'organisme ne saurait faire les frais, la phlébite ou l'infection purulente, les embolies graisseuses ou sanguines, les inflammations des séreuses, péricardite ou méningite, sont les causes les plus ordinaires de la mort. Mais la guérison n'est pas rare : le chirurgien, par une intervention rapide, a donné issue au pus collecté sous le périoste ou enfermé dans l'os, ou bien des abcès s'ouvrent spontanément, et les lésions ne sont pas assez profondes pour épuiser l'organisme par la lenteur de la réparation.

Complications. — Avant les travaux de Lannelongue et de son élève Comby, on ne connaissait guère les suites éloignées de l'ostéomyélite; à peine signalait-on l'allongement ou le raccourcissement du membre malade provoqué soit par une irritation anormale, soit par une destruction du cartilage conjugal. Ces changements dans la longueur des os, cette absence de parallélisme dans les segments de membres correspondants, sont maintenant bien étudiés et nous n'insisterons pas.

Autrefois, si, quelques mois ou quelques années après la *guérison* de l'ostéomyélite, il survenait une affection de l'os dans le membre naguère atteint, on prononçait le mot de nécrose et de carie

syphilitique ou scrofuleuse. C'était une maladie nouvelle qui évo-
luait et l'on ne songeait pas à rattacher par un lien étroit les accidents que l'on avait à combattre, aux troubles profonds, aux lésions
anciennes, vestiges de l'ostéomyélite oubliée. Lannelongue a, le premier, démontré d'une façon très nette les rapports de cause à effet qui
unissent le phlegmon de l'os à une série d'affections regardées jusqu'alors comme à peu près indépendante.

L'os, après une atteinte d'ostéomyélite, « n'est pas normal ; il est
irrégulier, creusé de cavités, hérissé de saillies ; ses rapports sont
changés ; sa forme, sa consistance, sa structure le rendent plus ou
moins impropre à remplir les fonctions de levier et de support. Sa
circulation est mal assurée, mal définie, et l'irrégularité de l'apport
du sang nous rend compte des poussées congestives et des inflammations incessantes qui donnent à la maladie une interminable durée. »
Lannelongue impose à ces accidents le nom d'ostéomyélite *chronique*
ou *prolongée*.

Il ne faut donc pas l'oublier : un très grand nombre d'affections chroniques que nous étudierons plus loin, certaines hypérostoses, certains
abcès profonds des os, des fistules intarissables, des nécroses plus ou
moins étendues, observées parfois de longues années après la guérison présumée, sont le reliquat d'une ancienne ostéo-périostite aiguë
dont on pourra, par un sévère interrogatoire, retrouver la trace dans
les antécédents du malade.

Diagnostic. — Lorsque l'ostéomyélite s'annonce par des phénomènes généraux graves, on peut croire aux débuts d'une *phlegmasie
viscérale* ou d'une *fièvre typhoïde ;* dans d'autres cas, on a pensé à
une attaque de rhumatisme articulaire aigu ou même à une fièvre
éruptive. Un examen attentif, la recherche des signes locaux, l'existence d'une douleur juxta-épiphysaire, fréquente surtout au niveau
du fémur, puis l'empâtement profond, éclaireront le diagnostic.

L'âge du malade, la gravité des symptômes généraux, la rapide
évolution de l'affection permettent d'écarter l'idée d'un *rhumatisme
articulaire* ou *musculaire*, d'une *névralgie*, d'une *ostéite syphilitique* ou *scrofuleuse*, d'une *périostite circonscrite*. Encore faut-il
savoir que pour distinguer cette dernière, de même nature et de même
origine que l'ostéomyélite, la marche seule du mal sera de quelque
utilité. Un *phlegmon diffus profond* ressemble à s'y méprendre à un
phlegmon de l'os et toutes ces suppurations totales avaient été grou-

pécs par Chassaignac sous le nom de *typhus des membres*. Le phlegmon des parties molles est surtout une affection des adultes.

Traitement. — Une thérapeutique vigoureuse est de rigueur, car
l'ostéomyélite est une affection des plus graves et, dans une statistique
de 60 observations, nous voyons que la mort survint 35 fois. Dès le
début, lorsque le diagnostic est assuré, on pratique une large incision ; on coupe les tissus couche par couche, en dehors lorsqu'il s'agit
de la cuisse ; on débride le périoste dans toute l'étendue de la zone
enflammée et on lave la partie avec des solutions antiseptiques fortes,
acide phénique, sublimé corrosif.

D'après Lannelongue, cette intervention n'est pas suffisante ; comme
l'inflammation a toujours, pour point de départ, la portion de la diaphyse attenant au cartilage conjugal, le bulbe de l'os, il faut porter en
ce point une couronne de trépan, enlever une rondelle de substance
compacte et le pus amassé dans les aréoles s'écoulera. Cette pratique
est suivie à peu près généralement et, sous son influence, on voit souvent l'inflammation se localiser. Lorsqu'on est appelé trop tard ou que
l'on constate déjà une nécrose étendue de l'os, on extrait la diaphyse
ou l'épiphyse de sa gaine périostée et l'on pratique la résection de la
portion mortifiée.

Dans certains cas de typhus des membres, lorsque la plus grande
partie de l'os est atteinte, que le pus a détruit en partie le périoste,
que les fusées ont décollé les muscles et mortifié les aponévroses,
lorsque la phlébite, l'infection purulente sont imminentes, on a conseillé et pratiqué la désarticulation ou l'amputation du membre. C'est
là une ressource extrême à laquelle on est parfois forcé d'avoir recours. Un traitement médical sera institué dès le début des accidents
généraux et l'on soutiendra les forces pour permettre à l'organisation
de supporter les énormes pertes que lui imposera la suppuration prolongée. Depuis le triomphe de la doctrine microbienne, les antiseptiques à l'intérieur, les potions, les lavements à l'acide phénique ont
été préconisés, mais sans résultats appréciables.

III

ABCÈS DES OS.

Ce sont des collections purulentes renfermées dans une cavité osseuse
que tapisse une membrane pyogénique.

Un chirurgien français, David, les signala en 1765 ; il en donna les signes principaux ; il indiqua la trépanation comme le mode d'intervention le meilleur. Sa description était oubliée lorsque Brodie, en 1852, consacra, aux abcès des os, un mémoire édifié sur 12 observations. Il a été publié en France des faits importants dus à Broca, Richet, Nélaton, Pétrequin, Ed. Cruveilhier dont la thèse a été longtemps consultée. Depuis les hardiesses de la chirurgie antiseptique, on a constaté que leur fréquence était grande, et Golay, en 1879, a publié une thèse où il dépouille près de 150 cas. Les travaux récents de Lannelongue et Comby ont démontré ce que soupçonnait déjà Gosselin, leur relation étroite avec l'ostéomyélite des adolescents.

Étiologie. — Les abcès des os sont, comme l'ostéomyélite diffuse dont ils dérivent, plus fréquents dans le sexe masculin ; on les observe surtout dans la jeunesse, de 15 à 20 ans ; lorsqu'on les rencontre plus tard, un interrogatoire rigoureux permet de faire remonter leur début à l'adolescence. Ils ont deux origines distinctes : tantôt le pus se collecte dans la période aiguë, il s'enkyste et demeure après la disparition des phénomènes inflammatoires ; tantôt le phlegmon de l'os a modifié la forme, le volume et le régime circulatoire du tissu hypérostosé, et le moindre prétexte suffira pour qu'un abcès s'y développe.

Anatomie pathologique. — On a rencontré des abcès dans toutes les régions de l'os, au centre ou à l'une des extrémités du canal médullaire, dans la substance compacte de la diaphyse ; mais leur siège le plus fréquent est au niveau du bulbe des os longs. Ils sont exceptionnels dans l'épiphyse proprement dite ; aussi doit-on repousser le nom d'abcès douloureux des épiphyses donné à cette lésion par Ed. Cruveilhier. Le tibia, surtout à son extrémité supérieure, l'extrémité inférieure du fémur, l'humérus sont les plus souvent atteints ; cependant il est peu d'os du squelette où l'on n'ait trouvé des collections purulentes.

En général il n'existe qu'une cavité ; on cite cependant quelques cas où il s'en rencontrait plusieurs ; elles peuvent être simultanées ou consécutives et nous avons vu, dans le service de Trélat, un homme de quarante-trois ans qui, dans son enfance, avait été atteint d'ostéomyélite. Une première fois, le trépan, appliqué à l'extrémité supérieure du tibia gauche, ouvre une cavité remplie de pus. Quelques années plus tard, poussée nouvelle au niveau de l'extrémité inférieure du fémur droit, et le trépan révèle, au milieu de l'os, un amas de bourgeons charnus.

Les cavités sont de grandeur variable ; elles pourraient contenir une amande, une noix, un œuf. Leur forme est en général assez régulière, allongée, ovalaire, rarement sphérique. La paroi, presque lisse, est tapissée d'une membrane pyogénique épaisse, bien organisée et irriguée par des canaux vasculaires volumineux ; elle est peu adhérente à l'os et jouirait, d'après certains auteurs, d'une très vive sensibilité. Parfois une ouverture se fait par où le contenu de la cavité s'écoule ; cette *trépanation spontanée*, bien étudiée par Chassaignac, est rare ; d'ordinaire l'orifice aboutit à l'extérieur ; dans quelques cas pourtant le trajet fistuleux pénètre dans l'article le plus voisin.

Le contenu de la cavité n'est pas toujours le même : et, à ce propos, Golay et Duplay distinguent deux variétés d'abcès : les collections purulentes véritables, celles qui renferment un pus crémeux, louable et les *faux abcès*, les abcès modifiés dont les uns sont distendus par un liquide séreux, séro-purulent ou séro-sanguinolent, tandis que les autres sont remplis par un bourgeonnement fongueux de la membrane pyogénique. L'existence d'un liquide citrin dans une cavité de date relativement récente avait fait émettre à Ed. Cruveilhier l'hypothèse que l'abcès est d'abord un kyste séreux qui s'enflamme et se charge de globules blancs. Golay, au contraire, et les auteurs contemporains affirment que le liquide, pus véritable au début, est devenu, par modifications successives, séro-purulent, séro-sanguinolent, huileux ou séreux. Tout liquide même peut disparaître et la cavité se comble par bourgeonnement de la paroi. N'avons-nous pas vu, dans l'observation de Trélat, les deux formes se montrer successivement sur un même malade ?

La portion d'os où se creuse l'abcès n'est pas normale. On considérait autrefois les hypérostoses que l'on y observe, les éburnations, les vestiges d'ostéite condensante ou raréfiante, les lésions vasculaires, les troubles circulatoires comme sous la dépendance de l'abcès primitif ; la cavité purulente aurait agi comme épine et provoqué, autour d'elle, l'épaississement de la substance osseuse. Sans nier l'influence de l'abcès sur l'hypérostose, on renverse volontiers, depuis les travaux de Lannelongue, les termes du problème ; l'os est profondément modifié par une ostéomyélite antérieure : l'inflammation mal assoupie, se réveille et la cavité purulente se creuse, si déjà elle ne s'était formée lors de la première poussée aiguë.

Symptômes. — Le tableau clinique des abcès des os a été bien tracé par Brodie : chez un malade, jeune d'ordinaire et souvent amaigri, débile, survient une douleur qui siège sur un os long, presque toujours au tibia, vers son extrémité supérieure ou inférieure ; la souffrance est d'abord sourde, intermittente ; elle laisse, au patient, de longs intervalles de calme ; puis les accès se rapprochent, se pénètrent même ; la douleur est continue; mais avec des exacerbations qui constituent de véritables crises, surtout vers le soir, à la chaleur du lit.

A ce moment, le malade éprouve une céphalalgie gravative intense, une vive chaleur, de la prostration, tous phénomènes qui s'accentuent aux changements de temps. Le sommeil devient impossible ; les mouvements, les efforts musculaires, la marche, la station verticale augmentent les souffrances. L'examen de la région douloureuse ne montre cependant que des signes physiques peu accusés ; l'os est bien hypérostosé, on constate une tuméfaction circonscrite ou diffuse, mais, à son niveau, la peau est presque toujours lisse, de couleur normale, mobile sur les parties sous-jacentes et les mouvements de l'articulation voisine sont libres.

Pourtant il n'est pas rare de constater, en un point limité de l'os, une petite plaque hyperesthésique ; elle occupe d'ordinaire la partie la plus saillante de l'hypérostose ; la moindre pression y provoque de très vives souffrances. On a noté, dans des observations peu nombreuses, une coloration plus foncée de la peau, une teinte rougeâtre où violette, une tache sombre ou pâle, signes d'une modification vasculaire profonde et fournissant « une précieuse indication sur le point de l'os à trépaner pour atteindre l'abcès » ; ils sont le plus souvent en rapport avec la région précise où les altérations sont le plus avancées.

Ce n'est pas tout encore : on peut trouver plus de chaleur aux téguments soulevés par l'hypérostose du membre quelquefois allongé, presque toujours raccourci; mais un examen minutieux est nécessaire pour constater cette légère élévation thermique. Les abcès de voisinage se montrent assez fréquemment au cours de la maladie; ils précèdent parfois la trépanation spontanée de la cavité purulente : la peau devient adhérente, violacée; elle est le siège de sueurs locales;

elle s'échauffe, se soulève et du pus s'écoule à l'extérieur. Le stylet pénètre alors à une profondeur de plusieurs centimètres dans l'épaisseur de l'os.

Cette trépanation spontanée est rare ; d'habitude, elle n'a lieu que fort tard, après de longues années de douleurs ; encore l'orifice est-il souvent trop étroit pour permettre la guérison : une fistule s'organise par où s'écoule une petite quantité de pus séreux. Il faut, pour le tarir, une intervention chirurgicale, l'agrandissement de l'orifice et l'évidement de la cavité. Parfois le trajet s'ouvre dans l'articulation voisine : il n'est pas besoin d'insister sur la gravité de cette complication.

La marche des abcès des os est essentiellement chronique, et souvent aussi graduellement croissante ; les rémissions qui, dans les premiers mois ou les premières années, duraient de longs intervalles, s'écartent de plus en plus, et les douleurs deviennent intolérables. Il ne faut guère compter sur la trépanation spontanée, car les couches nouvelles de l'os hypérostosé, les parois éburnées par l'ostéite s'opposent à l'issue de la collection purulente. Il serait donc impossible de prévoir la durée de cette affection et la thèse de Cruveilhier montre que, sur onze observations, la cavité existait, en moyenne, depuis dix ans lorsque l'intervention a eu lieu ; on trouve un fait où l'abcès datait d'au moins vingt-cinq ans.

Diagnostic. — Il est fort délicat ; mais l'existence, établie par un interrogatoire rigoureux, d'une ostéomyélite pendant l'enfance ou l'adolescence, un gonflement presque toujours fusiforme, siégeant d'ordinaire sur le tibia, à son extrémité supérieure, une douleur survenant par crises qui laissent entre elles des intervalles de tranquillité, et la marche essentiellement chronique du mal permettent le plus souvent de reconnaître un abcès des os.

Certains *clous hystériques* fréquents surtout chez les femmes, certaines *névralgies*, les *douleurs ostéocopes* de la syphilis, les *gommes* du périoste ne sauraient être confondues avec un abcès de l'os. Les points douloureux de la fièvre de croissance sont passagers et coïncident avec un allongement rapide de la taille ; on les trouve surtout à la partie interne de l'extrémité inférieure du fémur. Il serait beaucoup plus difficile, sans doute, de distinguer les *dépôts tuberculeux* qui s'amassent parfois dans l'épiphyse ou la diaphyse.

L'ostéomyélite des adolescents peut aussi provoquer dans les os l'apparition d'un foyer d' « ostéite à forme névralgique », selon la désignation de Gosselin ; on constate alors le même gonflement de l'os, les mêmes crises douloureuses, la même marche, la même durée. On a dit que cette ostéite névralgique était surtout l'apanage des femmes, qu'elle atteignait de préférence les rhumatisants, mais la démonstration est loin d'en être donnée et il vaut mieux avouer que le diagnostic est à peu près impossible. Par bonheur, le traitement est semblable dans les deux cas.

Traitement. — Il est des plus simples, et dès que l'existence d'un abcès osseux sera constatée, on aura recours à la trépanation ; l'incision simple du périoste, la saignée des os ont été préconisées ; elles peuvent procurer une amélioration, mais pas une guérison véritable. On cherchera le point le plus saillant de l'hypérostose, puis, après application de la bande d'Esmarch, on incisera la peau, le tissu cellulaire et le périoste ; on appliquera sur l'os dénudé une couronne de trépan.

Si l'on trouvait quelque point où existât une hyperesthésie particulière, une tache de la peau, une vascularisation spéciale ou des adhérences, c'est là qu'on pratiquerait l'incision ; on atteindrait ainsi plus sûrement la cavité de l'abcès ; malheureusement ces signes font le plus souvent défaut et on marche un peu au hasard à la recherche de la collection purulente ; plusieurs couronnes de trépan ont été parfois nécessaires. Lorsque la cavité est ouverte, il est bon d'en évider les parois avec une curette tranchante : la réparation sera beaucoup plus rapide ; d'après les observations de Golay, on peut l'obtenir dans un laps de temps qui varie de trois semaines à trois mois.

La statistique publiée par ce chirurgien comprend 126 cas où l'abcès douloureux des os a été traité par la trépanation ; nous y trouvons 73 guérisons complètes, 5 guérisons incomplètes, 3 faits où l'amputation devint nécessaire, 3 où la trépanation seule provoqua la mort, 44 dont les résultats sont restés inconnus.

IV

CARIE.

La *carie* va disparaître du cadre nosologique ; les recherches contemporaines ont prouvé qu'elle n'est pas une entité morbide, mais une simple variété clinique de l'ostéite tuberculeuse.

Son histoire a subi d'étranges vicissitudes : les anciens chirurgiens employaient le mot sans lui accorder une valeur très déterminée : il était assez volontiers synonyme d'affection chronique des os. On chercha bientôt à le dégager de son obscurité première, et, avant de fixer la nature et l'origine de la carie, on en établit nettement les caractères cliniques : pour Nélaton, elle se reconnaissait à l'augmentation de vascularité, à la raréfaction, au ramollissement, à la suppuration du tissu osseux. Aussi eut-on la plus grande tendance à la considérer comme une sorte d'inflammation chronique.

Gerdy, Volkmann, Follin font de la carie une ostéite ulcéreuse ; Billroth une ostéite chronique suppurée ; Nélaton la définit une ostéite aiguë entée sur une ostéite chronique. Ranvier seul en donne une définition précise, basée sur l'anatomie pathologique, et, pour lui, la carie est caractérisée par la dégénérescence graisseuse des ostéoplastes. Mais l'opinion de l'éminent histologiste n'a pas été généralement acceptée.

Les travaux de Kiener et Poulet, ceux de Lannelongue, bien exposés dans la thèse d'agrégation de Charles Nélaton, prouvent que ces diverses conceptions sont erronées et que la carie est une lésion tuberculeuse. Ces auteurs s'appuient sur trois ordres de preuves : l'étude histologique des lésions ; les résultats fournis par les inoculations expérimentales ; les rapports cliniques étroits qui unissent la carie et la tuberculose des os.

Lorsqu'on examine un os atteint de carie, on trouve la substance spongieuse hypérémiée ; dans les aréoles agrandies et limitées par des trabécules osseuses minces et fragiles et dans les canalicules de Havers plus larges, se montrent des vaisseaux dilatés ; ils forment avec les éléments cellulaires une substance molle, rougeâtre, semblable à celle des fongosités articulaires ; elle s'étale à la surface des trabécules comme une sorte de membrane pyogénique et, de fait, elle se recouvre d'une sécrétion purulente. Les recherches microscopiques de Kiener et Poulet ont montré que cette substance fongueuse est criblée de follicules tuberculeux.

Lorsque nous étudierons l'ostéite tuberculeuse, nous verrons que la trame osseuse y est hypertrophiée et condensée ; dans la carie, au contraire, on trouve une ostéite raréfiante des plus nettes ; certainement Kiener et Poulet ont constaté qu'autour des follicules la trame osseuse des os cariés est épaissie comme dans les cas de tuberculose ordinaire; il n'en est pas moins vrai que, dans son ensemble, la région atteinte de carie est plus fragile; ses canalicules et ses aréoles sont plus larges, son tissu est raréfié.

Kiener et Poulet font remarquer que la carie se développe chez des individus affaiblis, cachectiques, dans des extrémités osseuses voisines d'articulations atteintes de tumeurs blanches. Sous l'influence de cette déchéance organique d'une part, de cette irritation de voisinage de l'autre, l'os a subi une raréfaction trabéculaire. Puis la tuberculose s'est abattue sur le terrain ainsi préparé; de là cette vascularité particulière, ce ramollissement, cette fragilité qui caractérisent la carie. Cette conception nouvelle ne se rapproche-t-elle pas beaucoup de l'ancienne opinion de Nélaton? La carie est une ostéite aiguë entée sur une ostéite chronique.

Voilà pour les différences anatomiques qui séparent l'ostéite tuberculeuse de la carie. On voit qu'elles sont légères et que les conditions au milieu desquelles la carie se développe suffisent à les légitimer. Les deux autres preuves, les inoculations expérimentales et la comparaison des deux tableaux cliniques ne sont pas moins convaincantes; elles nous semblent établir nettement l'identité des deux affections. Volkmann, Lannelongue, Kiener ont provoqué des éruptions tuberculeuses généralisées chez les animaux inoculés avec des fongosités de carie. Enfin lorsque les symptômes de la tuberculose osseuse seront décrits, nous verrons qu'ils reproduisent ceux qu'on attribuait autrefois à la carie.

Aussi nous nous en tiendrons là, et, pour résumer, nous dirons avec Poulet, Kiener, Lannelongue, Charles Nélaton : la carie est une des variétés de la tuberculose osseuse; elle en diffère en ce qu'elle atteint des extrémités osseuses en rapport avec des articulations malades, chez des individus affaiblis; l'os est déjà raréfié et fragile, lorsque l'ostéite tuberculeuse s'y développe; de là les différences macroscopiques que présentent ces deux lésions, en réalité identiques et d'origine commune.

V

NÉCROSE.

La *nécrose* est la gangrène du tissu osseux. La partie mortifiée de l'os se nomme *séquestre*.

Elle n'a été nettement séparée des autres affections qu'à la fin du siècle dernier. Louis semble être le premier qui en ait bien établi la nature dans un travail anonyme publié par l'Académie royale de chirurgie en 1774. Weidmann, en 1793, traite cette question dans un livre resté classique. Depuis, le sujet a été bien souvent repris, et nous devrions citer les thèses de Michon et de Sanson, les recherches de Gerdy et de Chassaignac, de Volkmann et de Billroth, pour ne parler que des plus importantes.

Étiologie. — La nécrose n'est point une maladie : elle est l'aboutissant possible, la terminaison rare ou fréquente d'un très grand nombre d'affections osseuses. En première ligne nous citerons les traumatismes, dont l'action peut être directe ou indirecte. Elle est *indirecte* lorsqu'elle frappe l'os par l'intermédiaire de la circulation ; on a incriminé, par exemple, la ligature de l'artère principale du membre, mais cette cause est mal prouvée et sans grande valeur pratique. Elle est *directe* lorsqu'elle s'accuse immédiatement et au point même où elle est appliquée : une fracture comminutive isole des esquilles qui, privées de l'apport du sang, sont frappées de mort ; une contusion violente écrase un nombre plus ou moins considérable d'éléments anatomiques ou les altère au point de s'opposer aux échanges nutritifs ; une intervention chirurgicale, un évidement, une amputation, une résection, peut provoquer les mêmes résultats, ainsi qu'une cautérisation profonde, une brûlure, une froidure.

On insistait beaucoup autrefois sur le décollement d'une prétendue membrane médullaire, qui tapisserait le canal central des os longs. Ce périoste interne n'existe pas ; il a fallu renoncer à cette cause. Le décollement du vrai périoste a été aussi incriminé : de fait, il distribue à l'os un très grand nombre de vaisseaux que cette violence déchire ; cependant, les recherches de Ténon et de Cruveilhier, les observations de Nélaton prouvent que la membrane détachée se recolle souvent sans que l'os ait éprouvé de dommage.

L'application d'un corps gras qui s'oppose au contact de l'air, l'usage des pansements antiseptiques qui empêchent l'inflammation ont pu, même après destruction d'une certaine étendue de périoste, conjurer la nécrose.

Les nécroses de cause interne sont certainement les plus fréquentes; la mortification d'une portion d'os est la terminaison habituelle de l'ostéomyélite des adolescents. Le plus souvent le séquestre se forme pendant la période aiguë de la maladie; mais on n'oubliera pas les modifications profondes apportées dans la structure du tissu par le phlegmon de l'os et combien la circulation peut y être précaire. Aussi les nécroses tardives ne sont pas rares et, depuis les travaux de Lannelongue, on sait que les séquestres de « l'ostéomyélite prolongée » se constituent parfois de longues années après l'atteinte primitive.

La tuberculose osseuse et l'une de ses variétés cliniques, la carie, puis la syphilis provoquent, elles aussi, des nécroses; le séquestre est ici moins volumineux et l'on ne trouve pas, comme dans l'ostéomyélite diffuse, une diaphyse tout entière frappée de mort. Les séquestres d'origine scorbutique et rhumatismale sont moins bien connus et même niés. Les fièvres graves, la scarlatine et la rougeole, ont été accusées par nombre d'auteurs. Salter, Heath et Gordon Buck ont cité des cas de nécrose du maxillaire, consécutive à la fièvre typhoïde. Nous n'insisterons pas sur l'influence du phosphore; on trouvera, à propos des maladies de la face, l'histoire de la nécrose phosphorée.

Toutes ces causes internes et externes, directes et indirectes, provoquent la nécrose par plusieurs mécanismes; tantôt elles atteignent l'élément anatomique, immédiatement frappé de mort ou altéré au point que les échanges moléculaires deviendront impossibles dans leur trame désorganisée; tantôt elles mettent obstacle à l'apport du sang; le territoire n'est plus irrigué et meurt; tantôt enfin elles allument une inflammation qui peut avoir deux résultats : ou bien du pus est sécrété qui comprime les capillaires des canalicules de Havers, les vaisseaux des aréoles spongieuses et du canal médullaire; ou bien les cellules proliférées se déposent et constituent des trabécules osseuses nouvelles; il y a ostéite plastique, condensante, qui étouffe les canaux d'irrigation de l'os. Mais ici ne s'agit-il pas encore d'obstacle mécanique au cours du sang? — Destruction immédiate des éléments anatomiques, mort par arrêt ou insuffisance circulatoire, voilà donc les deux processus de la nécrose.

Physiologie pathologique. — Une portion d'os est mortifiée; ce séquestre agit sur les parties environnantes comme le ferait un corps étranger; il provoque une inflammation; une ostéite survient aux limites du mort et du vif. Les phénomènes que nous allons décrire présentent une exacte analogie avec ceux qui accompagnent l'élimination des eschares dans la gangrène des parties molles.

Au pourtour du séquestre, les cellules osseuses contenues dans les canalicules de Havers et les aréoles du tissu spongieux sont irritées; elles prolifèrent et ces éléments corrodent les trabécules, qui s'amincissent par un mécanisme encore fort obscur et finissent même par disparaître complètement; nous connaissons déjà ces phénomènes; nous les avons décrits sous le nom d'ostéite raréfiante. Ils ont pour résultat la libération du séquestre; un sillon s'est creusé entre le mort et le vif; la portion nécrosée est alors contenue dans l'os, comme une amande dans sa coque.

Les éléments embryonnaires accumulés sur l'os vivant, au pourtour du séquestre, s'organisent bientôt en bourgeons charnus qui s'unissent, se fusionnent et forment une membrane granuleuse dont la surface est baignée de pus. Les parties présentent alors l'aspect suivant : le noyau nécrosé à bords irréguliers, anfractueux, festonnés, une couche de pus qui le baigne, puis une membrane granuleuse tapissant la perte de substance, la cavité beaucoup plus régulière, creusée dans l'os vivant par la chute du séquestre.

Celui-ci est d'un blanc mat, sauf lorsqu'il est exposé à l'air; dans ce cas, on lui trouve souvent une coloration noire; il est, en général, beaucoup plus petit que la cavité qui le renferme, et flotte, pour ainsi dire, comme le grain de métal dans le grelot. On explique cette grande différence entre le volume du contenu et du contenant par l'intensité des phénomènes inflammatoires; l'ostéite raréfiante a détruit, tout autour du séquestre, une zone étendue de trabécules osseuses.

On admettait autrefois la liquéfaction du séquestre corrodé peu à peu par sa longue stagnation dans le pus, qui se chargeait des éléments constitutifs de l'os et se saturait de phosphates calcaires. Personne ne croit maintenant à cette action du pus, mais la résorption n'est plus discutable. On connaît les vieilles recherches de Dieffenbach sur les chevilles d'ivoire rongées par les bourgeons charnus, les expériences plus récentes de Billroth et de Lannelongue. Nous devons aussi à Lister des observations remarquables où il a vu des portions d'os enveloppées et digérées par la membrane granuleuse. Pour lui, lorsque le pus est évacué, pourvu que le foyer soit à l'abri de toute inflammation septique, les tissus vivants circonvoisins se chargent de faire disparaître les fragments mortifiés de l'os.

Cette résorption manque souvent et des séquestres ont pu demeurer un temps fort long au milieu d'un os, sans modification appréciable. Cornil et Ranvier en ont examiné un qui baignait dans le pus depuis quarante ans; or, les lamelles superficielles, les strates concentriques qui entourent les canalicules de Havers, étaient intactes. Quant aux sinuosités, aux indentations, aux anfractuosités du foyer de nécrose, elles sont dues à l'oblitération des vaisseaux à des hauteurs inégales; là circulation ne s'est point arrêtée en suivant une ligne droite, mais selon une courbe irrégulière ou brisée qu'a épousée la mortification.

Cornil et Ranvier remarquent que l'aspect du séquestre diffère selon la cause qui a produit la mortification: les séquestres de l'ostéomyélite aiguë sont en général raréfiés; ils peuvent cependant avoir été comme saisis par une mort soudaine, et la portion nécrosée conserve alors sa structure normale. Les séquestres des ostéites syphilitiques et phosphorées, très lentes dans leur marche, sont lourds, éburnés, semblables à de l'ivoire; ils diffèrent l'un de l'autre en ce que la surface de l'hyperostose syphilitique est souvent parcourue par des érosions circinées, tandis que le séquestre de l'ostéite phosphorée est recouvert d'ostéophytes.

La séparation du mort et du vif est effectuée, la « séquestration » est complète; les phénomènes de réparation commencent alors. Ici plusieurs cas se présentent: lorsque le noyau de nécrose est superficiel, les bourgeons charnus sécrètent du pus qui s'amasse; il distend le périoste; l'abcès pointe sous la peau et le séquestre s'élimine, entraîné par le pus qui s'écoule; en tout cas le chirurgien peut le saisir et l'extraire facilement.

Par malheur, le processus est souvent beaucoup plus complexe: le séquestre s'est bien détaché, mais le périoste décollé prolifère et les éléments jeunes de sa couche profonde s'organisent; une strate d'os nouveau est produite qui recouvre la portion nécrosée et

l'enserre dans une sorte de gaine; il y a « invagination » du séquestre. On trouve alors un périoste épaissi, vasculaire, ulcéré par
places; au travers de cette perte de substance apparaît l'os nouveau
étalé en couches plus ou moins minces, rugueuses, irrégulières,
blanches, fenêtrées comme le périoste, percées de trous de largeur
variable, les *forannia grandia* de Troja, les *cloaques* de Weidmann,
dus, non à l'usure de l'os nouveau par le pus, mais à une absence
d'ostéogenèse dans les points où le périoste est ulcéré.

Par ces orifices on arrive sur le séquestre, souvent poreux, ver-
moulu, raréfié et rendant un son plus clair à la percussion du stylet.
Au delà se trouvent les portions vivantes de l'os ancien, tapissées par
une membrane granuleuse qui sécrète du pus dont l'écoulement se
fait par les cloaques, les ulcérations du périoste et des fistules à
trajets bien organisés, creusés dans l'épaisseur des parties molles. Il
est des cas cependant où, ne trouvant pas d'issue, la collection s'é-
paissit, se concrète et forme, autour du foyer de nécrose, une couche
d'un blanc grisâtre semblable à du mastic de vitrier.

Les destinées du séquestre invaginé sont variables : nous avons
dit qu'il peut être « digéré » par les bourgeons charnus; il peut
encore, lorsqu'il est de petit volume, s'engager à travers les cloaques,
pénétrer dans les fistules, être entraîné spontanément au dehors
avec le pus qui s'écoule, si le chirurgien ne l'aide par quelque traction. Le plus souvent, il reste indéfiniment en place et provoque,
dans la profondeur des tissus, une abondante sécrétion purulente qui
finira par allumer une fièvre hectique; des dégénérescences viscérales, la cachexie et la mort en seront les conséquences dernières.
Aussi l'intervention est-elle de rigueur.

Lorsque le séquestre a été éliminé, spontanément ou après action chirurgicale, la réparation du foyer est rapide; les granulations qui tapissent la cavité osseuse s'organisent; des corpuscules
osseux se déposent, les cellules s'étagent et forment autour des
vaisseaux de véritables canalicules de Havers; peu à peu les anfractuosités se comblent et la perte de substance disparaît. Nous avons
récemment enlevé un séquestre consécutif à une ostéomyélite et qui
comprenait plus du tiers supérieur de l'humérus; il ne restait après
l'opération qu'une *gouttière* d'os nouveau, épaisse de quelques
millimètres. En moins de deux mois, la diaphyse et l'épiphyse enlevées
paraissaient, à travers les parties molles, complètement restaurées.

Symptômes. — Ils varient suivant la cause première de la mortification, et les phénomènes qui précèdent la nécrose des ostéomyélites aiguës, diffèrent de ceux qui accompagnent les ostéites tuberculeuses, phosphorées ou syphilitiques. Même lorsque ces maladies ont disparu, les séquestres qui demeurent ne sont pas les mêmes, et il est des signes pour reconnaître l'origine des fragments mortifiés.

Quand la perte de substance des parties molles est assez large, on peut voir l'os dénudé, le séquestre blanc grisâtre ou noir, baigné dans le pus et soulevé par une membrane granuleuse. Le plus souvent ce sont de simples fistules qui permettent à peine l'introduction d'un stylet; il franchit les parties molles et atteint l'os dénudé, sans périoste, et qui rend un son clair à la percussion. Ce signe est vraiment caractéristique. Quelquefois on peut imprimer des mouvements au séquestre : la séparation entre la mort et le vif est déjà complète. Dans quelques cas, deux stylets introduits à distance, par deux fistules différentes, sont nécessaires pour constater la mobilité du séquestre.

Lorsqu'il n'y a pas de fistule, le diagnostic de la nécrose est beaucoup plus délicat et on ne peut que la soupçonner à la douleur profonde, à l'empâtement de la région, à l'épaississement de l'os. Si l'on ne veut pas attendre la formation d'abcès et l'ulcération spontanée des parties molles, une incision des tissus, après application de la bande d'Esmarch, permettra d'arriver jusqu'à l'os qu'il faudra, à l'occasion, attaquer avec la gouge et le marteau pour atteindre le foyer d'une nécrose centrale.

On comprend les erreurs nombreuses qui sont parfois commises; les douleurs, la tuméfaction, l'hypérostose peuvent être dues à une ostéite encore en puissance et sans nécrose actuelle de l'os, à un foyer tuberculeux, à un abcès, voire à une tumeur maligne. Un examen rigoureux, un interrogatoire sévère, la connaissance exacte de l'histoire pathologique du malade et souvent l'évolution de l'affection, sont nécessaires pour établir le diagnostic.

Traitement. — Nous n'avons pas à parler ici du traitement des traumatismes des os, ni des inflammations de toute nature qui peuvent provoquer la nécrose. Nous ne nous occuperons que des cas où celle-ci est confirmée. Le chirurgien assurera le mieux possible le libre écoulement du pus; il s'opposera à toute rétention

par des incisions dans les points les plus déclives, un drainage correct
et des injections antiseptiques.

Lorsque le mort s'est enfin séparé du vif, que le séquestre est
mobile, le chirurgien doit l'extraire ; une simple traction avec la
pince y suffit parfois ; parfois aussi il y a invagination, et une lame
d'os nouveau emprisonne la partie mortifiée ; si l'on ne peut extraire
le séquestre par un des cloaques, il faut, avec la gouge et le marteau, pratiquer un orifice assez large pour arracher l'os nécrosé ;
mais on ménagera autant que possible la gaine néoformée.

Aujourd'hui le chirurgien attend beaucoup moins qu'autrefois la
séquestration complète de la portion nécrosée ; il intervient avant la
mobilisation qui, souvent, se fait désirer de longs mois, un an, deux
ans même ; il *évide* l'os et, avec la curette tranchante, extirpe tous
les tissus malades. Lorsque les altérations sont si profondes, la
nécrose si étendue, la suppuration si profuse que l'organisme s'épuise,
quand l'affaiblissement fait de grands progrès et que l'on redoute
les dégénérescences viscérales, l'intervention radicale, résection ou
amputation, doit être considérée comme indispensable pour faire disparaître cette cause incessante de dépérissement.

VI

OSTÉITE TUBERCULEUSE.

La tuberculose des os, signalée depuis longtemps, a été bien
élucidée par Nélaton, dont les sagaces travaux sont confirmés presque
de tous points par les recherches histologiques contemporaines ; nous
citerons en première ligne celles de Kiener et Poulet.

Les conditions générales qui président au développement de la
tuberculose sont les mêmes pour tous les tissus et nous n'avons,
dans les os, aucune particularité à signaler : le bacille de Koch,
apporté sans doute par la circulation, ne colonise que s'il trouve
un terrain favorable. Nous connaissons déjà les circonstances qui
rendent le sol apte à la culture du microbe : toutes les misères
physiologiques, les déchéances héréditaires ou acquises de l'organisme. Nous savons encore qu'une inflammation circonscrite ou
un traumatisme peut, chez un individu dont tous les tissus seraient

réfractaires à l'envahissement par les germes, créer, en un point très
limité, un lieu de moindre résistance où le bacille prospérera. Les os
sont donc parfois atteints de *tuberculose locale*. Disons seulement,
dans ce paragraphe étiologique, que la tuberculose osseuse frappe
surtout l'enfance et l'adolescence, et que les corps vertébraux, les
extrémités des os longs, les os courts, le tissu spongieux, en un mot,
est presque exclusivement atteint.

Anatomie pathologique. — Le domaine de la tuberculose
osseuse s'est considérablement accru dans ces dernières années :
la *carie*, regardée autrefois comme une ostéite ulcéreuse, et le *spina
ventosa* sont maintenant rangés parmi les affections bacillaires.
Nous avons donc à étudier le tubercule enkysté, l'infiltration tuberculeuse et ses variétés, la carie et le spina ventosa.

Le *tubercule enkysté* se présente ordinairement sous forme d'une
masse blanc grisâtre ou jaune, comparée par Nélaton à du mastic de
vitrier ; elle est consistante, et ne se dissout pas dans l'eau ; tout au
plus se laisse-t-elle délayer ; elle se résout en grumeaux, d'abord en
suspension dans le liquide, mais qui tombent ensuite au fond du
verre. Le foyer est bien enkysté au milieu du tissu spongieux ; la
cavité, régulière, arrondie ou elliptique et qui contiendrait un
petit pois, une amande, un œuf de pigeon, est tapissée d'une membrane d'un millimètre d'épaisseur environ, à surface interne lisse
ou tomenteuse, souvent recouverte de matière caséeuse, à surface
externe très vasculaire, assez étroitement unie à la paroi osseuse.

Nélaton a bien décrit l'évolution de cette masse caséeuse : des
granulations grises plus ou moins nombreuses se déposent en un
point du tissu spongieux ; elles ne sont point d'abord au contact les
unes des autres : des trabécules osseuses les séparent qui forment
« une petite coque osseuse d'une ténuité et d'une transparence telles
qu'on ne l'aperçoit pas à première vue ; on la reconnaît seulement
à la résistance qu'elle oppose lorsqu'on cherche à la percer avec la
pointe d'une aiguille. » Mais bientôt ces cloisons se résorbent, les
granulations juxtaposées se fusionnent pour former le noyau caséeux
qui agit à la manière des corps étrangers, et provoque, autour de
lui, une irritation légère : les éléments embryonnaires apparaissent
à ses limites et s'organisent en une membrane fibreuse enkystante
qui tapisse la caverne osseuse.

On connaît les destinées ultérieures du tubercule enkysté : parfois les follicules envahissent une des parois, atteignent le tissu osseux ; la dégénérescence caséeuse gagne de proche en proche et finit par arriver au périoste ; la cavité est ouverte en un point. Si l'os est superficiel, les parties molles s'ulcèrent et la matière tuberculeuse est expulsée au dehors ; il reste une fistule qui peut persister indéfiniment. Si l'os est profondément situé, comme le corps des vertèbres, un abcès migrateur se forme ; nous en verrons la marche à propos du mal de Pott. Dans d'autres cas, l'ouverture se fait dans une articulation ; le tubercule envahit le cartilage diarthrodial qui se perfore et une arthrite suraiguë est la conséquence de cette pénétration de la substance caséeuse dans la jointure.

Enfin l'os peut tolérer la masse caséeuse déposée dans son épaisseur ; l'irritation provoque tout au plus la formation de couches osseuses nouvelles autour du foyer, et cette hypérostose est une barrière qui s'oppose encore à l'expulsion de la matière tuberculeuse. Celle-ci peut demeurer indéfiniment dans sa caverne sans beaucoup modifier son aspect ; mais parfois elle se résorbe ; les bourgeons charnus de la membrane enkystante prolifèrent, remplissent la cavité et se transforment en une masse d'abord fibreuse, puis osseuse. Dans d'autres cas le « mastic » se ramollit, s'émulsionne et rappelle de tous points les abcès des os ; ou bien la résorption des matières solides se fait et l'on a un liquide séreux, louche ou transparent : le tubercule enkysté peut être alors confondu avec un kyste des os.

L'*infiltration tuberculeuse* présente deux périodes, l'infiltration *grise demi-transparente* et l'infiltration *puriforme* 'ou *opaque*. La première consiste en une tache grise, opaline, demi-transparente, à bords nettement arrêtés ; les mailles trabéculaires n'ont subi, à son niveau, aucune modification ; quelques capillaires sanguins se voient encore qui rampent à sa surface. Mais bientôt succède le second degré : la transparence se perd ; la tache devient opaque, de teinte jaunâtre et les trabécules osseuses s'y épaississent ; leur hypertrophie est caractéristique. Ce n'est pas tout ; les vaisseaux s'oblitèrent, le tissu est frappé de mort ; les parties nécrosées se limitent ; un sillon est creusé par l'ostéite raréfiante et le séquestre se trouve libre dans une cavité tapissée par une membrane fongueuse.

Nous n'insisterons pas sur ce que deviendra ce séquestre ; il peut rester emprisonné longtemps dans les bourgeons charnus et le plus souvent la désorganisation tuberculeuse continue ; des foyers semblables se forment dans le tissu spongieux voisin ; quelques-unes de ces cavernes s'ouvrent parfois à l'extérieur, malheureusement par des fistules en général trop petites pour permettre le passage du séquestre et son issue au dehors. L'ouverture dans l'articulation a été notée ici, comme dans la forme enkystée de la tuberculose.

Kiener et Poulet ont étudié avec soin les lésions microscopiques de l'infiltration demi-transparente et puriforme. Charles Nélaton les résume dans sa thèse : les capillaires de la région malade vont devenir le siège des follicules ; les éléments de leur paroi interne s'hyperplasient ; ils subissent la dégénérescence vitreuse, se fusionnent, et leur amas constitue la cellule géante qui remplit le calibre du canal sanguin ; à son pourtour, et grâce à l'irritation qu'elle exerce, les autres tuniques s'infiltrent de cellules épithélioïdes et d'éléments embryonnaires ; le follicule de Köster et de Charcot est alors organisé.

Cette oblitération du vaisseau compromet la nutrition des parties ; les trabécules osseuses se sont hyperplasiées sous l'influence de l'irritation lente du début ; des ostéoblastes se sont déposés à leur surface et forment des strates surajoutées ou de petites protubérances osseuses irrégulières. Maintenant que la circulation est interrompue, la région va être frappée de mort ; un sillon d'élimination va se creuser et un séquestre s'isolera, arrondi, d'un blanc opaque, caractérisé par sa dureté et l'épaisseur de ses trabécules osseuses. On voit qu'il a été « . remanié par un travail d'ostéite à la fois condensante et raréfiante dans lequel la condensation domine. »

Il est une forme particulière, une sorte d'infiltration *diffuse* sur laquelle insistent beaucoup Kiener et Poulet. L'épiphyse ou le tissu spongieux de l'os court ne présente plus une simple tache : la région tout entière est infiltrée ; souvent même l'os contigu est atteint ; ici les follicules sont innombrables, mais leur régression et leur ramollissement commencent avant leur complète édification ; les cellules géantes se détruisent au milieu des éléments embryonnaires ; leurs foyers de désintégration s'unissent aux foyers voisins et la matière tuberculeuse envahit ainsi une large étendue de tissu spongieux qui ne forme plus qu'un déliquium purulent.

Cette description rapide nous montre l'extrême analogie qui existe entre les trois formes précédentes : le tubercule enkysté, l'infiltration circonscrite et l'infiltration diffuse. Comme le dit Charles Nélaton, la seule différence réside dans la rapidité du processus et le nombre plus ou moins grand des lésions élémentaires. Granulations peu abondantes en un point bien délimité, persistance de quelques capillaires, développement lent qui permet la résorption des trabécules osseuses, voilà le tubercule enkysté. Multiplicité des granulations, oblitération des vaisseaux par les cellules géantes, mortification des trabécules déjà hypertrophiées, séquestration de la région nécrosée, voilà pour l'infiltration circonscrite ; enfin, confluence des follicules à peine ébauchés, dégénérescence rapide, transformation de toute une épiphyse en un séquestre infiltré de matière caséeuse, voilà l'infiltration diffuse.

La *carie* doit être désormais rangée parmi les lésions tuberculeuses des os. Nous avons déjà montré que l'expérimentation et les examens histologiques ne laissaient aucun doute sur ce point ; des fongosités carieuses insérées sous les téguments provoquent, chez les animaux, le développement de la tuberculose ; d'autre part, les recherches de Kiener et Poulet ont montré le follicule type dans les os atteints de carie. Le bacille a été cherché et trouvé dans le pus et dans les fongosités. Certainement, l'aspect des tissus ne rappelle pas trait pour trait celui d'un os tuberculeux : les fongosités sont plus abondantes, les vaisseaux nombreux, les trabécules osseuses minces, friables, souvent libres, véritables séquestres lamellaires de quelques millimètres, rosés ou blanc mat, poreux, mais éburnés aussi et condensés par places.

Après l'étude brève qui déjà en a été faite, nous savons qu'il s'agit là d'une infiltration tuberculeuse s'abattant sur un terrain spécial, préparé par quelque déchéance organique générale, une dyscrasie, ou bien, et de préférence, par une inflammation de voisinage ; l'os modifié par une ostéite est hypérémié, raréfié lorsque les follicules se développent. Nous avons vu, en outre, que la carie frappe les os courts, les épiphyses au contact des jointures atteintes d'arthrites fongueuses. En résumé, donc, la carie est une tuberculose qui se développe sur un os dont la nutrition est défectueuse.

Le *spina ventosa*, mot ancien dont la signification n'a été bien précisée que par les travaux des cinquante dernières années, est une

maladie tuberculeuse de l'enfance qui n'atteint guère que les phalanges, les métacarpiens et les métatarsiens ; on l'aurait cependant
signalée au crâne et sur le cubitus ; à la main, les premières phalanges, surtout la première phalange du médius, puis celle du pouce
sont le plus souvent prises ; au pied, on rencontre spécialement cette
lésion sur le premier métatarsien.

L'os malade est très déformé ; il est volumineux, renflé, bulleux,
ampullaire, comme soufflé ; son canal médullaire est très agrandi ;
les mailles osseuses, les trabécules ont disparu et l'on trouve, à leur
place, une substance fongueuse, jaunâtre, d'aspect gélatineux. Le
tissu compact de la diaphyse, aminci, refoulé par l'énorme développement de la moelle hypérémiée, est quelquefois ulcéré par les
masses fongueuses qui forment des saillies bourgeonnantes, de véritables fongus au travers de ces pertes de substance. Le cartilage
diarthrodial résiste longtemps ; mais il peut se ramollir aussi, se
décoller ; l'articulation est ouverte ; une arthrite se développe qui,
d'après les auteurs, frappe plus souvent la jointure supérieure que
l'inférieure.

Le périoste est épaissi, rouge ; on y trouve des suffusions sanguines ; les vaisseaux sont très dilatés ; les masses fongueuses qui le
soulèvent et le décollent, l'ulcèrent et le perforent en certains points ;
mais, en d'autres, son activité s'exagère et il sécrète des ostéophytes,
des lames d'os nouveau qui engainent la diaphyse mortifiée dans une
étendue plus ou moins grande ; le séquestre est en général blanc,
dur, éburné. On voit combien sont complexes les lésions du *spina
ventosa*. Mais l'examen histologique a levé tous les doutes et là,
comme dans la carie, on a reconnu les follicules caractéristiques. D'ailleurs, cette affection se développe souvent chez des scrofuleux et
coïncide avec d'autres manifestations de la tuberculose.

Symptômes. — L'ostéite tuberculeuse frappe de préférence le
tissu spongieux ; elle est surtout fréquente dans les vertèbres, l'extrémité inférieure du fémur, l'extrémité supérieure du tibia, les os de
la main et du pied, les côtes, le sternum, l'iliaque ; au crâne, le
rocher est la partie le plus souvent atteinte. Ses signes sont ceux de
l'ostéite ; ils consistent en une douleur plus ou moins vive, localisée
dans la région atteinte, exagérée par la pression et les mouvements ;
une tuméfaction, un gonflement plus ou moins appréciable. Lorsque
la lésion ne reste pas centrale et qu'elle franchit les limites de l'os,

des symptômes surviennent qui peuvent éclairer le diagnostic ; une arthrite, lorsque le foyer s'ouvre dans la jointure ; un abcès, une fistule lorsque le pus s'évacue au dehors après un court trajet ; une collection purulente migratrice lorsque le foyer tuberculeux est profondément placé. La clinique diffère trop suivant la région atteinte pour que nous puissions insister ici : quel rapport établirions-nous entre la carie du rocher, le mal de Pott et la tuberculose de l'épiphyse du fémur ou du tibia ?

Les signes de la carie présentent quelques particularités ; au début on constate une douleur, un empâtement semblables à ceux de la tuberculose ordinaire, mais le mal siège souvent sur un os court ou dans une épiphyse voisine d'une articulation chroniquement enflammée ; puis, lorsqu'une fistule s'est ouverte à l'extérieur, un stylet introduit par cet orifice provoque une crépitation particulière due à la fracture de lamelles osseuses raréfiées et friables ; après cette exploration, du sang s'écoulera par la fistule ; on sait, en effet, que les fongosités de l'os carié sont très vasculaires.

Le *spina ventosa* est caractérisé par sa forme spéciale ; le doigt, le métacarpien, le métatarsien est déformé ; il est arrondi, renflé en son centre ; l'os boursouflé, recouvert d'une peau rosée, a été comparé à un radis. Peu à peu les téguments deviennent adhérents, s'enflamment et une fistule s'ouvre par où s'écoule un pus grumeleux, séro-sanguinolent, parfois fétide et qui entraîne avec lui des débris osseux. Des fongosités ne tardent pas à faire saillie au travers de ces pertes de substance

Traitement. — La tuberculose osseuse est une affection très sérieuse, même lorsqu'elle est locale ; elle entraîne des suppurations intarissables ; les séquestres s'engainent et demeurent un temps indéfini avant d'être expulsés, si le chirurgien n'intervient pas. D'ailleurs n'est-on pas toujours sous le coup d'une généralisation ? Les poumons, les méninges, le péritoine peuvent se prendre, auquel cas la mort est rapide. Certaines tuberculoses des os ont une gravité spéciale : celles du crâne, les infiltrations vertébrales sont redoutables par la proximité du cerveau et de la moelle.

Le traitement général est absolument indiqué : les toniques, les reconstituants, l'huile de foie de morue, les bains salés, le bon air, la mer, le soleil ont une importance plus grande encore que l'intervention chirurgicale. Celle-ci cependant ne sera pas négligée : on

essayera de limiter l'infiltration ; on empêchera le pus de s'accumuler
et de se corrompre dans les clapiers soigneusement désinfectés par
les antiseptiques ; on drainera .les cavernes, on les évidera ; on ré-
séquera les parties atteintes. Mais nous ne saurions insister, chaque
os ayant, pour ainsi dire, ses indications particulières.

VII

OSTÉITE SYPHILITIQUE.

Les désordres que la syphilis provoque dans les os sont nombreux.
On les divise en deux grandes catégories : ceux de la vérole *acquise*
et ceux de la vérole *héréditaire.*

1° AFFECTIONS OSSEUSES DE LA SYPHILIS ACQUISE.

Elles sont de deux ordres : les unes ont les mêmes caractères
anatomiques que l'ostéo-périostite simple et, comme elles, peuvent
prendre la forme *raréfiante* et *condensante,* causer l'apparition
d'*exostoses* et se terminer par *nécrose ;* les autres ont une allure spécifique : elles déterminent la production de tissu gommeux tantôt
diffus et tantôt *circonscrit.* On les nomme ostéites, ostéo-périostites,
périostoses, ostéomyélites *gommeuses,* ou encore *gommes* des os.

Étiologie. — L'ostéo-périostite syphilitique, en sa qualité de lésion
profonde, devrait, selon la loi de Ricord, appartenir essentiellement
à la période tertiaire ; il n'en est rien, et elle peut apparaître aux premières périodes de la vérole, avant même les manifestations cutanées ;
on l'a vue survenir peu après le chancre infectant. Mauriac parle
d'exostoses crâniennes observées dans les premières semaines ; Cornil
et Ranvier ont étudié, chez des individus morts du choléra, des inflammations osseuses lorsque commençait à peine la période secondaire.

La périostite et l'ostéomyélite gommeuses, au contraire, sont tardives ou précoces suivant la gravité des accidents, l'évolution de
la maladie ; mais elles n'apparaissent guère qu'après la deuxième
année, avec le cortège des manifestations tertiaires. Ostéite simple
et ostéite gommeuse peuvent se développer spontanément ; il n'en

est pas moins incontestable que les divers traumatismes, les contusions surtout, précèdent très souvent et provoquent leur production.

Aussi les os superficiels, ceux qu'atteignent de préférence les violences extérieures, le tibia d'abord, situé immédiatement sous la peau, puis la clavicule, le frontal, le sternum, le bord interne du cubitus sont plus souvent frappés de lésions syphilitiques que le fémur, l'humérus, l'iliaque, les vertèbres, recouverts par des parties molles abondantes. L'influence des contusions explique, chez les vérolés, certaines périostoses professionnelles développées en un point de l'os où viennent appuyer habituellement le manche d'un instrument, une courroie, le rebord de l'établi.

Anatomie pathologique. — Nous serons brefs sur les lésions de l'ostéo-périostite syphilitique *simple;* elles rappellent de tous points celles de l'ostéo-périostite traumatique. C'est le même épaississement, la même vascularisation du périoste dont la couche ostéogène devient plus riche en éléments embryonnaires ; ils s'organisent, s'incrustent de sels calcaires et forment, à la surface de l'os, des périostoses plus ou moins volumineuses. La diaphyse, les épiphyses elles-mêmes — moins fréquemment, il est vrai, — sont aussi atteintes, tantôt à leur surface, tantôt dans l'épaisseur du tissu compact, tantôt dans l'intérieur du canal médullaire. On constate une hypérémie, une dilatation des vaisseaux ; les éléments jeunes qui les enveloppent se multiplient ; ils élargissent les canalicules de Havers et s'accumulent dans les aréoles spongieuses ou dans la moelle centrale.

Simultanément ou consécutivement commence le travail d'ossification ; ces éléments jeunes s'organisent en tissu osseux ; les canalicules de Havers se rétrécissent par l'apport de couches concentriques nouvelles jusqu'à comprimer les vaisseaux, les oblitérer même, et une nécrose est la conséquence de cette éburnation ; sur la diaphyse, dans le canal médullaire, se déposent des strates qui épaissiront l'os. On a vu des tibias doubler de volume ; la calotte crânienne a mesuré, dans certains cas, un à deux centimètres. Nos musées en fournissent de curieux exemples.

L'hyperostose est souvent circonscrite ; elle forme une masse arrondie ou conique qui prend le nom d'*énostose* dans l'intérieur de l'os et d'*exostose* à sa surface. Son volume est, en général, celui d'une noisette ou d'une noix ; sa base d'implantation est presque toujours fort large ; le tissu spongieux, aréolaire au début, devient plus dense et s'éburne à la longue. Nous aurons à distinguer plus loin les exostoses syphilitiques des exostoses *ostéogéniques* qui se développent dans l'adolescence et dont la saillie est, d'habitude, plus considérable.

L'ostéo-périostite *gommeuse* est *circonscrite* ou *diffuse*. Les gommes circonscrites se développent tantôt à la surface de l'os et tantôt dans son épaisseur ; elles ont été bien étudiées au crâne, — où elles sont fréquentes, — par Virchow, Volkmann et Poulet. Qu'elles naissent du périoste ou de la dure-mère, elles s'enfoncent, comme un coin, dans le tissu osseux qui se raréfie et forme une cupule ; celle-ci se perfore si le processus destructeur continue. La lésion, dit Poulet, est alors caractéristique : « le bourgeon gommeux pénètre dans l'os et s'y creuse une véritable spirale dont les tours vont s'élargissant. Au crâne, la spirale s'étale en largeur comme un ressort de montre ; dans les os des membres, elle se développe en hauteur comme l'hélice d'un tire-bouchon. »

Nous n'insisterons pas sur l'aspect de la gomme des os et son mode d'évolution : au début, les lésions sont celles d'une ostéite raréfiante : prolifération de la moelle, destruction des trabécules osseuses, amas d'éléments embryonnaires qui vont se grouper en nodules gommeux, roses ou grisâtres, consistants au début et qui présentent, au centre, des éléments en régression graisseuse, tandis qu'à la périphérie on trouve un réseau fibrillaire, des éléments jeunes qui entourent des cellules géantes et qu'unissent des capillaires encore perméables ; l'absence ordinaire de cellules épithélioïdes, la persistance des vaisseaux, le défaut de bacilles, différencient la gomme du follicule tuberculeux.

Quelle sera la destinée de cette gomme ? Dans ses premiers stades, au cours de la phase embryonnaire, elle peut disparaître sous l'influence du traitement spécifique ; plus tard, on la voit s'affaisser encore, mais il est rare qu'il ne reste pas une petite nodosité d'une durée indéfinie. Abandonné à lui-même, le syphilome s'échauffe, adhère à la peau ; une substance séro-purulente ou *gommeuse* s'écoule à l'extérieur, entraînant avec elle des débris caséeux. La gomme peut aussi se résorber lentement, en laissant après elle un stigmate indélébile, une dépression plus ou moins profonde, une cicatrice étoilée ; parfois on a observé sur la calotte crânienne une perforation complète de l'os; l'ostéite du pourtour ne suffit pas à combler cet orifice; les lèvres sont bien épaissies, éburnées, comme bordées par une exostose circonférentielle, mais il reste un trou qu'oblitère une lame de tissu fibreux.

L'infiltration gommeuse *diffuse* est moins connue que la gomme circonscrite : elle se montre surtout dans les os plats, minces, papyracés, le palatin, la cloison nasale, les cornets, les os propres du nez. L'os atteint est recouvert d'une substance molle, gélatineuse, rosée, dont la consistance s'accroît; la couleur devient opaque. La structure de ce tissu rappelle celui de la gomme. Ces lésions, elles aussi, peuvent disparaître sous l'influence du traitement spécifique; elles laissent à leur place des dépressions, des pertes de substance circinées; l'os est irrégulier, couvert d'ostéophytes qui ressemblent à des touffes de mousse.

Au pourtour de la lésion se présente parfois une ostéite condensante : les vaisseaux s'oblitèrent et la circulation s'arrête; une nécrose en est la conséquence. Au crâne, on observe souvent des séquestres énormes et nous avons vu à Saint-Louis une femme dont toute la calotte crânienne s'était mortifiée et détachée, découvrant ainsi les méninges : la guérison survint : du tissu fibreux remplaça le frontal et les pariétaux. Le séquestre peut provoquer, à ces limites, une ostéite productive assez intense pour invaginer les bords de la lame mortifiée, comme le boîtier d'une montre en enchâsse le verre.

Les os minces de la face et de la base du crâne se nécrosent avec une très grande facilité, et leur destruction est des plus rapides à la suite des ostéites gommeuses diffuses. On ne connaît guère le processus anatomique de la lésion, mais on sait qu'elle s'étend à la voûte palatine, aux os propres du nez, à la cloison; qu'elle gagne l'unguis et l'ethmoïde et que la disparition de ces os amène un affaissement dont l'une des conséquences est la laideur repoussante du visage.

Symptômes. — L'ostéo-périostite des premières périodes de la syphilis rappelle beaucoup l'ostéo-périostite traumatique : en un point plus ou moins étendu de l'os, souvent au niveau des insertions tendineuses, on constate un gonflement diffus, un empâtement léger, sans œdème et sans rougeur de la peau de la région; il existe une douleur spontanée que la pression exaspère. Son caractère dominant est d'être nocturne; elle s'éveille dès qu'on se met au lit, et Ricord

a remarqué qu'elle est diurne chez les viveurs, les boulangers, ceux
qui « font du jour la nuit ».

Ces souffrances, vagues d'abord et mal délimitées, se fixent et deviennent intolérables, térébrantes; on les rencontre surtout au niveau
du tibia, du bord interne du cubitus, de la clavicule, du sternum.
Ces douleurs *ostéocopes* s'appellent *céphalée* lorsque les os du
crâne sont atteints et que le patient les ressent à la tête. Rien ne peut
les calmer que le traitement spécifique, sous lequel elles disparaissent
rapidement, quelquefois en un ou deux jours. Le gonflement cède, lui
aussi, lorsque le tissu osseux néoformé est encore à ses premières
périodes d'organisation, mais si l'hypérostose diffuse ou l'exostose
circonscrite est éburnée et dense, elle persiste malgré l'emploi de
l'iodure et du mercure; il est vrai que les souffrances dont elle est
le siège ne tardent pas à s'apaiser.

Les gommes des os se manifesteront aussi par des douleurs très
vives, nocturnes surtout et exagérées par la pression; elles occupent
un point fixe où l'on sent un gonflement arrondi, hémisphérique, à
large implantation sur l'os; au début, sa dureté est extrême; mais
la tumeur grossit, s'échauffe, se ramollit; la peau rougit et l'on
perçoit une fluctuation très nette; elle s'ouvre et la gomme s'évacue.
Cette terminaison est rare; le traitement intervient d'ordinaire, et si
le syphilome est jeune, il se résorbe, ne laissant après lui qu'une
légère hypérostose; s'il est déjà ancien, la résorption se fait encore,
mais une cicatrice persiste, une dépression plus ou moins profonde,
un trou même entouré d'un rebord dur, d'un relief fort appréciable.

Lorsque la gomme est diffuse, les douleurs, le gonflement, l'empâtement profond occupent un plus large espace. Si un séquestre se
forme, il provoque autour de lui des phénomènes d'irritation qui se
traduisent par une tuméfaction plus marquée, puis de la suppuration; des fistules se creusent, des pertes de substance se font, ulcères
rouges, taillés à pic, à bords épais, mal bourgeonnants, humectés par
une très faible quantité de pus. Mais en général, dès que le traitement est institué, le fond se déterge, les parois granulent et les
tissus, heureusement modifiés, tendent à la cicatrisation.

Diagnostic. — Il est fort simple : chez un sujet en puissance de
syphilis, des douleurs nocturnes, surtout au niveau des os superficiels, tibia, clavicule ou crâne, l'apparition d'une exostose, la disparition des souffrances et l'affaissement de la tumeur sous l'influence

de l'iodure de potassium ne sauraient laisser aucun doute; il s'agit d'une inflammation syphilitique dont il faudra distinguer la variété, ostéo-périostite simple ou gommeuse, circonscrite ou diffuse.

Traitement. — On le connaît : l'iodure de potassium à la dose de trois ou quatre grammes par jour; du mercure, surtout, lorsque la syphilis est restée ignorée et n'a pas été soignée; fût-on même en pleine évolution tertiaire, les préparations hydrargyriques sont de rigueur. Cette médication générale se doublera de quelques soins locaux : une compression méthodique avec les bandelettes de Vigo a pu aider à la résorption d'exostoses; les applications d'onguent mercuriel et de sublimé corrosif hâtent la détersion des ulcères consécutifs à l'ouverture des abcès gommeux.

2° SYPHILIS HÉRÉDITAIRE.

Son étude est de date récente et, malgré les remarquables recherches de Parrot, de Fournier et de Lannelongue, bien des points restent encore obscurs ou contestés.

Les lésions des os sont parmi les manifestations les plus fréquentes de la syphilis héréditaire, et Parrot a pu dire que si, chez un enfant, un vestige de vérole existe en un point quelconque du corps, le squelette est atteint. Les altérations se dévoilent le plus souvent dans les premières semaines après la naissance; elles peuvent cependant rester latentes de longues années, et Augagneur cite un fait où elles n'apparurent qu'à vingt-six ans. Aussi a-t-on divisé les manifestations en *précoces* et *tardives*.

Les descriptions anatomo-pathologiques des lésions précoces que donnent les divers auteurs ne sont pas absolument identiques; nous suivrons celles de Parrot, qui passent pour les plus fidèles. Les désordres osseux parcourent trois phases : une première qui apparaît à la fin de la vie intra-utérine et peut sévir pendant cinq ou six semaines après la naissance; on entre ensuite dans la deuxième phase; la troisième ne survient guère que vers deux ans environ. A chacune correspondent les lésions différentes que la maladie montre tour à tour. Néanmoins, si la diathèse endormie ne se réveille qu'à la deuxième ou à la troisième époque, c'est par la deuxième ou la troisième forme et non par la première que débute l'altération osseuse.

La première phase est celle des *ostéophytes durs;* des couches osseuses nouvelles se déposent autour des os longs et plats, particulièrement vers la moitié inférieure de l'humérus et à la face interne du tibia; souvent elles ont pour siège le crâne, surtout vers les angles péribregmatiques du frontal et des pariétaux; la déformation singulière qu'elles provoquent a fait qualifier ces crânes de « natiformes ». Les masses juxtaposées diffèrent de l'os normal par une teinte particulière et par la direction des trabécules, perpendiculaires à l'axe de la diaphyse. Il n'est pas rare de constater en même temps, au voisinage de l'épiphyse, une couche crayeuse, friable, d'une épaisseur de 1 à 2 millimètres et nommée par Parrot *chondro-calcaire :* c'est le cartilage conjugal infiltré de sels de chaux.

Le deuxième type, celui de l'*atrophie gélatiniforme,* nous montre, avec les altérations précédentes, ostéophytes et couche chondro-calcaire, des portions circonscrites où l'os est remplacé par un tissu mou, sorte de géode remplie d'une substance « aqueuse, transparente, de nuances diverses, souvent jaune maïs, sucre d'orge et assez semblable à une gelée ». Au niveau de ces foyers, l'os est sans résistance et se brise; on observe souvent des fractures juxta-épiphysaires et une impuissance des membres qui ont fait donner à ces lésions le nom de pseudo-paralysies syphilitiques.

Le troisième type correspondrait, d'après Parrot, au rachitisme classique. La couche chondroïde du cartilage conjugal est devenue fort épaisse et un tissu nouveau, mou, vasculaire la pénètre sous forme de bourgeons rouges. C'est le *tissu spongoïde* de Jules Guérin ; ses masses exubérantes soulèvent, autour des épiphyses, des ostéophytes dont le volume et la flexibilité expliquent à la fois l'apparence noueuse des extrémités, les incurvations de la diaphyse et les fractures que l'on observe. Les os sont en partie décalcifiés et presque uniquement constitués par des amas d'éléments médullaires.

Les examens histologiques sont peu nombreux. Mais s'il faut en croire Berne, auteur d'une bonne thèse inspirée par Lannelongue sur les *manifestations osseuses, précoces et tardives de la syphilis héréditaire,* ces tissus jaune maïs, sucre d'orge, décrits par Parrot, ces masses ramollies gélatiniformes ne seraient que les diverses phases que parcourt le tissu gommeux ; il se ferait, sous le périoste et dans l'os, des dépôts circonscrits ou des infiltrations diffuses qui subiraient les dégénérescences habituelles.

Quoi qu'il en soit, Berne, Lannelongue et Fournier, qui ont étudié les lésions osseuses de la syphilis héréditaire sur des individus plus âgés que ceux de Parrot, insistent sur les couches d'os nouveau déposées au-dessous du périoste. Pour eux, il en résulte des déformations dont la physionomie est caractéristique. Au crâne, le frontal est le plus souvent atteint ; il se bombe d'une façon régulière et prend le type « olympien » ; dans d'autres cas, l'hypérostose se fait sur la suture bi-frontale et la malformation est dite « en carène ». Nous connaissons déjà l'aspect « natiforme » dû à l'épaississement des deux bosses pariétales séparées par une gouttière antéro-postérieure. Le sternum et la clavicule peuvent être, comme le crâne, soulevés par des gommes tantôt très dures, tantôt élastiques ou même ramollies.

Les déformations des os longs sont caractéristiques ; elles frappent, par ordre de fréquence, le tibia, le cubitus, le radius, le fémur et l'humérus. Ici encore la diathèse se traduit par des masses osseuses surajoutées, des couches nouvelles qui se déposent sous le périoste ; l'os est déformé, saillant en certains points ; il paraît incurvé, grâce à ces bosselures, « mais il n'y a aucune modification dans la direction générale du membre, dont l'axe reste le même ; on voit qu'il y a loin de là aux nouures rachitiques, où les courbures et les déviations de l'axe sont indiscutables ».

Le tibia, « l'os révélateur par excellence » de la syphilis héréditaire, a des déformations bien décrites par Lannelongue. L'hypérostose a pour point de départ le « bulbe de l'os », cette portion spongieuse de la diaphyse intermédiaire au cartilage de conjugaison et au canal médullaire ; les masses osseuses néoformées engainent toute l'épaisseur du segment osseux irrité et se dirigent, en s'atténuant, vers l'épiphyse et vers la diaphyse ; on constate, en avant, une saillie arciforme qui donne à l'os l'aspect d'une « lame ou d'un fourreau de sabre ».

En outre, l'os le plus malade présente çà et là des nodosités, des saillies rugueuses que l'on retrouve sur d'autres parties du squelette, les malléoles, le cubitus, le fémur, la clavicule, le sternum, les phalanges, le maxillaire inférieur. Certaines des tumeurs se ramollissent et l'on assiste à l'évolution des gommes osseuses ; aussi n'est-il pas rare de rencontrer, au niveau des hypérostoses, une ulcération syphilitique des parties molles qui permet au stylet de pénétrer jusque dans une caverne de l'os. Ajoutons que les lésions sont souvent symétriques, qu'elles provoquent parfois des productions ostéophytiques exagérées qui immobilisent les articulations voisines, qu'enfin elles s'accompagnent des douleurs ostéocopes caractéristiques.

Ces douleurs ostéocopes, la symétrie fréquente des lésions, la déformation particulière du tibia, l'amélioration rapide sous l'influence du traitement ioduré, permettraient d'aller droit au diagnostic. Il n'en faudra pas moins, surtout dans les manifestations tardives, rechercher tous les vestiges de la diathèse chez le malade et chez les ascendants. Un interrogatoire rigoureux du père et de la mère « isolés », l'examen le plus attentif de l'enfant, sont indispensables : retrouve-t-on les traces de l'irido-kératite, d'une évolution dentaire vicieuse? Existe-t-il une exostose médio-palatine, un affaissement du nez, des macules sur les fesses, une atrophie des testicules? Ce sont là des indices sur la valeur desquels nous n'avons nul besoin d'insister.

Quant aux rapports du rachitisme avec la syphilis héréditaire, nous en dirons un mot dans le prochain chapitre. Il nous semble évident que la thèse soutenue par Parrot ne saurait se défendre et le rachitisme n'est point une des manifestations osseuses de la syphilis héréditaire; celle-ci ne donne pas naissance à celui-là, comme aux gommes hépatiques, à la kératite interstitielle, au coryza chronique et à l'alopécie. Les lésions sont ressemblantes, mais non identiques. On voit, par exemple, que dans les déformations du «,tibia Lannelongue », il n'y a pas courbure de l'os, déviation de son axe, mais simple hypérostose; l'incurvation est apparente et non réelle.

Lorsque l'affection osseuse en est encore à ses débuts, qu'il se montre des poussées aiguës, des douleurs ostéocopes, que les amas gommeux se forment sous le périoste, l'iodure et le mercure ont une efficacité remarquable; quelques cuillerées de sirop de Gibert, et les souffrances disparaissent, la tumeur s'atténue, les hypérostoses mêmes s'affaissent. Mais le traitement spécifique est sans résultat si les couches osseuses néoformées sont déposées depuis longtemps, éburnées, dures et massives.

Restent alors les déformations, les consolidations vicieuses des os fracturés aux premières périodes de la maladie, les incurvations mêmes qui, pour exceptionnelles qu'elles soient dans la syphilis héréditaire, n'en ont pas moins été observées, les nécroses consécutives à l'ostéite condensante des dernières phases de la maladie. Nous n'avons pas à décrire ici les interventions chirurgicales qui peuvent être tentées, les évidements, les résections, les redressements par l'ostéotomie ou l'ostéoclasie et les extractions de séquestres.

VIII

RACHITISME

Le *rachitisme* est un vice de nutrition des os caractérisé par le gonflement et le ramollissement, les incurvations ou même les fractures des extrémités épiphysaires en voie de développement.

Trousseau raconte, dans sa *clinique de l'Hôtel-Dieu*, que, vers la première moitié du dix-septième siècle, les tables mortuaires de l'Angleterre firent mention d'une maladie inconnue jusqu'alors : ceux qui en étaient atteints étaient nommés « riquets », d'un mot normand qui signifie difforme ou bossu. La multiplicité des cas émut les médecins et, en 1645, huit d'entre eux se réunirent pour mettre leurs idées et leurs observations en commun. Glisson fut chargé de tenir la plume, et son livre parut en 1650. Après lui, de nombreux travaux furent publiés, mais surtout à la fin du dix-huitième siècle, en 1772 par Levacher de la Feutrie, en 1797 par Portal. Au dix-neuvième étaient réservées les recherches d'anatomie pathologique qui commencent avec les mémoires de Rufz, de Bouvier, de Jules Guérin, avec le célèbre rapport présenté en 1852 par Broca à la Société anatomique. Il a été le point de départ des investigations de Muller, de Virchow, de Cornil et Ranvier, de Tripier, dont il faut lire l'article du *Dictionnaire encyclopédique*.

Étiologie. — Rien de plus banal que les causes invoquées pour expliquer l'apparition du rachitisme; on a incriminé les conditions les plus contradictoires et les plus disparates; chez les ascendants du malade, la tuberculose, la scrofule, la trop grande jeunesse, la vieillesse, l'alcoolisme, la pléthore, les tempéraments sanguins et bilieux, l'oisiveté, l'excès de travail, la luxure; chez les enfants atteints, la toux, la diarrhée, toutes les fièvres, l'influence du chaud, du froid, de l'humidité, des habitations basses, obscures et mal aérées ; la mauvaise qualité des aliments, le lait, les farineux, l'usage des substances trop azotées, l'allaitement trop prolongé, le sevrage trop hâtif.

Il est difficile d'accepter ces assertions, qui toutes s'appuient cependant sur un certain nombre de faits ; le froid humide, les habitations obscures paraîtraient avoir une influence incontestable, aussi le rachitisme est-il plus fréquent en Angleterre et en Hollande qu'en France et qu'en Espagne. Il en serait de même de la mauvaise alimentation, bien que les expériences citées à l'appui de cette opinion soient sans valeur : les recherches de Tripier démontrent qu'on n'a pu encore provoquer le rachitisme chez les animaux. Les seules notions indiscutables sont que cette maladie se développe dans l'enfance, de préférence vers deux ans ; qu'elle apparaît exceptionnellement pendant la vie intra-utérine ou au moment de la naissance ; encore faudrait-il savoir si l'on n'a pas considéré comme rachitiques des altérations syphilitiques ; après huit ou dix ans, les nouures sont très rares, bien qu'on en ait vu chez des jeunes gens de dix-huit ans.

Dans ces dernières années, Parrot a voulu faire, du rachitisme, un accident de la syphilis héréditaire. Nous avons présenté plus haut quelques objections cliniques et anatomo-pathologiques ; ajoutons avec Cornil que le rachitisme est rare chez les citadins, si souvent syphilitiques, mais bien nourris et bien vêtus, tandis qu'il est fréquent dans les campagnes, presque indemnes de vérole, mais très misérables ; avec Magitot, Rémy et Rufz de Lavison, que la syphilis est endémique chez les Kabyles d'Algérie, en Chine, au Japon, au Mexique, au Pérou, et que le rachitisme ne s'y observe pas ; avec Cazin, que sur 49 rachitiques observés par lui, aucun d'entre eux n'avait ni vérole actuelle, ni vestige de vérole ancienne.

Anatomie pathologique. — Au début, l'os rachitique paraît gonflé ; il est rouge ; le périoste qui l'enveloppe est épaissi, ecchymotique, décollé par une substance, analogue à de la gelée de groseille, qui infiltre la membrane et semble se continuer dans les canalicules de Havers élargis ; le boursouflement des épiphyses augmente et donne aux jointures cet aspect *noueux* caractéristique ; le ramollissement survient ; l'os est flexible ; il s'incurve sous l'influence des tractions musculaires et s'affaisse sous le poids du corps, et l'on observe aux membres, au bassin, au thorax, au niveau de la colonne vertébrale, au crâne, des déformations que nous aurons à décrire.

Parfois toute résistance est vaincue et une fracture se produit.

Ce ne sont pas les seules lésions que l'on observe à l'œil nu : le cartilage conjugal est beaucoup plus épais : au lieu de mesurer 1 à 2 millimètres, il en compte de 8 à 12 ; il n'est plus bleuâtre, demi-transparent ; sa surface est irrégulière et son tissu ressemble à celui d'une fine éponge dont les alvéoles, de grandeur variable, et remplis d'une substance rougeâtre, se continuent dans la diaphyse et dans l'épiphyse. Si les lésions progressent, l'os se raréfie de plus en plus et se transforme en un tissu *spongoïde ;* le canal médullaire, tapissé par une trame d'apparence fibreuse, renferme de la moelle rouge. Au contraire, lorsque la réparation se fait, la substance rouge se résorbe, l'os se reforme, les incurvations se redressent, les fractures se consolident et un tissu dense, compact, lourd, éburné, remplace les aréoles irrégulières de l'os ramolli.

Ces diverses altérations ont été étudiées au microscope ; leur point de départ est au niveau du cartilage de conjugaison qui, on le sait, se compose normalement de plusieurs couches ; l'une de cartilage hyalin dont les cellules sommeillent encore ; mais à la limite de cette couche, ces éléments prolifèrent, résorbent autour d'eux la substance fondamentale ; plusieurs capsules s'ouvrent l'une dans l'autre et constituent ainsi de longs boyaux remplis de cellules. Ces boyaux, creusés dans le cartilage et disposés en canaux à peu près parallèles séparés par les travées de la substance fondamentale intacte, forment la couche *chondroïde.* Mais bientôt ils s'élargissent, les éléments prolifèrés y abondent ; des bourgeons vasculaires les pénètrent ; les travées cartilagineuses s'incrustent de sels calcaires ; sur leur pourtour se déposent régulièrement les cellules embryonnaires, futurs ostéoblastes que va cimenter la substance osseuse : les aréoles et les canalicules de Havers avec leurs capillaires sont constitués ; telle est la couche *spongoïde.*

Lorsque l'os est atteint de rachitisme, ce processus est troublé ; la couche chondroïde, à l'état normal d'un millimètre d'épaisseur tout au plus, se décuple ; la substance hyaline fondamentale s'incruste de sels calcaires ; il en est de même des capsules cartilagineuses ; elles se durcissent au lieu de se dissoudre et de mettre leurs cellules en liberté ; d'ailleurs, ces éléments changent de forme et deviennent angulaires, de sphériques ou d'ovalaires qu'ils étaient. En même temps le tissu embryonnaire, cellules et vaisseaux de la sub-

stance spongieuse, s'organise; et l'on trouve alors une trame vaguement fibrillaire, puis fibreuse, un véritable tissu conjonctif très
vasculaire parsemé de corpuscules anguleux calcifiés. C'est le tissu
ostéoïde de Virchow.

Et ces modifications ne se limitent point à l'ancienne couche spongoïde; les aréoles du bulbe de l'os se dilatent par la résorption des
trabécules; ces cavités agrandies se remplissent de cette substance
qui gagne bientôt le tissu compact; les canalicules de Havers s'é-
largissent et le vaisseau s'entoure d'une gaine ostéoïde; il en est
ainsi dans le canal médullaire et sous le périoste soulevé, épaissi.
Plus le rachitisme progresse, plus le tissu compact ou spongieux
normal disparaît pour céder la place à cette trame fibrillaire parcourue de nombreux vaisseaux et remplie d'éléments étoilés ou
anguleux, incrustés de sels calcaires. Lorsque arrive la *consomption
rachitique* de Jules Guérin, heureusement fort rare, la diaphyse tout
entière est envahie; il ne reste que quelques lamelles osseuses séparées par d'épaisses nappes de cette substance rouge.

Lorsque le processus destructeur s'arrête et que le stade de réparation commence, l'os rachitique subit des modifications encore
mal étudiées. Pour Broca, qui considère le rachitisme comme une
exagération et une généralisation des phénomènes physiologiques
dont la couche spongoïde du cartilage conjugal est le siège, il y
aurait simplement « reprise » de l'ossification. Mais Ranvier et Tripier, qui connaissent l'existence du tissu ostéoïde, pensent qu'il y a
d'abord retour de ce tissu à l'état embryonnaire : c'est aux dépens
des éléments jeunes que l'ossification recommencera sur nouveaux
frais. Ajoutons qu'on a fait souvent l'analyse des os rachitiques :
on aurait constaté une diminution de sels terreux; mais ces recherches sont encore d'un bien médiocre intérêt.

Symptômes. — Il ressort de l'étude étiologique que le rachitisme
est sous la dépendance des troubles de nutrition, de toutes les dys-
trophies qui peuvent frapper l'enfance; aussi, avant même que les
lésions du squelette commencent. le petit patient, indolent et triste,
maigrit; il est pâle, sa peau est sèche, la fièvre s'allume, le ventre se
ballonne et une diarrhée rebelle vient encore diminuer les forces.
D'autres fois, le mode de début est différent : la santé paraît floris-
sante, les chairs restent fermes lorsqu'on remarque déjà que l'enfant
remue avec peine; ses moindres mouvements sont douloureux; les

fontanelles ne se soudent pas, la tête grossit, l'occiput est saillant, la face semble se rapetisser, et bientôt les signes caractéristiques du rachitisme apparaissent, la série des déformations commence.

La *nouure* des articulations est un des premiers symptômes; elle est beaucoup plus marquée aux membres inférieurs et surtout au genou; les épiphyses, l'inférieure du fémur et la supérieure du tibia, sont boursouflées; la jointure est énorme, déformée; ses ligaments se relâchent et des subluxations se produisent. L'os ramolli se courbe; le changement de direction s'observe particulièrement au niveau du cartilage conjugal, point où les lésions sont le plus avancées. Les incurvations sont très variables et figurent, aux membres inférieurs, plusieurs lettres de l'alphabet : un S si le tibia est tourné en dedans et le fémur en dehors; un X lorsque les genoux se touchent tandis que les fémurs s'écartent par en haut et les os des jambes par en bas; un O lorsque fémur et tibia de chaque côté forment une courbure à concavité interne; un D lorsqu'un membre conserve son axe tandis que l'autre s'incurve en dedans; un B lorsque le membre à courbure fémorale et tibiale se rapproche du membre non dévié; un K lorsqu'un membre est rectiligne tandis que l'os de la cuisse et les os de la jambe forment un angle au niveau du genou porté en dedans. On comprend les combinaisons infinies qui peuvent se présenter.

La direction de ces courbures est imprimée par le poids du corps et les contractions musculaires. Nous avons vu un enfant dont le pied reposait sur la face dorsale par incurvation extrême du tibia que les jumeaux et le tendon d'Achille sous-tendaient comme une corde. Nous avons vu encore un petit rachitique des Pyrénées qui, enfant, se traînait par terre appuyé sur sa main gauche; l'extrémité inférieure du radius et du cubitus était coudée à angle droit et le poignet était perpendiculaire à l'axe du bras. Passant sur la déformation des omoplates, sur celles de la clavicule, de la colonne vertébrale, dont les courbures normales sont exagérées, nous dirons quelques mots des côtes et du bassin, à cause de leurs relations avec des viscères importants.

La ceinture pelvienne peut être très modifiée dans ses diamètres; la courbure du sacrum est exagérée, les os iliaques infléchis en dedans creusent pour ainsi dire les fosses iliaques, le détroit supérieur n'a plus la même forme, le détroit inférieur lui-même change par suite des inflexions possibles du pubis et de l'ischion; il survient des rétrécissements qui ont sur la grossesse et l'accouchement des conséquences désastreuses. Les déformations du thorax sont caractéristiques; les côtes, grâce aux tractions des muscles intercostaux, redressent leur courbure, elles peuvent même devenir concaves en dehors et dessiner, de chaque côté du sternum, saillant en avant comme chez les oiseaux, deux gouttières plus ou moins profondes. Mais les côtes inférieures, à partir de la neuvième et de la dixième, ne prennent pas part à ce changement de direction et la poitrine s'élargit brusquement : la taille semble reportée très haut et le ventre énorme du petit malade rappelle un peu celui de certaines araignées. Trousseau dit que l'enfant ressemble alors à une gourde. Au niveau du point où la côte et son cartilage s'unissent, une grande quantité de matières spongoïdes s'accumule fréquemment et ces bosselures, étagées de haut en bas suivant une ligne régulière, ont pris le nom de *chapelet rachitique*.

Ces déformations retentissent sur l'économie tout entière et la dystrophie du début peut s'accentuer : aux accidents dyspeptiques et digestifs s'ajoutent des troubles cardiaques et respiratoires; l'hématose se fait mal; une broncho-pneumonie, une pleurésie, une tuberculose emportent parfois le petit malade. Il survient encore des dégénérescences viscérales, un état cachectique inquiétant, si une médication active n'arrête les progrès du mal. Dans ce cas, l'état général s'améliore, l'appétit revient, la faiblesse disparaît; les fontanelles se soudent, la tête et la face, d'abord disproportionnées, reprennent à peu près leur rapport, et le petit malade ne conserve guère de cette agression qu'une déformation thoracique légère, quelquefois le vestige d'une dentition défectueuse et souvent une intelligence plus précoce.

Malheureusement il n'en est pas toujours ainsi; la guérison peut survenir, mais en laissant après elle des déformations invétérées qui nécessitent souvent une intervention chirurgicale. L'ostéite condensante saisit les os incurvés et les solidifie dans leur direction vicieuse. Or il en est beaucoup qui ne gênent pas seulement par leur aspect disgracieux : les courbures du membre inférieur sont un obstacle à la marche et celles du membre supérieur à la préhension; les rétrécissements du bassin empêchent l'accouchement et ceux du thorax troublent la respiration et les mouvements du cœur.

Traitement. — Une bonne hygiène, l'huile de foie de morue, les amers, le phosphore vanté tout récemment par Kassowitz, une alimentation très surveillée, un changement de climat, l'air, le soleil suffisent souvent pour amener la guérison radicale du rachitisme. Nous avons été consulté pour une petite fille qui habitait avec les siens sur une sorte de radeau qui montait et descendait la Seine ; on a débarqué la malade, et en moins de deux mois s'est effectué le redressement d'incurvations considérables des membres inférieurs. Les frictions sèches, les frictions salées, les bains au chlorure de sodium chez soi, à la mer ou à Salies, ont la plus grande efficacité. Pendant la période de ramollissement des os, les enfants, tout en étant fréquemment·portés dehors, resteront dans une gouttière pour éviter les déformations déterminées par le poids du corps.

Lorsque les courbures sont invétérées, que le rachitisme s'est guéri, mais en laissant comme vestige des incurvations ou des difformités, le chirurgien peut intervenir efficacement soit par l'ostéotomie, soit par l'ostéoclasie. Nous avons eu sept fois recours à cette dernière pour des déformations rachitiques ; l'os a été brisé soit à l'extrémité supérieure, soit à l'extrémité inférieure du tibia ; deux fois il nous a fallu ajouter à l'ostéoclasie la section du tendon d'Achille pour réduire les fragments osseux maintenus à angle aigu par les jumeaux et le soléaire raccourcis. Dans tous nos cas, la guérison rapide est survenue et le résultat orthopédique s'est trouvé excellent.

IX

OSTÉOMALACIE

L'*ostéomalacie* est un ramollissement des os provoqué par la résorption des sels calcaires et le retour des travées osseuses à l'état embryonnaire.

Cette affection, fort rare d'ailleurs, n'est guère connue que depuis le siècle dernier. On en retrouve cependant des exemples non douteux dans les auteurs anciens, et partout on cite l'observation d'un augure arabe qui vivait vers 560, et dont tous les os, sauf ceux de la tête, de la nuque et des mains, « se pliaient comme un vêtement ». Le cas de la marquise Bernarde d'Armaignac est non moins célèbre ; sa taille diminua d'un pied, et, lorsqu'elle mourut, à l'âge de vingt-deux ans, tous ses os, sauf les dents, étaient ramollis. Mais il faut attendre l'histoire de la femme Supiot, publiée vers 1750 par Morand le fils, pour que l'attention soit définitivement éveillée sur cette singulière maladie. A partir de ce moment les travaux se multiplient : Hénocque nous en donne un intéressant résumé dans le dictionnaire de Dechambre.

Étiologie. — Elle est encore obscure et l'on n'a pu dégager que quelques notions un peu certaines à propos de l'âge et du sexe. L'ostéomalacie n'est pas, comme le rachitisme, une affection exclusive de l'enfance et de l'adolescence. Sur 39 observations relevées par Beylard, on trouve 2 cas au-dessous de vingt ans, 5 entre vingt et trente, 17 entre trente et quarante, 2 entre cinquante et soixante, et 3 au-dessus de soixante. C'est donc surtout une maladie de l'âge adulte et de la vieillesse. Le sexe féminin est frappé dans une très grande proportion ; en réunissant les statistiques de Beylard et de Collineau on constate que sur 96 cas, 17 seulement se rapportent à des hommes.

On a incriminé, mais sans preuves, la plupart des diathèses, la syphilis, la scrofule, le scorbut, le cancer, la goutte. L'hérédité invoquée par Eckmann est aussi contestable. L'influence d'une mauvaise hygiène, d'une alimentation insuffisante, d'une habitation humide et froide n'est pas mieux démontrée. L'ostéomalacie est, dit-on, plus observée en Bavière que dans le reste de l'Allemagne et surtout qu'en France. On s'accorde à reconnaître sa plus grande fréquence après la parturition : les accouchements nombreux et rapprochés, l'allaitement provoqueraient le ramollissement des os. Collineau a montré que, sur un relevé de 43 femmes ostéomalaciques, 14 avaient eu de quatre à six grossesses, 6 deux à trois, et 4 une seule ; les 14 autres n'avaient pas eu d'enfant. Ajoutons enfin que la démence est aussi invoquée comme cause d'ostéomalacie.

La cause prochaine de l'ostéomalacie, le mécanisme du ramollissement des os, est encore totalement inconnu malgré un très grand nombre de recherches dirigées dans ce sens. Les études ont été poursuivies non seulement sur l'homme, mais sur l'espèce bovine, qui peut être atteinte, dit-on, d'une affection semblable à l'ostéomalacie ; elle frapperait de préférence les vaches pleines ou nourrices. On en a signalé plusieurs épidémies dans la Saxe, la Bohême, l'Alsace ; on l'aurait observée dans les Landes, l'Yonne et la Côte-d'Or. Dans ces cas, on accuse surtout une alimentation pauvre en principes minéraux, et, de fait, les os analysés prouvent que les sels terreux y sont beaucoup moins abondants.

Dans leurs expériences, pourtant, Guérin, Trousseau et Tripier n'ont pu, par une alimentation insuffisante ou privée de sels minéraux, reproduire une ostéomalacie vraie. Heitzemann aurait réussi par une autre méthode : en faisant ingérer aux animaux, avec leur nourriture ordinaire, une certaine quantité d'acide lactique, il aurait retrouvé, au bout de cinq à six semaines, les lésions de l'ostéomalacie chez des chiens et des chats. Aussi a-t-il admis que les ostéomalaciques produisent de l'acide lactique qui dissout les phosphates terreux ; ces phosphates ont été quelquefois constatés en excès dans les urines de malades atteints de ramollissement des os : n'en est-il pas assez pour édifier une théorie ?

Mais d'autres recherches, d'autres expériences, d'autres analyses menées depuis avec le plus grand soin, infirment ces premiers travaux. On aurait maintenant une grande tendance à mettre cette lésion généralisée sous la dépendance de troubles trophiques. Os, moelle et périoste « ont une activité de nutrition bien autrement considérable qu'on ne le supposait avant les études d'histologie contemporaine, et il y a tout lieu d'espérer qu'on pourra démontrer la part du système nerveux ou des nerfs vaso-moteurs dans la nutrition des os et, par conséquent, dans l'ostéomalacie. »

Anatomie pathologique. — Dans une première période, on observe la décalcification de l'os dont la substance fondamentale perd ses sels terreux ; il est alors flexible, ramolli, rouge ; les cellules prolifèrent et accumulent des éléments jeunes dont les amas sont parcourus par des vaisseaux dilatés ; la couche ostéogène du périoste, lui-même épaissi, œdémateux et décollé, devient plus fluide, pulpeuse, d'apparence gélatineuse ; parfois colorée par des suffusions sanguines. Le retour à l'état embryonnaire progresse encore ; les travées osseuses décalcifiées disparaissent ou s'amincissent devant la prolifération des cellules agrandies qui remplissent les aréoles du tissu spongieux et les canalicules de Havers dilatés. Au milieu de ces éléments, on rencontre des corpuscules graisseux en très grande abondance, qui donnent à la moelle un aspect jaunâtre et huileux. Décalcification et résorption des travées osseuses, production exagérée de cellules embryonnaires infiltrées de graisse et d'éléments du sang, telles sont, en résumé, les lésions microscopiques de l'ostéomalacie.

On comprend, sans y insister, combien doit être petite la proportion des sels calcaires dans ces os ramollis. Tandis que l'on trouve dans les os normaux de 51 à 85 pour 100 de phosphate de chaux, une série d'analyses relevées par Hénocque ne donne, chez des individus atteints d'ostéomalacie, que 2, 11, 12, 17, 19, 46 pour 100. Le fluorure de calcium a aussi notablement diminué ; au lieu de 1 à 2 pour 100 de fluate de chaux, on en signale à peine quelques traces dans des os ostéomalaciques où l'on aurait constaté la présence de l'acide lactique. Nous avons vu le rôle que cette substance jouerait dans la pathogénie de l'affection qui nous occupe, mais nombre d'auteurs, entre autres Volkmann et Virchow, révoquent en doute son existence. Ajoutons que Dechambre a signalé l'atrophie des masses musculaires et leur dégénérescence graisseuse et qu'on a souvent trouvé des calculs dans les voies urinaires.

Les os ainsi décalcifiés, convertis en une masse pulpeuse, molle comme le tissu de la rate, à peine entourés d'une mince coque résistante, dernier vestige de la couche compacte et comme perdue sous le périoste œdémateux et épaissi, vont subir de profondes modifications dans leur forme ; le squelette s'affaissera sous l'influence du poids du corps ; les os, ductiles comme de la cire, se tasseront, leur substance s'accumulera vers les épiphyses et gagnera en épaisseur ce qu'elle perd en longueur. Les travées osseuses persistantes se rompent : ces fractures, et les cals exubérants qui les accompagnent, changent encore l'aspect des parties. Il n'est pas jusqu'aux contractions musculaires qui ne viennent s'ajouter aux causes précédentes pour déformer les os ramollis des ostéomalaciques.

Le crâne est un des os les moins atteints ; cependant nombre d'observations nous le montrent épaissi, décalcifié, sans résistance, spongieux ; les sutures ont disparu. Le crâne du jeune Potiron examiné par Stanski en est un exemple ; celui de Mlle Bernarde d'Armaignac put être coupé avec une spatule. Sans être déformée bien positivement, la boîte osseuse se laisse déprimer dans le décubitus et il en résulte parfois de graves troubles cérébraux. La colonne vertébrale s'affaisse ; ses courbures normales s'exagèrent, de nouvelles ondulations se forment ; le poids de la tête entraîne souvent la région cervicale à angle droit sur la région dorsale ; le menton repose alors sur le sternum. La cage thoracique est aplatie d'avant en arrière par exagération de la courbure des côtes.

Les déformations du bassin ont d'autant plus préoccupé les médecins, que l'ostéomalacie pouvant être provoquée par une première grossesse, les accouchements subséquents en sont singulièrement compromis. Le détroit supérieur ressemble à un tricorne ou à un cœur de carte à jouer; il est fort resserré par le rapprochement des branches horizontales du pubis; la projection du coccyx en avant, le rétrécissement de l'arcade du pubis, le rapprochement des deux ischions diminuent le diamètre du détroit inférieur. De telles modifications sembleraient s'opposer à toute parturition normale. Trop souvent, en effet, on a dû avoir recours à des interventions chirurgicales, et, dans les relevés de Dupuy, nous voyons l'opération césarienne pratiquée 36 fois; l'avortement, provoqué 4 fois a été spontané 5 fois; 11 fois on a eu recours à la céphalotripsie; 25 fois on a appliqué le forceps. Par contre, on note 17 accouchements naturels; les os rapprochés, mais flexibles, se laissent dilater par le fœtus que refoulent les contractions utérines.

Les membres sont moins souvent altérés que la colonne vertébrale, le bassin et le thorax; et, d'après la statistique de Collineau, dans 50 cas d'ostéomalacie, les déformations portent 38 fois sur le tronc et 17 fois seulement sur les membres. Elles consistent en épaississement des épiphyses assez semblables aux nouures des rachitiques, en incurvations sollicitées, tantôt par le poids du corps, et tantôt par la puissance d'un groupe musculaire mal contre-balancé par ses antagonistes. Les déplacements provoqués par les fractures jouent aussi un rôle capital; le moindre mouvement, la pression du doigt, le soulèvement d'un membre suffisent pour provoquer une rupture osseuse et, en 1874, dans le service de Trélat, nous avons cassé le métacarpien d'une malade dont une trentaine d'os étaient déjà brisés, en lui prenant la main pour tâter le pouls.

Symptômes. — On ne surprend guère l'ostéomalacie à ses débuts; chez des déments néanmoins, ou chez des femmes enceintes après plusieurs accouchements rapprochés, surviennent parfois des douleurs intermittentes, vagues, erratiques, tantôt dans les masses musculaires, tantôt dans les os; puis elles s'accentuent, elles se font plus persistantes et se fixent aux membres, à la colonne vertébrale, ou sur la ceinture pelvienne; une pression exercée en ces points éveille une souffrance plus vive. Il est des cas où l'on constate une véritable hyperesthésie, et Trousseau et Lasègue ont signalé une « susceptibilité nerveuse » particulière que traduisent des contractions exagérées des muscles, provoquées par un simple attouchement de la peau.

Ces douleurs, qui rappellent celles du rhumatisme, ces contractions musculaires prennent souvent la forme de crises à durée variable et suivies d'une fatigue extrème; elles sont parfois nocturnes et empêchent le sommeil; le malade répugne aux mouvements et le moindre effort s'accompagne de sueurs profuses; chez la femme, la menstruation est généralement régulière, s'il n'y a pas de grossesse en cours : aucune des grandes fonctions de l'économie, digestion, respiration, circulation, ne paraît encore troublée.

Bientôt on s'aperçoit que la taille diminue; les vêtements semblent devenus trop longs. C'est là un symptôme noté dans nombre d'observations : la colonne vertébrale s'est incurvée; ses courbures naturelles augmentent; les os des membres se tassent et se fracturent et toutes ces causes réunies font que la stature diminue d'un quart, d'un tiers, de la moitié, suivant les cas. Ne cite-t-on pas un peu partout le fait recueilli par Franck d'une femme de cinquante ans qui, d'une taille au-dessus de la moyenne devint, en moins d'une année, comparable à une naine?

On a signalé des modifications dans la composition des urines; elles correspondraient à la décalcification des os et contiendraient un excès de phosphate de chaux; Barruel fils, Solly, d'autres encore auraient trouvé une quantité de ces sels trois et quatre fois supérieure à la proportion ordinaire. Mais, dans des observations plus récentes et par des procédés plus précis, les analyses n'ont pas donné les mêmes résultats; Moers et Muck n'ont pas constaté de différences notables et les urines de leurs malades étaient à peu près normales; dans certains cas on aurait même noté un abaissement très notable du taux habituel des phosphates terreux éliminés. Contradiction semblable pour l'acide lactique; si on l'a constaté chez certains ostéomalaciques, chez d'autres il fait complètement défaut.

Au cours de l'ostéomalacie et lorsque ses lésions sont bien confirmées, on voit apparaître des troubles généraux. Les douleurs s'apaisent souvent, mais la nutrition souffre; le malade s'affaiblit; les phénomènes respiratoires, troublés par les déformations thoraciques, s'accentuent, l'hématose se fait mal; il survient de l'amaigrissement, des palpitations, de la diarrhée; la région sacrée s'ulcère; on note parfois des accidents cérébraux, des convulsions, de la démence. La marche est progressive et à peine cite-t-on quelques cas exceptionnels portant amélioration et même guérison. D'ordinaire la cachexie s'aggrave, et en un an, quatre ans, six ans, dix ans le malade est emporté.

Traitement. — L'ostéomalacie se reconnaîtra facilement dans les périodes confirmées de la maladie, lorsque la colonne vertébrale s'infléchit et que les os se rompent au moindre heurt. Mais au début, quand on ne constate que des douleurs vagues et intermittentes, une certaine sensibilité provoquée par la pression en un point déterminé d'un os, il est permis d'hésiter et on a pu croire à des rhumatismes ou à une syphilis osseuse.

La thérapeutique n'a point encore fait ses preuves : on a conseillé assez théoriquement le changement d'air, les climats secs, les douches, le massage, un exercice régulier. On a insisté sur les bains de mer et les bains sulfureux. L'huile de foie de morue, les toniques, les amers, surtout le phosphate de chaux ont été employés dans nombre d'observations ; mais il n'est pas un fait authentique pour démontrer l'efficacité de ces diverses substances ou de ces divers moyens. Lorsque le ramollissement des os est arrivé à un certain degré, il faut immobiliser et protéger les malades pour éviter les fractures. Un seul conseil nous semble de quelque utilité : les femmes prédisposées devront éviter le mariage ou les grossesses, car l'influence de la parturition et de l'allaitement sur le développement de l'ostéomalacie paraît indiscutable.

X

OSTÉOPOROSE SÉNILE

Le ramollissement des os qui survient chez les vieillards est distrait, en général, de l'ostéomalacie et décrit à part sous le nom d'*ostéoporose sénile*, bien étudiée par Dechambre, Nélaton, Vulpian et Charcot.

Elle se caractérise par la raréfaction et la décalcification du tissu osseux dont les éléments font retour à l'état embryonnaire et constituent bientôt un tissu rouge, vasculaire, à trame conjonctive jeune, une sorte de « moelle fœtale ». Les lésions ne sont pas généralisées comme dans l'ostéomalacie ordinaire ; elles se localisent à la cage tho-

racique età la colonne vertébrale; on observe des douleurs vives dans
les portions malades du squelette; la moindre pression y devient insupportable; les muscles du cou sont souvent contracturés et fléchissent la tête de telle sorte que le menton appuie sur le sternum.

La maladie débute d'ordinaire entre soixante et quatre-vingts ans;
les troubles généraux ne tardent pas à se montrer dans ces organismes affaiblis; il y a bientôt des troubles dyspeptiques et digestifs; la
diarrhée est continue, l'amaigrissement extrême; la respiration et
la circulation sont entravées; on note aussi des accidents cérébraux,
du purpura. La mort subite est loin d'être rare.

XI

OSTÉOPSATHYROSIS

Cette affection singulière, désignée encore sous le nom d'os fragiles,
est absolument inconnue dans son essence. On ignore même quelles
modifications anatomiques permettent leur facile rupture aux divers
segments du squelette. Il est des individus qui n'ont ni rachitisme,
ni ostéomalacie, ni gommes sous-périostées, ni atrophie des os, ni
ataxie locomotrice; rien ne vient révéler une tare organique quelconqu-
que, et cependant, au moindre prétexte, survient une fracture.

Blanchard cite une enfant qui, à douze ans, s'était déjà fait 41 fractures; Heydenreich parle d'un homme de soixante ans chez qui on en avait
observé une vingtaine; « l'une des clavicules avait été brisée 5 fois
et, un jour, un éternuement, suffit pour casser cet os ». On trouve
dans le London Medical Gazette de 1853 l'histoire d'une fillette qui,
de trois à quatorze ans, avait essuyé 51 fractures dont 9 au niveau de
la même jambe. Nous pourrions multiplier les exemples et citer un
enfant que nous avons soigné : de légers traumatismes suffirent pour
briser 5 fois l'avant-bras gauche.

S'agit-il, comme le veut Gurlt, d'une modification intime de l'os
de nature aussi inconnue que celle de l'hémophilie? On sait seulement
que cette affection est parfois héréditaire et que même la « diathèse » est souvent plus accentuée chez les ascendants que chez les
descendants; on sait encore que, tantôt elle est congénitale, tantôt
elle peut se développer plus ou moins tard chez l'individu. La marche

de ces fractures ne présente rien de spécial et si, dans certains cas, on note la rapide coalescence des fragments divisés, on signale, dans plusieurs observations, une grande lenteur dans la consolidation du cal.

XII

ATROPHIE DES OS

On en distingue deux variétés : celle qui a pour cause un arrêt de développement et celle qui survient sur des os complètement formés.

La *première variété* peut être congénitale ; certains individus naissent avec tout ou partie du système osseux incomplètement développé : Broca, Monod, nous-même avons observé quelques individus dont une moitié du squelette était sensiblement plus grêle que la moitié correspondante ; il est des cas où les divers os d'un organe sont atrophiés ; ne le voit-on pas dans la microdactylie ?

L'atrophie est souvent acquise : on a signalé les *aplasies par inaction* qui atteignent les membres condamnés à l'immobilité ; nous ne croyons guère à cette cause, ou, du moins, son action est presque négligeable, et lorsqu'on cite, comme exemple, l'arrêt de développement des coxalgiques, ne devrait-on pas se rappeler que, chez nombre d'enfants, le membre sain est aussi rigoureusement immobilisé dans la gouttière que le membre malade ? cependant l'un s'atrophie et l'autre se développe. Il doit y avoir là des troubles trophiques semblables à ceux qu'on soupçonne dans les aplasies consécutives à la paralysie infantile. Mais ici le raccourcissement est fréquent, surtout au niveau du pied et de la jambe, tandis que, dans les coxalgies, il atteint le seul fémur.

Nous n'insisterons pas sur l'arrêt de développement qui frappe les os dont le cartilage de conjugaison a été détruit ou prématurément soudé ; nous avons déjà parlé de cette complication à propos de l'ostéomyélite des adolescents et du rachitisme ; certaines interventions chirurgicales enlèvent le cartilage ostéogène comme la résection articulaire dans les tumeurs blanches. On comprend les graves inconvénients qui découlent de cette opération trop radicale, et dans un article de Volkmann, nous trouvons le fait d'un enfant qui, à douze ans, fut réséqué du genou ; 9 centimètres de tissu malade furent enlevés tant sur le tibia que sur le fémur ; or, à dix-huit ans, le raccourcissement du membre opéré mesurait 25 centi-mètres.

Les indications thérapeutiques varieront beaucoup selon la cause de l'aplasie. Les os hors de leurs connexions naturelles, les épiphyses luxées ont une très grande tendance à s'atrophier : rétablir leurs rapports sera le meilleur moyen à employer. Tout ce qui pourra guérir le plus rapidement une coxalgie s'opposera au dépérissement de l'os ; on évitera, dans les résections articulaires, de toucher au car-tilage conjugal ; dans les cas de paralysie infantile, l'électricité, les massages, la gymnastique provoqueront parfois dans l'os un mouve-ment nutritif plus accentué ; on y aura donc recours.

On a proposé une chirurgie plus active : lorsque le raccourcisse-ment est énorme, qu'il siège au membre inférieur et que la marche en est gênée, si des chaussures à talons et à semelles surélevées ne suffisent pas pour rétablir l'harmonie, Rizzoli conseille de fracturer le membre sain et de le raccourcir assez pour qu'il y ait entre les deux côtés égalité de longueur. Ollier a, d'autre part, pratiqué l'excision du cartilage conjugal de l'os le plus long ; on a imaginé encore d'exciter la couche cartilagineuse du membre malade pour provoquer un allongement exagéré ; inutile de dire que de telles interventions sont très délicates.

La *deuxième variété*, l'atrophie des os parvenus à leur entier développement, se caractérise par des lésions que Cornil et Ranvier nomment *ostéoporose adipeuse*. La substance osseuse se raréfie ; les trabécules des aréoles spongieuses s'amincissent, les canalicules de Havers sont très élargis ; mais aréoles et canalicules, au lieu d'être emplis d'éléments jeunes, de moelle fœtale comme dans l'ostéoma-lacie, contiennent des cellules infiltrées de graisse. Donc, substance spongieuse à très larges mailles, substance compacte poreuse et réduite à n'être qu'une dentelle légère, moelle jaunâtre et huileuse, telles sont les altérations de cette variété d'atrophie.

Elle peut être localisée et tient alors à des causes particulières : les os qui avoisinent une articulation chroniquement enflammée, les extrémités osseuses luxées, celles qui sont unies par une ankylose perdent souvent de leur vitalité ; on les voit diminuer de volume et leur consistance s'amoindrit. C'est ainsi que la cavité cotyloïde s'efface après le déplacement de la tête du fémur; après l'extirpation du globe de l'œil, la cavité orbitaire se rétrécit par un mécanisme semblable. Les segments osseux du moignon des amputés subissent aussi une atrophie remarquable.

Mais parfois l'ostéoporose adipeuse frappe le squelette entier et les causes de l'atrophie sont générales; il faut citer en première ligne l'influence de l'âge; chez les vieillards, on observe souvent cette infiltration de l'os raréfié par une moelle graisseuse; le col du fémur est transformé en une sorte de coque à paroi mince, désormais incapable de soutenir le poids du corps; elle se rompt au premier prétexte. On affirme que les diathèses cancéreuse et syphilitique provoquent aussi l'ostéoporose, mais la démonstration rigoureuse en est encore à faire.

De tels os sont essentiellement fragiles; la pression du doigt peut suffire pour briser la coque encore résistante qui entoure la moelle graisseuse; cette lame mince fléchit d'abord et conserve l'empreinte du doigt; puis, si la pression continue, elle casse avec un bruit de crépitation. Elle est à la merci du moindre traumatisme; une contraction musculaire suffit pour la rompre. La disparition des trabécules osseuses diminuerait le poids spécifique des os et Heydenreich rapporte, d'après Saillant, « l'observation d'un goutteux tellement léger qu'il surnageait dans l'eau et ne pouvait être maintenu au fond du bain que par l'effort de deux personnes ».

On ne connaît pas de thérapeutique pour modifier l'ostéoporose adipeuse. Du moins, lorsqu'on l'aura diagnostiquée, ce qui n'est pas toujours facile, on devra soustraire le malade aux heurts, aux violences qui solliciteraient les fractures. On se rappellera que cette affection frappe souvent les extrémités osseuses luxées; aussi, dans les déboîtements anciens faudra-t-il s'attendre à voir parfois l'os se rompre sous l'influence d'une énergique traction.

XIII

TUMEURS DES OS

On a décrit, dans les os, un nombre fort grand de tumeurs, fréquentes ou rares, bénignes ou malignes. Nous étudierons d'abord celles qui sont constituées par du tissu osseux : les *exostoses* et les *hypérostoses*; nous signalerons quelques néoplasmes exceptionnels : les *fibromes*, les *lipomes*, les *myxomes*; nous insisterons davantage sur les *enchondromes*, les *tumeurs ostéoïdes*, les *ostéo-sarcomes* et les *carcinomes* qui s'observent beaucoup plus souvent ; nous terminerons par une rapide description des *tumeurs pulsatiles* et des *kystes des os*.

1° EXOSTOSES

Ce sont des productions anormales et circonscrites de tissu osseux, saillantes à la surface de l'os.

Elles n'ont été nettement séparées que dans notre siècle des autres tumeurs des os. J. L. Petit nommait *exostose* toute production proéminant sur le tissu compacte. Nombre d'auteurs du commencement du siècle commirent la même erreur et l'on parlait couramment d'exostoses creuses avec fongosités, d'exostoses suppurées intérieurement, d'exostoses hydatiques que nous appelons à cette heure sarcomes, abcès ou kystes hydatiques. Les travaux de Lebert et de Roux, le livre de Gerdy, les recherches de Broca, la thèse de Soulier ont beaucoup éclairé l'histoire des exostoses, maintenant assez bien connue.

Classification. — Leurs variétés sont très nombreuses et l'on en distingue plusieurs catégories classées tantôt selon leur structure, et tantôt selon leur position relativement aux diverses parties de l'os. Ainsi, on a des exostoses *éburnées*, dures, solides, sans vaisseaux, constituées par du tissu semblable à l'ivoire ; des exostoses *compactes*, d'une trame très analogue à celle qui forme la diaphyse des os longs ; des exostoses *spongieuses*, creusées d'aréoles, de mailles plus ou moins larges remplies de tissu médullaire. Puis les exostoses *proprement dites*, celles qui proéminent à la surface de l'os ; les exostoses *parenchymateuses*, assez mal nommées puisque la tumeur ne saille pas, mais est contenue dans l'épaisseur de l'os ; les *énostoses* ou exostoses *en dedans*, qui pointent dans le canal médullaire.

Nous accorderons une importance beaucoup plus grande à la classification étiologique. On reconnaît de ce chef des exostoses *traumatiques* : une violence extérieure quelconque irrite le périoste et l'os qui prolifèrent, les éléments jeunes s'organisent en tissu nouveau et l'exostose est constituée ; ces faits ont été étudiés à propos de l'ostéo-périostite traumatique. De celles-ci nous rapprocherons les exostoses que provoque une inflammation de voisinage, et nous en avons décrit d'entées sur des hyperostoses nées à la surface des os de la jambe et consécutives à un ulcère rebelle des parties molles.

Les exostoses peuvent encore s'évoluer sous l'influence d'une maladie générale : le rhumatisme, la goutte, la scrofule, la syphilis ; une condition particulière, telle que la grossesse ou l'état puerpéral. Les manifestations osseuses du rhumatisme ne sont plus niées, mais elles prennent rarement la forme d'exostoses : les lésions sont diffuses ; elles retentissent sur tout un segment de l'os et il y a plutôt hypérostose. Nous en dirons autant de la scrofule : les dépôts caséeux agissent comme épine, et les couches osseuses nouvelles qui apparaissent aux limites de leurs foyers ne sont nullement circonscrite Les productions bizarres qui, au cours de la grossesse, se développent sur la table interne du crâne et refoulent la dure-mère, s'étendent à la manière des hypérostoses ; elles doublent alors les méninges d'une enveloppe osseuse surnuméraire. Cependant elles ont parfois la forme de plaques dont le tissu spongieux est inclus entre deux lames compactes. Leur durée est éphémère ; elles disparaissent après l'accouchement.

Les exostoses *syphilitiques* sont parmi les plus fréquentes. Nous les connaissons déjà ; nous savons qu'elles se développent de préférence sur les os du crâne, sur la face interne du tibia et du cubitus, sur la clavicule et le sternum, en des points où le tissu osseux n'est protégé contre les pressions ou les chocs extérieurs que par une mince couche de parties molles. Elles s'accompagnent de souffrances très vives, surtout pendant la nuit : les douleurs ostéocopes. A ses débuts, et lorsque son organisation est encore élémentaire, l'exostose peut s'affaisser et même disparaître complètement sous l'influence d'un traitement spécifique.

Après avoir écarté successivement ces diverses exostoses dont l'histoire est liée à celle d'autres maladies, il ne reste plus à en étudier qu'une variété, fort importante d'ailleurs, les exostoses *ostéogéniques* ou *de croissance*. On ne les connaît d'une façon exacte que depuis les travaux de Broca et de son élève Soulier, bien qu'il en existât de nombreuses observations dans la science. Roux et Chassaignac en avaient publié d'intéressantes.

Ces exostoses se développent pendant l'enfance et l'adolescence et croissent avec les os qui les portent. Elles sont le plus souvent multiples et l'on en a compté plusieurs centaines sur le même individu. Les os longs : fémur, tibia, humérus, cubitus, clavicule, phalanges, sont leur terrain de prédilection, mais on les rencontre aussi sur les os plats, côtes, crâne, omoplates ; les bassins « épineux » doivent leurs saillies à des exostoses ostéogéniques. Elles sont d'ordinaire symétriques et s'implantent au même point sur l'os correspondant.

Broca a bien montré les rapports étroits qu'elles affectent avec le cartilage de conjugaison ; elles choisissent d'habitude l'épiphyse la plus fertile : on les voit plus souvent à l'extrémité inférieure du fémur qu'à la supérieure, à la supérieure du tibia qu'à l'inférieure ; à l'inférieure du cubitus et du radius qu'à la supérieure ; à la supérieure de l'humérus qu'à l'inférieure. Nous avons démontré dans un court mémoire publié en 1874, qu'elles se forment en général dans les points de l'os les plus découverts, là où elles auront à refouler les couches les moins épaisses des parties molles et où, par conséquent, la résistance qu'elles rencontrent est à son minimum.

La portion du cartilage conjugal qui leur donne naissance est, tantôt celle qui est en rapport avec l'épiphyse, tantôt celle qui touche la diaphyse. Les exostoses des couches épiphysaires ne changent pas de place ; il n'en est point de même des exostoses des couches diaphysaires : l'os s'accroît en longueur et les masses osseuses nouvelles, issues du cartilage conjugal, viendront s'interposer sans cesse entre l'épiphyse et l'exostose qui s'éloignera de plus en plus de l'interligne articulaire.

Leur volume est des plus variables : on en a cité de grosses comme une tête de fœtus, un œuf de dinde ; en général il ne dépasse guère les dimensions d'une noix ; tantôt elles sont sessiles, à large implantation osseuse, tantôt pédiculées, et, dans ce cas, elles peuvent prendre la forme d'un fer de lance dont la hampe est coudée. Les unes sont incurvées en bas et les autres en haut. On a invoqué, pour expliquer ces diverses directions, l'influence de la contraction musculaire ; nous pensons qu'elles dépendent des obstacles créés par les plans aponévrotiques : la tumeur se développe dans le sens du plus large espace et de la moins grande résistance ; c'est ainsi,

par exemple, qu'elle se dirige vers la racine du membre, si elle
siège à l'extrémité inférieure du fémur ; dans un sens opposé, si elle
s'implante sur l'extrémité supérieure du tibia.

Leur structure n'est pas toujours identique ; parfois, surtout lors
de leur apparition, elles sont constituées par une masse de cartilage
hyalin ; le plus souvent, du moins avant la soudure des épiphyses,
leur base d'implantation est cartilagineuse ; puis leur masse principale est formée de tissu spongieux, à mailles plus ou moins larges,
et circonscrite par une coque de tissu compact, recouvert lui-même
d'une mince lame cartilagineuse qu'entoure le périoste. Voici d'ailleurs la description rapide d'une exostose de croissance trouvée
par nous sur une femme de quarante-trois ans :

Après section transversale, on constate que le centre de la tumeur
est spongieux, à larges aréoles remplies de moelle jaune. Ces aréoles
sont plus larges que celles du corps de l'os, à mailles allongées,
limitées par de minces trabécules formant un système de cloisons qui,
vers la base, se rapprochent, s'épaississent et paraissent se continuer
avec le tissu compact de l'os ; elles isolent ainsi, du moins en partie, le tissu spongieux de l'exostose, du tissu spongieux du fémur sur
l'extrémité inférieure duquel s'implante la tumeur. Le tissu serré
qui enveloppe l'exostose est excessivement mince et le devient d'autant plus qu'on s'avance de la base vers le sommet : d'un demi-
millimètre il descend à un sixième de millimètre. Cette couche compacte est tapissée par une lamelle de cartilage recouverte de périoste.

Les exostoses de croissance se développent, en général, sans provoquer de douleurs ; mais il est des cas, heureusement rares, où
elles sont le siège de souffrances assez vives provoquées par la
contracture d'un muscle voisin, la compression d'un tronc nerveux
ou l'inflammation d'une bourse séreuse développée dans les parties
molles, au niveau de la saillie de l'exostose. Les frottements répétés,
les traumatismes provoquent l'exsudation d'un liquide séreux et
l'apparition d'un véritable hygroma. Dans quelques observations, la
nouvelle séreuse communiquait avec la synoviale articulaire voisine,
et une arthrite a pu être la conséquence d'une intervention chirurgicale intempestive.

D'autres accidents compliquent parfois l'exostose : Roux a vu une
tumeur osseuse de l'humérus provoquer la formation d'un anévrysme
de l'axillaire ; Coote parle d'une exostose de l'apophyse transverse

de la septième vertèbre cervicale qui comprimait à la fois l'artère
sous-clavière et les nerfs du plexus brachial ; un anévrysme diffus a
suivi la perforation de l'artère et de la veine poplitées par une
exostose du fémur. On a noté des troubles médullaires et des
troubles cérébraux, déterminés par des exostoses du crâne et du
canal rachidien ; ne cite-t-on pas aussi une observation où l'opération
césarienne fut rendue nécessaire par des exostoses des branches pubiennes s'opposant à l'accouchement ? La saillie osseuse a pu s'ouvrir
un pertuis dans les parties molles et se frayer un chemin en dehors ;
enfin Gosselin a constaté une pyohémie consécutive à la fracture
d'une exostose du fémur.

Les exostoses ostéogéniques ne seront confondues avec aucune
autre tumeur osseuse : leur multiplicité fréquente, leur symétrie, leur
siège ordinaire au niveau des épiphyses les plus fertiles des os longs ;
leur développement, parfois héréditaire, le plus souvent provoqué
par un traumatisme, leur apparition à un âge où les cartilages conjugaux ne sont pas encore soudés, en particulier de dix à vingt ans,
leur marche essentiellement chronique, leur persistance indéfinie si
le chirurgien n'intervient pas, ne sauraient laisser place à l'erreur et
on les distinguera facilement des autres variétés d'exostoses.

Nous connaissons le traitement que commandent les exostoses syphilitiques et traumatiques ; les exostoses provoquées par la goutte, le
rhumatisme, la scrofule, sont exceptionnelles et ne doivent pas nous
occuper ici ; les néoformations qui surviennent dans les os du crâne
à l'occasion de la grossesse disparaissent d'elles-mêmes. Quelques
mots seulement des exostoses ostéogéniques :

D'habitude, on ne s'en préoccupe guère ; d'ailleurs toutes les substances médicamenteuses sont impuissantes ; un acte chirurgical seul
peut en débarrasser le malade ; mais on n'intervient que lorsque la
tumeur provoque des souffrances, comprime un organe important ou
menace de perforer les vaisseaux. Pour calmer les douleurs provoquées dans quelques cas par la contracture du muscle sous-jacent,
Le Dentu a proposé la myotomie sous-cutanée, qui a été suivie de
succès. En général il faut avoir recours à l'extirpation : autrefois
l'infection purulente était si redoutée, dans les opérations sur les os,
qu'on proposait la rupture sous-cutanée de l'exostose pédiculisée ; la
tumeur, libre au milieu des parties molles, était extraite plus tard

après cicatrisation de la plaie osseuse. Maintenant on va droit à l'exostose; la bande d'Esmarch facilite son ablation.

2° HYPÉROSTOSE

On appelle ainsi l'hypertrophie générale, l'épaississement « total et circonférentiel » d'un os ou d'une portion d'os.

Elle est d'ordinaire sous la dépendance d'une inflammation osseuse et nous avons étudié, dans d'autres chapitres, les hypérostoses causées par l'ostéite traumatique, par la tuberculose et la syphilis acquise ou héréditaire; nous avons signalé celles que provoque l'intoxication phosphorée et montré, d'après Lannelongue et Comby, comment certaines hypertrophies osseuses, autrefois mal connues et rapportées sans preuve à la scrofule ou à la vérole, ont pour origine les troubles profonds que l'ostéomyélite de l'enfance ont déterminés dans la nutrition des os.

Nous avons encore, à propos des complications des ulcères rebelles de la jambe, étudié les hypérostoses amenées par les inflammations de voisinage. L'os peut être doublé, triplé de volume; il est hérissé d'aiguilles, blindé de plaques, recouvert d'ostéophytes et, lorsque les accidents éclatent dans la jeunesse, à l'époque de l'accroissement des os, la production du tissu osseux peut être telle, que nous avons vu toutes les membranes fibreuses de la jambe, les gaines des vaisseaux et des nerfs, les ligaments, le tissu cellulaire, les muscles mêmes métamorphosés en os.

On sait les défauts de symétrie dans la longueur des membres, qui sont parfois la conséquence des inflammations survenues avant la soudure des épiphyses. Non seulement des couches osseuses nouvelles se font sous le périoste et augmentent l'épaisseur de l'os, mais le cartilage conjugal irrité prolifère activement; l'os s'allonge d'une façon démesurée et, comme celui du membre opposé ne s'accroît que dans les limites physiologiques, l'équilibre se trouve rompu. Dans les membres à deux os, la jambe, l'avant-bras, lorsque l'un des deux s'allonge seul, des courbures anormales, des luxations sont le résultat de ce développement irrégulier.

Il est d'autres hypérostoses « idiopathiques », pour ainsi dire, et dont la cause reste encore bien obscure; on a observé certaines hypertrophies considérables limitées à la calotte crânienne dont les os peuvent mesurer jusqu'à deux, trois et quatre centimètres d'épaisseur. On dirait que des couches nouvelles se sont déposées en dehors, sous le périoste, car la capacité de la boîte encéphalique ne paraît nullement diminuée. Les os de la face, quelques os plats du tronc sont parfois atteints de cette affection singulière comparée par Virchow à l'éléphantiasis des parties molles.

Ce n'est pas tout : on a quelques observations d'hypérostoses généralisées où tous ou presque tous les os du squelette sont atteints; il en fut ainsi dans un cas publié par Saucerotte; Friedreich a vu cette même lésion chez deux frères, et, Rathery et Leloir nous ont donné l'histoire détaillée d'un malade âgé de cinquante-six ans chez qui, en l'espace de seize années, le crâne, le maxillaire inférieur, les omoplates et les clavicules, les humérus, les cubitus, les côtes, les os iliaques, les fémurs, les rotules, les tibias, les péronés, le massif du tarse et du métatarse avaient subi une hypérostose considérable.

Ici encore on ne trouve aucune condition étiologique particulière qui puisse expliquer l'apparition de l'hypérostose. Dans les quatre cas signalés il s'agissait d'individus de dix-sept à quarante ans, sans tare organique appréciable; peu à peu, sans souffrances, les os furent envahis d'une manière symétrique; une fois cependant il y eut des douleurs fulgurantes dans les membres, la perte de la mémoire et des désordres de la vue, de l'ouïe et de l'odorat. Toutes les tentatives thérapeutiques restèrent sans résultat.

3° FIBROMES DES OS

Ils se développent sous le périoste ou dans l'épaisseur même de l'os. Les premiers ont pour siège presque exclusif l'apophyse basilaire et constituent les polypes naso-pharyngiens, affection redoutable de l'enfance et de l'adolescence dont on trouvera plus loin une histoire étendue. On a signalé encore quelques fibromes du sinus maxillaire, du bord des gencives, peut-être même de la ceinture pelvienne et des côtes; mais ces cas sont pour le moins exceptionnels.

Les fibromes qui prennent naissance au centre de l'os sont plus rares encore; on en a vu quelques exemples dans les deux maxillaires, surtout dans l'inférieur, dans le corps des vertèbres, des phalanges digitales et dans les épiphyses des os longs. La tumeur, développée, d'après Cornil et Ranvier, comme toute tumeur osseuse, par retour à l'état embryonnaire d'une portion du tissu osseux, s'organise en fibrome fasciculé aux dépens des éléments jeunes et le néoplasme, peu volumineux d'habitude, refoule les lames compactes qui lui forment une mince enveloppe dépressible, parcheminée et crépitante; il est sans gravité et ne récidive pas après ablation.

4° LIPOMES

On compte les observations de lipomes des os : Cornil et Ranvier en ont trouvé un dans le tissu compact du fémur. Ce sont d'ailleurs des découvertes d'autopsie; le cas de Viard et celui de Triquet sont relatifs à des masses graisseuses circonscrites trouvées dans le maxillaire supérieur et recueillies sur le cadavre.

5° MYXOMES

Les myxomes purs, sans adjonction de tissu cartilagineux, comptent aussi parmi les plus rares des tumeurs des os; ceux qui ont cru à leur fréquence les ont confondus avec certaines dégénérescences d'aspect gélatineux bien décrites par Cornil et Ranvier.

Les myxomes ont pour siège principal les deux maxillaires; ils sont noirs ou blancs, gris ou jaunes, quelquefois rougeâtres et parcourus par de nombreux vaisseaux. Ils sont formés par la réunion de plusieurs îlots; pour les uns ils naissent dans le centre de l'os, pour d'autres, ils se développent sous le périoste; leur marche est lente, bénigne; tout au plus récidivent-ils sur place, mais ils ne se généralisent pas.

6° CHONDROMES

Notre étude générale des chondromes nous dispense d'entrer dans de grands détails sur les tumeurs cartilagineuses des os. Nous rappellerons leur fréquence relative : sur 141 cas relevés par Heurtaux, 104 siégeaient dans le tissu osseux et 37 seulement dans les parties molles. Les os le plus souvent atteints, nous l'avons déjà dit, sont les doigts et les métacarpiens; puis, loin derrière eux, les maxillaires et les os du bassin; le fémur, le tibia, les orteils et les métatarsiens, l'omoplate, le péroné, les vertèbres, les côtes ne sont frappés qu'exceptionnellement.

Plusieurs os peuvent être envahis à la fois, et dans plus de la moitié des cas de chondromes de la main, les néoplasmes étaient multiples. Lorsqu'ils siègent sur les autres os, ils sont presque toujours solitaires ; cependant, on a vu l'omoplate et l'humérus simultanément pris, la main et le pied, le frontal et la clavicule, et Schuh parle d'une fillette de douze ans dont tous les os, sauf les vertèbres et le crâne, étaient déformés par des chondromes.

La tumeur se développe tantôt sous le périoste, tantôt dans l'épaisseur de l'os ; la première variété, les *périchondromes*, s'insèrent de préférence sur la ceinture pelvienne, l'omoplate, les grands os des membres ; ils constituent des masses souvent volumineuses, lobulées, entourées d'une membrane fibreuse ; parfois, ils usent l'os au niveau duquel ils naissent et s'y creusent une dépression. La seconde variété, fréquente aux mains et aux pieds, l'*enchondrome*, se forme dans le tissu spongieux, auquel le néoplasme se substitue ; il s'entoure d'une coque osseuse qui, du reste, peut s'amincir, se résorber en partie et laisser à nu les lobes cartilagineux.

Périchondromes et enchondromes ont un volume dont les limites varient beaucoup. Souvent on ne les voit pas dépasser un pois, une amande, une petite noix ; mais ils acquièrent aussi des dimensions telles qu'ils comptent parmi les néoplasmes les plus gros ; on en cite qui mesuraient 65, 85, 175, 215 centimètres de circonférence et pesaient de 12 à 50 livres : leur développement ne peut se faire sans provoquer des troubles de voisinage, des compressions redoutables ; les périchondromes du bassin ont, sous ce rapport, une gravité particulière.

Nous ne tracèrons pas le tableau clinique des tumeurs cartilagineuses : leurs symptômes varient trop suivant le siège qu'elles occupent. Bosselées, arrondies, très dures en général, d'une résistance ligneuse, elles peuvent être élastiques ou molles, ou même fluctuantes, lorsqu'une cavité kystique se creuse dans leur intérieur. Une coque osseuse les entoure parfois, et l'on obtient alors une crépitation parcheminée ; elles ne sont pas opaques, et si, comme au doigt, elles ne sont entourées que d'une faible couche de parties molles, on aperçoit facilement la lumière au travers.

Leur marche est lente ; la tumeur s'accroît peu à peu, sans provoquer de souffrance ; elle ne gêne guère que par son volume et par son poids ; cependant, il est des cas où le développement est rapide et s'accompagne de douleurs plus ou moins vives ; les téguments distendus ont pu se laisser ulcérer, mais cès faits sont fort rares. En un mot, il s'agit habituellement d'une tumeur bénigne, qui ne récidive ni ne se généralise. Mais on connaît, et nous y avons insisté ailleurs, ces néoplasmes dont la structure est celle des chondromes ordinaires et qui ont envahi viscères, vaisseaux sanguins et lymphatiques, à la façon des cancers les plus redoutables.

Aussi réservera-t-on toujours le pronostic : beaucoup de chondromes ne sont que des chondro-sarcomes ; en un point de la tumeur existe un nid de cellules embryonnaires, dont le développement rapide pourra tout à coup changer la marche du néoplasme. Si même l'on ne trouve que du tissu cartilagineux, il faut se rappeler les cas de Paget, de Weber, de Heurtaux, de Müller et de Richet où des chondromes purs se sont généralisés. En tout cas, quand l'ablation est possible, elle doit être pratiquée, et, pour éviter la récidive, on dépassera hardiment les limites du mal. Lorsqu'on a de fortes raisons de penser que le chondrome est de marche bénigne, l'*évidement* de Sédillot rendra de grands services ; il a l'avantage de respecter la continuité de l'os.

7° ÉPITHÉLIOMAS.

Les *épithéliomas* des os sont surtout *secondaires ;* développés primitivement dans les parties molles, ils gagnent le périoste, puis le tissu osseux, où leurs bourgeons provoquent un retour à l'état embryonnaire, et c'est aux dépens des éléments jeunes que se constitue la tumeur, dont la variété reproduit celle de l'épithélioma primitif. Au voile du palais et sur la muqueuse de l'antre d'Highmore, l'épithélioma *tubulé* n'est pas rare : il pourra envahir le maxillaire supérieur ; l'épithélioma *lobulé* des lèvres pénètre aussi l'os sur lequel il repose ; Gavriloff aurait noté la propagation d'un épithélioma *cylindrique*.

Existe-t-il des épithéliomas primitifs? Nous le croyons, malgré l'affirmation contraire, soutenue par nombre d'auteurs. Volkmann, Levrat disent en avoir observé des exemples ; Esmarch, Nicoladoni ont signalé des masses épithéliales qui auraient pris naissance sur de vieux foyers de nécrose ; Virchow, Müller, Rokitanski ont rencontré des épithéliomas perlés dans l'épaisseur du rocher, dans les os du crâne et dans les vertèbres. Nous-même avons décrit avec

Verneuil, et publié deux observations d'une variété d'épithélioma qui se développe dans le maxillaire supérieur. Depuis, un troisième fait a passé sous nos yeux. Ces tumeurs, à marche rapide, se caractérisent par une cavité spacieuse et tapissée de bourgeons exubérants; les kystes, si fréquemment appendus aux racines des dents, en sont l'origine probable. Ces kystes eux-mêmes, d'après une opinion défendue par Verneuil, par Malassez et par nous, naissent des débris épithéliaux, vestiges du bourgeonnement des cordons des dents temporaires ou permanentes.

8° LYMPHADÉNOME.

Nous ne ferons que signaler cette tumeur; elle n'a été encore observée que lorsqu'il y a déjà généralisation du néoplasme. Cornil et Ranvier ont examiné un lymphadénome des os chez un leucocythémique; la masse morbide blanche, un peu transparente, caséeuse en certains points, donnait au raclage une très grande quantité de suc; on aurait pu croire à un carcinome, mais l'examen microscopique démontrait l'existence d'un fin réticulum encombré d'éléments lymphatiques.

Léopold Périer vient de publier, sur le lymphadénome des os, une bonne thèse, où, après avoir relaté les faits anciens, il apporte une observation nouvelle. Cette tumeur se développerait de préférence chez les jeunes sujets. Elle se présente sous deux formes différentes : en nappe et disséminée dans l'épaisseur des os, ou comme masse localisée, circonscrite et pouvant simuler un ostéo-sarcome. La production morbide est immobile, adhérente à l'os, de consistance dure. La concomitance d'une leucocythémie permettra seule d'affirmer le diagnostic. La marche du néoplasme est très rapide et sa terminaison fatale; aussi toute intervention chirurgicale est-elle condamnée d'avance.

9° CARCINOME.

Il peut être *secondaire* ou *primitif*. La première variété est de beaucoup la plus fréquente, et, après une ablation de cancer de la mamelle, du testicule, de l'utérus, ou bien au cours d'un cancer viscéral reconnu ou méconnu, on voit se développer des masses plus ou moins abondantes dans l'épaisseur du tissu osseux : le crâne, la colonne vertébrale, le bassin sont les os le plus souvent frappés. Nous n'insisterons ni sur leurs formes anatomiques, ni sur leur nombre, ni sur leur diagnostic. Au moment où une telle généralisation se fait, la maladie est depuis longtemps jugée.

Le cancer *primitif*, quoique fort rare, présente un très grand intérêt. Les os le plus atteints sont le crâne, le maxillaire supérieur, la colonne vertébrale, le bassin, le sternum, les épiphyses des os longs, en particulier celles du fémur, de l'humérus et du tibia. Il naîtrait indifféremment sous le périoste, dans le tissu spongieux, dans la moelle et l'on rencontrerait à peu près toutes les formes anatomiques : cancers *encéphaloïde* et *squirrheux*, *mélanique* et *colloïde*, cancer *hématode*. Volkmann a décrit un carcinome *ostéoïde*.

Le carcinome est *circonscrit* ou *diffus*. Dans le premier cas, une masse cancéreuse se forme, sans doute après retour d'une portion de l'os à l'état embryonnaire, et le néoplasme, dans sa marche envahissante, se subtitue de proche en proche aux couches osseuses successives. La transformation est si rapide qu'ici la tumeur ne s'enveloppe pas d'une coque osseuse résistante; le tissu compact, le périoste, les parties molles sont bientôt atteints, et, pour peu que l'os soit superficiel, la masse ulcère la peau et vient végéter à sa surface.

Une perte de substance semblable ne peut se faire sans affaiblir le levier osseux; aussi se brise-t-il souvent au niveau du foyer du néoplasme. Ces fractures spontanées sont bien connues maintenant; il se produit souvent une sorte d'ébauche de cal qui lui-même se laisse pénétrer par les éléments morbides; la mobilité anormale persiste. Follin parle de consolidation osseuse possible; en tout cas, elle ne serait que passagère. Plusieurs corps vertébraux détruits par le cancer peuvent s'affaisser et déterminer une gibbosité analogue à celle du mal de Pott.

Le carcinome *diffus* a parfois été décrit sous le nom d'*ostéomalacie carcinomateuse*. Après section antéro-postérieure de l'os, on constate que la substance spongieuse est infiltrée de cellules polymorphes qui forment des nids encore séparés les uns des autres par des trabécules osseuses; mais celles-ci ne demeurent pas longtemps intactes; elles se ramollissent, s'atrophient, disparaissent, et, à la place des anciennes

aréoles, on ne trouve plus qu'une masse blanche, jaune ou grise, infiltrée de sang ou creusée de kystes. Les épiphyses volumineuses, ramollies, se déforment et s'incurvent comme dans l'ostéomalacie et le
rachitisme.

La tuméfaction du membre, l'existence sur les parties molles d'une
tumeur adhérente à l'os, les douleurs très vives souvent constatées à son
niveau, l'évolution rapide du néoplasme, les fractures spontanées, plus
tard la circulation périphérique plus active, le soulèvement de la
peau, sa rougeur, son ulcération permettent de reconnaître le cancer.
Mais tous ces signes sont tardifs : la plupart manquent au début et le
diagnostic est des plus malaisés. Encore ces signes peuvent-ils révéler aussi bien un ostéosarcome : tumeur adhérente à l'os et parfois pulsatile, marche rapide, fracture spontanée appartiennent aux
deux néoplasmes ; dans l'un et l'autre l'articulation voisine est longtemps protégée par la résistance du cartilage diarthrodal. Tout au plus,
l'âge plus avancé du malade, l'envahissement ganglionnaire observé
quelquefois, des douleurs intenses, une généralisation très rapide
seront-ils des présomptions en faveur du carcinome.

Nous n'insisterons pas sur la gravité de ces cancers : une statistique
de Holmes, citée par Heydenreich, nous les montre survenant au
cours de la première année, dans près de la moitié des cas ; pour
près d'un cinquième, la maladie ne dure même pas six mois. En
conséquence, les résultats de l'intervention chirurgicale sont fort
aléatoires, car il est bien difficile d'affirmer que le foyer osseux est
vraiment primitif : des cancers viscéraux ont été souvent méconnus,
et des tumeurs, considérées comme primitives, n'étaient que le début d'une généralisation.

10° SARCOMES.

Ils ne sont connus que depuis les recherches de l'école micrographi-
phique : Lebert, Robin, Eug. Nélaton, Ordoñez et Carrera, Gray et
Paget, plus tard Cornil et Ranvier ont porté un peu d'ordre dans le
chaos des tumeurs malignes des os, et, à cette heure, malgré de
grandes obscurités dans l'ensemble, certaines variétés de sarcomes
paraissent assez bien établies.

Le groupe a dû être subdivisé : Ch. Robin et Eug. Nélaton en
France, Gray et Paget en Angleterre ont décrit des néoplasmes

constitués par des éléments normaux de la moelle osseuse, les médullocèles et les myéloplaxes; ce sont les tumeurs *myéloïdes* de
Paget, de Verneuil et Marchand. D'autre part, Ordoñez et Carrera ont
insisté sur des sarcomes dont les cellules sont, tantôt embryoplastiques
ou globo-cellulaires, tantôt allongées, fibro-plastiques ou fuso-cellulaires. Ces variétés sont désignées généralement sous le nom de sarcomes *encéphaloïdes* et de sarcomes *fasciculés*. Nous allons les décrire
successivement, en ajoutant toutefois qu'il existe quelque confusion
dans la matière et que chaque auteur se fait sa classification et sa nomenclature.

Anatomie pathologique. — Lorsqu'un sarcome, quelle qu'en soit
d'ailleurs la variété anatomique, se développe dans un os, le mode
d'envahissement est toujours le même : les éléments de la moelle prolifèrent, aussi bien ceux du canal central, des alvéoles du tissu spongieux, des canalicules de Havers que ceux de la couche ostéogène
sous-périostée; les lamelles osseuses se résorbent graduellement, les
ostéoblastes mis en liberté viennent s'ajouter aux cellules jeunes qui
entourent les vaisseaux; ceux-ci se dilatent, se multiplient, et, en
dernière analyse, c'est dans ce tissu embryonnaire que vont se développer les diverses espèces de sarcomes.

Les sarcomes *myéloïdes*, décrits déjà dans notre étude générale,
sont des tumeurs rouges, ou rose-grisâtre, souvent très consistantes
grâce à la présence d'aiguilles osseuses en grand nombre; cette tendance du tissu myéloïde à l'ossification a fait donner, aux néoplasmes
qu'il forme, le nom de sarcosmes *ossifiants*. L'examen microscopique
les montre constitués par deux sortes d'éléments; les uns, les médullocèles, sont de petites cellules rondes, claires, à gros noyaux entourés d'une mince couche de protoplasma et dont le diamètre ne dépasse
guère 12 μ, les autres aplatis, larges, multinucléés, sont les *myélo-*
plaxes. Ces deux éléments se combinent en proportion variable et,
lorsque l'un des deux domine, la tumeur reçoit le nom de l'élément
prépondérant : tumeur à médullocèles, tumeur à myéloplaxes. Cette
dernière est la plus fréquente.

Tous les os ne sont pas également atteints et ces sarcomes se
rencontrent de préférence dans les os de la mâchoire, sur les bords libres des gencives où on les nomme *épulis*, dans les épiphyses des os
longs, fémur, tibia, péroné, humérus, sternum, vertèbres et os du
tarse. Ils prennent naissance, nous dit-on, sous le périoste ou

dans l'épaisseur de l'os ; les néoplasmes *sous-périostés* ou *périostéaux* sont très souvent infiltrés de sels calcaires et mélangés à des
masses cartilagineuses ; aussi leur consistance est-elle très grande ;
ils ne sont que rarement entourés d'une coque osseuse et ne tardent
pas d'ailleurs à envahir l'os ; ces sarcomes, au point de vue clinique,
sont parmi les plus graves.

Les sarcomes *centraux* ou *myélogènes* prennent naissance dans les
aréoles du tissu spongieux, la moelle du canal central ou dans les
canalicules de Havers. Ils sont souvent *enkystés* : une coque osseuse
les limite et leur gravité est moindre que celle des sarcomes *diffus*,
sans enveloppe osseuse et dont les masses irrégulières se montrent
dans les larges aréoles du tissu spongieux raréfié. Leur marche est
rapide ; la substance compacte, le périoste sont rapidement perforés
et le tissu morbide envahit les parties molles. Le cartilage diarthrodial résiste plus longtemps et cette barrière n'est que difficilement
franchie ; Schwartz, dans sa thèse d'agrégation, nous dit que sur
125 cas de sarcome épiphysaire, l'articulation a été atteinte par le
néoplasme à peine une fois sur six.

Ces formes diffuses ou enkystées, périostéales ou myélogènes se
rencontrent dans les autres espèces de sarcomes, les sarcomes *fibro-plastiques*, ou *fasciculés*, *embryoplastiques* ou *encéphaloïdes*. Nous serons bref sur la structure des sarcomes embryonnaires déjà étudiés
ailleurs : disons seulement qu'au milieu des éléments embryonnaires
peuvent se trouver des myéloplaxes ou cellules géantes qui établissent
tous les intermédiaires entre les tumeurs myéloïdes et les sarcomes
encéphaloïdes. Ici, comme dans les tumeurs myéloïdes, ces cellules
géantes ont la valeur d'une cellule vaso-formatrice et engendrent des
vaisseaux abondants qui animent la tumeur de battements et de
souffles. Ces formes *érectiles*, ces sarcomes *hématodes* ont un très
grand intérêt clinique.

Le sarcome *fibro-plastique* ou *fasciculé* est formé par la juxtaposition d'éléments allongés dont la réunion constitue des sortes de « faisceaux » dont les directions se coupent suivant des angles variés ; leur
consistance est plus grande ; leurs vaisseaux sont moins abondants et
leur couleur est moins rouge, plus grise ; on a signalé cependant
plusieurs cas de sarcomes fasciculés à vaisseaux nombreux ; on y a
rencontré alors, comme dans la variété précédente, des suffusions
sanguines, des kystes plus ou moins volumineux, distendus par des

caillots, un liquide séro-sanguinolent ou muqueux; enfin il existe des néoplasmes fasciculés érectiles.

Lorsque l'ostéosarcome a perforé le périoste, il pénètre les parties molles environnantes; les tissus voisins sont refoulés; le néoplasme enveloppe les vaisseaux dont les tuniques sont infiltrées et ramollies, trouées par des masses sarcomateuses qui font saillie dans la lumière des veines ou des artères; le courant sanguin emporte parfois ces blocs qui se greffent où ils s'arrêtent. Les ganglions sont rarement engorgés : dans les variétés myéloïdes mêmes, leur envahissement est exceptionnel; mais les sarcomes embryonnaires se propagent quelquefois par les lymphatiques, 7 fois sur 100 si nous en croyons la statistique dressée par Gross.

On a noté de véritables généralisations. Terrillon en a publié une observation remarquable : plusieurs années après l'extirpation d'un épulis du maxillaire inférieur, survinrent des fractures spontanées de l'humérus et du tibia; à l'autopsie on trouva ces os, les os du crâne et du bassin infiltrés par des masses sarcomateuses. On pourrait rassembler un grand nombre de faits où les viscères, foie, reins, rate, cerveau ont été le siège de tumeurs secondaires ; mais c'est au poumon surtout que les foyers de généralisation se rencontrent, sans doute parce que les blocs détachés par le courant veineux aboutissent dans cet organe.

Étiologie. — Nous avons déjà vu que tous les os n'offrent pas aux sarcomes un terrain aussi favorable, et Schwartz montre, d'après un relevé de 206 cas, que, aux membres, le fémur a été atteint 81 fois, le tibia 48, l'humérus 25, le péroné, 13, puis viennent les os du pied, les os de la main, le radius, le cubitus, la rotule qui ne comptent que pour un nombre presque dérisoire.

Le sarcome n'est pas, comme le cancer, une maladie de la vieillesse et on voit, toujours d'après Schwartz, que, sur 150 cas observés aux membres, 144 ont apparu de la naissance à quarante ans et 46 seulement de quarante à quatre-vingts ans ; de vingt à trente ans nous en trouvons 66, et de dix à vingt 45. On doit conclure de ces chiffres que la période de la plus grande fréquence s'étend de dix à trente ans. Il faut remarquer toutefois que la variété du néoplasme n'est pas sans influence sur l'époque de son développement: les tumeurs à myéloplaxes naissent surtout de vingt à trente ans, sensiblement plus tôt que les sarcomes encéphaloïdes.

Le sexe jouerait un rôle et, dans la statistique de Schwartz, on note 122 hommes pour 74 femmes. L'hérédité paraît sans grande influence et les recherches anciennes, renouvelées par Verneuil, démontrent que le sol arthritique est celui sur lequel les néoplasmes en général et les sarcomes en particulier se développent de préférence. Ajoutons qu'on ne saurait nier l'action des causes locales : la tumeur naît surtout dans les tissus osseux tarés dont la structure et le régime circulatoire ont été modifiés par une fracture ancienne, une contusion, une déchirure du périoste ou du ligament.

Parfois même c'est à l'occasion d'un traumatisme récent que la tumeur apparaît; si l'en en croit un relevé de Gross, dans 144 observations d'ostéosarcomes, où les conditions étiologiques sont indiquées, 63 sont marqués comme consécutifs à une violence extérieure, tantôt forte et brusque, tantôt peu énergique mais fréquemment répétée : . Weil nous parle d'un sarcome développé chez un cavalier au niveau du condyle interne du fémur, contusionné chroniquement par l'équitation. On a signalé quelques sarcomes des os succédant à une irritation prolongée des parties molles, à des lymphangites, à des érysipèles à répétition, à des ulcères rebelles.

Symptômes. — Le mode de début des sarcomes est variable : des douleurs sourdes ou vives, continues ou intermittentes, fixes ou irradiées peuvent se déclarer en une région ; souvent alors la pression les exaspère, les mouvements exagérés, les contractions musculaires ; chez certains malades elles sont surtout nocturnes. Mais on peut dire que ces douleurs ont des caractères différents suivant les individus ; elles sont moins fréquentes dans les tumeurs myéloïdes que dans les sarcomes encéphaloïdes.

D'autres fois, le premier signe qui sollicite l'attention des malades est un gonflement profond, une tumeur, indolente ou non, et qui adhère à l'os. Elle peut rester longtemps stationnaire. Ne cite-t-on pas un cas de Jackson où, depuis l'âge de neuf ans, existait un sarcome du tibia qui se développa seulement à quarante et un ans, à l'occasion d'une chute. D'ordinaire, le néoplasme s'accroît d'une manière continue et bientôt les douleurs apparaissent si elles n'existaient déjà. Il est des faits, beaucoup plus rares, où une fracture spontanée, absolument inattendue, a révélé la présence d'un noyau sarcomateux dans l'épaisseur de l'os.

La tumeur s'accroît et le volume qu'elle prend est souvent consi-

dérable : les sarcomes des muscles sont parmi les plus gros néoplasmes et l'on en a observé qui pesaient jusqu'à dix, quinze et vingt
kilogrammes. Ceux qui se développent dans l'épiphyse supérieure du
fémur ou de l'humérus donnent au membre un aspect de « gigot »
signalé dans nombre d'observations. La consistance de l'ostéosarcome
est en général très inégale. Au début, dans la période de « crudité »,
elle est uniformément dure, élastique ; si la tumeur est sous-périostique, elle n'a pas cette coque osseuse, parcheminée, dépressible et
crépitante qui enveloppe les sarcomes myélogènes.

Mais peu à peu sarcomes périostéaux et sarcomes myélogènes se
ramollissent par places ; les éléments dégénèrent et se désagrègent,
même lorsqu'il s'agit de tumeurs ossifiantes parcourues par des
travées osseuses ; en certains points il existe une véritable fluctuation
due à la présence de masses en régression muqueuse ou de cavités
kystiques. Lorsque le sarcome est érectile, il est soulevé par des battements ; on perçoit un mouvement d'expansion ; des bruits de souffle
plus ou moins intenses se font entendre.

Au-dessus de la tumeur, les téguments peuvent subir quelques
modifications ; ils sont soulevés, bleuâtres ; des veines plus abondantes
s'y dessinent, dilatées sans doute par les difficultés de la circulation
profonde ; la température y est souvent modifiée, et Estlander, qui
insiste sur ce signe, l'a trouvée plus élevée d'un demi-degré à un
degré et demi. Du reste, on a observé quelquefois une fièvre véritable avec exacerbations vespérales, accompagnée même de petits frissons et nommée par Verneuil « fièvre des néoplasmes. »

La tumeur franchit bientôt les limites osseuses ou périostales ;
elle envahit les parties molles, les muscles s'infiltrent, la peau se
soulève et s'ulcère ; des masses champignonneuses s'étalent à sa surface et se recouvrent d'un ichor fétide ; elles saignent, mais donnent
rarement lieu à des hémorrhagies abondantes. Des douleurs très
vives éclatent, dues à la compression ou à la dégénérescence des
nerfs ; des œdèmes sont provoqués par la destruction et l'oblitération des veines. Bien que longtemps protégée par le cartilage diarthrodial, la jointure voisine finit par se prendre ; l'os, détruit en
partie, se casse, quelquefois les ganglions s'engorgent, la cachexie
s'affirme, qu'il y ait ou non généralisation viscérale et la mort survient dans un laps de temps qui oscille de quelques semaines à deux ou
même trois années ; douze à seize mois y suffisent ordinairement.

Diagnostic. — Il présente souvent de graves difficultés et si certaines tumeurs myéloïdes, les épulis entre autres, se distinguent sans peine, des sarcomes profondément situés ont pu échapper long-. temps au chirurgien et leur nature être méconnue. Des néoplasmes très douloureux, à marche rapide, ont été confondus avec des accidents inflammatoires et l'on trouve, dans la *Pathologie des Tumeurs* de Virchow, un cas remarquable où cette erreur fut commise.

Les ostéosarcomes épiphysaires ont souvent été pris pour des tumeurs blanches des articulations adjacentes. Gillette, Poinsot, Terrier se sont beaucoup occupés de ce point de diagnostic qui a présenté parfois des difficultés insurmontables. De la lecture de ces recherches, il ressort que le siège précis du gonflement qui empiète surtout vers l'os lorsqu'il s'agit d'un sarcome, l'absence de douleur dans les mouvements provoqués et la possibilité de ces mouvements, le défaut de collections purulentes et de fistules fongueuses, l'issue du sang qu'amène une ponction exploratrice sont les signes auxquels on reconnaîtra l'existence d'un néoplasme. La marche de la tumeur, l'ulcération spéciale des parties molles, l'examen d'un fragment de tissu morbide enlevé par le trocart, la généralisation viscérale ou l'envahissement ganglionnaire lèveront bientôt tous les doutes.

Il n'est pas toujours facile, lorsqu'on a signalé l'existence d'un néoplasme, d'indiquer le siège précis de son implantation : des sarcomes des aponévroses profondes, étroitement bridés par la membrane fibreuse, bien appliqués contre l'os, peuvent être pris pour des ostéosarcomes, d'autant que des adhérences secondaires se font et que le tissu morbide envahit le périoste et l'os. Il est moins facile encore de savoir si la tumeur est périostéale ou myélogène; l'existence ou l'absence de coque osseuse est un renseignement de valeur. Mais cette lamelle crépitante, dure et flexible est souvent éphémère : le néoplasme la perfore et la détruit.

La tumeur d'origine osseuse une fois affirmée, il faudra déterminer si elle est bénigne ou maligne, et ici encore les erreurs ne sont pas rares ; les exostoses syphilitiques et les exostoses ostéogéniques se reconnaîtront bien à leur siège, aux douleurs spéciales qu'elles provoquent, à leur mode d'apparition, à leur forme, à leur multiplicité et nous n'insisterons pas sur un diagnostic facile, mais, parfois, on ne distinguera que par leur marche, les lipomes, les fibromes; les myxomes, les enchondromes; pour les tumeurs malignes, épithéliomas, carcinomes, l'extrême rareté du cancer primitif sera l'indication la plus précise ; si la tumeur est secondaire, la constatation du foyer d'origine éclairera le chirurgien.

Enfin nous sera-t-il possible de déterminer de quelle variété de sarcome il s'agit? — Dans certains cas, le siège du néoplasme, la plus ou moins grande intensité des douleurs, la rapidité du développement fournissent des indications de quelque importance. Les tumeurs myéloïdes s'accroissent moins vite que les ostéosarcomes encéphaloïdes et les souffrances qu'elles provoquent sont moins vives ; l'âge lui-même peut être interrogé ; les sarcomes à petites cellules apparaissent un peu plus tard. Lorsqu'il existe un grand nombre de vaisseaux qui animent le sarcome de souffles et de battements, il est plus raisonnable de penser à une tumeur à myéloplaxes ; du reste, ces signes sont très précaires.

Traitement. — On voit combien sombre est le pronostic de ces tumeurs ; quelques variétés ont beau présenter les caractères d'un néoplasme bénin, sans tendance à la récidive et sans généralisation, il n'en faut pas moins recourir à l'ablation d'un segment du squelette ; et, qu'il s'agisse d'un os du membre supérieur ou du membre inférieur, le sacrifice est toujours considérable.

D'ailleurs, sans parler de cette malignité relative, les ostéosarcomes ont une malignité absolue, très grande surtout dans leurs variétés embryonnaires. Les ostéosarcomes globo et fuso-cellulaires n'épargneraient guère et on ne peut citer qu'un nombre très restreint d'observations où une intervention rapide et radicale a sauvé le malade : la récidive et la généralisation sont de règle. Les sarcomes myéloïdes, en premier lieu ceux qui ont pour siège le maxillaire, ont une gravité moins grande. Virchow insiste beaucoup sur l'existence d'une capsule ; les tumeurs bien enkystées dans une membrane fibreuse sont d'un pronostic moins fâcheux.

Le traitement s'impose, et si l'ostéosarcome dont on a constaté l'existence est dans une région accessible au chirurgien, si l'opération en elle-même n'est pas d'une gravité exceptionnelle, on agira sans retard ; malheureusement c'est l'amputation qu'il faut trop souvent pratiquer ; le siège de la tumeur sur le squelette l'exige. Du reste, l'hésitation n'est guère possible, la mort étant le terme prévu de l'ostéosarcome. On ne s'abstiendra que lorsqu'il existe déjà des foyers secondaires ou quand la cachexie est si avancée que le

malade ne puisse supporter l'acte chirurgical. Inutile d'ajouter que
chaque région modifie le pronostic : on ne saurait rapprocher l'ablation d'un épulis d'une désarticulation de cuisse pour un ostéosarcome du fémur.

11° ANÉVRYSME DES OS.

On nomme *anévrysme, tumeur érectile, tumeur pulsatile, hématome des os,* une tumeur vasculaire, ordinairement animée de battements et de souffles et creusée le plus souvent dans le tissu spongieux
des épiphyses.

Leur histoire, fort obscure, ne date que de ce siècle, bien
qu'auparavant on ait publié, sous le nom d'anévrysmes des os,
un certain nombre d'observations ; mais la lecture de ces faits permet de supposer qu'il s'agit là de tumeurs malignes télangiectasiques, carcinomes ou sarcomes érectiles. Depuis, un certain nombre
de cas parmi lesquels nous citerons ceux de Lallemand, de Parisot,
de Lagout, de Richet, de Demongeot de Confervon et de Théophile
Anger, paraissent avoir démontré l'existence des tumeurs pulsatiles
des os, malgré l'opposition formelle soulevée encore par quelques
auteurs.

Anatomie pathologique. — Les anévrysmes des os ont pour
siège habituel l'extrémité supérieure du tibia, l'épiphyse, d'ailleurs,
la plus vasculaire de l'économie. Six fois au moins, cette localisation est signalée ; dans les cas de Carnochan, de Nélaton, de Théophile Anger l'extrémité inférieure du fémur est atteinte ; dans celui
de Richet c'est l'extrémité supérieure de l'humérus ; Demongeot de
Confervon est le seul qui rapporte un fait où la tumeur érectile frap-
pait une diaphyse ; elle s'était développée dans le corps du radius.

L'examen anatomique de la pièce a été pratiqué un certain
nombre de fois et les descriptions des auteurs sont concordantes : le
tissu spongieux est creusé d'une cavité, en général spacieuse, dont les
parois sont anfractueuses, trouées en certains points par usure du
tissu osseux. La coque compacte n'est donc pas toujours continue et
le périoste épaissi la complète lorsqu'elle fait défaut ; en tout cas,
elle est mince et flexible ; elle se laisse refouler sous la pression du
doigt, mais pour se redresser aussitôt. Une membrane fibreuse, de

1 à 2 millimètres, la tapisse; sa surface irrégulière a été comparée par Richet à celle d'une vessie à colonnes.

Des artères volumineuses parcourent la paroi; elles font parfois saillie dans la cavité; Richet même les aurait vues flotter à la surface interne de la membrane fibreuse; un grand nombre d'artérioles s'ouvrent directement dans la poche et on lit dans plusieurs observations, qu'une injection, poussée par l'artère principale du membre, toujours intacte du reste, « pleuvait » dans la tumeur. On voit donc en quoi diffère l'anévrysme des os des anévrysmes artériels : la poche ou le sac communique, non avec le canal d'une grosse artère, mais avec les orifices abondants d'artérioles qui rampent dans son tissu.

Les parties voisines ne subissent en général que des altérations sans importance; l'articulation adjacente reste indemne, protégée qu'elle est par le cartilage diarthrodial. Les muscles, les vaisseaux principaux, les nerfs sont intacts; cependant lorsque la poche, contenant des caillots ou du sang liquide, est énorme — et l'on en a cité d'une capacité de plusieurs litres, — des compressions peuvent se produire dont les conséquences seront une gêne extrême dans les mouvements de la jointure, des œdèmes et des douleurs intenses.

A la suite d'examens histologiques de la paroi kystique, de la coque osseuse et des masses cruoriques, on n'a trouvé que du tissu fibreux, du tissu osseux normal et les éléments du sang. Il en est ainsi dans les observations de Parisot et de Richet et dans le fait plus récent de Th. Anger rapporté dans la thèse de Pillot; les recherches attentives de Gaucher n'ont décélé, dans l'anévrysme, aucune trace de tissu morbide. Quelle peut donc être la nature de cette affection bizarre? Voici les principales opinions émises par les auteurs :

L'anévrysme des os, avait dit Breschet, est une tumeur érectile du tissu osseux. — Cette affirmation n'est pas soutenable; on ne trouve ici ni dilatation, ni multiplication des capillaires, ni glomérules de Porta, ni aréoles caverneuses, mais bien une cavité creusée dans l'épiphyse, et tapissée par une membrane à la surface de laquelle s'ouvrent les artérioles. Donc, nulle assimilation possible. Il ne saurait s'agir non plus d'un anévrysme artériel, puisque l'artère principale correspondante a toujours été reconnue intacte.

Volkmann se demandait si l'on n'était pas en présence d'un anévrysme diffus : une artère a été déchirée par un traumatisme; le sang épanché s'est creusé, par ostéite raréfiante, une cavité dans l'épiphyse et une membrane enkystante s'est formée par le mécanisme ordinaire. Mais comment s'expliquer alors la multiplicité des orifices artériels ouverts dans la poche? Aussi admettait-il volontiers l'ancienne hypothèse de Lebert et d'Eugène Nélaton : un sarcome existait dans l'os ; les cellules géantes, myéloplaxes, éléments vaso-formateurs ont donné naissance à des vaisseaux abondants devant lesquels a complètement disparu la gangue primitive du tissu morbide. Les artérioles ouvertes sont les vaisseaux de la tumeur perforés par le processus destructeur.

Mais, répond-on, s'il s'agissait de tumeur maligne, pourquoi les succès obtenus par la ligature de l'artère principale du membre? La guérison a été durable, au moins dans les cas de Lallemand, de Roux, de Lagout et de Demongeot de Confervon. Il est certain que les sarcomes ne nous habituent pas à semblable bénignité. On cite cependant un fait où, Dupuytren ayant lié l'artère fémorale pour un sarcome de l'extrémité supérieure du tibia, la guérison se maintint pendant sept ans; une récidive survint alors qui nécessita l'amputation de la cuisse. Toujours est-il que l'anévrysme des os, quelle que soit son origine, présente des caractères tels, qu'on ne saurait en confondre la description avec celle des sarcomes hémotodes : ils en diffèrent essentiellement.

Étiologie. — Des quelques observations authentiques d'anévrysmes des os ne se dégage aucune notion étiologique importante. Sur 10 faits que nous avons sous les yeux, 7 se rapportent à des hommes et 3 à des femmes. C'est une affection de la période moyenne de la vie; un des malades pourtant avait dépassé la soixantaine. On incline à penser que le traumatisme n'est pas sans influence sur le développement de la tumeur; une violence extérieure très nette est notée dans un tiers environ des cas, une chute, un coup, une contusion, une entorse de l'articulation voisine.

Symptômes. — Les débuts de l'anévrysme des os sont obscurs : à l'occasion d'un traumatisme on signale parfois, d'ordinaire au niveau d'une épiphyse, une tumeur dure, solide et manifestement développée dans l'os ; les parties molles qui l'environnent sont soulevées, et un lacis veineux plus abondant transparaît sous la peau plus chaude et plus rouge. Si l'on exerce, du bout du doigt, une pression sur la partie la plus saillante, la surface cède, fléchit, puis se redresse avec une crépitation qui rappelle une coquille brisée ou un parchemin que l'on froisse. Lorsque la coque osseuse est détruite, que le périoste seul enveloppe le sac, on obtient, non cette crépitation particulière, mais une simple réduction de la tumeur et une sensation vague de fluctuation.

La compression exercée sur l'artère principale du membre, au-dessus du point où est creusé l'anévrysme des os, provoque l'affaissement de la tumeur qui se remplit dès qu'on rend au courant sanguin la libre circulation ; celle-ci a, sous sa dépendance, d'autres signes d'un très grand intérêt : à chaque systole cardiaque, la poche bat et la main qui l'explore perçoit un mouvement d'expansion ; on constate en même temps l'existence d'un souffle, en général très doux. Dans quelques observations cependant, expansion, battement et bruit de souffle font défaut. Ils semblent avoir manqué dans le cas de M. Th. Anger.

On a noté plusieurs fois une douleur très vive qui peut même avoir précédé l'apparition de l'anévrysme ; d'ordinaire, elle éclate, ou s'accentue, lorsque la tumeur se développe ; elle est continue ou survient par accès qu'exacerbent les contractions musculaires et tous les mouvements de la jointure voisine. Aussi constate-t-on une certaine impuissance du membre, augmentée encore par le volume de la tumeur qui oppose un obstacle mécanique à la flexion et à l'extension complètes. Il n'est pas jusqu'à l'œdème dû à la compression des veines qui ne complique encore ces troubles fonctionnels.

La marche de l'anévrysme des os est rapide, la tumeur acquiert vite de grandes proportions : en trois mois, trois mois et demi, huit mois, elle avait pris un développement inquiétant dans les cas de Demongeot, de Richet, de Parisot et de Carnochan, dans ceux de Scarpa et de Pearson ; dans celui de Théophile Anger, l'accroissement semble avoir été d'allure beaucoup plus lente, mais néanmoins toujours progressive. Les terminaisons de cette maladie sont peu connues, car une intervention chirurgicale, précoce ou tardive, a toujours été opposée à l'anévrysme des os.

Diagnostic. — Il est des plus délicats : la rareté des anévrysmes des os, la ressemblance qu'ils ont avec les sarcomes pulsatiles, leur siège habituel dans des régions où les anévrysmes artériels sont fréquents, expliquent la facilité des erreurs et, de fait, on en a commis de nombreuses.

Le siège précis de la tumeur surtout dans l'épiphyse du tibia, plus rarement à l'extrémité inférieure du fémur ou à l'extrémité supérieure de l'humérus, sa crépitation parcheminée, sa réduction par la pression directe et par l'oblitération de l'artère principale du membre, le mouvement d'expansion et le souffle doux sont les éléments cardinaux du diagnostic. Voyons comment ces signes se modifient dans les anévrysmes artériels et les tumeurs malignes :

Les anévrysmes de la poplitée et de l'axillaire ont une situation un peu différente; il n'y a pas de crépitation osseuse, et, s'ils se creusent parfois une cavité dans le tissu spongieux, cette cavité est moins profonde, l'expansion est plus nette, le souffle plus fort. Néanmoins, des chirurgiens de la compétence de Richet, Broca et Verneuil appelés conjointement, ont pu, dans un cas, rester en suspens chacun avec un diagnostic particulier : l'un croyait à un anévrysme de l'axillaire, un autre à un anévrysme des os, et le troisième à un sarcome télangiectasique de l'humérus.

Ceux-ci se reconnaîtront d'ordinaire à une dureté plus grande; le tissu que parcourent les vaisseaux dilatés est résistant; il n'y a pas là, comme dans les anévrysmes des os, une cavité unique, spacieuse, et remplie de sang ou de caillots mous; si le souffle y est souvent plus fort, l'expansion de la poche y est moins marquée. Enfin, lorsqu'on comprime directement la tumeur ou qu'on oblitère l'artère principale du membre, la réduction est plus facile et plus complète dans l'anévrysme des os que dans le sarcome pulsatile. En dernière analyse, la marche de la tumeur, l'envahissement des parties molles et l'ulcération de la peau, l'engorgement ganglionnaire et la récidive établiront le diagnostic.

Ce ne sont point là les seules erreurs possibles : lorsque l'expansion et le souffle font défaut. on peut croire à une tumeur à liquide séreux ou purulent; dans l'observation de Th. Anger, nous voyons qu'on ouvrit l'anévrysme pris pour une collection purulente sous-périostée ; si la coque osseuse est encore assez résistante et ne se laisse pas déprimer par le doigt, les signes caractéristiques de l'hématome des os manquent et l'on hésite alors entre toutes les tumeurs solides osseuses; seule, la ponction exploratrice qui donne un jet de sang artériel, viendrait indiquer la nature du néoplasme.

Traitement. — Le mode d'intervention dépend de l'étendue des lésions osseuses. Lorsque l'anévrysme aura détruit complètement l'épiphyse, le membre privé d'une partie de son squelette devient inutile et il ne reste plus qu'à faire l'amputation ou la désarticulation. Mais si les désordres sont moins avancés, s'il n'existe qu'une cavité plus ou moins profonde creusée dans le tissu spongieux, on peut atteindre la tumeur par l'intermédiaire de la circulation.

La ligature de l'artère principale du membre a été pratiquée plusieurs fois : Lallemand, Roux, Lagout, Demongeot de Confervon y ont eu recours pour des anévrysmes osseux dont trois siégeaient dans l'épiphyse supérieure du tibia, tandis que le quatrième avait envahi la partie moyenne du radius; dans les trois premiers cas, la ligature de l'artère fémorale fut faite et, dans le quatrième, celle de l'humérale au pli du coude. Or, huit mois après dans l'observation de Lallemand, dix-neuf ans après dans celle de Roux, neuf ans après dans celle de Lagout, seize ans après dans celle de Demongeot, la guérison s'était maintenue.

Carnochan a été moins heureux pour un anévrysme de l'extrémité inférieure du fémur : la compression de l'artère fémorale fut d'abord tentée, puis la ligature des vaisseaux : réapparition de la tumeur au bout de six semaines; on pratiqua l'amputation de la cuisse et le malade guérit. C'est aussi à l'ablation qu'il fallut en venir dans les cas de Richet, de Pearson, de Scarpa, de Parisot et d'Anger.

12° KYSTES DES OS.

Ce sont des tumeurs creusées dans le tissu osseux et formées par une ou plusieurs poches que remplit un liquide de nature, de couleur et de consistance variables. Suivant qu'elles contiennent ou non des hydatides, on les nomme *kystes simples* ou *kystes parasitaires*.

1° KYSTES SIMPLES.

L'histoire de ces kystes est restée longtemps très obscure : on les décrivait pêle-mêle avec certains dépôts tuberculeux, les dégénérescences muqueuses ou colloïdes des sarcomes et des carcinomes, les infiltrations et les collections sanguines des néoplasmes de toute nature. Il a fallu les efforts des micrographes contemporains pour enlever à la classe des kystes osseux tout ce qui appartenait aux tumeurs enkystées ; encore reste-t-il beaucoup à faire, et la discussion demeure ouverte sur plusieurs points fort importants.

Les kystes se développent dans les os longs et dans les os plats ; on en a observé quelques exemples dans l'humérus, le cubitus, le fémur, le tibia, la clavicule, les os propres du nez, l'omoplate ; mais c'est dans les maxillaires et particulièrement dans le maxillaire inférieur qu'on en rencontre le plus grand nombre. Une distinction est nécessaire : la plupart de ces kystes ont pour origine un développement vicieux des dents : l'étude en sera faite à propos des affections de la bouche.

A côté de ces kystes *dentifères* il en est d'autres fort nombreux nommés par les auteurs kystes *du périoste,* kystes *des racines;* ils sont généralement considérés comme dus à l'inflammation de la membrane alvéolo-dentaire irritée par une dent malade. Nous croyons avoir démontré avec Verneuil et Malassez qu'il s'agit d'une exsudation séreuse dans les débris épithéliaux, vestiges du bourgeonnement des cordons des dents temporaires ou permanentes.

En dehors de ces kystes, trop directement en rapport avec le développement du follicule dentaire et de ses annexes pour que nous les étudiions ici, on rencontre dans le maxillaire inférieur des néoplasmes formés par une agglomération de poches communiquant ou non entre elles ; ces cavités, distendues par un liquide de couleur et de densité variables, ressemblent beaucoup aux kystes multiloculaires du tissu spongieux des os longs et des os plats, aussi doivent-ils rentrer dans notre description générale.

Anatomie pathologique. — Les kystes osseux sont *uniloculaires* ou *multiloculaires*. Les uns et les autres présentent plusieurs parties constitutives : la coque osseuse qui les renferme, la membrane fibreuse qui tapisse la coque osseuse et la substance qu'ils contiennent. Étudions-les successivement.

La *coque* est creusée dans le tissu osseux où elle forme une cavité parfois considérable qui boursoufle l'os ; la paroi peut en être continue, mais souvent elle s'amincit en certains endroits et disparaît : le kyste n'est plus enveloppé, du moins sur une de ses faces ; à peine trouve-t-on, sur la membrane fibreuse, quelques lames irrégulières de tissu compacte. Dans d'autres cas, au contraire, et Gosselin en cite un exemple, le tissu osseux s'hypertrophie et s'éburne. Lorsque le kyste est multiloculaire, la coque est irrégulière, et, de sa surface interne, se détachent des cloisons, complètes ou incomplètes, qui divisent la cavité primitive en un nombre plus ou moins grand d'aréoles secondaires parfois ouvertes les unes dans les autres et parfois indépendantes ; elles peuvent renfermer alors du liquide de couleur et de densité différentes.

La *membrane fibreuse* qui tapisse la coque est tantôt mince, lisse, blanche, à peine parcourue par quelques fines ramifications vasculaires, et tantôt épaisse, rouge, tomenteuse, végétante. Le *contenu* est encore plus variable d'aspect que la poche qui l'enveloppe, et l'on constate la présence d'un liquide séreux, très fluide ou séro-sanguinolent, parfois brillant, glaireux comme du blanc d'œuf, parfois encore brunâtre, couleur chocolat, épais ; enfin on cite des cas où certaines des aréoles renferment du pus véritable dont l'apparition est due sans doute à l'inflammation de la paroi. Ajoutons que, d'ordinaire, les parties molles qui environnent le kyste n'ont subi aucune espèce d'altération appréciable.

Étiologie. — On ne sait rien sur les causes qui président au développement des kystes osseux ; ils sont des deux sexes et de tous les âges : Coote en a observé un qui datait de la naissance ; par contre, il en cite un autre chez un vieillard de soixante-dix ans ; d'après la petite statistique de Godefroy, on trouve que, pour les kystes uniloculaires, 4 auraient débuté chez des individus au-dessous de vingt ans, 7 de vingt à trente ans, et 5 au-dessus de trente ans ; pour les kystes multiloculaires, 5 ont apparu au-dessous de vingt ans, 2 entre vingt et trente, et 7 au-dessus de trente ans.

On en est réduit aux hypothèses pour expliquer le mode de formation des kystes osseux. Ici, nous retrouvons une théorie exposée déjà à propos des tumeurs pulsatiles : Volkmann se demande si les kystes multiloculaires, de beaucoup les plus fréquents, ne seraient pas le fait de quelque sarcome dont les éléments ramollis et dégénérés ne laisseraient, après leur résorption, qu'un liquide contenu dans les cavités osseuses ; quelques-unes des travées et des cloisons osseuses pourraient, du reste, avoir pour origine une ossification partielle de la tumeur.

Une hypothèse défendue par Gosselin et plus généralement acceptée, regarde les kystes des os comme produits par une sorte d'inflammation chronique, une ostéite « kystogénique ». Sous son influence survient une résorption graduelle des lamelles osseuses ; des cavités se creusent que la sérosité distendra bientôt; aussi les kystes sont plus fréquents aux mâchoires que dans les autres os de l'économie; les dents ne sont-elles pas là, avec leurs incessantes maladies, pour expliquer l'inflammation lente de l'os et l'apparition de l' « ostéite séreuse et kystogénique? »

Symptômes. — Les kystes sont, d'ordinaire, assez longtemps méconnus pour peu qu'ils siègent dans un os profondément caché sous les parties molles; ils ne provoquent ni gêne, ni douleur, et leur développement seul en révèle l'existence : on trouve alors une tumeur dure, unie à l'os avec lequel elle se confond. Peu à peu son volume s'accroît et deux nouveaux signes d'une grande importance apparaissent : le bruit de parchemin et la fluctuation.

Par une pression exercée à la surface du kyste, et en général, sur le point le plus saillant, on peut refouler la paroi osseuse amincie et flexible qui se redresse dès que la pression a cessé; ce double mouvement s'accompagne d'une crépitation particulière que nous avons eu l'occasion de signaler dans nombre de tumeurs osseuses. Plus tard encore, lorsque la distension progressive de la poche a résorbé une partie de la coque osseuse, la pression, sur la membrane fibreuse d'enveloppe, révèle parfois une sensation très nette de fluctuation.

A ces signes qui appartiennent à tous les kystes des os, il faut ajouter ceux qui dépendent de la région particulière où la tumeur se développe. Les kystes des mâchoires altèrent la symétrie du visage; ils gênent la mastication et la phonation; ceux de l'orbite déterminent de l'exophthalmie et du larmoiement; ceux du crâne peuvent avoir pour conséquence une compression cérébrale; ceux des os longs affaiblissent la diaphyse, incapable désormais de supporter le poids du corps, et des fractures spontanées surviennent dont la guérison est lente et difficile.

La marche du kyste est essentiellement paresseuse et la tumeur met un très long temps avant de provoquer une déformation assez appréciable ou une gêne assez pénible pour que l'individu consulte le chirurgien. Dans certains cas, des douleurs intenses surviendraient et nécessiteraient une intervention rapide; mais, pour admettre la réalité de ces faits, il faut considérer comme prouvée la transformation d'un kyste en un abcès des os. Cette hypothèse, défendue par Ed. Cruveilhier, a quelques partisans; toutefois, la clinique nous empêche de l'adopter malgré la singulière observation de Nélaton qui, trépanant un os, trouva, non l'abcès qu'il cherchait, mais une collection séreuse.

Traitement. — Le diagnostic est parfois délicat; parfois la ponction exploratrice seule viendra tirer d'embarras; la crépitation parcheminée, la fluctuation même sont loin d'être caractéristiques; on les retrouve dans nombre de tumeurs des os. Nous nous abstiendrons d'ailleurs de présenter un tableau différentiel qui sera plus utile et plus net lorsqu'on étudiera les kystes des divers os.

Le traitement diffère beaucoup selon que le kyste est uniloculaire ou multiloculaire et surtout selon l'os atteint. D'une manière générale, nous dirons que pour les kystes uniloculaires — et nous avons particulièrement en vue ceux des mâchoires — l'incision large de la paroi antérieure est le meilleur des procédés : la cavité mise à nu suppure, bourgeonne et se rétrécit lentement jusqu'à complète oblitération.

Lorsque le kyste est multiloculaire, ce procédé serait insuffisant; la ponction suivie d'injection iodée est plus inefficace encore, et il est malheureusement nécessaire de recourir à l'amputation dans certains kystes des os des membres. Si la tumeur était circonscrite et n'avait pas envahi l'os dans toute son épaisseur, on pourrait se contenter d'une simple résection.

2° KYSTES PARASITAIRES.

Ils ont été observés déjà à la fin du dernier siècle; les faits se sont multipliés depuis. Heydenreich, dans son article du Dictionnaire de Dechambre, nous donne un relevé de 41 cas où le tibia se trouve atteint 10 fois, l'humérus et la ceinture pelvienne 8, le crâne 6, la colonne vertébrale 5, le fémur et les phalanges 2. Les parasites sont des *échinocoques;* une fois cependant on aurait rencontré un *cysticerque* dans le kyste osseux.

Nous ne parlerons pas ici du mode de pénétration des échinocoques, de l'influence certaine que le traumatisme a sur leur apparition. Ce n'est point le lieu non plus de décrire les vésicules hydatiques et leur contenu; nous signalerons seulement les modifications qu'elles impriment à l'os dans l'épaisseur duquel elles se sont logées. Au début, et lorsque la cavité est encore de petit volume, une coque osseuse continue double la membrane kystique; mais bientôt la lamelle de tissu compacte est détruite et le périoste protège seul la tumeur parasitaire.

Les désordres provoqués par le développement des échinocoques sont souvent considérables; non seulement la diaphyse tout entière, le canal central sont envahis, mais les cartilages diarthrodiaux ne résistent guère et la tumeur s'ouvre dans les articulations voisines; la jointure du genou, celle de la hanche ont été ainsi inondées. L'os, miné par la tumeur, perd sa résistance; il s'affaisse sous le poids du corps, et des fractures spontanées peuvent être la conséquence d'un kyste hydatique. Elles n'ont aucune tendance à la consolidation.

Les parties molles sont envahies à leur tour; souvent la vésicule crève dans les masses musculaires et un abcès se forme, un phlegmon diffus qui s'ouvre à l'extérieur, versant avec le pus les hydatides mortes. Cette marche progressive est-elle fatale?— En tout cas, on ne cite pas d'exemples authentiques de guérison spontanée. Cependant les vers peuvent être tués; le liquide qui les entoure se résorbe, la paroi s'incruste de sel calcaire et peu à peu la cavité se rétrécit. Au bout de quelque temps on ne trouve plus, dans ce qu'il en reste, qu'une substance blanc-grisâtre, analogue à du mastic et que les crochets des échinocoques distinguent seuls d'un dépôt tuberculeux.

La tumeur est adhérente à l'os; son évolution est lente; elle est indolore ou provoque à peine quelques souffrances non continues; plus tard, et lorsque l'os est boursouflé, on peut percevoir une crépitation parcheminée, de la fluctuation, et même, s'il faut en croire quelques faits exceptionnels, un frémissement hydatique. La ponction exploratrice donne issue à un liquide transparent comme de l'eau de roche. Notons encore les signes qui peuvent tenir au siège particulier du kyste : compressions du cerveau et de la moelle, exophthalmie, amaurose, chute de la paupière. Nous avons déjà parlé de la perforation du cartilage diarthrodial : une arthrite suppurée peut en être la conséquence.

Aussi ces tumeurs ne sont-elles pas sans gravité. Leur traitement n'est pas toujours facile; la ponction, avec ou sans injection irritante, provoque la suppuration de la poche et il devient nécessaire d'ouvrir une large voie au liquide; une excision d'une portion de la paroi du kyste permettra de faire des injections détersives. On a eu quelquefois recours à la résection du segment osseux envahi. En tout cas, l'extirpation du kyste doit être complète, car une seule vésicule intacte laissée sur un point quelconque de l'os permettrait la récidive ; on en trouve quelques exemples cités par les auteurs. L'amputation a été parfois imposée par la fracture spontanée de l'os, par l'étendue des désordres, ou l'existence d'une suppuration diffuse.

CHAPITRE XII

AFFECTIONS DES ARTICULATIONS

LÉSIONS TRAUMATIQUES

I

ENTORSE.

On nomme *entorse* l'ensemble des phénomènes que des mouvements forcés provoquent dans une jointure. — Elle résulte d'une contraction musculaire assez énergique ou d'une violence extérieure assez puissante pour distendre ou déchirer les ligaments, mais trop faible pour empêcher les extrémités osseuses de reprendre leurs rapports normaux. Les surfaces articulaires se sont déplacées peut-être, mais momentanément : il y a eu *luxation temporaire* selon la formule de Vidal de Cassis.

L'histoire de l'entorse est déjà fort ancienne ; le traitement s'en est même transmis par tradition aux rebouteurs et aux matrones. Les lésions qui la caractérisent étaient cependant peu connues avant notre siècle ; il a fallu, pour les déterminer, les observations de Dupuytren, les expériences de Bonnet, les recherches de Cloquet, de Lisfranc, de Malgaigne, de Lebâtard, de Mezger d'Amsterdam, de Panas, auxquelles les récents travaux de Terrillon et de Segond ont ajouté quelques notions précises.

Étiologie. — On a invoqué certaines causes prédisposantes : le lymphatisme, disait-on, la scrofule s'accompagnent d'une laxité, d'une faiblesse des ligaments articulaires qui favorisent les entorses ;

cètte opiñion est controuvée. Mais il faut accepter comme vraie l'influence d'une entorse antérieure : les moyens d'union de la jointure sont moins solides après une première atteinte, et parfois un faux pas suffit pour ramener les désordres primitifs.

L'entorse est un accident des adultes; elle est très rare chez les enfants; leurs capsules articulaires, leurs ligaments sont flexibles et élastiques ; aussi résistent-ils, sans rupture, à des tractions énergiques et à des mouvements exagérés. Dans le jeune âge, les lésions que provoque le traumatisme portent surtout sur la région juxta-épiphysaire ; il se fait un commencement de disjonction, une fracture incomplète, un écrasement, un tassement du tissu spongieux, une inflexion de l'os, une rupture de la mince couche compacte périphérique, une rupture du périoste, tous désordres qui déterminent, au niveau du cartilage conjugal, une tuméfaction douloureuse, affection qu'Ollier a décrite sous le nom d'*entorse juxta-épiphysaire.*

Toutes les articulations sont loin d'être également frappées, et les entorses sont rares au niveau des énarthroses dont la capsule prête à des mouvements étendus ; aussi ne l'observe-t-on pas à l'épaule ; aux hanches cependant, lorsque les jambes s'éloignent l'une de l'autre par une abduction exagérée, dans le grand écart, par exemple, l'entorse est possible. Les jointures serrées, à surfaces étroitement maintenues par des ligaments courts et résistants, sont atteintes de préférence, le coude, le poignet, le genou et surtout les articulations du pied.

On s'explique cette fréquence des entorses du pied par les mouvements énergiques du membre inférieur, étendus surtout et violents à leur extrémité ; le poids du corps porte sur la jointure et produit l'entorse lorsque le pied est tourné, soit en dehors, soit en dedans. Dupuytren avait déjà remarqué que l'entorse du pied est plus souvent *externe* qu'*interne.* Le rapport serait même pour lui comme 12 est à 1 chez l'homme et comme 5 est à 1 chez la femme. La prédominance des adducteurs sur les abducteurs donnait, disait-il, la clef de cette sorte d'élection : dans un faux pas, la contraction instinctive des adducteurs entraîne en dedans et en haut le bord interne du pied en tiraillant et en rompant les ligaments internes. Mais Bonnet insiste sur une disposition anatomique spéciale qui ajouterait à l'action des adducteurs : la face de l'astragale est inclinée en bas et en dehors ; le tibia glisse sur cet os en suivant sa pente, et vient peser sur les ligaments externes qu'il distend.

Ces auteurs n'ont guère visé, au pied, que l'entorse tibiotarsienne ; mais ils en ont exagéré la fréquence et les observateurs contemporains ont montré que l'articulation médio-tarsienne est souvent atteinte. D'après Le Fort, elle le serait même beaucoup plus que la tibio-tarsienne ; pour Terrillon, on rencontrerait autant la première que la seconde. Le diastasis de la jointure tibio-péronière inférieure s'observerait aussi dans certains cas. Un examen attentif est donc nécessaire pour déterminer, autour du cou-de-pied, quelle est l'articulation intéressée par le traumatisme.

Nous n'insisterons pas sur le mécanisme de ces entorses du pied, ni sur celles du coude, du poignet, du pouce, du genou, de la colonne vertébrale. Celles du genou sont provoquées par un mouvement de rotation en dedans qui nous expliquera certains tiraillements, un arrachement osseux, lésion que nous retrouverons à propos de l'anatomie pathologique. Celles de la colonne vertébrale ont été observées à la suite de torsions brusques, et dans les chutes sur la tête ou les pieds qui ont comme conséquence une flexion ou une extension forcée. Mais, en définitive, on voit que, pour toutes les entorses, une contraction musculaire énergique s'ajoute le plus souvent à une violence extérieure, pour amener les désordres de la jointure.

Anatomie pathologique. — Dans les mouvements exagérés de la jointure, les surfaces articulaires s'écartent ou glissent l'une sur l'autre ; la synoviale, les ligaments, les tissus voisins sont distendus, tiraillés, déchirés ; il y a là une série de désordres que nous allons successivement étudier.

Lorsque le ligament est large et peu consistant, on observe parfois une large déchirure au niveau de la partie moyenne ; il résiste, au contraire, lorsqu'il est court, étroit, d'une trame serrée ; l'os sur lequel il s'insère, cède et une parcelle osseuse est arrachée ; s'il existe une capsule à la fois large et épaisse, on constate une déchirure et un arrachement simultanés. Les disques intervertébraux provoquent souvent ce genre de lésions. D'ailleurs, arrachement et déchirure peuvent faire défaut : il y a eu tiraillement, distension trop énergique, déplacement momentané des surfaces ou permanent des ménisques articulaires, mais sans solution de continuité.

La synoviale peut être largement ouverte ; cas, assez rare et d'ordinaire, elle est à peu près intacte ; elle fait tout au plus hernie à travers les solutions de continuité de la capsule ; on attribue l'ori-

gine de certains ganglions à ces diverticules de la séreuse. Le traumatisme provoque quelquefois un léger degré d'arthrite et un épanche-
chement intra-articulaire ; le liquide n'en est pas toujours transparent et on observe assez souvent, du moins au genou, une véritable *hémarthrose*, que Paul Segond a bien étudiée.

Le mouvement de torsion de la jambe, surtout fléchie à angles
divers, provoque des déchirures ligamenteuses sur lesquelles nous
n'insisterons pas ; mais il en est une spéciale qui mérite d'attirer
l'attention : l'aponévrose fémorale s'insère sur la tubérosité externe
du tibia, en arrière et près du tubercule de Gerdy, sur une crête
mousse qui limite le cartilage diarthrodial. Lorsque l'aponévrose est
fortement tendue, elle arrache parfois cette crête : la crête entraîne
avec elle un peu de tissu spongieux et du cartilage qui le recouvre ; il se
creuse ainsi une cavernule en forme de nid de pigeon et de 8 à 10 millimètres de profondeur sur 1 centimètre de longueur ; elle s'ouvre
dans la jointure et peut y verser du sang en abondance. Ce sang
aurait encore une autre origine et proviendrait aussi de la déchirure
du ligament adipeux ou du ligament croisé.

Le tissu cellulaire qui environne l'articulation est déchiré ; on
trouve, dans ses mailles, un épanchement sanguin peu abondant d'habitude, une infiltration due à la rupture de quelques capillaires ; les
ramuscules nerveux qui rampent dans les travées conjonctives sont
dilacérés et rompus ; les gros vaisseaux et les gros nerfs restent au
contraire intacts ; leur flexuosité et leur élasticité expliquent cette
résistance. On a cependant quelques observations où de graves altérations des troncs nerveux sont notées. Anthelmy cite deux cas, l'un
de Berger et l'autre de Weir-Mitchell, où une entorse s'accompagna
de rupture incomplète et de contusion du médian.

Les muscles sont souvent déchirés, ecchymotiques et, parfois, en
quelque lieu éloigné de la jointure entorsée ; la rupture des fibres se fait
alors au niveau de leur point d'attache au tendon. Les os ne résistent
pas toujours et l'on observe surtout l'arrachement des apophyses
articulaires. Toutes ces altérations des parties constituantes de la
jointure et des tissus environnants se groupent de diverses manières
et on peut, comme Mezger, diviser, au point de vue anatomo-
pathologique, les entorses en trois groupes : entorse simple caractérisée par la distension sans rupture de liens fibreux articulaires ;
entorses compliquées de déchirures des ligaments et des tendons ;

entorses compliquées de fractures des extrémités osseuses articulaires.

Symptômes. — Dès que l'entorse est produite, il survient, au niveau de l'articulation frappée, une douleur très vive qui, dans certains cas, a pu provoquer la syncope; elle est exaspérée par le moindre mouvement et rend presque absolue l'impuissance du membre. Elle est fixe et on la trouve en un point précis, juste au niveau de l'interligne articulaire et au lieu d'implantation des ligaments de la jointure.

Bientôt apparaît le gonflement qui déforme l'articulation empâtée et rouge ; on n'y constate ni dépression, ni saillie anormale, mais parfois on réussit à lui imprimer certains mouvements de latéralité rendus possibles par des déchirures ligamenteuses. L'ecchymose, qui dépend surtout de ruptures musculaires et peut se montrer loin de l'articulation malade, est assez rare dans l'entorse ; on la trouve beaucoup plus souvent dans les fractures des extrémités osseuses correspondantes. Malgaigne ne nous dit-il pas qu'elle est pour lui presque caractéristique de la rupture du péroné? il ne se rappelle point l'avoir observée dans l'entorse simple.

Dans quelques articulations, la synoviale se laisse distendre par une certaine quantité de liquide ; tantôt c'est de la sérosité qui s'accumule assez lentement : il faut 24 à 48 heures avant que l'épanchement soit complet; tantôt c'est du sang qui se collecte avec une très grande rapidité : en moins d'une heure la cavité séreuse est remplie. Le genou est le siège habituel de ces hémarthroses, fort semblables aux hydarthroses; elles en diffèrent cependant, par leur apparition presque soudaine, le grand volume que prend l'article et un point douloureux spécial, en arrière du tubercule de Gerdy.

Les entorses légères, les simples distensions ligamenteuses guérissent vite pour peu qu'on leur applique un traitement approprié ; celles qui s'accompagnent de déchirures étendues et d'arrachement osseux sont d'une évolution très lente : une arthrite se développe trop souvent qui ne veut pas se résoudre et laisse après elle une douleur assez vive, de la raideur, une véritable ankylose. Dans d'autres cas, ce n'est pas une inflammation franche qui éclate, et chez les débiles, les cachectiques, les strumeux, l'affection de la jointure prend peu à peu les allures d'une tumeur blanche.

Enfin, il faut compter avec les atrophies et les paralysies des muscles. Dans une thèse inspirée par Le Fort, Anthelmy a montré

que, peu de jours après l'entorse, les muscles, les extenseurs surtout,
diminuent de volume; une atrophie à marche progressive survient
qui précède une parésie plus ou moins grande; dans certaines observations elle se manifeste dès le onzième jour. Nous insisterons ailleurs
sur ces amyotrophies remarquables.

Diagnostic. — On ne peut guère confondre les entorses qu'avec les
luxations ou les fractures. Dans tel ou tel cas, lorsque le gonflement
est très considérable, il est assez difficile de voir si les surfaces articulaires se correspondent bien et s'il n'y a pas déplacement des extrémités osseuses. Du moins on pourra constater que la douleur seule
s'oppose aux mouvements, aussi faciles, aussi étendus, plus étendus
même pendant le sommeil chloroformique. On a souvent hésité entre
une entorse et une fracture : c'est surtout au pied que le doute est
possible ; certaines fractures du péroné ont été confondues avec une
entorse tibio-tarsienne. Cependant l'ecchymose, habituelle dans la
fracture, rare dans l'entorse, le siège précis de la douleur sur les
ligaments articulaires dans l'entorse, à 3, 5 ou 7 centimètres du
sommet de la malléole dans la fracture, suffisent en général pour
fixer le diagnostic.

Mais toute entorse du pied n'est pas une entorse tibio-tarsienne;
il faudra reconnaître les diastasis de l'articulation péronéo-tibiale
inférieure, l'entorse médio-tarsienne si fréquente d'après Le Fort et
Terrillon. Et, la variété une fois bien déterminée, on devra se rendre
compte de l'étendue des lésions ; y a-t-il distension simple, déchirure
des ligaments, arrachement malléolaire? Les gaines tendineuses
qui entourent l'article, sont-elles intactes, ou les tendons sont-ils
luxés, comme on l'observe quelquefois pour les péroniers? Toutes
ces questions ont une grande importance pour le traitement.

Traitement. — L'entorse simple guérit facilement; des bains de
pied à l'eau froide longtemps prolongés, les irrigations continues.
l'immobilisation avec une compression méthodique y suffisent; au
bout de quelques jours, tous les mouvements articulaires seront possibles ; le massage est préférable encore, et d'après Bonnet, Magne,
Lebâtard, Serviès, Baudens, tout récemment Speckhahn, il est supérieur à tout autre procédé; avec lui « la guérison immédiate est la
règle ».

Il réussirait encore dans les entorses d'intensité moyenne, même
dans les entorses violentes, du moins lorsqu'elles ne sont pas com-

pliquées de fracture des extrémités articulaires, la seule contre-
indication. Mais la lecture des faits nous prouve que les succès sont
alors peu nombreux et que la pratique du massage n'est pas sans
danger; il exagère les douleurs, augmente le gonflement; en tout cas,
il exige de longues séances. On préfère l'immobilisation absolue de
la jointure dans un appareil inamovible, plâtre, gouttières en fil de
fer, silicate et ouate. Cette immobilisation est « le meilleur des antiphlogistiques » et, sous son influence, les phénomènes inflammatoires
ne tardent pas à tomber.

Plus que toutes ces méthodes, nous recommandons l'emploi de la
bande élastique qui, appliquée avec soin, immobilise à la fois et
comprime la jointure malade. Bruns et Siebermann y ont recours depuis quatre ou cinq ans et en proclament les bons effets. Siebermann
publie quatre faits fort probants, dont l'un le concerne lui-même :
il enveloppa son pied d'une bande élastique malgré la douleur et le
gonflement qui étaient excessifs : « Dès le lendemain il marchait,
et le cinquième jour il alla faire son service militaire. » Nous pourrions signaler des observations personnelles où le succès a été rapide
et complet.

Mais on ne saurait trop conseiller la plus extrême prudence : la
bande en caoutchouc n'est pas sans danger, et une striction trop énergique aurait pour conséquence les accidents les plus graves. Aussi,
à l'exemple de Martin du Massachusetts, est-il nécessaire, après
avoir séparé les orteils par de petits tampons d'ouate pour éviter leur
compression réciproque, d'appliquer légèrement la bande sur le pied,
d'abord, et de remonter jusqu'au mollet, en serrant juste ce qu'il faut
pour que la bande ne tombe pas. Peu à peu on pourra augmenter
la pression; le patient sera le meilleur juge et, s'il souffre, il enlèvera
l'appareil.

S'il y avait hémarthrose, la compression élastique amènerait
rapidement la résorption du sang. Quelques auteurs préfèrent la
ponction capillaire avec les appareils aspirateurs et l'évacuation de la
synoviale. Nous avons vu souvent pratiquer cette opération avec le
plus grand succès et, si nous n'y avons pas recours, c'est que la disparition du liquide nous paraît aussi rapide avec la bande de Martin.
Pour le traitement des complications amyotrophiques et paralytiques,
les courants continus de Le Fort devront être employés.

II

CONTUSIONS.

On nomme ainsi l'ensemble des phénomènes dont une jointure est le siège lorsque les deux surfaces articulaires viennent heurter fortement l'une contre l'autre, ou qu'une violence extérieure les atteint.

Étiologie. — Les contusions articulaires simples, sans luxation, entorse ou fracture concomitantes sont assez rares. On en distingue deux variétés : les contusions *indirectes* et les contusions *directes*. Dans les premières, le traumatisme porte, non sur la jointure elle-même, mais sur l'extrémité opposée du levier osseux, et les lésions se produisent par contre-coup ; dans les secondes, le choc est direct et les désordres se montrent où la violence extérieure a frappé.

Les contusions indirectes ont pour causes les chutes sur les mains et les coudes, les pieds, les genoux et le grand trochanter, les chocs violents sur les ischions et la tête. Dans les chutes sur les mains et les coudes, la contusion a pour siège ordinaire l'épaule qui, prise entre la résistance du sol et le poids du corps, heurte ses surfaces articulaires. Encore, cet accident est-il exceptionnel : les ligaments sont fort lâches, ils cèdent et c'est une luxation que l'on observe dans la plupart des cas.

Les chutes sur les pieds, les genoux et le grand trochanter ont pour conséquence une contusion de la hanche, et par un mécanisme analogue à celui que nous venons d'exposer pour l'épaule ; la tête fémorale et la cavité cotyloïde poussées par deux forces inverses, frappent l'une contre l'autre, écrasant entre elles les franges synoviales et le ligament rond. On comprend enfin qu'une chute d'un lieu élevé sur les fesses ou qu'un choc violent sur la tête puisse provoquer, en un point quelconque des articulations sacrées ou vertébrales, une contusion de cause indirecte. Mais, bien qu'on en ait signalé quelques cas, elles sont exceptionnelles et, en définitive, l'épaule et surtout la hanche sont à peu près les seules jointures où les désordres surviennent par ce mécanisme.

Les contusions directes atteignent surtout les jointures serrées, celles du coude, du poignet, du cou-de-pied, du pouce et du genou.

Nous n'avons pas à faire ici l'énumération des causes qui peuvent les produire : chute sur l'articulation, coup de bâton, coup de pierre, projectile lancé par une arme à feu : on comprend que, dans tous les cas, la contusion de l'article s'accompagne d'une contusion superficielle ; les parties molles sont, évidemment, atteintes avant les os et la synoviale qu'elles recouvrent.

Anatomie pathologique. — On a signalé des déchirures de la synoviale, un écrasement des ligaments intra-articulaires, des altérations des ménisques, toutes lésions dont la conséquence doit être un épanchement séro-sanguinolent ou sanguin dans la cavité articulaire. Et de fait, nombre d'auteurs en parlent, mais surtout à propos du genou ; et l'on est en droit de se demander si la contusion ne serait pas une entorse, et si le sang collecté ne serait pas dû à l'arrachement d'une parcelle osseuse par le mécanisme étudié dans le chapitre qui précède.

D'autres lésions plus graves sont les fractures intra-articulaires qui portent sur les cartilages où sur les os ; le tissu hyalin diarthrodial, doublé ou non de tissu osseux, peut se casser, et on a trouvé, dans la jointure, des éclats libres, flottant comme des arthrophytes ou corps étrangers mobiles. Les désordres de l'os consistent en fissures, en écrasements de la substance spongieuse que pénètre parfois la lame compacte qui enveloppe l'épiphyse. Bonnet a insisté sur cette lésion, phénomène particulier qu'il a observé plusieurs fois dans ses expériences sur les cadavres.

Symptômes. — Lorsque la contusion est directe, les désordres peuvent être voilés par les altérations des parties molles ; les téguments sont rouges, ecchymotiques, soulevés par un épanchement sanguin. Mais il est facile de constater que l'interligne articulaire est douloureux, qu'on éveille de la souffrance en essayant de heurter les deux extrémités osseuses de la jointure l'une contre l'autre ; enfin, dans certains cas, la synoviale est distendue par du liquide dont on perçoit la fluctuation dans les points accessibles et qui varient avec chacune des articulations.

La contusion indirecte se révèle par une douleur souvent fort vive, fixe au niveau de l'interligne, mais plus ou moins intense en avant ou en arrière, en dehors ou en dedans ; les mouvements de la jointure sont empêchés par les souffrances qu'ils provoquent ; il y a parfois du liquide, mais son existence n'est guère appréciable dans les

contusions de la hanche, les plus fréquentes des contusions indirectes. L'impotence du membre et l'attitude particulière qu'il prend
ont, dans nombre de cas, permis de confondre cet accident avec une
fracture pénétrante du col du fémur.

La contusion directe ou indirecte et les lésions qui la caractérisent
peuvent être le point de départ d'une inflammation aiguë ou arthrite
traumatique, d'une inflammation chronique, véritable tumeur blanche
ou même d'une arthrite sèche. Dans ces deux derniers cas, il faut
évidemment qu'une diathèse, un état constitutionnel spécial, prédispose l'individu à ces redoutables évolutions. Ajoutons enfin qu'ici
comme dans l'entorse, comme dans tous les désordres articulaires,
une amyotrophie des masses musculaires voisines de la jointure est
toujours à redouter.

Diagnostic. — Reconnaître que le traumatisme, direct ou indi-
rect, a produit des lésions articulaires offre peu de difficulté, mais il
est plus délicat de déterminer la nature et l'étendue des désordres. La
contusion s'accompagne-t-elle de déchirure de la synoviale, d'écrasement des ligaments intra-articulaires, de fissure des os, d'éclats cartilagineux, de tassements du tissu spongieux, de pénétration de la lame
compacte? Il est à peu près impossible de répondre à ces questions,
fort importantes cependant pour le pronostic et pour le traitement.

Le pronostic devra être des plus réservés ; la guérison peut se faire
très lentement en raison même des désordres articulaires que nous
venons de signaler. Puis ne savons-nous pas qu'une arthrite, avec
toutes ses conséquences, raideurs articulaires, ankyloses, amyotrophies intenses, paralysies musculaires, a été fréquemment observée,
et qu'on a vu, chez les strumeux, une tumeur blanche évoluer à l'occasion du moindre traumatisme articulaire?

Traitement. — La vigilance du chirurgien sera donc éveillée ;
le meilleur de tous les traitements paraît être l'immobilité absolue
jointe à un certain degré de compression. L'immobilité, dans les
lésions articulaires, a été fort incriminée ; on l'a rendue responsable
des raideurs ou même des ankyloses trop souvent signalées à la suite
des traumatismes. Nous pensons, avec Verneuil, que ces raideurs et
ces ankyloses sont sous l'influence directe de l'inflammation et non de
l'immobilité. Celle-ci est au contraire « le meilleur des antiphlogistiques » et si l'impotence fonctionnelle survient après son emploi, ce
sera non par elle, mais malgré elle.

Aussi conseille-t-on les appareils immobilisateurs, la gouttière de Bonnet pour la hanche, la gouttière en fil de fer, ou mieux le silicate et le plâtre, les bandages ouatés pour les jointures plus accessibles, celles du pied et du genou, de la main et du coude. Dans ces cas, nous aurions volontiers recours à la bande élastique, serrée très modérément. Immobilisant la région et provoquant une résorption rapide des épanchements intra-articulaires, elle rend inutiles les ponctions capillaires et l'évacuation du sang ou de la sérosité que la synoviale contient.

Le repos et la compression sont donc, en résumé, les seuls moyens à opposer au traumatisme des jointures. Inutile d'ajouter qu'après la réparation des désordres intra-articulaires, il faudra rendre aux parties ligamenteuses leur souplesse et aux muscles leur énergie ; les douches chaudes sulfureuses, les massages modérés, l'électricité, certaines médications balnéaires, telles que les boues de Dax, rendront aux malades de très grands services.

III

PLAIES ARTICULAIRES

Suivant qu'elles communiquent ou ne communiquent pas avec la cavité synoviale, les plaies articulaires ont été divisées en *pénétrantes* ou *non pénétrantes*. Celles-ci se distinguent à peine des plaies ordinaires des parties molles ; l'usage veut cependant qu'on en fasse une description spéciale.

1° PLAIES NON PÉNÉTRANTES

On rencontre, au niveau des articulations, des plaies de tout genre, piqûres, coupures et plaies contuses ; elles sont produites par le mécanisme habituel et leurs seules particularités dérivent de la présence fréquente d'un grand nombre de bourses séreuses sous-cutanées, de gaines péritendineuses, de vaisseaux et de nerfs importants. De plus, les mouvements de la jointure impriment aux parties molles une certaine mobilité.

Aussi la solution de continuité laisse-t-elle, parfois, s'écouler avec le sang une certaine quantité de liquide séreux ; on pourrait le prendre pour de la synovie et croire à une plaie pénétrante, tandis qu'il s'agit de l'ouverture d'une bourse sous-cutanée ou d'une gaine tendineuse. Sous l'influence des mouvements articulaires, les lèvres de la plaie peuvent s'écarter et montrer des tendons, des nerfs et des vaisseaux divisés; enfin, dans quelques cas, les tissus contusionnés se mortifient et, par la chute de l'eschare, une plaie non pénétrante devient une plaie pénétrante. Toute blessure péri-articulaire devra donc être examinée et traitée avec la plus grande attention. L'immobilité absolue, les pansements antiseptiques éviteront la propagation inflammatoire à la synoviale; ils hâteront la réunion des tissus et, grâce à eux, on évitera ces cicatrices difformes et rétractiles qui brideraient la jointure et provoqueraient une impotence fonctionnelle.

2° PLAIES PÉNÉTRANTES

Les plaies pénétrantes sont divisées en *piqûres*, *coupures* et *plaies contuses* : des aiguilles, des clous, des pointes de fleuret, des couteaux effilés provoquent les premières; des rasoirs, des sabres, des serpes, des faux, des éclats de verre ou de porcelaine sont la cause des deuxièmes; enfin les chutes d'un lieu élevé, l'écrasement de la jointure sur le sol ou la déchirure des parties molles de dedans en dehors par un fragment osseux, le heurt violent d'un objet dur, un coup de pierre ou de bâton, le passage d'une roue de voiture, une traction violente, un arrachement, ont pour conséquences des plaies articulaires contuses qui renferment encore la classe importante des plaies *par armes à feu*.

Ces diverses blessures ne se ressemblent guère : les *piqûres* sont étroites, parfois oblitérées grâce à l'élasticité des tissus qui reviennent sur eux-mêmes dès qu'ils ne sont plus écartés par l'instrument vulnérant; à peine trouve-t-on au point de pénétration une tache ecchymotique; l'air extérieur n'a pas d'accès dans l'article. Les *coupures* sont larges, à bords nets, à lèvres écartées en forme de cratère; l'air y pénètre facilement et, lorsque la béance est assez grande, on peut voir les cartilages diarthrodiaux, des lambeaux de la synoviale ou des ligaments intra-articulaires.

Les *plaies contuses* et particulièrement les plaies *par armes à feu*, présentent des variétés anatomiques presque innombrables : dans certains cas, le projectile a frappé la diaphyse, et la jointure serait intacte, n'était une fêlure osseuse irradiée jusque dans la cavité synoviale; dans d'autres, l'articulation est frappée directement, son revêtement cartilagineux est labouré, le tissu spongieux écrasé, transformé en une bouillie rouge, les ligaments sont sectionnés et les rapports de contiguïté entre les deux épiphyses détruits; ou bien les liens articulaires persistent et la capsule fibreuse voile la plupart des lésions faites par le projectile. Elles sont infinies et l'on trouve tous les degrés depuis la séparation d'un membre tout entier, sa désarticulation véritable, jusqu'à la simple ouverture par une petite balle qui ressort après avoir simplement troué la synoviale.

Nous rapprocherons des plaies contuses les plaies *par arrachement*, les déchirures articulaires; à la suite de tractions violentes, dans la réduction de luxation ancienne, par exemple, la synoviale, les ligaments, les parties molles environnantes peuvent céder et nous avons parlé déjà de séparation complète des doigts, du poignet, du coude, de l'épaule, du pied et de la jambe au niveau de leurs jointures respectives. On sait, depuis les recherches de Rochard et de Guermonprez, qu'il y a toujours, dans ces cas, rupture des parties molles et fractures plus ou moins étendues des extrémités osseuses. Nous n'avons pas à répéter que la déchirure peut se faire de dedans en dehors, et qu'une épiphyse luxée et esquilleuse a parfois traversé les tissus en ouvrant l'articulation.

Symptômes. — Les accidents des plaies articulaires sont *immédiats* ou *secondaires;* les premiers consistent dans la douleur, l'écoulement de sang et de synovie, l'écartement des lèvres de la plaie. Nous ne parlerons point de ce dernier signe; on a vu combien il diffère dans les piqûres, les coupures et les plaies contuses, on sait qu'il peut être augmenté par les diverses attitudes prises par le membre.

La *douleur* est très variable; dans les piqûres et plus encore dans les coupures, elle est vive au début, fixe, lancinante; elle est spontanée, mais le moindre mouvement, la moindre pression l'exaspère. Au bout de quelques heures elle se calme pour faire place, trop souvent, à d'autres souffrances plus redoutables et qui marquent le début de l'arthrite traumatique. Dans les plaies de guerre, surtout pendant l'ardeur du combat, la douleur est parfois à peine ressentie. Legouest raconte qu'un zouave, blessé à la hanche lors de la bataille de l'Alma, n'en marcha pas moins pendant dix jours, bien que la cavité cotyloïde fût brisée; des accidents formidables éclatèrent alors et le malheureux mourut.

L'écoulement de sang n'est pas moins variable que la douleur, parfois il est presque nul, surtout dans les piqûres et dans les plaies contuses; pourtant chez les hémophiles ou lorsque des vaisseaux importants ont été ouverts, l'hémorrhagie peut devenir inquiétante; le sang s'écoule à la fois au dehors et dans la synoviale qu'il distend. Pour peu que la plaie soit étroite, le chirurgien n'hésitera pas à en rapprocher les lèvres, quoique cette occlusion refoule le sang dans l'intérieur de l'article.

L'écoulement de synovie consiste en l'issue, au travers des lèvres de la plaie, d'un fluide incolore ou teinté de sang et un peu visqueux; s'il ne sort pas avec une certaine abondance et d'une façon continue, il ne s'agit peut-être que de l'ouverture d'une gaine tendineuse ou d'une bourse sous-cutanée; dans ce cas, la pression sur les culs-de-sac synoviaux et les mouvements articulaires n'augmenteront pas l'écoulement, dont on reconnaîtra ainsi le lieu d'origine. L'issue du liquide est surtout facile dans les coupures; son abondance est moindre dans les plaies par armes à feu, où l'orifice est souvent étroit et où la séreuse est, en partie, détruite par le projectile; enfin l'écoulement est nul dans les piqûres dont le trajet s'est oblitéré, grâce à l'élasticité des tissus.

Cette douleur, cet écoulement sanguin, cette issue de la synovie ne sont pas les seuls signes immédiats ou primitifs que le chirurgien puisse observer : ainsi dans les plaies par armes à feu, le projectile provoque parfois des éclatements épiphysaires, une fracture comminutive, et l'on constate alors de la crépitation, une mobilité anormale, une déformation, une douleur limitée en un point fixe de l'os, et distincte de celle qui se montre au niveau de la plaie articulaire.

Les phénomènes *consécutifs* ou *secondaires* surviennent en général peu d'heures après la blessure. Ils peuvent d'ailleurs manquer, surtout depuis l'emploi systématique de l'immobilisation et de l'antisepsie. Ne voyons-nous pas guérir chaque jour, et sans le moindre accident, les piqûres des aiguilles aspiratrices plongées dans la synoviale du genou, autrefois réputée pour la plus susceptible? Les ponctions pour évacuer les hydarthroses ou les hémarthroses sont, à l'heure qu'il est, considérées comme innocentes.

Lorsque la plaie pénétrante est large et surtout irritée, l'inflammation s'allume; les lèvres de la solution de continuité rougissent et se tuméfient; elles deviennent le siège d'une cuisson désagréable, d'une sensation de tension extrême, d'une véritable douleur; l'orifice, dont les bords s'écartent et se désunissent, donne issue à une substance séro-purulente d'une odeur fétide et dont la quantité est bientôt considérable. La fièvre éclate; la température s'élève à 40 degrés et au-dessus; des troubles gastro-intestinaux se déclarent.

Dans d'autres cas, les phénomènes généraux commencent par un frisson violent; il se répète à plusieurs reprises; la respiration s'embarrasse, la face se grippe, la peau se sèche et devient terreuse; les autres articulations non touchées se tuméfient; elles sont douloureuses et fluctuantes; certains viscères se prennent; on note une diarrhée profuse; les symptômes ataxo-adynamiques s'accentuent, et on a le tableau clinique de l'infection purulente. Ce n'est point la seule complication à redouter, et, dans les plaies des petites articulations, celles des doigts et des orteils, on a observé des faits nombreux de tétanos.

Lorsque les phénomènes inflammatoires éclatent, il n'en faut pas conclure qu'ils suivront fatalement cette marche ascendante et aboutiront à une terminaison funeste. Les accidents restent locaux : le pus n'a pas dépassé les limites de la séreuse où des néomembranes se sont déposées qui ont uni, par des tractus fibreux, les deux surfaces articulaires; une ankylose en est la conséquence. Enfin les désordres peuvent être moins graves encore : la rougeur, la tuméfaction de la jointure se dissipent, ne laissant après elles qu'un peu de gêne, de la raideur et quelque souffrance dans les mouvements.

Les plaies par armes à feu sont les plus sujettes aux complications inflammatoires redoutables; l'arthrite traumatique suraiguë qui se développe emporte rapidement les blessés; aussi le chirurgien ne doit pas craindre de tenter de graves opérations, des résections primitives ou même des amputations. Il y a des cas, cependant, où les désordres restent limités et où les accidents généraux n'éclatent point : ce n'est pas à dire que la guérison soit toujours prochaine; des fistules intarissables persistent souvent; des fragments d'os ont été détachés par les projectiles, et ces segments peuvent rester un temps fort long avant d'être expulsés.

Diagnostic. — Il est quelquefois difficile de savoir s'il y a ou s'il

n'y a pas plaie pénétrante; l'écoulement de sang, la douleur n'ont
rien de pathognomonique, et, si des lèvres de la plaie sort un liquide
incolore et visqueux, il peut provenir d'une gaîne tendineuse ou
d'une bourse sous-cutanée. Cependant, lorsque l'issue en est abondante, la synoviale est probablement ouverte; le siège de la blessure,
la profondeur à laquelle l'instrument vulnérant a pénétré, fournissent
des indications utiles. Un stylet introduit dans le trajet lèverait tous
les doutes, mais ces explorations ne sont pas innocentes; elles peuvent
inoculer des matières septiques, irriter la plaie, l'enflammer, détruire
des adhérences, déplacer un caillot et causer une hémorrhagie. Le
chirurgien s'abstiendra.

Pourtant, s'il a de bonnes raisons de croire qu'un corps étranger
soit resté dans la plaie, il a le droit de faire quelques recherches; ce
corps étranger en effet peut provoquer des accidents; il irrite les
tissus et s'oppose aux libres mouvements de l'article : avec toutes es
précautions de la méthode antiseptique, on explore la plaie, qu'on
débride même au besoin. S'il s'agit d'un projectile de guerre, le
stylet de Nélaton, l'appareil électrique de Trouvé rendront de grands
services : ils ne permettront pas, selon la remarque de Panas, de
prendre un ostéophyte excessivement dur pour un corps étranger
venu du dehors.

Traitement. — Les plaies pénétrantes articulaires, pour peu
qu'elles fussent larges, que leur occlusion exacte fût difficile, qu'un
corps étranger irritant fût resté dans leur trajet, avaient un pronostic
des plus sombres : une arthrite suraiguë, rapidement mortelle, en
était la terminaison fatale. On en a appelé de ce verdict, et, depuis la
vulgarisation des antiseptiques, la gravité de ces blessures a tellement
diminué que le chirurgien ne redoute plus d'ouvrir lui-même la jointure : la taille articulaire, dans les ca de corps flottants, est devenue
de pratique courante.

Lorsque la plaie est récente et son orifice étroit, on lavera les lèvres
de la solution de continuité avec un liquide antiseptique; on les
rapprochera pour les oblitérer avec des bandes de diachylon ou mieux
encore avec du collodion iodoformé, et on immobilisera rigoureusement le membre dans un appareil inamovible, gouttière en fil de fer,
mais surtout attelles plâtrées, bandes au silicate; l'ouate de Guérin
aura le double avantage de fermer la plaie, de filtrer l'air, et de maintenir le membre immobile dans un milieu à température constante.

Lorsqu'il s'agit d'une plaie large et contuse, à bords mâchés, la suppuration est à craindre ; ici on ne saurait tenter le rapprochement des lèvres par le diachylon, le collodion et la suture. On lavera encore avec le plus grand soin ; les parties seront débarrassées des corps étrangers qui peuvent les souiller, puis recouvertes d'un pansement antiseptique et immobilisées ; l'attelle plâtrée et un Lister ont guéri sans suppuration nombre de ces plaies contuses. Nous préférerions cependant l'appareil ouaté de Guérin, qui réunit toutes les conditions : filtration des germes, température constante, compression, immobilisation absolue. Il n'a plus à faire ses preuves et nous avons vu guérir, avec intégrité complète de leurs mouvements, des articulations du cou-de-pied et du genou ouvertes par de larges plaies contuses.

Lorsque le chirurgien est appelé trop tard et que déjà la plaie est enflammée, le traitement est plus délicat ; les lèvres de la solution de continuité seront bien ouvertes pour désinfecter avec soin la synoviale baignée de pus ; un lavage avec une solution phéniquée forte, du chlorure de zinc au dixième, sera d'abord pratiqué ; si l'écoulement du liquide n'est pas facile, on fera une contre-ouverture au point le plus déclive et, comme dans les cas précédents, l'immobilité la plus rigoureuse sera infligée à la région ; on aura recours à l'attelle plâtrée : quelques modifications devront être apportées au modèle ordinaire pour permettre l'accès facile de la plaie et son lavage fréquent. Un traitement rigoureux a pu enrayer l'inflammation et, parfois, on obtient la guérison, même sans ankylose.

Lorsque la jointure blessée est en proie à l'arthrite purulente, les larges incisions sont recommandées ; il faut agir comme pour un phlegmon ; le libre écoulement du pus doit être assuré ; ouvertures, contre-ouvertures dans les points déclives, drainage méthodique, lavages fréquents avec des solutions fortes, puis, lorsque la suppuration commence à se tarir, immobilisation absolue du membre. Si les délabrements articulaires sont considérables, on songera à la résection et à l'amputation. Mais nous ne saurions toucher ici à ce point délicat et recommencer l'éternel parallèle entre l'amputation, la résection et la conservation. La dernière guerre n'est pas pour plaider en faveur de la résection : les résultats ont été déplorables.

Est-ce à dire qu'il faille proscrire les résections traumatiques ? Il est certain que, dans la chirurgie d'armée, les conditions d'exécution opératoire et de pansements consécutifs sont telles, qu'il vaut peut-être mieux avoir recours à d'autres méthodes. Ne trouve-t-on pas, sur 300 résections de l'épaule que nous prendrons pour exemple, 71 cas non spécifiés et 208 terminaisons funestes contre 11 succès seulement ? Mais Ollier fait remarquer que, dans la pratique civile, la même résection attentive, bien menée, bien surveillée, chez des sujets jeunes, et surtout lorsque l'intervention n'a pas eu lieu immédiatement après l'accident, a donné un certain nombre de résultats de fort bon augure.

Donc, lorsque les lésions ne sont pas si graves qu'une amputation immédiate soit la seule ressource du chirurgien, le mieux est d'attendre en prenant toutes les précautions antiseptiques nécessaires ; la plaie est détergée, lavée, mise à l'abri des germes de l'air; si l'on voit que la conservation est impossible, on aura recours à une résection secondaire et chacun sait combien celles-ci sont supérieures aux résections primitives. Elles sont du reste beaucoup plus aisées ; la vascularisation du périoste permet l'extirpation facile des épiphyses fracturées. Ajoutons que la question ne saurait s'étudier en bloc, et des statistiques nombreuses démontrent que les résultats varient avec les régions; ce qui est vrai pour le coude n'est pas applicable au poignet ou au genou.

IV

LUXATIONS TRAUMATIQUES

On nomme *luxation* le déplacement permanent des extrémités articulaires dont les surfaces ne se correspondent plus.

On en distingue trois grandes catégories : les luxations *congénitales*, d'origine assez obscure et que préparent, pendant la vie intra-utérine, soit un vice de développement, soit une maladie des parties constituantes de la jointure ; les luxations *pathologiques* qui surviennent à la suite de graves altérations provoquées dans les tissus de l'article par les affections chroniques et aiguës ; enfin les luxations *traumatiques*, les seules dont nous nous occuperons dans ce chapitre et qui succèdent à une violence extérieure ou à une contraction musculaire trop énergique.

Le mot de *luxation* ne s'appliquerait, d'après certains auteurs, qu'aux déplacements articulaires des diarthroses : ceux des synarthroses se nomment *diastasis* ou *diduction*. Cette distinction un peu subtile est souvent négligée. La nomenclature est loin d'être uniforme ; tantôt la luxation prend le nom de la région correspondante et l'on dit couramment luxation de l'épaule et de la hanche, luxation du coude et du genou ; tantôt celui de l'os, mais ici l'expression est plus obscure et, lorsqu'on parle de luxation du fémur, de l'humérus, du tibia, on oublie un peu trop que l'os a deux extrémités. Pour éviter cette cause d'erreur, on signale parfois l'extrémité : luxation de l'extrémité interne et de l'extrémité externe de la clavicule ; ou bien on sous-entend que l'os inférieur ou l'os le plus mobile impose son nom au déplacement : luxation du tibia signifie luxation du tibia sur le fémur ; luxation de la mâchoire inférieure veut dire luxation du maxillaire inférieur, très mobile, sur le supérieur immobile.

D'autres règles encore président à la nomenclature et on désigne parfois la luxation d'après les rapports nouveaux que prend l'extrémité osseuse déplacée : il y a des luxations iliaques, ischiatiques, pubiennes, glénoïdiennes, sous-coracoïdiennes et intra-coracoïdiennes. Dans le même ordre d'idées, Velpeau et Deville ont voulu que les luxations se nomment des muscles qui entourent l'épiphyse luxée : leur tentative a échoué. Ajoutons que la même extrémité osseuse peut se déplacer en sens divers et que, pour indiquer ces variétés, il n'est pas de loi fixe ; l'usage prévaut : souvent on invoque le sens du déplacement et la luxation est en haut, en bas, en avant ou en arrière.

Etiologie. — Les causes *prédisposantes* des luxations ont été bien étudiées dans les traités de Malgaigne, de Gurlt et d'Hamilton ; ces auteurs appuient leur opinion par d'imposantes statistiques.

On y voit tout d'abord que certaines jointures, les plus mobiles, d'ordinaire, se luxent beaucoup plus souvent que les autres. Poinsot nous rapporte un relevé de Kronlein qui porte sur six cents luxations et où l'on voit que les articulations du membre supérieur se déplacent dans la proportion de 77 pour 100 ; celle du membre inférieur dans la proportion de 20 pour 100 et enfin celles du tronc dans la proportion de près de 3 pour 100. Norris, Malgaigne et Gurlt fournissent des chiffres presque semblables.

Mais au membre supérieur, au membre inférieur, au tronc on

constate entre les diverses jointures des différences non moins marquées, et d'après la même statistique de Kronlein, nous voyons, au
membre supérieur, la luxation de l'épaule compter pour 207, celle
du coude pour 109, celle de la clavicule pour 17, les métacarpo-
phalangiennes pour 27; aux membres inférieurs, la luxation de la hanche
pour 8, du genou pour 7, du pied pour 2 ; au tronc, celle de la
mâchoire inférieure pour 10 et celle du rachis pour 1.

La fréquence des luxations varie beaucoup suivant les âges ; elles
sont à peu près inconnues dans l'enfance et Malgaigne, dans un relevé
de 643 faits, n'en trouve qu'un relatif à un enfant au-dessous de
cinq ans. A partir de quinze à vingt ans elles commencent à devenir
très nombreuses, pour voir de nouveau leur chiffre s'abaisser après
soixante ans. Les statistiques des divers auteurs sont un peu différentes ; Malgaigne place le maximum de fréquence de trente à
soixante-cinq ans ; Otto Weber de vingt et un à quarante, et
Kronlein de vingt et un à cinquante.

Voici d'ailleurs un résumé du tableau de Kronlein qui porte sur
400 cas ; de un à dix ans on trouve 44 luxations dont 4 de la
hanche, 31 du coude, 6 métacarpo-phalangiennes, etc. ; de onze
à vingt ans, 69 dont 49 du coude, 3 du genou, 4 de la clavicule,
2 de la mâchoire, 2 de l'épaule, 8 métacarpo-phalangiennes, etc. ;
de vingt et un à trente 88, dont 55 de l'épaule, 15 du coude, 2 du
genou, 4 de la mâchoire, 9 interphalangiennes ou métacarpo-phalangiennes, etc.; de trente et un à quarante, 65 dont 45 de l'épaule,
5 du coude, 8 métacarpo-phalangiennes, etc. ; de quarante et un à
cinquante, 60 dont 48 de l'épaule, 4 du coude, 2 de la mâchoire, etc. ;
de cinquante et un à soixante, 48, 36 de l'épaule, 5 du coude, etc. ;
de soixante et un à soixante-dix, 25 dont 19 de l'épaule; de soixante
et onze à quatre-vingts, 3 dont 2 de l'épaule et 1 du coude.

. Le sexe, n'est pas sans influence, et les hommes seraient plus
souvent atteints ; Gurlt estime que la proportion est de trois et demi
à un. La constitution, la résistance musculaire et ligamenteuse doit
aussi être invoquée ; les individus maigres, affaiblis, ceux chez
lesquels les masses musculaires sont grêles et sans énergie auraient
des luxations plus fréquentes ; les extrémités articulaires mal bridées,
mal soutenues, se déplaceraient plus facilement. La distension des
ligaments par un épanchement intra-articulaire, leur affaiblissement
par des déchirures antérieures prédisposent aux luxations; aussi sont-

elles plus fréquentes après une arthrite, d'autant que l'inflammation retentit toujours sur les muscles péri-articulaires et, à la distension ligamenteuse par l'hydarthrose s'ajoute l'amyotrophie. Une luxation antérieure prépare à une luxation nouvelle; Erichsen cite le cas d'un individu dont le deltoïde était paralysé et qui se luxa l'épaule une cinquantaine de fois.

Les causes *déterminantes* sont de deux ordres : les violences extérieures et les contractions musculaires. Les violences extérieures agissent directement sur les surfaces articulaires ou indirectement par transmission du choc. Lorsque la luxation est de cause *directe*, l'agent extérieur frappe tantôt une seule extrémité osseuse, tantôt les deux : un choc sur la tête de l'humérus peut la chasser hors de la cavité glénoïde immobile; une pression énergique sur l'extrémité inférieure du fémur et supérieure du tibia peut étendre le membre pelvien outre mesure, même le fléchir en avant et provoquer la luxation.

La luxation de cause *indirecte* est plus fréquente : dans une chute sur la main et sur le pied, le membre inférieur ou le membre supérieur tout entier; la cuisse ou le bras, dans la chute sur le genou et sur le coude, agissent à la manière d'un bras de levier; le choc de leur extrémité inférieure se transmet, exagéré, à la supérieure; la tête osseuse pèse sur la capsule, la déchire, passe au travers et la luxation est produite. Dans certains déplacements, dans celui de l'astragale par exemple, elle est due à un autre mécanisme : l'os, pressé en divers sens par des forces contraires, fuit par le point où la résistance est la moindre, et « s'énuclée » comme le ferait un noyau de cerise.

Les déplacements par contraction musculaire sont rares : on ne les observe guère qu'à la mâchoire, à l'épaule, au niveau de la rotule; encore ces luxations ont, souvent, été préparées par une luxation antérieure conséquence d'un traumatisme. Elles succèdent à un brusque mouvement, à des convulsions chez des tétaniques, des éclamptiques, dans une crise d'épilepsie. On croit que, dans certains cas, la cause est double et que la contraction musculaire ajouterait son action à la violence extérieure. Parfois la luxation peut être volontaire, et l'on voit des individus qui, par la simple contraction du muscle ou d'un groupe de muscles, se déboîtent la hanche, la rotule, la clavicule ou le pouce.

Anatomie pathologique. — Lorsque les surfaces articulaires se séparent entièrement, la luxation est dite *complète;* elle est *incomplète* lorsque les cartilages de revêtement conservent encore quelques points de contact.

On a reconnu de tout temps l'existence des luxations incomplètes, du moins en ce qui concerne les arthrodies; on admettait encore que les surfaces articulaires des ginglymes restaient souvent au contact par un point de leur diamètre latéral. Mais les luxations incomplètes des énarthroses étaient rejetées, et Malgaigne, le premier, a démontré que la tête humérale ou fémorale peut s'arrêter sur le rebord glénoïdien ou le sourcil de la cavité cotyloïde, maintenue en cette place par un débris de la capsule ou par la contraction musculaire. Parfois même une nouvelle articulation se constitue en ce point, ainsi que nous aurons à l'étudier tout à l'heure.

Les désordres qui accompagnent la luxation n'ont pas toujours la même gravité; ils peuvent être presque nuls : on constate à peine une distension, une rupture des ligaments, une simple boutonnière de la capsule, un tassement des parties molles par l'extrémité osseuse déplacée. Mais le plus souvent les déchirures sont larges ; des lambeaux et des franges fibreuses, des débris de la synoviale flottent dans la cavité articulaire remplie par des caillots sanguins ; les muscles péri-articulaires sont contus ; les tendons luxés, ou même rompus et arrachés, entraînent avec eux quelques parcelles osseuses; les vaisseaux principaux du membre et les gros troncs nerveux ne sont ouverts ou déchirés que dans des cas exceptionnels, mais leur compression est moins rare.

Lorsque les extrémités déplacées ont été remises dans leur situation primitive, les phénomènes de réparation commencent. On cite bien quelques cas où les ruptures musculaires et tendineuses, les déchirures des ligaments sont telles que la réduction ne peut être maintenue, et que la tête luxée quitte toujours la surface articulaire correspondante : la luxation est *vague*, comme disait Gerdy, mais d'ordinaire le sang se résorbe, les parties molles, muscles et tendons, se cicatrisent et l'appareil ligamenteux se reconstitue; il ne reste, comme vestige de l'accident, qu'une certaine sécheresse de la jointure et une amyotrophie parfois très appréciable.

Lorsque la luxation n'a pas été réduite, les parties subissent des modifications particulières dont le terme ultime est la formation d'une articulation nouvelle, d'une *néarthrose*. Ce processus réparateur a été signalé de tout temps ; on trouve sur ce point des remarques intéressantes dans les œuvres d'A. Paré et de G. de Salicet ; les auteurs du dix-huitième siècle, J. L. Petit, Duverney, l'Académie royale de chirurgie, s'en occupent ; mais, pour avoir une étude didactique de la question, il faut arriver aux mémoires de Sédillot, aux recherches de Malgaigne, Langenbeck et Gurlt, à la thèse de Laborie, aux articles de Gross et de Valette, aux travaux plus récents de Baiardi.

Les examens anatomiques ont porté presque toujours sur les luxations anciennes de l'épaule, de la hanche et du coude. La néarthrose ne s'y produit que lentement, et si, vers le quatrième ou le cinquième mois, on a trouvé parfois une articulation nouvelle constituée, le plus souvent il faut attendre au moins une année. Dès les premiers jours, nous dit Baiardi, les fibres musculaires sur lesquelles repose la tête luxée, les tissus cellulaires qui séparent les faisceaux striés s'infiltrent de globules sanguins et d'éléments jeunes ; puis les cellules conjonctives fort abondantes étouffent les fibres musculaires qui subissent la dégénérescence granuleuse ; un tissu fibreux résistant se forme aux dépens de ces amas embryonnaires ; il prend l'aspect d'une membrane blanche ; sa surface se recouvre de couches superposées d'épithélium pavimenteux.

Pendant ce temps, la cavité abandonnée se comble en partie ; ses rebords osseux s'éculent sans doute par une ostéite raréfiante que détermine le contact de la tête luxée ou des tubérosités de l'épiphyse. Le cartilage lui-même se résorbe. Mais d'autre part, en face de l'extrémité déplacée, une dépression se creuse qui souvent empiète sur l'ancienne et c'est probablement la tangence en un point de ces deux cavités, qui a fait exagérer par Malgaigne la fréquence des luxations incomplètes. A son pourtour le périoste irrité prolifère ; il est bientôt soulevé par une saillie, un rebord irrégulièrement circulaire. Le fond de cette cupule nouvelle est tantôt constitué par du tissu osseux éburné, tantôt par du tissu fibreux qui présente parfois des cellules cartilagineuses : les observations de Langenbeck et de Müller en font foi.

La tête osseuse subit aussi quelques modifications : elle s'atrophie, son cartilage se résorbe ; elle durcit en même temps sous

l'influence d'une ostéite condensante et son tissu s'éburne. Les tubérosités de l'épiphyse disparaissent ou s'accroissent au contraire ; des
jetées osseuses se forment ; parfois elles regagnent le rebord de la
cavité et entravent les mouvements ; on peut constater une ankylose
véritable. Entre l'épiphyse et la cavité nouvelle, des moyens d'union
s'organisent ; l'ancienne capsule, ouverte et déchirée, se rétracte ; mais
la portion qui correspond à la néarthrose persiste et devient partie
intégrante de la capsule nouvelle, lisse, humide, lubréfiée par un
liquide : c'est une synoviale où il ne manque que le revêtement épithélial des membranes séreuses. Cette capsule, entourée par les muscles, est due à l'irritation et à la prolifération du tissu conjonctif circonvoisin.

Les ligaments inter-articulaires, les ligaments ronds, le tendon de
la longue portion du biceps ont disparu ou perdu leurs rapports ;
parfois une gouttière nouvelle leur livre passage sur l'épiphyse
osseuse. Les parties molles environnantes sont atrophiées ; les muscles
grêles, aplatis, foliacés sont devenus fibreux : on peut sentir, à
travers la peau et les tissus dégénérés, les moindres détails de
la néarthrose. Les gros vaisseaux, souvent athéromateux, ont en
certains cas, pris des adhérences avec les débris de la capsule et les
nouveaux ligaments ; aussi a-t-on noté leur rupture dans les tentatives de réduction. Les nerfs sont parfois comprimés sous les jetées
osseuses de la néarthrose et englobés dans quelques travées de tissu
fibreux.

Symptômes. — Lorsque la luxation se produit, une douleur est
perçue au niveau de la jointure déboîtée ; cette douleur est moins
circonscrite que celle de la fracture, elle s'irradie sur une plus large
étendue ; très vive cependant, le plus léger mouvement l'exaspère,
tandis que l'immobilité absolue la calme ; elle ne fait défaut que
chez les individus en proie à un trouble nerveux profond : les épileptiques, les éclamptiques pendant leurs crises ; les alcooliques sous le
coup de l'ivresse.

Le membre est devenu impuissant ; non seulement le blessé ne pourrait le mouvoir, mais le chirurgien ne saurait lui imprimer les attitudes habituelles du membre correspondant ; la flexion, l'extension
sont limitées ou nulles ; par contre, on obtient parfois certains mouvements qui seraient impossibles dans une articulation normale.
Cette impotence n'est pas due seulement à la douleur que les mou-

vements provoquent, car elle persiste encore sous le sommeil chloroformique. Dans quelques cas, lorsque les déchirures de la capsule sont
très étendues, l'extrémité luxée est très mobile ; mais elle l'est en
tous sens, et, en aucun point, on n'éprouve la résistance qu'offrent,
dans une jointure saine, les rebords des cavités ou des charnières
osseuses et la tension des ligaments intacts.

La déformation articulaire est le signe capital de la luxation ; la
jointure n'a plus son aspect normal ; on constate des dépressions où
existaient des saillies, et des saillies où se voyaient des dépressions ;
l'axe du membre paraît changé et lorsqu'on prend le levier osseux par
l'extrémité saine, on imprime à l'extrémité déplacée des mouvements
qui, au lieu d'avoir l'article pour siège, se sentent dans quelques
points voisins. Comment douter de la luxation si l'on trouve l'une
des surfaces articulaires hors de sa place habituelle ? Il est des cas
où l'aspect de la région est caractéristique : l'aplatissement du
moignon de l'épaule, la saillie du creux sous-claviculaire sont le
signe certain du déboîtement de la tête humérale.

Nous n'insisterons pas sur le gonflement de la région ; voilant
souvent les dépressions et les saillies anormales, il est plus nuisible
qu'utile au diagnostic; l'ecchymose peut manquer dans les luxations de cause directe : elle révèle seulement le point où a passé le
traumatisme; le raccourcissement ou l'allongement du membre est
d'appréciation souvent fort délicate; le craquement perçu par le
blessé est un signe sans valeur. Nous ne dirons qu'un mot de la
crépitation particulière que l'on trouve parfois dans certaines luxa
tions ; elle ne ressemble en rien à celle des fractures ; au lieu d'être
fine, sèche, nette, elle donne la sensation d'un « raclement sourd »
et, de fait, elle est due au frottement des surfaces cartilagineuses
contre les ligaments ou les os voisins. Dans certains cas il y a bien
une crépitation véritable, mais elle provient d'une fracture concomitante ou de quelque arrachement apophysaire.

Lorsque la luxation n'a pas été réduite, quelques-uns de ces signes
disparaissent ou se modifient ; la douleur cesse peu à peu et tel ou
tel mouvement devient bientôt possible, à moins toutefois que des
jetées osseuses n'immobilisent la tête déplacée et ne la fixent dans ses
rapports nouveaux. Encore, dans ce cas, une certaine activité peut-
elle être rendue au membre, grâce à la suppléance exercée par la
jointure voisine. N'a-t-on pas vu l'épaule remplacer en partie le

coude ankylosé et l'omoplate et la clavicule se mouvoir pour le compte de l'épaule immobile?

Mais parfois une néarthrose se forme et c'est à son niveau que les mouvements s'exécutent. On a cité des observations où l'articulation nouvelle pouvait être, pour la rectitude et l'étendue de la fonction, presque comparée à la jointure ancienne ; le coude surtout en a présenté d'assez nombreux exemples : la flexion, l'extension acquièrent peu à peu une amplitude et une précision remarquables : les muscles atrophiés reprennent une partie de leur vigueur, et la luxation non réduite n'entraîne pas avec elle l'impotence qu'on pourrait redouter.

Malheureusement, ces cas sont trop rares pour que le chirurgien ait le droit de beaucoup y compter, et la question de l'intervention se pose souvent pour les luxations anciennes. Le gonflement, une fracture concomitante, un examen trop superficiel a fait méconnaître un déplacement articulaire : dans quelles circonstances et jusqu'à quelles époques les tentatives de réduction sont-elles autorisées ? On ne saurait répondre à une question aussi générale; toutes les jointures ne sont pas semblables et, pour une même articulation, toutes les variétés de luxation n'ont pas une résistance identique.

Tout au plus dirait-on qu'au bout de cinq ou six mois, une tentative de réduction est très hasardeuse. Mais que de restrictions il faut faire ! Et d'abord, on peut établir, avec Lafaurie et Malgaigne, que, à l'épaule au moins, une luxation est réductible à une époque d'autant plus éloignée que la tête humérale se rapproche plus de la cavité glénoïde; ainsi Sédillot a réduit une luxation sous-épineuse qui datait de un an et quinze jours ; des luxations sous-coracoïdiennes ou sous-glénoïdiennes ont pu être réduites encore au bout de six à sept mois; tandis qu'au bout de trois il sera bien tard pour un déplacement intra-coracoïdien, et, au bout de deux, bien tard aussi pour une luxation sous-claviculaire !

Les luxations du coude sont plus rebelles que celles de l'épaule, et, malgré quelques observations incontestables, il est exceptionnel de les réduire après deux mois. Mêmes limites à peu près pour la hanche; cependant on cite des cas où des déplacements anciens de trois et même de quatre mois ont cédé aux manœuvres chirurgicales. Mais les tentatives sont souvent inutiles, et, comme elles présentent des dangers réels, on n'y aura recours que si les brides à déchirer ne sont pas trop épaisses, si la cavité ancienne n'est pas comblée, si les muscles appelés à mouvoir les leviers osseux ne sont pas complètement atrophiés.

On a invoqué contre l'intervention dans les luxations trop invétérées une série d'arguments de valeur différente : la formation possible d'une néarthrose utile, et surtout les dangers de l'action chirurgicale ; les morts par le chloroforme seraient plus nombreuses dans les tentatives de réduction, mais bien que plusieurs auteurs l'affirment, les statistiques de Marchand ne nous indiquent rien de semblable. La contusion des tissus, l'arrachement même du membre ont été observés ; l'artère principale s'est rompue, et Marchand nous en donne seize cas dans sa thèse d'agrégation ; Froriep parle de la déchirure des petits vaisseaux ; nous avons signalé plus haut les arrachements des nerfs ; enfin, Eug. Bœckel a appelé l'attention sur les embolies graisseuses trouvées dans les veines du membre et les vaisseaux pulmonaires d'individus morts subitement pendant des tentatives de réduction. Ajoutons les eschares cutanées, les inflammations péri-articulaires, la gangrène, les arthrites, certaines paralysies musculaires, et la liste ne sera pas encore complète des accidents provoqués par une intervention trop tardive.

Diagnostic. — L'attitude particulière du membre, la déformation de la région, la présence d'une tête osseuse en un point où normalement elle ne devrait pas être, l'existence d'une cavité vide que l'on perçoit parfois à travers les parties molles, constituent des signes d'une trop grande valeur pour que la luxation puisse être méconnue chez les sujets maigres et lorsque le gonflement n'a pas déjà recouvert et voilé les extrémités déplacées. Mais quand la tuméfaction est considérable, on confond parfois une luxation avec tous les traumatismes qui s'accompagnent de douleurs et d'impotence fonctionnelle.

Nous n'insisterons pas sur le diagnostic de la *contusion*, de l'*entorse* et de la *fracture péri-articulaire*. Le sommeil anesthésique, en supprimant la douleur, permettra de juger s'il y a contusion simple, entorse ou luxation ; car, dans les deux premiers cas, les mouvements articulaires sont possibles ; ils ne le seront plus si l'os est déplacé. La fracture, lorsque son trait est rapproché de l'interligne, est malaisée à reconnaître ; cependant la douleur est plus vive et plus limitée ; elle siège en un point fixe qui n'est pas précisément la jointure ; le levier osseux n'est pas immobilisé dans une attitude persistante ; il y a, non un frottement sourd, mais une crépitation sèche et fine; enfin, la réduction est facile à obtenir et difficile à maintenir; le contraire s'observe dans la luxation, dont la réduction est difficile et la contention facile.

Les luxations anciennes se reconnaissent d'ordinaire sans hésitation; les parties molles péri-articulaires sont atrophiées, les muscles du moins, et l'on arrive sans trop de peine sur les surfaces osseuses déplacées, immobilisées dans leur position nouvelle par des brides fibreuses et des ostéophytes. Le diagnostic ne deviendra très ardu que si le malade ne peut ou ne veut donner de renseignements. Un traumatisme antérieur ignoré a permis de prendre les parties déformées pour une exostose, une tare congénitale, les productions nouvelles d'une arthrite sèche; et, même avec le commémoratif précis d'une violence, on a cru parfois au cal exubérant d'une fracture ancienne.

Traitement. — Deux ordres de causes s'opposent souvent à la réduction d'un déplacement; la contraction musculaire d'abord, ensuite certaines conditions d'ordre anatomique; la tête luxée s'engage dans une boutonnière étroite de la capsule; elle pénètre entre deux épais faisceaux de fibres musculaires qui forment, autour d'elle, une sorte de lacs contractile; une apophyse s'emboîte dans une cavité qu'elle rencontre; un ménisque intra-articulaire, un os sésamoïde met obstacle au retour de l'extrémité déplacée; la luxation de l'épaule et de la hanche, celle du maxillaire inférieur et du pouce nous fournissent des exemples de ces divers genres d'irréductibilité.

Nous ne saurions songer à étudier ici les moyens de les vaincre; l'histoire de chacune de ces luxations en donnera l'occasion. Contentons-nous de dire que maintenant, grâce à l'emploi des anesthésiques, la tonicité des muscles et leurs spasmes ne comptent plus parmi les obstacles à la réduction. Laissant donc ces difficultés de côté, nous nous occuperons seulement des méthodes usitées pour réduire les luxations récentes et les luxations anciennes. On a recours aux procédés de *force* et aux procédés de *douceur*: ceux-ci évidemment applicables dans les luxations récentes.

Les procédés de douceur sont nombreux: dans certaines luxations des phalanges, du poignet, du coude, de l'épaule, il suffit de presser méthodiquement sur l'extrémité déplacée, de la refouler vers la surface qu'elle a abandonnée pour obtenir la réduction. Dans d'autres cas on exerce une double pression en sens inverse; pour quelques luxations du genou, une main refoule en arrière les condyles fémoraux tandis que la seconde refoule en avant le plateau tibial. Parfois on dégage l'os au moyen de légers mouvements de torsion ou de bascule et on essaye de le ramener peu à peu au point qu'il a quitté et par le chemin qu'il a parcouru une première fois.

Les procédés de force exigent une série de manœuvres que l'on nomme la *contre-extension*, l'*extension* et la *coaptation*. Nous serons bref sur chacune d'elles. Si on veut exercer sur un membre luxé une traction énergique, il faut de toute nécessité que le corps soit maintenu par une force capable de s'opposer à cette traction ; les mains d'un aide y suffisent quelquefois, mais, d'ordinaire, on a recours à des linges, à des serviettes, à des draps qui entourent le tronc ou passent entre les cuisses, ou saisissent le membre près de l'article luxé et maintiennent les parties fixées à une colonne ou à un anneau scellé dans la muraille. Telle est la contre-extension.

L'extension se pratique souvent directement par un aide qui saisit l'extrémité inférieure de l'os luxé et tire sur lui. Pour plus de facilité et pour utiliser plusieurs aides, on enserre parfois le membre de liens sur lesquels on exerce la traction. Mais celle-ci est alors irrégulière, saccadée, et, par suite, à de certains à-coups, la traction trop énergique pourrait provoquer de graves désordres. Aussi emploie-t-on des moufles dont on mesure la force, grâce à l'application d'un dynamomètre imaginée par Sédillot.

Th. Anger et Legros ont substitué à l'action de la moufle mise en œuvre par des aides, celle des tubes ou des bandes élastiques ; ceux-ci exercent sur le membre une traction lente et graduelle qui fatigue bientôt la tonicité musculaire. Au bout d'un temps variable suivant l'étendue du déplacement, les obstacles à la réduction et la vigueur des muscles, en dix, quinze, vingt minutes, une demi-heure, la tête luxée reprend tout à coup sa situation primitive. Ce procédé si simple joint, à son efficacité, l'avantage d'être peu douloureux et de ne pas nécessiter l'emploi du chloroforme.

Par ce procédé, l'extrémité osseuse déplacée reprend d'elle-même ses rapports normaux ; en conséquence la coaptation, l'acte par lequel le chirurgien met au contact les surfaces abandonnées, est devenue inutile. Il n'en faut pas moins se rappeler qu'elle est parfois nécessaire et qu'une main habile peut éviter un grand déploiement de force par la direction qu'elle sait imprimer aux surfaces articulaires. Tout à coup un soubresaut particulier se produit, une sorte de claquement ; le membre reprend son attitude, la région sa forme première, et les mouvements sont rendus possibles quoique douloureux encore. Un bandage est immédiatement appliqué, car des déchirures ligamenteuses existent qui, au moindre mouvement, laisseraient s'échapper la tête articulaire.

Nous avons déjà parlé des luxations anciennes ; nous avons dit jusqu'à quelle époque leur réduction pouvait être tentée. Nous savons qu'aux périodes limites un déploiement considérable de force est souvent nécessaire et que cette mise en œuvre n'est pas sans dangers ; inutile d'énumérer de nouveau les accidents redoutables qui ont été la conséquence de tentatives brutales ou intempestives. Ajoutons seulement qu'on a proposé, et, dans certains cas, exécuté des débridements ligamenteux sous-cutanés, des sections fibreuses pour libérer la surface articulaire et rendre sa progression plus facile.

V

COMPLICATIONS DES LUXATIONS.

Une luxation est dite *compliquée* « lorsqu'elle s'accompagne d'accidents généraux ou de désordres locaux de nature à aggraver la lésion principale, à retarder ou à compromettre la réduction et à nécessiter un traitement spécial ». Pour les chirurgiens anglais, la luxation compliquée est celle dont le foyer communique avec l'air extérieur, grâce à une déchirure des parties molles.

Ces complications sont *générales* ou *locales*. Nous ne parlerons pas des complications générales : elles ne présentent ici rien de particulier ; ce sont celles des traumatismes : spasmes, tétanos, fièvre. Nous ne nous occuperons que des accidents locaux subdivisés eux-mêmes en *primitifs* et en *consécutifs*, suivant qu'ils surviennent en même temps que la luxation, du fait de cette luxation et de la violence qui l'a produite, ou bien qu'ils se développent après un temps plus ou moins long. Les premiers comprennent la contusion, les luxations multiples, les fractures péri-articulaires, les hémorrhagies, la rupture ou la compression des nerfs, les plaies pénétrantes articulaires, la déchirure exagérée des ligaments et des tendons. Les seconds répondent aux inflammations, aux raideurs ou aux ankyloses consécutives, aux amyotrophies.

La *contusion* est la compagne obligée de toute luxation ; elle siège d'habitude au niveau de la jointure, mais elle peut en être fort éloignée si le déplacement est de cause indirecte. Elle se caractérise par une douleur assez vive, une ecchymose ou même un épanchement sanguin sous-cutané ; le foyer traumatique s'est enflammé parfois, la peau décollée s'est mortifiée et, à la chute de l'eschare, les surfaces articulaires ont été mises à nu ; une arthrite violente, une pyohémie, un phlegmon diffus ont pu en être la conséquence. Aussi, dans les cas de contusions étendues, les tentatives de réduction seront modérées, l'immobilisation du membre sera rigoureuse ; on essayera de limiter l'inflammation. Depuis la vulgarisation des pansements antiseptiques, cet accident, pour rester grave encore, est devenu beaucoup moins redoutable.

Les *luxations multiples* se présentent avec toutes les combinaisons possibles : tantôt les luxations sont indépendantes ; la même chute, le même traumatisme a provoqué le déplacement de surfaces articulaires en des points très éloignés, épaule et genou par exemple ; ces cas s'observent surtout lorsque le patient, entraîné par un engrenage, est heurté en plusieurs points dans un mouvement rapide de rotation. Tantôt le même os se luxe à ses deux extrémités : maxillaire inférieur au niveau de ses deux condyles, humérus à l'épaule et au coude ; tantôt deux os homologues subissent le même déplacement : luxation des deux hanches, des deux, clavicules à leur extrémité externe.

Ces luxations multiples sont en général fort graves ; non par elles-mêmes, mais parce que le traumatisme intense qui les provoque souvent n'aura pas borné son action à déplacer les surfaces articulaires : il y a des contusions multiples, des épanchements sanguins, des décollements cutanés ; les viscères sont atteints, le système nerveux est ébranlé. Aussi arrive-t-il que le blessé se présente dans cet état particulier connu sous le nom de « choc » ; la prostration est complète. Les tentatives de réduction sous le chloroforme sont alors dangereuses et la mort en a été parfois la conséquence.

La *déchirure exagérée* des ligaments, des capsules et des tissus péri-articulaires amène ce que Gerdy appelait une luxation « vague » : la capsule est largement ouverte ; les ligaments arrachés entraînent avec

eux des parcelles osseuses; les aponévroses et les muscles rompus
permettent un écartement considérable des surfaces de la jointure;
le moindre effort les rapproche, mais on ne peut les contenir et le
déplacement se reproduit. Les inflammations ne sont pas rares dans
ces foyers remplis de sang, de débris de tissus fibreux et de bouillie
musculaire. On évitera donc les tentatives de réduction multipliées,
les manœuvres longues et douloureuses qui amèneraient peut-être une
arthrite purulente.

Les *fractures* péri-articulaires passent à juste titre pour une des
complications les plus graves. Malgaigne, qui désigne alors l'ensemble
des lésions produites par le traumatisme sous le nom de *luxation
complexe*, a montré combien les désordres peuvent être multiples.
Tantôt on observe un véritable écrasement d'une surface articulaire;
tantôt une simple fissure qui parcourt le cartilage et pénètre la substance spongieuse; tantôt le trait de fracture sépare complètement
une portion de l'épiphyse qui, parfois, forme comme un corps étranger
dans la synoviale, ou joue le rôle de ménisque ou enfin se mortifie.
Mais si, par une voie quelconque, elle reçoit encore des vaisseaux
nourriciers, elle survit, et des jetées osseuses parties du fragment inférieur peuvent la rattacher de nouveau à la diaphyse.

Le diagnostic de ces désordres est fort épineux et la fracture ou la
luxation est parfois méconnue sous le gonflement des parties, les
épanchements sanguins, la complexité des déformations, les attitudes
contrariées par les deux ordres de lésions. Le pronostic est des plus
graves : la réduction devient souvent impossible; le levier osseux sur
lequel on agit pour remettre l'os en place est brisé, ou bien la cavité
de réception n'existe plus, ses rebords sont écrasés ou arrachés avec
les tendons. Lorsqu'on parvient, malgré tous ces obstacles, à rapprocher les surfaces de la jointure et à les maintenir dans leurs positions primitives, il faut compter encore avec la lenteur de la consolidation, les pseudarthroses, les inflammations aiguës ou chroniques
qui laissent après elles des ankyloses ou, pour le moins, des raideurs
fort gênantes. On ne saurait donner au chirurgien une règle de conduite générale; des indications utiles ne peuvent être fournies qu'à
propos de l'histoire de chacune des luxations.

On s'inquiétera moins des fractures qui portent sur le corps de
l'os; elles ressemblent à toutes les solutions de continuité de la
diaphyse; le seul intérêt pratique qu'elles présentent est une diffi-

culté plus grande pour opérer la réduction de la luxation concomitante ; le levier osseux est en effet rompu. Les méthodes de douceur,
le refoulement sous le chloroforme de la surface déplacée ont souvent
été suivis de succès ; un appareil de fracture solide et bien appliqué
a pu servir de point d'appui pour réduire la luxation. Il est d'autres
cas où il a fallu attendre la consolidation osseuse ; moyen délicat, car
pour une luxation ancienne, il faut déployer une très grande force et
on a vu le cal se rompre pendant ces tentatives.

Les *plaies des vaisseaux*, artères ou veines, succèdent, soit à la
violence extérieure qui a produit la luxation, soit à l'écrasement des
tuniques par le déplacement articulaire, soit encore à la pénétration
d'une esquille osseuse provenant d'une fracture concomitante ; nous
ne parlerons pas des déchirures consécutives aux tractions exagérées
dans les tentatives de réduction. Souvent la rupture de l'artère s'accompagne de plaies des parties molles : l'indication est précise et il
faut alors, même au prix de débridements étendus, chercher les
deux bouts du vaisseau dont on pratiquera la ligature. Quelquefois
il se passe un phénomène analogue à celui dont les plaies par arrachement sont le siège : la tunique externe de l'artère se laisse effiler
en un point comme un tube de verre à la lampe, tandis que la tunique
moyenne et l'interne se rompent et oblitèrent le vaisseau : A. Bérard
a cité un fait de ce genre. Mais la déchirure peut être complète et il
y a un anévrysme diffus. Chez une malade vue par Verneuil, Nélaton
et Malgaigne, ce fut un anévrysme circonscrit qui survint après des
tentatives de réduction ; on ne l'opéra pas, et, au bout d'un an, le
volume de la tumeur paraissait stationnaire.

Les *lésions nerveuses* sont de divers ordres ; les déchirures totales
ou même partielles ne se présentent pas souvent, mais les contusions
sont fréquentes. Le cordon est comprimé par la surface articulaire
déplacée et l'on observe des troubles de la sensibilité, picotements,
fourmillements, engourdissement, douleurs vives irradiées, paralysie
des muscles et troubles trophiques de la peau. Après la réduction,
surtout si elle ne s'est pas fait trop attendre, on verra ces accidents
disparaître peu à peu.

Les *plaies* des téguments sans communication avec le foyer traumatique n'ont pas d'importance ; seules les plaies pénétrantes, les
luxations *compliquées* des Anglais nous occuperont ; elles sont parfois
consécutives ; il n'y a eu d'abord que contusion simple, mais une

eschare s'est formée et, après sa chute, la communication s'est établie
entre l'air extérieur et les surfaces déplacées. Lorsqu'elles sont primitives, ces blessures sont dues tantôt au corps vulnérant lui-même
qui a désorganisé les tissus, et tantôt à une extrémité osseuse qui,
sous une violente impulsion, a traversé les parties molles de dedans
en dehors. On a observé ce grave accident au doigt, au poignet, au
coude, au pied, au genou, et tout à fait exceptionnellement à
l'épaule; la hanche n'en fournit probablement pas d'exemple. On
pratiquera la réduction si elle est possible et on appliquera un pansement antiseptique; mais il se présente des cas où la résection, l'amputation même demeurent la seule ressource.

Nous laisserons de côté l'étude des complications *consécutives;*
l'histoire de l'inflammation se confond avec celle de l'arthrite traumatique; nous avons parlé des atrophies musculaires; nous avons vu
et verrons qu'elles succèdent à toutes les lésions des jointures et
qu'entorse, luxation, arthrite peuvent avoir pour conséquence une
amyotrophie plus ou moins grave. Les raideurs articulaires ne sont,
pour ainsi dire, qu'au premier degré de l'ankylose dont nous aurons
plus loin à présenter une description étendue. On connaît déjà les
accidents qui surviennent à la suite des tentatives de réduction.

VI

LÉSIONS INFLAMMATOIRES.

Les inflammations des jointures, les *arthrites* ont été partagées en
deux grandes classes : les arthrites *aiguës* et les arthrites *chroniques;*
chacune se subdivise en un nombre considérable de variétés dont
les caractères spéciaux sont tirés de l'anatomie pathologique, de
l'étiologie ou de la clinique. Beaucoup d'entre elles, par leur origine
et par leur nature, appartiennent à la pathologie interne; mais comme
leur traitement exige parfois l'intervention du chirurgien, il nous
faudra signaler ces affections diverses.

1° ARTHRITES AIGUËS.

Les inflammations aiguës des jointures peuvent atteindre toutes
les articulations, mais elles frappent de préférence les plus mobiles

et les plus superficielles ; aussi les rencontre-t-on surtout dans les·
diarthroses et en particulier aux membres, poignet, cou-de-pied, coude
et genou, épaule et hanche. Les deux sexes paraissent également
susceptibles, et, si les arthrites peuvent se développer à tous les âges,
il est certain que les adolescents et les adultes sont pris plus souvent
que les enfants et les vieillards.

Variétés. — La classification la plus habituelle des arthrites est
tirée de leur étiologie. Le premier groupe renferme les inflammations
consécutives aux traumatismes ; elles succèdent aux contusions, aux
plaies articulaires, aux entorses, aux· luxations, aux fractures voisines de la cavité synoviale ; elles reconnaissent encore pour causes
une intervention opératoire sur les épiphyses, ostéotomie, ostéoclasie, évidement osseux, ou, sur les jointures elles-mêmes, ponction,
taille articulaire pour l'extraction d'un corps étranger. A ces arthrites
traumatiques, nommées encore arthrites *primitives*, on joindrait
l'inflammation spontanée provoquée par l'action du froid et sans rhumatisme antérieur ; mais son existence n'est pas admise de tous.

Nous plaçons dans un deuxième groupe les arthrites consécutives
à une inflammation de voisinage. Ces arthrites *secondaires* sont très
fréquentes ; le plus souvent elles ont pour origine les os voisins, et
on les observe dans les ostéomyélites diffuses de l'adolescence, dans
les dégénérescences tuberculeuses des épiphyses, dans les abcès douloureux ; le processus inflammatoire gagne de proche en proche, et
arrive jusqu'au périoste qui borde le cartilage de revêtement ; ou
bien il se propage par le tissu spongieux. Souvent alors la couche
cartilagineuse l'arrête et la jointure peut rester intacte. Mais parfois aussi une perforation se fait, une sorte de trépanation spontanée,
et la matière tuberculeuse de l'épiphyse ou le pus pénètre dans
la cavité synoviale où s'allume une arthrite violente. Dans quelques cas exceptionnels, l'inflammation des· parties molles retentit
jusque dans l'article, et l'on a signalé des arthrites ·provoquées
par un hygroma voisin, un anthrax, une phlébite ou une lymphangite.

Le troisième groupe comprend les arthrites des maladies *infectieuses*, le nombre s'en est considérablement accrû ces dernières
années et, dans une bonne· thèse de 1883, Bourcy nous montre
que non seulement la blennorrhagie, les infections purulentes et
puerpérales, la· fièvre du cathétérisme, la· scarlatine, la morve, la

fièvre typhoïde, puis la variole, la rougeole, la méningite cérébro-spi-
nale, les oreillons, l'érysipèle, la diphthérie, la dysentérie, la syphilis,
la pneumonie s'accompagnent les unes fréquemment, les autres exceptionnellement, d'inflammation articulaire, mais encore que certains
états infectieux, mal connus, provoquent des arthrites improprement
appelées rhumatismales. Bourcy propose de les désigner sous le nom
de « pseudo-rhumatisme infectieux », en attendant qu'une analyse
plus rigoureuse permette de reconnaître quelle maladie virulente
amène leur apparition.

Enfin, dans une quatrième et dernière catégorie, nous rangeons les
arthrites d'*origine nerveuse* entrevues dès 1831 par M. F. K. Mitchell,
mais étudiées surtout par Brown-Séquard et Charcot. On les a observées, nous dit Blum, dans sa thèse d'agrégation de 1875, à la suite
des lésions des cordons nerveux, contusion, section, compression,
plaies par armes à feu ; dans les affections médullaires, myélite traumatique, myélite spontanée circonscrite ou diffuse, compression de la
moelle dans le mal de Pott ; ces cas sont exceptionnels ; les arthrites
sont au contraire fréquentes dans l'hémorrhagie et le ramollissement du cerveau, et il en existe une variété bien décrite par Charcot
« l'arthrite des hémiplégiques ». Quant aux troubles articulaires de
l'ataxie locomotrice et de l'hystérie, ils appartiennent à la classe des
arthrites chroniques.

Anatomie pathologique. — Les recherches expérimentales de
Richet, que confirmaient d'ailleurs les connaissances physiologiques de
l'époque, établissaient que l'inflammation avait, comme point de
départ dans la jointure, les seuls tissus vasculaires, extrémités
osseuses et synoviale ; le cartilage était primitivement intact ; il ne
réagissait pas plus « que la portion restante d'un ongle qu'on a coupé. »
Ne jouait-il pas, par rapport à l'os, le même rôle que l'épiderme
sur la peau ? Aussi ses altérations étaient-elles toujours consécutives.

Cette conclusion est infirmée maintenant : depuis les travaux de
Redfern, de Broca, de Charcot et de Ranvier, on admet que les cartilages
s'enflamment ; ils peuvent être le siège d'altérations nutritives profondes qui les atteignent tout d'abord, avant que les autres parties
constituantes de la jointure soient frappées. Aussi l'étude anatomique
des arthrites est-elle fort complexe et nous devons passer successivement en revue les lésions de la synoviale, des os, des ligaments et
des cartilages. Nous verrons alors que l'arthrite n'a pas toujours la

même forme anatomique et nous trouverons des arthrites *séreuses*, des arthrites *pseudo-membraneuses* et des arthrites *purulentes*. Ces variétés diverses se modifient parfois et passent de l'une à l'autre, mais il n'est pas rare de leur voir revêtir d'emblée un caractère spécial.

Dans les arthrites *séreuses*, la jointure est distendue par une grande quantité de liquide limpide ou légèrement floconneux, troublé par des cellules épithéliales ou quelques leucocytes, coagulable par l'acide acétique et moins filant que la synovie. La membrane qui le renferme est injectée d'arborisations vasculaires, épaissie; ses franges prolifèrent: aussi la synoviale, au point où elle borde le cartilage diarthrodial, est-elle gonflée, rouge, formant comme un bourrelet, une sorte de chémosis. Quant aux ligaments, ils sont étirés, distendus, relâchés, suivant le volume de l'épanchement. Certaines arthrites traumatiques légères, celles qui succèdent à des contusions peu intenses, à des fractures de voisinage, les arthrites de la syphilis secondaire, celles qui ont pour origine un ramollissement ou une hémorrhagie du cerveau, les arthrites rhumatismales, revêtent d'habitude cette forme séreuse.

Les os sont, en général, à peine atteints, à moins qu'il ne s'agisse d'une arthrite par propagation et que les lésions primitives n'aient l'épiphyse pour siège. Les cartilages sont altérés: on constate çà et là des îlots ramollis où toute élasticité a disparu, la teinte bleuâtre ainsi que l'aspect brillant; la surface est jaune et terne; plus tard elle se fendille et l'on trouve des fissures, des stries, une altération « pseudo-velvétique », parfois de véritables pertes de substance. Au début, le microscope démontre une prolifération intense des cellules qui résorbent autour d'elles la substance fondamentale; plusieurs capsules s'ouvrent les unes dans les autres, formant ainsi des boyaux irréguliers perpendiculaires à la surface des cartilages diarthrodiaux. Les trabécules de substance hyaline que les boyaux laissent entre eux donnent, au cartilage altéré, son aspect velvétique particulier.

La forme *pseudo-membraneuse* est caractérisée tout d'abord par une vascularisation intense de la synoviale; cette arthrite « congestive » de Bonnet semble être, d'ailleurs, le début ordinaire de toute inflammation des jointures. Bientôt la synoviale se recouvre de dépôts fibrineux, dans les mailles desquels le microscope démontre l'existence de cellules épithéliales abondantes et de globules blancs. Les cellules proliférées de la synoviale et des franges qui la bordent s'organisent ; le cartilage est déjà vascularisé ; il se détruit ; des tractus fibreux unissent l'une à l'autre les surfaces articulaires, et l'ankylose est constituée. Cette terminaison a été souvent observée dans les arthrites traumatiques graves et au cours de la blennorrhagie.

L'arthrite *purulente* peut succéder à ces diverses formes : le liquide, lorsqu'il en existe, se trouble et devient semblable à celui qui distend la cavité d'un abcès : l'arthrite, séreuse d'abord, est maintenant phlegmoneuse. Les arthrites plastiques et pseudo-membraneuses fournissent aussi du pus sous l'influence d'une irritation nouvelle et plus intense, ou par suite de quelque mauvais état général. Dans certains cas la synovite est purulente d'emblée ; la séreuse est presque intacte, à peine vascularisée ; du pus s'accumule tout à coup qui la distend outre mesure ; elle cède et des fusées décollent au loin les parties molles. On a trouvé parfois des altérations graves des parties constituantes de la jointure, une destruction presque totale du cartilage diarthrodial. Cette variété « métastatique » s'observe dans les infections puerpérales, dans la pyohémie, au cours des fièvres graves. Les arthrites par propagation de l'ostéomyélite diffuse, celles que provoque l'ouverture d'un abcès ou d'un dépôt tuberculeux dans l'article, enfin celles des plaies rentrent dans la catégorie des arthrites purulentes.

Symptômes. — Lorsque l'arthrite n'est pas sous la dépendance d'une affection locale ou d'une maladie générale qui en modifie ou qui en voile les symptômes, elle débute d'ordinaire par une douleur très vive au niveau d'une jointure ; elle est spontanée, mais une légère pression, le moindre mouvement l'exaspère ; aussi l'articulation reste-t-elle immobile, enraidie dans une attitude fixe par la vigilance des muscles. En même temps on constate du gonflement ; les dépressions normales, les fossettes se comblent et disparaissent sous une tuméfaction globuleuse uniforme ; puis la peau devient luisante, rouge, chaude, tendue. Enfin, s'il s'agit d'une inflammation purulente, la synoviale, les parties molles et les téguments s'ulcèrent ; le pus se fraye un passage à l'extérieur.

L'attitude fixe que prend le membre est en général intermédiaire à la flexion et à l'extension ; elle est presque toujours identique pour une même jointure, et on peut la considérer comme caractéristique. Bonnet avait conclu de ses expériences qu'elle est sous la dépendance de l'épanchement intra-articulaire : les surfaces s'écartent à leur maximum pour permettre à la cavité de recevoir la plus grande quantité possible de liquide. Au coude, on constate une demi-flexion ; au genou une flexion aussi, mais moins marquée; au cou-de-pied, une légère extension; à la hanche et à l'épaule, un faible degré d'abduction.

Cette description de Bonnet est exacte, lorsqu'il s'agit d'épanchement abondant et rapide; si le liquide est lent à s'amasser, les ligaments se laissent distendre, parfois d'une façon inégale et la déformation est irrégulière ; l'attitude ne saurait être prévue, d'autant qu'il faut tenir un grand compte du poids du membre et des contractures musculaires qui, suivant la remarque d'Ollier, immobilisent les points les plus douloureux de la jointure, et cela sans se préoccuper de la capacité plus ou moins grande que la cavité synoviale offrira à l'épanchement.

Les symptômes généraux peuvent manquer et certaines arthrites évoluent sans provoquer le moindre trouble; mais souvent ceux-ci dominent la scène et les désordres de la jointure passent à peu près inaperçus, voilés qu'ils sont par des phénomènes inquiétants, phénomènes nerveux, gastro-intestinaux ou respiratoires. N'en est-il pas ainsi dans les infections purulentes, la fièvre puerpérale, au cours de fièvres graves, typhoïde et scarlatine? Nous ne tracerons donc pas un tableau d'ensemble : il ne saurait s'accommoder aux variétés infinies d'arthrites.

L'inflammation articulaire peut se terminer par *résolution;* douleur, rougeur, gonflement disparaissent, mais lentement presque toujours, et il faut parfois un traitement prolongé pour vaincre les dernières raideurs de la jointure. Le passage à l'état *chronique* est assez fréquent et l'on voit s'éterniser des hydarthroses, rebelles à toute thérapeutique, sans parler de la transformation d'une arthrite aiguë en tumeur blanche. La *suppuration* est inconnue dans certaines variétés d'arthrites, l'arthrite rhumatismale, l'arthrite syphilitique entre autres, tandis qu'elle est de règle dans l'infection purulente et au décours de fièvres graves, dans les inflammations propagées de l'ostéomyélite diffuse.

Les suppurations articulaires ont une extrême gravité, en dehors même de la maladie générale qui a pu provoquer leur développement; une arthrite de cause locale, d'origine traumatique par exemple, peut, lorsqu'elle suppure, emporter le patient; les phlébites mortelles ne sont pas rares dans ces cas. Puis, si on échappe aux complications, l'articulation est le plus souvent fort compromise. Les tissus, cartilages, synoviales, ligaments sont profondément altérés et une ankylose fibreuse ou osseuse immobilise les surfaces opposées de la jointure.

Nous devrions insister ici sur les *atrophies musculaires* consécutives aux inflammations de l'article; nous les avons signalées à plusieurs reprises, mais c'est à propos des arthrites qu'il faudrait en présenter l'étude. Elles y sont rapides et considérables. Bien que signalées par Verneuil, Ollivier et Duchenne de Boulogne, nous devons de les mieux connaître à Le Fort et à son élève Valtat. Ce dernier, dans sa thèse de 1877, nous montre que la plupart des affections des jointures retentissent énergiquement sur la nutrition du système musculaire; l'atrophie et la paralysie surviennent dès les premiers jours. Les altérations n'atteignent pas indistinctement tous les muscles, mais choisissent de préférence certains groupes, toujours les mêmes. pour une même articulation.

L'atrophie persiste d'ordinaire; elle se substitue à l'arthrite et constitue dès lors le seul obstacle au rétablissement des fonctions. Sa durée est en général fort longue et elle n'a guère de tendance à la guérison. Sous l'influence de l'exercice, elle peut s'atténuer et disparaître, mais cette heureuse terminaison est rare, toujours tardive et le plus souvent incomplète. Il faut avoir recours aux courants continus, faibles et permanents, combinés avec les courants faradiques : comme l'a démontré Le Fort, ils guérissent facilement et rapidement les lésions atrophiques.

Diagnostic. — Le premier point à résoudre consiste à distinguer l'arthrite des affections qui lui ressemblent : on pourrait la confondre avec certaines contractures, certaines douleurs articulaires, avec l'*arthralgie*. Mais, outre que les phénomènes inflammatoires locaux ou généraux manquent alors, le sommeil anesthésique révèlera l'absence de désordres dans la jointure ; puis, cet accident est l'apanage presque exclusif des hystériques, comme l'ont démontré les recherches de Brodie d'abord, puis celles de Robert et de Verneuil. Le phénomène est maintenant très connu. Nous ajouterons seulement avec Ollier bue, chez les hystériques, l'arthralgie n'est pas toujours simple :

un examen minutieux de l'arthrite démontre parfois l'existence d'un point malade qui agit comme épine et se réfléchit sur les muscles en provoquant leur contracture.

Il est quelquefois fort difficile de distinguer l'arthrite de certaines inflammations *péri-articulaires*, synovites des gaines tendineuses, hygromas des bourses séreuses sous-cutanées : la déformation n'est pas la même, l'attitude du membre est différente, la douleur n'a pas un siège identique, les mouvements de la jointure sont possibles, et, lorsqu'on heurte les deux surfaces articulaires l'une contre l'autre, on ne réveille pas de souffrance. Il n'en reste pas moins vrai que le diagnostic peut être très ardu et nous verrons, à propos des affections de la hanche et surtout de l'épaule, qu'on a souvent confondu arthrite et péri-arthrite.

Les *ostéites épiphysaires* sont plus faciles à reconnaître : l'âge du malade, l'intensité des phénomènes généraux, le siège exact de la douleur et celui de la tuméfaction qu'on signale, non au niveau de l'interligne articulaire mais à quelques centimètres au-dessus et au-dessous de la jointure, sur les cartilages conjugaux. On n'oubliera pas, d'ailleurs, qu'une arthrite de voisinage peut se développer ; il faudra alors retrouver la maladie osseuse primitive et sa complication articulaire.

Mais là ne doit point s'arrêter le diagnostic : l'espèce de l'arthrite n'est pas déterminée. Laissant de côté l'arthrite traumatique et l'arthrite de la blennorrhagie que nous étudierons plus loin, nous dirons un mot des autres variétés. Les manifestations articulaires du *rhumatisme aigu* se reconnaîtront à la fréquence des complications cardiaques, à la multiplicité des jointures atteintes ; la fluxion se porte de l'une à l'autre, puis disparaît, ne s'éternisant guère que dans les petites articulations et laissant après elle peu de troubles fonctionnels ; les ankyloses, ou même les raideurs sont absolument exceptionnelles ; d'ailleurs, le malade sera connu pour être rhumatisant.

Les arthrites d'*origine nerveuse*, celles qui succèdent aux sections ou aux compressions des nerfs, aux altérations médullaires, surtout au ramollissement ou aux hémorrhagies du cerveau, sont caractérisées par leur invasion, le plus souvent chez des hémiplégiques et du côté de l'hémiplégie ; s'il s'agit d'une section nerveuse, c'est dans les articulations situées au-dessous de la plaie que l'affection

se développe. Une ou plusieurs jointures rougissent et se tuméfient ;
elles sont le siège de douleurs vives et l'on constate une hydarthrose
parfois volumineuse ; les gaines des tendons avoisinants sont, elles
aussi, rouges et tuméfiées. On reconnaîtra ces arthrites à ce qu'elles
coïncident avec l'apparition des contractures tardives ; du reste, on
constatera l'existence de troubles trophiques concomitants.

Nous n'insisterons pas sur les arthrites vraiment *infectieuses*,
celles qui surviennent au cours d'une pyohémie, d'une fièvre puerpérale ou typhoïde ; disons seulement un mot du pseudo-rhumatisme infectieux étudié récemment par Bourcy. On le rencontre,
nous dit-il, chez les gens surmenés, fatigués, cachectiques, ou bien
au cours ou au déclin d'états infectieux. Il se fait remarquer
par sa fixité, sa prédilection pour les grandes jointures, sa tendance aux raideurs et à la suppuration ; l'albuminurie est la règle.
Les déterminations articulaires ne sont évidemment qu'un épiphénomène de la maladie générale ; le sang, qui contient des organismes inférieurs, est, en effet, poisseux ; la rate est hypertrophiée ;
le foie et les reins sont en dégénérescence graisseuse ; on constate
çà et là des foyers de suppuration.

Traitement. — Nous ne nous occuperons que de l'arthrite et non
des maladies qui peuvent la provoquer. Au début, aux premiers
signes de douleur et de tuméfaction, on doit immobiliser la jointure
malade dans une bonne attitude : celle-ci varie d'ailleurs suivant les
articulations ; elle doit être telle que, si une ankylose survenait,
le membre rendît encore le maximum de services. L'articulation
tibio-tarsienne sera fléchie, de façon que le pied forme un angle
droit avec la jambe ; le genou sera mis dans l'extension, la hanche
aussi ; ces diverses attitudes permettent encore la marche. Le coude
sera immobilisé dans la demi-flexion et dans une position intermédiaire à la pronation et à la supination ; nous n'insisterons pas, car
cette étude sera faite à propos de chaque jointure.

L'immobilisation peut être tout le traitement ; souvent on y ajoute
les révulsifs, surtout les vésicatoires et la compression. L'appareil
ouaté a le double avantage d'immobiliser et de comprimer ; aussi y
a-t-on recours dans quelques cas ; cependant, si l'inflammation est vive,
on aime mieux laisser l'articulation à découvert dans une gouttière
plâtrée, où la surveillance est plus facile. Lorsque l'arthrite est ancienne et que la jointure a déjà pris une attitude vicieuse, il faut,

sous le chloroforme, redresser le membre et l'immobiliser dans une position meilleure.

Enfin, si l'articulation suppure, on traitera l'arthrite comme un véritable abcès ; on ouvrira la synoviale par des incisions assez larges dans les points les plus déclives ; on la drainera et l'on pratiquera des lavages antiseptiques. Si la suppuration est encore peu intense, on évacue la jointure avec un aspirateur et l'on fait passer, à travers la séreuse, un courant phéniqué qui ressort par la canule de l'appareil. Nous avons ainsi obtenu la guérison d'une arthrite du genou dont le liquide était déjà troublé par une grande quantité de leucocytes. On aurait toujours le temps, d'ailleurs, de recourir aux franches incisions.

Un point délicat du traitement est la conduite à tenir lorsque l'inflammation s'est dissipée. La crainte des raideurs articulaires et des ankyloses poursuit à juste titre les chirurgiens ; or, après les travaux de Teissier et de Bonnet, l'immobilité fut accusée d'être la cause principale des raideurs persistantes et même de l'ankylose : on en est bien revenu : nous savons maintenant que c'est l'arthrite et non l'immobilité qui provoque ces accidents ; aussi, tant que la jointure est douloureuse, mieux vaudra s'abstenir : une manœuvre intempestive pourrait rallumer l'arthrite et déterminer une poussée inflammatoire nouvelle. Donc, comme le recommandait Malgaigne, on attendra, pour enlever les appareils immobilisateurs, que des pressions exercées sur l'interligne et sur les saillies articulaires ne réveillent plus aucune souffrance. Les frictions, le massage des parties molles, les courants interrompus et surtout continus sur les masses musculaires atrophiées, des tentatives prudentes et modérées de mobilisation, des bains sulfureux, des douches chaudes sont alors utilisés avec succès.

a. ARTHRITE TRAUMATIQUE.

Étiologie. — Elle succède aux violences de toute sorte, aux contusions directes ou indirectes de la jointure, aux plaies pénétrantes, aux luxations, aux entorses. Elle est fréquente à la suite des fractures, et l'arthrite du genou est un signe presque constant de la rupture du fémur. Par quel mécanisme se produit-elle alors ? Berger et Gosselin admettent l'irritation de la synoviale par le liquide sanguin

qui cheminerait le long du membre et, du foyer de la fracture, ga-
gnerait la séreuse imbibée et traversée par lui. L'examen de quelques
pièces anatomiques semble confirmer cette opinion.

Mais comment expliquer alors que la même arthrite du genou
puisse apparaître dans les fractures de jambe? Ici le sang ne saurait
remonter et passer au travers de la synoviale, d'autant que Broca a
vu des faits où l'arthrite du genou se développait, bien que la solution
de continuité de l'os siégeât sur les métatarsiens. Aussi Verneuil
invoque une contusion, une entorse articulaire issue du même traumatisme que la fracture. Cette opinion, recevable dans certains cas,
ne rend point compte des arthrites que l'on aurait observées dans
les fractures spontanées du fémur déterminées, au lit, par un simple
changement de position.

L'arthrite traumatique se développe d'autant plus sûrement que
le traumatisme est plus intense et qu'aucune précaution n'a été
prise : le blessé, par exemple, aura essayé de marcher; en tout cas, sa
fracture n'aura pas été strictement immobilisée après l'accident. Mais
il faut ajouter que certains organismes semblent être un sol de prédilection pour l'arthrite, et les individus faibles, surmenés, mal nourris,
cachectiques ou convalescents d'une fièvre grave sont en général plus
rapidement atteints ; un traumatisme, innocent chez les autres, provoquera chez eux une inflammation articulaire.

Anatomie pathologique. — Au début, la synoviale se vascularise, des dépôts de fibrine se font à sa surface, de même que se développent les altérations des cartilages, la prolifération des cellules, la
destruction de la substance fondamentale. Lorsque l'arthrite a pour
cause une plaie pénétrante, le processus est très rapide et, au bout de
quarante-huit heures, le pus peut déjà apparaître; la séreuse, d'abord
épaissie, rouge et villeuse se détruit, les ligaments se distendent et
s'érodent, le revêtement cartilagineux des épiphyses se décolle, le
tissu spongieux lui-même est atteint et la jointure n'est plus qu'un
foyer fétide, mal circonscrit, à fusées lointaines et rempli d'une substance purulente, floconneuse, mal liée, et où l'on trouve des débris de
cartilage, des lambeaux de synoviale, des restes de tendons et des os
ramollis, friables, mortifiés ou fongueux.

Le processus inflammatoire peut être beaucoup moins grave, même
dans les cas de plaies pénétrantes. Aujourd'hui, grâce à l'immobilisation et aux antiseptiques, on conjure la plupart de ces accidents ; et

la suppuration fait parfois défaut. Il est plus difficile d'éviter les dépôts plastiques, la production de néomembranes qui unissent les cartilages, une sorte de rétraction des ligaments articulaires. Des troubles fonctionnels, de véritables ankyloses en sont la conséquence ; elles nécessitent un traitement délicat, long et trop souvent stérile.

Symptômes. — L'arthrite traumatique légère ne présente, dans son évolution, aucun phénomène particulier : il existe une douleur fixe au niveau de l'articulation ; le mouvement, la pression l'exaspèrent ; la tuméfaction déforme bientôt les parties et le membre prend l'attitude spéciale dont nous avons déjà parlé ; puis, peu à peu, sous l'influence d'un traitement approprié, les souffrances se calment, le gonflement se dissipe et il ne reste qu'une roideur plus ou moins durable, une amyotrophie plus ou moins grande.

L'arthrite traumatique des plaies pénétrantes mal soignées est autrement redoutable : pendant vingt-quatre ou quarante-huit heures la région peut être indolore ; rien ne semble présager les accidents qui se préparent ; cependant les lèvres de la blessure se séparent et se tuméfient ; un liquide ichoreux les humecte ; puis une douleur vive éclate ; la région gonfle rapidement ; elle s'empâte ; la peau est chaude, tout en conservant quelque temps encore sa coloration normale ; elle ne rougit que plus tard.

Le pus s'amasse dans la jointure et la distend ; la synoviale cède, des fusées purulentes décollent les muscles, arrivent sous les téguments, qui rougissent et s'ulcèrent : le liquide floconneux, mal lié, mêlé aux détritus de tissus articulaires, s'écoule au dehors. Mais déjà ont éclaté les phénomènes généraux, un frisson violent plusieurs fois répété, une fièvre intense ; la langue est sèche, les lèvres et les gencives sont fuligineuses, les narines pulvérulentes ; les troubles gastro-intestinaux et respiratoires se déclarent ; un délire monotone ou furieux s'empare du malade ; il est en proie à l'infection purulente qui l'emporte rapidement.

Traitement. — Aucune affection chirurgicale n'a plus bénéficié de l'antisepsie. Les arthrites traumatiques suppurées se terminaient presque toujours par la mort, les blessés qui guérissaient, même au prix d'une ankylose, étaient fort rares et passaient pour favorisés. Maintenant, grâce au pansement ouaté de Guérin, à celui de Lister aidé d'un appareil immobilisateur, la terminaison fatale

est exceptionnelle; les fonctions du membre, les mouvements sont
même souvent sauvegardés.

Il n'est plus personne pour nier la relation étroite de certaines
arthrites avec la blennorrhagie que tous admettent maintenant comme
la cause directe de nombre d'inflammations articulaires. Les diver-
gences surgissent lorsqu'il s'agit d'interpréter la pathogénie de ces
arthrites.

La coïncidence des inflammations des jointures et de la chaude-
pisse était déjà connue au siècle dernier; Swediauer et J. Hunter
l'avaient signalée nettement; mais l'étude exacte de l'arthrite blennorrhagique commence avec les travaux de Cullerier, de Lagneau, de
Ricord, de Velpeau, de Nélaton et de Grisolle, avec les recherches de
Fournier et la célèbre discussion de 1866 à la *Société médicale des
hôpitaux*, où Péter, Féréol, Fournier, Lorain, Pidoux, Hervieux se
firent entendre. Depuis, des thèses nombreuses ont paru sur ce sujet :
nous citerons en particulier celles de Félix Brun et d'Émile Chotier.

Nous serons bref sur les diverses théories émises par ces auteurs :
pour les uns, l'arthrite blennorrhagique est une arthrite rhumatismale; de là ce nom de *rhumatisme blennorrhagique* sous lequel
elle est souvent désignée. Les partisans de cette opinion se divisent
d'ailleurs en deux groupes, et, d'après Féréol, Pidoux, Hervieux, la
blennorrhagie crée de toute pièce, si besoin est, la diathèse rhumatismale, tandis que, pour Charcot, Guéneau de Mussy, Péter, la
blennorrhagie éveillerait simplement la diathèse, latente jusqu'alors,
et mettrait l'organisme en état d'opportunité morbide. Lorain va
même plus loin : l'uréthrite traumatique, l'uréthrorrhée, la vaginite
simple, le cathétérisme même, la puerpéralité; en un mot, tout ce
qui constitue « l'état génital », est susceptible, à peu près au même
titre que la blennorrhagie, de provoquer les manifestations du rhumatisme.

D'autres affirment, au contraire, que l'arthrite de la chaudepisse
est spécifique, et pour Fournier, Diday, Chotier, elle a son individua-
lité propre; ses symptômes, sa marche, ses localisations la différencient nettement des manifestations du rhumatisme banal. Ce n'est
pas tout : depuis les progrès de la doctrine parasitaire, plu-

sieurs pathologistes rangent même l'arthrite blennorrhagique parmi
les inflammations articulaires d'origine infectieuse : « elle résulterait
d'une intoxication spéciale due à la présence d'un microbe dans
l'organisme ».

Étiologie. — Les recherches de Fournier ont établi jusqu'à l'évidence que l'articulation du genou est le plus fréquemment atteinte au
cours de la blennorrhagie; puis viennent le coude et le poignet; la
hanche et l'épaule sont moins souvent frappées; les petites jointures
de la main et des pieds ne sont que rarement le siège de l'arthrite.
Cette localisation spéciale et ce fait non moins remarquable que
l'inflammation est en général mono-articulaire, comptent parmi les
arguments invoqués pour séparer du rhumatisme ordinaire l'arthrite
de la blennorrhagie. Il n'en faut pas moins savoir que, pour être
exceptionnelles, les arthrites des petites articulations ont été observées; pas de jointure, même celles du larynx, qui n'ait été prise.
Ajoutons que plusieurs sont frappées simultanément ou successivement, et que le péricarde le serait parfois en même temps que les
synoviales articulaires.

D'après Ricord, l'arthrite blennorrhagique se rencontrerait plus
fréquemment chez l'homme que chez la femme; cette assertion est
inexacte et tient d'abord à ce que l'auteur observait surtout au Midi,
hôpital consacré aux hommes; puis l'uréthrite de la femme est beaucoup plus souvent méconnue. La suppression brusque d'un écoulement, sa plus ou moins grande abondance, son traitement par les
balsamiques et les injections ne paraissent, quoi qu'on en ait dit,
jouer aucun rôle dans l'apparition de l'arthrite. Il n'en est pas de
même des excès de fatigue, de l'impression du froid, du froid
humide en particulier, d'une violence extérieure quelconque, d'une
contusion par exemple. Ces causes peuvent, en cas de blennorrhagie, provoquer l'arthrite et désigner, pour ainsi dire, la jointure
frappée.

Symptômes. — On décrit plusieurs variétés d'accidents; une
forme *arthralgique* caractérisée par des douleurs sans inflammation
proprement dite; une forme d'allure chronique qui s'affirme par
l'apparition d'un épanchement abondant, une véritable *hydarthrose;*
enfin une forme aiguë qui seule mérite le nom *d'arthrite blennorrhagique.*

Elle ne se développe guère avant la fin de la première semaine;

mais le plus souvent l'écoulement uréthral date de quinze jours, d'un
mois, de plusieurs mois même, quand tout à coup une douleur,
d'abord intermittente et sourde, puis vive et continue s'empare de
l'articulation ; la peau devient chaude, sans changer de couleur ; la
région se tuméfie, et le membre commence à prendre une attitude
vicieuse que l'on ne peut modifier sans provoquer une souffrance
intolérable. En général, ces symptômes évoluent sans fièvre, mais,
chez les nerveux et les affaiblis, il n'est pas rare de la voir s'allumer.

Brun et Duplay ont décrit une forme intense où la douleur est
des plus vives ; la tuméfaction est considérable et l'on trouve une
sorte d'œdème inflammatoire autour de la jointure ; l'impotence
fonctionnelle est absolue ; loin de s'amender au bout de quelques
jours, les symptômes s'accusent encore et du pus distend bientôt la
synoviale ; la terminaison par suppuration a donc été niée à tort, et on
la rencontre parfois dans l'arthrite blennorrhagique ; des raideurs
rebelles, une véritable ankylose peuvent en être la conséquence.

Nous avons vu que l'arthrite frappe surtout le genou ou le coude,
et que, d'habitude, elle est mono-articulaire ; mais elle peut être aussi
mobile et atteindre plusieurs jointures, même parmi les plus petites ;
on n'est pas sans avoir observé, au milieu d'un appareil fébrile accentué, l'invasion des grandes séreuses splanchniques, péricarde,
plèvre, méninges et péritoine, puis des gaines tendineuses et des
bourses muqueuses sous-cutanées.

On a assuré que l'écoulement uréthral se tarissait lors de l'apparition de l'arthrite et, de fait, nous avons, dans un cas, constaté très
nettement ce phénomène ; mais il ne faut pas croire qu'il doive toujours se produire ; la blennorrhagie peut suivre son cours sans être
nullement influencée par la détermination articulaire. Celle-ci d'ailleurs
ne présente rien de particulier dans sa marche : elle se dissipe peu à
peu, ou bien un épanchement synovial persiste, une raideur extrême
des tissus fibreux, une ankylose, une atrophie musculaire considérable. Chez certains individus, un rhumatisme noueux a succédé à
l'arthrite blennorrhagique aiguë ; une tumeur blanche a été vue chez
des scrofuleux.

Traitement. — Nous n'insisterons pas sur le diagnostic : l'importance de la blennorrhagie comme cause d'inflammation articulaire est
telle, qu'il faut, à propos de toute arthrite, interroger l'urèthre et savoir
si oui ou non il y a chaudepisse. On ne manquera pas à ce précepte,

même dans le cas où un traumatisme des plus nets aurait frappé la jointure tuméfiée. Brun, en effet, insiste beaucoup sur l'importance des violences extérieures comme mise en œuvre de l'arthrite blennorrhagique. Quant au pronostic, il varie suivant la forme que revêt l'affection ; une arthrite modérée guérira plus vite et sans les complications qui menacent l'arthrite purulente.

Les règles générales que nous avons données au sujet du traitement des arthrites sont valables pour cette forme. Si l'écoulement se tarit, pas n'est besoin, comme le recommandait Cullerier, de le ramener par quelque irritation du canal. La jointure sera immobilisée avec le plus grand soin ; si la douleur est très vive, on la calmerait par des injections de morphine ; une compression méthodique ou quelques révulsifs, les vésicatoires entre autres, peuvent être employés. On n'oubliera pas de fixer le membre dans une bonne attitude, puisque l'ankylose a été observée. Quant aux agents internes, sulfate de quinine, teinture de colchique, iodure de potassium, salycilate de soude même, ils paraissent trop impuissants pour que nous en recommandions l'usage.

2° ARTHRITES CHRONIQUES.

Les arthrites *chroniques* présentent de très nombreuses variétés ; nous pensons cependant, qu'à l'exemple de Follin et Duplay, on peut en former trois groupes : les *hydarthroses*, les *arthrites sèches* et les *tumeurs blanches*.

a. HYDARTHROSE.

On nomme ainsi une arthrite chronique caractérisée par une accumulation de liquide séreux dans la synoviale articulaire.

Étiologie. — L'hydarthrose n'est souvent qu'un symptôme ; elle accompagne alors certaines affections articulaires, les arthrophytes par exemple, ou même les arthrites sèches, mieux nommées, dans ce cas, arthrites déformantes. Dans nombre d'autres circonstances, l'hydropisie de la jointure est une manifestation de quelque maladie générale : nous avons parlé de l'hydarthrose blennorrhagique, nous aurons à décrire l'hydarthrose de la syphilis, celles qui apparaissent au cours du rhumatisme, au déclin de certaines fièvres infectieuses, dans l'état puerpéral, la scarlatine et la fièvre typhoïde; on parle maintenant d'une hydarthrose tuberculeuse.

Aussi l'hydarthrose *idiopathique* ou *essentielle* devient-elle de plus en plus rare : on en cite cependant qui, sans tare organique appréciable et sans diathèse déterminée, se développent à l'occasion d'une marche exagérée, d'un traumatisme ou de l'impression du froid, d'une fracture voisine, et nous avons mentionné ailleurs l'épanchement qui se fait dans la synoviale du genou à l'occasion des ruptures du fémur. Panas n'a-t-il pas signalé encore des hydarthroses périodiques qui se manifestent à des époques à peu près régulières et dont la cause reste méconnue ?

Anatomie pathologique. — L'hydarthrose frappe de préférence les grosses articulations et surtout le genou ; on l'observe aussi à la hanche, à l'épaule, au coude, dans la synoviale tibio-tarsienne ; on la rencontre encore, mais d'une manière exceptionnelle, dans des diarthroses de moindre étendue ; on l'aurait même vue dans les symphyses du bassin, chez la femme en état de parturition.

Les altérations qui caractérisent cette arthrite chronique sont en général peu profondes : le cartilage conserve sa structure et son aspect normaux ; seule la synoviale paraît modifiée, encore ne constate-t-on, dans certains cas, qu'une distension, un amincissement de la membrane dont la surface interne est comme « lavée ». On la trouve parfois épaissie, congestionnée ; elle est parcourue par des arborisations vasculaires abondantes et ses franges sont plus volumineuses. Le tissu adipeux qui double la séreuse s'irrite ; il prolifère et se transforme en une masse fibreuse d'une dureté particulière, manifeste surtout à la partie interne du genou, près de l'interligne. Marjolin raconte qu'un jour il arriva juste à temps pour empêcher un praticien d'extirper ce bourrelet, pris malencontreusement pour un corps étranger.

On ne constate d'ordinaire aucune modification dans l'appareil ligamenteux. Cependant, lorsque l'épanchement est considérable, que les surfaces articulaires sont séparées sous l'effort du liquide, la capsule et ses bandes de renforcement se relâchent parfois, à tel point que des mouvements de latéralité fort étendus deviennent possibles. Richet n'a-t-il pas vu une malade chez laquelle les altérations étaient si profondes que la jambe ballottait comme un membre de polichinelle?

Le liquide est donc plus ou moins abondant : la jointure du genou contient parfois quelques grammes de sérosité que révèle le choc rotulien ; parfois, au contraire, elle peut en renfermer jusqu'à cinq ou six cents grammes. · Son aspect n'est pas moins variable : tantôt il est filant, épais, coagulable par la chaleur et les acides, visqueux comme de la synovie, pareil à de l'huile ; tantôt il est fluide, peu coloré, semblable au liquide de l'ascite ; tantôt il tient en suspension des flocons albumineux plus ou moins abondants et des amas de leucocytes. Enfin il n'est pas rare de constater une coloration roussâtre due à quelque rupture de capillaires, et le microscope révèle l'existence d'hématies altérées et de cristaux d'hématoïdine.

Symptômes. — L'hydarthrose, telle que nous l'avons définie, est une affection à marche essentiellement chronique ; elle évolue lentement, et s'installe dans la jointure sans provoquer de douleur appréciable. On a bien décrit une hydarthrose aiguë, caractérisée par la distension rapide de la synoviale, par des souffrances vives et par la chaleur de la peau ; mais il s'agit alors d'une simple variété d'arthrite et nous n'avons pas à y revenir.

La jointure atteinte d'hydarthrose est donc à peu près indolore ; à peine le patient y ressent-il de la gêne et un trouble fonctionnel assez grand ; certains mouvements sont bridés ; la flexion et l'extension n'ont pas leur amplitude normale. On constate une augmentation de volume de l'article dont la forme a changé : il est globuleux, arrondi ; les saillies et les dépressions ont disparu et l'on voit, à la place des fossettes, des soulèvements de la synoviale distendue par le liquide.

Ainsi l'articulation du genou, la plus fréquemment atteinte, nous offre, en avant, de chaque côté de la rotule et au-dessus, dans le cul-de-sac sous-tricipital, des saillies véritablement caractéristiques ; en ces points, la séreuse mal soutenue se laisse distendre. Au coude, la déformation se trouve en arrière, et, de chaque côté de l'olécrane on voit une bosselure où le doigt perçoit de la fluctuation ; à l'épaule, la synoviale s'avance surtout dans l'interstice qui sépare le grand pectoral du deltoïde ; au cou-de-pied, c'est en avant des malléoles, en dedans et en dehors des tendons extenseurs.

En certains cas on trouve, autour de la jointure, des diverticules remplis de sérosité et qui s'ouvrent dans la séreuse articulaire; tantôt il s'agit d'une cavité anormale due à une distension exagérée de la synoviale qui a cédé en ce point; tantôt la communication est physiologique et deux séreuses voisines s'abouchent par un orifice commun. Nous nous rappelons avoir observé, dans le service de Broca, une tumeur fluctuante de l'aine d'un diagnostic fort malaisé : Lannelongue reconnut qu'on avait affaire à une hydarthrose de la hanche qui versait son liquide dans la bourse du psoas-iliaque. La même disposition anatomique peut se rencontrer à l'épaule sous l'apophyse coracoïde, et Panas raconte, d'après Nélaton, qu'un de ces prolongements séreux formait une gaine au tendon du triceps : il fut pris pour un kyste et ponctionné par un médecin : une arthrite traumatique suivie de mort fut la conséquence de cette erreur.

La fluctuation, caractère des plus importants, est très nette dans les jointures superficielles; mais lorsqu'il existe une grande épaisseur de parties molles, elle est souvent obscure et il faut savoir la découvrir. Au genou rien n'est plus simple : la jambe est étendue, les muscles sont relâchés, car toute contraction du triceps immobiliserait la rotule contre les condyles; on amasse alors le liquide vers le centre de la synoviale, en le refoulant du cul-de-sac sous-tricipital par une main qui presse à plat sur le muscle; la sérosité soulève la rotule qui s'éloigne des condyles; si alors on presse brusquement sur elle, elle chasse le liquide et frappe les condyles en produisant un choc caractéristique.

A l'épaule, à la hanche, au coude, il sera plus difficile de percevoir cette fluctuation; on la cherchera au niveau des points que nous avons déjà signalés et où se font d'habitude les bosselures de la synoviale, à certains moments plus saillantes et plus distendues; d'autres fois le liquide peut se résoudre et l'hydarthrose guérir spontanément. Ces faits sont exceptionnels; il en est de même de la rupture de la séreuse et de l'issue de la synovie dans les parties molles ambiantes, quoique Bonnet et Bretonneau en aient observé des cas. On a parlé de luxations rendues possibles par l'écartement des surfaces articulaires sous la pression du liquide : J.-L. Petit l'aurait vu à la hanche; ajoutons qu'une tumeur blanche a pu se développer sur une jointure affectée déjà d'hydarthrose.

Diagnostic. — Bien qu'il soit suffisamment malaisé de reconnaître l'hydarthrose d'une jointure profonde, la plus grande difficulté consiste à remonter jusqu'à la cause de cet épanchement articulaire. S'agit-il d'une attaque de rhumatisme ou de goutte? a-t-on affaire à la blennorrhagie? faut-il incriminer un traumatisme? Dans ces divers cas, les accidents sont le plus souvent aigus et nous n'avons pas à insister.

La tuberculose peut provoquer aussi dans l'articulation un épanchement abondant; nous étudierons plus loin cette hydarthrose spécifique, ainsi que les hydarthroses syphilitiques et celles des arthrites déformantes. Nous ne devons parler ici que de certaines arthrites chroniques survenues au cours des altérations du système nerveux central, et, en particulier, de l'arthrite de l'ataxie locomotrice.

Cette arthropathie, qui atteint surtout le genou, débute d'habitude à une époque peu avancée du tabès dorsal; cependant elle n'est pas toujours précoce et on en a vu se développer onze ans après les premières douleurs fulgurantes. Elle se caractérise par l'absence complète de réaction générale ou locale : il n'y a ni fièvre, ni rougeur, ni douleur. Pourtant le gonflement est énorme; il peut se produire en une nuit, et il est dû, non seulement à l'hydarthrose, mais à un œdème dur du membre tout entier. On en distingue deux formes : l'une *bénigne* dans laquelle l'épanchement se dissipe avec une rapidité plus ou moins grande; l'autre *maligne* où la jointure s'altère profondément, où les surfaces s'usent et se déplacent.

Le diagnostic, on le voit, ne présente aucune difficulté : l'existence d'une ataxie locomotrice, la rapidité avec laquelle se fait l'épanchement, l'œdème concomitant du membre, les altérations considérables des extrémités osseuses, leur usure et parfois la production d'ostéophytes et de bourrelets osseux ne sauraient laisser aucun doute ; il s'agit non d'une hydarthrose simple, mais d'une arthropathie d'origine nerveuse.

Traitement. — Laissant de côté tout traitement général qui s'attaquerait à la cause première de l'hydarthrose, nous supposerons l'épanchement « idiopathique » et chercherons à quels moyens locaux on a recours pour la combattre.

Un des meilleurs est certainement l'immobilité et la compression; le membre est placé dans une gouttière plâtrée ou dans un appareil inamovible silicaté : d'autres fois c'est l'ouate que l'on emploie; il faut alors ajouter de nouvelles bandes tous les jours ou tous les deux jours, afin que la compression soit le plus efficace possible. Depuis quelques années on propose de remplacer l'appareil ouaté par la bande élastique dont l'action est fort énergique : c'est un procédé excellent, mais dont il faut user avec la plus extrême prudence.

La ponction sous-cutanée, ou mieux l'aspiration avec les appareils de Dieulafoy et de Potain vide immédiatement la séreuse ; mais le liquide se reproduit très rapidement ; aussi doit-on considérer ce moyen comme accessoire, et, après avoir évacué la synoviale, on se hâtera d'appliquer un bandage élastique compressif qui s'opposera à une exsudation nouvelle. Dans quelques cas, on pratique dans la synoviale un injection irritante soit avec de la teinture d'iode, soit avec une solution forte d'acide phénique. L'hydarthrose sera traitée comme une hydrocèle : au bout de deux ou trois minutes le liquide est évacué ; la piqûre est oblitérée par du collodion, et le membre maintenu dans la plus grande immobilité ; souvent le succès couronne ce traitement.

Aujourd'hui on va plus loin encore ; on a pratiqué hardiment de larges incisions articulaires ; on a lavé la synoviale avec des solutions fortes d'acide phénique ou de liqueur de Van Swieten ; puis on a drainé et suturé la plaie et la guérison a légitimé cette tentative audacieuse. Pour notre part, nous la jugeons inutile et pensons que la ponction aspiratrice suivie du lavage avec les mêmes solutions, assure les mêmes résultats, tout en faisant courir au malade des dangers bien moins grands.

En résumé, l'immobilisation et la compression élastique avec l'ouate ou la bande en caoutchouc, précédées ou non par l'application de vésicatoires ou de teinture d'iode, devront être essayées tout d'abord. Si ce moyen ne réussissait pas, le liquide intra-synovial serait évacué, la séreuse lavée avec les solutions iodo-iodurées ou phéniquées et le membre enfermé et immobilisé. Avec l'aide de ces méthodes, on peut compter sur la disparition des hydarthroses les plus rebelles.

b. ARTHRITE SÈCHE.

On nomme *arthrite sèche, arthrite déformante, mal sénile des articulations* une arthrite chronique caractérisée par l'usure des cartilages diarthrodiaux, par une production d'ostéophytes souvent fort abondante et par la déformation des surfaces articulaires qui n'ont aucune tendance à la suppuration, à l'ankylose ou à la guérison spontanée.

Son histoire est de date récente. Peut-être Morgagni l'avait-il signalée; mais il faut arriver à Cruveilhier pour en avoir, en 1824 et en 1826, une exacte description. Puis viennent les travaux de William Smith, de Colles, d'Adams. La question reparaît souvent devant la *Société anatomique* avec Deville et Broca. Nous citerons encore la thèse de Colombel en 1862, une série de travaux publiés par Charcot, les recherches de Besnier, les descriptions anatomiques de Cornil et Ranvier.

Etiologie. — L'arthrite déformante frappe surtout la hanche, mais elle est loin d'être rare au genou; on la rencontre encore au coude, aux doigts, à l'épaule, au pied, et, dans des cas exceptionnels, à la colonne vertébrale. On peut dire, d'ailleurs, qu'il n'est guère de jointure qui, une fois ou l'autre, n'ait été trouvée avec les signes d'une arthrite sèche. Elle est souvent symétrique, et les deux hanches, les deux genoux, les deux épaules peuvent se prendre en même temps. Volkmann cite un cas où toutes les articulations du membre supérieur étaient atteintes.

Elle se développe à peu près également chez l'homme et chez la femme. Ce n'est point une affection exclusivement observée dans la vieillesse, et on l'a vue naître chez des adultes de vingt-cinq à trente ans; à quarante ans elle commence à devenir fréquente. Elle succède souvent à un traumatisme, fracture, entorse ou luxation; ou bien à une inflammation, arthrite aiguë simple, arthrite blennorrhagique, hydarthrose : dans ces cas elle est presque toujours mono-articulaire; lorsque l'affection est poly-articulaire, il est plus rare de trouver à son origine une violence extérieure quelconque ou une irritation de voisinage.

Sur quel sol se développe l'arthrite déformante? Broca, Deville, Charcot et Besnier en font une manifestation essentiellement rhumatismale. N'est-elle pas souvent poly-articulaire, symétrique? Enfin ne se déclare-t-elle pas d'ordinaire chez des individus qui possèdent tous les attributs de la diathèse rhumatismale? Quelques auteurs, cependant, Gosselin entre autres, affirment l'avoir rencontrée sans qu'il leur fût possible de trouver, chez le sujet atteint, la moindre trace de rhumatisme.

Anatomie pathologique. — Les lésions de l'arthrite sèche peuvent atteindre la synoviale, les ligaments, les os, les cartilages. Suivant Deville et Colombel, la synoviale serait prise la première; cette opinion est controversée, car la séreuse reste parfois intacte; cependant elle est épaissie d'ordinaire, vascularisée, recouverte de végétations dendritiques, de franges hypertrophiées au milieu desquelles on trouve des cellules cartilagineuses et du tissu fibreux; ces productions nouvelles, ces sortes de papilles sont tantôt sessiles et tantôt pédiculisées; lorsque l'isthme qui les relie à la séreuse est étroit, il peut se rompre et l'on a des corps flottants souvent fort durs; en effet, les éléments du cartilage y abondent; il est bien des cas où de l'os véritable s'est déposé dans les franges synoviales.

Les altérations des cartilages sont en général très profondes. Le revêtement hyalin disparaît au centre par une sorte d'usure, une résorption qui met à nu la substance osseuse ; à la périphérie il n'est pas rare, au contraire, d'observer un épaississement du cartilage, de véritables ecchondroses qui souvent se transforment en ostéophytes. Ranvier a bien étudié ces modifications : il s'agit là d'une inflammation chronique du cartilage, dont les cellules prolifèrent abondamment; elles détruisent leurs capsules qui s'ouvrent les unes dans les autres, constituant ainsi des boyaux disposés en séries parallèles et remplis d'éléments embryonnaires que séparent des travées de substances fondamentales ; les boyaux se vident, les travées persistent quelque temps sous forme de villosités, de filaments qui donnent à la surface un aspect velvétique ; mais elles se détruisent à leur tour jusqu'à l'épiphyse désormais dénudée.

A la périphérie, la même prolifération cellulaire a eu lieu, mais les éléments embryonnaires, au lieu de tomber dans la cavité synoviale et de s'y détruire, sont maintenus en place par le rebord synovial qui empiète sur le cartilage; ils s'organisent en tissu nouveau et forment ces ecchondroses, ces ostéophytes abondants qui constituent, autour de le surface diarthrodiale, une collerette exubérante. L'os sous-jacent subit des modifications analogues ; il est le siège d'une ostéite lente, raréfiante d'abord, puis les cellules qui remplissent les aréoles du tissu spongieux se disposent en séries parallèles et s'incrustent de sels calcaires ; l'ostéite devient condensante et la surface osseuse qui, dans la jointure, remplace le cartilage, prend un aspect éburné. Elle est souvent le siège de rainures et de sillons toujours dirigés dans le sens des mouvements articulaires.

Les ligaments sont épaissis, infiltrés de cellules cartilagineuses et osseuses; ceux qui se rencontrent dans la jointure, comme le ligament rond, finissent par disparaître; il en est de même pour la portion intra-articulaire du tendon de la longue portion du biceps; elle se résorbe et le fragment qui reste s'insère sur des tubérosités de formation nouvelle situées sur les bords de la gouttière bicipitale. Il n'est pas jusqu'aux muscles voisins qui ne s'ossifient ou ne deviennent fibreux : à l'épaule le sus-épineux, le sous-épineux, le sous-scapulaire, au coude le brachial antérieur, à la hanche les psoas iliaques, ont été trouvés, indurés, résistants, parcourus par des travées de tissus fibreux et osseux.

L'aspect de la jointure est alors caractéristique : elle est énorme, irrégulière, déformée par des ecchondroses et des ostéophytes; les surfaces sont élargies, bosselées, noueuses, bridées dans leurs mouvements par les apophyses nouvelles. Il peut y avoir, à côté de ces productions exubérantes, des résorptions considérables; la tête de l'humérus ou du fémur semble avoir disparu; la cavité glénoïde ou cotyloïde s'efface ou s'écule; aussi observe-t-on des déplacements; Broca et Deville ont vu le grand trochanter reposer dans la fosse iliaque externe. Ajoutons que l'arthrite n'est pas toujours « sèche »; si la synoviale est le plus souvent sans liquide, on rencontre parfois une véritable hydarthrose : d'après Dolbeau, elle existerait même dans un tiers des cas environ.

Symptômes. — L'arthrite déformante se développe d'une manière insidieuse; il n'y a ni rougeur, ni chaleur appréciables; souvent même la douleur fait défaut et le malade accuse à peine une gêne, une sensation pénible, surtout aux changements de temps. Encore la jointure n'est-elle pas toujours le point où se manifeste la souffrance : elle peut se localiser dans un groupe musculaire ou suivant le trajet d'un nerf; Gosselin a observé des faits où l'on aurait pu croire à l'existence d'une sciatique chronique. En tout cas, lorsqu'elle est vive, cette douleur est toujours spontanée; les mouvements de la jointure, les pressions sur l'interligne ne l'exagèrent nullement.

La déformation est, en somme, le premier signe très apparent : la jointure est volumineuse, élargie, soulevée çà et là par les bosselures, des saillies arrondies ou pointues, des ostéophytes. Les mouvements ne sont point empêchés; cependant leur amplitude diminue; les surfaces articulaires sont arrêtées par des obstacles que créent les

productions osseuses nouvelles; les subluxations et même les déplacements complets sont loin d'être rares. Pourtant, peu d'affections
articulaires s'opposent moins au libre jeu de la jointure. On n'observe
jamais de véritable ankylose.

Les mouvements s'accompagnent de craquements caractéristiques,
secs, rudes, nombreux; leur bruit a été comparé à celui d'un
moulin à poivre, du moins lorsque l'arthrite déformante est confirmée; au début, les ostéophytes et les ecchondroses sont peu abondants, les surfaces articulaires n'ont encore subi que l'altération
velvétique, l'os n'est pas dénudé et le frottement est beaucoup plus
doux. La main qui meut le membre malade perçoit ces crépitations,
mais l'oreille peut les entendre. Elles sont très amoindries lorsque une
hydarthrose distend la synoviale; il n'est pas rare de constater l'existence de corps étrangers mobiles semblables à ceux que nous étudierons plus loin.

Ainsi constituée, l'arthrite déformante reste à peu près stationnaire ou s'accroît lentement; si elle ne se résout pas, du moins
elle ne menace point l'existence et il s'écoule un long temps avant que
la fonction du membre soit compromise; cependant une production
exagérée d'ostéophytes immobilise les surfaces articulaires, une hydarthrose considérable distend et relâche l'appareil ligamenteux, l'usure
des surfaces permet les luxations et, en définitive, il est des cas où
la jointure perd ses usages.

Diagnostic. — L'absence ordinaire de douleur et de phénomènes
inflammatoires, la déformation articulaire caractéristique, les craquements, la facilité relative des mouvements de la jointure constituent
un ensemble clinique trop particulier pour que les erreurs de diagnostic soient fréquentes. On ne saurait confondre l'arthrite sèche
avec une *tumeur blanche;* nous dirons plus loin combien cette inflammation chronique diffère de celle qui nous occupe. Lorsque les
déformations siègent sur les phalanges, peut-être les prendrait-on
pour les dépôts tophacés de la *goutte;* mais l'existence d'accès antérieurs, de douleurs vives, l'aspect même du doigt ne laisseront pas
hésiter longtemps.

Nous avons constaté que l'arthrite déformante se double assez souvent d'hydarthrose et que des corps flottants se rencontrent parfois
dans la synoviale, mais il est une affection articulaire caractérisée
par la présence d'un corps mobile dans la jointure, et la confusion

ne doit pas se faire : nous verrons à propos des « arthrophytes » que ceux-ci ne s'accompagnent pas de déformation articulaire, qu'une seule jointure est prise, que le corps étranger est en général unique, enfin que, tout à coup, pendant la marche, à l'occasion d'un mouvement, survient une douleur vive et presque syncopale : tous signes fort différents de ceux de l'arthrite déformante.

Nous avons parlé ailleurs des *arthropathies des ataxiques*; ici encore la confusion nous semble impossible : le gonflement subit qui se déclare au niveau des jointures et sur les segments intermédiaires du membre, l'énorme hydarthrose, l'usure considérable des extrémités osseuses, la mobilité anormale, enfin l'existence de douleurs fulgurantes et d'incoordination des mouvements ne sauraient permettre de doute. L'arthrite déformante, poly-articulaire, se nomme souvent *rhumatisme noueux*, lorsque les mains et les pieds sont atteints et que les déformations ne frappent que plus tard les grandes jointures. L'arthrite sèche est appelée *rhumatisme d'Heberden* quand les seules phalanges des mains sont prises, surtout au niveau de l'articulation de la deuxième avec la troisième.

Traitement. — On ne connaît pas de traitement efficace contre l'arthrite sèche. L'immobilisation et la compression, autrefois préconisées, sont plus nuisibles qu'utiles; elles ne s'opposent pas à la production des ostéophytes qui s'élèvent autour des surfaces articulaires et limitent ou empêchent les mouvements. Un exercice modéré de la jointure est recommandé. Les médicaments internes sont à peu près sans valeur; l'iodure de potassium ne donne plus les succès que Houël croyait avoir observés; les applications sur la peau de teinture d'iode sont sans effet; on peut en dire autant des douches sulfureuses, de l'hydrothérapie, des bains froids; on ne comptera pas non plus sur l'action des eaux minérales de Plombières, de Néris, de Bourbonne, d'Aix, de Barèges, de Luxeuil et de Dax.

C. TUMEURS BLANCHES.

On nomme *tumeurs blanches* des arthrites chroniques caractérisées par la production de fongosités, la tendance à la suppuration, l'envahissement progressif de tous les tissus de la jointure, lésions dont la conséquence dernière est la perte absolue des fonctions du membre.

Le nom est fort ancien : elles furent ainsi désignées, — *white swelling*, enflure blanche, — par Wiseman en 1676. Mais, à la fin du dernier siècle et au commencement de celui-ci, on se demanda s'il ne fallait pas scinder le groupe de ces arthrites suivant qu'elles. débutent par la synoviale, le cartilage ou les tissus osseux. Les tra-.vaux de Malgaigne, de Velpeau, de Bazin et de Bonnet semblèrent donner une base clinique à ces tendances analystes et l'on distingua bientôt trois variétés de tumeurs blanches; les synovites fongueuses, les abcès froids articulaires et les arthropathies tuberculeuses.

A notre époque, on assiste à un travail en sens inverse : l'anatomie pathologique, l'expérimentation, la clinique même se sont mises d'accord pour une synthèse plus large encore que celle de Wiseman : toutes les tumeurs fongueuses font partie d'une même espèce; un caractère commun les unit, la présence dans les fongosités du follicule tuberculeux habité lui-même par le bacille de Koch. Les tumeurs blanches sont des *arthrites tuberculeuses*, mot plus compréhensif, du reste, et qui renferme, outre les synovites fongueuses, la granulie de la séreuse articulaire.

Au point de vue nosographique, nous préférerions donc le nom d'arthrite tuberculeuse basé sur l'anatomie pathologique et l'étiologie, à celui de tumeur blanche qui pourrait prêter à confusion : n'a-t-on pas décrit des tumeurs blanches rhumatismales et syphilitiques qu'il faut absolument distinguer des tumeurs blanches tuberculeuses? En tout cas, nous ne saurions étudier ici que ces dernières, et, au cours de cet article, nous ferons de synovite fongueuse et de tumeur blanche, le synonyme d'arthrite tuberculeuse.

Étiologie. — L'arthrite tuberculeuse n'est pas toujours primitive : elle succède parfois à l'ouverture, dans l'articulation, d'un foyer caséeux de l'épiphyse; il se fait une résorption de l'os, du cartilage diarthrodial, une sorte de « trépanation spontanée » et le dépôt se vide dans la synoviale où il provoque l'apparition des fongosités. D'après Lannelongue et Volkmann, cette origine serait la plus fréquente, du moins chez les enfants; chez les adultes, au contraire, la synovite est le plus souvent primitive. La physiologie nous donne la clef de ces différences : pendant la croissance, « l'activité formative » est concentrée surtout autour du cartilage conjugal; après la soudure des épiphyses, la nutrition de la synoviale est, pour le moins, aussi abondante que celle de l'os.

Toutes les articulations peuvent être le siège de tumeurs blanches, si nous en exceptons les sutures du crâne. Elles frappent parfois les amphiarthroses, certaines jointures de la colonne vertébrale, l'articulation sacro-iliaque par exemple. Mais les diarthroses sont plus souvent atteintes et, parmi elles, la hanche et le genou ; la hanche d'après Crocq, le genou selon Nélaton ; puis viennent le cou-de-pied, le poignet, le coude, l'épaule, les jointures du tarse et du carpe. Il n'est pas jusqu'aux néarthroses où on n'ait constaté d'arthrite fongueuse.

L'arthrite tuberculeuse est de tous les âges : on en a trouvé les lésions dans des jointures de fœtus, ou au moment de la naissance : on les a vues évoluer chez des vieillards ; leur maximum de fréquence est chez les enfants et chez les adolescents ; à partir de trente ans elles deviennent rares, et, après cinquante, elles sont exceptionnelles. Le sexe ne joue à peu près aucun rôle ; peut-être les observe-t-on surtout chez les hommes, cette dernière opinion est soutenable, car, pour ces derniers, les causes occasionnelles sont certainement plus nombreuses.

La tumeur blanche se développe sur un sol scrofuleux : elle apparaît souvent chez les enfants affaiblis, nés d'alcooliques, de tuberculeux et de syphilitiques. Toutes les déchéances de l'organisme y prédisposent : la mauvaise alimentation, les habitations humides, les excès de toutes sortes ; on la verra s'abattre chez ceux qu'aura débilités une coqueluche, une fièvre éruptive ou typhoïde. On a incriminé le rhumatisme ; Ollier et Verneuil auraient vu des tumeurs blanches rhumatismales ; mais quelques observations, celles de Laveran et de Daniel Mollière entre autres, ont montré que certaines arthrites peuvent évoluer à la manière d'une inflammation rhumatismale, et l'autopsie est venu prouver cependant qu'il s'agissait de synovites fongueuses légitimes.

Les recherches contemporaines ont établi que la tumeur blanche est due à la colonisation dans la jointure du bacille de Koch ; elle n'est donc qu'une manifestation de la tuberculose. Mais ici une distinction devient nécessaire ; dans certains cas, l'individu atteint de synovite fongueuse est nettement tuberculeux ; ses poumons, son péritoine, ses organes génito-urinaires ou ses os sont frappés comme son articulation et le diagnostic est facile. Mais dans d'autres, l'état général est excellent et tous les tissus sont indemnes ; nous devons

donc admettre ici, comme pour le reste des organes, l'existence de
tuberculoses locales.

Sous l'influence d'un traumatisme quelconque, contusion, luxation,
entorse, d'une inflammation de voisinage ou d'une lésion de la synoviale, hydarthrose, arthrite blennorrhagique, la jointure est devenue
un point de moindre résistance où les bacilles, repoussés ailleurs par
des tissus mieux vivants, pourront coloniser à leur aise. L'expérience
si souvent citée de Max Schüller a prouvé la chose jusqu'à l'évidence :
une contusion articulaire sur un animal sain provoque une arthrite
simple ; mais si cette même contusion est faite sur un sujet chez
lequel on a inoculé déjà de la matière tuberculeuse, l'articulation
frappée devient le siège d'une tumeur blanche ; grâce au traumatisme,
des vaisseaux ont été ouverts ; le sang a semé, dans la jointure, des
bacilles qui prospèrent sur un terrain préparé par l'inflammation
antérieure.

Anatomie pathologique. — Les altérations microscopiques des
tumeurs blanches sont bien connues depuis une quarantaine d'années ;
les descriptions de Bonnet, celles de Richet, dans son remarquable
mémoire de 1853, sont excellentes. Mais la nature de ces lésions, leur
origine et leur structure n'ont guère été révélées que depuis dix ou
quinze ans. Köster en 1869, Cornil en 1870, puis, Laveran, Gaujot,
Charcot, Brissaud, Kiener et Poulet, Lannelongue, Volkmann, Pollosson et Ollier ont fait la lumière sur ces questions naguère fort obscures. Nous les étudierons ici en nous appuyant de l'excellente thèse
d'agrégation de Chandelux, qui a apporté lui-même son contingent
de faits sur ce sujet encore nouveau.

Une jointure est un organe fort complexe : elle se compose des
surfaces osseuses articulaires et de leur cartilage de revêtement, d'une
membrane synoviale, de ligaments intra et péri-articulaires ; enfin,
elle est entourée de parties molles, tissu cellulaire, tendons et peau.
Or, dans une tumeur blanche, chacun de ces tissus peut être atteint ;
il nous faut donc passer successivement en revue les altérations de la
séreuse, celles des cartilages diarthrodiaux et des épiphyses osseuses,
celles des ligaments et celles des parties molles adjacentes.

La *synoviale* est souvent le tissu articulaire atteint le premier, et,
du moins chez l'adulte, la tumeur blanche débute d'ordinaire par là.
On en connaît mal les altérations primitives : il existe sans doute une
sorte d'inflammation congestive de la séreuse épaissie, rouge, vascu-

larisée; les éléments cellulaires prolifèrent abondamment et bientôt la surface interne se recouvre de végétations mollasses, baignées de pus et dont la tendance à l'organisation est des plus faibles. Ces espèces de bourgeons charnus peu vivants, et malgré cela d'une exubérance extrême, ont reçu le nom de *fongosités*.

Lorsque les fongosités sont bien développées, si, à l'exemple de Chandelux, on fait une coupe franche, intéressant la synoviale et les tissus circonvoisins, on distingue trois couches qui sont, en allant de la séreuse vers la périphérie : la synoviale et ses *fongosités; la couche vasculaire sous-synoviale* et le *tissu lardacé.* Celui-ci n'est autre que le tissu cellulaire épaissi, infiltré, atteint d'œdème chronique; de la sérosité sépare les travées fibreuses que pénètrent les éléments conjonctifs proliférés et les leucocytes issus des vaisseaux. A une époque avancée de l'affection articulaire, des follicules tuberculeux s'y déposent qui peuvent subir la dégénérescence caséeuse et devenir l'origine d'abcès « circonvoisins ».

La *zone vasculaire sous-synoviale* est concentrique au tissu lardacé dont elle se distingue par une ligne nette et souvent festonnée. Son épaisseur est peu considérable; elle forme une bande rougeâtre dont la coupe montre un piqueté caractéristique dû aux vaisseaux sectionnés en travers. C'est sur elle que prennent naissance les fongosités, bourgeonnement des artérioles et des veinules dont le riche lacis est entouré de cellules embryonnaires plus ou moins abondantes. Les fongosités végètent surtout à la surface interne de la zone soussynoviale; mais elles peuvent empiéter sur la couche lardacée transformée peu à peu en tissu fongoïde.

La *couche fongueuse* fait saillie dans la synoviale; son aspect est loin d'être toujours identique, et l'on trouve tantôt de petites saillies semblables aux villosités intestinales, tantôt des amas mûriformes, des agglomérations mamelonnées. Ces fongosités sont filiformes, papillaires, réticulaires au début, plus tard arborescentes et lamelliformes. Quelques-unes peuvent être rouges, ecchymotiques, carminées, lie de vin; mais le plus souvent elles sont à peine rosées ou grisâtres, transparentes comme de la chair d'huître; elles rappellent le frai d'écrevisse.

Lorsqu'on regarde ces fongosités au « jour frisant », on voit que le tissu n'en est pas complètement homogène; à leur centre se montre une petite tache, un point tantôt jaunâtre, tantôt semblable à de la scmoule cuite ; il transparaît et rappelle en petit les pépins que l'on aperçoit dans le grain de la groseille ; on peut, avec une aiguille, dissocier le bourgeon et isoler cette sorte de kyste que les recherches histologiques contemporaines ont prouvé n'être qu'un amas de follicules tuberculeux ; nous ne reviendrons pas sur la struture de ceux-ci, ayant exposé ailleurs le groupement, autour d'une cellule géante, des cellules épithélioïdes et des éléments embryonnaires.

La masse des fongosités arborescentes s'implante sur la séreuse et les ligaments inter-articulaires lorsqu'il en existe ; elle forme, autour des cartilages diarthrodiaux, un bourrelet envahissant, une sorte de chémosis qui empiète de plus en plus ; la substance hyaline amincie, bleuàtre se laisse échancrer peu à peu par les végétations ; çà et là on voit même le cartilage érodé par des fongosités émanées, non plus de la séreuse, mais de l'os : elles s'étalent sur le revêtement diarthrodial et se fusionnent bientôt avec les fongosités nées de la synoviale. Quant aux fongosités qui se dirigent vers l'extérieur, elles dissocient les ligaments et les aponévroses, pénètrent dans les gaines tendineuses et les interstices musculaires, arrivent dans le tissu sous-cutané et la peau qui s'ulcère : une fistule est créée.

Les granulations tuberculeuses qui infiltrent les fongosités, finissent par dégénérer ; elles deviennent caséeuses, se ramollissent et leurs débris se mêlent aux exsudats qui se forment sur les surfaces bourgeonnantes. Un fluide trouble, floconneux, lactescent, semblable à du pus mal lié, quelquefois coloré en rouge par la rupture de quelques capillaires, existe en assez grande abondance pour distendre la cavité et donner, avec la fausse fluctuation des fongosités, une fluctuation véritable. Lorsque le trajet fistuleux est ouvert, ce liquide s'échappe au dehors ; mais, comme il se reforme au fur et à mesure, l'écoulement ne tarit pas.

Cette dégénérescence des follicules tuberculeux, cette destruction des fongosités n'est pas fatale, et on observe souvent une autre terminaison à la suite d'un traitement méthodique et rigoureux. Grancher a démontré que le nodule obéit à une double tendance : tandis que son centre dégénère, sa périphérie s'organise en tissu fibreux. Lorsque la tendance destructrice l'emporte, la fongosité, sans cesse envahie par des follicules nouveaux, devient caséeuse : lorsqu'au contraire la tendance formative est prépondérante, le tissu fibreux pénètre les follicules et se substitue à lui ; il constitue des travées cicatricielles et ce mode de guérison peut entraîner l'ankylose de la jointure.

La tendance fibro-formative se montre surtout lorsque l'éruption tuberculeuse est discrète, que son extension est lente et que les nodules, séparés les uns des autres par du tissu sain, sont arrivés à leur plus complet développement; il ne s'agit plus ici d'un simple amas d'éléments embryonnaires dont le centre est dégénéré, tandis que la périphérie pullule et prolifère abondamment; non, au centre existe une cellule géante à prolongements rameux, entourée de cellules épithélioïdes, tandis que la zone la plus excentrique est constituée par des éléments embryonnaires qu'irriguent des vaisseaux encore perméables.

Dans ces cas torpides, les éléments embryonnaires qui sont autour du follicule, s'organisent en une sorte de tissu réticulé semblable à celui que renferment les ganglions lymphatiques; ce tissu gagne de dedans en dehors et arrive ainsi jusqu'au centre du follicule; dans d'autres cas les éléments embryonnaires, inclus dans le follicule lui-même, s'organisent en réticulum. La nécrobiose des cellules centrales des follicules est conjurée, grâce à la lenteur de la prolifération; les cellules moins abondantes se nourrissent par imbibition, d'autant que, dans ces formes, les vaisseaux périnodulaires ne sont pas oblitérés; l'artérite et la péri-artérite y sont très peu accentuées.

Nous serons beaucoup plus bref sur les altérations des os. Ranvier et Paquet les croyaient primitives et, pour eux, la tumeur blanche était la réaction inflammatoire de la synoviale irritée par l'épiphyse atteinte de carie. Laissons de côté cette hypothèse infirmée maintenant. Les recherches microscopiques contemporaines ont démontré que l'os est souvent malade, qu'il peut même être frappé le premier et nous avons vu que, pour Volkmann et Lannelongue, la synovite fongueuse, du moins chez les enfants, serait précédée par un foyer tuberculeux de l'épiphyse.

En tout cas, les extrémités articulaires sont volumineuses, molles et raréfiées; les aréoles du tissu spongieux sont plus larges, remplies par une moelle jaune que parcourent un très grand nombre de vaisseaux et qu'infiltrent des éléments embryonnaires abondants. Bientôt apparaissent les signes de la carie, la production de séquestres lamellaires et le bourgeonnement de fongosités en tout semblables à celles de la synoviale et au sein desquelles on retrouve des follicules

tuberculeux : elles érodent le cartilage et, comme nous l'avons déjà
dit, ne tardent pas à faire irruption dans la cavité articulaire.

Attaqué à sa face profonde par les fongosités osseuses, sur les
côtés par celles de la synoviale, le cartilage est le siège de lésions
importantes : au début il résiste, mais bientôt il devient terne, sans
élasticité; sa surface irrégulière est parfois hérissée de villosités velvétiques dont nous connaissons déjà le mode de formation ; d'autres
fois il se fait des pertes de substances étendues, de véritables décor-
tications, des ulcérations profondes qui mettent à nu le tissu spongieux de l'os. Nous n'insisterons pas, car la plupart de ces désordres
sont évidemment secondaires et l'on n'adopte guère l'opinion défendue par Paquet et Ranvier d'une dégénérescence graisseuse primitive des éléments cellulaires du cartilage.

La capsule articulaire, les ligaments qui maintiennent au contact
les surfaces de la jointure sont ramollis, macérés, envahis par les
fongosités, détruits; aussi les extrémités osseuses peuvent s'aban-
donner et les subluxations, les déplacements complets même ne sont
pas rares. Peu à peu toutes les parties molles adjacentes finissent par
se laisser pénétrer; les gaines des tendons sont ouvertes; le bourgeonnement de la séreuse commence et on a publié nombre de faits
de synovites secondaires des gaines tendineuses.

Les aponévroses sont perforées ; le tissu cellulaire sous-cutané est
creusé de cavités dans lesquelles se trouvent des fongosités qui parfois ne sont pas continues avec celles de la cavité articulaire; souvent
même elles sont le siège de suppurations abondantes dues à une inflammation développée autour de quelque dépôt caséeux, abcès circonvoisins étudiés par Gerdy; cet auteur les distingue des abcès migrateurs nés de la jointure elle-même, et qui décollent les tissus pour
s'ouvrir plus ou moins loin de leur foyer d'origine.

Au point où s'ulcère la peau et où le pus et les débris caséeux
s'écoulent au dehors, on voit souvent apparaître des fongosités molles,
rouges, ecchymotiques et d'un énorme développement; elles s'expri-
ment, pour ainsi dire, à travers les orifices des fistules et forment des
masses champignonneuses à la surface desquelles se fait une sécrétion assez abondante. Ces fongosités doivent être assimilées à de
véritables bourgeons charnus œdémateux : en effet, les recherches
micrographiques n'ont permis de retrouver que très-rarement des

follicules tuberculeux, au milieu des vaisseaux et des éléments embryonnaires.

Symptômes. — Il existe deux tableaux cliniques très différents : d'ordinaire, la tumeur blanche débute d'une manière insidieuse, sournoise, lente, sans grand fracas ; elle s'installe peu à peu dans la jointure, laissant souvent un long intervalle entre chacune des poussées nouvelles. Mais elle peut aussi éclater tout à coup, comme l'arthrite la plus aiguë, à la manière d'un rhumatisme articulaire. Et cela, lors même qu'il s'agit d'une synovite primitive : il est évident, en effet, que lorsque la tumeur blanche est secondaire et succède à l'ouverture dans la séreuse d'un foyer tuberculeux épiphysaire, les accidents seront ceux d'une inflammation vive.

Nous laisserons de côté ces formes aiguës : elles sont fort rares du reste, et il n'est guère possible de trouver un caractère qui leur soit propre ; elles ressemblent en tout aux autres arthrites aiguës et la marche seule de l'affection, son passage à l'état chronique, son évolution identique à celle d'une tumeur blanche, une fois le premier orage passé, permettent d'établir le diagnostic. Quant à la tumeur blanche aiguë secondaire, celle qui succède à l'ouverture dans la séreuse d'un foyer tuberculeux épiphysaire, on la reconnaîtra aux signes qui établissent la tuberculose des os.

La douleur est un des premiers symptômes de la forme lente ; elle est sourde, intermittente d'abord, et n'apparaît qu'à la suite de fatigues, de mouvements exagérés ; puis elle devient continue, fixe en un point de la jointure où la pression l'exaspère. Parfois elle cesse tout à coup, sous l'influence du repos par exemple, et il faut, pour la réveiller, heurter l'une contre l'autre les deux surfaces articulaires. Notons enfin que cette souffrance n'a pas toujours pour siège la jointure malade ; elle peut s'accuser plus loin, en certains cas dans la jointure sous-jacente. Des explications peu satisfaisantes ont été données de ce fait qu'on étudiera de plus près à propos de la coxalgie.

Les mouvements de la jointure deviennent difficiles, l'articulation même est comme supprimée par la contracture des muscles environnants ; ce phénomène est parfois très précoce : dans le mal sous-occipital, tumeur blanche des premières vertèbres du cou, le patient tourne, non pas la tête, mais le corps tout entier, pour éviter les mouvements de l'axis, de l'atlas et de l'occipital ; dans la coxalgie, la marche est paresseuse, traînante, semblable à celle « du maquignon »; bientôt même la claudication survient par immobilisation de la tète fémorale dans la·cavité cotyloïde. Il serait facile de multiplier les exemples.

Lorsqu'on examine la jointure, on peut déjà constater un certain . gonflement qui tient, soit à une fluxion péri-articulaire, soit à un épanchement séreux distendant la synoviale ; la tuméfaction provoquée par le développement des fongosités est plus tardive. A ce moment on trouve un épaississement des parties molles voisines : la peau est souvent chaude, blanche, luisante, empâtée, mais mobile encore ; aux points où la séreuse n'est recouverte que par une faible épaisseur de tissus, on perçoit une fluctuation due au liquide qui distend l'article et une pseudo-fluctuation sous la dépendance des fongosités.

L'attitude vicieuse est un des meilleurs signes de la tumeur blanche : les membres subissent des mouvements de rotation, d'abduction, d'adduction, d'extension ou de flexion ; ils paraissent raccourcis ou allongés et restent immobiles dans leur position nouvelle. On connaît assez bien maintenant le mécanisme des déformations ; on invoquait autrefois une sorte « d'instinct articulaire » d'après lequel la jointure prenait l'attitude qui provoquait le minimum de douleur ; Bonnet pensait que la cavité séreuse distendue au maximum par la sérosité, les fongosités ou le pus, imprimait aux membres leur direction particulière. On n'accuse plus maintenant que les muscles : ils se contractent pour immobiliser les surfaces et les leviers osseux leur obéissent. Nous verrons que certains groupes, contracturés d'abord, s'atrophient ; le groupe antagoniste devient prépondérant et l'attitude change. Ces phénomènes remarquables devront être étudiés plus loin à propos de chacune des tumeurs blanches.

La douleur, le gonflement, la déformation et l'attitude vicieuse se modifient beaucoup suivant la période de l'affection articulaire, et l'on assigne d'habitude trois phases à l'évolution de la tumeur blanche. La première, période *de début*, période *inflammatoire*, est caractérisée par des douleurs intermittentes et sourdes, puis fixes et vives, les altérations fonctionnelles, un gonflement peu marqué, une « vigilance » musculaire plutôt qu'une contracture réelle ; on constate des sortes de poussées suivies de longues accalmies.

La deuxième période, période d'*état*, nous montre des changements considérables survenus au niveau de la jointure : celle-ci est gonflée ; l'empâtement n'est plus seulement profond, il envahit les parties molles environnantes, soulevées par les bosselures de la synoviale que distendent les fongosités. La région est globuleuse, la peau, encore blanche, paraît amincie, sèche, écailleuse, ; on aperçoit par transparence un lacis de veines bleuâtres. La température est sensiblement plus élevée que dans la jointure correspondante. Les douleurs sont cependant moins vives qu'au début, sauf lorsqu'on essaye d'imprimer des mouvements à l'article, ou lorsque surviennent une poussée aiguë, une végétation rapide des fongosités synoviales.

Du reste, le tableau clinique varie essentiellement suivant la marche ultérieure de la tumeur blanche. Bien qu'il y ait déjà production de fongosités, la guérison est encore possible ; on connaît mal les modifications internes qui se produisent alors dans la jointure, mais il est probable que l'éruption tuberculeuse est discrète sur la synoviale, qu'une grande partie des bourgeons sont simplement inflammatoires, comme l'a montré Pollosson ; en tout cas le processus fibro-formateur l'emporte sur la tendance dégénérative et le nodule s'organise en un tissu cicatriciel qui, s'il est peu abondant, limite à peine l'amplitude des mouvements ; si au contraire ses travées sont nombreuses, si elles empiètent sur les cartilages, les surfaces articulaires s'immobilisent.

La tumeur blanche a beau guérir, il est bien rare qu'on ne voie subsister quelques vestiges de ce mal : même lorsqu'il n'y a pas ankylose, lorsque les surfaces articulaires conservent ou ont récupéré l'amplitude première de leurs mouvements, le membre est amaigri, atrophié, de moindre longueur ; les masses musculaires qui entourent la jointure sont grêles. Surtout des poussées nouvelles sont à redouter pendant de longues années. Une série de pièces du musée de Lannelongue prouve que, chez les enfants du moins, il reste, dans les extrémités osseuses, quelques noyaux caséeux enkystés ; ces corps-étrangers sont torpides ; mais tout à coup, ne peuvent-ils pas provoquer autour d'eux une congestion, un processus inflammatoire? et l'avenir de la jointure est remis en question.

Lorsque les fongosités progressent au lieu de disparaître, elles franchissent bientôt les limites de la synoviale ; elles pénètrent dans les parties molles, se creusent des cavités dans les tissus péri-articulaires, et des abcès se forment dont les uns communiquent avec la séreuse tandis que d'autres sont indépendants. En tout cas, la peau soulevée

rougit ; elle s'ulcère ; du pus s'écoule et une fistule s'organise par
où le stylet arrive parfois jusque dans la cavité de la jointure ou sur
un os dénudé et carié. Les lésions sont profondes et il n'est
pas rare d'observer des mouvements articulaires anormaux dus à la
destruction des ligaments, ou des luxations permises par l'usure, la
destruction des surfaces articulaires, et la disparition ou le relâchement de leur moyen d'union.

Même dans les cas de suppuration intra-articulaire et malgré
l'existence de fistules, la guérison a été quelquefois obtenue : les
fongosités de la synoviale, celles qui émanent des os subissent des
modifications importantes ; les noyaux caséeux des nodules sont
résorbés et du tissu fibreux se forme. Mais les cartilages ont disparu
et il n'est pas rare d'observer une véritable fusion entre les deux
épiphyses ; les travées primitivement fibreuses s'incrustent d'os. On
ne saurait espérer le rétablissement de la fonction du membre ; du
moins la guérison est autrement sûre ; on n'a plus à redouter les
récidives que provoquent souvent la fatigue exagérée, les traumatismes,
les entorses de la jointure.

Malheureusement ces résultats sont exceptionnels et, lorsque l'articulation suppure, on voit survenir des accidents généraux graves
qui emporteront bientôt le malade. La fièvre s'allume ; elle peut être
due à l'intensité et à l'étendue de le phlegmasie locale, mais le plus
souvent elle est provoquée par quelque altération viscérale concomitante : l'individu atteint de tumeur blanche est tuberculeux et ses
poumons, son péritoine, ses méninges, ses organes génito-urinaires
sont parfois simultanément atteints. Et de fait, la terminaison par
phtisie pulmonaire, par péritonite chronique, par méningite tuberculeuse ou par cystite ou pyélo-néphrite suppurée est loin d'être
rare.

Il se peut même que la mort survienne, bien que la lésion tuberculeuse reste locale ; l'abondance de la suppuration amène une
déchéance organique profonde ; la nutrition souffre ; les viscères se
prennent ; on constate de l'albumine dans l'urine et, si l'autopsie est
pratiquée, on reconnaît l'existence d'une dégénérescence amyloïde des
reins. Ajoutons qu'il est impossible de fixer les limites entre lesquelles
évoluent ces différentes périodes : il y a des tumeurs blanches dont
la marche est des plus rapides et l'on a vu des jointures désorganisées en quelques mois ; d'ordinaire le mal est lent et il faut des

annécs avant d'en arriver soit à la suppuration de la jointure, soit à une guérison confirmée.

Diagnostic. — Il est difficile de reconnaître une tumeur blanche commençante qu'on pourra confondre avec toutes les lésions articulaires ou péri-articulaires. Un examen attentif est nécessaire ; si l'on hésite, il faut conclure, du moins provisoirement, à la maladie la plus grave, à l'arthrite tuberculeuse et commencer un traitement rigoureux, car, prise à ses débuts, cette redoutable affection n'est pas inguérissable.

Nous ne parlerons pas de l'arthrite tuberculeuse aiguë dont Laveran et Pollosson ont donné des exemples ; la poussée granuleuse se fait alors, non seulement dans plusieurs jointures avec un début semblable à celui d'un rhumatisme poly-articulaire, mais encore dans d'autres tissus. Il y a là une affection à marche spéciale et qui semble plutôt du ressort de la médecine. La tumeur blanche ordinaire est d'un développement plus lent et on l'a confondue surtout avec des affections chroniques.

Nous n'insisterons ni sur l'*hydarthrose*, ni sur l'*arthrite déformante;* les signes que nous en avons donnés suffisent pour les faire reconnaître : l'hydarthrose est nettement fluctuante dès le début; il n'y a pas de douleur, à peine une gêne fonctionnelle, et les bosselures sont déjà considérables qu'on peut ne trouver encore aucune altération péri-articulaire. L'arthrite déformante est d'un autre âge, d'un autre tempérament et l'absence de douleur, la conservation des mouvements, les ostéophytes permettent d'établir le diagnostic.

Les *tumeurs malignes* des épiphyses ont prêté à confusion; l'aspect du membre, l'altération des parties molles, la fausse fluctuation, la chronicité du mal en ont parfois imposé pour une tumeur blanche, d'autant que les deux affections se développent souvent pendant l'adolescence. Mais le siège du gonflement n'est pas exactement le même; la tumeur blanche empiète sur les deux épiphyses, le sarcome n'en envahit qu'une. Puis nous connaissons les contractures de l'arthrite tuberculeuse et l'immobilisation des surfaces articulaires; il n'en est plus de même dans les tumeurs malignes : les mouvements spontanés ou provoqués persistent; ils ne disparaissent que si le développement du néoplasme est tel, qu'il s'oppose mécaniquement au libre jeu de la jointure.

Lorsque nous avons étudié l'*ostéomyélite des adolescents,* nous avons vu que l'inflammation gagne parfois la jointure et provoque une arthrite. Celle-ci est souvent très grave; des fongosités peuvent se développer sur l'os et sur la synoviale, et, consulté longtemps après les accidents primitifs, le chirurgien songerait d'abord à une tumeur blanche. Mais une recherche attentive des commémoratifs lèvera tous les doutes : il n'y a rien de commun entre l'arthrite tuberculeuse, lente dans son évolution et l'ostéomyélite, maladie infectieuse qui débute par une fièvre intense et par des phénomènes ataxo-adynamiques graves.

La *synovite fongueuse des tendons* est souvent confondue avec une synovite articulaire d'emblée; cependant certains signes ne permettent pas l'erreur : le siège des deux affections est différent; la masse molle suit la gaine des tendons dont elle dessine les limites et se déplace avec elle; dans l'extension et la flexion, on en voit le va et vient; enfin l'articulation est libre, les mouvements y sont possibles et ne réveillent aucune douleur. N'oublions pas toutefois que ces deux affections peuvent se compliquer : des synovites fongueuses articulaires engendrent des synovites tendineuses et des synovites tendineuses donnent naissance à des synovites articulaires.

Les *arthropathies syphilitiques* sont caractérisées par un épanchement séreux qui distend la synoviale ou par des produits scléro-gommeux qui se déposent sur l'os ou dans des tissus sous-séreux. La première forme se rapproche de l'hydarthrose simple et ne rappelle en rien les altérations de l'arthrite tuberculeuse ; la seconde forme, désignée parfois sous le nom de tumeur blanche syphilitique, diffère de la tumeur blanche vulgaire par sa résistance particulière, sa dureté, l'absence de lésions dans la cavité séreuse proprement dite, la coexistence d'accidents syphilitiques tertiaires. Nous reviendrons plus loin sur l'étude de ces arthropathies provoquées par la vérole.

Lorsqu'on a reconnu l'existence d'une tumeur blanche, le diagnostic est loin d'être parfait : il faut déterminer l'étendue des lésions, savoir si la synoviale est seule atteinte ou si les os sont altérés, quel est l'état des ligaments et des parties molles environnantes. Alors seulement on pourra choisir le traitement à employer. De plus, on examinera tous les viscères et particulièrement le poumon, car, s'il existe une tuberculose concomitante, inutile de dire que le pronostic sera sérieusement assombri.

Traitement. — Il est un point sur lequel nous insisterons à propos de chacune des manifestations de la tuberculose : la nécessité absolue du traitement général. Grâce à lui, on peut souvent éviter de graves interventions chirurgicales. Et dans les cas où celles-ci n'ont pas été conjurées, il s'opposera aux récidives; lui seul est capable de consolider la guérison.

Ce traitement est trop connu pour que nous y revenions avec détail : rappelons seulement l'efficacité des bains salés à la mer ou à Salies-de-Béarn, les bains sulfureux de Barèges, les boues de Dax, l'hydrothérapie lorsque l'état des poumons ne s'y oppose pas, les frictions sèches; puis les amers, les préparations toniques, le lait, les œufs crus, le beurre, l'huile de foie de morue sont depuis longtemps recommandés dans les cas de tuberculose articulaire.

Nous devons être moins bref sur le traitement local. Au début, surtout dans les cas où les lésions ont pour siège la synoviale, sans altérations osseuses profondes, on doit avoir recours à l'immobilisation de la jointure malade. La gouttière de Bonnet est recommandable, mais il y a mieux; certains appareils en cuir moulé sur le membre malade s'opposent plus exactement aux mouvements. Nous préférons de beaucoup le petit appareil de Lannelongue qui pratique à la fois l'extension continue du membre et l'immobilisation la plus parfaite; son prix est des plus modiques; mais il n'est applicable que dans les cas de coxalgie et sa description ne serait pas de mise.

L'immobilisation absolue est donc la première et la plus importante des indications. Lorsqu'elle est obtenue, on peut ajouter certaines applications locales dont l'utilité est plus contestable; on a préconisé les vésicatoires, les pointes de feu, les badigeonnages de teinture d'iode, les frictions mercurielles, les douches de vapeur, les douches liquides tièdes ou chaudes, la compression élastique, l'appareil de Guérin, la bande en caoutchouc surveillée avec le plus grand soin : il est certain que l'immobilisation rigoureuse, pratiquée au début de l'arthrite tuberculeuse, a donné les meilleurs résultats avec l'aide d'une bonne hygiène et d'une médication appropriée.

Lorsque, sous l'influence des contractions musculaires, le membre a pris une attitude vicieuse, il faut lui rendre une bonne position; et pour cela on pratique le *redressement brusque* sous le chloroforme. Le malade est anesthésié, et, en exerçant des tractions et des pressions plus ou moins énergiques sur les extrémités osseuses, on vainc la résistance des muscles, on rompt les adhérences s'il en existe et on mobilise ainsi les surfaces articulaires. C'est alors qu'on donne au membre une attitude, fixe dans un appareil inamovible; elle doit être telle que si l'ankylose survient, le membre puisse rendre le maximum de services. Le membre pelvien sera placé dans la rectitude, le membre thoracique sera fléchi au niveau du coude de manière que l'avant-bras fasse un angle droit avec le bras : nous connaissons déjà ces principes.

Le chirurgien est parfois appelé trop tard; un temps précieux a été perdu et déjà la jointure est en partie désorganisée : les fongosités ont rompu la synoviale et les ligaments; des abcès circonvoisins et migrateurs se sont formés; il existe des fistules qui ont ulcéré la peau et permettent au stylet de pénétrer jusque dans la cavité articulaire; les extrémités osseuses sont le siège d'altérations plus ou moins profondes, et des dépôts tuberculeux, une ostéite carieuse ont compromis l'épiphyse. L'immobilisation à outrance ne saurait donner, dans ces cas, un résultat de quelque valeur.

Nous avons vu pratiquer alors par quelques-uns de nos maîtres une igni-puncture profonde; des tiges de fer rougies, des cautères effilés sont enfoncés jusqu'au centre de la jointure, au milieu des fongosités, dans l'intérieur des épiphyses et, dans quelques cas, Richet aurait provoqué une inflammation franche; des bourgeons de bonne nature remplaceraient les. fongosités tuberculeuses; une ankylose de l'article serait le mode de guérison obtenu. Malheureusement on ne peut guère compter sur une terminaison aussi favorable, et c'est à la résection ou même à l'amputation qu'il faudra se résoudre.

Avant d'en arriver là, un certain nombre d'interventions devront être tentées. Huëter a préconisé les injections interstitielles : on a fait pénétrer dans la cavité synoviale malade des substances de toutes sortes : acide phénique, solutions arsenicales, sulfate de zinc au dixième. Mais surtout on a eu recours à l'iodoforme; Miczkuliz, le promoteur du procédé, injecte deux fois par semaine la moitié d'une seringue de Pravaz d'une solution au cinquième; les résultats se sont montrés favorables dans les cas où les altérations articulaires étaient encore peu profondes.

Jules et Eugène Bœckel ne craignent pas de pratiquer la taille articulaire; ils ouvrent la jointure par des incisions assez larges pour y passer une curette tranchante et extirper le tissu fongueux. Par l'orifice des fistules, Sédillot, Volkmann, Max Schede introduisent des instruments pour pratiquer « le raclage » des trajets et de la cavité. L'opération est renouvelée fréquemment. Du reste, il est indiqué de faire de nombreux lavages antiseptiques de la jointure que l'on saupoudre d'iodoforme. Ce procédé a donné d'excellents résultats.

Malheureusement ces méthodes sont parfois insuffisantes et il faut se résigner à l'ablation des surfaces articulaires altérées. Chez les enfants, on n'en vient guère à cette extrémité, d'abord parce que, chez eux, les tumeurs blanches cèdent plus facilement à l'immobilisation rigoureuse et au traitement général; puis, extirper l'épiphyse et le cartilage de conjugaison attenant a pour suite l'arrêt de l'accroissement de l'os; l'équilibre est absolument rompu entre les deux membres correspondants et les troubles fonctionnels les plus graves en sont la conséquence.

Mais, chez l'adulte, la résection peut être une opération excellente; on sait qu'elle consiste à supprimer les segments articulaires malades; pour cela on pratique l'*évidement* de la gaine sous-capsulo-périostée; on enlève l'os seulement; on le retire « comme on retire la main d'un gant ou un busc de baleine d'un corset; » périoste, ligaments, synoviale même, on respecte tout ce que les fongosités n'ont pas détruit et l'opération idéale donnerait, une fois terminée, le moule exact des parties extirpées.

Dans les cas de tumeur blanche, l'opération est en général aisée; le périoste est décollé ou se décolle facilement et, parfois même sans grattoir et à l'aide de l'ongle, on peut détacher la membrane jusqu'au point où, l'os devenant sain, la section sera pratiquée. Il faut alors prendre de grandes précautions pour ne pas séparer au delà et prédisposer ainsi à la nécrose cette partie de la diaphyse privée de son enveloppe nourricière. L'extrême facilité de l'extirpation explique ces résections sous-capsulo-périostées faites, pour ainsi dire, sans le savoir, et les admirables régénérations obtenues par des chirurgiens qui ignoraient le rôle reproducteur de la matrice osseuse.

Cette gaine va-t-elle régénérer l'articulation? sera-t-elle, comme on l'a dit, le moule où les nouvelles extrémités osseuses vont se « couler » avec leur forme, leur structure, leur longueur et leurs fonctions primitives? A cette heure on n'oserait l'affirmer absolument; des échecs réitérés ont prouvé que certaines conditions, souvent difficiles à réunir, sont nécessaires pour obtenir une jointure analogue à la première. Mais les cas sont nombreux où la néarthrose est capable de suppléer, au moins en partie, l'ancienne articulation détruite par les fongosités.

Parfois les os sont détruits dans une fort grande étendue ; une suppuration abondante et l'envahissement continu des fongosités ont désorganisé la synoviale ; la capsule et les ligaments, le périoste lui-même ont presque disparu. On ne saurait alors parler de résection : il n'y a plus de gaine capsulo-périostée pour reproduire les surfaces articulaires. L'amputation est la seule opération utile ; elle supprime un foyer de suppuration qui épuise le malade. Mais il faut se rappeler que le pronostic reste sombre : une poussée tuberculeuse nouvelle est à craindre dans une autre articulation, ou bien dans le poumon, le péritoine ou les méninges.

3° ARTHRITE SYPHILITIQUE.

Les désordres que la syphilis provoque dans les articulations sont de variétés diverses : il en est de très précoces, les *arthralgies* contemporaines de la roséole ; d'autres, les *hydarthroses*, seraient surtout fréquentes au cours des accidents secondaires ; enfin les *arthropathies proprement dites*, les anciennes tumeurs blanches syphilitiques, appartiennent aux manifestations tertiaires ou héréditaires.

a. ARTHRALGIES.

L'arthralgie passe pour un des phénomènes les plus précoces de la vérole ; d'après certains auteurs, ne précéderait-elle pas quelquefois le chancre lui-même ? Elle serait, en tout cas, le premier des accidents secondaires, avec la roséole, sa contemporaine habituelle.

On l'observerait chez un quinzième des syphilitiques. Elle est caractérisée par un sentiment de lassitude extrême, une très vive sensibilité des jointures qui sont « comme rouillées et se dépouillent par l'exercice. » La nuit, elles peuvent être le siège de souffrances réelles ; les mouvements et la pression y réveillent des douleurs et comme une sensation de brisure. Du reste, on ne constate ni gonflement, ni rougeur, ni chaleur; les tissus paraissent normaux et le traitement spécifique dissipe rapidement l'arthralgie qui laisse tout au plus, comme vestige, quelques craquements articulaires.

On en décrit une forme différente sous le nom d'*arthrite subaiguë*. L'affection est poly-articulaire et coexiste fréquemment avec une inflammation des gaines tendineuses et des bourses séreuses sous-cutanées. Les jointures le plus souvent frappées sont le genou, le cou-de-pied et le poignet. L'articulation est un peu douloureuse; on y constate une teinte rosée, une chaleur légère; l'épanchement dans la synoviale est nul ou presque nul. Cette sorte de fluxion, qui s'accompagne parfois d'un peu de fièvre et de malaise, de courbature et d'insomnie, ne persiste que si le traitement mixte n'est pas institué. Il faut un examen attentif pour bien distinguer cette affection d'une attaque de rhumatisme simple. L'existence évidente de la vérole et la rapide guérison par le mercure et l'iodure, seront les éléments principaux du diagnostic.

b. HYDARTHROSE.

Les *hydarthroses* syphilitiques ne sont guère connues que depuis les recherches de Verneuil et celles de Fournier. Des thèses importantes ont été publiées sur ce sujet par Vaffin, Dauzat, J. Voisin et Plateau.

Elles sont une manifestation de la syphilis secondaire et peuvent même être fort précoces : Gérin-Rose cite un cas où l'épanchement apparut dix jours après le développement du chancre; la roséole ne se montra que deux semaines plus tard. On a cité des faits, qui paraissent authentiques, d'hydarthroses simples coïncidant avec des accidents tertiaires : Taylor, Verneuil, Plateau en donnent des exemples et nous-mêmes avons observé un cas où, après la troisième année de la vérole, les deux genoux étaient envahis par un épanchement sans infiltration gommeuse péri-synoviale, sans ostéite syphilitique; le traitement mixte débarrassait la séreuse en quelques jours, mais les récidives étaient fréquentes.

L'hydarthrose syphilitique survient sans cause appréciable et frappe presque toujours le genou, un seul d'ordinaire; cependant les deux peuvent être pris ; il n'y a pas de douleur, à peine une gène dans les mouvements dont l'amplitude est un peu moins grande ; le gonflement, la déformation sont très appréciables. Dès que le traitement est institué, le liquide tarit ; une ou deux semaines y suffisent ; mais il reparaît souvent, et ces retours offensifs sont un des bons signes de cette variété. Les manifestations concomitantes d'une syphilis avérée, la guérison rapide par les spécifiques seront, comme dans l'arthrite subaiguë, les deux facteurs les plus importants pour établir l'origine et la nature de cette affection.

C. ARTHROPATHIES TERTIAIRES.

Depuis le fameux mémoire de Richet sur les « tumeurs blanches syphilitiques », ces arthropathies ont été le sujet de travaux importants : nous citerons la célèbre observation de Lancereaux, la thèse de Defontaine et le travail, remarquable à tant de titres, publié par Paul Méricamp sur les *arthropathies syphilitiques tertiaires*.

L'étude critique des observations antérieures à son mémoire et l'examen des pièces anatomiques ont permis à cet auteur d'établir certains faits fort précis sur un sujet jusqu'alors tout conjectural. On sait maintenant que le nom de tumeur blanche n'est pas applicable à ces arthropathies dans lesquelles on n'a jamais trouvé de fongosités. Il ne s'agit pas d'arthrites non plus, car, lorsqu'on a constaté des lésions des cartilages et de la synoviale, ces lésions étaient toujours consécutives à des infiltrations gommeuses du tissu sous-synovial ou des extrémités osseuses.

Méricamp nous montre qu'il existe trois formes anatomiques d'arthropathie : le premier type, forme *fibreuse* ou *périostale*, est caractérisé par le dépôt de tissu gommeux autour de la synoviale ou du périoste qui avoisine l'article. Ne voyons-nous pas, dans l'observation de Lancereaux, « tous les tissus fibreux qui s'insèrent au pourtour du tibia transformés en une masse jaune grisâtre, élastique, de quatre centimètres d'épaisseur ? Son aspect, sa consistance et sa structure rappellent ceux du tissu gommeux. » Les ligaments semi-lunaires et inter-articulaires sont sains ; la synoviale n'est pas sensiblement lésée ; cependant l'infiltration gommeuse adjacente a provoqué une irritation secondaire, qui s'est traduite par une exsudation liquide dans la séreuse.

Cette variété, dont le siège habituel est le genou et le coude, se reconnaît à l'existence d'une hydarthrose parfois intermittente qui distend la synoviale épaissie par places, comme blindée par des plaques résistantes, élastiques, chondroïdes, ou infiltrée de nodosités discrètes ou confluentes. On la rencontre presque toujours au-dessus de la rotule, de chaque côté du tendon rotulien. La région est indolente; ni la pression, ni les mouvements ne provoquent de souffrance dans la jointure, qui a conservé sa mobilité primitive.

Dans une thèse publiée en 1881 par Toussaint, on trouve la relation de deux observations de corps étrangers mobiles intra-articulaires, dus manifestement à cette variété d'arthropathie syphilitique : le premier de ces faits est de Gailleton, le second de notre ami Antonin Poncet. On y voit que des arthrophytes mobiles, fuyant derrière la rotule et développés chez des individus atteints de vérole incontestable, disparurent en moins de deux mois, après absorption quotidienne de quatre grammes d'iodure de potassium. Defontaine fournit une troisième observation aussi remarquable : chez un syphilitique de trente ans existait dans le genou, dont le tissu péri-synovial était infiltré de masses gommeuses, un corps mobile articulaire qui disparut sous l'influence de la médication spécifique.

Le deuxième type, forme *osseuse* de Méricamp, est désigné par Fournier sous le nom de *pseudo-tumeur blanche syphilitique*. Méricamp nous en donne une excellente description d'après une autopsie : on y voit qu'ici encore la synoviale et les ligaments interarticulaires sont intacts; les lésions, au lieu de porter sur les tissus fibreux péri-articulaires ou le périoste, atteignent une épiphyse, mais une seulement : au genou, par exemple, le fémur est malade tandis que le tibia est intact. Aussi constate-t-on que le cartilage de revêtement de l'épiphyse fémorale est endommagé; le cartilage correspondant du plateau tibial est sain. Ne doit-on pas en conclure logiquement que ces altérations cartilagineuses sont secondaires et que l'os a été primitivement frappé ?

La forme osseuse est donc caractérisée par le dépôt de gommes dans l'épaisseur de l'os. Le syphilome peut avoir pour siège primitif la diaphyse et de là, par infiltration successive, arriver jusqu'à la partie épiphysaire; c'est alors que, par voisinage, il influence le cartilage et la synoviale; quelques symptômes articulaires, épanchement plus ou moins abondant et craquements au niveau de l'interligne ont pu en imposer sur l'existence d'une arthrite primitive : il existe aussi de la douleur; seulement, un examen attentif prouve qu'elle siège sur l'épiphyse, et non dans la jointure elle-même. Du reste, tous les mouvements sont encore possibles; il n'y a pas d'attitude fixe, de rétraction musculaire, d'empâtement des parties molles.

La pseudo-tumeur blanche syphilitique serait plus fréquente chez la femme que chez l'homme, et du côté gauche que du côté droit; le genou est surtout atteint, mais le mal frappe aussi, et par ordre décroissant, l'articulation sterno-claviculaire, le coude, le cou-de-pied, l'épaule et la hanche. Si l'on en croit la description de Taylor, l'extrémité inférieure des métacarpiens et des métatarsiens, l'extrémité inférieure de la première phalange des doigts et des orteils sont prises assez souvent. Mais ici les lésions seraient complexes et il y aurait, à la fois, forme osseuse et forme fibreuse; les ligaments articulaires seraient infiltrés de petites gommes; l'épanchement séreux ferait défaut dans la synoviale.

Le troisième type, la variété *déformante* de Méricamp, dépend d'une syphilis héréditaire; elle est caractérisée par une augmentation de volume des surfaces articulaires; les saillies des ostéophytes, les néoformations osseuses des épiphyses sont telles que les mouvements de la jointure en sont gênés mécaniquement. Mais, à part quelques craquements qui dénotent une certaine altération des cartilages diarthrodiaux, l'articulation proprement dite paraît saine. Les lésions atteignent de préférence le coude, et, comme elles retentissent sur le cartilage de conjugaison encore en pleine activité, elles peuvent provoquer un arrêt de développement du membre supérieur.

Nous n'insisterons pas sur le diagnostic général de ces formes diverses, et ne passerons pas en revue la série des affections articulaires avec lesquelles on pourrait les confondre. Mais en présence d'une hydarthrose, surtout lorsqu'elle sera double, intermittente, et coïncidera avec des épaississements de la synoviale, des plaques fibreuses, une sorte de blindage de la séreuse, lorsque les mouvements seront peu gênés et que la pression ne réveillera pas de douleur sur l'interligne, il faudra toujours songer à la syphilis héréditaire ou acquise. Un traitement approprié, l'iodure de potassium rapidement porté à la dose de quatre grammes par jour, suffira pour établir le diagnostic; la guérison prompte de l'arthropathie, la disparition de l'hydarthrose viendront prouver qu'il s'agissait là d'une manifestation de la vérole.

IV

CORPS MOBILES ARTICULAIRES.

Peu d'affections présentent une plus abondante synonymie : Cruveilhier les nomme *corps étrangers organiques ;* Samuel Cooper, *cartilages libres ;* Velpeau, *cartilages mobiles ;* Nélaton, *corps étrangers mobiles et flottants ;* ce sont les *pierres articulaires* de A. Paré et les *arthrophytes* de Panas.

La première mention bien nette date de 1558 : elle est due à Ambroise Paré ; sept ans après, Wagner, un médecin allemand, rencontra une « pierre articulaire » dans la jointure d'un bœuf ; en 1691 Pechlin en enleva une contenue dans un genou, et Munro, en 1726, trouva un corps flottant dans l'articulation fémoro-tibiale d'une femme pendue dont il faisait l'autopsie. Peu après Morgagni, Simpson d'Edimbourg, en citent de nouvelles observations. Depuis, les cas se sont multipliés, et, parmi les travaux modernes, nous signalerons seulement la thèse de concours de Morel-Lavallée, l'article de Panas dans le dictionnaire de Jaccoud et les recherches de Virchow consignées dans sa pathologie cellulaire.

Anatomie pathologique. — Pathogénie. — On divise les corps mobiles en deux variétés : les arthrophytes *extra-articulaires* et les arthrophytes *intra-articulaires.* Les premiers sont de médiocre importance ; ils naîtraient le plus souvent de la capsule et se logent dans le tissu sous-synovial ; ils ont parfois un pédicule assez long qui leur donne une certaine mobilité ; on peut les déplacer légèrement ; d'habitude ils sont peu gênants, pas douloureux, et ne nécessitent que d'une manière exceptionnelle une intervention chirurgicale. Mais ils pourraient, d'après Laënnec, se coiffer de la synoviale, proéminer dans la séreuse et même y devenir libres ; ils ne seraient alors que le premier degré des corps mobiles.

Les arthrophytes intra-articulaires ne flottent pas indistinctement dans toutes les jointures : on les rencontre surtout dans le genou, puis vient le coude et, très loin derrière ces deux séreuses, la syno-

viale de la hanche, du cou-de-pied, de l'épaule et de la mâchoire.
D'ordinaire ils sont libres ; mais ils peuvent être fixés aux parois de
ja cavité par un pédicule long ou court, unique ou double, grêle ou
épais, faible ou résistant. Il n'est pas rare de les voir logés dans des
aréoles de la séreuse, dans des sortes de cryptes qui font hernie à
travers la capsule et s'avancent dans le tissu péri-articulaire.

Le nombre des arthrophytes contenus dans la jointure est très variable ; en général on n'en rencontre qu'un, mais il y en a parfois
deux, trois, quatre, plus encore et on cite une observation où la
séreuse en renfermait jusqu'à deux cents ; peut-être s'agit-il, dans
ces cas, d'arthrite déformante. Leur volume est évidemment en
sens inverse de leur nombre ; ils sont presque toujours aplatis,
ovalaires, et rappellent une amande, une fève, un morceau de sa-
von aminci par l'usage. Du reste, leur aspect dépend beaucoup de
la variété à laquelle ils appartiennent, car on a rassemblé, sous le
nom de corps étrangers mobiles, des lésions fort disparates.

Ne trouve-t-on pas, côte à côte, des concrétions articulaires déposées
autour d'un corps étranger venu du dehors, d'une pointe d'aiguille
par exemple ? des esquilles osseuses, des lamelles de cartilages détachées, les unes et les autres, de l'épiphyse ou de sa couche de revêtement ? des ecchondroses et des ostéophytes ? enfin des franges synoviales hypertrophiées, parsemées de cellules cartilagineuses ou
incrustées de sels calcaires ? A vrai dire, chacune de ces formes
est loin d'avoir la même fréquence.

Les concrétions intra-articulaires sont rares et ne doivent pas être
rangées parmi les arthrophytes ; il en existe quelques exemples authentiques et Schaw, en 1855, retira du genou d'une servante une masse
dure qui s'était stratifiée autour d'un tronçon d'aiguille. Les esquilles
cartilagineuses, libres dans la synoviale, ne sauraient être niées, et les
observations de Vidal de Cassis, de Gendrin, de Tarnier et de Mal-
herbe sont d'une incontestable netteté. Mais, outre que ces faits sont
exceptionnels, ils ne rentrent qu'indirectement dans la classe des
corps étrangers véritables. Nous en dirons autant des débris de cartilages étudiés par Broca, et qui provenaient d'une nécrose partielle du
revêtement diarthrodial.

Les arthrophytes proprement dits ne ressemblent guère à ces concrétions, à ces esquilles ou à ces séquestres. Il en existe deux variétés : les uns sont mous et ressemblent à du riz cuit, à certaines

pâtes en forme de graines de courge, crevées dans le bouillon ; ils sont blanchâtres et friables ; le doigt les écrase facilement ; leur centre est parfois creusé d'une cavité. Hunter, et plus tard Velpeau, les faisaient naître des masses fibrineuses abandonnées dans la synoviale par un épanchement sanguin. Cette opinion tend à revivre, et beaucoup admettent maintenant qu'il s'agit là de strates de fibrine déposées à la surface de la séreuse enflammée ; ces fausses membranes sont détachées par les mouvements de la jointure, elles s'enroulent sur elles-mêmes et constituent ces graines arrondies et libres dans la cavité.

Pour être généralement acceptée, cette origine est néanmoins considérée comme exceptionnelle, et les arthrophytes naîtraient surtout du tissu fibreux capsulaire et sous-synovial, des franges de la séreuse, du périoste le plus voisin de la jointure et enfin du cartilage diarthrodial. Cette dernière variété, admise par Virchow, est regardée par Panas comme tout à fait rare ; il ne croit guère à cette ecchondrose devenue libre par rupture de son pédicule ; cependant il en serait ainsi quelquefois et une masse hyaline, née du cartilage diarthrodial, un noyau fibreux dérivé de la capsule ou du tissu sous-séreux, une exostose émanée du périoste peuvent, selon la théorie de Laënnec, refouler la synoviale et s'en coiffer, proéminer dans la cavité, s'y pédiculiser et s'y libérer de manière à devenir corps flottant.

Les corps mobiles articulaires naissent presque tous des franges de la synoviale. Ces franges sont constituées par un tissu conjonctif jeune, parsemé de rares cellules cartilagineuses et recouvert d'une couche épithéliale ; ces éléments prolifèrent et l'organe hyperplasié, à la fois cartilagineux et osseux, forme, dans la cavité synoviale, une tumeur saillante appendue à la paroi par un mince pédicule ; le pédicule se rompt et le corps devient mobile. Cette pathogénie ne saurait être contestée et l'on a pu suivre, dans certaines jointures, tous les intermédiaires entre la frange normale et l'arthrophyte flottant. Ne voit-on pas d'ailleurs, sur la plupart d'entre eux, une cicatrice déprimée, une sorte de hile qui marque le point d'attache primitif à la séreuse articulaire ?

L'arthrophyte n'est pas sans retentir sur la jointure ; il provoque souvent des altérations de la synoviale, une arthrite subaiguë qui se traduit par un léger épaississement de la séreuse, une arborisation vasculaire, un épanchement de liquide assez abondant. On a noté parfois des lésions plus profondes, une érosion des cartilages, un élargissement de l'épiphyse, des stalactites, des ostéophytes osseux. Mais ne s'agit-il pas alors d'une affection particulière, d'une arthrite déformante qui peut, nous l'avons vu, s'accompagner de corps étrangers mobiles articulaires?

Étiologie. — On ne sait à peu près rien sur les causes qui déterminent l'apparition des corps mobiles véritables, de ceux qui sont dus à l'hyperplasie des franges synoviales. On affirme qu'ils sont plus fréquents chez les hommes et chez les adultes; on invoque certaines diathèses, entre autres la goutte et le rhumatisme. Mais n'a-t-on pas alors en vue les arthrophytes de l'arthrite déformante? Nous avons déjà parlé, au cours de notre description, des arthropathies syphilitiques, des corps mobiles provoqués par la vérole et nous en avons signalé trois observations : la guérison rapide obtenue par le traitement spécifique ne laisse pas le moindre doute sur l'origine de ces tumeurs.

Symptômes. — La période de formation de l'arthrophyte est insidieuse et on trouve à peine quelques faits où soit notée un peu de gêne articulaire. Tout à coup, peut-être lorsque le pédicule du corps mobile se rompt, en tout cas à propos d'une migration, d'un changement de place du noyau flottant, le malade ressent une souffrance vive, aiguë, syncopale dont le siège est une jointure, le coude ou surtout le genou; il est forcé de s'arrêter et tombe même parfois. La douleur, imputable sans doute à la distension des ligaments, à une petite entorse bien plus qu'à un pincement de la synoviale, cède vite et tout rentre dans l'ordre jusqu'à ce qu'un nouvel accident, en tout semblable au premier, se manifeste à la suite d'un faux pas ou d'un mouvement brusque.

Lorsqu'on examine l'articulation, il n'est pas rare de trouver un léger gonflement, une déformation due à une hydarthrose peu abondante. Une palpation attentive révèle souvent l'existence d'un corps dur qui soulève en ce point la synoviale. Mais la moindre pression le fait fuir; il se dérobe pour disparaître dans quelque cul-de-sac profond de la séreuse où le doigt ne le perçoit plus. Cette mobilité excessive a valu au corps mobile le nom de « souris articulaire ». Parfois il est très difficile au chirurgien de retrouver l'arthrophyte, mais le patient sait donner à sa jointure la position favorable qui fixe le corps flottant en un point déterminé.

Dans certains cas, lorsque le pédicule n'est pas encore rompu, l'arthrophyte reste immobile; il ne se meut du moins que dans de très étroites limites et on le retrouve toujours à la même place. Dans d'autres, le lien qui le rattache à la séreuse est brisé, la mobilité est excessive, mais les déplacements les plus étendus ne provoquent aucune souffrance et le malade ne perçoit jamais la douleur aiguë, le pincement syncopal, caractéristique de certains corps flottants. Ajoutons que parfois on constate, avec l'arthrophyte, tous les signes d'une arthrite sèche, sur laquelle nous ne voulons pas insister de nouveau.

Diagnostic. — Il est peu d'affections articulaires avec lesquelles on puisse confondre les arthrophytes; on a parlé de certains épaississements de la synoviale signalés par Marjolin et Malgaigne et que l'on rencontre à la partie interne du genou. Ils se développent parfois au cours des hydarthroses, dans le tissu graisseux, au niveau de la réflexion de la séreuse sur l'os; leur siège particulier, l'absence de douleur subite et de mobilité ne sauraient laisser de doute et écarteront l'idée d'un corps intra-articulaire; il ne pourrait s'agir que d'un corps extra-articulaire et là n'en est pas la place ordinaire.

Il n'est pas toujours facile de trouver l'arthrophyte qu'il faut savoir chercher : au genou, on le rencontre généralement en dedans ou en dehors, sur les côtés de la rotule; au coude, près de l'olécrane; à la mâchoire, près du conduit auditif. On s'occupe ensuite de déterminer son volume, sa forme, le point où il se réfugie d'habitude. Enfin on se rendra compte de sa nature et de son origine : est-il sous la dépendance d'une arthrite sèche?—L'étendue des lésions, la multiplicité des jointures atteintes, la déformation des surfaces articulaires permettra le diagnostic. Une arthropathie syphilitique doit-elle être incriminée? — Le tissu scléro-gommeux sous-synovial, l'hydarthrose concomitante, les altérations de l'épiphyse, des traces non douteuses de vérole en d'autres points, l'efficacité du traitement spécifique lèveront tous les doutes.

Traitement. — On ne touche pas d'habitude aux corps extra-articulaires et nous ne parlerons ici que du traitement des arthrophytes. Les méthodes sont fort nombreuses; on a obtenu quelques succès par l'immobilisation de la jointure et l'application d'un appareil compresseur; celui de Gooch, sorte de genouillère bien mate-

lassée qui maintient le corps flottant derrière le tendon du triceps
et tend à le faire adhérer à la synoviale, aurait rendu quelques services. Le professeur Richet fixe l'arthrophyte par un cercle annulaire muni de pointes, variables en nombre et en longueur que l'on
enfonce dans l'arthrophyte « emprisonné comme dans un grillage ».
Mais ce procédé échoue fort souvent, outre qu'il n'est pas exempt
de danger.

Nous en dirons autant de la méthode de Goyrand d'Aix, bien
qu'elle ait joui d'une longue faveur. Elle consiste à déloger l'arthrophyte de la séreuse par une incision sous-cutanée ; le corps mobile
est refoulé dans le tissu péri-articulaire où une loge est préparée par
le ténotome. On laisse se cicatriser la plaie de la séreuse ; alors seulement on extrait l'arthrophyte devenu ainsi extra-articulaire et cette
seconde partie de l'opération est à peu près innocente. Mais les
statistiques publiées par Lamy et par Barwell sont loin d'être favorables. Nous y voyons, en effet, que sur 79 interventions de ce genre,
il y a 48 succès, 25 insuccès et 6 morts. Aussi, depuis la vulgarisation des pansements antiseptiques, a-t-on exclusivement recours à la
taille articulaire.

Par une incision directe et large, on arrive sur le corps étranger
que l'on saisit et que l'on extirpe. On applique alors l'appareil
ouaté de Guérin et la guérison survient sans complication, sans
raideur articulaire aucune. Nous avons vu les succès obtenus par
Verneuil ; nous avons lu les observations rapportées dans les recueils scientifiques : les résultats sont superbes. Ils le sont tout autant avec le Lister, car une statistique établit que, dans vingt cas où
fut appliqué le pansement plus ou moins modifié du chirurgien de
Londres, on a obtenu vingt succès.

V

TUMEURS MALIGNES ARTICULAIRES.

Les tumeurs malignes nées de la synoviale articulaire sont infiniment rares ; certains auteurs affirment même qu'il n'en a pas été
publié d'exemple authentique et, que si la jointure est atteinte, il
s'agit toujours de néoplasmes primitivement développés dans les

épiphyses. Aussi serons-nous bref sur l'histoire de ces tumeurs, sarcomateuses d'habitude, et dont l'étude a été faite avec les affections des os.

Nous répéterons seulement qu'on observe ces néoplasmes péri-articulaires, surtout au voisinage des grandes jointures : la hanche, le genou, le coude, le poignet ; leur volume est souvent énorme et la peau distendue, sillonnée de veines bleuâtres, recouvre une tumeur de consistance très inégale, d'une dureté ligneuse en certains points, ramollie et fluctuante en d'autres.

Dans les premières périodes, le diagnostic en est souvent fort délicat : on pourrait croire à une tumeur blanche, à une ostéo-arthrite fongueuse. Les douleurs spontanées, souvent intenses, et qui persistent malgré le traitement, l'immobilité, la bonne attitude donnée au membre, sont des signes dont il faut tenir compte ; mais le plus important est sans contredit l'absence de souffrance lorsqu'on imprime des mouvements à l'articulation ; la jointure, d'ailleurs, paraît libre et sa mobilité normale n'est limitée que par les saillies du néoplasme.

On sait, en effet, que les cartilages diarthrodiaux opposent une barrière longtemps efficace aux progrès du néoplasme et que la séreuse est respectée ; cependant les masses morbides finissent par entrer dans la synoviale ; les ligaments sont étirés ou détruits et des subluxations, des déplacements complets ont été observés dans un certain nombre de cas. On a parlé d'un engorgement ganglionnaire, mais le fait est trop exceptionnel pour aider au diagnostic. Aussi redirons-nous que celui-ci est fort épineux ; nous avons vu un malade dont la tumeur du genou fut examinée par deux de nos professeurs de clinique actuels : l'un tenait pour une tumeur blanche et l'autre pour un ostéosarcome ; l'amputation pratiquée d'un commun accord montra le bien fondé de cette dernière opinion. C'est, du reste, le seul traitement auquel on doive avoir recours lorsque la nature du mal est bien établie.

VI

·ARTHROPATHIES HYSTÉRIQUES.

Au cours de l'hystérie, les jointures sont parfois prises d'une affection singulière, souvent confondue avec le début d'une tumeur blanche : il y a des douleurs très vives, de l'immobilité des surfaces, de la contracture musculaire, de la déformation, des attitudes vicieuses et le mal dure des mois et même des années sans que l'impotence fonctionnelle s'atténue.

Ces arthropathies, étudiées par Brodie, Paget, Barwell, Robert, Verneuil, Charcot, Ollier, Esmarch, ne s'accompagneraient d'aucune altération matérielle des éléments de la jointure. Certains auteurs, cependant, ont signalé quelques lésions de la synoviale, du cartilage ou de l'épiphyse, lésions du reste peu profondes et qui peut-être seraient secondaires : l'attitude vicieuse, l'immobilité auraient pour conséquence une nutrition imparfaite de l'article ; en tout cas ces désordres ne sauraient expliquer un trouble aussi grave des fonctions du membre.

La hanche, le genou sont les articulations le plus souvent atteintes ; mais le poignet, le coude, l'épaule, le pied peuvent être pris. Tout à coup, plus rarement d'une manière graduelle, surviennent la douleur, la claudication ; lorsqu'il s'agit du membre pelvien, les muscles en état « de vigilance » se contracturent d'abord, et l'attitude vicieuse s'accuse de plus en plus. En général les pressions brusques sur la région malade, le heurt des surfaces articulaires ne provoquent aucune souffrance, tandis qu'un effleurement léger de la peau détermine parfois une douleur vive.

Le diagnostic serait malaisé si ces arthropathies se rencontraient ailleurs que chez les hystériques ; mais on retrouvera les autres signes de ce mal, la sensation de boule, de clou, la douleur ovarienne, les plaques anesthésiques et hyperesthésiques, les crises nerveuses, l'irritabilité du caractère, la mobilité et la multiplicité des affections qui peuvent survenir. Et puis la marche de l'arthralgie est particulière : elle ne s'aggrave pas et parfois guérit tout à coup à la suite d'une frayeur, d'une chute, sans raison efficace. Nous avons été

consulté un jour pour une jeune fille de dix-sept ans qui, depuis deux
ans, était soignée pour une double « tumeur blanche » du genou.
Notre diagnostic d'arthralgie hystérique se trouva confirmé un mois
plus tard : la malade revint d'un de nos pèlerinages les plus en
renom, absolument et subitement guérie.

VII

DIFFORMITÉS ARTICULAIRES.

On observe parfois, dans les jointures, des modifications permanentes qui altèrent leur forme et troublent leur fonction. Ces lésions
peuvent survenir à la suite d'affections articulaires graves, ce sont les
difformités acquises; ou bien elles existent dès la vie intra-utérine
et on les constate à la naissance, ce sont les *difformités congénitales.*

1. DIFFORMITÉS CONGÉNITALES DES ARTICULATIONS.

Les variétés en sont nombreuses et l'on a décrit la *diastasis*, l'*ankylose*, l'*absence d'une surface articulaire* et les *luxations congénitales*. Nous n'étudierons pas ici la diastasis : on ne la rencontre
qu'au crâne et au niveau de la symphyse pubienne ; c'est donc à
propos des maladies des régions que l'histoire en sera tracée. L'ankylose est fort rare, bien qu'on en ait vu dans le tarse et dans le
carpe ; Philippe Boyer a même trouvé, dans un cas, une fusion de
toutes les surfaces articulaires de l'économie ; presque toujours cette
difformité s'accompagne d'anomalies graves. L'absence d'une extrémité articulaire est plus fréquente et les recueils scientifiques en
relatent un certain nombre d'exemples. Mais ces faits n'intéressent
guère le chirurgien, à peu près impuissant pour les corriger. Nous
ne nous occuperons ici que des luxations congénitales.

a. LUXATIONS CONGÉNITALES.

On nomme ainsi les déplacements articulaires qui se produisent
pendant la vie intra-utérine. — Certaines luxations survenues après la

naissance sont aussi considérées comme congénitales, lorsqu'elles sont préparées par une malformation antérieure à l'accouchement.

Les luxations congénitales sont connues de toute antiquité : Hippocrate avait vu celle de la hanche et celle de l'articulation huméro-cubitale nommée par lui « coude de belette ». Mais la question n'est mise sérieusement à l'étude que dans notre siècle où paraissent les remarquables travaux de Dupuytren, de Delpech, de Sédillot, de Pravaz père et fils, de J. Guérin. Nous citerons encore la thèse de Robert sur les *Malformations congénitales*, la célèbre discussion de 1866 à la Société de chirurgie, les articles de Broca, de Verneuil, de Bouisson, de Chassaignac, de Trélat et de Valette.

Variétés. — Une classification rigoureuse est nécessaire, car on a confondu, sous le nom de luxations congénitales, des lésions articulaires qui doivent en être soigneusement séparées.

Et d'abord, rejetons le groupe des luxations *traumatiques* survenues au cours de l'accouchement et provoquées par des manœuvres maladroites. A. Paré et J.-L. Petit en ont signalé des exemples. Il est vrai que lorsque ces déplacements sont méconnus, ils peuvent en imposer plus tard, même à des chirurgiens instruits et passer pour véritablement congénitaux; mais, pour excusable qu'elle soit, l'erreur de diagnostic n'en subsiste pas moins.

Nous distrairons encore du groupe des luxations congénitales les déplacements articulaires étudiés par Verneuil, puis par Dally et par nous sous le nom de luxations *paralytiques*. Elles succèdent aux amyotrophies et peuvent, comme les affections qui les provoquent, survenir à tous les âges; mais elles sont principalement fréquentes dans l'enfance. La paralysie infantile qui détermine leur apparition se développe parfois avant que l'enfant marche : aussi confondra-t-on aisément ces luxations acquises avec des luxations congénitales.

Les véritables luxations congénitales comprendront trois catégories : dans une première nous mettrons les cas étudiés par F. Martin et par Cruveilhier. Un traumatisme, une violence extérieure essuyés pendant la grossesse ont provoqué des désordres plus ou moins graves chez le fœtus, des lésions des jointures, des déplacements des surfaces articulaires. Ces luxations se produisent surtout lorsque l'utérus est étroit, qu'il y a peu de liquide amniotique. Les fortes pressions exercées sur le ventre pour cacher une grossesse illégitime doivent être assimilées aux traumatismes. Cette théorie trouve, nous semble-t-il, un sérieux appui dans le fait que les luxations congénitales de la hanche sont extrêmement fréquentes en Auvergne, dans les pays où l'on fabrique de la dentelle; les femmes demeurent une partie du jour pliées en deux, et l'utérus, lorsqu'il est gravide, est comprimé sur les cuisses.

La deuxième catégorie renferme les cas de luxation congénitale consécutive aux maladies articulaires intra-utérines. Ces faits ne seraient point absolument exceptionnels, si l'on en croit Parise, qui, sur 330 enfants morts à l'hôpital des Enfants-Assistés, en a trouvé 3 atteints de luxation congénitale de cet ordre; il y avait, dans la synoviale de la hanche, un épanchement séreux; les ligaments étaient distendus, le peloton adipo-celluleux de l'arrière-cavité cotyloïde était très volumineux, la tête fémorale refoulée. Dans une observation de Broca, il existait de fausses membranes, et, dans un cas de Verneuil, on trouvait tous les signes d'une tumeur blanche intra-utérine.

La troisième catégorie, de toute évidence la plus importante, correspond à des malformations congénitales attribuées par Breschet et Robert à un arrêt de développement, à un vice ou à une absence dans l'évolution des points d'ossification normaux. Et, de fait, l'examen des surfaces articulaires montre souvent une atrophie des épiphyses; la tête fémorale est aplatie, son col est plus court, la cavité cotyloïde est effacée; à peine trouve-t-on une dépression triangulaire dont les bords sont affaissés; le cartilage de revêtement est en partie détruit; la capsule est distendue, étirée, en forme de sablier.

Mais nous ne saurions insister sans verser dans l'étude des luxations congénitales de la hanche, il est vrai, les plus fréquentes de toutes. Ajoutons seulement que les néarthroses sont rares, quoiqu'on en ait rencontré des exemples. Souvent les muscles péri-articulaires sont atrophiés, bien qu'on les trouve quelquefois normaux. On a constaté des malformations concomitantes, des spina-bifida, de l'hydrocéphalie, de l'encéphalocèle, un pied-bot, une atrésie anale. Enfin il ressort de nombreuses statistiques que les déplacements congénitaux des jointures se rencontrent plus souvent chez la femme que chez l'homme; trois fois sur quatre, nous dit Broca.

Symptômes. — Nous ne saurions tracer un tableau clinique général des luxations congénitales; les signes de chacune d'elles sont trop dissemblables; ils dépendent surtout de la jointure dont les surfaces sont déplacées, et la luxation de l'épaule ou du coude ne rappelle en rien celle de la hanche. Contentons-nous de dire que la luxation peut être *simple* ou *double;* qu'elle est souvent méconnue au moment de la naissance ; que parfois elle ne s'accuse que lorsque l'enfant s'essaye à la marche ou veut se servir de ses membres supérieurs : l'articulation lésée n'obéit pas ou obéit mal aux impulsions de la volonté.

Le *diagnostic* présente donc quelques difficultés, non pas qu'un examen attentif·de la jointure puisse laisser quelque doute sur le déplacement, surtout au-dessous des muscles amaigris, mais il ne sera pas toujours aisé de savoir si la luxation est congénitale ou acquise. S'agit-il d'une malformation, d'une arthrite intra-utérine ou bien des suites d'une paralysie infantile? L'existence d'un état fébrile apparu après la naissance, l'atrophie de certains groupes musculaires, l'intégrité des groupes antagonistes permettront parfois d'établir le diagnostic, ainsi que nous le dirons plus tard.

Traitement. — De vives·discussions se sont élevées à ce ·sujet et les auteurs sont loin d'être d'accord. D'après quelques-uns, Pravaz père et fils entre autres, les luxations congénitales, du moins celles de la hanche, pourraient être très heureusement modifiées et même guéries par un traitement long et difficile, d'ailleurs. Cette opinion n'est plus guère acceptée aujourd'hui et l'on a surtout recours à des appareils orthopédiques qui essayent de suppléer à l'articulation absente. Toutes ces questions seront de nouveau traitées à propos des luxations congénitales de l'articulation coxo-fémorale.

2. DIFFORMITÉS ACQUISES.

Elles sont de deux ordres : nous étudierons d'abord les difformités caractérisées par le déplacement permanent des surfaces articulaires, les *luxations* dites *pathologiques*, provoquées ou rendues possibles par une altération plus ou moins profonde des éléments constitutifs de la jointure ou des muscles avoisinants. La seconde catégorie correspond aux difformités survenues sans que les rapports des surfaces articulaires aient notablement changé; elle comprend certains *relâchements* dans les moyens d'union de la jointure, certaines *déviations* et la classe importante des *ankyloses*.

D'après la définition de Malgaigne, on nomme *luxations patholo-giques* les déplacements articulaires préparés ou favorisés ' par un état morbide antérieur, qui a détruit ou du moins altéré les surfaces et les ligaments de la jointure, de telle sorte que le moindre effort suffise à provoquer le déboîtement.

Ces luxations, que l'on appelle encore *symptomatiques, sponta-nées, consécutives, graduelles* ou *secondaires* ont été divisées en un grand nombre de variétés que Volkmann groupe en trois catégories, et nous étudierons avec cet auteur : 1° les luxations *par relâchement des liens articulaires;* 2° les luxations *par destruction des extré-mités osseuses;* 3° les luxations *par déformation des surfaces articulaires.* Il est bon de dire que ces diverses lésions peuvent se combiner.

Nous subdiviserons notre premier groupe en deux variétés : le re-tâchement articulaire qui favorise la luxation est dû, dans le premier cas, à une affection des ligaments, de la capsule, de tous les tisssus fibreux, moyens d'union passifs de la jointure ; et, dans le second cas, à une altération, à une paralysie des muscles, moyens d'union actifs.

Les affections articulaires qui préparent la première variété sont nombreuses et nous citerons en premier lieu les hydarthroses : un épanchement abondant sépare les deux surfaces osseuses et exerce une distension progressive sur les ligaments qui cèdent peu à peu. Une collection purulente détermine parfois des lésions semblables, mais il est rare alors qu'il n'existe en même temps une altération plus ou moins profonde des cartilages et des os, altération qu'on retrouve dans les luxations spontanées qui accompagnent les tumeurs blanches.

L'influence des traumatismes sur le relâchement des liens fibreux est de moindre importance, et nous ne croyons guère « aux tractions prolongées » invoquées par A. Cooper, à l'action exercée sur la cap-sule par le poids du membre ; du moins faudrait-il invoquer alors un « relâchement essentiel » des ligaments, une sorte d'affaiblisse-ment du tissu fibreux péri-articulaire signalé par quelques auteurs et dont on n'aurait pas encore dégagé la cause originelle. La seule influence traumatique bien déterminée est celle d'une entorse ou d'une luxation antérieure, mais la luxation nouvelle qui se reproduira a beau être « préparée », on la range encore dans la catégorie des déplacements traumatiques.

Nous avons déjà vu que toute inflammation de la jointure retentit sur les muscles péri-articulaires pour provoquer un certain degré d'atrophie, et il est incontestable que notre première variété s'accompagnera toujours des lésions de la seconde; il y aura concurremment distension ligamenteuse et paralysie, ou, du moins, parésie musculaire; certaines luxations subites survenues au cours de fièvres graves, surtout pendant le rhumatisme articulaire aigu, montrent bien la succession des phénomènes.

Verneuil qui, le premier, a décrit ces luxations d'après ses observations personnelles, nous en a donné une pathogénie rationnelle. La fluxion rhumatismale s'abat sur une articulation, la hanche ou le genou, les seules jointures où ces luxations subites aient été encore observées; le membre prend une attitude vicieuse; une flexion survient qui ne tarde pas à se rapprocher de l'angle droit; les fléchisseurs, dont les insertions sont alors presque perpendiculaires aux leviers osseux qu'ils doivent mouvoir, ont une grande puissance, d'autant que leur intégrité est absolue : les lésions articulaires retentissent seulement, du moins au début, sur le groupe des extenseurs; au genou, le triceps atrophié est maintenant incapable de faire contrepoids à l'action devenue prépondérante des fléchisseurs : ceux-ci se contractent avec une certaine énergie, et la luxation est produite.

Dans ces cas, un léger degré d'hydarthrose a pu jouer un certain rôle, distendre les ligaments et aider au déplacement des surfaces, mais il faut incriminer les seuls muscles dans les luxations consécutives aux amyotrophies et que nous avons étudiées, après Verneuil, sous le nom de luxations paralytiques; elles peuvent survenir dans la première enfance, et on les a souvent confondues avec les luxations congénitales. Leur mécanisme est des plus simples; voici ce qui se passe à la hanche que nous prendrons comme exemple, l'articulation coxofémorale étant, en effet, le siège le plus habituel de ces déplacements :

Le processus paralytique frappe d'ordinaire les fessiers et surtout les pelvi-trochantériens qui perdent leur tonicité. Les adducteurs et les fléchisseurs, désormais sans contrepoids, attirent en haut et en arrière la tête du fessier, qui refoule peu à peu la capsule et vient définitivement se loger dans la fosse iliaque externe. Le diagnostic n'est pas douteux : après la paralysie vient l'atrophie, et rien n'est alors plus facile que de sentir, presque sous les téguments, les surfaces articulaires déplacées. Donc, deux conditions sont nécessaires : d'une part l'atrophie d'un groupe de muscles ; de l'autre, l'intégrité du groupe antagoniste, car, si tous les muscles sont paralysés, il y aura relâchement ligamenteux, mobilité excessive, mais pas luxation.

Les conditions du déplacement sont plus complexes dans les luxations subites du rhumatisme articulaire aigu ; il faut, pour que les surfaces articulaires perdent leurs rapports normaux : 1° une attitude vicieuse qui favorise l'action d'un groupe musculaire dont la tonicité est intacte ; 2° la paralysie et l'atrophie d'un groupe musculaire antagoniste ; 5° la perte de résistance des ligaments. La multiplicité des conditions pathogéniques nous explique la grande rareté de ces luxations.

L'histoire des luxations *par destruction des extrémités osseuses* se trouve liée à celle des tumeurs blanches. Chacun sait combien les auteurs en exagéraient autrefois la fréquence, et pour la coxalgie, les allongements, les raccourcissements apparents et réels étaient attribués à des déplacements spontanés de la tête fémorale. On a reconnu cette erreur et, au demeurant, les luxations sont assez rares. Elles se produisent lentement, graduellement d'ordinaire ; cependant un effort, un traumatisme, peuvent brusquement la compléter. Elles s'accompagnent des lésions propres aux arthrites fongueuses et l'on a, comme symptômes appartenant en propre au déplacement, de la mobilité anormale, une déformation notable ; mais le tissu lardacé périarticulaire, les fongosités, les collections purulentes voilent parfois quelques-uns de ces signes. Si le processus destructif s'arrête, il peut se faire une néarthrose ou une ankylose dans une attitude vicieuse.

Les luxations qui tiennent aux *déformations des surfaces articulaires* sont plus rares encore. L'arthrite déformante en est la cause la plus habituelle. Pourtant on les observe aussi dans les arthrites consécutives aux lésions des centres nerveux, dans ces affections des jointures désignées en Angleterre sous le nom de « maladie de

Charcot ». Nous ne reviendrons pas sur les altérations décrites plus haut et qui atteignent alors les épiphyses, les cartilages diarthrodiaux, la synoviale ; mais, suivant l'étendue des désordres, les déplacements seront complets ou incomplets; il y aura luxation ou simple déviation; parfois plusieurs jointures sont prises, les luxations sont multiples; et dans ce cas, on les trouve souvent symétriques.

Le tableau clinique diffère essentiellement suivant la variété de luxation et le processus pathologique qui a provoqué le déplacement. Nous ne saurions donc insister. Il en est de même pour le traitement qui sera tout d'abord celui de la maladie primitive. En tout cas, il faudra, autant que possible, maintenir les surfaces articulaires dans leur position primitive ; s'il existe une inflammation de la jointure, on l'immobilisera dans une bonne attitude; si la luxation se produit, on la réduira immédiatement et on mettra le membre dans un appareil inamovible ; dans le déplacement des tumeurs blanches, l'extension continue rendra des services ; dans les luxations paralytiques, on pourra retirer quelques bénéfices de l'électrisation. Mais trop souvent les déplacements sont au-dessus des ressources de l'art, et l'appareil orthopédique seul devra être utilisé.

b. RELACHEMENTS DES JOINTURES.

Lorsque les liens articulaires passifs et actifs, ligaments fibreux et muscles sont distendus ou paralysés, les surfaces de la jointure s'abandonnent au moindre mouvement : on observe une mobilité extrême et l'on peut donner des attitudes anormales au membre dont la fonction est compromise. Ces relâchements sont provoqués par des traumatismes, entorses ou luxations habituelles, par des épanchement intra-synoviaux et surtout par la paralysie des groupes musculaires adjacents. Nous avons publié l'histoire d'un petit malade dont tous les muscles de la racine de la cuisse avaient été atrophiés par une paralysie infantile : la tête fémorale, sortie de la cavité cotyloïde, pouvait être luxée en tous sens.

c. DÉVIATIONS.

La paralysie d'un groupe musculaire permet au groupe antagoniste de donner au membre une inclinaison vicieuse, une attitude anormale ; les contractures persistantes peuvent amener semblable résultat. Les déviations sont aussi provoquées par la déformation des surfaces articulaires, et on les observe dans l'arthrite sèche, le rhumatisme noueux, la goutte, le rachitisme. Parfois le mode d'accroissement joue un rôle important et les courbures, les inclinaisons du *genu valgum* tiennent à l'inégal développement des cartilages conjugaux du fémur ou du tibia. Enfin les attitudes anormales ont encore pour cause des désordres des tissus péri-articulaires, des cicatrices vicieuses consécutives aux brûlures, aux ulcères étendus, aux pustules malignes, aux pertes de substance de toutes sortes.

d. ANKYLOSE.

On nomme *ankylose* l'immobilisation incomplète ou absolue des surfaces articulaires d'une jointure.

L'ankylose est *vraie* lorsque la perte des mouvements est due à une altération des parties constituantes de la jointure : os et cartilages, synoviale et ligament ; elle est *fausse* lorsque l'impotence est provoquée par quelque désordre des tissus périphériques, muscles, tendons, tissu cellulaire et téguments.

Étiologie. — On a multiplié à l'infini les causes de l'ankylose, mais presque toutes peuvent être ramenées à l'inflammation. L'immobilisation prolongée des jointures, accusée déjà par J.-L. Petit et si vivement incriminée après la thèse de Teissier, n'est point aussi coupable qu'on a voulu le dire : on trouverait dans les auteurs un très grand nombre d'observations où des surfaces articulaires, privées de mouvement pendant plusieurs années, ont été trouvées intactes et aussi mobiles qu'au premier jour : lorsque l'une des deux articulations de la mâchoire inférieure s'ankylose, elle immobilise l'articulation saine ; or, après un très long temps, on a pu constater l'intégrité de cette dernière.

Si donc, à la suite d'une fracture intra-articulaire ou péri-articulaire, la jointure, immobilisée dans un appareil, s'ankylose, c'est que le traumatisme aura, comme conséquence, une arthrite dont les lésions seront responsables de la limitation ou de la perte du mouvement. L'impotence, d'ailleurs, peut avoir une autre cause et, dans sa thèse inaugurale, Campenon cite quelques faits où un cal exubérant altérait les surfaces articulaires qui n'ont plus glissé librement l'une sur l'autre.

Les attitudes vicieuses provoquent-elles l'ankylose? On a admis que les ligaments, relâchés dans certaines positions de la jointure, se rétractent si cette position reste fixe ; le fait est possible, mais, dans ces cas encore, il est bien difficile de ne pas invoquer l'inflammation ; c'est elle qui, presque toujours, est la cause de l'attitude vicieuse ; c'est elle encore qui déterminera dans les ligaments, les altérations de texture dont le dernier terme sera la rétraction, et, en définitive, on arrive à reconnaître qu'attitude vicieuse, immobilité et inflammation sont trois facteurs bien difficiles à séparer, mais dont le dernier a de beaucoup l'influence prépondérante.

On comprend toute l'importance de cette notion au point de vue thérapeutique : s'il est, en effet, démontré que l'immobilité a une influence nulle sur l'ankylose, on ne craindra pas de laisser, dans les appareils, les membres fracturés et les jointures enflammées aussi longtemps qu'il est nécessaire ; si l'immobilité est « le meilleur des antiphlogistiques » elle sera, par cela même, le meilleur préservatif de l'ankylose. Immobiliser une arthrite modère le processus inflammatoire et limite les lésions qui pourraient conduire à la soudure des surfaces articulaires.

L'ankylose vraie a donc pour cause les arthrites de toutes sortes : inflammations traumatiques, inflammations diathésiques, processus chroniques ou aigus ; les désordres atteignent les cartilages et les os sous-jacents, la synoviale et les tendons : on assiste à l'immobilisation des surfaces articulaires. Signalons, avant de terminer cette énumération, la diathèse « ostéophytique » dont l'histoire est fort obscure. On sait que, chez les vieillards, il existe une grande tendance à l'ossification des symphyses, des sutures craniennes, de la colonne vertébrale ; le même fait a été observé dans la jeunesse : des jetées osseuses unissent les deux épiphyses et la jointure est immobilisée. On cite toujours le cas d'un enfant de 25 mois dont toutes les articulations étaient ankylosées.

Nous ne parlerons point de l'étiologie des fausses ankyloses : les causes en sont fort nombreuses et comprennent toutes les lésions qui enraidissent la peau, le tissu cellulaire, les muscles et les tendons : cicatrices, transformations fibreuses, rétractions, contrac-

tures, ossifications, certaines exostoses juxta-épiphysaires, des ostéophytes ou des hypérostoses. Charcot a signalé, dans certaines affections du système nerveux, des ankyloses fibreuses périphériques.
Rappelons qu'il peut y avoir des lésions simultanées de la jointure
et des parties molles, que l'inflammation se soit propagée de l'article
aux parties molles ou des parties molles à l'article.

Anatomie pathologique. — Les classifications anatomiques des
divers auteurs sont loin de se correspondre. Pour Ph. Boyer et
Nélaton, il existe deux catégories d'ankyloses ; les ankyloses *par
jetées osseuses* que détermine l'ossification des tendons, des ligaments, de la capsule, de la synoviale même ; ces tissus rigides, sorte
de cuirasse calcaire inextensible, immobilisent les surfaces articulaires qui ne peuvent plus glisser l'une sur l'autre ; c'est l'ankylose « cerclée » des vétérinaires. La seconde catégorie renferme les
ankyloses *par fusion* qui se définissent d'elles-mêmes : les cartilages
diarthrodiaux ou même les os qu'ils recouvrent s'unissent et se
soudent.

Cruveilhier admet cinq variétés d'ankyloses ; la première, qu'il
nomme *périphérique*, correspond à l'ankylose par jetées osseuses ;
les quatre autres ne sont que des degrés de l'ankylose *par fusion*. Et,
de fait, les dispositions anatomiques sont loin d'être toujours les
mêmes : dans certains cas, on trouve, entre les deux surfaces articulaires, des tractus fibreux de longueur et d'épaisseur différentes ;
lorsque les faisceaux en sont serrés et courts, les deux épiphyses sont
immobilisées et, bien qu'il n'y ait pas trace d'infiltration calcaire, on
pourrait croire à une véritable fusion osseuse, tant la soudure paraît
intime.

Dans d'autres cas, il y a interposition de tissu osseux et la fusion
est complète ; les cartilages diarthrodiaux disparaissent ; des bourgeons charnus naissent des deux surfaces osseuses ; ils se confondent
en un même tissu embryonnaire qui deviendra bientôt le siège d'un
travail d'ossification régulier ; les deux os sont unis ; les saillies
de l'épiphyse s'effacent ; le tissu spongieux se creuse d'un canal
médullaire et désormais les deux os, contigus naguère, ne font plus
qu'un unique levier osseux entouré de muscles dégénérés, infiltrés
d'aiguilles osseuses et de plaques de cartilages. La fusion, dans
d'autres cas encore, ne porte pas sur toute la surface et il reste çà

et là des diverticules, des cryptes de la synoviale distendus par un peu de sérosité.

Les altérations de la synoviale sont parfois presque nulles et l'ankylose est due tout entière à l'existence des tractus interosseux. Mais la séreuse aussi peut jouer, dans l'immobilité articulaire, un rôle considérable, et l'on a vu des synoviales épaissies, indurées, véritable manchon fibreux collé contre les os et les fixant intimement l'un à l'autre. Les lésions ligamenteuses consistent dans la sclérose du tissu interfasciculaire ; il se fait, tout autour de l'article, une sorte de masse inodulaire qui enserre la synoviale, la capsule, les ligaments et le tissu conjonctif périphérique.

Ces divers désordres qui portent sur les cartilages, les os, la synoviale, les ligaments, s'accompagnent parfois de quelque reliquat de l'inflammation antérieure, cause première de l'ankylose : une ostéite carieuse, le reste d'une ostéomyélite juxta-épiphysaire, les amas fongueux d'une tumeur blanche en voie de guérison, des tubercules des os, du tissu lardacé autour de vieilles fistules. Chez les sujets jeunes, le membre est grêle, mal nourri, de moindre longueur ; souvent le travail inflammatoire qui a provoqué l'ankylose a eu, comme conséquence, la soudure précoce de l'épiphyse la plus voisine et l'arrêt brusque de l'accroissement de cette extrémité osseuse.

Les altérations si multipliées des éléments constitutifs de la jointure peuvent, suivant leur nature ou leur étendue, permettre encore quelques mouvements ou immobiliser l'articulation d'une manière absolue. L'ankylose est incomplète ou complète, et cette division est d'une grande importance en clinique ; aussi, à l'exemple de Campenon, grouperons-nous les désordres anatomiques selon la plus ou moins grande rigidité de l'ankylose qui est *complète, incomplète serrée* ou *incomplète lâche*.

L'ankylose *complète* est produite par une soudure osseuse centrale ou des jetées calcaires périphériques ou bien par des tractus fibreux très serrés. La synoviale n'est presque jamais intacte ; les lésions ne se sont pas limitées à la capsule et aux ligaments ; elles ont envahi le tissu cellulaire voisin, les muscles, les aponévroses et même la peau. Lorsque l'ankylose est *incomplète très serrée*, on aura « soit un cal cellulo-fibreux interarticulaire, soit une induration périphérique étendue avec transformation des ligaments, soit une déformation des surfaces. Les muscles, les téguments seront modifiés. »

L'ankylose *incomplète lâche* nous montre les lésions les plus variées : brides fibreuses interosseuses, épaississement et adhérences partielles de la synoviale, induration des ligaments ; rétraction d'un faisceau ligamenteux ; déformation légère des surfaces osseuses ; les parties extraarticulaires sont peu altérées.

Symptômes. — L'ankylose est caractérisée par la perte complète ou incomplète des mouvements articulaires; lorsque la jointure jouit encore de quelque mobilité, les adhérences sont nécessairement fibreuses ; lorsque l'immobilité est absolue, les adhérences sont souvent osseuses, mais pas toujours, avons-nous vu, car des tractus fibreux très courts peuvent s'opposer au moindre glissement. Malgaigne prétend qu'on saura reconnaître si les adhérences sont fibreuses ou osseuses dans les ankyloses complètes : les tentatives de flexion ou d'extension ne provoquent aucune douleur dans l'article ankylosé par fusion osseuse, tandis qu'elles éveillent une souffrance au niveau des insertions des tractus fibreux.

L'immobilité complète ou incomplète peut tenir à des lésions péri-articulaires et il n'est pas toujours facile de distinguer ces fausses ankyloses dues parfois à une cicatrice vicieuse, à une sclérose du tissu conjonctif sous-cutané, à une contracture ou à une rétraction des muscles. L'emploi du chloroforme rendra de grands services ; on pourra, grâce à l'anesthésie qui supprime la douleur et annihile l'action musculaire, voir si les surfaces de la jointure glissent ou non l'une sur l'autre. Il faudra éviter une cause fréquente d'erreur : souvent on attribue à une articulation ankylosée les mouvements de suppléance d'une articulation voisine intacte; on isolera donc la jointure solidement fixée et on essayera de lui imprimer des mouvements.

Lorsque l'existence d'une ankylose est nettement déterminée, on doit rechercher s'il existe encore quelque trace de l'inflammation antérieure; quand les pressions ne réveillent aucune souffrance, quand l'article est partout indolore, on peut en conclure que tout processus actif est éteint. Une palpation attentive, d'ailleurs, permettra de reconnaître l'existence de déplacements, de subluxations ; l'état des parties molles périphériques, des muscles, en particulier, sera noté avec le plus grand soin. On songera au traitement après s'être rendu un compte exact des altérations articulaires et péri-articulaires.

N'oublions pas, du reste, que certaines ankyloses doivent être
respectées; dans les tumeurs blanches de la hanche et du genou
par exemple, la fusion des deux surfaces articulaires dans une bonne
attitude est un mode de guérison souvent enviable; la récidive,
les entorses, bien décrites par Campenon, ne sont plus à craindre, et
la marche, bien que gênée, est encore possible. Puis, des tentatives
de mobilisation pourraient réveiller l'arthrite et remettre tout en question. Une résection faite dans l'espoir de créer une articulation nouvelle serait bien aléatoire. Aussi tous les chirurgiens sont-ils d'accord
pour s'abstenir. On a vu d'ailleurs des ankyloses incomplètes du genou
et de la hanche se mobiliser par le jeu naturel des muscles.

Traitement. — Il faut distinguer nettement les ankyloses complètes des ankyloses incomplètes. Lorsqu'on se trouve en présence de
ces dernières et qu'un retour offensif de l'inflammation n'est plus à
craindre, on essayera de rétablir les mouvements; le massage, les
frictions, l'électrisation des muscles, les douches, les bains aux sta-
tions d'Aix, d'Uriage, de Néris, de Barèges, la *mobilisation progressive* avec la main ou les appareils de Bonnet. On tente aussi le *redressement brusque* sous le chloroforme qui rompt les adhérences
et du premier coup permet des mouvements étendus; malheureusement, cette méthode n'est pas sans danger.

. Lorsque l'ankylose fixe le membre dans une attitude vicieuse,
l'impotence fonctionnelle autorise une intervention active et l'on pratique le redressement sous le sommeil chloroformique; puis la jointure est immobilisée dans un appareil inamovible; on a vu, dans certains cas, la guérison survenir avec persistance des mouvements; mais
souvent l'inflammation se rallume et des adhérences nouvelles se font
qui unissent de nouveau les surfaces articulaires; du moins l'attitude est meilleure et la fonction beaucoup moins compromise. Parfois le redressement brusque n'est possible que si on ajoute la
section des tendons qui s'opposent à la juxtaposition des surfaces
articulaires.

Les ankyloses *complètes* sont justiciables de l'ostéoclasie et de
l'ostéotomie. Les ostéoclastes actuels permettent de rompre l'os où
l'on veut, sans danger pour les parties molles périphériques; on
n'en a pas moins recours de préférence à l'ostéotomie simple ou
avec résection d'un fragment osseux. Cette méthode a donné des

résultats excellents, et il n'est pas de chirurgien qui n'ait obtenu quelques succès pour des ankyloses de la mâchoire, de la hanche ou du genou. Répétons qu'on ne la pratique au membre inférieur que lorsque la fusion osseuse s'est effectuée dans une mauvaise attitude. Les indications de l'ostéotomie sont plus nombreuses au membre supérieur, où la mobilité est beaucoup plus nécessaire.

TABLE DES MATIERES

PREMIÈRE PARTIE

MALADIES COMMUNES A TOUS LES TISSUS

DEUXIÈME PARTIE

MALADIES DES TISSUS ET DES ORGANES.

FIN DE LA TABLE

10759. — Imprimerie A. Lahure, 9, rue de Fleurus, Paris

www.ingramcontent.com/pod-product-compliance
Lightning Source LLC
Chambersburg PA
CBHW030019220326
41599CB00014B/1857